Vallendarer Schriften der Pflegewissenschaft

Band 8

Reihe herausgegeben von

Hermann Brandenburg, Vallendar, Deutschland

Sabine Ursula Nover, Vallendar, Deutschland

Fragen der Pflege sind immer auch Fragen danach, wie eine Gesellschaft mit Leben, Krankheit, Alter und Tod umgeht, wie aktuelle gesellschaftliche und politische Debatten zeigen. Pflegewissenschaft hat zum einen zur Aufgabe, die aus ihrer Perspektive bedeutsamen Themen in diese Diskurse einzubringen und auf der anderen Seite deren wissenschaftliche Bearbeitung durch Theorie- und Methodenentwicklung voranzutreiben. Die von ihr generierten wissenschaftlichen Ergebnisse sollen somit auch die (fach-)politischen und gesellschaftlichen Diskussionen befördern.

Die Pflegewissenschaft in Vallendar greift diese Herausforderungen auf und weist neben der Grundlagenforschung auch einen bedeutenden Anwendungsbezug aus; in allen Themenfeldern geht es daher immer auch um Fragen von Implementierung innovativer Konzepte, Dissemination neuer Erkenntnisse und nicht zuletzt auch kritischer Folgeabschätzung von Innovationen.

Diese Entwicklung wird durch die Reihe „Vallendarer Schriften der Pflegewissenschaft" der Pflegewissenschaftlichen Fakultät der Philosophisch-Theologischen Hochschule Vallendar (PTHV) abgebildet.

Kontakt:
Univ.-Prof. Dr. Hermann Brandenburg, hbrandenburg@pthv.de
Jun.-Prof. Dr. Sabine Ursula Nover, snover@pthv.de

Weitere Bände in der Reihe http://www.springer.com/series/15988

Hermann Brandenburg · Martin Lörsch ·
Judith Bauer · Bernadette Ohnesorge ·
Christian Grebe
(Hrsg.)

Organisationskultur und Quartiersöffnung in der stationären Altenhilfe

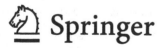

Springer

Hrsg.

Hermann Brandenburg
Philosophisch-Theologische Hochschule
Vallendar, Vallendar, Deutschland

Judith Bauer
Philosophisch-Theologische Hochschule
Vallendar, Vallendar, Deutschland

Christian Grebe
Fachhochschule Bielefeld
Bielefeld, Deutschland

Martin Lörsch
Theologische Fakultät
University of Trier
Trier, Deutschland

Bernadette Ohnesorge
Philosophisch-Theologische Hochschule
Vallendar, Vallendar, Deutschland

Vallendarer Schriften der Pflegewissenschaft
ISBN 978-3-658-32337-0   ISBN 978-3-658-32338-7   (eBook)
https://doi.org/10.1007/978-3-658-32338-7

Die Deutsche Nationalbibliothek verzeichnet diese Publikation in der Deutschen Nationalbibliografie; detaillierte bibliografische Daten sind im Internet über http://dnb.d-nb.de abrufbar.

Planung/Lektorat: Renate Scheddin
Springer ist ein Imprint der eingetragenen Gesellschaft Springer Fachmedien Wiesbaden GmbH und ist ein Teil von Springer Nature.
Die Anschrift der Gesellschaft ist: Abraham-Lincoln-Str. 46, 65189 Wiesbaden, Germany

Geleitwort

Der im GALINDA-Projekt thematisierte Wandel ist ein fundamentaler Kulturwandel der sozialen Praktiken, Normen und Werten umfassend, aber eben auch ihre tiefere Verankerung im Weltbild der Akteure und Institutionen betreffend. Somit geht es um Grundsatzfragen der Struktur der Versorgungslandschaften und ihrer kulturellen Grammatik (des Drehbuches des Films, der hier im Feld des sozialen Geschehens abläuft), die das Erleben des Leistungsgeschehens regelt.

Sozialraumorientierung muss radikal gedacht werden, auch wenn und gerade weil der soziale Wandel nicht wie ein Lichtschalter *(switch on, switch off)* als *Social Engineering* funktioniert. Wandel muss Werte-orientiert choreographiert werden, kann aber nicht als gesellschaftliches Verordnungsgeschehen autoritär geplant und wie im Modus trivialer Maschinen „betrieben" werden. Die Gesinnungsethik der Ziele bedarf der Verantwortungsethik der Pfade dorthin. Wenn Pflege eine gesamtgesellschaftliche Aufgabe ist und wenn § 8 SGB XI soziale Wirklichkeit werden soll, wenn also die Idee (der Traum) der inklusiven *Caring Communities* „Gestaltwahrheit" annehmen soll, dann bedarf es einer Metamorphose der Kultur des Systems der Sorge (von Care und Cure). „Auf die Haltung kommt es an!" Wenn aus betriebswirtschaftlicher Sicht von Change Management die Rede ist, muss hier Klarheit bestehen, dass es sich um ein *kulturelles* Change Management handelt.

Wenn die Transformation der Kultur, von der das Projekt GALINDA handelt, gelingen sollte, muss die Wissenschaft sich in die Rolle einüben, die Bewältigung der anstehenden Formen der Daseinsthemen einer alternden Gesellschaft dadurch zu begleiten und Pfade in die konkrete Utopie einer Kultur des gelingenden Miteinanders unter dem Regime der „Miteinanderverantwortung" zu öffnen. Das personalistische Menschenbild muss die kritische Wissenschaft in ihrem „Engagement bei gleichzeitiger methodisch kontrollierter Distanz" leiten, und die

Wissenschaft muss mit der Betonung der „Sakralität der Person" die Wirklichkeit an den Werten einer sozialraumorientierten Teilhabe des selbstbestimmten Menschen skalieren. Reichen Mindeststandards der Sauberkeit, Trockenheit, Sattheit in der Pflege? Ist das Lebensqualität? Ist das die Form der Würde?

Die Wissenschaft muss sich also mehr Werte-orientiert einbringen. Eine solche Verankerung in kritischer Gesellschaftstheorie fehlt dem pflegepolitischen Diskurs weitgehend. Die Pflegedebatte im fachlich geführten Korsett einer zu engen Pflegewissenschaft hat keine wirkliche Theorietiefe. Sie ist im Status einer Konzeptwissenschaft verdienstvoll, aber reibt sich zwischen Bemühen um Evidenz zwischen Empirismus und Politikberatung auf der Basis von evaluativen Projektbegleitforschungen auf. Im GALINDA-Projekt werden die Bezugswerte deutlich. Daran erkennt man: Wir stehen in der *mutativen Transformation der DNA der Branche* erst am Anfang sozialer Lernprozesse, die „an die Substanz" gehen (müssen). Lieber einen blinden Menschen, der ein Gefühl für den richtigen Weg hat als der Sehende, der aber keinen Durchblick, keinen Überblick hat und nicht ahnt, wo es hin gehen muss.

Aachen   Frank Schulz-Nieswandt
im August 2020

Vorwort

Eigentlich war kein Vorwort für die GALINDA-Studie vorgesehen, die Studie spricht für sich selbst. Angesichts der Corona-Krise drängen sich mir jedoch einige Überlegungen auf. Natürlich – die durch die aktuelle Krise verursachten Herausforderungen durch die Hygienekonzepte in den Heimen waren und sind enorm. Es geht immer wieder um den Spagat zwischen dem Schutz des Lebens und der Freiheit der Betroffenen. Und diese Rechte kann man nicht einfach miteinander abwägen, davor hat schon der Philosoph Ronald Dworkin gewarnt. Aus diesem Grunde trägt die Metapher von der Waagschale nicht. Denn im Grunde geht es immer um ein „Ja" oder „Nein". Die Entscheidung *für* das eine (z. B. den Schutz vor der Ansteckung bei sich und bei anderen) ist immer die Entscheidung *gegen* das andere, d. h. die Freiheit sich zu bewegen, Besuch zu empfangen, die Einrichtung zu verlassen, etc.

Ich persönlich kann in der aktuellen Bedrohung Einschränkungen nachvollziehen, sie sind gerechtfertigt. Aber mir hat es nicht eingeleuchtet, dass man den Sterbebeistand in Heimen hat verweigern können – mit Hinweis auf den Lebensschutz. Mir erzählte ein Kollege, dass sich ein Pfarrer sogar hatte einklagen müssen, um einer 92-jährigen Sterbenden in dieser Situation beistehen zu können. An dieser Stelle ist man schlichtweg zu weit gegangen. Ich hoffe sehr, dass dies nur Einzelfälle sind, die nie mehr wieder auftreten – nirgendwo!

Aber es ist zu einfach, hier den Finger in die Wunde zu legen und *der* Praxis die alleinige Verantwortung zuzuschieben. Das ist nicht nur falsch, es ist auch ungerecht. Denn für die Schutzausrüstungen, Testmaterialien, Hygienekonzepte etc. sind ja nicht in erster Linie die Heime vor Ort zuständig; Träger, Verbände und vor allem die Politik müssen hier genannt werden. Die Politik ist hier besonders gefordert, denn sie ein Spiegel für die leider allzu häufig ambivalente Haltung der Öffentlichkeit. Und die applaudiert den „Helden des Alltags". Aber wenn die

Pflegenden vor Ort besser entlohnt werden, dann wird dagegen opponiert. Warum? Weil Betroffene und Angehörige diese Kosten selber tragen müssen. Und hier wird ein fundamentaler Konstruktionsfehler der Pflegeversicherung deutlich, welche die Ausgabenentwicklung gedeckelt hat und nur zögerlich an die gestiegenen Anforderungen – von der Demenzbetreuung bis hin zur Hospizpflege – angepasst hat.

Es reicht immer noch nicht, daher ist die Politik jetzt wirklich gefordert. Sie ist für die zunehmende Ökonomisierung im Feld der Gesundheits- und Altenpflege verantwortlich, die wir in den letzten 25 Jahren haben beobachten können. Mittlerweile haben internationale Ketten den deutschen Pflegemarkt betreten, die Pflege ist zu einem Geschäft geworden. Und das muss rückgängig gemacht werden! Und wenn wir eines aus der Corona-Krise gelernt haben, dann doch dies: Große Heime mit 150, 200 oder noch mehr Bewohnern sind eine Grundlage für die Verbreitung des Virus gewesen – und dürfen in der Zukunft nicht mehr gebaut werden! Die Forderung des Kuratoriums Deutsche Altershilfe nach kleinräumigen und quartiersnahen Wohngruppen und Heimarrangement ist die richtige Perspektive. Kommerz und Kosteneinsparung können und dürfen keine Option mehr sein!

Ich hoffe sehr, dass man aus der Corona-Krise lernt und endlich den Mut für einen großen Wurf der Pflegereform aufbringt. Der Medizinethiker Maio hat es eindringlich formuliert und gesagt, dass die Politik keine Vision hat, vielmehr im technokratischen Klein-Klein verharrt. Eine nachhaltige Pflegepolitik ist notwendig, die sowohl die professionellen Standards von Pflegewissenschaft und Gerontologie wie auch die Erkenntnisse der internationalen Entwicklung (vor allem in Skandinavien) berücksichtigt. Der Mut für eine solche Politik ist unerlässlich. Das schulden wir den Pflegenden vor Ort, den alten Menschen in den Heimen, letztlich allen Verantwortlichen im gesamten Feld. Die Belastungen, die Nöte und die furchtbaren Ängste – sie wären dann nicht ganz umsonst gewesen, wenn wir alle aus der Corona-Krise die für eine gute Pflege in den Heimen unverzichtbaren Konsequenzen ziehen.

Vallendar   Hermann Brandenburg
im Oktober 2020

Inhaltsverzeichnis

Ein Wort des Dankes!

Bei GALINDA haben viele Menschen mitgewirkt. Bedanken möchte ich mich zunächst beim wissenschaftlichen Reflecting-Team; das bestand aus Herrn Prof. Schulz-Nieswandt (Universität zu Köln), Herrn Prof. Lörsch (Theologische Fakultät, Universität Trier) und Frau Prof. Ketzer (Fliedner Fachhochschule Düsseldorf). Sie haben das Projekt im Laufe der letzten drei Jahre begleitet und durch ihre Anregungen und kritischen Blick das Spektrum der Perspektiven erweitert. Der Projekt-Beirat hat uns unterstützt, stellvertretend seien Frau Eynöthen (Caritasverband für die Diözese Trier), Direktor Dr. Lames (Bischöfliches Generalvikarita Trier) und Herr Dr. Heil (Verband der Katholischen Altenhilfe Deutschlands) genannt. Auch Frau J.-Prof. Dr. Nover (PTHV) hat durch ihre methodischen Hinweise die Studie nach vorn gebracht. Um einen engen Bezug zur Praxis zu gewährleisten, wurden Praxispartner-Treffen durchgeführt. Engagiert mitgewirkt haben u. a. Frau Neef und Herrn Hoerter (Arbeiterwohlfahrt Rheinland), Herr Eiden (Kreisverwaltung Mayen-Koblenz) sowie Herr Dr. Schröder (Pflegegesellschaft Rheinland-Pfalz). Große Anerkennung für die wissenschaftliche Arbeit gebührt vor allem Frau Bauer (PTHV), Frau Ohnesorge (PTHV) und Herrn Grebe (FH Bielefeld), auch ein ehemaliger Student der PTHV muss hier genannt werden: Herr Ritterhaus (Krankenhaus Wermelskirchen). Sie alle haben sich in ganz hervorragender Art und Weise für GALINDA eingesetzt, der Aufwand war enorm. Auch einige Studierende, die aktuell ihre Master- und Abschlussarbeiten an der PTHV vorbereiten, waren beteiligt. Dazu gehören Herr Strassel, Herr Duttenhofer, Frau Brill und Frau Lohmann. Vor allem ihre große Praxiserfahrung hat GALINDA sehr befruchtet. Auch Ihnen möchte ich ausdrücklich danken. Und schließlich bin ich Herrn Dr. Ohnesorge (Diakon und Klinikseelsorger, Fulda) verpflichtet, der das gesamte Manuskript akribisch Korrektur gelesen hat. Und Herr Dorkel (Webdesigner, Neuwied) hat mit großer

Erfahrung die Grafiken formatiert. Ohne die beiden zuletzt genannten Personen würde die GALINDA-Studie nicht in der Form erschienen sein wie das der Fall ist.

GALINDA wäre nicht möglich gewesen, wenn uns nicht die verschiedenen Standorte einen Einblick in ihre Alltagswirklichkeit erlaubt hätten. Das war nicht selbstverständlich. Und ich weiß, dass dies mit Irritationen verbunden war. Für die Begegnungen, die Dialoge und die Auseinandersetzungen möchte ich mich bei allen, die mitgewirkt haben, ganz herzlich bedanken.

Ohne finanzielle Förderung hätte GALINDA nicht realisiert werden können. Ich danke dem Gesundheits- und Sozialministerium in Rheinland-Pfalz für das Wohlwollen, mit dem man uns von Anfang an begleitet hat. Viele Personen waren dort in die Studie eingebunden. Stellvertretend für das Engagement des Hauses bedanke ich mich bei Frau Ministerin Sabine Bätzing-Lichtenthäler.

Danken möchte ich ebenfalls dem Caritasverband für die Diözese Trier e.V., dem Bistum Trier sowie der Hildegard-Stiftung, welche die GALINDA-Studie finanziell unterstützt und die Drucklegung im Springer Verlag ermöglicht haben.

Mein Blick in die Zukunft ist positiv. Und ich hoffe, dass es noch viele Menschen und Institutionen geben wird, denen man Anerkennung für ihr Engagement aussprechen muss. Denn ohne Zweifel ist angesichts der Corona-Krise gegenwärtig eine harte Zeit für das Kernanliegen von GALINDA. Es geht um die Öffnung der Heime und die Quartiersentwicklung. Es wird sehr viel Mut und Kompetenz brauchen, damit die Mitwirkung älterer Menschen in- und außerhalb der Heime in unserer Gesellschaft nachhaltig realisiert wird – und zwar unter Einbezug der stationären Langzeitpflege.

GALINDA hat gezeigt, dass es sich lohnt, diesen Kampf aufzunehmen.

Vallendar

im Oktober 2020   Hermann Brandenburg

Einleitung

Hermann Brandenburg

Die vorliegende Veröffentlichung ist der vom Ministerium für Soziales, Arbeit, Gesundheit und Demografie des Landes Rheinland-Pfalz zum Buchdruck freigegebene Endbericht einer dreijährigen Studie, die den Titel trägt: Gutes Altern in Rheinland-Pfalz (GALINDA) – Kulturwandel und Quartiersöffnung in der stationären Langzeitpflege – ein Beitrag zu sorgenden Gemeinschaften.[1] Diese Buchveröffentlichung enthält die komplette Studie sowie ergänzende Texte von Bernadette Ohnesorge, Christian Bleck, Martin Lörsch, Ursula Kremer-Preiß und Frank Schulz-Nieswandt. Ziel dieser Erweiterung war es, die Ergebnisse vor dem

---

[1] Ein Anlagenband und ein Projekthandbuch für die Praxis sind auf der Homepage des zuständigen Ministeriums – neben dem Endbericht – downloadbar.

In dem Buch nutzen wir überwiegend die weibliche Form, ansonsten genderneutrale Varianten. Der Hauptgrund ist der, dass wir es hier mit dem Feld der Langzeitpflege zu tun haben, die überwiegende Zahl der Bewohnerschaft ist weiblich, das gilt auch für die Pflegenden. Man kann diese Frage natürlich anders lösen – und sich endlos darüber streiten. Das Gendersternchen war aus unserer Sicht nicht sinnvoll. Denn warum ist die männliche Form hier immer prioritär? Umgekehrt ist der Hinweis, dass in der männlichen Form ja alle anderen Varianten eingeschlossen sind, nicht wirklich belastbar und fällt hinter den Stand der Debatten zurück. Unserer Meinung nach sollte die inhaltliche Problematik im Vordergrund gerückt werden und nicht die Formfragen. Denn in ihren extremen Varianten und ihrer Unerbittlichkeit widerlegen sie sich selbst.

H. Brandenburg (✉)
Pflegewissenschaft, Philosophisch-Theologische Hochschule Vallendar, Vallendar, Deutschland
E-Mail: hbrandenburg@pthv.de

© Springer Fachmedien Wiesbaden GmbH, ein Teil von Springer Nature 2021   1
H. Brandenburg et al. (Hrsg.), *Organisationskultur und Quartiersöffnung in der stationären Altenhilfe,* Vallendarer Schriften der Pflegewissenschaft 8,
https://doi.org/10.1007/978-3-658-32338-7_1

Hintergrund des ethischen, theologischen und fachwissenschaftlichen Diskurses der Quartiersentwicklung zu reflektieren.

Einleitend sollen der Hintergrund des Projekts (1.1) und die beiden zentralen Begriffe, Organisationskultur und Quartiersöffnung, erläutert werden (1.2). Danach gehen wir auf das Referenzkriterium unserer Studie ein, dass wir im Hinblick auf die Frage nach der Innovation in der Langzeitpflege zugespitzt haben (1.3). Vor diesen Hintergrund werden die mit der Studie verbundenen Fragestellungen und Vorgehensweisen skizziert (1.4). Es schließen sich Ausführungen zum Forschungsdesign an, das als Mixed-Method-Design charakterisiert werden kann (1.5). Danach folgen kurze Hinweise zur Forschungsethik (1.6). Ergänzt werden diese Ausführungen durch eine Übersicht über die Struktur und den Ablauf von GALINDA (1.7). Abschließend wird ein Überblick über den Aufbau des gesamten Endberichts gegeben (1.8). Ziel dieser Ausführungen ist es, in die Gesamtthematik einzuführen und eine grundsätzliche Orientierung über zentrale Anliegen, Vorgehensweisen und inhaltliche Systematik des Berichts zu ermöglichen.

1.1   Hintergrund – die aktuelle Situation in der stationären Langzeitpflege

Die Pflegeheimlandschaft ist in Bewegung gekommen: Die klassische Trennung in „ambulant und stationär" wird einer grundlegenden Kritik unterzogen[2] (vgl. z. B. Maurer 2016), die Systembrüche zwischen dem Gesundheitswesen (SGB V) und der Pflege (SBG XI) sind nach wie vor nicht überwunden (vgl. z. B. Schmidt 2016), und die Rolle der Kommunen wird zunehmend thematisiert (vgl. z. B. BMFSFJ 2016). Im Hinblick auf die Kommunen wird das Konzept der Sorgenden Gemeinschaften (Caring Community) prominent diskutiert. Im Mittelpunkt steht die Verbindung zwischen sozialstaatlicher Verantwortung und lokalem Engagement. Es geht um die Teilhabe der Menschen an der Gesellschaft in jeder Lebensphase. Eine besondere Bedeutung kommt dabei der „sozial und territorial nahen Gesellschaft" (vgl. Klie 2013, 2015) zu. Das ist z. B. das Quartier, denn hier kann am ehesten die traditionelle „Versorgung" durch eine neue „Sorge-Kultur" ersetzt werden (Bertelsmann Stiftung 2012, S. 9; Deutscher Verein 2014, S. 10 f.; Hackler 2014, S. 8; kritisch hierzu: Haubner 2017).

---

[2] Am 18. November 2016 fand die 4. Berliner Runde unter dem Thema „Ambulant und stationär – Kategorien aus der Vergangenheit!?" statt. Aktuell, d. h. im Frühjahr 2020, ist die Debatte um die Reform der Pflegeversicherung zu beachten. Hierzu sind entsprechende Vorschläge vom VKAD und dem DEVAP vorgelegt worden, die sich auf Gutachten von Heinz Rothgang aus Bremen stützen (vgl. www.pro-pflegereform.de).

Diese Grundidee wird in den Programmen des Bundesministeriums für Familie, Senioren, Frauen und Jugend (BMFSFJ) und vieler Landesinitiativen deutlich; sie ist auch Teil der Koalitionsvereinbarung der amtierenden Bundesregierung. Ebenfalls findet sich die Konzeption in den durch den Europäischen Sozialfonds finanzierten „lokalen Verantwortungsgemeinschaften", auch bei den u. a. in Rheinland-Pfalz unterstützten „demenzfreundlichen Kommunen" (vgl. z. B. Rothe et al. 2015). Teilhabe- und Quartierskonzepte werfen viele Fragen auf, u. a. nach dem nachhaltigen Einbezug des bürgerschaftlichen Engagements und der Neujustierung der Versorgungslandschaften im lokalen Umfeld. Angesprochen ist auch die Frage, wie die vollstationären Pflegeeinrichtungen[3] dort zu integrieren sind. Denn klar scheint, dass diese letztlich nicht abgeschafft werden (können). Auch wenn Einrichtungen der stationären Langzeitpflege nicht zur ersten Versorgungspräferenz der Menschen gehören – Einrichtungen, in denen eine der Würde des Menschen entsprechende Rund-um-die-Uhr-Versorgung pflegefachlich und sozial gewährleistet werden kann, sind auch zukünftig erforderlich. Zu denken ist hier vor allem – neben der Demenz – an die Versorgung von mehrfach erkrankten und sterbenden alten Menschen. Einerseits muss nüchtern konstatiert werden, dass sich diese Personen auch aufgrund politischer Akzentsetzungen („ambulant vor stationär") in den vollstationären Pflegeeinrichtungen konzentrieren werden. Andererseits muss die Frage gestellt werden, wie es gelingen kann, gerade angesichts dieser Herausforderungen, Lebensqualität in den Einrichtungen nachhaltig zu gewährleisten. Das gilt auch für die Palliativversorgung, die durch die aktuelle Gesetzgebung neue Impulse erhalten hat. Auch eine sozialraumorientierte Pastoral, die anschlussfähig an aktuelle gerontologische und versorgungspolitische Diskurse ist, kann hier eine neue Perspektive finden.[4]

Klar ist also – die stationäre Langzeitpflege muss sich neu „aufstellen". Offen ist dabei, ob und in welcher Art und Weise dies tatsächlich geschieht. Denn Pflegeheime werden als Institutionen charakterisiert, die erst relativ langsam evidenzbasierte und innovative Praktiken umsetzen (z. B. Cutler et al. 2004; Rahmann et al. 2012). Die Gründe sind vielfältig. Zunächst muss die Historie bemüht werden, denn Pflegeeinrichtungen sind traditionell (im Sinne der soziologischen Systemtheorie) Exklusionsorte, vgl. hierzu z. B. Stichweh (2005, 2009); für eine

---

[3]In diesem Text wird von „vollstationären Pflegeeinrichtungen" gesprochen. Synonym werden die Begriffe „stationäre Langzeitpflege", „stationäre Pflegeeinrichtungen" und „Heime" genutzt.

[4]Beispielsweise heißt es im Abschlussdokument der Synode im Bistum Trier in den Jahren 2013–2016: „Die Orientierung am Sozialraum der Menschen wird grundlegend für die zukünftige pastorale und caritative Arbeit des Bistums Trier sein" (vgl. hierzu: Horstmann und Park 2014; Lörsch 2015).

historisch-kritische Analyse siehe auch Foucault (1973). Das hat die Kultur dieser Institutionen geprägt – über Jahrzehnte und darüber hinaus (vgl. z. B. für Deutschland: Koch-Straube 1997 oder für die USA: Gubrium 1975, aktuell hierzu: Shivers und Kriebernegg 2017). Weitergehend sind personelle, organisatorische und finanzielle Rahmenbedingungen zu diskutieren (Brandenburg et al. 2014; vgl. auch Brandenburg und Kricheldorff 2019), die sich vor allem durch die aktuelle Personalnot verschärft haben. Und schließlich kommt hinzu, dass diese Institutionen in hohem Maße extern reguliert werden und die vorhandenen Freiheitsspielräume nicht immer voll ausschöpfen (Bode et al. 2015).

Allerdings – in den letzten Jahren sind die Bemühungen intensiviert worden, Veränderungen und Innovationen in den Heimen zu initialisieren und voranzutreiben. Führend ist hier die US-amerikanische Diskussion im Hinblick auf „culture change" (z. B. Grabowski et al. 2014a, siehe auch Rahmann und Schnelle 2008; vgl. auch die Literaturreviews von Doty et al. 2008; Hill et al. 2011; Shier et al. 2014; zusammenfassend: Brandenburg und Schulz-Nieswandt 2015). Im Zentrum steht eine personenzentrierte Pflege, die vor allem die Erhöhung der Wahlmöglichkeiten der Bewohnerinnen, die Schaffung von „homelike environment" sowie das Empowerment der Beschäftigten zum Ziel hat. Die Perspektive ist aber nahezu ausschließlich auf die Heime selbst fokussiert. Ganz anders stellt sich die europäische bzw. bundesdeutsche Debatte dar. Hier wird die Weiterentwicklung der stationären Langzeitpflege im Zusammenhang mit einer Quartiersentwicklung diskutiert (z. B. Netzwerk: Soziales neu gestalten 2018, 2009, 2010; de Fries und Schönberg 2017). Verbunden damit sind Neu- und Umbauten, die dem klassischen Heim ein z. T. völlig neues institutionelles Gefüge geben. Es ist z. T. gelungen die rigiden organisatorischen Abläufe zu verändern, Wahlfreiheit, Selbstbestimmung und Mitwirkung der Bewohnerinnen zu erhöhen und die Tagesgestaltung deutlich zu verändern. Bei all diesen Bemühungen muss allerdings beachtet werden, dass eine „Zwangsöffnung" mit dem Fokus auf die Betroffenenperspektive kollidiert – darum geht es aber nicht. Im Zentrum steht die Verbreiterung der Wahloptionen – nicht mehr und nicht weniger! Insgesamt wird die Quartiersöffnung durch neue Debatten um eine veränderte Ermittlung und Finanzierung des Pflegebedarfs befruchtet, bei denen stärker der individuelle Bedarf und weniger das Versorgungssetting (ambulant oder stationär) ausschlaggebend sein wird (vgl. die aktuelle Diskussion um die Reform der Pflegeversicherung, die u. a. durch das Kuratorium Deutsche Altershilfe vorangetrieben wird).

Konsequenz An innovativen „Ideen" und „Projekten" mangelt es nicht. Aber wirklich belastbare empirische Befunde zum Zusammenhang von Organisationskultur und Quartiersentwicklung liegen nur ansatzweise vor. Aus der der US-Forschung zu „culture change" können wir zwar lernen, dass sich die Kultur der Einrichtungen auf Wohlbefinden und Lebensqualität der Bewohnerinnen *intern* auswirken (weniger auf „harte" klinische Indikatoren), allerdings ist die Wirkung nach *außen* (Quartier und Sozialraum) nur rudimentär untersucht worden. Das gilt auch für die innovativen Projekte in Deutschland, bei denen allerdings erste Hinweise auf positive Auswirkungen im Hinblick auf Sozialkapital, Kontaktdichte sowie Gesundheitszustand der Bewohnerinnen und Kosten generiert wurden (Netzwerk: Soziales Neu gestalten et al. 2010; aktuell hierzu: Then 2017).

Unsere **Ausgangs- und Arbeitshypothesen** lauten vor diesem Hintergrund:

- Maßnahmen und Initiativen zur Quartiersöffnung seitens der Pflegeheime sind in unterschiedlichem Ausmaß und mit verschiedenen teils tiefenbohrenden empirischen Methoden umgesetzt worden.
- Es gibt ganz unterschiedliche Sichtweisen und Perspektiven auf das, was „Öffnung" bedeutet, und zwar sowohl seitens der Akteure *in* den Einrichtungen (Leitung, Personal, Bewohnerinnen) wie auch *außerhalb* der Einrichtungen (Kommune, Kirchengemeinde, Bildungs- und Kultureinrichten).
- Jene Einrichtungen, die über ein multiprofessionelles (Personal-)Konzept verfügen, eine Strategie im Hinblick auf die Quartiersöffnung entwickelt haben, ausreichend Ressourcen für diesen Bereich einsetzen und deren Management „postheroisch" ausgerichtet ist, sind am weitesten in der Quartiersentwicklung fortgeschritten.
- Es mangelt (noch) an einer substanziellen Unterstützungskultur der Quartiersöffnung der Heime, und zwar sowohl *innerhalb* der Einrichtungen (das betrifft vor allem die multi- und interprofessionelle Zusammenarbeit) wie auch *außerhalb* derselben (das betrifft vor allem die Kommunen).

1.2   Zwei zentrale Begriffe unseres Projekts: Organisationskultur und Quartiersöffnung

An dieser Stelle kann und soll nicht umfassend der theoretische Hintergrund der beiden Begriffe erläutert werden, vielmehr soll das Verständnis, welches für die Untersuchung leitend war, kurz dargelegt werden.

Organisationskultur Wenn man versucht die wesentlichen Ansätze zu systematisieren, dann lassen sich mehrere Varianten unterscheiden (vgl. Froschauer 2012,

S. 124 ff.).[5] Für den funktionalistischen Ansatz ist die Organisationskultur eine Variable, die für die Zielerreichung und damit den Erfolg der Organisation funktional ist. Sie steht für Integration und Motivation der Organisationsmitglieder und manifestiert sich in Artefakten, kollektiven Verhaltensweisen wie Ritualen und Zeremonien. Führungskräfte sind die „Helden", die für die Schaffung der Organisationskultur verantwortlich sind. Das ist im Grunde die klassische Managementperspektive, welche die Steuer- und Beeinflussbarkeit des Unternehmens durch engagierte Einzelfiguren in den Vordergrund rückt (kritisch hierzu: Ketzer 2017). Eine andere Variante – vorwiegend aufbauend auf der allgemeinen Organisationstheorie – sieht Organisationskultur als Zusammenspiel aller Beteiligten. Der Hintergrund ist ein sozialkonstruktivistisches Verständnis (vgl. dazu den Klassiker von Berger und Luckmann 2004; auch Pörksen 2011). Organisationskultur wird also nicht einfach „gemacht", im Zentrum des Interesses stehen die Sinnstrukturen, d. h. die der Organisationskultur zugrunde liegenden Bedeutungshorizonte. Und die erst – so die Annahme – ermöglichen ein vertieftes Verständnis des organisationskulturellen Prozesses. An diesem zweiten Verständnis orientieren wir uns.

Wir gehen also davon aus, dass Organisationskultur ein dynamisches Konstrukt ist, das nicht einfach vorgeben werden kann, sondern sich interaktiv entwickelt. Die Organisationskultur ist weder gut noch schlecht. Aber sie erfüllt eine Funktion, vor allem im Hinblick auf Selektion, Interpretation, Motivation. Wir stellen dabei in Rechnung, dass sie im Kern aus drei Perspektiven betrachtet werden kann. Zunächst einmal kann man eine integrative Perspektive stark machen und damit Konsens, Homogenität und Einheitlichkeit in den Blick nehmen. Man kann aber auch Differenzen betonen und hier vor allem auf die Hierarchie und die mit ihr verbundenen „Subkulturen" schauen. Und schließlich lässt sich eine Organisationskultur unter dem Aspekt der Fragmentarität in ihrer Widersprüchlichkeit, Vielfältigkeit und Inkonsistenz beobachten. Dies alles ist möglich, wenn es gelingt bestimmte Manifestationen der Organisationskultur herauszuarbeiten, die wir in

---

[5]Der Vorschlag von Froschauer ist nur *ein* Zugang. Man kann andere Unterscheidungen treffen. Je nach sozialwissenschaftlichem Hintergrund kann man symboltheoretische, sozialkonstruktivistische, kognitionstheoretische und psychodynamisch-strukturalistische Ansätze differenzieren. Darüber hinaus gibt es systemtheoretisch orientierte, postmoderne und diskursanalytisch ausgerichtete Ansätze und Perspektiven in der Organisationskulturforschung (vgl. z. B. Franzpötter 1997; Lang et al. 2001; Kubisch 2008). Wir können an dieser Stelle diesen unterschiedlichen Formen nicht weiter nachgehen. Für unsere Zwecke reicht ein Verständnis von Organisationskultur aus, welches sich an einem interpretativen Verständnis orientiert, welches Organisationskultur als kollektives Phänomen ansieht, das durch gemeinsame Werthaltungen und Handlungsmuster bestimmt wird (vgl. auch Schreyögg 1999, S. 438).

unserer Studie durch drei Überschriften auf den Punkt gebracht haben (vgl. auch Martin 1992, S. 38 f.):

- Erstens geht es in jeder Organisation um **bestimmte Formen,** erkennbar etwa in Ritualen, Geschichten und einem bestimmten Sprachstil und kondensiert in bestimmten architektonischen Arrangements und dinglichen Umwelten. Wenn der Chef eines Milliardenunternehmens wie Facebook – Marc Zuckerberg – in Jeans und T-Shirt vor einem Publikum auftritt, dann wird hier eine bestimmte „Lockerheit" signalisiert, die in anderen Organisationskulturen nicht oder ganz anders gegeben sein kann.
- Und zweitens beobachten wir in jeder Organisation **Praktiken (formell und informell).** Anweisungen, Richtlinien und Verfahrensordnungen sind nur eine Seite der Medaille. Wichtiger sind manchmal die informellen Praktiken, Absprachen und Vereinbarungen. Das sog. „Management by walking around" ist in den letzten Jahren zunehmend in Mode gekommen und hat auch die Intention bestehende Differenzen und Hierarchien ggf. auszublenden.
- Und drittens schließlich lassen sich in jeder Organisationskultur bestimmte **Themen und Inhalte** identifizieren, die etwas über das Selbstverständnis aussagen. Gefragt, wie es denn hier so ist, wird in Pflegeheimen nicht selten geantwortet: „Wir sind hier wie eine große Familie!" Dabei ist jedem klar, dass eine Organisation keine Familie ist, aber das Idyll bzw. das Ideal prägt das Selbstverständnis.

Wenn es uns gelingt – mindestens ansatzweise – diese verschiedenen Schichten freizulegen, dann kommen wir jenen Habitusformen (Bourdieu 2009, 2010, 2011) sehr nahe, die letztlich für das Denken und Handeln der Protagonisten in und außerhalb der Heime im Hinblick auf die Quartiersöffnung bedeutsam ist (vgl. hierzu: Schulz-Nieswandt 2015; grundlegender: Schulz-Nieswandt 2017). Mit Blick auf die Organisation „Pflegeheime" (vor allem bezogen auf Management und Leitungsstile) werden wir Orientierungen rekonstruieren, die einer Öffnung von Heimen eher förderlich oder hinderlich sind. Zu denken ist hier etwa an die Debatte um das „postheroische Management" (vgl. z. B. Baecker 1994; Simon 2015; siehe auch Brandenburg et al. 2014). Und auch in der Analyse von Netzwerkbildungen (nach innen und außen) ist eine wichtige Voraussetzung für eine nachhaltige Quartiersöffnung zu sehen (vgl. Bleck et al. 2018a, 2018b, 2018c; van Rießen et al. 2015).

Quartiersöffnung Es geht um drei Ziele: Erstens sollen mögliche negative Langzeitfolgen in (Pflege-)Institutionen reduziert werden, die Literatur zur „totalen

Institution" ist Legende (vgl. z. B. in Deutschland: Koch-Straube 1997; Heinzelmann 2004; Amrhein 2005; für die internationale Diskussion: Chivers und Kriebernegg 2017). Zweitens sollen durch eine stärkere Vernetzung von Heim und Quartier sowohl die Heimbewohnerinnen wie auch die Nachbarschaft von entsprechenden Austauschbeziehungen profitieren – ein Unterfangen, das aufgrund der „Hard to reach"-Populationen eine Herausforderung darstellt (aktuell hierzu: Röhnsch und Hämel 2019). Und drittens geht es dabei insgesamt um mehr Teilhabe, Mitwirkung und Partizipation aller – letztlich im Sinne eines selbstbestimmten Lebens und der Inklusion (vgl. van Rießen 2018). Bei diesem Begriff kann an die Rechtslage erinnert werden, vor allem die UN-Konvention über die Rechte von Menschen mit Behinderungen. Bedacht werden müssen auch die Hürden, vor allem in den Köpfen der Menschen gegenüber weniger sprachstarken Minderheiten (z. B. Menschen mit geistiger Behinderung: Dederich 2013; im Hinblick auf Menschen mit Demenz: Brandenburg 2014). Entscheidend ist aus unserer Sicht, dass der Verantwortungsaspekt einer „sorgenden Gemeinschaft" hier noch einmal neu akzentuiert wird und dies vor dem Hintergrund veränderter demografischer und kultureller Imperative geschieht.

Konkret orientieren wir uns an dem Vorschlag von Bleck et al. (2018b), die zwischen einer Öffnung *für* und einer Öffnung *zum Quartier*[6] differenzieren. Unserer Einschätzung nach geht es dabei um vier Aspekte:

- **Öffnung für das Quartier I** (Dies betrifft ausschließlich Angebote, die innerhalb der Einrichtung stattfinden und die sich primär an die in Ihrer Einrichtung lebenden Bewohnerinnen richten.) Beispiele: Gottesdienste im Haus, Vereinsaktivitäten, Kiosk, Friseur, Fußpflege.
- **Öffnung für das Quartier II** (Dies betrifft ausschließlich Angebote, die innerhalb einer Einrichtung stattfinden, sich aber primär an Menschen außerhalb der Einrichtung richten.) Beispiele: Tagespflege, soziale Aktivitäten (Stammtisch, Café), Bildung (Filmabend der VHS), gesundheitsbezogene Fortbildungen von Ärzten und Therapeuten.
- **Öffnung zum Quartier III** (Dies betrifft ausschließlich Angebote, die außerhalb der Einrichtung ermöglicht werden und die sich vorwiegend an die Heimbewohnerinnen richten.) Beispiele: Teilnahme an Festen bzw. kulturellen Veranstaltungen im Quartier, Besuch von Gottesdiensten in der örtlichen Kirche, Mitarbeit in Vereinen.

---

[6]Der Begriff „Sozialraum" wird an dieser Stelle synonym mit dem Begriff „Quartier" genutzt. Vgl. zur Diskussion des Zusammenhangs von Alter und Sozialraum van Rießen et al. (2015).

- **Öffnung zum Quartier IV** (Dies betrifft ausschließlich Angebote, welche das Heim bzw. Dienstleister des Trägers außerhalb der Einrichtung realisiert und die sich vorwiegend an Menschen des Quartiers richten.) Beispiele: Ambulante Pflegeleistungen, soziale Betreuung, Beratung.

Im Grunde kann also unterschieden werden zwischen den Orten (Heim und/oder Quartier) und den Personen (Heimbewohner- und/oder Quartiersbewohnerinnen). Der Vorteil einer solchen Differenzierung liegt darin, dass nicht einfach binär zwischen „offen" und „nicht offen" unterschieden werden muss, sondern verschiedene Formen und Entwicklungsstufen von Quartiersöffnung nachvollzogen werden können. Am Ende – so die Hoffnung – lösen sich die mit diesen Begriffen angesprochenen unterschiedlichen Logiken ansatzweise auf und es kommt zu einer Netzwerkbildung, die auch habituelle Veränderungen impliziert (schon früh dazu: Hummel 1982).

1.3   Referenzkriterien von GALINDA: Innovationen in der Langzeitpflege, die Würde, Personalität und Lebensqualität unterstützen[7]

Es gibt eine zunehmende Dynamik der Publikationen über soziale Innovationen (vgl. z. B. Howaldt et al. 2014; Becke 2016; Eurich et al. 2018; Neugebauer 2019). Erste Beiträge thematisieren auch Fragen sozialraumorientierter Politik der [pflegerischen] Sorgearbeit für ältere und alte Menschen im Kontext von Wohnen und Mobilität. Allerdings fehlt es an einer normativ fundierten Skalierung, die es ermöglicht, wann und inwieweit man von einem bestimmen Grad der Innovationen sprechen kann. Dies gilt sodann auch für die Operationalisierung und Messung von Sozialraumorientierung und dem Dispositiv der Öffnung im Diskurs der Transformation des Sektors der stationären Langzeitpflege bzw. des Wohnens von Menschen mit Behinderungen. Die angesprochene Normativität kann nicht beliebig und willkürlich gesetzt werden (dezisionistischer Relativismus), sondern muss anthropologisch fundiert sein. Letzter Fluchtpunkt aller Überlegungen muss die Würde des Menschen in seiner Personalität sein (Schulz-Nieswandt 2017). Zwar gibt es erste Ansätze (Montag Stiftung Jugend und Gesellschaft 2018; Terfloth et al. 2017) zur Skalierung der Inklusivität des Wohnens von Menschen mit

---

[7]Dieser Teil ist von Frank Schulz-Nieswandt formuliert worden.

Behinderung (aus denen ein Transferertrag [auf den Sektor der stationären Langzeitpflege] leicht denkbar ist). Im Feld der inklusiven Schule (Booth und Ainscow 2017) haben sich Skalen zur Messung der inklusiven Einstellung der Lehrkräfte entwickelt (Heimlich et al. 2018), die erst in Anknüpfung an die einschlägige soziologische Professionsforschung noch habitushermeneutisch weiterentwickelt werden müssten. Aber solche Indexbildungen sind vor dem Hintergrund der sozial- und gesellschaftspolitisch problematischen Entwicklung in der stationären Langzeitpflege dringlich. Wie können sie aussehen?

Inklusionszentrierte Innovativitätsskala

Mit einer inklusionszentrerten Innovativitätsskala ist ein Indikatorgestützter Index gemeint: Der Übergang der ordinalen zur metrischen Skalierung im Zuge einer Koeffizientenbildung ist hierbei nicht problemlos, aber akzeptabel. Es muss nur methodisch reflektiert gelesen werden: Wird einer ordinalen Merkmalsausprägung explizit eine Zahl als Ergebniswert zugewiesen, so generiert man eine Rating-Skala. Dann werden gewisse Berechnungen doch möglich, ohne dass es sich aber auch um eine originäre metrische Skala handelt. Alle möglichen Rechenoperationen können nicht sinnvoll durchgeführt werden. So kann man andererseits auch die Positionierungen der Zielbedeutsamkeiten im ordinalen Präferenzraum in Form des klassischen Ampelsystems darlegen, weil dieser Rücktransport die Logik der vorliegenden Modellbildung leicht verständlich macht. Es handelt sich aber letztendlich um die Ergebnisse von Gewichtungsentscheidungen im Sinne von Bedeutsamkeitsmultipikatoren: *rot > gelb > grün.*

Wie in einem Ampelsystem können die Ziele nun in einem Präferenzraum angesiedelt werden. Spannt man den Raum bi-polar auf (weniger bedeutsam [grün] versus sehr bedeutsam [rot]), so sind gut begründete Entscheidungen dann zu fällen, wenn die Punkte im Raum weit voneinander entfernt sind. Liegen Punkte geringer und hoher Priorisierung relativ nah aneinander um die Mitte des Spektrums, dann können die Gewichtungen leichter problematisierbar werden:

rot .... Grenzfigur rot/gelb ... gelb ... Grenzfigur gelb/rot ....grün.

Eine topographische Positionierung in Bezug auf die Demarkationslinie, gezogen zwischen den jeweils höchsten Skalenwerten konstituiert eine Ampelordnung. Es ist davon auszugehen, dass „rot" und „grün" leichter konsensfähig in der auf inter-subjektive Reliabilität abstellenden „kommunikativen Validierung" sind als die beiden Grenzfiguren.

Diese ganze Problemsichtung betrifft nun auch unsere Thematik, d. h. Öffnung der Heime als Variation der De-Institutionalisierungsdynamik. Vor diesem Hintergrund (vgl. auch in Schulz-Nieswandt 2020) muss analytisch erschlossen werden, was Institutionalisierung in der Versorgungslandschaft (bzw. im Umkehrschluss: De-Institutionalisierung durch Community Care) in den Feldern der Altenpflege, der Psychiatrie und der „Behindertenarbeit" meint.

Es ist eine Sichtverkürzung, vor allem im Rekurs auf architektonische Strukturen (in der Panoptikum-Tradition gesehen: das klassische Krankenhaus oder das Gefängnis als protypische Blaupause für den Charakter von Pflegeheimen), Pflegeheime als „totale Institution" im Sinne von Erving Goffman zu verstehen. Architekturpsychologisch und raumerlebenssoziologisch gesehen ist die Relevanz der Strukturation der Wahrnehmung durch die Raumordnung evident. Aber die Prozesse der Ordnungen des personalen Erlebnisgeschehens sind komplexer. Es kommt auf das Erleben der sozialen Interaktionsordnungen innerhalb von Räumen an. Die Literatur über totale Institutionen in Verknüpfung mit Pflegeheimen hat — wenngleich Themen der Fixierung und der Freiheitseinschränkung allgemein, der Formen der Gewalt etc. nicht ohne bleibende Bedeutung sind — in den letzten Jahren abgenommen und konzentriert sich eher kulturwissenschaftlich auf das Problem des Asyls oder auf die spezielle Welt des Gefängnisses. Zum Teil haben sich die Forschungsfragen oder auch die Perspektiven verschoben, so etwa mit Blick auf autoritäre Akzeptanzmuster in der Nutzung totaler Institutionen. Dennoch bleiben Sonderwohnformen stationärer Art kritisch beurteilt als „Welt in der Welt" (Schmuhl und Winkler 2013). Institutionalisierungen werden daher heute als Effekte spezifischer sozialer Interaktionen verstanden. Diese hängen vom Programmcode der Institutionen (deshalb sind Patientinnen mit Demenz ein Störfaktor — das Fremde — im Raum der Akutkrankenhausmedizin) und vom Habitus der Professionen (aber auch der Angehörigen oder des Ehrenamts) ab: so z. B. und insbesondere beobachtbare *dependency-support--Skript* sowie *overprotection,* sozio-linguistisch de-chiffrierbare Praktiken von *baby-talk* und andere Infantilisierungsstrategien etc.

Solche Institutionalisierungen können in allen Wohnsettings und Pflegearrangements auftreten, nicht nur im Heimsektor. Was schon früh als Empowerment in der Geschichte der Sozialen Arbeit genannt wurde, wird heute sozialrechtlich als rehabilitationspsychologisch verstehbare Aktivierung (in der Pflege) kodifiziert und kritisch diskutiert und ist in ideologisch unterschiedlich konnotierten und konturierten Variationen der Befähigung zum Selbstmanagement (*health literacy, digital literacy, death literacy* etc.) präsent. Nun kann auch leichter geklärt werden, welche Bedeutung das aus der Gestaltpsychologie und der Humanistischen Psychologie (Rogers, Bühler, Maslow) stammende Theorem der Aktualgenese (Kruse

2017) hat: Aktualgenese bezeichnet den Prozess der Aktualisierung der Selbstwerdung und des Wachstums der Person durch anregende Umwelten, hier des Alterns. Rechtsphilosophisch ist nochmals darauf zu verweisen, dass der Mensch über den gesamten Lebenszyklus im Rahmen des sozialen Gewährleistungsstaates ein Grundrecht auf Umwelten des gelingenden Werdens der Person hat. Das Konzept der Aktualgenese ist grundsätzlich transaktional zu verstehen und beruht in diesem Sinne der Wechselwirkung von Person und Umwelt auch auf der Offenheit der Person als Haltung gegenüber der aktivierenden Umwelt.

Die zwingende Schlussfolgerung ist nun zu ziehen: Einrichtungen des Wohnens und der Langzeitpflege sind daran zu skalieren, ob und inwieweit diese Räume – z. B. durch Vorhalten von Gärten (zugleich eine bedeutsame Metapher in der philosophischen Anthropologie des menschlichen Daseins: Schulz-Nieswandt 2018) für Menschen mit Demenz als Übergangsraum von INNEN nach AUSSEN – der Aktualgenese darstellen. Umgekehrt müssen die Wege geöffnet werden der Hereinnahme des AUSSEN nach INNEN (Schulz-Nieswandt 2016). Im Raum des INNEN geht es um aktivierende Praktiken, wie sie z. B. aus der Demenzbetreuungsforschung bekannt und für die Praxis eingefordert werden.

1.4   Fragestellungen, Projektstandorte und erste Hinweise zum Design

Die oben erwähnte Forschungslücke war Gegenstand des hier vorgestellten, wissenschaftlichen Projekts – Gut alt werden in Rheinland-Pfalz (GALINDA) – welches untersucht, ob in welcher Art die Organisationskultur der Pflegeeinrichtungen mit der Quartiersentwicklung in Zusammenhang gebracht werden kann. Dabei standen die folgenden Fragestellungen im Vordergrund:

• Welche Aufgaben und Funktionen können (und müssen) vollstationäre Pflegeeinrichtungen aktuell und in der Zukunft wahrnehmen? Welche Schwerpunkbereiche sehen sie? Welche Bereiche müssen ggf. wegfallen, welche kommen hinzu?
• Welche konzeptionellen Grundlagen für eine gesetzlich vorgeschriebene Öffnung der vollstationären Pflegeeinrichtungen ins Quartier bestehen bereits? Welche Ideen und Narrative gibt es seitens der Verantwortlichen (auf verschiedenen Ebenen)? Wie sollen sie in die Tat umgesetzt werden?
• Welche Erfahrungen liegen bereits mit der Öffnung der Einrichtungen ins Quartier vor? Wie werden diese von verschiedenen Akteuren (Betroffene, Träger, Kommune) eingeschätzt?

- Welche fördernden und hemmenden Bedingungen im Hinblick auf eine Öffnung der vollstationären Pflegeeinrichtungen ins Quartier lassen sich identifizieren? Wovon hängt diese Perspektive letztlich ab?
- Welche Unterstützung bieten die Kommunen? Wie wirken sich die Vorgaben der kommunalen Pflegestrukturplanung auf die Entwicklung aus?
- Welche Netzwerke in den Bereichen Kultur, Bildung, Versorgung und Dienstleistung zu privaten und öffentlichen Trägern bestehen bereits, welche sollen neu etabliert werden? Inwieweit sind sie durch Konstanz, Wandel und Nachhaltigkeit geprägt?
- Welche Bedeutung kommt einer sozialraumorientierten Pastoral (unter Beteiligung weiterer Akteure) zu? Welche Auswirkungen hat dies auf die Kirchengemeinden und auf die kommunalen Gemeinden? Welche Potenziale sind hier erkennbar?

Für die Auswahl der Projektstandorte wurden folgende Aspekte berücksichtigt:

- Pluralität der Trägerstrukturen (konfessioneller, kommunaler und privaterwerbswirtschaftlichen Träger);
- Berücksichtigung von ländlichen wie auch von städtischen Regionen;
- Einbindung/ Öffnung ins Quartier bzw. die Bereitschaft zur Entwicklung eines entsprechenden Ansatzes (auch im Hinblick auf die Sozialpastoral);
- Vorhandensein ausreichend qualifizierter Mitarbeiterinnen, die das Forschungsvorhaben in der Einrichtung mit kommunizieren und unterstützen können.

Im Zentrum unserer Studie standen drei innovative Projekte:

- **Standort 1 (mittelgroßes Zentrum):** Im Zentrum steht ein Einrichtungsverbund, der sowohl pflegedürftige ältere Menschen wie auch behinderte Menschen verschiedener Altersgruppen versorgt. Es handelt sich u. a. um eine Institution der Eingliederungshilfe und der Pflege mit Öffnung ins Quartier, in der 175 pflegebedürftige Menschen betreut werden. Es werden 24 seniorengerechte Wohnungen im Rahmen des betreuten Wohnens und 10 Plätze in der Tagespflege angeboten. Die Personalmeldung zum 15.12.2016 gibt eine hohe Fachkraftquote an, sie liegt bei über 60 %. Darüber hinaus werden Menschen mit Behinderungen stationär (170 Plätze) und in verschiedenen Wohngruppen ambulant (100 Personen) betreut. Es existiert eine Tagesförderstätte, ein Therapiezentrum mit Schwimmbad, eine Altenpflegeschule, Cafeteria sowie ein Kiosk. Ziel ist es im Quartier, in dem etwa ein Viertel der Menschen über 65 Jahre alt sind, Unterstützung anzubieten sowie ein aktives Leben im

Gemeinwesen mit den Bewohnerinnen der Einrichtungen zu gestalten. Für die Organisation ist das Quartiersmanagement zuständig.

- **Standort 2 (großstädtischer Bereich):** Hier geht es um eine kommunale Einrichtung, die auf eine lange Tradition zurückblicken kann. Das Haus wird von einer städtischen gGmbH getragen und verfügt heute über 230 Plätze, ebenfalls fünf eingestreute Plätze für die Kurzzeitpflege. Die Fachkraftquote liegt bei über 50 %. Die Einrichtung liegt zentral in der Innenstadt und ist gut an das Quartier angebunden. Die Cafeteria spielt in diesem Zusammenhang eine wichtige Rolle, ein multiprofessionelles Team (ergänzt durch Alltagsbetreuer) ist für Kontinuität verantwortlich, die Demenzbetreuung ist integrativ ausgerichtet. Verantwortet wird die Quartiersentwicklung durch die Geschäftsführung bzw. Einrichtungsleitung.

- **Standort 3 (kleinstädtischer Bereich):** An diesem Standort ist ein Quartiersentwicklungsprozess auf der Basis einer Sozialraumanalyse in Gang gesetzt worden. Es existiert ein tragfähiges Netzwerk im Bereich der Altenhilfe, ein großer konfessioneller Träger hat sich engagiert. Beteiligt sind die ökumenische Sozialstation, die katholische Kirchengemeinde, der Diözesanverband, die katholische Frauengemeinschaft Deutschlands (kfd) und weitere Akteure. Die konzeptionelle Grundlage fokussiert auf den Aufbau und dauerhafte Etablierung von sozialen Netzwerken im Quartier, den Ausbau barrierefreier Räume in der „community", die Schaffung von neuem Wohnraum (auch vor Ort ist der Neubau von Wohnungen für alte und behinderte Menschen vorgesehen)[8], Ausbau und Weiterentwicklung strukturierter Nachbarschaftshilfe, Schaffung neuer Versorgungsmöglichkeiten sowie den Aufbau einer Beratungsstelle zum Thema „Wohnen und Pflegen". Zuständig für die Quartiersentwicklung sind zwei Quartiersmanager.

Wir realisierten ein Mixed-Method-Design (vgl. detaillierter hierzu 1.5). Das bestand einerseits aus der Kombination von qualitativen und quantitativen Zugängen sowie anderseits aus dem Mix von verschiedenen qualitativen Erhebungs- und Auswertungstechniken (vgl. detaillierter Kap. 6–10). Im Einzelnen wurden folgende Teilbereiche umgesetzt:

---

[8]In der Planung befinden sich neben den sektorenübergreifenden Angeboten der Altenhilfe der Bau von Wohnungen für betreutes Wohnen in einem Umfang von ca. 20 Wohnungen, eine ambulant betreute Wohngruppe mit 12 Plätzen, eine Tagespflege mit 20 Plätzen, ein Wohnbereich mit ca. 12 Wohnungen für ein gemeinschaftliches generationsübergreifendes Wohnen sowie Bewegungsräume für das Quartier.

- **Systematische Literaturrecherche:** In den bekannten medizin-, pflege- und sozialwissenschaftlichen Datenbanken (z. B. Medline, Cinahl etc.) wurde eine Literaturrecherche durchgeführt, die den nationalen und internationalen Forschungsstand erfasst hat. Sie orientiert sich an dem von Kleibel und Mayer (2011) vorgeschlagenen Verfahren. Zentral sind die Darlegung des Stands der Forschung und damit die Frage, welche individuellen, organisatorischen und rechtlich-finanziellen Aspekte der Organisationskultur in einen Zusammenhang mit der Quartiersöffnung gestellt werden können.

- **Qualitativer Teilbereich (Einzel- und Gruppeninterviews, verbunden mit teilnehmender Beobachtung):** In den drei Projektstandorten werden neue Wohn- und Lebensräume für alte Menschen konzipiert und umgesetzt. Dieser Prozess wurde von uns wissenschaftlich dokumentiert und evaluiert, und zwar auf der Grundlage von qualitativen Interviews, (teilnehmenden) Beobachtungen und Dokumentationen. Dabei wurde untersucht, welche Erfahrungen mit der Öffnung ins Quartier bislang gemacht worden sind und welche Auswirkungen sich in- und außerhalb der Einrichtung beobachten lassen. Die entsprechenden Ergebnisse sind mit einem vertieften und empirisch gestützten Einblick in den Innovationsprozess verbunden – und zwar über die Ergebnisdarstellung von Best Practice-Modellen hinaus. Durchgeführt wurden Feldbeobachtungen und Interviews. Bei den teilnehmenden Beobachtungen erfolgte eine Orientierung an der von Hubert Knoblauch für Deutschland akzentuierten „fokussierten Ethnographie" (Knoblauch 2001). Die Beobachtungen wurden mit Interviews kombiniert, insgesamt sind 67 qualitativ orientierte Einzel- oder Gruppeninterviews realisiert worden. Befragt wurden unterschiedliche Teilgruppen (siehe Tabelle 1: Datenerhebungsschema). Die Interviews wurden auf Tonband aufgenommen, vollständig transkribiert (nach einem Kriterien- und Auswertungsraster). Die Auswertung erfolgte überwiegend anhand der qualitativen Inhaltsanalyse (Mayring 2010).

- **Quantitativer Teilbereich (Standardisierter Fragebogen):** Angelehnt an die US-Studie von Grabowski et al. (2014b) werden die „Innovators" im Rahmen einer landesweiten Online-Befragung empirisch bestimmt. Die Verantwortung hierfür liegt beim Antragsteller.[9] Die zentralen Problemstellungen lauten: *Welche Rolle spielen Trägerausrichtung, Ressourcen und Wettbewerbssituation? Welche Bedeutung haben unterschiedliche Formen der Quartiersöffnung für die Einrichtung? In welcher Art und Weise stehen Einstellungs- und Haltungsmuster*

---

[9]Das Sozialministerium in Rheinland-Pfalz war beim Zugang zu den entsprechenden Adressen und Kontaktdaten unterstützend tätig, dafür sind wir dankbar!

der Leitungsverantwortlichen in einem Zusammenhang mit der Quartiersöffnung? Aus den entsprechenden Befunden können Lektionen für den weiteren Kulturwandel und eine Quartiersöffnung generiert werden, insbesondere im Hinblick auf die Unterstützung der Leitungen und des Personals. Alle vollstationären Pflegeeinrichtungen in Rheinland-Pfalz wurden kontaktiert, der entsprechende Fragebogen im Vorfeld mit dem Expertengremium und dem Ministerium abgestimmt. Ein Begleitschreiben der zuständigen Abteilungsleitung im Ministerium hat die Akzeptanz der Befragung im Feld erhöht. Im Hinblick auf die Auswertung kamen einfache und komplexe statistische Verfahren zur Anwendung.

- **Pflegemarktexpertise:** Bekannt ist, dass sich der Pflegemarkt in einem erheblichen Wandel befindet, erste Einschätzungen hier – vor allen seitens der Bank für Sozialwirtschaft (bfs) – liegen bereits vor. Der Kooperationspartner von GALINDA, Herr Prof. Schulz-Nieswandt, hat als ausgewiesener Sozialökonom mit langjähriger Erfahrung ein entsprechendes Gutachten erarbeitet. Darin wurden die fachlich-konzeptionellen Herausforderungen für die (stationäre) Langzeitpflege spezifiziert, auf die Konsequenzen einer weiteren Ökonomisierung des Felds hingewiesen sowie empirische Hinweise und Erfahrungen im Hinblick auf die Thematik aus dem gesamten Bundesgebiet einbezogen. Die Ergebnisse dieses Gutachtens sind auch in die Konsequenzen und Empfehlungen von GALINDA eingeflossen.

- **Expertengremien zur Unterstützung der Studie** (und des gesamten Projekts): Theoretische, methodische und praktische Erfahrungen von ausgewiesenen Fachleuten im Bereich der Kulturentwicklung in vollstationären Pflegeeinrichtungen und ihrer Öffnung ins Quartier wurden für die Studie in mehrfacher Art und Weise beachtet. Erstens wurde ein Expertenbeirat konstituiert, der aus sechs Personen bestand und sich insgesamt dreimal getroffen hat; involviert waren Herr Prof. Rüßler (Hochschule Dortmund), Frau Kremer-Preiß (Kuratorium Deutsche Altershilfe Köln), Frau J.-Prof. Nover (Philosophisch-Theologische Hochschule Vallendar), Frau Eynöthen (Caritasverband Trier) und Herr Dr. Heil (Philosophisch-Theologische Hochschule Vallendar und Verband der Katholischen Heime Deutschlands). Zweitens wurde ein sog. Reflecting-Team etabliert, welches direkt und unmittelbar den Fortgang der Studie begleitete und – ebenso wie der Expertenbeirat – mit Anregungen und Kritik konstruktiv unterstützte. Beteiligt waren Herr Prof. Lörsch (Universität Trier), Frau Prof. Ketzer (Fliedner Fachhochschule Hochschule Düsseldorf) sowie Herr Prof. Schulz-Nieswandt (Universität Köln).

- **Beteiligungsverfahren für die Praxis:** Verbände, Einrichtungsträger, Aufsichtsbehörden, Kostenträger sowie Betroffene sind ebenfalls mit einzubeziehen. Und zwar vor allem deswegen, weil es sinnvoll ist in einem Folgeprojekt den Transfer zentraler Befunde gezielt zu untersuchen. Wir gehen davon aus, dass diese Unterstützung die Nachhaltigkeit der Veränderungen fördern wird. Die entsprechenden Erfahrungen des Forschungsprojekts GALINDA wurden bereits im Rahmen von zwei Standorttreffen und drei Praxispartnertreffen während der Projektlaufzeit intensiv mit den Pflegeeinrichtungen diskutiert.

- **Projekthandbuch für die Praxis:** Die Ergebnisse – sowohl des qualitativen wie auch des quantitativen Teils wie auch die Ergebnisse des Beteiligungsverfahren für die Praxis wurden kondensiert in einem Projekthandbuch für die Praxis zusammengestellt.

1.5 Mixed-Method-Design

Es ist bereits darauf hingewiesen worden, dass in GALINDA ein Mixed-Method-Design realisiert worden ist. Darunter werden „in der Regel Verknüpfungen quantitativer und qualitativer Methoden in einem Forschungskontext verstanden" (Burzan 2016, S. 21; vgl. für einen Überblick Creswell und Plano 2011; Kuckartz 2014; Quasdorf et al. 2018). Es muss sich dabei um verschiedene Datenerhebungs- und Auswertungsmethoden handeln. Das kann z. B. in der Kombination zwischen qualitativen Interviews und standardisierten Fragebögen erfolgen, dies ist in GALINDA geschehen. Und zwar dergestalt, dass zunächst der qualitative Erhebungsteil realisiert und dann – auf der Grundlage der vorhandenen Erkenntnisse – ein standardisierter Fragebogen entwickelt werden konnte. Dieser wurde dann in Expertensitzungen und in den Praxistreffen zur Diskussion gestellt, modifiziert und schließlich für eine standardisierte Online-Befragung eingesetzt. Ersichtlich wird, dass in GALINDA der qualitative Part zeitlich vorgelagert war, es handelt sich damit um ein sequenzielles Design, wobei dem qualitativen Part eine Priorität zukam. Methodenmix kann aber auch in der Verknüpfung der Ergebnisse verschiedener qualitativer Verfahren umgesetzt werden – auch dies kam in GALINDA zur Anwendung. Beispielsweise führten wir Befunde aus teilnehmenden Beobachtungen vor Ort, qualitativen Inhaltsanalysen und Sozialraumanalysen zusammen.

Grundlegend sind für uns die Interviews mit alten Menschen, Angehörigen der verschiedenen Berufsgruppen (inklusive der Leitungen) sowie der externen Kooperationspartner, die uns bereitwillig Auskunft gegeben haben. Wir sind der Auffassung, dass wir mit dem Mixed-Method-Design einen Zugang gefunden haben, der für pflegewissenschaftliche und gerontologische Untersuchungen in hohem Maße bedeutsam ist. Gerade im Hinblick auf die Quartiersentwicklung in den Alten- und Pflegeheimen müssen wir uns vor Augen führen, dass es hier um eine komplexe Frage- und Problemstellung geht, die mit einem Methodenmix besser untersucht werden kann als wenn nur ein bestimmter Ansatz (und damit in der Regel auch nur eine Perspektive) zur Geltung kommt. Der Erkenntnisgewinn besteht darin, dass ein bestimmtes Phänomen (in unseren Fall die Quartiersöffnung) mit verschiedenen methodischen Zugängen untersucht und analysiert werden kann. Eine monomethodische Herangehensweise – so unsere Auffassung – wird der Komplexität des Phänomens nicht gerecht. Vor allem die Verbindung zwischen den qualitativen Daten (und Ergebnissen) und der Entwicklung der quantitativen Instrumente (vor allem des standardisierten Fragebogens) hat sich diesbezüglich als sehr fruchtbar erwiesen. Aber auch die Daten- und Methodentriangulation innerhalb des qualitativen Parts war weiterführend. Der Akzent lag dabei (auch aus Ressourcengründen) auf der qualitativen Inhaltsanalyse, welche im Kern die inhaltliche Erzählung der Protagonisten reproduziert. In Exkursen haben wir aber zumindest ansatzweise eine „Tiefenbohrung" vorgenommen, etwa im Hinblick auf die Entscheidungsfindung in den Organisationen oder die Haltung und Perspektiven der externen Netzwerkpartner.

1.6   Forschungsethik

In GALINDA wurden sowohl subjektive (z. B. Einstellungen, Erleben) als auch objektive (z. B. Trägerausrichtung, Ressourcen) Merkmale berücksichtigt, es wurden qualitative und standardisierte Methoden in sequenzieller Abfolge eingesetzt. Dabei wurden leitfadengestützte Interviews mit Betroffenen (Bewohnerinnen, Mitarbeiterinnen, Stakeholder, Initiatorinnen, Kooperationspartnern) geführt, um die subjektiven Sichtweisen auf das Phänomen „Öffnung ins Quartier" zu erfassen. Zusätzlich wurden exemplarische Situationen beobachtet, um den gemeinsamen, impliziten Sinn über Verhalten und Interaktionen erkennen zu können. Erst auf der Basis dieses qualitativen Teils konnten in der standardisierten ONLINE-Befragung von Pflegeeinrichtungen in Rheinland-Pfalz objektive Parameter untersucht werden. Die Zusammenführung der Ergebnisse beider Bereiche erlaubte schließlich eine ganzheitliche Sichtweise auf das komplexe Phänomen „Kulturwandel in vollstationären Pflegeeinrichtungen mit Öffnung ins Quartier".

Da in der Studie auch Personen interviewt werden sollten, die zu einer vulnerablen Gruppe gehören, wie z. B. Bewohnerinnen und Bewohner in sehr hohem Lebensalter mit potenziell vielfältigen Beeinträchtigungen und Erkrankungen, wurde vor Beginn der Datenerhebungsphase ein Ethikvotum vom Ethikinstitut an der Philosophisch-Theologischen Hochschule Vallendar eingeholt. Nach erfolgtem Clearingprozess wurde das Ethikvotum positiv beschieden. Die Teilnehmerinnen wurden ausführlich durch Informationsmaterial, das zielgruppenspezifisch zusammengestellt wurde, über Ziele, Methoden, den Nutzen, über eventuelle Risiken und über datenschutzrechtliche Aspekte der Untersuchung informiert. Ihnen wurde ausreichend Zeit zur Verfügung gestellt, um sich für oder gegen die Teilnahme an der Forschungsstudie zu entscheiden. Die Beteiligten mussten vor Beginn eine Einverständniserklärung unterschreiben. Die Personen, die durch Telefoninterviews befragt wurden, wurden zuvor ebenfalls um ihr, in diesem Falle mündliches, Einverständnis gebeten. Lag kein Einverständnis vor, wurde auf das Interview verzichtet. Zudem war es den Teilnehmenden jederzeit möglich, ein Interview abzubrechen oder die Einwilligung situativ in einer Beobachtungssituation zurückzuziehen, ohne dass ihnen Nachteile aus diesem Verhalten entstanden. Keiner der Interviewpartner nahm dieses Angebot jedoch in Anspruch, sämtliche Interviews wurden nach gegebener Einwilligung zu Ende geführt.

Fand die Beobachtung einer spezifischen Gruppe statt, wurden die Mitglieder vorher um ihr Einverständnis gebeten. Willigte eine Person nicht ein, wurde auf die Beobachtungssequenz verzichtet. Handelte es sich bei einer Teilnehmerin um eine nicht einwilligungsfähige Person, z. B. um eine Person mit geistiger Behinderung, so wurde zusätzlich die Einwilligung der rechtlichen Vertretung eingeholt. Zu betonen ist, dass sämtliche Erhebungen von geschulten Personen durchgeführt wurden, die neben der akademischen Qualifikation Fachkräfte in der Pflege sind und über mehrjährige Berufserfahrung verfügen. Alle Daten wurden während der Datenverarbeitung pseudonymisiert, sodass Rückschlüsse auf die Orte und Personen der qualitativen Forschungsphase nicht möglich sind. Bei der quantitativen Erhebung wurden pseudonymisierte Fragebögen verwendet, sodass hier ebenfalls keine Rückschlüsse auf die Einrichtungen oder Personen gemacht werden können. Alle datenschutzrechtlichen Bestimmungen wurden zu jeder Zeit eingehalten (vgl. den Anhang für weitere Informationen zum Clearingprozess, Einverständniserklärungen, Informationsschreiben etc.).

1.7   Projektverantwortliche und Projektphasen

Das dargestellte Organigramm (Abb. 1.1) zeigt in einer Zusammenschau die personalen Strukturen und Verantwortlichkeiten auf. Das Projekt wurde von Herrn Prof. Brandenburg (Philosophisch-Theologische Hochschule Vallendar) geleitet,

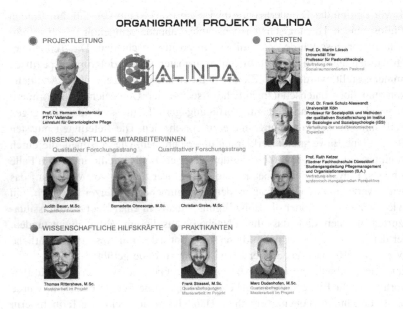

Abb. 1.1 Organigramm Projektteam

unterstützt durch Herrn Prof. Lörsch (Universität Trier), Herrn Prof. Schulz-Nieswandt (Universität Köln) und sowie durch Frau Prof. Ketzer (Fliedner FH Düsseldorf). Insgesamt waren im Projekt zwei wissenschaftliche Mitarbeiterinnen tätig – Frau Bauer, M.Sc. (Projektmanagement, Datenanalyse) und Frau Ohnesorge, M.Sc. (Datenerhebung/Datenauswertung). Außerdem waren wissenschaftliche Hilfskräfte und Praktikanten in das Projekt involviert (u. a. mit zuständig für die Literaturanalyse und die Sozialraumbegehung). Die inhaltlichen Aufgaben und die Projektphasen sind in Tab. 1.1 dargestellt.

1.8 Überblick über den vorliegenden Bericht

Im Anschluss an diese Einleitung erfolgt in Kap. 2 ein Blick auf die Geschichte der Heime. Denn um zu verstehen, was später in den empirischen Ergebnissen vorgestellt wird, ist dies notwendig. Dabei wird das grundlegende Dilemma, vor dem Pflegeeinrichtungen stehen, deutlich: Einerseits sind sie Exklusionsorte,

Tab. 1.1 Überblick über das GALINDA-Projekt

Zeit	Projektaktivitäten	Inhalte / Termine
Juni 17 bis Sept 17	Besuche in den Einrichtungen, Teilnahme an verschiedenen Infoveranstaltungen und Kongressen	• Erstbesuch in den Einrichtungen • Vorstellung des Projektes • Vorstellung der Projektmitglieder • Teilnahme an Tagungen und Kongressen
Aug 17 bis Dez 17	Durchführung einer Literaturrecherche (Scoping Review)	• Grundlage war der Systematisierungsvorschlag von Arksey und O'Mally (2005)
Okt 17 bis Nov 17	Ethikvotum	• Erstellung von Entwürfen von Einverständniserklärungen sowie Studieninformationsmaterial für die befragten Berufsgruppen • Verfassen eines Ethikantrages • Inhaltliche Überarbeitung des Antrages, erneute Einreichung
Nov 17 bis Dez 17	Vorbereitung der teilnehmenden Beobachtung und der Interviews in den Einrichtungen	• Probebeobachtung in einer Einrichtung für Menschen mit Behinderungen • Literaturstudium/ Austausch mit Experten aus anderen Projekten
Nov 17 bis Feb. 19	Einrichtung eines Expertenbeirates und Durchführung des ersten Treffens	• Nutzung von methodischen, theoretischen und praktischen Erfahrungen von Experten • Erstes Kennenlernen und • Terminabstimmung am 15.11.2017 • Zweites Treffen am 14.06.2018 • Drittes Treffen am 24.01.2019 • Viertes Treffen am 02.10.2019

(Fortsetzung)

in denen die Gesellschaft ihr Versorgungsproblem „entsorgt". Andererseits sollen sie – konträr dieser Zuweisung – durch Öffnung ins Quartier einen aktiven Beitrag zur Inklusion leisten. In Kap. 3 geht es um eine Reflexion der Forschungsethik. Und in Kap. 4 befassen wir uns grundlegend mit theoretischen Zugängen, die letztlich die Zusammenhänge zwischen Organisationskultur und Quartiersentwicklung erhellen können. Es geht dabei um den Habitus der Akteure (von der Leitung über die Mitarbeiterinnen bis hin zu den Bewohnern), die Entscheidungsvarianten des Managements vor Ort sowie die Netzwerke der Heime (von den kommunal Verantwortlichen über Kirchengemeinden bis hin zu Kultur- und Bildungseinrichtungen). Kap. 5 präsentiert die Ergebnisse einer Literaturrecherche,

Tab. 1.1 (Fortsetzung)

Zeit	Projektaktivitäten	Inhalte / Termine
Nov 17 bis Mrz 19	Planung und Durchführung von Theoriesessions	• Erarbeitung des theoretischen Hintergrunds des Projektes im Rahmen verschiedener Theoriesessions mit ausgewiesenen Experten • Erste Session: Thema „Systemtheorie/Organisationskultur" Frau Prof. Ketzer am 12.12.2017 • Zweite Session: Thema „Sozialraumorientierung Herausforderungen für die Kirchen- und Gemeindeentwicklung im Bistum Trier" Herr Prof. Lörsch am 15.01.2018 • Dritte Session und Lektürekurs Bourdieu: Thema „Habitus" Herr Prof. Schulz-Nieswandt am 28.06.2018 und Prof. Brandenburg am 04.07.2018 • Vierte Session Thema: „Organisationskultur" am 26.2.2019
Jan 18 bis Aug 18	Durchführung von Teilnehmenden Beobachtungen und qualitativen Interviews	• Insgesamt wurden 67 qualitative Interviews geführt und an 14 Tagen teilnehmende Beobachtungen in den verschiedenen Einrichtungen durchgeführt • Die Entwicklung an Standort 3 wurde durch Anwesenheit bei den Besprechungen im Quartiersprojekt und bei den Dienstbesprechungen der Quartiersmanager bis Mai 2019 begleitet
Aug 18	Planung und Durchführung einer Sozialraumanalyse an den Standorten 1 und 2	• Entwurf einer Markt- und Strukturanalyse des Quartiers der Einrichtungen der Standorte 1 und 2 • Zweitätige Befragung der Anwohner im Quartier im August 2018
Ab Aug 18	Planung der Abschlussveranstaltungen und der Präsentation der Zwischenergebnisse	• 14.01.2020 Standort 2 • 20.01.2020 Standort 1 • 26.02.2020 Standort 3
Jan 18 bis Okt 19	Planung und Durchführung eines Reflectingteams	• Erstes Treffen am 11.01.2018 • Zweites Treffen 12.07.2018 • Drittes Treffen am 05.02.2019 • Viertes Treffen am 02.10.2019

(Fortsetzung)

Tab. 1.1 (Fortsetzung)

Zeit	Projektaktivitäten	Inhalte / Termine
Sept 18 bis Sept 19	Planung eines Praxispartnertreffens zur Beteiligung zur Schaffung eines nachhaltigen Netzwerkes von Verbänden, Einrichtungsträgern, Aufsichtsbehörden, Kostenträgern sowie Betroffenen als „Praxispartner"	• Erstes Treffen am 13.09.2018 • Zweites Treffen am 30.04.2019 • Drittes Treffen am 17.10.2019
Dez 18 bis April 19	Konzeption des quantitativen Fragebogens zur Befragung der Einrichtungen in Rheinland-Pfalz und Start der Befragung	• Mehrere Telefonkonferenzen zur Vorbesprechung • Am 24.01.2019 Abstimmung des Fragebogens mit dem Expertenbeirat und den Einrichtungsleitungen der jeweiligen Standorte • Start der Onlinebefragung im Juni 2019 • Ende der Auswertung Februar 2020
Jan 19 bis Dez 19	Planung und Durchführung von zwei Standorttreffens an der PTHV mit Präsentation und Diskussion der Zwischenergebnisse	• Durchführung am 24.01.2019, 11.12.2019 anwesend Vertreter aus den Einrichtungen
Jan 20 bis März 20	Vorbereitung und Durchführung der Abschlussveranstaltungen in den Standorten und beim Ministerium	• 14.01.2020 Standort 2 • 20.01.2020 Standort 1 • 26.02.2020 Standort 3 • 03.03.2020 in Ministerium in Mainz
Jan.19 bis Jun 20	Erstellung des Abschlussberichts, und des Projekthandbuchs	• Abstimmung der Gliederung des Endberichtes und des Projekthandbuches mit den Experten des Expertenbeirates und des Reflectingteams ab 24.01. und am 05.02.2019 • Verteilung der Arbeitspakte im Projektteam/ Bearbeitung der Arbeitspakete des Berichtes bis März/April 2020 • Letzte Korrekturarbeiten und Fertigstellung des Endberichts, des Anhangs sowie des Projekthandbuchs bis Juni 2020

wobei vor allem die internationale Entwicklung im Blick ist. Und hier – um ein Ergebnis vorweg zu nehmen – schneidet die deutsche Langzeitpflege gar nicht schlecht ab. Kap. 6 stellt einen Teil des qualitativen Parts vor. Zu Beginn werden die Datenerhebung und die eingesetzten Methoden erläutert, vor allem die Inhaltsanalyse (nach Mayring) detailliert dargelegt und die untersuchten Standorte werden beschrieben. In Kap. 7 werden die Ergebnisse unserer zentralen Fragestellungen dargelegt. Kap. 8 stellt die Befunde unserer Analysen zu den jeweiligen Organisationskulturen vor. Kap. 9 geht zunächst auf die Methodik des quantitativen Teils ein, d. h. die standardisierte Online-Befragung, Kap. 10 stellt dann die Befunde vor. Kap. 11 fasst die Befundlage insgesamt zusammen, geht u. a. noch einmal auf den Zusammenhang von Organisationskultur und Quartiersöffnung ein. In Kap. 12 werden – nach einer kurzen Diskussion unserer Hauptbefunde – Konsequenzen und Empfehlungen aus GALINDA (auch in Verbindung mit der Pflegemarktexpertise von Frank Schulz-Nieswandt) abgeleitet. In den Kapiteln 13–16 werden Ergebnisse der GALINDA-Studie verortet – und zwar vor dem Hintergrund der Debatten in der Sozialarbeitswissenschaft (Bleck), der Sozialpastoral (Lörsch)sowie der Praxis in den Heimen und in den Verbänden (Kremer-Preiß). Ebenfalls wird eine Einordnung in die Gesamtentwicklung der stationären Langzeitpflege vorgenommen (Schulz-Nieswandt). In Kap. 17 werden die Konsequenzen für das Management diskutiert. Das Buch wird mit dem Verzeichnis der Autorinnen und Autoren beendet, die auch auf ihre Motivation und Verbindung zur Studie Bezug nehmen.

Literatur

Amrhein, L. (2005). Pflege in konflikt- und austauschtheoretischer Perspektive. In K. R. Schroeter & T. Rosenthal (Hrsg.), *Soziologie der Pflege. Grundlagen, Wissensbestände und Perspektiven* (S. 107–124). Weinheim: Juventa.

Arksey, H., & O'Malley, L. (2005). Scoping studies: Towards a methodological framework. *International Journal of Social Research Methodology, 8*(1), 19–32.

Baecker, D. (1994). *Postheroisches Management. Ein Vademecum.* Berlin: Merve.

Becke, G., Bleses, P., Frerichs, F., Goldmann, M., Hinding, B., & Schweer, M. K. W. (Hrsg.). (2016). *Zusammen – Arbeit – Gestalten. Soziale Innovationen in sozialen und gesundheitsbezogenen Dienstleistungen.* Wiesbaden: Springer VS.

Berger, P.L. & Luckmann, T. (2004). Die gesellschaftliche Konstruktion der Wirklichkeit: Eine Theorie der Wissenssoziologie (20. Aufl.). Frankfurt a. M.: Fischer. (Erstveröffentlichung 1966)

Bertelsmann Stiftung (2012). Themenreport „Pflege 2030". Was ist zu erwarten – was ist zu tun? https://doi.org/https://www.bertelsmann-stiftung.de/fileadmin/files/BSt/Publik

ationen/GrauePublikationen/GP_Themenreport_Pflege_2030.pdf. Zugegriffen: 18. Dez. 2019.

Bleck, C., van Rießen, A., Knopp, R., & Schlee, T. (2018). *Sozialräumliche Perspektiven in der stationären Altenhilfe. Eine empirische Studie im städtischen Raum.* Wiesbaden: Springer VS.

Bleck, C., van Rießen, A., & Schlee, T. (2018). Resümee: Sozialraumorientierung in der stationären Altenhilfe. In C. Bleck, A. van Rießen, R. Knopp, & T. Schlee (Hrsg.), *Sozialräumliche Perspektiven in der stationären Altenhilfe. Eine empirische Studie im städtischen Raum* (S. 79–86). Wiesbaden: Springer VS.

Bleck, C., van Rießen, A., & Schlee, T. (2018). Aktuelle Bezüge und zukünftige Potenziale. In C. Bleck, A. van Rießen, & R. Knopp (Hrsg.), *Alter und Pflege im Sozialraum. Theoretische Erwartungen und empirische Bewertungen* (S. 225–248). Wiesbaden: Springer VS.

Bode, I., Brandenburg, H., & Werner, B. (2015). Wege zu einer neuen Pflegeinfrastruktur. Reformperspektiven für die Langzeitversorgung (Positionspapier). In Brandenburg, H., Güther, H. & Proft. I. (Hrsg.), Kosten contra Menschlichkeit. Herausforderungen für eine gute Pflege im Alter (S. 263–272). Ostfildern: Grünewald.

Booth, T., & Ainscow, M. (2017). *Index für Inklusion.* Weinheim: Beltz.

Bourdieu, P. (2009). *Praktische Vernunft. Zur Theorie des Handelns* (7. Aufl.). Frankfurt a. M.: Suhrkamp.

Bourdieu, P. (2010). *Sozialer Sinn* (7. Aufl.). Frankfurt a. M.: Suhrkamp.

Bourdieu, P. (2011). *Die feinen Unterschiede* (21. Aufl.). Frankfurt a. M.: Suhrkamp.

Brandenburg, H. (2014). Inklusion von Menschen mit Demenz – Vision oder Illusion? *Pflege & Gesellschaft, 19*(4), 364–371.

Brandenburg, H., Bode, I., & Werner, B. (2014). *Soziales Management in der stationären Altenhilfe. Kontexte und Gestaltungsspielräume.* Bern: Huber.

Brandenburg, H., & Schulz-Nieswandt, F. (2015). Auf dem Weg zu einer neuen Kultur der Langzeitpflege. In H. Brandenburg, H. Güther, & I. Proft (Hrsg.), *Kosten kontra Menschlichkeit. Herausforderungen an eine gute Pflege im Alter* (S. 283–299). Ostfildern: Grünewald.

Brandenburg, H., & Kricheldorff, C. (2019). *Multiprofessioneller Personalmix in der stationären Langzeitpflege. Entstehung. Umsetzung, Auswirkung.* Stuttgart: Kohlhammer.

Bundesministerium für Familie, Senioren, Frauen und Jugend (BMFSFJ) (Hrsg) (2016). Siebter Altenbericht. Sorge und Mitverantwortung in der Kommune – Aufbau und Sicherung zukunftsfähiger Gemeinschaften (und Stellungnahme der Bundesregierung). Berlin. https:// https://doi.org/www.bmfsfj.de/blob/112208/8102689200979f604420789ce69 4ff2d/ 7--altenbericht---sorge-und-mitverantwortung-in-der-kommune-data.pdf. Zugegriffen: 15. Jan. 2020.

Burzan, M. (2006). *Methodenplurale Forschung. Chancen und Probleme von Mixed Methods.* Weinheim: Juventa.

Chivers, S., & Kriebernegg, U. (Hrsg.). (2017). *Care home stories. Aging, disability and long-term residential care.* transcript: Bielefeld.

Creswell, J. W., & Plano Cark, V. L. (2011). *Designing and conducting – Mixed methods research.* Thousand Oaks: SAGE.

Cutler, L. J., & Kane, R. A. (2004). Practical strategies to transform nursing home environments. Towards better quality of life. Manual. https://doi.org/https://www.pio

neernetwork.net/Data/Documents/Practical_Strategies_to_Transform_Nursing_Home_
Environments_manual.pdf. Zugegriffen: 25. März 2020.

De Fries, B., & Schönberg, F. (2017). Was wird aus der stationären Pflege? Konzepte für eine
pflegerische Versorgung im Quartier. *Archiv für Wissenschaft und Praxis der Sozialen
Arbeit, 3,* 26–41.

Dederich, M. (2013). Gibt es Grenzen der Inklusion von Menschen mit geistiger Behinderung.
Archiv für Wissenschaft und Praxis der sozialen Arbeit, 44(3), 58–69.

Deutscher Verein für öffentliche und private Fürsorge e.V. (2014). Bürgerschaftliches Engagement in einer Sorgenden Gemeinschaft. Perspektiven zur
Unterstützung Pflegebedürftiger und pflegender Angehöriger. https://doi.org/
https://www.demografieportal.de/SharedDocs/Downloads/DE/Handlungshilfen/ Sor-
gende_Gemeinschaft_Pflege.pdf?blob=publicationFile&v=2. Zugegriffen: 27. Apr.
2020.

Doty, M. M.; Koren, M. J., & Sturla, E. I. (2008). Culture change in nursing homes: How far
have we come. Findings from the commenwealth fund 2007 national survey of nursing
homes. The Commenweath Fund 91, I-XII.https://doi.org/https://www.commonwealth
fund.org/~/media/Files/Publications/Fund%20Report/2008/May/Culture%20Change%
20in%20Nursing%20Homes%20%20How%20Far%20Have%20We%20Come%20%
20Findings%20From%20The%20Commonwealth%20Fund%202007%20Nati/Doty_c
ulturechangenursinghomes_1131%20pdf.pdf. Zugegriffen: 20. Apr. 2020.

Eurich, J., Glatz-Schmallege, R. M., & Parpan-Blaser, A. (Hrsg.). (2018). *Gestaltung von
Innovationen in Organisationen des Sozialwesens.* Wiesbaden: Springer VS.

Foucault, M. (1973). *Wahnsinn und Gesellschaft.* Frankfurt a. M.: Suhrkamp.

Franzpötter, R. (1997). *Organisationskultur – Begriffsverständnis und Analyse aus
interpretativ-soziologischer Sicht.* Baden-Baden: Nomos.

Froschauer, U. (2012). Organisationskultur als soziale Konstruktion. In U. Froschauer (Hrsg.),
Organisation in Bewegung. Beiträge zu einer interpretativen Organisationsanalyse (S.
123–140). Wien: Facultas.

Grabowski, D. C., O'Malley, A. J., Afendulis, C. C., Caudry, D. I., Elliot, A., & Zimmerman, S. (2014). Culture change and nursing home quality of care. *Gerontologist, 54*(S1
Supplement), 35–45.

Grabowski, D. C., Elliot, A., Leitzell, B., Cohen, L. W., & Zimmerman, S. (2014). Who
are the Innovators? Nursing Homes Implementing Culture Change. *Gerontologist, 54*(S1
Supplement), 65–75.

Gubrium, J. F. (1975). *Living and dying at Murray Manor.* Charlottesville: University Press
of Virginia.

Hackler, D. (2014). Grußwort des Bundesfamilienministeriums. ISS im Dialog. Sorgende
Gemeinschaften – Vom Leitbild zu Handlungsansätzen. https://doi.org/https://www.iss-
ffm.de/lebenswelten/zusammenhalt/m_379. Zugegriffen: 28. Apr. 2020.

Haubner, T. (2017). *Die Ausbeutung der sorgenden Gemeinschaft. Laienpflege in Deutschland.*
Frankfurt: Campus.

Heimlich, U., Wilfer, K., Ostertag, C., & Gebhardt, M. (2018). Qualitätsskala zur inklusiven Schulentwicklung (QU!S®)- eine Arbeitshilfe auf dem Weg zur inklusiven
Schule. Bad Heilbrunn: Klinkhardt. https://doi.org/https://klinkhardt.de/newsite/media/
20181030_9783781522121%20Heimlich_Brochur.pdf. Zugegriffen: 18. Feb. 2020.

Heinzelmann, M. (2004). *Das Altenheim – immer noch eine „Totale Institution"? Eine Untersuchung des Binnenlebens zweier Altenheime.* Dissertation, sozialwissenschaftliche Fakultät der Universität Göttingen, Göttingen.

Hill, N. L., Kolanowski, A. M., Milone-Nuzzo, P., & Yevchak, A. (2011). Culture change models and resident health outcomes in long-term care. *Journal of Nursing Scholarship: An Official Publication of Sigma Theta Tau International Honour Society of Nursing /Sigma Theta Tau, 43,* 30–40.

Horstmann, M., & Park, H. (2014). *Gott im Gemeinwesen. Sozialkapitalbildung in Kirchengemeinden.* Berlin: Lit.

Howaldt, J., Kopp, R., & Schwarz, M. (2014). *Zur Theorie sozialer Innovationen.* München: Juventa/Beltz.

Hummel, K. (1982). *Öffnet die Altersheime!* Weinheim: Beltz.

Jugend, M. S., & Gesellschaft (Hrsg.). (2018). *Inklusion ist machbar! Berlin: Deutscher Verein für öffentliche und private Fürsorge.* Freiburg i. Br: Lambertus.

Ketzer, R. (2017). Der Mythos geplanter Innovation. Key note beim 8. Internationalen wissenschaftlichen Kongress für angewandte Pflege- und Gesundheitsforschung in Trier am 02. März 2017.

Kleibel, V., & Mayer, H. (2011). *Literaturrecherche für Gesundheitsberufe* (2. Aufl.). Wien: Facultas.

Klie, T. (2013). Caring Community. Leitbild für Kirchengemeinden in einer Gesellschaft des langen Lebens? Kirche im ländlichen Raum, 3, 16–21.

Klie, T. (2015). *Wen kümmern die Alten? Auf dem Weg in eine sorgende Gemeinschaft.* München: Pattloch.

Knoblauch, H. (2001). Fokussierte Ethnographie. *Sozialersinn, 1,* 123–141.

Koch-Straube, U. (1997). *Fremde Welt Pflegeheim. Eine ethnologische Studie.* Bern: Huber.

Kruse, A. (2017). *Lebensphase hohes Alter. Verletzlichkeit und Reife.* Berlin: Springer.

Kubisch, S. (2008). *Habituelle Konstruktion sozialer Differenz. Eine rekonstruktive Studie am Beispiel von Organisationen der freien Wohlfahrtspflege.* Wiesbaden: Springer VS.

Kuckartz, U. (2014). *Mixed Methods. Methodologie, Forschungsdesigns und Analyseverfahren.* Wiesbaden: Springer VS.

Lang, R., Winkler, I., & Weik, E. (2001). Organisationskultur, Organisationaler Symbolismus und Organisationaler Diskurs. In R. Lang, E. Weik (Hrsg.), *Moderne Organisationstheorien. Handlungstheoretische Ansätze* (S. 201–252). Gabler: Wiesbaden.

Lörsch, M. (2015). Kirche im Sozialraum. In V. Dessoy, G. Lames, M. Lätzel, & C. Hennecke (Hrsg.), *Kirchenentwicklung. Ansätze – Konzepte – Praxis – Perspektiven* (S. 321–331). Trier: Paulinus.

Martin, J. (1992). *Cultures in organizations. Three perspectives.* New York: Oxford University Press.

Maurer, A. (2016). Gute Heime organisieren Eine Vision zum Pflegeheim 2015 aus Trägersicht. *Blätter der Wohlfahrtspflege, 163*(1), 6–9.

Mayring, P. (2010). *Qualitative Inhaltsanalyse. Grundlagen und Techniken.* Weinheim: Beltz.

Netzwerk: Soziales Neu gestalten (SONG) (Hrsg.). (2018). *Zukunft Quartier – Lebensräume zum Älterwerden, Bd. 1: Eine Potenzialanalyse ausgewählter Wohnprojekte.* Gütersloh: Bertelsmann Stiftung.

Netzwerk: Soziales neu gestalten (SONG) (Hrsg.). (2009). *Zukunft Quartier –L ebensräume zum Älterwerden Bd, 2: Eine neue Architektur des Sozialen Sechs Fallstudien zum Welfare Mix* (3. Aufl.). Gütersloh: Bertelsmann Stiftung.

Netzwerk: Soziales neu gestalten, CS und ZEW, zze (Hrsg.). (2010). *Zukunft Quartier – Lebensräume zum Älterwerden, Bd. 3: Soziale Wirkung und „Social Return"* (2. Aufl.). Gütersloh: Bertelsmann Stiftung.

Neugebauer, C., Pawel, S., & Biritz, H. (Hrsg.). (2019). *Netzwerke und soziale Innovationen*. Wiesbaden: Springer VS.

Pörksen, B. (2011). Schlüsselwerke des Konstruktivismus. Eine Einführung. In B. Pörksen (Hrsg.), *Schlüsselwerke des Konstruktivismus* (S. 13–28). Wiesbaden: Springer VS.

Quasdorf, T., Holle, D., & Panfil, E. M. (2018). Spezielle designs. In H. Brandenburg, E. M. Panfil, H. Mayer, & B. Schrems (Hrsg.), *Pflegewissenschaft 2. Lehr- und Arbeitsbuch zur Einführung in die Methoden der Pflegeforschung* (S. 115–133). Bern: Hogrefe.

Rahmann, A. N., & Schnelle, J. F. (2008). The nursing home culture-change movement. Recent past, present, and future directions for research. *The Gerontologist, 48,* 142–148.

Rahmann, A. N., Applebaum, R. A., Schnelle, J. F., & Simon, S. F. (2012). Translating research into practice in nursing homes: Can we close the gap? *The Gerontologist, 52,* 597–606.

Röhnsch, G., & Hämel, K. (2019). Öffnung von Pflegeeinrichtungen für den Sozialraum. Ergebnisse einer Studie zu Zielgruppen und Barrieren der Erreichbarkeit. *Pflege & Gesellschaft, 24*(4), 350–365.

Rothe, V., Kreutner, G., & Gronemeyer, R. (2015). *Im Leben bleiben. Unterwegs zu demenzfreundlichen Kommunen*. Bielefeld: transcript.

Schmidt, R. (2016). Zukunft der Pflege. Morbiditätsentwicklung und Familienstrukturen als Anforderungen für die zukünftige Gestaltung der Pflege. *Blätter der Wohlfahrtspflege, 163*(1), 3–5.

Schmuhl, H. W., & Winkler, U. (Hrsg.). (2013). *Welt in der Welt. Heime für Menschen mit geistiger Behinderung in der Perspektive der Disability History*. Stuttgart: Kohlhammer.

Schulz-Nieswandt, F. (2015). Gerontologische Pflegekultur: Zur Notwendigkeit eines Habituswandels. In H. Brandenburg & H. Güther (Hrsg.), *Gerontologische Pflege Grundlegung und Perspektiven* (S. 305–318). Bern: Huber.

Schulz-Nieswandt, F. (2016). *Hybride Heterotopien. Metamorphosen der „Behindertenhilfe". Ein Essay*. Baden-Baden: Nomos.

Schulz-Nieswandt, F. (2017). *Personalität, Wahrheit, Daseinsvorsorge. Spuren eigentlicher Wirklichkeit des Seins*. Würzburg: Königshausen & Neumann.

Schulz-Nieswandt, F. (2018). *Zur Metaphysikbedürftigkeit empirischer Alter(n)ssozialforschung*. Baden-Baden: Nomos.

Schulz-Nieswandt, F. (2020). *Der Sektor der stationären Langzeitpflege im sozialen Wandel". Oder: „Wieviel Kapitalismus verträgt Wohnen und Pflege im Alter? Eine sozialökonomische und ethnomethodologische Analyse*. Vallendar: Köln.

Schreyögg, G. (1999). *Organisation. Grundlagen moderner Organisationsgestaltung*. Wiesbaden: Gabler.

Shier, V., Khodyakov, D., Cohen, L. W., Zimmerman, S., & Saliba, D. (2014). What does the evidence really say about culture change in nursing homes. *Gerontologist, 54*(S1 Supplement), 6–16.

Shivers, S., & Kriebernegg, U. (Hrsg.). (2017). *Care home stories. Aging, disability, and long-term residential care*. Bielefeld: transcript.

Simon, F. B. (2015). *Einführung in die systemische Organisationstheorie*. Heidelberg: Carl Auer.

Stichweh, R. (2005). Inklusion/Exklusion, funktionale Differenzierung und die Theorie der Weltgesellschaft. In T. Stichweh (Hrsg.), *Inklusion und Exklusion. Studien zur Gesellschaftstheorie* (S. 45–63). Bielefeld.

Stichweh, R. (2009). Leitgesichtspunkte einer Soziologie der Soziologie der Inklusion und Exklusion. In R. Stichweh & P. Windolf (Hrsg.), *Inklusion und Exklusion: Analysen zur Sozialstruktur und sozialen Ungleichheit* (S. 29–42). Wiesbaden: Springer VS.

Terfloth, K., Niehoff, U., Klauss, T., & Buckenheimer, S. (2017). *Inklusion – Wohnen – Sozialraum. Grundlagen des Index für Inklusion zum Wohnen in der Gemeinde* (2. Aufl.). Marburg: Bundesvereinigung Lebenshilfe.

Then, V. (2017). Vom Kostendruck … zur Wirkungsorientierung? Vortrag bei der Jahrestagung der Gesellschaft für Sozialen Fortschritt am 7./8. Dezember 2017 in der Ev. Akademie Loccum, Tagungsthema: Die Freie Wohlfahrtspflege auf dem Wohlfahrtsmarkt. Was wird aus der Subsidiarität? https://doi.org/https://www.sozialerfortschritt.de/wp-content/uploads/2018/02/Then.Jahrestagung2017.pdf. Zugegriffen: 30. Apr. 2020.

van Rießen, A. (2018). Interview: Lebenswerte Quartiere verändern Lebensverhältnisse". *"Ansicht" (Magazin des AWO Bundesverbandes), 18*(3):14ff.

van Rießen, A., Bleck, C., & Knopp, R. (Hrsg.). (2015). *Sozialer Raum und Altern. Zugänge, Verläufe und Übergänge sozialräumlicher Handlungsforschung*. Heidelberg: Springer.

Das Altenpflegeheim – von der totalen Institution bis hin zur Quartiersöffnung

Thomas Rittershaus, Hermann Brandenburg und Martin Lörsch

Um unsere empirischen Ergebnisse – vor allem im Hinblick auf die Möglichkeiten und Grenzen eines möglichen Kulturwandels in den Einrichtungen – besser verstehen, einordnen und einschätzen zu können (gerade vor dem Hintergrund der zu Beginn skizzierten beiden Perspektiven), ist ein Blick in die Geschichte der Heime und deren aktuelle Situation sinnvoll. In einem ersten Schritt erfolgt daher zunächst eine kurze Skizze der Heimentwicklung nach der Einführung der Pflegeversicherung Mitte der 1990er Jahre (2.1). Hier wird bereits deutlich, dass sich die Pluralität der Heimlandschaft stärker ausprägt, der Wettbewerb intensiviert wurde und insgesamt ökonomische und qualitätssichernde Imperative den Alltag in diesem Quasi-Markt deutlicher bestimmen. Die wesentlichen Merkmale und Herausforderungen der aktuellen Situation bringt der nachfolgende Abschnitt auf den Punkt (2.2). Die Entwicklung des Pflegeheimbereichs zu einem lukrativen Geschäftsmodell für private Investoren, Veränderungen der

T. Rittershaus (✉)
Pflegewissenschaft, ehemalig Philosophisch-Theologische Hochschule Vallendar, Vallendar, Deutschland
E-Mail: thomas-rittershaus@web.de

H. Brandenburg
Pflegewissenschaft, Philosophisch-Theologische Hochschule Vallendar, Vallendar, Deutschland
E-Mail: hbrandenburg@pthv.de

M. Lörsch
Theologische Fakultät, Universität Trier, Trier, Deutschland
E-Mail: loersch@uni-trier.de

© Springer Fachmedien Wiesbaden GmbH, ein Teil von Springer Nature 2021
H. Brandenburg et al. (Hrsg.), *Organisationskultur und Quartiersöffnung in der stationären Altenhilfe*, Vallendarer Schriften der Pflegewissenschaft 8,
https://doi.org/10.1007/978-3-658-32338-7_2

Klientel und eine sich verschärfende Personalsituation sind dabei nur die wichtigsten Stichpunkte. In gewisser Weise kann man die ersten beiden Abschnitte als „externen Blick" ansehen, ein Einblick in das Innenleben der Heime kann diese Perspektive ergänzen (2.3). Wir konzentrieren uns auf ausgewählte Ergebnisse von drei ethnografischen Altenheimstudien. Nach der Lektüre kann man dann besser nachvollziehen, wie Heime „funktionieren", ob und in welchem Ausmaß Selbstbestimmung und Partizipation möglich und gewünscht sind. Ohne Zweifel gibt es ein soziales Arrangement, welches (notwendigerweise) mit Zwängen und Einschränkungen verbunden ist. Dennoch bietet das Heim Chancen, vor allem für sozial isolierte alte Menschen, die keine Angehörigen mehr haben bzw. auf deren Unterstützung nicht mehr zurückgreifen können. Aber das Heim alleine kann diese Herausforderung nicht „stemmen", der zivilgesellschaftliche Bezug ist unabdingbar. Vor diesem Hintergrund sind Öffnung der Heime und Quartiersentwicklung von besonderer Bedeutung (2.4). Damit wird eine Entwicklung fortgesetzt, die vom Kuratorium Deutsche Altershilfe in mehreren Phasen bereits beschrieben wurde. Zwei Aspekte scheinen von besonderer Bedeutung: die Inklusion alter Menschen und die Stärkung der kommunalen Gestaltungsspielräume, die bereits durch das am 1. Juli 2017 in Kraft gesetzte Pflegestärkungsgesetz III zumindest befristet und modellhaft erweitert wurden. Ein fünfter Abschnitt hat die Sozialpastoral im Blick (2.5). Denn traditionellerweise war die Heimversorgung mit den beiden großen christlichen Kirchen und ihren Wohlfahrtsverbänden eng verbunden; hier ergeben sich neue Möglichkeiten der sozialen Integration und Partizipation. Abschließend werden Möglichkeiten und Grenzen der Heime – zwischen „totaler Institution" und Quartiersöffnung – zusammenfassend diskutiert (2.6).

2.1 Ein kurzer Blick auf die Pflegeversicherung

Die Einführung der Pflegeversicherung 1995 (SGB XI neben Krankenversicherung, Rentenversicherung, Unfallversicherung und Arbeitslosenversicherung) als fünfte Säule der Sozialsicherung gilt als die wesentliche Veränderung der 1990er Jahre. Seit dem 1.4.1995 werden ambulante und ab dem 1.7.1996 stationäre Leistungen gewährt. Sie bildet bis heute die gestaltende Komponente in der Langzeitpflege insgesamt. Die Pflegeversicherung muss als ein zentralstaatlicher regulierender Eingriff in einen „weichen Bereich" verstanden werden, der vorher unter dezentraler Verwaltung der Länder stand. Darüber hinaus haben die Kommunen an Einfluss auf die Steuerung in diesem Bereich vor Ort verloren.

Diese Entwicklung muss verortet werden vor einem Gestaltwandel der Alterssozialpolitik, die nun zunehmend (und nicht nur in der Altenhilfe) *„eine primär kostenbedingte Reduktion auf traditionelle Betreuungs- und Versorgungsfunktionen für sozial bedürftige Menschen"* (Bloech 2012, S. 48) in den Blick genommen hatte. Mit der Pflegeversicherung wurden zwei grundlegende Ziele verfolgt: Die Erweiterung der sozialen Rechte für pflegebedürftige Menschen sowie die Entlastung der kommunalen Haushalte. Durch die Pflegeversicherung erhält jede pflegebedürftige Person einen einkommens- und vermögensunabhängigen Rechtsanspruch auf Pflegeleistungen. Daher erhielt sie auch den Beinamen „fünfte Säule". Allerdings wird, im Unterschied zur gesetzlichen Krankenversicherung, nur ein Teil der anfallenden Kosten refinanziert. Aus diesem Grund sprechen viele daher von einer Teilkaskologik (Werner 2014).

Durch die Pflegeversicherung wurden mehr Marktmechanismen und damit Konkurrenz zwischen den Leistungserbringern eingeführt. Die exklusive Partnerschaft zwischen Staat und Freier Wohlfahrtspflege gibt es nicht mehr, an ihre Stelle treten Pflegesatzverhandlungen mit Kostenaufwandsvergleichen. Die freien und kommunalen Anbieter von Pflegeleistungen sind in einen Wettbewerb geraten und kämpfen um Erlöse, Effizienz, Märkte und Kunden. Private Anbieter orientieren sich weiter zunehmend an Renditeerwartungen ihrer Aktionäre. Trotz der Vermarktlichung des Sektors und des Kundenstatus der Bewohnerinnen, bleibt die Mitbestimmung und Wahlfreiheit bei Inanspruchnahme der Leistung gering. Anstelle einer gesellschaftlichen Partizipation steht oft ein singuläres stationäres Angebot, dass sich mit dem Trend zur reinen Pflege- und Sterbeeinrichtung weiter ausdifferenziert. Eine gezielte Einflussnahme der Bewohnerschaft auf Versorgungsprozesse gibt es kaum, und die Wahlfreiheit besteht meist nur aus optionalen Zusatzleistungen.

Mit der Pflegeversicherung wurde die externe Qualitätssicherung, die zuvor nur für die stationäre Pflege galt und die ausschließlich auf dem HeimG beruhte, in das SGB XI überführt. Neben der Heimaufsicht, welche die Einhaltung des HeimG kontrolliert, überprüft nun auch der Medizinische Dienst der Krankenversicherung (MDK) die Qualität der Pflege in Einrichtungen der stationären Altenhilfe. Darüber hinaus wurde ein einrichtungsinternes Qualitätsmanagement seit 2002 mit dem Pflege-Qualitätssicherungsgesetz und regelmäßigen Überprüfungen der Heime durch den MDK sowie seit 2008 mit dem Pflege-Weiterentwicklungsgesetz geregelt. Da die Versorgung von an Demenz erkrankten Pflegebedürftigen im SGB XI vernachlässigt worden war, wurde diese Lücke mit dem Pflegeneuausrichtungsgesetz (PNG) 2013 geschlossen. Seit dieser Zeit können Betroffene zusätzliche Leistungen abrufen.

In der praktischen Umsetzung der Pflegeversicherung dominiert nach wie vor eine starke Verrichtungsorientierung, die wenig Raum für individuelle Abweichungen lässt. Hinzu kommt ein grundsätzlicher Finanzierungsvorbehalt, der keine substanziellen und weitreichenden Innovationen im Bereich der Qualitätssteigerung zulässt. Eine Regeldynamisierung war bislang nicht durchsetzbar. Außerdem führt die strikte Trennung von ambulanter und stationärer Behandlung zu Barrieren in der Entwicklung innovativer kleinteiliger Versorgungs- und Wohnformen. Das BSHG blieb bei Einführung der Pflegeversicherung bestehen, die Definitionen wurden allerdings an die des SGB XI und 2005 an das SGB XII angepasst. Durch die Einführung des SGB XI konnte die Anzahl der stationären Leistungsempfänger zunächst von 365.000 (1995) auf 205.000 (1998) gesenkt werden, sie stieg jedoch ab 2000 wieder auf über 282.000 (2009) an (Werner 2014). Die Mehrheit der Pflegebedürftigen (ca. 70 %) wird ambulant versorgt, während 30 % der Pflegebedürftigen in stationären Einrichtungen versorgt werden. Die Anzahl der Dauerplätze in Heimen entwickelte sich parallel. Die Anzahl sank zunächst von 682.000 (1994) auf 656.000 (1997) und stieg danach auf inzwischen 876.867 Personen (Statistisches Bundesamt 2017) stark an.

Das Heimgesetz wurde 2001 durch die Ausweitung auf teilstationäre Einrichtungen und Hospize und mehr Möglichkeiten der Beteiligung für den Heimbeirat nochmals verändert. Durch die Föderalismusreform wurde das Heimgesetz 2006 Ländersache und sukzessive in neue Landesheimgesetzte überführt. Zivilrechtliche Aspekte, die bundesweite Gültigkeit haben, wurden im Wohn- und Betreuungsvertragsgesetz geregelt. Durch diese Regelung auf Länderebene rückte die Altenhilfepolitik zwar „näher" an die Betroffenen heran, doch dieser Effekt wäre bei Stärkung der Stellung der Kommunen in der Altenhilfe wohl noch größer gewesen. Mit der Einführung des Betreuungsrechts 1992, das eine teilweise Fremdbestimmung (z. B. für Behandlungen) der Heimbewohnerinnen statt einer generellen Betreuung vorsieht, ist die Schwelle, eine rechtliche Betreuung zu nutzen, gesunken. Man kann davon ausgehen, dass inzwischen jede zweite Heimbewohnerin über eine gesetzliche Betreuung verfügt.

Eine große Herausforderung vor Ort ist die Veränderung in der Bewohner struktur, die auch durch die Einführung der Pflegeversicherung verstärkt wurde. Aufgrund des demografischen Wandels und steigender Lebenserwartung sowie pflegerischen, medizinischen und technischen Fortschritts wird der Anteil der hochaltrigen Bewohnerinnen weiter zunehmen. Gleichzeitig steigen auch die Anteile schwerstpflegebedürftiger komorbider Menschen und der Anteil von Bewohnerinnen mit psychischen Erkrankungen wie z. B. Demenz. Auch die palliative Versorgung und damit verbunden die Bedeutung von Tod und dem Heim als Sterbeort wird steigen. Dies wird außerdem durch das neue Hospiz- und

Palliativgesetz begünstigt, welches eine professionelle palliative Versorgung in Altenheimen durch Kooperationen mit ambulanten Palliativdiensten vorsieht. Wir wissen heute auch, dass die Krankenhäuser ihre Sterbeziffer dadurch senken, dass sie präfinale Patienten in die Pflegeheime entlassen, die dann nach wenigen Tagen oder Wochen bereits versterben. Insgesamt beobachten wir eine immer höhere Anzahl multimorbider, schwerst erkrankter und gebrechlicher Personen, die in den Pflegeheimen versorgt werden – auch eine Konsequenz der politischen Akzentuierung von „ambulant statt stationär".

In diesem Zusammenhang gewinnt die Profession Altenpflege (und aller in diesem Sektor Beschäftigten) seit Jahren an Bedeutung. Nicht nur wegen des steigenden Pflegebedarfs, sondern auch durch Zeiten von Personalmangel und Fachkraftquote, stehen Altenheime vor der Herausforderung, geeignetes Personal aus- und fortzubilden sowie dauerhaft zu halten. Seitens der Träger und der Politik wird zunehmend auf eine „Abwärtsspirale" gesetzt, die letztlich perspektivlos ist. Der Einsatz akademisch qualifizierter (Pflege-)Fachkräfte ist in der Altenhilfe insgesamt marginal. Von einem konzeptionell fundierten Qualifikationsmix – wie die Robert Bosch Stiftung mit ihrem Programm „360° Qualifikationsmix für den Patienten in der Praxis" zurecht anmahnt – sind wir in diesem Bereich noch weit entfernt. Hier sind die Kliniken deutlich weiter. Klar ist auch, dass es mit professionellen bzw. angeleiteten Kräften alleine nicht geht, die Einbindung von bürgerschaftlich-ehrenamtlichem Engagement in einen professionell gesteuerten Wohlfahrtsmix ist eine Notwendigkeit. Viel stärker als in der Vergangenheit müssen die Heime bemüht sein, dieses Potenzial der Bürgergesellschaft zu nutzen. Umgekehrt bietet diese Entwicklung auch die Chance, dass sich die breitere Öffentlichkeit zunehmend für die Situation in den Heimen interessiert und engagiert – letztlich ist es eine gesamtgesellschaftliche Aufgabe. Dieser Hinweis auf die „Caring Community" sollte grundlegend verstanden werden, die Kritik an dieser Entwicklung muss allerdings ernst genommen und entsprechend beantwortet werden (vgl. z. B. van Dyk 2015, siehe auch Haubner 2016), wir kommen noch darauf zurück.

Die Entwicklung seit den 1990 Jahren lässt sich wie folgt resümieren:

„Das Alten- und Pflegeheim ist zu einem Ort bescheidener Dienstleistungen geworden. Im Mittelpunkt der Institution stehen beschleunigte und aus Modulen zusammengesetzte Verrichtungen, die die Pflegekräfte in die Nähe von Dienstboten drängen. Diese Tendenz wird verstärkt, weil ein hoher Anteil der Pflegeteams über schlechte Deutschkenntnisse verfügt und Schwierigkeiten bei der Dokumentation hat. Alles im Heim ist geprägt vom Gebot der Kostenstabilität, denn sie müssen mit den Vorgaben der

Pflegeversicherung zurechtkommen und stehen in den Pflegesatzverhandlungen unter erheblichen Druck" (Bloech 2012, S. 49 ff.).

2.2 Zur Lage der stationären Langzeitpflege in Deutschland[1]

Wie lässt sich die aktuelle Situation in den Pflegeheimen genauer charakterisieren? Dazu einige Schlaglichter:

Zunahme der Pflegeheime: Nach Angaben des Statistischen Bundesamts gab es 2015 13.600 Pflegeheime in Deutschland, die knapp 930.000 Plätze aufwiesen (Statistisches Bundesamt 2017). Im Jahre 2003 existierten nur 9700 entsprechende Einrichtungen mit etwas mehr als 713.000 Plätzen (Statistisches Bundesamt 2005). In den Jahren 2001 bis 2015 ist der Anteil der öffentlichen Träger um 12 % zurückgegangen (von 749 auf 659 Einrichtungen). Die freigemeinnützigen Träger konnten dagegen einen deutlichen Zuwachs um 40 % (von 5130 auf 7200 Heime) registrieren. Die höchste Steigerung zeigt sich jedoch bei den privatgewerblichen Trägern; sie erhöhten ihren Anteil um fast 75 % (3286 auf 5737 Pflegeheime) (Statistisches Bundesamt 2003, S. 201).

Marktzugang für internationale Hedge Fonds: Die auch seitens der Medizinethik thematisierte *„Durchkapitalisierung der gesamten Medizin"* (Maio 2018, S. 124) hat auch vor der Pflegeheimsituation nicht Halt gemacht. Ein besonderes Augenmerk sollte auf Private-Equity-Unternehmen mit Sitz im Ausland liegen. Allein im Jahr 2017 wechselten bei den drei größten Transaktionen auf dem deutschen „Pflegemarkt" mehr als 20.000 Pflegeplätze im Wert von ca. zwei Mrd. Euro den Besitzer und werden aktuell von einigen wenigen Finanzinvestoren verantwortet (Heil 2018). Denn der Pflegemarkt gehört mittlerweile zu dem am stärksten expandierenden Bereich, in dem eine Kapitalrendite von 8.3 % (und mehr) erzielt werden kann; im öffentlich-rechtlichen Sektor sind die Gewinnmargen hingegen deutlich geringer und liegen bei 2.8 % (ZDF 2018).

Unterschiede in der Versorgungsqualität: Ob es Qualitätsunterschiede zwischen For profit- und Non for profit-Unternehmen gibt, wird kontrovers diskutiert.
Vor allem die gerontologische Forschung in den USA gibt einige andere Antworten. Instruktiv sind vor allem systematische Reviews und Meta-Analysen der Jahre

---

[1] Dieser Abschnitt ist eine erweiterte Fassung eines Teilkapitels von Brandenburg et al. (2019).

1965–2003, die zu dem Ergebnis kamen, „*that not-for-profit facilities delivered higher quality care than did for-profit facilities for two of the most frequently reported quality measures: more or higher quality staffing (ratio of effect 1.11, 95 % confidence interval 1.07 to 1.14, P <0001) and lower pressure ulcer prevalence (odds ratio 0.91, 95 % confidence interval 0.83 to 0.98, P = 0.02)*" (Commondore et al. 2009, S. 1). Auch aktuellere Studien aus den USA bestätigen diese Befunde (Harrington et al. 2012, 2015). Ähnlich stellt sich die Situation in Deutschland dar. Hier kommt eine Untersuchung der Universität Witten/Herdecke in Kooperation mit der University of California zu folgendem Resultat, das sich auf MDK-Daten der Jahre 2011 und 2012 stützt: „*41 % der 10.168 untersuchten deutschen Pflegeheime arbeiteten profitorientiert und verlangten im Durchschnitt 10 % geringere Tagespreise als nichtprofitorientierte Pflegeheime. Bei vier der sechs berücksichtigten Qualitätskategorien boten die profitorientierten Pflegeheime eine signifikant schlechtere Qualität. Die Qualität verbesserte sich bei allen Qualitätskategorien mit steigenden Tagespreisen. Jedoch blieben die Qualitätsunterschiede zwischen profitorientierten und nicht-profitorientierten Pflegeheimen bei vier der sechs Kategorien auch unabhängig vom Preis bestehen*" (Geraedts et al. 2016, S. 3).[2]

Veränderte Zweckbestimmungen: Die Träger der Freien Wohlfahrtspflege arbeiten heute unter anderen Bedingungen als noch vor Einführung der Pflegeversicherung (Bode et al. 2015; Gabriel 2015). Die Zweckbestimmung dieser Einrichtungen hat sich gewandelt: Es reicht heute nicht mehr aus, ein gutes Angebot für alte und pflegebedürftige Menschen vorzuhalten. Neue Ziele sind hinzugekommen: Kunden- und Komfortorientierung, verstärkte Orientierung am Ziel der Kapazitätsauslastung und der Bewährung am Markt, aber auch (hochgradig formalisierte) Qualitätssicherung. Auch im Umgang mit knappen Ressourcen haben sich z. T. gravierende Änderungen ergeben: Die Refinanzierung der erbrachten Dienstleistungen wird nicht mehr nach dem real entstandenen Aufwand bemessen, sondern im Rahmen von Pflegesatzverhandlungen zwischen Heimen und Kostenträgern festgelegt; dabei orientieren sich die Kostenträger an Durchschnittswerten in einer Region. Einrichtungen, die besonders Wert auf Qualität legen und z. B. einen erhöhten Fachkrafteinsatz favorisieren, haben das Nachsehen gegenüber sogenannten „Billigheimen", die günstigere Pflegesätze anbieten (können). Die Konsequenz ist, dass einzelne Heime – vor allem die nicht erwerbswirtschaftlich ausgerichteten Anbieter – z. T. jedenfalls nicht mehr konkurrenzfähig auf dem Markt sind. Auch die lange Zeit für die Freie Wohlfahrtspflege konstitutive, ehrenamtliche Verwaltungsstruktur erodiert;

---

[2]Für weitergehend Ausführungen zum deutschen Pflegemarkt vgl. die Expertise von Schulz-Nieswandt (2019).

hauptamtliche Geschäftsführer haben die Regie übernommen. Im privatgewerblichen Sektor geben vielfach börsennotierte Shareholder den Takt vor. Die damit ins Regiezentrum der Träger Einzug haltende radikal-betriebswirtschaftliche Steuerungsmentalität findet sich auch bei den kommunalen GmbHs wieder (Bode et al. 2015). Damit mag das Management der organisierten Altenhilfe im Hinblick auf Methoden der Betriebsführung insgesamt professioneller geworden sein – doch mit zunehmend erwerbswirtschaftlich ausgerichteten Unternehmenspolitiken scheinen ideelle und fachliche Bezüge zunehmend in die Defensive zu geraten.

Heterogenität bei der Personalstruktur: Neben der (Fach)-Pflege sind es vor allem Mitarbeiter aus der Sozialen Arbeit und Hauswirtschaft, die das personelle Spektrum des Heims bilden. Im Unterschied zum Krankenhaus mit z. T. über 90 % Fachkraftquote ist für die stationäre Langzeitpflege eine Fachkraftquote von 50 % verbindlich. Die schließt nach den Heimpersonalverordnungen der Länder nicht nur Pflegefachkräfte ein, sondern auch therapeutisch, pädagogisch und/oder handwerklich qualifizierte Fachkräfte. Immer stärker wird die Grundpflege, die „bed-side-work" und auch der Umgang bei Menschen mit Demenz an nicht oder nur gering qualifizierte Personen – überwiegend sog. Alltagsbegleiter oder Alltagsassistenten – delegiert. Neben dem aktuellen Fachkraftmangel, der sich in Zukunft noch verschärfen wird, ist in der zunehmenden kulturellen Heterogenität des Pflege- und Betreuungspersonal eine Herausforderung zu erkennen. Vor kurzem ist diesbezüglich eine Studie vorgelegt worden, die vor allem auf unterschiedliche Qualifikationen und Kompetenzprofile zwischen deutschen und neu hinzugekommenem ausländischem Pflegepersonal fokussiert (Pütz et al. 2019). In jedem Fall ist die fachliche angemessene Konfiguration eines multiprofessionellen Personalmix eine zentrale Anforderung an die Pflegearbeit; ausgereifte Konzepte sind erst in Ansätzen erkennbar (Brandenburg und Kricheldorff 2019).

Anforderungen an die Pflegequalität: Hochaltrigkeit und Multimorbidität der Bewohnerinnen verlangen bereits für sich genommen eine verstärkte Aufmerksamkeit auf die klinischen Pflege- und Versorgungsaspekte. Zu denken ist hier u. a. an Wundversorgung, Sturzprävention, Mobilitätsförderung, Aufrechterhaltung der Harnkontinenz und Schmerzmanagement. Zu diesen Problembereichen sind vom Deutschen Netzwerk für Qualitätssicherung in der Pflege (DNQP) „Expertenstandards" formuliert worden, die für die Durchführung einer fachlich korrekten Pflege richtungsweisend sind (vgl. DNQP 2019) Hinzu kommt, dass mehr als zwei Drittel der Bewohnerinnen an einer Demenz und hiervon wiederum mehr als die Hälfte an einer schweren Demenz leiden (Schäufele et al. 2009). Die erhöhte Mortalität in den Heimen – etwa 22 % der Bewohnerinnen versterben in den ersten sechs Monaten, weitere 7 % nach Ablauf des ersten Jahres (BMFSF 2006, S. 17) – verschärft die Anforderungen an die Pflegequalität, insofern die Heime den besonderen Bedürfnissen der sterbenden Menschen gerecht werden müssen, ohne die Lebensqualität der vitaleren zu schmälern.[3]

Konsequenz (mit Blick vor allem auf das Personal): Die geschilderten Tendenzen haben auch z. T. erhebliche Auswirkungen auf die Situation des Personals (vgl. Klie und Arend 2018). Laut Medienrecherche liegen die Personalausgaben im privat-erwerbswirtschaftlichen Sektor mit 50 % deutlich geringer als im öffentlich-rechtlichen Pflegesektor, wo sie durchschnittlich 62 % betragen (ARD 2018). Aber auch Einrichtungen der Freien Wohlfahrtspflege weichen von althergebrachten Beschäftigungsnormen ab. Hinzu kommt eine bundesweit z. T. als prekär zu kennzeichnende Einkommenssituation in der Altenpflege, in der das Durchschnittseinkommen durchschnittlich 2188 € beträgt (BMFSFJ 2016, S. 201). Dieser Wert verschleiert allerdings gravierende Unterschiede in der Entlohnung des Personals – nach Qualifikationsstufen, Regionen und Trägerstruktur. Beispielsweise verdient eine Fachkraft in der Altenpflege in Westdeutschland bei der Caritas durchschnittlich knapp 3300 € im Monat. Dies entspricht gegenüber anderen Trägern der Altenpflege im Westen Deutschlands (ca. 2800 €) einem Plus von etwa 500 € und über 15 % (Seitz und Heil 2019, S. 12). Vor allem gering oder gar nicht qualifizierte Mitarbeiterinnen in Ostdeutschland, die bei privaten Trägern angestellt sind, verdienen am wenigsten. Außer dieser – auch im Vergleich zur Krankenpflege – immer noch geringeren Entlohnung ist die Arbeitsrealität der Altenpflege zunehmend durch eine tayloristisch angelegte Verrichtungslogik, d. h. die viel zitierte Minutenpflege, bestimmt. Diese „Maschinisierung der Pflege" (Hülsken-Giesler 2008) steht in maximalem Kontrast zu der Tatsache, dass sowohl alte als auch sterbende Menschen „Langsamkeit" brauchen (Feichtner 2012, S. 827). Der aktuelle Fachkräftemangel verschärft die unerträgliche Arbeitsverdichtung zusätzlich. Eingespannt unter diesen Bedingungen ist eine bewohner- und bedürfniszentrierte Pflege sowie eine sorgsame Sterbebegleitung kaum noch zu realisieren (Dibelius et al. 2016).

---

[3]Weitergehende Daten zur Qualität in den Heimen finden sich im Pflege-Report 2018 (vgl. hierzu: Jacobs et al. 2018), der den Optimierungsbedarf zur Versorgungstransparenz und-qualität als „erheblich" (Schwinger et al. 2018, S. 97) einschätzt.

2.3 Das Innenleben der Heime: Ein Blick in drei ethnografische Studien

Wenn man etwas über die Lebenswelt in den Heimen erfahren möchte, dann lohnt ein Blick in ethnografische Studien. Es gibt unzählige Untersuchungen zur Heimsituation (mit Expertenblick von außen), aber es liegt nur eine überschaubare Anzahl an Arbeiten vor, bei denen die Autoren wochen- und monatelang hospitiert (Gubrium 1975), das Setting intensiv vor Ort beobachtet (Koch-Straube 1997) oder sogar dort gewohnt haben (Christov 2016) haben. Auf diese Tiefenbohrungen wollen wir uns konzentrieren.

2.3.1 Living and Dying in Murray Manor von Jaber F. Gubrium[4]

Beginnen wollen wir mit der ältesten Studie, die Mitte der 1970er Jahre in den USA veröffentlicht wurde. Der Autor, ein international bekannter ethnografischer Forscher, hatte 1973 mehrere Monate in einer Pflegeeinrichtung hospitiert. Es ging ihm inhaltlich um die Erfassung von guter Pflege in einem Altenpflegeheim. Recht bald kam er zu der Überzeugung, dass sich seine aus dem wissenschaftlichen Diskurs hergeleiteten Kategorien nur bedingt für die Beschreibung der Wirklichkeit eigneten, die ihm im Heim begegnete. Er musste also lernen, Abstand von „seiner" Perspektive zunehmen und weniger auf das Ganze zu schauen. Vielmehr wurde im Laufe der Zeit eine Vielfalt der Perspektiven (auf die Frage, was gute Pflege ist) deutlich, die stark voneinander abweichend waren – und zwar in Abhängigkeit von den Akteuren und dem Kontext. Er bezeichnete dies als „nuanced understanding". Über diesen Perspektivenwechsel gewann er gleichzeitig einen Analyserahmen für seine Beobachtungen und orientierte sich daran, die verschiedenen Sichtweisen auf dasselbe Phänomen, die Frage nach der guten Pflege(qualität), herauszustellen: *„I became especially interested in the events and circumstances residents, staff members, and relatives refered to when they described and offered judgements about the quality of life and of care"* (Gubrium 2009, S. 128). Im Ergebnis zeigte sich, dass gute Pflege aus der Perspektive der Pflegenden eine Frage der Zeit istund aus der Perspektive der Bewohner in hohem Maße mit dem Grad der individuellen Zuwendung assoziiert wird. Gubrium hielt fest, dass das Leben in Murray Manor, dem von ihm untersuchten Heim, verschiedene soziale Welten beinhaltet, welche seitens der Organisation und des Managements

---

[4]Die einleitenden Bemerkungen verdanken wir Mitschriften von Frau Dr. Helen Güther, mit der 2011 an der PTHV ein Lektürekurs zur Studie von J.F. Gubrium durchgeführt wurde.

täglich aufs Neue aufrechterhalten werden müssen: *„I began to view the Manor as an organization that deployed distinctive social worlds. What was important in practice about the quality of care and of life was that these matters couldn't be understood separate from the moral orders of their respective social worlds"* (Gubrium 2009, S. 131). Und dazu gehört auch die Trennung von Pflegenden und Gepflegten. Kollidieren diese „Welten", dann führt dies zu einer Fragestellung von "Quality of care" – aus den verschiedenen Perspektiven. Sein Fazit: *„Social worlds need to be taken into account in quality improvement decisions"* (Gubrium 2009, S. 132).

Werfen wir den Blick auf eine Szene in dem Buch, die natürlich nicht repräsentativ sein kann. Aber sie verdeutlicht eine Logik, die auch von bestimmten Haltungen und Praktiken in deutschen Pflegeheimen nicht allzu weit entfernt ist. Es geht um das sog. Realitätsorientierungstraining (ROT), das in den USA extrem populär war. Dieses Verfahren ist ein Mitte der 1960er Jahre von Lucille R. Taulbee und James C. Folsom entwickeltes nicht-medikamentöses Verfahren zur Betreuung von Menschen mit Demenz. Ziel ist es eine bessere Orientierung und kognitive Leistungsfähigkeit der Person, und zwar durch Bezugspunkte, Hinweisschilder und Unterstützung über die pflegerische Kommunikation. Es geht darum, die von Demenz betroffenen Personen dabei zu unterstützen, sich in ihrer Umwelt zurechtzufinden. Dazu dienen auch ständige Hinweise auf die reale Situation, in der sich die Person befindet – zeitlich, örtlich, institutionell. In Deutschland ist die Euphorie im Hinblick auf ROT – auch aufgrund von z. T. grundlegender Kritik – weitgehend verflogen. Der „Geist" jedoch, der hinter diesen Machbarkeits- und Interventionsansätzen steckt, scheint allerdings kaum irritierbar.

Schauen wir uns ein Beispiel aus dem Klassiker von Gubrium einmal genauer an, welches die Absurdität dieses therapeutischen Vorgehens illustriert. Obwohl die Beteiligten – das Pflegepersonal wie auch die beteiligten Bewohnerinnen – Sinn und Zweck der „Therapiesitzungen" infrage stellen, werden sie dennoch durchgeführt; letztlich auch deswegen, um externen Anforderungen gerecht werden zu können. Das Setting sieht so aus, dass fünf Bewohner als „Studenten" fungieren, von einer (Pflege)-hilfskraft (aide) im Blick auf einen Tafelanschrieb (überschrieben mit Murray Manor) nach Tageszeit, Wetter, Örtlichkeit etc. gefragt werden:

„AIDE: Can you tell what day is today? Look at the board again.

FRANK: It says Murray Manor.

The aide then drills the patient on board weather, but in quizzing them she frames her questions in a way that suggests they look outdoors for an answer.

AIDE: Did you check to see if the wheather is sunny today?

This directs patient's attentention outdoors. The aide then adresses Frank but faces the board herself.

AIDE: What's the weather today, Frank?

FRANK: It's cloudy. Isn't it?

AIDE: No. It's sunny. See here, Frank.

[Point's to board.] It-is-sunny, Frank.

FRANK: It says sunny" (Gubrium 2009, S. 132).

Obwohl also die Aussage von Frank richtig war, denn draußen war es neblig, werden als korrekte Antworten nur jene akzeptiert, die auch mit dem Tafelanschrieb kompatibel sind. Das führt die grundlegende Idee des Realitätsorientierungstrainings ad absurdum, spiegelt aber die Praxis durchaus wider, das entsprechende Kapitel ist überschrieben mit „Passing Time".

2.3.2 Fremde Welt Pflegeheim von Ursula Koch-Straube

Die zweite Studie stammt von der Gerontologin, Pflegewissenschaftlerin und Pädagogin Koch-Straube, die Mitte der 1990er Jahre ebenfalls mehrere Monate in einem Pflegeheim den Alltag beobachten konnte. Sie hat sich – ähnlich wie Gubrium – aus der Position der Fremdheit darum bemüht, die *„innere Logik von Phänomenen, Arbeitsabläufen, Regelungen zu entdecken"* (Koch-Straube 1998, S. 7). Sie bedient sich zweier methodischer Zugänge, der Ethnomethodologie und der Ethnopsychoanalyse. Dem zuerst genannten Zugang geht es um die Regeln und Verfahren alltäglicher Arbeitsvollzüge, die zweite Methodik zielt auf die Rekonstruktion der deutungs- und handlungsgenerierenden Tiefenstrukturen. Die damit verbundenen Selbstreflexionen der Autorin sind (psycho-)analytisch ausgerichtet – und hoch interessant. Die Studie ist also der *„Versuch, sich der phänomenalen Vielfalt des sozialen Lebens und Arbeitens zu nähern, sie systematisch erforschen und damit die Lebenswelt Pflegeheim, die Wirklichkeit der Pflegenden und Gepflegten, so wie sie von ihnen erfahren wird, sichtbar werden zu lassen. Sie basiert auf einer erkundenden und nachspürenden Forschungshaltung, die mit den Augen des anderen wahrnimmt, die sich auf den anderen einlässt, die zwar verstehen, aber nicht besser wissen will"* (Geer 1964, S. 372–398. Zitiert nach Koch-Straube 1998, S. 7).

Werfen wir auch hier einen Blick auf eine – vielleicht charakteristische – Situation: Es geht um Frau Köslin, Bewohnerin einer Wohnanlage, die wegen eines Schlaganfalls ins Krankenhaus eingewiesen wurde und jetzt als Kurzzeitpflegegast auf der Station im Heim untergebracht ist. Ergotherapeutischen Interventionen sind angeordnet, die Mitarbeiterinnen engagiert bei der Sache. Es geht darum, dass Frau Köslin möglichst bald auf die Beine kommt und in ihr Zuhause entlassen werden kann. Die Bemühungen sind nicht ohne Erfolg, aber sukzessive baut Frau Köslin immer mehr ab, erleidet nach einigen Monaten einen weiteren Schlaganfall und wird nun dauerhaft in die Einrichtung aufgenommen. Koch-Straube analysiert nun minutiös die Auswirkung dieses Auf und Ab auf die psychische Situation der Mitarbeiterinnen, denn diese müssen mit den Hoffnungen und Enttäuschungen fertig werden. Sie haben vieles ermöglicht, dass den üblichen Tagesablauf sprengte: Sie haben mit Fau Köslin Memoryspiele gemacht, sie in ihre Wohnung begleitet, lange Einzelgespräche geführt (auch wegen der Suizidgedanken der alten Frau) – letztlich alles ohne Erfolg. Trotz aller Anstrengungen konnte das am Anfang formulierte Ziel, d. h. Rückkehr in die Wohnanlage, nicht erreicht werden. Die Mitarbeiterinnen werden sprachlos, ähnlich wie Frau Köslin. Diese Stummheit und Resignation wird von Koch-Straube nachempfunden und verbalisiert. In ihrem Forschungstagebuch berichtet sie, wie sie sich von der Stimmung hat einfangen lassen – von dem Gefühl der Sinnlosigkeit, von der Wiederkehr des immer Gleichen, dem Verlust des Kontakts der Beziehung zu den alten Menschen. Und dennoch müssen sich die Mitarbeiterinnen immer wieder neu anstrengen, motivieren, nach vorne blicken. Die Kluft zwischen ihren eigenen Ansprüchen, ihren Konzepten und den Realitäten („man müsste noch so viel machen") werden durch die Forscherin transparent gemacht.

Aus einer Reflexion aus größerer Distanz formuliert Koch-Straube einige Hinweise, die als Anstöße für Veränderungen angesehen werden können. Im Vordergrund steht die Forderung nach einem ganzheitlichen Ansatz in Medizin und Versorgung, der vor allem Raum gibt für die Integration auch schmerzhafter Lebensereignisse in das eigene Selbstbild, der Artikulation von krankmachenden Erfahrungen und Gefühlen, der Gewahrwerdung des Todes als Element des Lebens sowie der Eingebundenheit in ein tragendes und Solidarität stiftendes soziales Netz (Koch-Straube 1998, S. 9). Diese Aspekte gelten zunächst für die Bewohnerinnen, sie sind aber für die Mitarbeiterinnen genauso wichtig. Der folgende Satz: *„Die Chance des Pflegeheims, ein Ort der Persönlichkeitsentfaltung zum Tode hin, ein Ort der Solidaritätserfahrung und ein Ort des Heilwerdens zu sein, wird unter den gegebenen Umständen weitgehend verpasst"* (Koch-Straube 1998, S. 10) ist heute – 13 Jahre nach Publikation der Studie – genauso wahr wie damals. Und auch die Mitarbeiterinnen könnten mit einer sensiblen und intensiven Beratung und Begleitung darin gestärkt werden, den notwendigen Übergang vom Leben in den Tod angemessen zu gestalten, statt ihre „*Energien im Kampf gegen unabwendbare Krankheiten und gegen das Nachlassen von physischen und psychischen Kräften zu verbrauchen*" (Koch-Straube 1998, S. 10).

2.3.3 Gemeinschaft und Schweigen im Pflegeheim von Victoria Christov

Den Abschluss bildet eine neuere ethnografische Studie, und zwar von einer Absolventin eines kulturwissenschaftlichen Masterstudiengangs der Universität Freiburg, die 2016 veröffentlicht wurde. Bemerkenswert an dieser Arbeit ist die Tatsache, dass sich die Autorin selbst für einige Wochen als Bewohnerin in das von ihr untersuchte Pflegeheim hat aufnehmen lassen. Auf diese Weise konnte sie, trotz ihrer Jugend, Gesundheit und Unabhängigkeit, eine „gewisse körperliche, mentale und emotionale Verbundenheit zu den Mitbewohnerinnen" (Christov 2016, S. 65) entwickeln. Das ging sogar so weit, dass sie am Ende am eigenen Leib erfahren konnte, „wie viele Emotionen und Bedürfnisse ein passives Verhalten und Schweigen verbergen, mitteilen und auslösen können" (Christov 2016, S. 99). Worum ging es? Im Zentrum der Studie steht das Phänomen des Schweigens. Denn die Frage ist nicht unberechtigt: Warum schweigen eigentlich alte Menschen im Heim, obwohl sie häufig zu Aktivitäten angeregt und/oder von anderen angesprochen werden? Interessant ist auch wieder – wie schon bei Gubrium und Koch-Straube – der ethnografische Blick, der mithilfe einer teilnehmenden Beobachtung an der Innenperspektive des Pflegeheims interessiert ist. Und wichtig ist folgender Hinweis in der Einleitung: Bei den Altenheimstudien dominieren Zugänge, die sich dem hohen Alter von einer Außen-Perspektive nähern. Es stehen methodische Zugänge im Vordergrund, „*welche die Betrachtung der Bewohnerinnen ausschließlich durch eine medizinische, demografische oder administrative Perspektive oder durch die Augen Dritter ermöglichen*" (Christov 2016, S. 12). Dass solche Zugänge das untersuchte Klientel letztlich zu unterschätzten Forschungsobjekten macht, wesentliche Daten verzerrt und die subjektive Perspektive der Betroffenen ignoriert, haben Vertreter der Disability Studies seit den 1980er Jahren immer wieder aufgezeigt. Aber kommen wir zurück zu der Frage- und Problemstellung der Untersuchung, dem Schweigen im Heim. Christov rekonstruiert vier Haltungen gegenüber der Kommunikation mit Mitbewohnerinnen, die überwiegend negativ ausfallen: Resignation, Selbstschutz, Desinteresse und eine anhaltende Bemühung, mit anderen immer wieder ins

Gespräch zu kommen. Wie in den anderen ethnografischen Studien soll auch hier eine Szene beachtet werden, die in gewisser Weise verallgemeinernd interpretiert werden kann.

Herr H. am 20.09.2013: „Weil ich von (-) alledem (-) zurückgetreten bin. (…) Und diese paar Jahre an Leben, die ich noch zu leben habe, die will ich (-) ohne Dings (-) ohne Verpflichtungen" (Christov 2016, S. 118).

Frau P. am 02.10.2013: „Mir ist ALLES wichtig! Alles! Wirklich alles (-) wenn ich so rundum denke, was ich NICHT mehr machen würde (-) das ist ähm (-) noch einmal Rotkreuzschwester werden. Da habe ich zu viel Blut geleckt. (…) Ja (-) zu viel Blut geleckt und jetzt denke ich nur noch an MICH. (-) (flüsternd) Du kannst mich mal am Arsch lecken! (lacht) Ja (-) (flüsternd) Die GANZE Welt ist himmelblau, das heißt, die kann mich am Arsch lecken!" (Christov 2016, S. 118).

Natürlich ist dieses Desinteresse (verbunden mit Gleichgültigkeit) nur *eine* Variante. Als Ursache von Passivität, Schweigen und Ignoranz diskutiert die Autorin zwei Aspekte, nämlich erstens institutionelle Routinen und zweitens Pflegebedürftigkeit. Zwar schaffen die Routinen (denken wir an das Alltagsprogramm und die Sitzordnung) eine gewisse Orientierung, es werden aber auch Dialog- und Interaktionsmuster nach und nach etabliert, welche nicht nur bestehende Antipathien fördern und Sympathien verhindern, sondern auch neue Spannungen und Bezugslosigkeiten unterstützen. Letztere Phänomene entstehen aus den ungleichen Stimmungen, Haltungen, Dispositionen, die jeden Tag aufs Neue miteinander in Verbindung gebracht werden. Die zweite Ursache – die Pflegebedürftigkeit – ist mit körperlichen und psychischen Beeinträchtigungen verbunden, z. B. im Hinblick auf Hör-, Seh- und Verständnisleistungen, die sowohl Bewohnerinnen wie auch Mitarbeiterinnen eine erhöhte Interpretations- und Anpassungsleistung abverlangen. Verbunden ist hiermit auch eine interne Hierarchie, die zwischen dem Grad der „Pflegebedürftigkeit" bei der Bewohnerschaft und den „Fähigkeiten" bei den Mitarbeiterinnen unterscheidet.

Unter diesen Umständen kann Schweigen als eine, vielleicht sogar die beste Lösung angesehen werden. Es erlaubt, manche Dinge einfach besser zu ertragen, man lässt einander sozusagen gewähren. Das Schweigen im Pflegeheim erweist sich am Ende nicht nur als eine „kognitive und psychische Unmöglichkeit zu kommunizieren, sondern ebenfalls als ein „corrective process" (Goffman 1967), eine „compensatory strategy" (Kasnitz und Shuttleworth 1999) und eine „communicative competence" (Saville-Troike 1989) im Rahmen komplexer Kommunikation. Dabei ist es mehr als nur ein praktisches und leicht zugängliches kommunikatives Mittel, um in Interaktionen eine provisorische Harmonie und Sicherheit

herzustellen. So kann es ebenfalls „*als Ausdruck und Teil individueller Bewäl-
tigungsstrategien und komplexer psychischer Reflexionen gelten*" (Christov 2016,
S. 130).

2.4   Die Quartiersentwicklung

Trotz der komplexen rechtlichen und finanziellen Lage werden nach dem Mill-
ennium Konzepte der vierten Heimgeneration entwickelt. Diese stellen eine
Diversifizierung der Versorgungskonzepte auf pflegerischer und baulicher Ebene
dar. Die konzeptionelle Grundlage ist die Ausrichtung auf gemeinschaftliches und
selbstbestimmtes Wohnen und Leben im Alter. Hier soll die Einrichtung Hilfe
und Unterstützung sowie ein familiäres Umfeld, das von Geborgenheit und Normalität geprägt ist, bieten. Diese Vorstellung sieht kleine Bewohnergruppen aus
10 bis 18 Personen vor, deren Einzelappartements um einen großen Gemein-
schaftsraum mit Küche angelegt sind. Da Leben und Wohnen wortwörtlich im
Mittelpunkt stehen, wird die Hauswirtschaft personell durch Alltagsassistenten
und Präsenzkräfte gestärkt, dezentralisiert und teilweise auch von Bewohnern
übernommen. Dieses Konzept der Versorgung wird durch die Integration in den
Stadtteil (Quartier) sowie die Beteiligung der Angehörigen, Ehrenamtlichen und
der regionalen Kooperationspartner flankiert. In diesem Rahmen bezeichnet das
Kuratorium Deutsche Altenhilfe Quartiershäuser als die fünfte Generation der
Heime. Diese weisen noch kleinere Bewohnergruppen (sechs bis acht) auf und
sind dezentrale Einrichtungen pflegerischer Versorgung mit dem Leitbild „Leben
in Öffentlichkeit", die in die städtische und dörfliche Struktur eingegliedert sind.
Mit der Quartiersöffnung selbst wird noch ein Schritt weitergegangen, denn sie
verlangt letztlich eine grundsätzliche Veränderung in der kulturellen Grammatik
der Heime. Worum geht es genau?

In den letzten Jahren sind bei allen Wohlfahrtsverbänden die Bemühungen um
die Entwicklung alten- und altersgerechter Quartiere intensiviert worden.

- Einerseits geht es um die Heime selbst, d. h. konkret deren „Öffnung",
  womit im Kern eine De-Institutionalisierung verbunden ist. Die Idee ist nicht
  neu, bereits bei Hummel (1982) lässt sich eine entsprechende Programmatik
  nachlesen. Heime sollen nun stärker mit dem Quartier bzw. dem Sozial-
  rum interagieren. Wo vorher Abgrenzung war, soll Interaktion erfolgen. Die
  Herausforderung für die Heime besteht darin, sich von Organisationen des
  Verwaltens von Ausgestoßenen zu störungssensiblen Zentren mit mehreren

Logiken weiterzuentwickeln. Gleichzeitig sollen sie achtsam auf ihre Umwelten reagieren. Ziel dabei soll es sein, dass die Grenze zwischen Quartier und Heim nicht mehr erkennbar ist. Damit bewegen sich die Heime auf einem schmalen Grat, der in der Frage gipfelt, wie viel Veränderung das System zulassen kann, ohne dass die Grenze zwischen Heim und Umwelt verschwindet. Der Quartiersansatz böte außerdem einen Weg, sich des negativen Bildes zu entledigen, umbestehende Funktionsweisen von Alten- und Pflegeheimen aufzubrechen und zu hinterfragen. Gleichzeitig könnte hier ein Weg der Professionalisierung des Pflegesektors liegen.

- Andererseits ist das Quartier im Blick. Man muss hier keine Differenz aufmachen, denn das Heim ist Bestandteil des Quartiers. Es geht jetzt darin, dass die „Öffnung" des Heims von der sozialen Umwelt entsprechend beantwortet wird und auf Resonanz stößt. Anschlussfähig ist das Konzept der „inklusiven Quartiersentwicklung", wodurch alle Menschen im Quartier in den Fokus rücken: Generationen, unterschiedliche Milieus und Kulturen in ihren jeweiligen individuellen Lebenslagen, Lebensstilen und Lebensformen (vgl. z. B. Deutscher Verein für öffentliche und private Fürsorge e. V. 2011, Arbeitsgemeinschaft der Spitzenverbände der Freien Wohlfahrtspflege des Landes Nordrhein-Westfalen 2012, Städtetag Baden-Württemberg „Inklusive Quartiere"). Das bedeutet natürlich, dass eine entsprechende Begegnungs- und Unterstützungskultur im öffentlichen Raum etabliert wird. Dabei zeigt die Forschung, dass Quartiersentwicklung durchaus positive Effekte für die Heime hat (auch im Hinblick auf einen Personalmix), allerdings sind Quartiersansätze überwiegend Förderprojekte und damit noch nicht auf Dauer gestellt. Darüber hinaus dürfen die Möglichkeiten einer Quartiersentwicklung auch nicht überschätzt werden, denn grundlegende gesellschaftliche Herausforderungen (und dazu gehört auch ein negatives Altersbild) können nur bedingt verändert werden.

Die vorliegenden empirischen Studien (van Rießen et al. 2015; Kremer-Preiß und Mehnert 2017; Sinning 2017) zeigt aber sehr deutlich, dass Quartiersentwicklung (auch unter Einbezug der Heime) möglich ist und positive Effekte für den sozialen Zusammenhalt in unserer Gesellschaft zur Folge hat. Allerdings gilt: *„Unter den gegenwärtigen Regelungen ist das Terrain für die Entfaltung von Engagement in den Heimen klein. Wenn zukünftig hybride Arrangements in der Heimversorgung ein stärkeres Gewicht erhalten sollten, dann ist die Aufwertung der Rolle der Kommunen möglicherweise zentral"* (Hämel 2012, S. 260). Den Kommunen, die bereits im Siebten Altenbericht der Bundesregierung adressiert wurden, kommt hier eine Schlüsselrolle zu. Denn „wesentlich für das gute Leben im Alter sind Gesundheit,

Sorge und Pflege, Wohnen, Mobilität und deren Ausgestaltung auf der örtlichen
Ebene" (BMJSFJ 2016, S. 43). Es liegen Vorschläge auf dem Tisch, in welcher
Art und Weise die Kommunen dauerhaft mit den notwendigen Ressourcen ausgestattet werden können. Die Debatte um das „kommunale Basisbudget" bzw. die
„regionalen Pflegebudgets" seien hier erwähnt, sie sind bislang seitens der Politik nicht substanziell aufgegriffen worden (vgl. z. B. Winter und Müller-Naveau
2012; Bertelsmann Stiftung 2012, 2016; Hoberg et al. 2016).

2.5 Sozialpastoral und sozialraumorientierte Kirchenentwicklung. Eine praktisch-theologische Reflexion zum Forschungsprojekt GALINDA

Die Entwicklung der Heime und ihre Öffnung ins Quartier sind auch für Theologie und pastorale Praxis der christlichen Kirchen relevant und hoch aktuell. Und
zwar einerseits, weil die Kirchen traditionell den Wohlfahrtsbereich stark geprägt
haben und andererseits weil hier mögliche Synergieeffekte erkennbar und Optionen
für eine sozialraumorientierte Kirchenentwicklung gegeben sind. In drei Schritten
soll diese Herausforderung aus praktisch-theologischer Sicht reflektiert werden.
Vorab sollen die verwendeten Begriffe geklärt werden.

Mit dem Sammelbegriff „Sozialpastoral" sind alle Konzepte, Handlungsfelder
und Maßnahmen gemeint, „in denen in Ausweitung des traditionell individuell
ausgerichteten Verständnisses von Seelsorge die strukturelle Dimensionen der vorfindlichen Nöte und Bedrängnisse der Menschen – im Kontext der katholischen
Soziallehre – in den Blick genommen und anzugehen versucht werden".[5]

Die sozialraumorientierte Kirchenentwicklung versteht sich als eine methodengeleitete Operationalisierung der Sozialpastoral. Sie versteht sich als ein
reformorientierter Handlungsansatz, der seine Wurzeln in der sozialen Arbeit
und in neueren Ansätzen der Caritas und der Diakonie hat und Antwort gibt
auf die Leitfrage „Wozu sind wir Kirche?". Von ihr soll die Pastoral in allen
Vollzügen durchdrungen werden und sich als Leitbild einer diakonischen Kirche wie ein Wasserzeichen einprägen. Der Deutsche Caritasverband definiert die
Sozialraumorientierung als „ein ganzheitliches Handlungskonzept der sozialen
Arbeit. Im Kern geht es darum, die Lebensbedingungen aller Menschen in einem
Stadtteil, Viertel oder einem ähnlichen Sozialraum zu verbessern. Ihre Interes-
sen und Bedürfnisse stehen dabei im Vordergrund. Das Konzept setzt an den
Stärken der Einzelnen an und aktiviert diese. Es soll Menschen in ungünstigen

---

[5]LThK³, Bd. 9, Sp. 786.

Lebenssituationen ermutigen, die Veränderungen in ihrem Wohngebiet selbst in die Hand zu nehmen. Darüber hinaus werden weitere Ressourcen des Sozialraums gesucht, vernetzt und zugänglich gemacht. Basis des sozialräumlichen Arbeitens sind Kooperationen und Vernetzungen zwischen den Einrichtungen und Diensten der freien Wohlfahrtspflege, der kommunalen Verwaltung, der lokalen Wirtschaft, der Wohnungswirtschaft, Bildungseinrichtungen, Pfarrgemeinden und den zivilgesellschaftlichen Initiativen (vgl. Bistum Trier 2016). Fünf Prinzipien zeichnen diesen Ansatz aus: 1. Orientierung an Interessen und am Willen; 2. Unterstützung von Eigeninitiative und Selbsthilfe; 3. Konzentration auf die Ressourcen a) der Menschen und b) des Sozialraums; 4. Zielgruppen- und bereichsübergreifende Sichtweise; 5. Kooperation und Koordination (Budde und Früchtel 2019; Lörsch 2015).

2.5.1 Heimentwicklung als Herausforderung für die Sozialpastoral

Für die christlichen Kirchen, Caritas und Diakonie als prominente Player auf dem Gebiet der ambulanten und stationären Altenhilfe stellen die sich vollziehenden Prozesse der Heimentwicklung und der Quartiersöffnung unter mehreren Aspekten eine eminente Herausforderung dar. Stichwortartig sollen einige prägende Entwicklungen unserer Zeit in Erinnerung gerufen werden:

- Der demographische Wandel mit dem weiterwachsenden Anteil der alten, hochbetagten und demenziell veränderten Menschen betrifft in mehrfacher Weise die christlichen Kirchen. Es geht zunächst um die eigenen Mitglieder, denen auch im fortgeschrittenen Alter ein Recht auf Partizipation und Bildung sowie auf menschliche und spirituelle Begleitung – bis in die letzte Lebensphase zukommt. Zudem dürfte es zukünftig – auch im ländlichen Raum – keine Pfarrei geben, in deren Einzugsgebiet es keine stationären, teilstationären und ambulanten Dienste der Altenpflege gibt, mit denen Kooperationsvereinbarungen z. B. zur Wahrnehmung der Seelsorge zu treffen sind.
- Die fortschreitende Individualisierung und Pluralisierung von Lebensentwürfen und -verläufen hinterfragen die volkskirchlich geprägten Vorstellungen in Bezug auf die unterschiedlichen Adressaten, die im Forschungsprojekt GALINDA untersucht worden sind. Es ist erwiesen, dass die tradierten Seelsorge-Formate nur noch eine Minderheit ansprechen und mit der Verkündigung erreichen. Die Mehrzahl der Kirchen- und Gemeindemitglieder, die

man eher den modernen Milieusegmenten zuordnen kann, werden durch traditionelle Angebote und ihre ästhetische Präsentation eher exkludiert. Diese
Entwicklungen fordern heraus, bisher praktizierte Konzeptionen und Leistungsportfolios der christlichen Kirchen am Ort zu hinterfragen.

- Die Vorstellung von einem Leben im Alter – auch der religiös gebundenen,
  spirituell suchenden und kirchlich beheimateten Menschen – ist mehrheitlich
  geprägt vom Wunsch nach einem selbstbestimmten Leben und Wohnen, d. h.
  solange wie möglich in der eigenen Wohnung oder im eigenen Haus zu bleiben
  und die familiären, sozialen und gemeindlichen Beziehungen im vertrauten
  Umfeld zu pflegen.
- Die Grenzen zwischen stationärer und ambulanter Pflege verflüssigen sich,
  neue Wohn- und Lebensformen für Menschen in der dritten und vierten
  Lebensphase entstehen. Sie fordern die Territorial- und Kategorialseelsorge
  sowie Caritas und Diakonie mit ihren Diensten und Angeboten zu einer
  Neupositionierung heraus.
- Nicht zuletzt die fortschreitende Durchdringung des Wohnungsmarkts, speziell auf dem Gebiet der stationären Altenhilfe durch die Kapitalisierungs-
  und Ökonomisierungslogik (vgl. die Pflegeexpertise von Schulz-Nieswandt,
  die begleitend zum GALINDA-Projekt erstellt wurde), stellen Fragen an die
  christlichen Kirchen. Wie nehmen diese ihren prophetischen Auftrag wahr,
  Lobbyarbeit für die „Sprachlosen" zu machen und anwaltschaftlich ihre
  Stimme zu erheben, wenn Kapitalgesellschaften immer mehr auf den Pflegemarkt drängen und die Gefahr wächst, dass alte und hochbetagte Menschen als
  Ressource für Kapitalanlagen und -geschäfte genutzt werden?
- Zugleich müssen sich die christlichen Kirchen fragen lassen: Wie gehen sie
  mit ihrem Immobilienbestand um? Welchen Entscheidungen werden getrof-
  fen, wenn es bei kircheneigenen Immobilien zu Leerständen kommt oder eine
  Kirche profaniert wird? Welche Leitbilder steuern das Denken und Handeln
  im Umgang mit Immobilien im Eigentum der Kirche und kirchlich-caritativer
  Organisationen? Mit welchen Optionen trifft sie in diesem Handlungsfeld
  Entscheidungen, wenn abzusehen ist, dass die Frauen-, Alters- und Frauen-
  altersarmut bereits heute in der Mitte der Gesellschaft angekommen ist und
  auch die eigenen Kirchenmitglieder einholen wird?

Bereits diese exemplarisch ausgewählten Hinweise belegen: Der Wandel in der
stationären und ambulanten Altenpflege und neue Wohnformen für Menschen im
Alter, die sich ändernden gesellschaftlichen Rahmenbedingungen und die Trans-
formationsprozesse der christlichen Kirchen sowie von Caritas und Diakonie

fordern diese heraus, sich des eigenen Grundauftrags im Sinne der Sozialpastoral und der diakonischen Kirchenentwicklung zu vergewissern.

2.5.2 Sozialpastoral und die sozialraumorientierte Gemeinde- und Kirchenentwicklung

Die alternde Gesellschaft als das Leben, Wohnen und Zusammenleben verändernde Entwicklung kann man als ein aktuelles „Zeichen der Zeit" (vgl. Lk 12,54–57) identifizieren. Diesem Zeichen kann die Kirche nicht ausweichen, wenn sie ihren Auftrag im Sinne der Humanisierung von Individuum und Gesellschaft nicht verraten will. Denn dieser Grundauftrag gehört seit der Gründung der ersten christlichen Gemeinden (in Jerusalem, Antiochien, Korinth, Rom usw.) zum „Alleinstellungsmerkmal" des Christentums. Angesichts der Komplexität des Themenfelds im globalen Horizont sind heute systemische organisationstheoretische Konzepte der Sozialpastoral gefragt. Mit diesen Ansätzen können lokale, regionale sowie gesamtgesellschaftliche (und in Ansätzen auch globale) Herausforderungen unter Beachtung des jeweiligen kulturellen und politischen Kontextes pastoral reflektiert und mitgestaltet werden. Diese Überlegungen zur Sozialpastoral und zur sozialraumorientierten Gemeinde- und Kirchenentwicklung sind auf drei Reflexionsebenen durch zu deklinieren, der Mikro-, Meso- und Makroebene.

- **MIKROEBENE:** „Die Würde des Menschen ist unantastbar …", heißt es in Artikel 1 des Grundgesetzes. Diese Aussage leitet sich von der jüdisch-christlichen Vorstellung der Gottesebenbildlichkeit (Gen / 1. Mose 1,26 f.) ab und entfaltet sich in unterschiedlichen theologisch-ethischen Begründungslinien. Das Forschungsprojekt kann die Sozialpastoral dafür sensibilisieren, dass jeweils der Mensch mit seinen individuellen sozialen Bezügen im Mittelpunkt steht. Das gilt für diejenigen, die im Quartier oder in der stationären Einrichtung der Altenhilfe wohnen sowie ihre Angehörigen und ihr Freundeskreis, das schließt aber auch die Mitarbeiterinnen sowie die Leitungskräfte in der Einrichtung und in der Territorialseelsorge mit ein. Aus dem Impuls „Vom Einzelnen her denken"[6] leitet sich somit ein Seelsorgeverständnis ab, das den Menschen mit seinen Bedürfnissen, seiner Sehnsucht, seinem Willen… in seinem Lebensraum wahr- und ernst nimmt. Seelsorge wird so verstanden als Begleitung, Beratung und Sinndeutung – vor allem angesichts von Grenzerfahrungen und an den Grenzen des Lebens. Die Sozialpastoral kann

---

[6] So lautet der erste Perspektivwechsel der Trierer Diözesansynode (2013–2106).

ihrerseits dazu beitragen, dass die Seelsorge angesichts vielfältiger Formen der Gefährdung in Krankheit, Behinderung und im Alter nicht verstanden wird als individualistisch enggeführte „Einzelfall-Sorge", sondern als eine Sorgekultur, die auch die kritische Anwaltschaft im Sinne des prophetischen Dienstes der Kirche einschließt. Das gilt vor allem dort, wo sich Tendenzen von Vereinsamung, Altersarmut, Ökonomisierung, Marginalisierung und Ausgrenzung in der Altersgesellschaft ausbreiten.

- **MESOEBENE:** Die Sozialpastoral ist ein auf Erkundung hin angelegtes gemeinschaftliches und partizipatives Handlungskonzept von Seelsorge, Caritas und Diakonie. Nach dieser Logik wird der Sozialraum in mehrfacher Weise zum Entdeckungsraum. Das gilt a) in Bezug auf die Adressaten: Was sind die Themen, die Menschen hier bewegen? Welche Geschichten erzählen sie uns, wenn sie ihre „Freude und Hoffnung, Trauer und Angst" (GS 1) zur Sprache bringen? Welche Namen tragen die Schätze, die man in diesem Raum antreffen kann: generationsverbindende Kontakte, verlässliche Nachbarschaftshilfe, ein Aufmerksamkeits-Netz für dementiell veränderte Mitmenschen usw.? Das betrifft b) die eigene Kooperationskompetenz: Wo immer möglich werden Maßnahmen, Programme und Projekte in Kooperation mit relevanten Akteuren und Partnern im Sozialraum realisiert. Daher steht am Anfang des Erkundungswegs die Frage: Welche Partner/Organisationen sind bereits im Sozialraum tätig, kennen sich dort aus, verfügen über Wissen, über das wir nicht verfügen? Mit welchen Partnern können/müssen wir die Herausforderung am Ort angehen?

- **MAKROEBENE:** Auf der dritten Ebene werden die relevanten Kontexte des Quartiers in den Blick genommen und auf ihre Relevanz für die christlichen Kirchen sowie Caritas bzw. Diakonie hin fokussiert. Folgende Fragen können dann zur Beratung und Entscheidung anstehen: Was bedeutet es, an diesem Ort „Kirche in der Welt von heute" zu sein? Wie lautet hier unser Auftrag im Sinne einer kulturellen bzw. politischen Diakonie, die über das pastorale Handeln im Sozialraum hinausführt? Wo ist Lobbyarbeit für benachteiligte Personen und Gruppen auf politischer Ebene angesagt? Welche Themen und Problemanzeigen werden im Sozialraum ansichtig, die sich als Herausforderungen für die ganze Gesellschaft erweisen und die über die Vertretungsorgane der Kirchen z. B. auf Landes-, Bundes- bzw. Europaebene zu bearbeiten sind? Auf dieser Ebene stellt sich Kirche mit der Sozialpastoral in den Dienst der Humanisierung der Gesellschaft.

2.5.3 Sozialpastoral und sozialraumorientierte diakonische Kirchenentwicklung als strategische Herausforderung

Die Sozialpastoral in der katholischen Kirche verdankt sich wesentlich den Erneuerungsimpulsen des Zweiten Vatikanischen Konzils (1962–1965). In der Pastoralkonstitution heißt es: *„Freude und Hoffnung, Trauer und Angst der Menschen von heute, besonders der Armen und Bedrängten aller Art, sind auch Freude und Hoffnung, Trauer und Angst der Jünger Christi. Und es gibt nichts wahrhaft Menschliches, das nicht in ihren Herzen seinen Widerhall fände"* (GS 1). Die Sozialpastoral ist diesem Leitmotiv verpflichtet. Wenn sie zur Erkundung im Sozialraum aufbricht, kann sie erstaunlich viel Menschlichkeit und Nächstenliebe antreffen (und zwar in allen Milieusegmenten und nicht selten im Zeugnis ohne Worte). Sie wird aber auch mit destruktiven Kräften konfrontiert, mit Gewalt und Verletzung der Menschenwürde und -rechte. Mit dem Positiven und dem Negativen kommt sie hier unmittelbar in Berührung. Eine Kirche, die sich so auf die Lebens- und Sozialräume der Menschen einlässt und Kooperationen eingeht, kommt damit selbst in Bewegung – und verwirklicht sich im Modus des Pilgerns. So ereignet sich an ihr die Transformation in eine sensible, hörende und dienende Kirche. Eine derartige Pastoral ist „folgenhaft", da sich auch mit den zugrunde liegenden (und nicht selten tabuisierten) Konflikten im Quartier, in der konkreten Einrichtung oder in der Kirchengemeinde in Berührung kommt. Die Entscheidung für die Sozialpastoral bringt damit zum Ausdruck: Um der Menschen und um Gottes willen beschreiten wir diesen Weg, selbst wenn wir mit Widerstand und Konflikten konfrontiert werden.

Fazit: Aus der Sicht der Praktischen Theologie bietet die Heim- und Quartiersentwicklung Chancen für die Fortschreibung der Sozialpastoral (inklusiv Gemeinde- und Altenpastoral) sowie für die Initiierung der sozialraumorientierten Gemeinde- und Kirchenentwicklung.

2.6 Zusammenfassung und Diskussion

Wir haben in diesem Kapitel zunächst die Veränderungen durch die Pflegeversicherung skizziert, Schlaglichter auf die aktuelle Situation der Heime geworfen, den Blick auf das Innenleben der Einrichtungen gerichtet und abschließend die Rolle der Kirchen beschrieben. Wie lässt sich nun vor diesem Hintergrund die von uns im Titel angesprochene Kontroverse - „totale Institution" versus Reformperspektiven – einschätzen?

Zunächst muss eingeräumt werden, dass die Arbeits- und Lebenswelten in Heimen nach wie vor durch erhebliche seelische und körperliche Belastungen mit einer hohen Konflikt-, Macht- und Gewaltproblematik charakterisiert sind. Insofern lassen sie sich als „totale Institutionen" kennzeichnen – jedenfalls wenn die man die klassischen Kriterien von Goffman (1973)[7] anlegt. Und diese Situation hat sich durch die zunehmende Ökonomisierung und Kapitalisierung des Felds nicht verbessert – im Gegenteil. Man muss aber beachten, dass der Begriff „totale Institution" einem Idealtypus entspricht. Dieser Begriff zielte nach Max Weber darauf ab, die „Eigenart von Kulturerscheinungen" (Weber 1985, S. 202) zu erfassen. Dabei kommt es darauf an herauszuarbeiten, was **mehreren** konkreten Erscheinungen **gemeinsam** ist (Weber 1985, S. 193; Hervorhebung im Original). Es handelt sich also nicht um ein Abbild der empirischen Realität, sondern um ein eine „**Abstraktion** und **gedankliche Steigerung einiger Elemente** dessen, was man in der empirischen Realität vorfindet sowie ein Vorgang der Herstellung von **Kohärenz,** die sich in der Wirklichkeit nicht in der derselben Weise findet (Przyborski und Wohlrab-Sahr 2014, S. 376); Hervorhebungen im Original). Dies bedeutet aber eben gerade nicht, dass die beobachteten Phänomene in den Heimen – von der Integration der „draußen" getrennt stattfindenden Aktivitäten des täglichen Lebens bis hin zu verschiedenen Anpassungsstrategien, mit denen Heimbewohnerinnen auf Kontrolle, Überwachung und Demütigung reagieren, - fiktional und ohne empirischen Beleg sind. Allerdings finden sich diese

---

[7]Totale Institutionen heben die für die moderne Gesellschaft charakteristische Trennung von Arbeit, Freizeit und Wohnen auf und sind durch folgende Merkmale gekennzeichnet: „1. Alle Angelegenheiten des Lebens finden an ein und derselben Stelle, unter ein und derselben Autorität statt. 2. Die Mitglieder der Institution führen alle Phasen ihrer täglichen Arbeit in unmittelbarer Gesellschaft einer großen Gruppe von Schicksalsgenossen aus, wobei allen die gleiche Behandlung zuteilwird und alle die gleiche Tätigkeit gemeinsam verrichten müssen. 3. Alle Phasen des Arbeitstages sind exakt geplant, eine geht zu einem vorher bestimmen Zeitpunkt in die nächste über, und die ganze Folge der Tätigkeiten wird von oben durch ein System expliziter formaler Regeln und durch einen Stab von Funktionären vorgeschrieben. 4. Die verschiedenen erzwungenen Tätigkeiten werden in einem einzigen rationalen Plan vereinigt, der angeblich dazu dient, die offiziellen Ziele der Institution zu erreichen" (Goffman 1973, S. 17). Es gab dann international und national eine lange Diskussion darüber, ob und inwieweit Pflegeheime in dieser Weise charakterisiert werden können (vgl. z. B. Katz et al. 1991; Dunkel 1994; Gebert und Kneubühler 2001; Heinzelmann 2004; Radzey 2014, für einen Überblick vgl. Amrhein 2005). Auf diese Debatte kann an dieser Stelle im Detail nicht eingegangen werden. Entscheidend ist aber, dass aus Sicht dieser Kritiker Pflegeheime nach wie vor als „*entfremdete, seelenlose bürokratisch organisierte Verwahreinrichtungen und Zwangsanstalten, verursacht durch strukturelle Mängel in der Pflege, in den Blick genommen werden müssen*" (Roth 2007, S. 78).

Beobachtungen in vielfältiger Weise in der Realität und muss von großen Unterschieden in der Organisationskultur der Pflegeeinrichtungen ausgegangen werden. Diese Dinge können nicht einfach von heute auf morgen verändert werden. Eine Möglichkeit besteht in einer intelligenten Irritation des Systems – und zwar von innen und von außen. Innovative Träger setzen bereits seit Jahren auf eine systemische Organisations- und Personalentwicklung. In diesem Zusammenhang ist auch die Quartiersöffnung bedeutsam. Und zwar vor allem deswegen, weil mit ihr die Chance einer De-Institutionalisierung zumindest in Ansätzen verbunden sein wird. Der institutionelle Charakter von Pflegeeinrichtungen – wie übrigens von jeder sozialen Institution – wird sich damit nicht grundlegend aufheben lassen. Allerdings ist gerade durch die Öffnung eine Möglichkeit gegeben, dass „frischer Wind" in die Einrichtung kommt, dass man sich mit anderen Perspektiven, Erwartungen und Haltungen kritisch auseinandersetzen kann, dass der „Blick nach innen" auch durch einen „Blick nach außen" ergänzt werden kann, dass – kurz gesagt – gelernt wird. Das gilt auch für die Kirchengemeinden, die im engen Kontakt und Austausch mit den Einrichtungen stehen. Für Innovationen in dem Feld ist die Sozialpastoral am Ende unverzichtbar. Alle die genannten Entwicklungen werden nicht folgenlos für die Organisationskultur der Pflegeeinrichtungen selbst sein können. Er wird also Irritationen geben müssen – und die beziehen sich auf die Umgangsformen untereinander, die Veränderung der institutionellen Routinen, das Aufgaben- und Kompetenzprofil der Professionen sowie die Unterstützung des Heimlebens durch bürgerschaftlich-ehrenamtliches Engagement. Diese verschiedenen und zum Teil widersprüchlichen Perspektiven gilt es zukünftig tagtäglich immer wieder neu auszuhandeln – und von außen, d. h. durch die Zivilgesellschaft substanziell zu unterstützen.

Literatur

Amrhein, L. (2005). Pflege in konflikt- und austauschtheoretischer Perspektive. In K. R. Schroeter & T. Rosenthal (Hrsg.), *Soziologie der Pflege. Grundlagen, Wissensbestände und Perspektiven* (S. 107–124). Weinheim: Juventa.

Arbeitsgemeinschaft der Spitzenverbände der Freien Wohlfahrtspflege des Landes Nordrhein-Westfalen. (2012). Impulspapier Quartier. Inklusion, kultursensible und generationengerechte Quartiersentwicklung als Schlüssel für demografiefeste Kommunen. Selbstbestimmtes Wohnen und Versorgungssicherheit für Menschen im Quartier. Wuppertal. https://www.freiewohlfahrtspflege-nrw.de/fileadmin/user/_data/89-Positionspapier-Archiv-2012/lag-impulspapier-quartier2012-final.pdf. Zugegriffen: 15. Apr. 2020.

Bertelsmann Stiftung. (2016). Pflege vor Ort gestalten und verantworten. Konzept für ein regionales Pflegebudget. Gütersloh: Bertelsmann Stiftung. https: ://www.bertelsmann-sti

ftung.de/fileadmin/files/BSt/Publikationen/GrauePublikationen/GP_Pflege_vor_Ort_gst alten_und_verantworten.pdf. Zugegriffen: 20. Apr. 2020.

Bertelsmann Stiftung. (2012). Themenreport „Pflege 2030". Was ist zu erwarten – was ist zu tun? https://www.bertelsmann-stiftung.de/fileadmin/files/BSt/Publikationen/Gra uePublikationen/GP_Themenreport_Pflege_2030.pdf. Zugegriffen: 18. Mai 2020.

Bistum Trier. (2016). „heraus gerufen. Schritte in die Zukunft wagen." Abschlussdokument der Synode im Bistum Trier. https://www.caritas.de/glossare/sozialraumorientie rung. Zugegriffen: 18. Mai 2020.

Bloech, J. (2012). Soziale Arbeit in der stationären Altenhilfe. Implementierung, Degeneration und Perspektive. https://pub.uni-bielefeld.de/record/2575897. Zugegriffen: 10. Mai 2020.

Bode, I., Brandenburg, H., & Werner, B. (2015). Sozial wirtschaften und gut versorgen. Umsteuerungsoptionen für die Wohlfahrtspflege. *Blätter der Wohlfahrtspflege, 162*(3), 112–116.

Brandenburg, H., & Kricheldorff, C. (2019). *Multiprofessioneller Personalmix in der stationären Langzeitpflege. Entstehung. Umsetzung, Auswirkung.* Stuttgart: Kohlhammer.

Brandenburg, H., Baranzke, H., & Kautz, H. (2019). Stationäre Altenpflege und hospizlich-palliative Sterbebegleitung in Deutschland. Einander kennenlernen – voneinander lernen – miteinander gestalten. In O. Mitscherlich-Schönherr (Hrsg.), *Zeitgenössische Theorien über das Sterben in der Diskussion* (S. 275–297). Berlin: de Gruyter.

Budde, W., & Früchtel, F. (2019). Die Felder der Sozialraumorientierung. In W. Budde, F. Früchtel, & W. Hinte (Hrsg.), *Sozialraumorientierung. Wege zu einer veränderten Praxis* (S. 27–51). Wiesbaden: Springer VS.

Bundesministerium für Familie, Senioren, Frauen und Jugend (BMFSFJ). (Hrsg). (2016). Siebter Altenbericht. Sorge und Mitverantwortung in der Kommune – Aufbau und Sicherung zukunftsfähiger Gemeinschaften (und Stellungnahme der Bundesregierung). Berlin. https:// www.bmfsfj.de/blob/112208/8102689200979f604420789ce694ff2d/7--alt enbericht---sorge-und-mitverantwortung-in-der-kommune-data.pdf. Zugegriffen: 15. Mai 2020.

Christov, V. (2016). *Gemeinschaft und Schweigen im Pflegeheim. Eine ethnografische Annäherung.* Frankfurt: Mabuse.

Commandore, V.R. et al. (2009). Qualty of care in for-profit and not-forprofit nursing homes: Systematic review and meta-analysis. BMJ 339: b 2732.

Deutscher Verein für öffentliche und private Fürsorge e.V. (2011). Eckpunkte des Deutschen Vereins für einen inklusiven Sozialraum. https://deutscher-verein.de/de/uploads/empfeh lungen-stellungnahmen/2011/dv-35-11-sozialraum.pdf. Zugegriffen: 15. Apr. 2020.

Dibelius, O., Offermanns, P., & Schmidt, S. (Hrsg.). (2016). *Palliative Care für Menschen mit Demenz.* Bern: Hans Huber.

Deutsches Netzwerk für Qualitätssicherung in der Pflege (DNQP). (2019). https://www.dnqp. de/de/expertenstandards-und-auditinstrumente/. Zugegriffen: 10. Apr. 2020.

Dunkel, W. (1994). *Pflegearbeit – Alltagsarbeit. Eine Untersuchung der Lebensführung von AltenpflegerInnen.* Freiburg: Lambertus.

Feichtner, A. (2012). Sterbende im Pflegeheim und ihre BegleiterInnen. In W. Eckert & M. Anderheiden (Hrsg.), *Handbuch Sterben und Menschenwürde* (Bd. 2, S. 823–838). Berlin: De Gruyter.

Gabriel, K. (2015). Freie Wohlfahrtspflege in Deutschland. Zwischen eigenem Profil und staatlicher Regulierung. In H. Brandenburg, H. Güther, & I. Proft (Hrsg.), *Kosten kontra*

Menschlichkeit. Herausforderungen an eine gute Pflege im Alter (S. 207–222). Ostfildern: Schwabenverlag.

Gebert, A., & Kneubühler, H. U. (2001). *Qualitätsbeurteilung und Evaluation der Qualitätssicherung in Pflegeheimen. Plädoyer für ein gemeinsames Lernen.* Bern: Hans Huber.

Geer, B. (1964). First days in the field. In B. E. Hammond (Hrsg.), *Sociologists at work* (S. 372–398). New York: Baic Books.

Geraedts, M., Harrington, C., Schumacher, D., & Kraska, R. (2016). Verhältnis zwischen Qualität. Preis und Profitorientierung deutscher Pflegeheime. *Zeitschrift für Evidenz, Fortbildung und Qualität im Gesundheitswesen (ZEFQ), 11,* 3–10.

Goffman, E. (1967). *Interaction ritual. Essays on face-to-face behavior.* New York: Anchor Books.

Goffman, E. (1973). Asyle. Über die soziale Situation psychiatrischer Patienten und anderer Insassen. Frankfurt: Suhrkamp. (Erstveröffentlichung 1961)

Gubrium, J. F. (1975). *Living and dying at Murray Manor.* Charlottesville and London: University Press of Virginia.

Gubrium, J. F. (2009). How Murray Manor became an ethnography. In A. Puddephatt, W. Shaffir, & S. Kleinknecht (Hrsg.), *Ethnographies Revisited* (S. 121–133). London: Routledge.

Hämel, K. (2012). *Öffnung und Engagement. Altenpflegeheime zwischen staatlicher Regulierung, Wettbewerb und zivilgesellschaftlicher Einbettung.* Wiesbaden: Springer Verlag.

Harrington, C., Ross, L., & Kang, T. (2015). Hidden owners, hidden profits, and poor nursing home care: A case study. *International Journal of Health Services, 45*(4), 779–800.

Harrington, C., Olney, B., Carillo, H., & Kang, T. (2012). Nurse staffing and deficiencies in the largest for-profit-nursing home chains and chains owned by private equity companies. *Health Services Research, 47,* 106–128.

Haubner, T. (2016). *Die Ausbeutung der sorgenden Gemeinschaft. Laienpflege in Deutschland.* Frankfurt a. M.: Campus.

Heil, H. (2018). CARE oder Nächstenliebe? *Kirchliche Pflegeeinrichtungen im Markt. Salzkörner, 24*(3), 8–9.

Heinzelmann, M. (2004). *Das Altenheim – immer noch eine „Totale Institution"? Eine Untersuchung des Binnenlebens zweier Altenheime.* Dissertation, Sozialwissenschaftliche Fakultät der Universität Göttingen, Göttingen.

Hoberg, R., Klie, T., & Künzel, G. (2016). Stärkung der Kommunen in der Pflege und die Modellkommmunen. Vorschläge zur Umsetzung der jüngsten Reformen. Friedrich Ebert Stiftung. WISO Direkt 19/2016. https://library.fes.de/pdf-flies/wiso/12734.pdf. Zugegriffen: 16. Mai 2020.

Hummel, K. (1982). *Öffnet die Altersheime! Gemeinwesenorientierte, ganzheitliche Sozialarbeit mit alten Menschen.* Weinheim: Beltz.

Hülsken-Giesler, M. (2008). *Der Zugang zum Anderen. Zur theoretischem Rekonstruktion von Professionalisierungsstrategien pflegerischen Handelns im Spannungsfeld von Mimesis und Maschinenlogik.* Osnabrück: Universitätsverlag.

Jacobs, K., Kuhlmey, A., Greß, S., Klauber, J., & Schwinger, A. (Hrsg.). (2018). *Pflege-Report2018. Qualität in der Pflege.* Berlin: Springer Open.

Kasnitz, D., & Shuttleworth, R. P. (1999). Engaging in anthropology in disability studies. http: www.academia.edu/1018061/Engaging_Anthropology_in_Disability-Studies. Zugegriffen: 14. Mai 2020.

Katz, P. R., Kane, R. L., & Mezey, M. D. (Hrsg.). (1991). *Advances in LONG-TERM CARE Vol. 1 and Vol. 2.* New York: Springer Publishing Company.

Klie, T., & Arend, S. (Hrsg.). (2018). *Arbeitsplatz Langzeitpflege. Schlüsselfaktor Personalarbeit.* Heidelberg: Medhochzwei.

Koch-Straube, U. (1997). *Fremde Welt Pflegeheim. Eine ethnologische Studie.* Bern: Hans Huber.

Koch-Straube, U. (1998). Fremde Welt Pflegeheim. Berichte aus einer ethnologischen Studie. *Pflege & Gesellschaft, 2*(1), 7–10.

Kremer-Preiß, U., & Mehnert, T. (2017). *Handreichung Quartiersentwicklung. Praktische Umsetzung sozialraumorienter Ansätze in der Altenhilfe.* Heidelberg: Medhochzwei.

Lörsch, M. (2015). Kirche im Sozialraum. In V. Dessoy, G. Lames, M. Lätzel, & C. Hennecke (Hrsg.), *Kirchenentwicklung Ansätze – Konzepte – Praxis – Perspektiven* (S. 321–331). Paulinus: Trier.

Maio, G. (2018). Editorial: Warum die Ökonomisierung ein Irrweg ist. *Pflege, 31*(3), 123–124.

Przyborski, A., & Wohlrab-Sahr, M. (2014). *Qualitative Sozialforschung. Ein Arbeitsbuch.* München: Oldenbourg.

Pütz, R., Kontos, M., Larsen, C., Rand, S., & Ruokonen-Engler, M. K. (2019). Betriebliche Integration von Pflegefachkräften aus dem Ausland. Innenansichten zu Herausforderungen globalisierter Arbeitsmärkte. Hans Böckler Stiftung. https://www.boeckler.de/pdf/p_s tudy_hbs_416.pdf. Zugegriffen: 9. Apr. 2019.

Radzey, B. S. (2014). *Lebenswelt Pflegeheim. Eine nutzerorientierte Bewertung von Pflegeheimbauten für Menschen mit Demenz.* Frankfurt: Mabuse.

Roth, G. (2007). Dilemmata der Altenpflege. Die Logik eines prekären Felds. *Berliner Journal für Soziologie, 1,* 77–99.

Saville-Troike, M. (1989). *The ethnography of communication. An introduction.* Oxford: Basil Blackwell Ltd.

Schäufele, M. K., Lode, L., & Weyerer, S. (2009). Menschen mit Demenz in stationären Pflegeeinrichtungen: Aktuelle Lebens- und Versorgungssituation. In U. Schneekloth, H. W. Wahl, & D. Engels (Hrsg.), *Pflegebedarf und Versorgungssituation bei älteren Menschen in Heimen. Demenz, Angehörige und Freiwillige. Beispiele für „Good Practice",* Forschungsprojekt MuG IV (S. 159–221). Stuttgart: Kohlhammer.

Schulz-Nieswandt, F. (2019). „Der Sektor der stationären Langzeitpflege im sozialen Wandel" Oder: „Wieviel Kapitalismus verträgt Wohnen und Pflege im Alter?" Eine querdenkende sozialökonomische und ethnomethodologische Expertise. Expertise im Zusammenhang mit der GALINDA-Studie, erstellt für das Ministerium für Soziales, Arbeit, Gesundheit und Demografie des Landes Rheinland-Pfalz.

Specht, F., & Sigmund, T. (2019). Spahn will gegen zu hohe Rendite in der Pflege vorgehen. https://www.handelsblatt.com/politik/deutschland/pflegeheime-spahnwill-gegen-zu-hohe-renditen-in-der-pflege-vorgehen/22915172.html. Zugegriffen: 12. Mai 2020.

Schwinger, A., Behrendt, S., Chysanthi, T., & Stieglitz, K. (2018). Qualitätsmessung mit Routinedaten in deutschen Pflegeheimen: Eine erste Standortbestimmung. In Jacobs, K., Kuhlmey, A., Greß, S., Klauber, J., & Schwinger, A. (Hrsg.), *Pflege-Report 2018. Qualität in der Pflege* (S. 97–126). Berlin: Springer Open.

Seitz, R., & Heil, H. (2019). *Fehleinschätzungen zur Entlohnung in der Altenhilfe. Ein fakten-basierter. Vergleich mit politischen Anregungen Ein Diskussionspapier*. Freiburg: Verband der Katholischen Altenheime Deutschlands (VKAD).

Sinning, H. (2017). *Altersgerecht wohnen um leben im Quartier. Trends, Anforderungen und Modelle für die Stadtplanung und Wohnungswirtschaft*. Stuttgart: Fraunhofer RRB.

Statistisches Bundesamt. (2003). Bericht Pflegestatistik 2001. Pflege im Rahmen der Pflegeversicherung. https://www.destatis.de/DE/Publikationen/Thematisch/Soziales/Soz ialpflege1Bericht2001.pdf?blob=publicationFile. Zugegriffen: 8. Apr. 2020.

Statistisches Bundesamt. (2005). *Bericht Pflegestatistik 2003. Pflege im Rahmen der Pflege-versicherung. 4, Bericht Ländervergleich – Pflegeheime*. Bonn: Statistisches Bundesamt.

Statistisches Bundesamt. (2017). Bericht Pflegestatistik 2015. Pflege im Rahmen der Pflege-versicherung. Deutschlandergebnisse. https://www.destatis.de/DE/Publikationen/Themat isch/Gesundheit/Pflege/PflegeDeutschlandergebnisse5224001159004.pdf?_blob=public ationFile. Zugegriffen: 10. Apr. 2020.

van Dyk, S. (2015). Die neuen Aktivbürger von nebenan? Die wohlfahrtsstaatliche Verge-sellschaftung des höheren Lebensalters und die Entdeckung des Sozialraums. In A. van Rießen, C. Bleck, & R. Knopp (Hrsg.), *Sozialer Raum und Altern. Zugänge, Verläufe und Übergänge sozialräumlicher Handlungsforschung* (S. 31–52). Heidelberg: Springer.

van Rießen, A., Bleck, C., & Knopp, R. (Hrsg.). (2015). *Sozialer Raum und Altern. Zugänge Verläufe und Übergänge sozialräumlicher Handlungsforschung.* : Springer.

Weber, M. (1985). Die Objektivität sozialwissenschaftlicher und sozialpolitischer Erkenntnis. In Weber, M (Hrsg.), *Gesammelte Aufsätze zur Wissenschaftslehre*. Tübingen: J.C.B. Mohr (Paul Siebeck), 1–145. (Erstveröffentlichung 1922).

Werner, B. (2014). Die aktuelle Situation in der stationären Altenhilfe. In H. Brandenburg, I. Bode, & B. Werner (Hrsg.), *Soziales Management in der stationären Altenhilfe. Kontexte und Gestaltungsspielräume* (S. 51–73). Bern: Hans Huber.

Winter, G., & Müller-Naveau, R. (2012). Kommunales Basisbudget. Ein Vorschlag zur Finanzierung gemeinwesenorientierter Seniorenarbeit. *ProAlter, 44*(6), 34–37.

ARD. (2018). Fernsehsendung „Hart aber fair" v. 11. Juni 2018. hattps://www1.wdr.de/daserste/hartaberfair/%20sendungen/index.html. Zugegriffen: 19.12.2020

Reflexion der ethischen Aspekte

3

Bernadette Ohnesorge

Jede Forschung mit und an Menschen bedarf der Reflexion ethischer Aspekte. Die ethischen Grundsätze für die Pflegeforschung basieren auf der Deklaration von Helsinki (Weltärztebund, Deklaration von Helsinki, zuletzt aktualisiert im Oktober 2013), auf den ethischen Richtlinien der American Nursing Association (ANA) (1968, 1975) und der Deutschen Gesellschaft für Pflegewissenschaft (DGP) e. V., die die Richtlinien der ANA 1995 für die Pflegeforschung in Deutschland adaptierte und seitdem immer wieder an die aktuellsten Entwicklungen anpasst.

Da Pflegeforschung Forschung mit und auch an Menschen ist, bezieht sich der Forschungsprozess meist auf Handlungen, die u. U. negative Effekte nach sich ziehen können, da sich die Datenerhebung innerhalb eines Beziehungsverhältnisses zwischen den Forscherinnen und Probanden vollzieht. Diese Effekte, wie z. B. psychische und/oder physische Verletzungen, würden ohne die Forschungstätigkeit nicht auftreten. Deshalb müssen sie Gegenstand ethischer Reflexion sein. Neben der Beschäftigung mit den Folgen für die Probanden thematisiert die Forschungsethik die Schutzmaßnahmen, um die negativen Folgen zu vermeiden oder abzumildern (vgl. Schnell und Heinritz 2006, S. 17). Ebenso werden die Forschungsmethoden selbst in die ethische Reflexion einbezogen, um deren Angemessenheit zu überprüfen.

Im Folgenden soll der Ethikkodex der Deutschen Gesellschaft für Pflegewissenschaft (DGP) e. V. vorgestellt werden. Dieser legt verbindlich ethische

B. Ohnesorge (✉)
Pflegewissenschaft, ehemalig Philosophisch-Theologische Hochschule Vallendar, Fulda, Deutschland
E-Mail: b.ohnesorge@t-online.de; b.ohnesorge@online.de

© Springer Fachmedien Wiesbaden GmbH, ein Teil von Springer Nature 2021   61
H. Brandenburg et al. (Hrsg.), *Organisationskultur und Quartiersöffnung in der stationären Altenhilfe,* Vallendarer Schriften der Pflegewissenschaft 8,
https://doi.org/10.1007/978-3-658-32338-7_3

Standards fest, die bei jeder Forschungsstudie reflektiert werden müssen. Im Zentrum stehen hierbei „…der Schutz der Würde, der Rechte, der Sicherheit und des Wohlergehens der tatsächlichen und potenziellen Teilnehmenden an Forschungsprojekten (Ethikkodex DGP 2016)." Folgende Aspekte aus dem Kodex dienen dieser Intention:

- Die ethischen Standards müssen verpflichtend in der empirischen Pflegeforschung umgesetzt werden.
- Alle Schritte des Forschungsprozesses müssen kritisch ethisch reflektiert werden. Der Forschungsprozess muss transparent und nachvollziehbar, die Methodik angemessen sein.
- Die gesetzlichen Regelungen zur Datensparsamkeit und Datenvermeidung sind einzuhalten.
- Die gesetzlichen Datenschutzbestimmungen müssen beachtet werden.
- Potenzielle Rollenkonflikte als Forscherinnen und Pflegefachpersonen sind im Vorfeld zu reflektieren und zu berücksichtigen.
- Es muss berücksichtigt werden, dass möglicherweise weitere Gesetze, z. B. das Arzneimittelgesetz oder das Medizinproduktegesetz, beachtet werden müssen.
- Alle personenbezogenen Informationen müssen im Verlauf des Forschungsprojekts vertraulich behandelt werden.
- Die Forscherinnen dürfen keine Zuwendungen, Verträge und Forschungsaufträge akzeptieren, die den genannten Prinzipien widersprechen.
- Die Forscherinnen lassen ihr Vorhaben vor Beginn der Forschungsstudie durch eine Ethikkommission prüfen.
- Die Teilnahme darf ausschließlich auf der Basis der uneingeschränkten Freiwilligkeit erfolgen. Die Teilnehmer müssen sich informiert und autonom (informed consent) entscheiden können. Sie können die einmal gegebene Zusage jederzeit ohne Angabe von Gründen zurückziehen, ohne dass ihnen hierbei Nachteile entstehen. Dies muss auch in der Datenerhebungsphase jederzeit ermöglicht werden.
- Die Informationen über das Forschungsprojekt müssen schriftlich, zielgruppenspezifisch, verständlich, kurz, aber auch ausführlich genug zur Verfügung gestellt werden. Sie müssen evtl. mündlich ergänzt werden. Es muss ausreichend Zeit vorhanden sein, sich ohne Druck für oder gegen eine Teilnahme zu entscheiden.
- Vulnerable Gruppen sind besonders zu schützen. Vulnerabel sind diejenigen Personen, die in ihrer Selbstbestimmung eingeschränkt sind, z. B. weil sie in besonderen Lebenssituationen oder Umständen leben und/ oder durch ihre

gesundheitliche Situation, durch ihr Alter und/oder ihre kognitiven Möglichkeiten eingeschränkt sind. Liegt eine Einschränkung vor, so muss nicht nur der
gesetzliche Vertreter einwilligen, sondern ebenso die teilnehmende, vulnerable
Person fortlaufend zustimmen (ongoing consent).

- Die Forscherinnen verpflichten sich dazu, das Wohl der teilnehmenden Personen zu fördern, Schaden unbedingt zu vermeiden und den Nutzen zu
  maximieren.
- Es ist eine vorausschauende Einschätzung der Risiken vorzunehmen (ethische Prävention). Eine mögliche Vulnerabilität muss explizit reflektiert und
  formuliert werden.

3.1   Ethische Rechtfertigung für die Einbeziehung der Teilnehmer in die Forschungsstudie

Das Vorgehen im Mixed Methods-Design als Kombination von qualitativen und
quantitativen Daten ist deshalb notwendig, weil ein umfassender Erkenntnisgewinn über das zu untersuchende Phänomen „Kulturwandel und Quartiersöffnung
in der stationären Altenhilfe" sowohl in seiner Tiefe, als auch in seiner Breite nur
möglich ist, wenn subjektive und objektive Aspekte Berücksichtigung finden. Um
die Tiefendimension angemessen auszuloten und die subjektiven Sichtweisen auf
das Phänomen zu erheben, müssen alle vom Kulturwandel und der Quartiersöffnung Betroffenen im qualitativen Part interviewt werden. Dies betrifft Vertreter
der folgenden Personengruppen: Bewohnerinnen, Angehörige, Mitarbeiterinnen,
Leitungskräfte und Kooperationspartner aus den Bereichen Politik, Kommune,
Verwaltung sowie aus der Bildung, Religion und Kultur. Ebenso müssen Feldbeobachtungen durchgeführt werden, um eine Validierung über die Beobachtung von
Verhalten und Interaktionen zu erhalten. Erst auf der Basis der im Anschluss stattfindenden qualitativen Datenanalyse können objektive Parameter im quantitativen
Part erhoben werden. Das sequenzielle Vorgehen und die Integration der Ergebnisse aus beiden Bereichen erlaubt schließlich eine ganzheitliche Sichtweise auf
das komplexe zu untersuchende Phänomen, die nicht mit einem anderen Vorgehen
erreicht werden kann.

Umfassende Information und freiwillige Teilnahme
Die Beteiligten willigen auf der Basis informierter, freiwilliger Teilnahme in schrift-
licher Form ein. Die Einwilligung kann zu jedem Zeitpunkt widerrufen werden
und auch z. B. den Abbruch einer Forschungssequenz zur Folge haben, ohne dass
Nachteile entstehen.

Die Informationsunterlagen für einwilligungsfähige Personen beinhalten Aussagen über die Ziele, Methoden, den Nutzen, eventuelle Risiken und die vorgesehenen Maßnahmen. Die Informationen sind spezifisch an jede Teilnehmerinnengruppe (Bewohnerinnen, Bewohnerinnen mit kognitiven Einschränkungen, Angehörige, Mitarbeiterinnen, Leitungskräfte, Kooperationspartnerinnen aus den verschiedenen gesellschaftlichen Bereichen) angepasst.

Handelt es sich bei den Beteiligten um Vertreter besonders vulnerabler gesellschaftlicher Gruppen, wie dies z. B. bei Menschen mit Demenz der Fall ist, muss die informierte Einwilligung der rechtlichen Vertretung, in der Regel der Betreuerin, eingeholt werden. Ist eine als nicht einwilligungsfähig eingestufte Person fähig, Entscheidungen über die Teilnahme an der Forschung zuzustimmen, muss neben der Einwilligung der rechtlichen Vertretung auch die Zustimmung der Person eingeholt werden. Lehnt diese eine Teilnahme ab, ist die Entscheidung zu respektieren. In der vorliegenden Untersuchung besteht im qualitativen Teil die Möglichkeit, dass auch Menschen mit Demenz oder mit geistiger und/oder Mehrfachbehinderung an den Interviews und den Beobachtungssequenzen teilnehmen. Auf diese besonders vulnerablen Gruppen wird dann zurückgegriffen, wenn davon auszugehen ist, dass durch ihre Teilnahme besondere, projektrelevante Informationen gewonnen werden, die für ihre Gruppe von großer Bedeutung sind und die durch die Teilnahme von einwilligungsfähigen Personen nicht gewonnen werden können. Es werden den unterschiedlichen Vulnerabilitätsprofilen angepasste Informationsschreiben und Einwilligungserklärungen verfasst und angewendet.

Bei der Entwicklung der Leitfäden für die leitfadengestützten Interviews im qualitativen Teil des Forschungsprojekts wird auf die jeweiligen Bedürfnisse der zu untersuchenden Gruppen Rücksicht genommen. Die Fragen für die vulnerablen Personengruppen werden in leicht verständlicher Sprache formuliert und ggf. nochmals situativ angepasst, sodass ein flexibles Eingehen auf das jeweilige Gegenüber möglich ist. Im quantitativen Teil der Untersuchung werden ausschließlich Einrichtungsleitungen von Einrichtungen der stationären Altenhilfe interviewt, sodass hier kein Kontakt zu vulnerablen Personengruppen gegeben ist.

Verfahren zur Auswahl der Teilnehmerinnen und Teilnehmer
Die Auswahl findet vor dem Hintergrund der Forschungsfrage statt. Die unterschiedlichen sozialen Gruppen (Bewohnerinnen, Angehörige, Mitarbeiterinnen, Leitungskräfte, Kooperationspartnerinnen) müssen in den Prozess der Öffnung involviert und bereit sein, ihre Erfahrungen mitzuteilen. Die Mitarbeiterinnen sollen unterschiedlichen professionellen Kontexten (z. B. Pflege, soziale Arbeit, Betreuungskräfte) entstammen sowie im Pflegebereich unterschiedliche Qualifikationsniveaus aufweisen. Die Kooperationspartnerinnen stellen das Bindeglied

ins Quartier dar und werden nach diesem Kriterium ausgewählt. Der Kontakt zu den Mitarbeiterinnen aus den verschiedenen professionellen Kontexten wird über die Leitungsebene der jeweiligen Einrichtung hergestellt. Darüber hinaus erfolgt danach der Kontakt zu den Bewohnerinnen und Angehörigen über die Ebene der Bereichsleitungen.

Nachdem Interessierte ihre freiwillige, informierte und schriftliche Einwilligung gegeben haben, findet die Auswahl der Teilnehmer unter Beachtung methodischer Gesichtspunkte durch das Projektteam statt. Dieses Verfahren wird ebenfalls bei der Auswahl von Personen aus der Gruppe der Kooperationspartnerinnen durchgeführt.

Mögliche Risiken für die Teilnehmer
Für die zu untersuchenden Gruppen besteht kein physisches Risiko, da keine klinische Forschung stattfindet und invasive Methoden keine Anwendung finden. Es wird ihnen kein physischer Schaden zugefügt. Psychische Belastungen sind in den Gruppen der Leitungskräfte, der Mitarbeiterinnen aus den unterschiedlichen professionsbezogenen Kontexten und der Kooperationspartner als gering einzuschätzen oder kommen gar nicht vor. Es ist jedoch möglich, dass sie die Sequenzen der teilnehmenden Beobachtungen oder auch die Interviewsituationen als unangenehm empfinden. Konträr hierzu besteht jedoch auch die Möglichkeit, sie als Chance und positives Element zu begreifen.

Neben den genannten möglichen Reaktionen kann es in der Gruppe der Bewohnerinnen, aber auch ggf. in den anderen Gruppen, zu psychischen Belastungen kommen, wenn die aktuelle Situation im Vergleich zur Situation vor dem Beginn des „Kulturwandels" als negativ erlebt wird und sie sich dessen durch die Thematisierung in der Gesprächssituation wieder bewusst werden.

Insgesamt überwiegt jedoch der Nutzen, tiefe Einblicke in die Dynamiken eines gesellschaftlich bedeutsamen Veränderungsprozesses zu erhalten, die potenziellen Risiken für die einzelnen Gruppen bei weitem, zumal jeder einzelne Teilnehmer in jeder Situation die Möglichkeit hat, die Teilnahme, auch bei vorausgegangener Zustimmung, zu verweigern.

Vorbeugende Maßnahmen
Die Erhebungen im qualitativen Bereich werden von geschulten Personen durchgeführt, die neben der akademischen Qualifikation Fachkräfte in der Pflege sind und über mehrjährige Berufserfahrung verfügen. Zudem ist es den Teilnehmern jederzeit möglich, ein Interview abzubrechen oder die Einwilligung situativ in einer Beobachtungssituation zurückzuziehen. Dies kann verbal, paraverbal oder auch non-verbal (Körpersprache, z. B. sich sträuben, Ängstlichkeit, weinen, schreien etc.) geschehen. Alle bis dahin erhobenen Daten in der Erhebungssequenz werden daraufhin

vernichtet. Nach Ablauf von 14 Tagen nach der Datenerhebung kann der Bitte nach Vernichtung der personenbezogenen Daten jedoch nicht mehr entsprochen werden, da sie zu diesem Zeitpunkt schon in den Auswertungsprozess eingeflossen sind.

Informierte Zustimmung (informed consent, ongoing consent)

Es finden an allen drei Projektstandorten Informationsveranstaltungen zu Beginn des Projekts statt. Die Institutionen und die Kooperationspartner werden differenziert über die Dauer, das Ziel und den Zweck der Forschung sowie über die zu verwendenden Methoden informiert. Es ist Gelegenheit gegeben, auf alle Fragen einzugehen. Vor der Durchführung der Datenerhebung werden den jeweiligen Zielgruppen angepasste, schriftliche, verständliche und vollständige Informationsmaterialien zur Verfügung gestellt, die es den Teilnehmern ermöglichen, ihre schriftliche, informierte und freiwillige Einwilligung zur Teilnahme am Projekt zu geben („informed consent"). Eine Aufklärung über die Möglichkeit, die Einwilligung zur Teilnahme ohne Nachteile für die eigene Person zurückzuziehen, findet ebenfalls statt. Es wird den potenziellen Teilnehmern ausreichend Zeit zum Überlegen gegeben. Personen, die an der Studie nicht teilnehmen möchten, haben keinerlei Nachteile zu befürchten. Angehörigen und Betreuungspersonen von nicht einwilligungsfähigen Personen werden ebenfalls ausführliche Informationsmaterialien zur Verfügung gestellt, sodass sie in die Lage versetzt werden, ihre informierte Einwilligung abzugeben oder abzulehnen. Ist die nicht einwilligungsfähige Person fähig, Entscheidungen über die Teilnahme an der Forschung zuzustimmen, muss ihre Zustimmung hierzu ebenfalls eingeholt werden. Das situative Abwägen ermöglicht es, die einmal gegebene Zustimmung immer wieder zu überprüfen, um insbesondere die Teilnehmer aus dem vulnerablen Personenkreis zu schützen (ongoing consent).

Aspekte des Datenschutzes

Für den qualitativen und quantitativen Teil der Forschungsstudie wie auch für die Aufarbeitung, Analyse und weitere Verwendung der Daten gelten die Standards und Richtlinien der Deutschen Gesellschaft für Pflegewissenschaft (DGP), die z. B. Vorgaben zur Anonymisierung von Daten machen. Alle personenbezogenen Daten werden anonymisiert und vertraulich behandelt. Die Daten werden nicht an Dritte weitergegeben. Alle datenschutzrechtlichen Bestimmungen werden eingehalten. Die Daten werden für Dritte unzugänglich 10 Jahre lang aufbewahrt.

Nutzen für die Einrichtungen und Teilnehmerinnengruppen

Nach Beendigung des Projekts werden an allen Standorten Informations- und Fortbildungsveranstaltungen angeboten. Die Beteiligten haben somit die Gelegenheit, tiefe Einblicke in den Prozess der Öffnung ins Quartier aus den unterschiedlichen

Perspektiven zu erhalten. Die Bewohnerinnen können von den durch den Öffnungsprozess erweiterten Angeboten profitieren. Die Mitarbeiterinnen haben die Möglichkeit, ihr Wissen zu erweitern und ihre Einstellung im Kontext bewohnerorientierter Pflege, Betreuung und Versorgung zu reflektieren und evtl. ungenutzte Potenziale zu aktivieren. Die beteiligten Einrichtungen können u. U. als „Leuchtturm" für andere fungieren und sich dadurch Wettbewerbsvorteile auf dem Pflegemarkt sichern.

Für die vorliegende Studie liegt das Ethikvotum des ETHIK-Instituts Vallendar vor, sodass die Durchführung unter den vom Projektteam geplanten Bedingungen möglich ist.

Literatur

American Nursing Association. (2001). Code of ethics for nurses. https://books.google.de/books?hl=de&lr=&id=bmNLnhAB0uoC&oi=fnd&pg=PA3&dq=american+nurses+association+code&ots. Zugegriffen: 17. Juli 2020.

Deutsche Gesellschaft für Pflegewissenschaft e.V. (2016). Fragen zur ethischen Reflexion. https://dg-pflegewissenschaft.de/ethikkommission/downloads-2. Zugegriffen: 17. Juli 2020

Deutsche Gesellschaft für Pflegewissenschaft e.V.(2016). Ethikkodex zum Verhältnis zwischen Forschenden und Probanden. https://dg-pflegewissenschaft.de/wp-content/uploads/2017/05/Ethikkodex-Pflegeforschung-DGP-Logo-2017-05-25.pdf. Zugegriffen: 17. Juli 2020

Schnell, M., & Heinritz, C. (2006). Forschungsethik. Ein Grundlagen- und Arbeitsbuch für die Gesundheits- und Pflegewissenschaft. Bern: Huber.

World Medical Association (WMA). Deklaration von Helsinki-Ethische Grundsätze für medizinische Forschung am Menschen. In der Fassung der 64.WMA-Generalversammlung 2013. https://www.bundesaerztekammer.de/fileadmin/user_upload/downloads/pdf-Ordner/International/Deklaration_von_Helsinki_2013_20190905.pdf. Zugegriffen: 17. Juli 2020.

Theoretischer Hintergrund

4

Bernadette Ohnesorge, Judith Bauer, Thomas Rittershaus,
Frank Strassel und Hermann Brandenburg

> *„Wer nur einen Hammer hat, sieht in jedem Problem einen Nagel"*
>
> *Paul Watzlawik*

Dieses Kapitel führt in die theoretischen Hintergründe der GALINDA-Studie ein. Nachdem bereits in der Einleitung die beiden zentralen Begriffe – Organisationskultur und Quartiersentwicklung – kurz beschrieben wurden, geht es hier um

B. Ohnesorge (✉)
Pflegewissenschaft, ehemalig Philosophisch-Theologische Hochschule Vallendar, Fulda, Deutschland
E-Mail: b.ohnesorge@online.de

J. Bauer · H. Brandenburg
Pflegewissenschaft, Philosophisch-Theologische Hochschule Vallendar, Vallendar, Deutschland
E-Mail: jbauer@pthv.de

H. Brandenburg
E-Mail: hbrandenburg@pthv.de

T. Rittershaus · F. Strassel
Pflegewissenschaft, ehemalig Philosophisch-Theologische Hochschule Vallendar, Vallendar, Deutschland
E-Mail: thomas-rittershaus@web.de

F. Strassel
E-Mail: fra.stra@web.de

© Springer Fachmedien Wiesbaden GmbH, ein Teil von Springer Nature 2021   69
H. Brandenburg et al. (Hrsg.), *Organisationskultur und Quartiersöffnung in der stationären Altenhilfe*, Vallendarer Schriften der Pflegewissenschaft 8,
https://doi.org/10.1007/978-3-658-32338-7_4

entsprechende Vertiefungen. Dabei wird zunächst ausführlicher auf drei Perspektiven der Analyse von Organisationskultur eingegangen; wir orientieren uns hier an der grundlegenden Arbeit von Joanne Martin, welche die zentralen Zugänge zusammenfassend dargestellt hat (4.1). In einem weiteren Schritt konzentrieren wir uns dann ausführlicher auf die Quartiersentwicklung und skizzieren insgesamt sechs Lektionen aus den entsprechenden Projekten in der Altenhilfe (4.2). Anschließend beschreiben wir vertiefend drei theoretische Zugänge, die für die Interpretation der Befunde von GALINDA bedeutsam sind. Es geht zunächst um die individuelle Ebene im Rahmen einer Habitusanalyse (4.3), die organisatorische Ebene, d. h. den Umgang mit Entscheidungsprämissen (4.4) sowie die Netzwerke im Quartier und Sozialraum (4.5). Die Zusammenfassung am Ende dieses Kapitels bringt noch einmal die wesentlichen Dinge auf den Punkt (4.6).

4.1 Drei Perspektiven auf die Organisationskultur

Martin (1992) entwickelte einen Ansatz zur Beschreibung und Analyse von Organisationskulturen, der auf drei unterschiedlichen Perspektiven basiert: Integration, Differenzierung und Fragmentierung. Im Lichte dieser Zugänge kommen unterschiedliche und sich widersprechende Aspekte der Organisationskultur in den Blick. Um diese Komplexität deutlich zu machen, konzentrierte sich die Forscherin auf drei Aspekte, nämlich erstens auf die Werte, z. B. Chancengleichheit bzw. Gleichbehandlung, zweitens auf die Förderung von Innovationen sowie drittens auf das gesundheitliche und emotionale Wohlbefinden der Mitarbeiterinnen. Die genannten Perspektiven lassen sich durch Erscheinungsformen und Ausprägungen der Organisationskultur (Formen, Praktiken, Inhalte) konkretisieren. Sie sind für das GALINDA -Projekt von besonderer Bedeutung und erlauben es, die jeweiligen Standorte im Lichte der jeweils verschiedenen Perspektiven zu betrachten. Wir geben zunächst einen kurzen Überblick und gehen dann in die Einzelheiten.

- **Integration:** Bei der Perspektive der Integration stehen Werte im Mittelpunkt, die von allen in einer Organisation Tätigen über alle hierarchischen Ebenen hinweg geteilt werden. Ein hohes Ausmaß an Konsens, Klarheit, Harmonie und Homogenität ist charakteristisch, Dissens und Ambivalenz stellen eher die Ausnahme dar (Martin 1992, S. 28–71). Studien, welche die Integrationsperspektive in den Vordergrund rücken, sind durch folgende Merkmale gekennzeichnet: *„All cultural manifestations mentioned are interpreted as consistently reinforcing the same themes, all members of the organization are said to share in organization-wide consensus, and the culture is described* *as a realm where all is clear. Ambiguity is excluded"* (Martin 1992, S. 12). Organisationskultur aus integrativer Perspektive bedeutet, dass die Organisation eine bestimmte Organisationskultur **hat,** die von oben geprägt wird und entsprechend gesteuert werden kann.

- **Differenzierung:** Bei der Perspektive der Differenzierung wird nicht mehr davon ausgegangen, dass es so etwas wie eine einheitliche oder homogene Organisationskultur gibt. Stattdessen wird der Blick auf Subkulturen innerhalb einer Organisation gerichtet, die sich durch verschiedene Werte, Haltungen und Meinungen auszeichnen (Martin 1992, S. 71). Entsprechende Forschungsbefunde weisen auf *„inconsistent interpretations of cultural manifestations"* (Martin 1992, S. 85) hin. Der stärkste Fokus dieser Untersuchungen, die sich mit Differenzierung beschäftigen, liegt bei Handlungen, Symbolen und Ideologien innerhalb des Unternehmens (Martin 1992, S. 80). Man könnte sagen, dass eine Organisationskultur **verschiedene** interne Kulturen aufweist, welche die Hauptkultur verstärken, ihr neutral gegenüberstehen können oder sich sogar in Opposition zu ihr positionieren. Damit ist der Blick auf Inkonsistenzen, Konflikte und Machtverhältnisse innerhalb von Organisationen freigegeben.

- **Fragmentarität:** Während Integration als sozialer Kleber bezeichnet wird und Differenzierung auf die Gegensätze, Konflikte und Verschiedenheiten der organisationalen Subkulturen hinweist, steht Fragmentierung für Ambiguität, d. h. Mehrdeutigkeit und Unklarheit. *„Clear consensus is hardly the hallmark of our society. Clear dichotomous conflicts are rare. From a fragmentation perspective the confusions, paradoxes, and unkowns, that we encounter every day are salient and inescapable"* (Martin 1992, S. 9). Die Befunde zeigen, dass *„consensus and dissensus are issue-specific and constantly fluctuating. No stable organization-wide or subcultural consensus exists. Clear consistencies and clear inconsistencies are rare"* (Martin 1992, S. 12). Organisationskultur ist in der Perspektive der Fragmentierung nicht mehr eine Variable, sondern eine Metapher für das Leben der Organisation, die nur bedingt durch das Management beeinflusst werden kann. Die Organisation hat damit nicht Kultur, sondern **ist** Kultur.

Martin (2002) plädiert dafür, alle drei genannten Perspektiven zu nutzen, um Organisationskultur zu beschreiben. Und zwar deswegen, weil jede Kultur zumindest immer Anteile der verschiedenen Varianten aufweist. Wir folgen diesem Vorschlag und versuchen damit die „blinden Flecken" bzgl. der Engführung der einzelnen Perspektiven zu vermeiden.

Werfen wir nun einen genaueren Blick auf die oben genannten drei Perspektiven, die wir mit den Beschreibungskategorien der Organisationskultur in
Verbindung bringen.

4.1.1 Die Perspektive der Integration

Die Perspektive der Integration ist einheitlich und konsistent, die jeweiligen
Inhalte werden von allen Mitgliedern der Organisation, beginnend bei der Führungsebene bis zu der untersten hierarchischen Ebene, unterstützt und geteilt.
Bezieht man die Erscheinungsformen der Differenzierungs- und Fragmentierungsperspektive mit ein, ergibt sich eine detaillierte *„kulturelle Landkarte"* der
Organisation (Martin 1992, S. 40). Häufig bleibt man bei der Analyse der Organisationskultur jedoch auf der ersten Stufe der Integration stehen und blendet
die anderen beiden Perspektiven aus. Daraus resultiert ein Set von einheitlichen
Werten und Überzeugungen, das so beschrieben wird, als ob alle Mitglieder der
Organisation daran glauben und wissen, wie sie die Werte in der Organisation
umzusetzen haben. Beispielsweise entwickeln alle Mitglieder einer Organisation
kollektive Glaubenssysteme über soziale Arrangements, wie z. B. die organisatorischen Ziele, die Leistungskriterien, die Zuschreibungen von Autorität und die
Grundlagen von Macht sowie über den Führungsstil. Für die Mitarbeiter einer
Organisation bedeutet dies eine intensive Bindung untereinander und gegenüber
den Führungspersonen.

- **Action consistency:** Hier geht es darum, dass eine Kompatibilität zwischen
  den formalen und informellen Praktiken in der Organisation besteht. Beispielsweise wird das Leitbild und die darin formulierten Ansprüche und Vorgaben
  als stimmig wahrgenommen und diesbezüglich eine Übereinstimmung von
  Themen und Handlungen erkennbar.
- **Symbolic consistency:** Die Übereinstimmung kann sich aber auch in der
  Symbolik widerspiegeln. Die architektonischen Arrangements, die *„Geschichten aus dem Haus",* der Jargon, die Rituale – all diese Aspekte werden als
  kongruent wahrgenommen und können einen Beitrag dazu leisten, die Mitarbeiterschaft dahin gehend zu motivieren, *„to act comfortably"* (Schein 1991,
  S. 21 f.).
- **Content consistency:** Die letzte Variante meint eine inhaltliche Übereinstimmung der verschiedenen Themenbereiche untereinander (Martin 1992,
  S. 48 ff.). Wenn das Unternehmen bzw. die Organisation den Anspruch
  formuliert, das körperliche und emotionale Wohlbefinden der Belegschaft

zu beachten und gleichzeitig Hierarchien wenig akzentuiert werden, dann kann dies von den Organisationsmitgliedern als inhaltlich passend empfunden werden.

Gemeinsam ist diesen verschiedenen Formen von Übereinstimmung jedoch, dass sie nicht in die Tiefe der Organisationskultur vorstoßen, sondern auf der harmonisierenden Oberfläche verharren (Martin 1992, S. 45). Themen, die Dissens und Ambiguität zeigen, werden ausgeklammert (Martin 1992, S. 55). Auf diese Weise entsteht nur ein unvollständiges Bild der Organisationskultur, die unter Verwendung der Integrationsperspektive als *„Kitt"* definiert wird, der die Mitglieder durch das Teilen von Bedeutungsmustern zusammenhält (Martin 1992, S. 54). Das System von Werten verkörpert sich in materiellen Objekten und ritualisierten Praktiken.

Kulturwandel aus der Perspektive der Integration kann in einen aktiven und in einen passiven Ansatz unterschieden werden. Der aktive Ansatz beschreibt den Kulturwandel als *„leader centered vision of the cultural change process"* (Martin 1992, S. 62). Die Führungspersönlichkeiten werden in diesem Zusammenhang häufig als heroisch und unkonventionell beschrieben. Sie verfügen zudem über die Fähigkeit, die Mitarbeiterinnen zu begeistern und sie sicher durch Krisen des Unternehmens zu führen (Martin 1992, S. 62 f.). Der passive Ansatz hingegen geht davon aus, dass ein System mit hoher interner Übereinstimmung und Kongruenz resistent gegenüber Veränderungen in der Umwelt des Systems ist: *„In the short term, congruence of organizational elements seems to be related to effectiveness and performance. A system with high congruence, however, can also be one that is resistent to change. It develops ways of buffering itself from outside the influences and may be unable to respond to new and unique situations"* (Nadler, zitiert nach Martin 1992, S. 64). Tritt der Wandel dann ein, kollabiert das gesamte System. Die daraus resultierende Neustrukturierung und Organisation wird auch als *„second-order-change process"* (Martin 1992, S. 64) beschrieben.

Wenn wir die skizzierte Perspektive einmal auf unseren Gegenstand, die stationäre Langzeitpflege, übertragen, dann lässt sich die Grundidee durch folgende Beispiele erläutern:

Egalitarismus (Chancengleichheit und Gleichbehandlung)
In einer Einrichtung eines großen Wohlfahrtsverbandes gibt es nur eine Cafeteria, Bewohner- und Mitarbeiterinnen nehmen dort ihre Mahlzeiten ein. Die Vertreter des Managements speisen dort genauso selbstverständlich wie Besuch, der von außen kommt. Spezielle Vorschriften für eine Dienstkleidung existieren nicht, sodass es den Anschein hat, als ob alle Personen gleich sind und es weder hierarchische noch

professionsbezogene Unterscheidungen gibt. Zumindest auf den ersten Blick ist keine Differenzierung im Hinblick auf die sozialen Rollen und Funktionen erkennbar. Hinzu kommt eine lockere Atmosphäre (z. B. geöffnete Türen der Büros), welche informelle Kommunikationsmuster und Transparenz fördern soll.

Innovationen

In einer Einrichtung der stationären Langzeitpflege wird ein Konzept erstellt, wie der Pflegebereich bei der Öffnung der Einrichtung ins Quartier besser beteiligt werden kann. Hierbei entwickeln die Mitarbeiterinnen und Mitarbeiter der Wohnbereiche zunächst unabhängig voneinander und unabhängig vom Management Ideen und Vorstellungen für wohnbereichsspezifische Lösungen, bevor diese in ein übergreifendes Gesamtkonzept für die Einrichtung einfließen. Sowohl die Mitarbeiter- wie auch die Managementebene ziehen am gleichen Strang.

Wohlbefinden der Mitarbeiterinnen

In den Einrichtungen eines großen Pflegeheimbetreibers gibt es jeweils eigene Kindertagesstätten für die Kinder der Mitarbeiterinnen. Die Gebühren hierfür werden vom Träger übernommen, und die Kitas bieten flexible Betreuungszeiten bis zum Ende der Spätschicht an, sodass die Mitarbeiterinnen ihr Kind oder ihre Kinder zu jeder Arbeitszeit gut aufgehoben wissen. Zudem wurde ein komplexes betriebliches Gesundheitsmanagementsystem eingeführt, um die physische und psychische Gesundheit der Arbeitnehmerinnen zu erhalten.

Zusammenfassend zeigt die Integrationsperspektive ein eher harmonisches und verklärtes Bild von Organisationen und repräsentiert eher die offizielle Erzählung dahin gehend, wie sich Organisationen selbst sehen (vor allem seitens der Leitung) und in der Öffentlichkeit darstellen. Dies schließt aber keineswegs aus, dass seitens der Belegschaft ein hohes Maß an Identifikation und Übereinstimmung mit den Zielen der Organisation vorhanden ist.

4.1.2   Die Perspektive der Differenzierung

Die Perspektive der Differenzierung beschreibt kulturelle Manifestationen zeitweise als inkonsistent. Konsistenz besteht nur bei den Subkulturen der Organisationen, beispielsweise bei Mitarbeiterinnen einer Station. In den Subkulturen der Organisationen kann eine gewisse Unsicherheit bestehen, die kanalisiert ist. Dennoch spricht Martin davon, dass die Subkulturen Inseln der Klarheit in einem

Meer von Unsicherheit darstellen (Martin 1992, S. 13). Bei der Differenzperspektive kann man verschiedene Formen von Inkonsistenz unterscheiden:

- **Action inconsistency:** Dies bedeutet, dass die Mitarbeiterinnen oder die Leitung sich inkonsistent in ihren Verhaltensweisen zeigen. Beispielsweise steht eine Organisation als solches dafür, dass sie gegen Rassismus ist. Bei einer Befragung der Mitarbeiter wird aber festgestellt, dass sexistische Sprüche gegenüber Frauen an der Tagesordnung sind.
- **Symbolic inconsistency:** Um symbolische Inkonsistenz handelt es sich, wenn Mitarbeiterinnen nicht mit den Werten übereinstimmen, die die Organisation nach außen kommuniziert. Häufig werden bestimmte Jargons benutzt, wie im Beispiel der im Buch von Martin untersuchten Firma OZCO, wo es hieß „*upstairs*". Hiermit sollte gesagt werden, dass im oberen Bereich die besseren Mitarbeiterinnen sitzen. Außerdem gab es eine statusabhängige Sitzordnung in der Cafeteria. In dem Unternehmen war es zudem üblich, dass Ingenieure und Marketing nicht miteinander kommunizierten und die Ingenieure im Labor ihre eigenen Produkte entwickelten. In diesem Zusammenhang wurde von „*the labs*" gesprochen.
- **Ideological inconsistency:** Hiervon spricht man, wenn ein Unternehmen beispielsweise eine bestimmte Ideologie hat, sich aber im Rahmen der Unternehmensziele mit anderen Dingen befasst. Im Buch von Martin wurde eine Studie beschrieben, in der 100 Unternehmen befragt wurden, die sich für die Wichtigkeit der Menschlichkeit in ihrer Einrichtung aussprachen. Dennoch investierten die hier interviewten Verantwortlichen einen Großteil des Firmenvermögens in finanzielle Risiken und gefährdeten hiermit Stellen.

Die Differenzierungsperspektive zeigt sich laut Martin vor allem bei Einrichtungen, die sehr groß sind und dezentral organisiert werden. **Kulturwandel** aus der Perspektive der Differenzierung kann nur mit der Beteiligung der verschiedenen Subkulturen der Organisation erreicht werden, außerdem müssen Einflüsse aus der Umwelt den Kulturwandel auslösen (Martin 1992, S. 171). Vorstellbar wäre, dass sich durch Bottom-Up-Entscheidungsprozesse ein Kulturwandel in einer Organisation, in der sich eine Differenzierungsperspektive beobachten lässt, am besten imitieren lässt. Auch hier sollen einige Beispiele aus der Altenpflege verdeutlichen, worum es geht.

Egalitarismus (Chancengleichheit bzw. Gleichbehandlung)
Im Leitbild des Trägers und in den Verlautbarungen des Managements ist das Bekenntnis zu Chancengleichheit und Gleichbehandlung als zentralen Werten

vorhanden, man verhält sich aber nicht nach dieser Werteorientierung. Die Mitarbeiterinnen fühlen sich in diesem Fall ungerecht behandelt, denn im Hinblick auf
Alter, Geschlecht und ethnische Zugehörigkeit werden Unterschiede gemacht, die
mit einem egalitären Prinzip im Konflikt stehen.

Innovation
Im Bereich der Innovationen kann – im Gegensatz zur nach außen kommunizierten
Transparenz und Offenheit – eine Praxis des Managements dominieren, die durch
unvollständige Kommunikation, fehlende Bereitschaft andere am eigenen Wissen
teilhaben zu lassen sowie durch zu schnelle und unsachgemäße Implementierung
von Veränderungen charakterisiert ist. Die überwiegende Mehrheit der Mitarbeiterinnen fühlt sich nicht mitgenommen, denn aus ihrer Sicht gibt es eine Differenz
zwischen dem Anspruch an Innovation und den tatsächlich vermittelten Botschaf-
ten, Haltungen und Praktiken. Diese werden häufig als rückwärtsgewandt, unflexibel
und wenig innovativ wahrgenommen.

Wohlbefinden der Mitarbeiterinnen
Das Bekenntnis, dass das Wohlbefinden der Mitarbeiterinnen eine zentrale Rolle
einnimmt, gehört zu den immer wiederholten Bekenntnissen der Leitung und
Geschäftsführung. Teile der Belegschaft fühlen sich aber seitens des Managements schlecht behandelt, z. T. auch ausgenutzt. Das gilt auch für die Fachkräfte,
denn auch hier werden Zusagen angesichts eines sich verschärfenden Personalnot-
stands nicht immer eingehalten. Insgesamt führt dies dazu, dass Handlungen der
Geschäftsführung nicht mit dem übereinstimmen, was nach außen kommuniziert
wird.

Zusammenfassend legt die Differenzierungsperspektive eher den Finger in die
Wunde und blickt hinter die Kulissen. Es wird deutlich, dass es in jeder Organisation verschiedene Interessen und Subgruppen gibt, die eine eigene Kultur
ausbilden. Das bedeutet aber nicht, dass dadurch der Zweck und die Alltagsarbeit in substanzieller Weise infrage gestellt wird. Im Gegenteil: Die beobachtbare
Heterogenität ist in gewisser Hinsicht eine Voraussetzung für ein funktionierendes
Unternehmen – auch in der Sozialwirtschaft.

4.1.3 Die Perspektive der Fragmentierung

Die Fragmentierung ist vor allem durch Ambiguität gekennzeichnet, die drei
Aspekte hat: Mangel an Klarheit (lack of clarity), hohe Komplexität (high

complexity) und Paradoxien (paradoxes). Diese Aspekte lassen mehrere Erklärungen einer organisationskulturellen Entität plausibel werden. Wenn Dinge unklar bleiben, Anordnungen diffus sind, Leitbilder hohe Interpretationsmöglichkeiten zulassen und keine klaren Ansagen seitens des Managements den Alltag dominieren, dann werden Mitarbeiterinnen in der Folge mit innerer Emigration, Schweigen, Abwehr oder Ignoranz reagieren. Sind die sozialen Beziehungen (und Hierarchien) durch Widersprüchlichkeit und Komplexität bestimmt, dann ist eine Orientierung der Mitarbeiterinnen an Vorgaben und Zielvereinbarungen schwierig. Diese beiden Aspekte können teilweise durch neue Informationen und klare Anweisungsstrukturen aufgelöst werden. Im Hinblick auf Paradoxien ist das nicht so einfach. Ein Paradox ist ein Argument, das scheinbar gegensätzliche Schlüsse bei valider Ableitung akzeptierter Prämissen produziert (Martin 1992, S. 134). Gehen wir noch etwas mehr ins Detail:

- **Action Ambiguity** bedeutet, dass die Mitarbeiter einer Organisation nicht genau wissen, was zu tun ist und wie etwas zu tun ist. In der Regel wird dann mit Aktionismus oder Passivität reagiert, meist aber nicht zielkonform. Das kann unterschiedliche Gründe haben. Beispielsweise kann das Verhalten der Mitarbeiterinnen nicht den kommunizierten Werten entsprechen, formelle Praktiken unterscheiden sich von den informellen Praktiken oder es ist unklar, welche Handlung angemessen ist bzw. erwartet wird.
- **Symbolic Ambiguity** bedeutet, dass es keinen klaren Zusammenhang zwischen Themen und kulturellen Formen gibt. Martin (1992) meint damit, dass eine Geschichte unterschiedliche Bedeutungen haben und aus verschiedener Perspektive in verschiedener Art und Weise erzählt werden kann. Ein Beispiel bezieht sich auf eine junge Mitarbeiterin des Unternehmens, die ihren Kaiserschnitt neu terminieren ließ, damit sie an einem wichtigen Meeting teilnehmen konnte. Der Präsident der Firma stellt die Dinge so dar, dass die Firma der leitenden Mitarbeiterin die Teilnahme an einem wichtigen Meeting auch in dieser Situation ermöglicht habe – während andere hier einen eklatanten Eingriff in die Privatsphäre sehen.
- **Ideological Ambiguity** fokussiert auf die Ambiguität der Verhältnisse inhaltlicher Themen. Themen der Organisations(-kultur) bieten selten eine einheitliche Ideologie, sondern sind ambivalent.

Die Fragmentierungsperspektive integriert unterschiedliche, teilweise widersprüchliche, Interpretationen, ohne dabei deren Veränderbarkeit und Dynamik zu negieren. Gleichzeitig bleibt die Möglichkeit erhalten, Ambiguität durch neue

Informationen oder Betrachtungen aufzulösen. **Kulturwandel** muss in Verbindung gesehen werden mit dem Befund, dass unterschiedliche, teilweise sogar dichotome, organisationskulturelle Aspekte die Organisation prägen.

Wie bei der Integrations- und Differenzierungsperspektive sollen die Überlegungen auf das Feld der stationären Langzeitpflege übertragen werden.

Egalitarismus (Chancengleichheit bzw. Gleichbehandlung)

Das Topmanagement bekennt sich zwar zu Chancengleichheit und Gleichbehandlung als Wert, verhält sich aber ambivalent im Hinblick auf Beförderungen, finanzielle und materielle Boni oder Beteiligung bei Entscheidungsfindungen, Versetzungen usw. In der Folge resultiert Unsicherheit und Verwirrung bei den Mitarbeiterinnen. Denn ihnen ist nicht entgangen, dass offensichtlich unterschiedliche Verfahrensweisen in den verschiedenen Häusern des Trägers beobachtbar sind. Während in einer Einrichtung Mitarbeiterinnen gezielt gefördert und in Entscheidungen partizipativ eingebunden werden, so herrscht in einer anderen Einrichtung des gleichen Trägers eine andere Kultur, die das egalitäre Prinzip weitgehend unterläuft.

Innovation

Im Bereich der Innovationen kann – im Gegensatz zur nach außen kommunizierten Transparenz und Offenheit – eine Praxis des Managements dominieren, die durch unvollständige Kommunikation, fehlende Bereitschaft andere am eigenen Wissen teilzuhaben sowie durch zu schnelle und unsachgemäße Implementierung von Veränderungen charakterisiert ist. Beispielsweise werden in einem Wohnbereich die Mitarbeiterinnen bei der Einführung einer Pflegedokumentation „mitgenommen", im anderen werden sie nur informiert und auf den Ablaufplan verwiesen. Allerdings sind die entsprechenden Dokumente und Unterlagen nicht verfügbar, sodass die Mitarbeiterinnen mehr oder weniger gezwungen sind, Eintragungen nach eigenem Ermessen vorzunehmen. Und dies wiederum führt zur Kritik des Managements an der nicht korrekten Umsetzung der Dokumentation, die im Haus unterschiedlich gehandhabt würde.

Wohlbefinden der Mitarbeiterinnen

Die Beachtung und Förderung des Wohlbefindens der Mitarbeiterinnen (und der Bewohnerinnen) gehört zu den wiederholten Bekenntnissen der Leitung und Geschäftsführung. Allerdings bleibt diffus und sehr unterschiedlich, wie dieser Wert konkret umgesetzt wird. Nehmen wir an, dass ein Träger sieben Häuser hat. Und in jedem Haus besteht eine unterschiedliche Herangehensweise, wie das Wohlbefinden von Mitarbeiterinnen unterstützt, gefördert und weiterentwickelt werden kann. In einer Einrichtung gibt es Präventionsangebote, in einer anderen ist ein Springersystem entwickelt worden um die Belastung der Mitarbeiterinnen zu senken. Aber die einzelnen Häuser sind hinsichtlich dieser Maßnahmen nicht vernetzt, eine zentrale Richtlinie ist nicht vorhanden.

Zusammenfassend zeigt eine Betrachtung der Organisationskultur vor dem Hintergrund einer fragmentarischen Perspektive, dass Ambiguität, Komplexität der Beziehungen und eine Vielfältigkcit von Interpretationsmöglichkeiten, die sich nicht im Konsens stabilisieren lassen, in einer Organisation bestimmend sein können – und zwar auf vor allem auf der Hinterbühne. Im Gegensatz zu den anderen Perspektiven lässt diese Perspektive eine Vielzahl von möglichen Interpretationen zu, die nur selten in einer stabilen Koalition zu einem Konsens finden.

Fazit: Mit Integration, Differenz und Fragmentarität sind drei verschiedene Ebenen, Perspektiven und Zugänge zur Organisationskultur beschrieben. Interessant daran ist, dass eben nicht nur auf eine Ausrichtung fokussiert wird, sondern Organisationen im Licht dieser Heterogenität beobachtet und analysiert werden. In unseren empirischen Befunden zeigen wir, dass diese Perspektive fruchtbar ist und dass sich in den von uns untersuchten Standorten Elemente dieser Zugänge wiederfinden.

4.2 Sechs „Lektionen" aus Projekten zur Quartiersentwicklung in der Altenhilfe

In der Einleitung haben wird den Begriff der Quartiersöffnung bereits kurz dargelegt. Im Kern orientieren und erweitern wir den Vorschlag von Bleck et al. (2018a), die von einer Öffnung **in** und **für** den Sozialraum sprechen. Einerseits geht es um die Erweiterung des Angebots der Heime für die Quartiersbewohner und andererseits für Nutzung von Quartiersangeboten durch die Bewohnerinnen der Heime selbst.

Dabei wird unter Quartier eine überschaubare Wohnumgebung, d. h. der soziale Nahraum verstanden, der sowohl auf die vorhandene bauliche und infrastrukturelle Umwelt als auch die lebensweltlichen Nutzungsweisen und -beziehungen der dort lebenden Menschen Bezug nimmt. Der Quartiersbegriff berücksichtigt also ausdrücklich das soziale Handeln im Raum und die dabei kollektiv erfahrenen Umweltstrukturen und Bedingungen ebenso wie individuell unterschiedlich wahrgenommene Lebensweltperspektiven in der Wohnumgebung oder auch innerhalb der genutzten Wohnform. Vor allem die zunehmende Alterung unserer Gesellschaft hat in den vergangenen Jahren dazu geführt, die sozialräumliche Lebenswelt und ihre Qualität für die Nutzung durch ältere Menschen stärker in den Mittelpunkt sozialpolitischer, städtebaulicher und wissenschaftlicher Diskurse zu stellen. Dabei ist vor allem die sozialarbeitswissenschaftliche Perspektive relevant, die seitens der pflegewissenschaftlichen Debatten aufgenommen und weiterentwickelt werden sollte.

In dem Band von van Rießen et al. (2018) werden die aktuellen Befunde aus Quartiersprojekten im Hinblick auf das Alter(n) komprimiert zusammengestellt, aus denen man einiges lernen kann. Wir wollen diese Erkenntnisse in sechs Lektionen zusammenfassen und stützen uns hier vor allem auf den Beitrag von Spatscheck (2015), der die Diskussion zusammengefasst hat.

Lektion 1: Sozialgerontologische Perspektive – Hier geht es – vor dem Hintergrund der Interessen und Bedürfnisse der alten Menschen – um das Schaffen von Rahmenbedingungen für ein gutes Altern im Quartier (Kricheldorff 2015). Kümmerer, zivilgesellschaftliches Engagement, Gemeinwesenarbeit, Quartiersmanagement, Netzwerkbildung und intergenerationeller Austausch werden in diesem Zusammenhang thematisiert. Nachbarschaften spielen eine wichtige Rolle, wenn es um die Frage geht, ob ältere Menschen in der vertrauten Wohnumwelt verbleiben können oder ein Ortswechsel wegen Krankheit, Behinderung oder Pflegebedürftigkeit unumgänglich wird. Eine lebendige und zukunftsorientierte Nachbarschaftsarbeit fördert nicht nur das persönliche Wohlbefinden und die individuelle Lebensqualität aller Bewohnerinnen im Wohnquartier, sie bietet im Großen und im Kleinen vielfältige Möglichkeiten, sich gemeinsam mit anderen für die konkrete Gestaltung des direkten Wohnumfeldes einzusetzen. Jeder kann Verantwortung übernehmen, sein Viertel für sich und andere lebens- und liebenswert zu machen. Lebendige Nachbarschaften, die durch Nachbarschaftsinitiativen oder bürgerschaftliches Engagement entstehen, sind damit zukunftsweisende Ansätze, um generationenübergreifend das Miteinander im Stadtteil zu stärken (vgl. Scholl und Konzet 2010). Aus einer kritischen sozialgerontologischen Perspektive ist insbesondere auf die Möglichkeiten und Grenzen einer Partizipation älterer Menschen selbst zu achten (vgl. z. B. Rüßler et al. 2015). Aus dem Projekt „Lebensqualität Älterer im Wohnquartier" ist zu lernen, dass der formulierte Anspruch dann am ehesten gelingt, wenn a) eine kommunale Gesamtstrategie vorhanden ist, b) verschiedene Beteiligungsformate vorgesehen sind, c) ein wertschätzender Umgang untereinander praktiziert wird und d) die Besonderheiten des Quartiers im Blick sind.

Lektion 2: Kritische Reflexion der Alters- und Aktivierungsdiskurse – Vor allem von van Dyk (2015) und Lessenich (2010) wird der Finger in die Wunde gelegt. Bürgerschaftliches Engagement und Partizipation werden als Instrumente zur Wiedereingliederung des nachberuflichen Alterns in die Leistungsgesellschaft begriffen. Es geht weniger um Demokratisierung und Mitwirkung, sondern eher um Kostenreduktion öffentlicher Haushalte und das Aktivierungsparadigma. Vor allem wenn man kritisch sozialpolitische und gesellschaftliche Entwicklungen analysiert, dann wird sehr schnell deutlich – an dieser Perspektive ist etwas dran! Wir können von ihr lernen, nicht naiv und unkritisch Quartierskonzepte als Lösung von strukturellen Problemen und Herausforderungen zu verstehen. So kommen auch Forschungsprojekte im Bereich Sozialer Raum und Alter in Gefahr, in diesen Aktivierungsdiskurs verwickelt zu werden und mit ihrer Expertise ihre Nützlichkeit darzulegen. Daher muss an Projekte in dem Bereich zu Recht die Frage gestellt werden, welche Leitbilder von Altern und Aktivierung sie verfolgen, ob es ihnen gelingt den Sog der Interessen zu widerstehen und Autonomie, Würde und Rechte der beteiligten älteren Menschen in Projektanlage und -verlauf gewahrt werden und sie so vor vereinnahmenden Interessen geschützt sind (vgl. Spatscheck 2015). Allerdings – und darauf verweist van Dyk (2015) explizit hin – darf eine aktivierungskritische Perspektive nicht verwechselt werden mit einer Affirmation von Passivität und Rollenlosigkeit im Ruhestand. Es geht eher um die Einbettung und Reflexion entsprechender Initiativen *„in die sozio-ökonomischen und politischen Kontextbedingungen des flexiblen Kapitalismus"* (van Dyk 2015, S. 47). Aus diesem Grunde – und hier ist diese Perspektive anschlussfähig an die sozialgerontologischen Diskurse – müssen vor allem die mittel- und langfristigen Auswirkungen und Konsequenzen der Quartiersprojekte überdacht werden. Denn sie sind dann kontraproduktiv, wenn sie bestehende Ungleichheiten verstärken.

Lektion 3: Der differenzierte Blick auf Lebensqualität, Teilhabe und Raum – Weidekamp-Maicher (2016) beschreibt die Vielschichtigkeit und Mehrdeutigkeit des Begriffs Lebensqualität, insbesondere bedingt durch seine unterschiedliche Verortung in der Soziologie, Ps–ychologie oder den Gesundheitswissenschaften. Sie beschreibt, dass Lebensqualität im Alter anderen Wirkfaktoren unterworfen ist als in anderen Lebensphasen und wie Lebensqualität immer wieder als Wechselwirkung zwischen objektiven Lebensbedingungen und subjektiver Konstruktion konstruiert wird. Der Einbezug von Lebensqualitätsmaßen und -indikatoren in die Sozialraumforschung kann dazu beitragen, die Analyse der Bedürfnisse von Nutzerinnen zu konkretisieren sowie die Wirkung sozialer und materieller Umwelten auf das subjektive Wohlbefinden klarer zu identifizieren (vgl. Spatscheck 2015). Das ist ebenfalls ein sehr wichtiger Punkt. Denn er macht deutlich, dass es bei der Lebensqualität nicht nur um Merkmale der Gesundheit geht, sondern dieses Konstrukt letztlich als interaktives und integratives Modell verstanden werden muss, welches den Sozialraum mit einbezieht. Differenzierend argumentieren auch die Verantwortlichen des Projekts „Teilhabe im Sozialraum" (TiS). Es geht u. a. um die Frage, wie Kommunen als lokaler Sozialstaat sozial ausgewogene Lebensbedingungen für ältere Menschen schaffen können. Im Fokus stehen jene Menschen, die von sozialer Ungleichheit betroffen sind. Hier müssen passende Zugänge geschaffen werden. Hilfreich sind aktivierende Maßnahmen, z. B. a) Autofotografie und b) moderierte Formate, etwa Stadtteilworkshops. Wichtig ist die Nutzung bereits bestehender Kontakte. Damit wird noch einmal deutlich akzentuiert, dass Kreativität, Phantasie und Engagement angesagt sind und nicht "normal business". Und wenn wir diese Perspektive auf Raumbilder und Raumvorstellungen übertragen (Deinet 2015), dann wird deutlich, dass der Raumbegriff erweitert werden muss. Räume sind nicht nur geografische oder statische Einheiten, vielmehr haben sie eine interaktionelle Komponente (vgl. Löw 2017). Räume sind relationale, interaktiv ausgehandelte Gebilde, die erst in der Interaktion der Beteiligten mit den strukturellen Rahmenbedingungen entstehen. Diese Gestaltungsprozesse werden diskursiv verhandelt oder durch performative Akte geprägt. Es geht also auch um ein emanzipatorisches Element – und das ist zu betonen, denn Menschen werden hier als mündige Wesen betrachtet, die ihre Lebensbedingungen mitgestalten können (und wollen) – auch im Hinblick auf den sozialen Raum, in dem sie leben.

Lektion 4: Techniknutzung auch bei der Quartiersentwicklung – Das Projekt „Wege finden – Seniorengerechte Navigation" (SONA) der TH Köln (vgl. z. B. Schubert 2018) konzentriert sich auf ältere Menschen, die in ihrer privaten Lebensführung zurückgezogen leben, wenig in lokale Beziehungsnetzwerke involviert sind und die von Informationen und Angeboten der Altenhilfeträger bisher nicht erreicht werden. Für diese Menschen wurde die Idee einer kommunikativen Informationsinfrastruktur im Sozialraum des Wohnviertels und Stadtteils entwickelt. In dem Projekt sind als soziale Innovation neue Informations-, Vermittlungs- und Aktivierungsstrukturen entstanden und im Umfeld der kommunalen Altenhilfe der Stadt Mülheim an der Ruhr erprobt. Dazu wird ein Infrastrukturmodell von Wegweisern bzw. Lotsen ausgearbeitet, das sowohl die Funktion der ‚Vermittlung von Informationen und Wegen' in den verschiedenen Feldern des alltäglichen Lebens übernimmt, als auch die Kapazität von Kümmerern für Belange älterer Menschen aufweist. Als Lotsen werden einerseits Personen bezeichnet, die zwischen Staat und Markt Auskunft geben und Kontakte oder Informationen zu verschiedenen Themengebieten im Wohnumfeld der älteren Menschen vermitteln (informelles Lotsensystem). Darüber hinaus können andererseits professionelle Kräfte von Organisationen und Diensten – zum Beispiel öffentliche, private und karitative Vereine, Verbände und Unternehmen – Informationen vermitteln (formelles Lotsensystem). Drittens können auch Personen im Umfeld der Wohnung – wie z. B. Hausmeister von Wohnungsunternehmen – Hinweise geben (intermediäres Lotsensystem). Lotsen stehen als Ansprechpartner für alle Fragen zur Verfügung, die sich im Prozess des Älterwerdens ergeben. Das Lotsensystem muss thematisch breit aufgestellt sein: Exemplarische Lotsenbedarfe, die in den Blick genommen werden können, sind das Entlassmanagement im Krankenhaus, wenn ältere Menschen wissen wollen, wie sie nach einem Krankenhausaufenthalt wieder selbstständig in der eigenen Wohnung leben können oder die Funktion des Hausmeisters von Wohnungsunternehmen als verlässlicher Vermittler bei konkreten Bedarfen von Mieterinnen. Weitere Lotsenbedarfe gibt es beispielsweise in den Feldern Reisen, Teilhabe an Kultur, Gestaltung der freien Zeit, Finden einer Dienstleistung oder gesunde Ernährung. Ohne damit die Techniknutzung zu überschätzen – sie kann eine Unterstützung sein, und zwar vor allem auch für benachteiligte ältere Menschen, die im Quartier wohnen und auf Kontakte, Vernetzung und adäquate Infrastruktur angewiesen sind.

Lektion 5: Chancen der Personalgewinnung durch Quartiersprojekte – Dass der Personalmangel (vor allem hinsichtlich der Fachkräfte) ein zentrales Problem der stationären Langzeitpflege darstellt, wird niemand substanziell in Zweifel ziehen. Aber bislang ist die Akquise überwiegend konventionell ausgerichtet, der Blick ins Ausland ist zwischenzeitlich dominant geworden. Das Quartier als mögliche Personalressource zu nutzen ist eine Vorstellung, die u. a. in dem ESF-Bundesprogramm „Rückenwind" gefördert wurde. Daran haben sich die Wohlfahrtsverbände beteiligt. Während die Caritas den Akzent sehr stark auf Instrumente der Personal- und Organisationsentwicklung gelegt hat, die nicht einzeln, sondern mit verschiedenen Akteuren im Sozialraum realisiert wurden, fokussierte die AWO stärker auf die Öffnung der Einrichtungen ins Quartier, die Kooperation mit anderen Akteuren (Haupt- und Ehrenamt) und die Anpassung der Versorgungsangebote vor Ort. Damit sollte auch ein Beitrag zur Attraktivitätssteigerung des Pflegeberufs geleistet werden. Deutlich wurde im Rahmen der Abschlustagung des Projekts der AWO am 18. Juni 2019 in Berlin, dass a) die Generierung von Fachkräften und Ehrenamt aus dem Quartier mit internen Innovationen (z. B. als guter Arbeitgeber – „Great Place to Work") verbunden werden muss, b) eine multi- und interprofessionelle Sichtweise hilfreich ist (auch über den engeren Bereich der Pflegefachkräfte hinaus) und c) letztlich die genannten Bemühungen mit einer gemeinwohlorientierten Politik auf Kommunal-, Landes- und Bundesebene in Beziehung gesetzt werden müssen.

Lektion 6: Systematische Evaluation der Quartiersprojekte – Im Auftrag der
Spitzenverbände der Freien Wohlfahrtspflege wurde ein Projekt aufgelegt, welches
die Wirkung und die Nutzung der Quartiersentwicklung reflektieren soll (www.
winquartier.de). Es geht dabei um eine empirische Forschung als „Reflexions- und
Erklärungswissen" (Hans-Ulrich Otto), und zwar auf mehreren Ebenen. Zunächst
sind die Planung und Steuerung in unterschiedlichen Kontexten angesprochen. Darüber liegt ein Ziel in der Selbstevaluation der verantwortlichen Akteure (inklusive
der Nutzer und Stakeholder im Quartier). Schließlich steht auch die Dokumentation und begründete Nachvollziehbarkeit von Entscheidungen (auch gegenüber
Finanziers) im Vordergrund. Und zu guter Letzt ist die Professionalisierung der
Mitarbeiterinnen und Träger im Arbeitsfeld der Quartiersentwicklung ein Anliegen
des Vorhabens. WINQuartier ist in verschiedene Arbeitspakete aufgeteilt, welche
die oder den Nutzer des Verfahrens systematisch an die Hand nehmen. Zentral
sind die Instrumente zur Selbst- und Fremdevaluation, bei deren Entwicklung die
vorhandenen Erfahrungen aus anderen Projekten genutzt wurden.

Nun – was haben diese Lektionen (von der sozialgerontologischen Perspektive
bis hin zur Wirkungsevaluation) mit unserem Projekt zu tun? Wir müssen uns vor
Augen führen, dass es bei der Öffnung der Heime ins Quartier schlussendlich um
die Überwindung von Barrieren geht. Und zwar im Hinblick auf Zielgruppen (die
häufig vulnerabel sind), bei Professionen (die unterschiedlich aufgestellt sind) und
bezüglich der verantwortlichen Akteure im Feld (die häufig nur lose miteinander
vernetzt, unterschiedliche Interessen verfolgen und z. T. völlig andere Organisationskulturen ausgebildet haben). Wenn sich Heime tatsächlich öffnen, dann ist die
Berücksichtigung der Erfahrungen aus Quartiersprojekten der Altenhilfe zwingend.

Aus ihnen kann gelernt werden:

- dass die Bedürfnisse der alten Menschen selbst (und nicht Trägerinteressen oder
  andere Gesichtspunkte) im Vordergrund stehen müssen (sozialgerontologische
  Perspektive);
- dass der sozialpolitische Kontext beachtet werden muss, vor dessen Hintergrund
  Quartiersentwicklung eingefordert und unterstützt wird (Kritische Reflexion der
  Alters- und Aktivierungsdiskurse);
- dass ein differenzierter Blick auf Lebensqualität, Teilhabe und Raumgestaltung
  notwendig ist – auch um Verkürzungen und Irritationen zu vermeiden;
- dass die Chancen der Techniknutzung (jenseits naiver Begeisterung und kultur-
  kritischer Grundsatzkritik) nüchtern eingeschätzt und auch für die Öffnung der
  Heime ins Quartier genutzt werden sollen;

- dass die Personalgewinnung auch im Quartier ein Potenzial eröffnet, was bislang noch viel zu wenig gesehen wird;
- dass vor Beginn die Ziele und Erwartungen an das Öffnungsprojekt konkretisiert werden und Wirkungsanalysen durchaus selbstkritische Reflexionen vor Ort in Gang setzten können.

Der Fokus kann – orientiert an den Befunden der Studie von Bleck et al. (2018a) – auf vier Aspekten liegen:

- dem Haus (hier vor allem auf einer Bewusstseinserweiterung für die sozialräumlichen Gegebenheiten und Potenziale, d. h. nicht verengt auf einen architektonischen Blick);
- das Quartier (hier vor allem bezogen auf eine *„Verortung im Quartier und vorhandene Gegebenheiten, die sich insbesondere auf räumlich-bauliche Rahmenbedingungen, Infrastrukturen und Institutionen sowie die Bevölkerung im Wohnumfeld der Einrichtung beziehen"* (Bleck et al. 2018b, S. 81);
- das Personal (hier vor allem auch unter Einbezug der Pflege, für die sozialräumliches Arbeiten – auch angesichts der aktuellen Herausforderungen – keine Priorität hat; insgesamt ist eine Wissenserweiterung der Mitarbeiter im Hinblick auf das Quartier und den Sozialraum erforderlich);
- die Bewohnerinnen selbst (hier auch bezogen auf Menschen mit Demenz und mehrfacherkrankte alte Menschen, letztlich geht es hier um Teilhabe auch von vulnerablen Gruppen).

Und ganz zum Schluss gilt: So notwendig und hilfreich Quartiersprojekte sind, ihre Bedeutung sollte umgekehrt nicht überschätzt werden. Sie können sicher Anregungen für eine Öffnung der Heime ins Quartier geben, ihre nachhaltige Wirkung ist jedoch aufgrund der Tatsache, dass 80–90 % der Initiativen Förderprojekte sind, nicht unbedingt auf Dauer gestellt.

4.3 Theoretische Zugänge 1: Die Ebene des Individuums (Habitusanalyse)

Einstellungen, Haltungen, Dispositionen und die Praxis der involvierten Akteure in den Einrichtungen (Altenpflegerinnen, Sozialarbeiterinnen und Alltagsbegleiterinnen, die in den Einrichtungen tätig sind) haben uns zu interessieren. Und zwar deswegen, weil die Perspektive der Betroffenen mit ausschlaggebend dafür ist, ob eine Öffnung bzw. eine Quartiersentwicklung tatsächlich gewollt, organisatorisch konzipiert und am Ende umgesetzt wird. Wir gehen davon aus, dass der Habitus der Beteiligten eine ganz entscheidende Stellschraube für die Gesamtentwicklung darstellt, die sowohl unter fördernden wie auch unter hemmenden Aspekten diskutiert werden kann. Wir beschreiben zunächst, was unter dem Begriff Habitus zu verstehen ist, beziehen die Erkenntnisse auf verschiedene Professionen (vor allem Pflege und Soziale Arbeit) und stellen abschließend eine Verbindung zum Feld der stationären Altenpflege dar.

4.3.1 Was ist der Habitus?

Der lateinische Begriff Habitus bezeichnet das Gesamterscheinungsbild einer Person (Lenger et al. 2013). Pierre Bourdieu, französischer Soziologe und Philosoph, hat den Begriff des Habitus theoretisch ausformuliert und für seine empirischen Arbeiten fruchtbar gemacht. Er beschreibt den Habitus als unabdingbar zur Konstitution sozialer Praxis (vgl. Bourdieu 1987, S. 87 ff.). Dabei ist der Habitus zu verstehen als ein System dauerhafter und übertragbarer Dispositionen, die als Erzeugungs- und Ordnungsgrundlage für Vorstellungen und Praktiken eines Menschen fungieren (vgl. Bourdieu 1987, S. 98). Er ist sozial hergestellt, wird vor allem im Rahmen der Primärsozialisation erworben und durch die Sekundärsozialisation verfestigt. Die Praxis des Alltagslebens ist prägend (vgl. Bourdieu und Wacquant 1996, S. 154) – und zwar bis zur Gegenwart (vgl. Krais und Gebauer 2017, S. 6). Bourdieu geht davon aus, dass der Mensch durch die Gesellschaft bzw. die Bedingungen, in denen er aufwächst und lebt, zu dem geformt wird, was er ist. Menschliche Eigenschaften sind also nach der Auffassung von Bourdieu nicht primär angeboren, sondern bilden sich durch Erfahrungen im Alltag. Oftmals wird der Habitus von Bourdieu auch mit dem Lebensstil gleichgesetzt, welcher in verschiedenen gesellschaftlichen Schichten unterschiedlich zum Ausdruck kommt oder ausgedrückt wird (vgl. Bourdieu 1987, S. 277). Das Erzeugungsprinzip von Praxisformen nennt Bourdieu "modus operandi", und die bereits strukturierte soziale Praxis bezeichnet er als "opus operantum" (vgl. Bourdieu 1987, S. 281). Bei beiden Formen spielt der Habitus eine Rolle, da die Praxis durch den Habitus der Akteure erzeugt wird, aber diese auch durch das Vorhandensein der verschiedenen Habitusformen existiert. Das bedeutet, dass durch den Habitus der verschiedenen Personen soziale Strukturen geschaffen, also strukturiert werden, aber auch die Wahrnehmung der habitustragenden Personen beeinflusst wird und dies somit zu Unterschieden in der sozialen Gesellschaft führt. Gründe hierfür sind unter anderen, dass ein Habitus ein System von Grenzen ist, welches das Wahrnehmungs- und Handlungsrepertoire eines Menschen strukturiert. Deshalb ist dieser nicht einfach veränderbar (Wittel 1998). Bourdieu spricht hier von einer Trägheit des Habitus, dem Hysteresiseffekt (Lenger et al. 2013, S. 24). In diesem Fall können sich Menschen mit einem bestimmten Habitus schwer an Veränderungen anpassen, die Handlungsmöglichkeiten sind also strukturiert. Dies führt wiederum zu einer Strukturierung der Praxis, die vorgegeben erscheint.

4.3.2 Habitus, Beruf, Profession

Oevermann (2001), ein deutscher Soziologe in der Tradition von Bourdieu, spricht davon, dass der Habitus durch die berufliche Sozialisation in besonderer Weise geprägt und geformt wird bzw. werden kann. Auch Strübing (1992) thematisiert in seiner Untersuchung über Arbeitsstil und Habitus diesen Zusammenhang und verweist darauf, dass Angehörige der gleichen Berufsgruppe ähnliche Habitusformen ausbilden können. Er betont aber, dass ebenfalls biografisch zurückliegende Strukturanalogien wichtig sind, um hier einen ähnlichen Habitus zu erzeugen (vgl. Strübing 1992, S. 21). Dies gilt vor allem dann, wenn Angehörige einer bestimmten Berufsgruppe dem gleichen Milieu entstammen und deshalb auch einen ähnlichen Habitus herausbilden können. Windolf (1981) geht einen Schritt weiter und betont die Rolle der Schule. Denn der Habitus muss auch als Resultat pädagogischer Bemühungen angesehen werden, darauf hat Bourdieu in einer Studie bereits Anfang der 1970er Jahre verwiesen (Bourdieu und Passeron 1971). Der pädagogische Einfluss wird laut Windolf auf einen Kreis von Menschen ausgeübt, die diesem pädagogischen Einfluss unterliegen (vgl. Windolf 1981, S. 22). Eine berufliche bzw. betriebliche Sozialisation sieht Windolf in diesem Fall als pädagogische Autorität, die zur Habitusbildung beiträgt. Der vorher bestehende Habitus kann somit, wenn bestimmte Voraussetzungen erfüllt sind, durch diese (Weiter)-Entwicklung verändert, akzentuiert, kontuiert werden. Eylmann (2015) geht – mit Blick auf die stationäre Altenpflege – davon aus, dass die Erfahrungen von Auszubildenden im Berufsalltag ihren eigenen Habitus modifizieren. Der vorher bestehende, grundlegende Habitus beeinflusst aber ebenfalls die Berufswahl, sodass zwischen der beruflichen Position und dem primärsozialisatorisch bereits mitgebrachten Habitus eine Passung hergestellt wird (Eylmann 2015, S. 44). Thole und Cloos (2006) beschreiben die Herausbildung eines beruflichen Habitus im Spannungsfeld zwischen Berufsfeld-, Organisations- und Arbeitsfeldkultur sowie den Rahmenbedingungen und dem biografischen Kontext des

Akteurs. Auch der berufliche Habitus von Altenpflegerinnen, Sozialarbeiterinnen und Betreuungskräften bildet sich in diesen Spannungsfeldern und zeigt sich in Interaktion mit diesen am Ende als mehr oder weniger kompatibel mit Quartiersöffnung.

Becker-Lenz und Müller (2009) beschreiben die Notwendigkeit der Weiterentwicklung eines beruflichen zu einem professionellen Habitus. Die Autoren beziehen sich auf Oevermann und thematisieren, dass die Entwicklung eines Berufes zur Profession eine Herausbildung eines professionellen Habitus nach sich ziehen würde (vgl. Becker-Lenz und Müller 2009, S. 17). Der professionelle Habitus wird hier als Teil eines Gesamthabitus einer Person betrachtet, dieser kann mit einer entsprechenden Ausbildung bzw. einem Studium erworben werden (vgl. Becker-Lenz und Müller 2009, S. 22).

4.3.3 Habitusforschung im Bereich der Altenpflege

Kahn-Zvornicanin (2016) führte in ihrer Untersuchung eine Habitusrekonstruktion bei Pflegefachkräften und Sozialarbeiterinnen durch. Grundlage ihrer Ausführungen sind 36 Fälle, die im Rahmen von Einzelinterviews und Gruppendiskussionen genauer analysiert wurden (vgl. Kahn-Zvornicanin 2016, S. 215). In ihrer Untersuchung konnte sie zunächst eine Basistypik rekonstruieren, in der sich die habitualisierte professionelle Grundhaltung der Beforschten widerspiegelte. Die Autorin spricht hier von verstehendem Handeln versus instrumentellem Handeln (vgl. Kahn-Zvornicanin 2016, S. 130). Verstehendes Handeln bezieht sich auf die Beziehungsebene mit dem Patienten und richtet den Blick auf die individuellen Bedürfnisse der Person. Unter instrumentellem Handeln versteht die Autorin ein Versorgungshandeln, z. B. Ausführungen von Verrichtungen wie Behandlungspflege und Grundpflege. Das hieraus entstehende Spannungsfeld führt zu verschiedenen Strategien (Typen) bzw. Umgangsweisen mit diesen gegensätzlichen Erwartungen (vgl. Kahn-Zvornicanin 2016, S. 130 f.).

In ihrer umfassenden Untersuchung einer Habitusrekonstruktion von Leitungskräften hat Eylmann (2015) examinierte Altenpflegerinnen und Pflegeauszubildende befragt. Sie interviewte 33 Personen im Rahmen von Gruppenwerkstätten, welche eine erweiterte Form der von Gruppendiskussionen darstellen (vgl. Bremer und Teiwes-Kügler 2003; zitiert nach Eylmann 2015, S. 284 ff.). Das Ergebnis wird durch vielfältige Felder beeinflusst. Zunächst nennt sie die Ökonomie, die Politik und die Rechtsprechung, außerdem thematisiert sie das Leben und die Versorgung im Alter in Deutschland sowie die Altenpflegeausbildung. Weiter wird das Setting erwähnt, in dem die Pflegekraft arbeitet und die Begegnung mit anderen Berufen – etwa in interdisziplinären Teams – stattfindet. Alle diese genannten Einflussfaktoren wirken auf die Herausbildung eines beruflichen Habitus der Altenpflege aber auch der Sozialen Arbeit und der Betreuungskräfte ein und müssen somit berücksichtigt werden.

Die meisten der von Eylmann befragten Altenpflegerinnen stammen aus kleinbürgerlichen Arbeitnehmermilieus. Dieser Umstand prägt ebenfalls ihren eigenen Habitus sowie den Habitus des Altenpflegeberufs (Eylmann 2015, S. 510). Resümierend stellt sie fest, dass eine Qualifikation als Altenpflegerin mit 'weiblichen' Eigenschaften, z. B. Mitgefühl, Sensibilität und Empathie in Verbindung gebracht werden muss, die Genderfrage ist damit für die Herausbildung des Habitus in der Altenpflege konstitutiv (vgl. Eylmann 2015, S. 510). Die Motive der Berufswahl bestehen meist darin, dass dieser Beruf bereits in der Familie ausgeübt wurde, etwas Sinnvolles getan werden soll oder mangelnde Alternativen gegeben sind. Nach Arbeitslosigkeit oder Familienphasen entscheiden sich viele Frauen mangels anderer Optionen dafür, in die Pflege zu gehen (vgl. Eylmann 2015, S. 511).

4.3.4 Habitusforschung im Bereich der Sozialen Arbeit

Becker-Lenz und Müller (2009) beschreiben, dass die Erforderlichkeit eines professionellen Habitus in der Sozialen Arbeit hoch ist. Definiert wird der professionelle Habitus hier mit Handlungs- und Anwendungskompetenz von bestimmten Methoden. Die Erforderlichkeit des professionellen Habitus begründen die Autoren mit nicht standardisierbaren Handlungsanforderungen, die sich in der täglichen Arbeitspraxis stellen (vgl. Becker-Lenz und Müller 2009, S. 21). Die Autoren formulieren drei zentrale Themen, die die Grundlage eines professionellen Habitus in der sozialen Arbeit bieten: Berufsethos, Arbeitsbündnis mit dem Patienten und Fähigkeit zum Fallverstehen (vgl. Becker-Lenz und Müller 2009, S. 9 ff.). Fazit der Arbeit ist, dass der professionelle Habitus und die professionelle Identität der Sozialen Arbeit noch nicht eindeutig identifiziert sind. In der Studie von Harmsen wurden 2011 drei Sozialarbeiterinnen zur Bildung ihrer professionellen Identität im Studium der Sozialen Arbeit befragt. Die Resultate zeigen, dass Professionalität in den Interviews mit Praxiserfahrung gleichgesetzt wurde und dass die Befragten somit größtenteils die Praktikums- und Projekterfahrungen im Studium mit einer Bildung einer professionellen Identität identifizierten. Außerdem wurden theoretische Unterrichtseinheiten, die Fallbearbeitungen beinhalteten, im Rahmen der Herausbildung professioneller Identität genannt (Harmsen 2011).

4.3.5 Zusammenfassung

Es kann festgestellt werden, dass der Habitus als Erzeugungsgrundlage sozialer Praktiken dient. Somit kann er nach Bourdieu auch als Grundlage von Einstellungen und Handlungen verschiedener Menschen gesehen werden. Bei der Entstehung des Habitus spielt die Primär- und Sekundärsozialisation eine Rolle. Bei der Sekundärsozialisation kann eine berufliche Sozialisation eine Rolle spielen. Angehörige derselben Berufsgruppe besitzen also einen ähnlichen Habitus. Dieser Habitus kann aber auch durch eine ähnliche Primärsozialisation, durch verschiedene Organisationskulturen oder Rahmenbedingungen beeinflusst werden. Besonders in der Altenpflege werden diese von Elymann als Einflussfaktor hervorgehoben. Neben einem beruflichen Habitus kann sich auch ein professioneller Habitus entwickeln, welcher sich beispielsweise auf eine spezifische Reflexionsfähigkeit beziehen kann. Besonders im Bereich der Sozialen Arbeit wird in verschiedenen Forschungsarbeiten danach gefragt, ob bereits ein professioneller Habitus entwickelt wurde. Dies kann aber auch in der Sozialen Arbeit noch nicht als abgeschlossen betrachtet werden, denn Professionalität wird hier in hohem Maße mit Praxiserfahrung gleichgesetzt. Die Perspektive der involvierten Professionen ist ausschlaggebend dafür, ob eine Öffnung tatsächlich gewollt und umgesetzt wird.

4.4 Theoretische Zugänge 2: Die Ebene der Organisation (Systemtheoretische Entscheidungstheorie)

Es geht in GALINDA um den Kulturwandel in Organisationen. Dabei kann und darf der Blick nicht nur auf die Akteure selbst gerichtet werden (ihre Einstellungen, Dispositionen, ihren Habitus) – auch die Organisation selbst muss in den Blick geraten. Denn hier werden Entscheidungen getroffen, die für alle Beteiligten von grundlegender Bedeutung sind. Um diese Entscheidungen verstehen und rekonstruieren zu können, eignet sich ein systemtheoretischer Zugang. Den werden wir im Folgenden vorstellen. Wir skizzieren zunächst einige notwendige Grundlagen systemtheoretischen Denkens und wenden uns dann der Organisation und der Organisationskultur zu. Ein letzter Punkt blickt dann auf das Feld der Altenpflege. Damit rücken weniger Personen als vielmehr die Funktionsweise von Organisationen in den Blickpunkt.

4.4.1 Systemtheoretische Prämissen

Aus systemtheoretischer Sicht sind Organisationen soziale Systeme, die zum Zweck der Selbsterhaltung Entscheidungen treffen müssen. Dabei wird von zwei Vorannahmen ausgegangen: Erstens, es gibt eine Realität und zweitens, in der Realität gibt es Systeme. Erkenntnis aus dieser Logik ist die Abbildung einer Realitätsbeobachtung. Dabei findet der Beobachter diese Realität nicht einfach vor – er konstruiert sie (abhängig von seinen Vor-Urteilen). Hier muss er eine Auswahl treffen, die ganze Welt kann eben nicht beobachtet werden. In der Auswahl der Entität, die er beobachtet, liegt eine Unterscheidung, er könnte auch etwas ganz anderes beobachten und beschreiben (Berghaus 2011). Beobachten bedeutet also unterscheiden und benennen. Die wichtigste Unterscheidung ist die Unterscheidung von System zur Umwelt. Die Grenzziehung zwischen System und Umwelt versteht die Systemtheorie als Einheit, quasi als zwei Seiten einer Medaille, und definiert die Einheit der Differenz zwischen System und Umwelt als System (Luhmann 2017). Damit ist das System keine abgegrenzte Entität, innerhalb der etwas nach festgelegten Regeln funktioniert, sondern es geht um eine Operation (als kleinste Elemente von Systemen). Und zwar diejenigen, die das System am Leben halten, es geht um den Selbsterhalt des Systems (Autopoiesis). Operieren ist gleichzusetzen mit existieren. Und damit ein System sich beständig reproduziert (überlebt), muss es operieren. Es gibt in der Welt unterschiedliche Systemarten: biologische, psychische und soziale Systeme. Jedes dieser Systeme operiert anders. Biologische Systeme erfüllen die Kriterien des Lebens, psychische Systeme denken und nehmen wahr und soziale Systeme operieren durch Kommunikation. Durch Operationen differenzieren die Systeme zwischen System und Umwelt und sichern so die Autopoiesis. Die Umwelt ist quasi die Außenseite und das System die Innenseite einer Grenze, die immer wieder neu im System durch die ununterbrochene Aneinanderreihung von Operationen erschaffen werden muss. Man spricht daher auch von operativer Schließung von Systemen. Die Umwelt ist systemrelativ, was bedeutet, dass für jedes System die Umwelt anders ist und immer aus Systemperspektive betrachtet wird (Selbstreferenzialität). Durch die Grenzziehung zwischen System und Umwelt wird der Möglichkeitsbereich verkleinert. Da weniger eingeschlossen als ausgeschlossen ist, wird Komplexität reduziert (Krause 2005).

Wir können also bis hierher resümieren: 1) Systeme sind autopoietisch. Das bedeutet: Systeme sind in der Lage, sich auf der Grundlage ihrer Elemente selbst zu erzeugen, indem sie operieren. 2) Systeme sind operativ geschlossen. Das bedeutet: Zur Selbstreproduktion (Autopoiesis) eines Systems reihen sich Operationen an Operationen. 3) Systeme sind selbstreferenziell. Das bedeutet:

Systeme beobachten bzw. unterscheiden immer nur aus der Perspektive des Systems selbst. Das bedeutet auch, dass die Unterscheidung zwischen System und Umwelt einerseits vom System erzeugt, als auch vom System beobachtet wird. 4) Systeme sind fremdreferenziell. Das bedeutet: Dadurch, dass das System zwischen System und Umwelt unterscheidet, diese Unterscheidung reproduziert und beobachtet, muss es auch die Umwelt beobachten. 5) Soziale Systeme operieren durch Kommunikation.

4.4.2 Was bedeutet Kommunikation in der Systemtheorie?

Kommunikation ist die elementare Einheit eines sozialen Systems und beruht auf Sprache. Luhmann (2017) definiert drei Komponenten von Kommunikation: Information, Mitteilung und Verstehen. Diese drei treten in eine Synthese, damit die Kommunikation zustande kommt. Die Synthese liegt im Verstehen begründet, denn sie erhält die Einheit der Kommunikation dadurch, dass die Unterscheidung zwischen Information und Mitteilung sich selbst einbeziehend in einer Einheit aufzulösen versteht. Der Kommunikationsbegriff ist also eine Synthese dreier kontingenter Selektionen. Mit Kontingenz ist der Entscheidungszwang, zwischen mehreren Optionen auswählen zu müssen, gemeint. Berghaus (2011) veranschaulicht das anhand des bekennenden Satzes: *„Ich liebe dich!"*. Die Freundin hätte auch etwas anderes sagen können, z. B. *„Du bist mir wichtig!"* oder *„Du nervst!"* oder auch gar nichts. Es gibt also theoretisch eine schier unendliche Anzahl von Optionen (daher Kontingenz, d. h. etwas anderes ist immer möglich). Diese theoretische Endlosigkeit ist durch Sinn determiniert. Nicht alles, was kommunizierbar ist, und das ist ja alles, macht in der Kommunikation Sinn. *„Alles Mögliche geht, aber ‚alles' geht nicht"* (Berghaus 2011, S. 75). Die erste Selektion ist die Selektion, die zu einer Information führt. Die Beobachterin beobachtet und konstruiert Informationen, indem sie der selektierten Beobachtung Aufmerksamkeit schenkt und dieser Bedeutung zuschreibt. Informationen liegen also nicht in der Welt herum, sondern werden vom System systemintern hergestellt. Das System verfügt über eine schier endlose Menge an Informationen. Es muss, nachdem die Information als solche selektiert worden ist, darüber entscheiden, wie diese Information mitgeteilt wird, also die Art und Weise der Mitteilung. Hier liegt die zweite Selektion. Die Auswahl einer Mitteilung ist die Entscheidung, eine bestimmte Information auf eine bestimmte Art und Weise mitzuteilen oder auch nicht. Auch nichts mitzuteilen ist möglich. Eine Mitteilung besteht in der Selektion einer Information aus vielen Informationen und in einer selektierten inhaltlichen und formalen Darstellung von vielen möglichen Optionen. Es folgt die abschließende dritte Selektion – das Verstehen. Luhmanns Kommunikationsbegriff bezieht sich eben nicht auf das Übertragen von Informationen, sondern fokussiert auf das Verstehen als die wichtigste Komponente der Kommunikation. Und unter Verstehen ist nicht eine inhaltliche Übereinstimmung, sondern das Verstehen, dass eine Mitteilung vorliegt, gemeint. Luhmann rückt mit diesem Kommunikationsbegriff vom Sender-Empfängermodell ab, denn erst der Anschluss von Kommunikation an Kommunikation macht aus Kommunikation Kommunikation. Kommunikation ist das personenentbundene kommunikative Suchen von Anschlüssen.

4.4.3 Was ist eine Organisation aus systemtheoretischer Sicht?

Überträgt man den systemtheoretischen Ansatz der Autopoiesis auf Organisationen wird klar, *„dass irgendwelche sachlichen Ziele gegenüber dem reinen Selbsterhalt des Systems sekundär sind"* (Simon 2015, S. 29). Denn das oberste Ziel eines Systems ist der Selbsterhalt. *„Eine Organisation ist ein System, das sich selbst als Organisation erzeugt"* (Luhmann 2000, S. 45). Wie macht das eine Organisation? Wie organisiert sich eine Organisation, um sich selbst zu erhalten? Antwort: Organisationen sind soziale Systeme, die sich durch Operationen (Entscheidungen) reproduzieren. Was bedeutet das konkret?

Entscheidungen beruhen auf der Differenz zwischen Wissen und Nichtwissen. Wissen und Nichtwissen sind soziale Konstrukte der Organisation (Luhmann 2000). Das Wissen der Organisation beruht auf den Erfahrungen der Vergangenheit. Das Nichtwissen liegt in der Zukunft und ist in zeitgleich ablaufenden Geschehnissen begründet. Die Organisation kann die in der Zukunft liegenden Folgen einer Entscheidung nicht mit absoluter Sicherheit vorhersagen, und sie kann nicht wissen, was zur gleichen Zeit an einem anderen Ort passiert. Es entsteht Unsicherheit. Dem Problem der Unsicherheit begegnet die Organisation, indem sie sich für eine vermutete Zukunft in der Gegenwart entscheidet (Simon 2015). Damit eine Entscheidung getroffen werden kann, muss die Organisation Handlungsoptionen konstruieren, denn nur durch mehrere offene Entscheidungsoptionen (Kontingenz) wird eine Wahl (Entscheidung) erst möglich. Die Entscheidung wird anschließend in der Organisation kommuniziert. Damit können die Mitarbeiterinnen auf der Basis der getroffenen Entscheidung eigene Entscheidungen fällen. Durch das Treffen und Kommunizieren der Entscheidung tut man so, als sei die Zukunft sicher, dadurch wird die ungewisse Welt voller Optionen auf eine sichere reduziert. Wo Unsicherheit war herrscht nun Sicherheit. Es können Handlungen vollzogen werden, die vorher nicht vollziehbar und nur eine von vielen Optionen waren. Wichtig für die Organisation ist, dass entschieden wird und nicht wie entschieden wird. Die Rekonstruktion von Entscheidungsoptionen ist zwar möglich, aber da nur die getroffene Entscheidung zur Grundlage von Handlungen der Mitglieder wird, kann die Organisation nur aus dieser Perspektive und mit dieser Historie beobachten. Sie *„orientiert sich an ihrem Wissen und ist dadurch immer auch mit ihrem spezifischen Nichtwissen konfrontiert"* (Simon 2015, S. 69). Beständige Unsicherheit und deren Absorption bildet die wichtigste Ressource für die Autopoiesis des Systems Organisation. *„Denn ohne Unsicherheit bliebe nichts zu entscheiden, die Organisation fände im Zustand kompletter Selbstfestigung ihr Ende und würde mangels Tätigkeit aufhören zu existieren"* (Luhmann 2000, S. 186). Die Entscheidung ist die Operation von Organisationen, um sich zu reproduzieren. Gäbe es keine Alternativen, gäbe es keine Unsicherheit und damit keine Entscheidung, also auch keine Organisation.

4.4.4 Wie genau entscheidet die Organisation?

Organisationen entscheiden anhand von Entscheidungsprämissen. Das bedeutet: Die Organisation kann eine *„Entscheidung über Entscheidungsprämissen für weitere Entscheidungen"* treffen (Luhmann 2000, S. 222). Mit Entscheidungsprämissen sind Voraussetzungen gemeint, die bei Verwendung keiner Prüfung mehr unterzogen werden. Das Verhältnis von Prämisse zu Entscheidung ist weder kausal noch logisch. Eine Entscheidung kann weder aus ihren Prämissen abgeleitet werden, noch liegt in den Prämissen die Ursache der Entscheidung begründet. Das bedeutet, dass Entscheidungsprämissen den Entscheidungsspielraum determinieren, in dem entschieden werden kann. *„Durch Entscheidungen über Entscheidungsprämissen kann man zwar Entscheidungskosten einsparen, muss aber dafür nicht voll spezifizierte Entscheidungen in Kauf nehmen"* (Luhmann 2000, S. 223). Entscheidungsprämissen sind das Ergebnis von Unsicherheitsabsorption und dienen als Erinnerung. Zukünftige Entscheidungen sind damit nicht vorbestimmt, fokussieren aber die Kommunikation auf die in den Prämissen festgelegten Unterscheidungen, die man dann beachten kann oder nicht. Hier wird die Autopoiesis deutlich. Die Organisation reproduziert sich selber aus ihren eigenen Elementen heraus. Luhmann unterscheidet zwischen entscheidbaren und nichtentscheidbaren Entscheidungsprämissen. Nichtentscheidbare Entscheidungsprämissen bilden nach Luhmann (2000, S. 241) die Organisationskultur, die er als *„Komplex der unentscheidbaren Entscheidungsprämissen"* bezeichnet. Organisationskultur entsteht also einfach so, sie entwickelt sich und bindet Entscheidungsprämissen und Erwartungsstrukturen an das Verhalten derjenigen, die sich einer Organisation zugehörig fühlen (wollen). Simon (2015) beschreibt diese

Evolution anhand eines einfachen Beispiels: Zwei Menschen gehen auf eine Tür zu, durch die nur einer von beiden beim Hindurchgehen passt. Man verständigt sich und einer geht zuerst, der andere danach. Bspw. könnte immer der größere zuerst hindurchgehen. Kommen sie an eine nächste Tür, wird der Prozess wiederholt. Nach mehreren Wiederholungen wird sich so eine wie auch immer geartete Regel entwickelt haben, die nun das Verhalten durch Erwartung determiniert, obwohl man sich nie auf diese Regel geeinigt bzw. über diese Regel gesprochen hat; man hat sich organisiert.

Auf diese Weise entstehen Organisationskulturen. Unentscheidbare Entscheidungsprämissen sind emergent (lat. emergere: auftauchen, zum Vorschein kommen) entstanden und für die Mitglieder verbindlich, obwohl sie nie verabschiedet oder entschieden worden sind. Durch die Befolgung der Regeln reproduzieren sich Organisationskulturen immer wieder neu. Das Besondere an Organisationskulturen ist, dass sie erst in Konfrontation mit Fremdheit sichtbar werden. Wenn ein Mensch nicht den Regeln der Organisation entsprechend handelt, also anders entscheidet, als die Entscheidungsprämissen es vorgeben und sein Verhalten nicht den Erwartungsstrukturen entspricht, wird die Abweichung von der Organisationskultur erlebbar. Dem Beobachtenden wird damit sofort klar, ob ein Mensch zu einer Organisation gehört oder nicht. Organisationskulturen dienen damit der Unterscheidung von Zugehörigkeit. Sie ziehen eine Grenze zwischen den Mitgliedern der Organisation, die die Regeln beherrschen, und den Fremden, die das nicht tun. Die Organisationskultur ist ein Selektionsprozess, der die Identität und Kontinuität der Organisation, trotz Veränderung, garantiert. Sie bietet die Möglichkeit der Identifikation mit der Organisationskultur. Gleichzeitig haben nur diejenigen Regeln bestand, die von den Mitarbeiterinnen als mit ihrer Identität vereinbar angesehen, angenommen und umgesetzt werden. Organisationen und Mitarbeiterschaft nutzen sich gegenseitig zur Herstellung und zum Erhalt von Identität, wobei beidseitige Kompatibilität die Voraussetzung ist (Simon 2013).

Kühl (2017) schärft den Ansatz der Entscheidungsprämissen und führt diesen systemtheoretisch weiter aus. Er formuliert die These, dass an die Stelle des Begriffs der entschiedenen Entscheidungsprämissen der Begriff der formalen Erwartungsstruktur und an die Stelle der nichtentschiedenen Entscheidungsprämissen der Begriff der informalen Erwartungsstruktur getreten ist. Er versteht unter Organisationskultur die *„spezifische Form von Erwartungsstrukturen"* (Kühl 2017, S. 5). Kühl unterscheidet hier zwischen unentscheidbaren und entscheidbaren, aber noch nicht entschiedenen Entscheidungsprämissen. Weil eine Organisation niemals in der Lage ist, alle Erwartungen durch Formalstrukturen zu steuern, müssen informale Strukturen ausgebildet werden. Das Zusammenspiel von formalen und informalen Wegen ist eine Besonderheit von Organisationen.

Dieses Zusammenspiel bringt einen besonderen Konfliktstil mit sich, denn Konflikte müssen immer im Hinblick auf die fortbestehende Formalstruktur geführt werden, da die Mitglieder der Organisation sich anschließend an diesen Strukturen orientieren müssen. So aber ist die Organisation nicht immer gezwungen den formalen Weg zu gehen, während dieser jedoch die Organisation stabilisiert. Kühl (2017) argumentiert, dass sowohl die Beachtung der Erwartungsstrukturen, als auch deren bewusste optionale Missachtung einem Muster folgt. Beide Arten von Entscheidungsprämissen haben also Erwartungsstrukturcharakter. Kühl (2017) plädiert weiter für eine begriffliche Schärfung und unterbreitet den Vorschlag, nicht entscheidbare Entscheidungsprämissen als Oberbegriff für prinzipiell unentscheidbare und nicht entschiedene, aber prinzipiell entscheidbare Entscheidungsprämissen, zu unterscheiden. Beide Formen sind nicht entschieden, aber aus unterschiedlichen Gründen. Nichtentschiedene Entscheidungsprämissen, die sich durch Wiederholung langsam einschleichen, in Formalstrukturen zu überführen lohnt sich meist nicht und lässt die Möglichkeit der Abweichung offen (vgl. Abb. 4.1).

Entschiedene und nichtentschiedene Entscheidungsprämissen können zueinander im Widerspruch stehen. Diese Möglichkeit der Abweichung von der Formalstruktur kann hochfunktional für die Organisation sein. Die Begründung für Abweichung kann in der Umwelt liegen, die Druck auf die Organisation ausübt oder auf die *„zwangsläufig widersprüchliche Normenorientierung in Organisationen"* zurückgeführt werden (Kühl 2017, S. 14). Außerdem ist es unmöglich alle Abweichungen von formalen Regeln wiederum formal zu organisieren.

Allerdings können sich nichtentschiedene und entschiedene Entscheidungsprämissen ergänzen. So können Strukturlücken in einer Organisation durch nichtentschiedene Entscheidungsprämissen gestopft werden, wenn die nichtentschiedenen Entscheidungsprämissen nicht gegen die Formalstruktur verstoßen. Auf diese Weise können formale Erwartungen durch informale Erwartungen abgesichert werden. Diese wechselseitige (In-) Kompatibilität zwischen entschiedenen und nichtentschiedenen Entscheidungsprämissen ist selten gänzlich aufzuklären, aber im Sinne der Organisation hochfunktional, denn die Organisation kann flexibel entscheiden.

Die organisationale Wirklichkeit konstruiert sich anhand des ersten und des zweiten Jobs. Der zweite Job ist fundamental verschieden zum ersten Job. Der erste Job ist durch betriebswirtschaftliches Kalkül beeinflussbar, von Regeln determiniert und zu erwarten. Der zweite Job hingegen entzieht sich diesem Einfluss. Diese Jobs agieren mit Macht und setzen andere Organisationsmitglieder Unsicherheit aus, damit diese das tun, was von ihnen erwartet wird, da nur auf diese Weise die Sicherheit wiederhergestellt werden kann. Die zentrale Frage dabei ist,

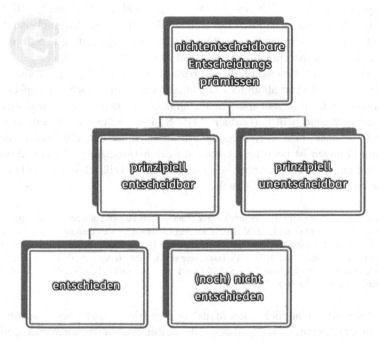

Abb. 4.1 Organisationskultur nach Luhmann und Kühl. (Eigene Darstellung)

welches Verhalten durch welche kalkulierten Regeln erwartet werden soll. Aus diesem Grund sind Werte für die Organisationskultur, besonders in Zeiten der Veränderung, wertvoll. Denn Werte liefern Orientierung, ohne dabei die Verpflichtung zu haben ihnen deterministisch folgen zu müssen.

4.4.5 Bezüge zum Feld der Altenpflege

Wo liegt nun die Verbindung des Forschungsprojekts mit den theoretischen Überlegungen und Darlegungen, wenn wir die untersuchten Einrichtungen als Organisationen im oben beschrieben Sinne verstehen? Auch hier findet sich eine Position, und zwar die von Gärtner (2000), die eine Erkenntnis in sich trägt, der sich der Quartiersansatz stellen muss. Es geht um die Veränderungen von Pflegeorganisationen (Pflegeheime, Krankenhäuser), die mit der Einführung eines gesetzlich vorgeschriebenen Qualitätsmanagements verbunden war. Verkürzt gefragt: Wieso ändern sich einige Einrichtungen und andere nicht? Im Hinblick auf GALINDA lässt sich diese Fragestellung ebenfalls anwenden, sie lautet dann: Macht Quartiersentwicklung bzw. Quartiersorientierung einen Unterschied, und warum klappt es manchmal und manchmal nicht?

Gärtners Antwort ist mehrteilig: Er bezeichnet Organisationen, wie auch Luhmann (2000), als partialrational. Organisationen *„folgen nicht so einfach den verabredeten Logiken und unterlaufen rationale Vorstellungen dessen, was als optimal bezeichnet wird"* (Gärtner 2005, S. 148). Selbst die Beteiligung der Mitarbeiterinnen an der Erarbeitung neuer (sinnvoller und effizienter) Verfahrensanweisungen ist noch kein Garant für deren Umsetzung. Gärtner rekurriert auf eine Organisationsmetapher von Baecker, wo es heißt, dass die Leistung der Organisation nicht nur darin besteht

> „alle Schäfchen (oder Maulwürfe) unter einem Dach zu versammeln und ihnen dort ihren Platz zuzuweisen [...]. Vielmehr kommt es darauf an, den Leithammel mit einer Glocke auszustatten, die hinreichend weit hörbar ist, damit alle Schafe ihren Launen nachgehen können und dennoch wissen, wie sie sich zur Herde verhalten. Die Glocke macht den Unterschied, und der Schäferhund sorgt nur dafür, dass er aufrechterhalten wird" (Baecker 1999, S. 20 f.).

Es scheint also unmöglich – jedenfalls vor dem Hintergrund eines systemtheoretischen Organisationsverständnisses – die Selbstorganisation durch managerielle Eingriffe einfach aufzulösen (Gärtner 2005).

Konsequenz: Komplexe Veränderungsprozesse, und bei der Quartiersentwicklung handelt es sich um einen solchen Vorgang, können also nicht einfach der Organisation übergestülpt werden und dann nach einer rationalen Logik auf die Abteilungen und Akteure heruntergebrochen werden. Eine Steuerung im Sinne einer Input-Output-Logik durch die Anwendung von Handbüchern und Verfahrensanweisungen ist aus dieser Perspektive zum Scheitern verurteilt. Und zwar deswegen, weil diese aus Büchern stammenden Lösungsansätze ggf. in der Organisation nicht anschlussfähig sind und damit nicht adaptiert werden können. Hinzu kommt, dass der Kommunikationsbegriff Kontingenz garantiert und Organisationen nur partialrational sind. Damit die Veränderung Bestand hat, muss das Heruntergebrochene, d. h. das Neue, immer wieder abteilungs- und akteurssspezifisch reproduziert, kontrolliert und unterschieden werden.

Das reine Vorhandensein neuer Verfahrensanweisungen garantiert ebenfalls nicht deren Umsetzung. *„Zur betrieblichen Erwartungsstruktur für alternatives Handeln und damit zu einem Medium organisationalen Wissens, wird sie erst im Vollzug"* (Gärtner 2005, S. 150). Die Anweisung muss dazu im Alltag der Organisation Umsetzung erfahren. Hier warnt Gärtner vor dem Widerspruch zwischen den Logiken der Organisation und ihrer einzelnen Teilbereiche und Sektoren. Denn das, was die gesamte Organisation anstrebt, widerstrebt ggf. den Interessen und Anliegen einzelner Teile und deren „hidden agenda". Auf die Pflegeheimsituation bezogen sind hier vor allem die verschiedenen Professionslogiken in den Blick zu nehmen. Führungskräfte sind als Moderatoren zwischen den widersprüchlichen Logiken gefordert.

Organisationen sind, trotz vergleichbarer Rahmenbedingungen, verschieden. Sie haben eigene Geschichten, Kulturen und Umgangsformen mit externen Anforderungen (entwickelt). Einrichtungen der Altenhilfe zeichnen sich, so Gärtner, besonders durch mündliche Kulturen, die von viel Herzblut geprägt sind, aus. Sie verfügen also über passende, aber implizite betriebliche Routinen. Dieses Wissen zu explizieren ist mühsam und wird als sinnlos angesehen, da die Mitarbeiterinnen über dieses Wissen verfügen und die Abläufe ja funktionieren. Diesen Organisationen fehlen Explikationswerkzeuge und Routinen (z. B. Projektmanagement), sodass die Explikation schwieriger wird und Abwehrreaktionen erzeugt, weil bei den Mitarbeiterinnen der Eindruck entsteht, die Explikation wird nur zur Außendarstellung ge- bzw. benutzt. Die Organisation der Organisation, also das Nachdenken über die Kernprozesse einer Organisation, hier die pflegerische Versorgung (oder die Entwicklung von Quartiersansätzen), muss auch als Arbeit verstanden werden. Gleichzeitig muss den Führungskräften klar sein, dass sich Organisationen in ihrer jeweiligen Organisationsfähigkeit unterscheiden. Es kann durchaus das Ergebnis wohlüberlegter Organisationsreflexion sein, sich bewusst gegen Quartiersmanagement zu entscheiden, um die Organisation damit nicht zu überfordern. Gärtner spricht in diesem Zusammenhang von 'Betriebsaccessoire', wir werden später darauf zurückkommen.

4.4.6 Zusammenfassung

Insgesamt können wir sagen, dass es im Rahmen einer systemtheoretisch ausgerichteten Organisationsanalyse um Entscheidungen geht. Entscheidungen sind die Operatoren des sozialen Systems Organisation und somit die Grundvoraussetzung, damit die Organisation überlebt. Denn: Die Operatoren (Entscheidungen) reproduzieren die System-Umwelt-Grenze. Entscheidungen sind für Organisationen überlebenswichtig. Das bedeutet im Umkehrschluss aber auch: Finden in einer Organisation keine Entscheidungen mehr statt, stirbt die Organisation – eine weitrechende Erkenntnis. Gleichzeitig muss klar sein, dass die Organisation über die Organisationskultur (Komplex unentscheidbarer Entscheidungsprämissen) die

Grenze zwischen Organisation und Umwelt zieht. Denn falls sich ein Organisationsmitglied nicht an die in den Entscheidungsprämissen manifestierten Ge- und Verbote, die sich in der Historie der Organisation als gut, weil nützlich, und damit auch als Wert erwiesen haben, hält, tritt die Fremdheit eines Außenstehenden mehr als deutlich zutage. Der Außenstehende hat allerdings die Möglichkeit, sich die Regeln der Organisationskultur anzueignen. Damit schafft die Organisationskultur ein identitätsstiftendes Angebot für potenzielle neue Mitarbeiterinnen. Doch wird eine Integration aber nur gelingen, wenn die Werte der Organisation (und ihrer Kultur) letztlich mit denen des neuen Mitglieds größtenteils kongruent und kompatibel sind. Und diesbezüglich ist der Quartiersansatz mit gewissen Risiken für die Organisation verbunden. Die erste Herausforderung ist sicherlich im Faktum zu sehen, dass durch den Ansatz die Grenzziehung zwischen Organisation und Umwelt verwischt werden kann. Im Idealfall soll eine Unterscheidung zwischen Quartier und Organisation von außen kaum noch möglich sein. Damit bringt der Ansatz die Organisation ggf. in eine existenzielle Krise. Auf diese Bedrohung kann die Organisation Altenheim nun auf mindestens zwei Weisen reagieren. Zum einen besteht die Möglichkeit, dass Quartiersöffnung unter dem Label „Steuerungsinstrument" sehr ernst genommen wird, d. h. die Unterscheidung zwischen Organisation und Umwelt in einer Sisyphusarbeit täglich neu reproduziert und letztlich das Quartier zu einer relevanten Umwelt der Einrichtung etabliert wird. In diesem Fall werden Alltagsroutinen aufgebrochen, und es entsteht etwas Neues im Sinn einer Innovation. Zum anderen aber kann die Organisation das Versprechen des Quartiersansatzes nur vordergründig erfüllen und die gesamte Entwicklung eher als „Betriebsaccessoire" verbuchen. Und das tut sie deswegen, um die Organisation nicht mit den komplexen Herausforderungen des Quartiersansatzes zu überfordern. Beide Wege sichern den Fortbestand der Organisation und sind damit gleichwertig und funktional für die Organisation anzusehen. Der Unterschied bzw. die Schwierigkeit liegen darin, dass man sich wie immer entscheiden muss.

4.5 Theoretische Zugänge 3: Der soziale Raum (Netzwerkanalyse)[1]

Die Einrichtungen der stationären Langzeitpflege müssen sich dem sie umgebenden Sozialraum öffnen und Verantwortung für neue Aufgaben übernehmen, um in das Akteursnetz im Zug der Quartiersentwicklung integriert zu werden. Dies bedeutet einerseits, Angebote für die Menschen aus dem Quartier zu entwickeln, und andererseits sicherzustellen, dass ihre Bewohner sich aktiv z. B. bei Veranstaltungen im Quartier einbringen können. An der Schnittstelle von Intern (Einrichtung) und Extern (Sozialraum, Quartier) kommt der Kooperation und Zusammenarbeit eine entscheidende Bedeutung zu, wenn es darum geht, ein Netzwerk von unterstützenden formellen und informellen Strukturen in unterschiedlichen gesellschaftlichen Bereichen, wie z. B. der Bildung, Kultur, Versorgung und Dienstleistung zu etablieren. Soll Kooperation und Zusammenarbeit der verschiedenen Akteure langfristig gelingen, spielt das Merkmal der Nachhaltigkeit und Konstanz dieser Netzwerke eine entscheidende Rolle Somit ist es notwendig, Bedingungen zu identifizieren, wenn es darum geht, bereits bestehende Netzwerke im Sinne der Nachhaltigkeit zu verstetigen und neue Netzwerke zu etablieren, damit sich die Einrichtungen der stationären Altenhilfe in den sozialraumorientierten, gesellschaftlichen Feldern konstruktiv einbringen können. Im Folgenden werden wir unser Augenmerk zunächst auf die kurze Beschreibung von Netzwerken richten, um danach einige Netzwerktheorien, die im Kontext von GALINDA Relevanz besitzen, vorzustellen. Danach soll der Bezug zum Bereich der Altenpflege hergestellt werden.

4.5.1 Was sind Netzwerke?

Der Begriff des Netzwerks wird in der Gesellschaft geradezu inflationär verwendet. Er wird als Metapher gebraucht, um *„einerseits Gesellschaftsentwicklungen zu beschreiben und um andererseits neue Kooperations- sowie Organisationsformen in der Wirtschaft und im öffentlichen Leben, aber auch virtuelle Kontakte im privaten Alltag zu bezeichnen"* (Schubert 2018, S. 8). Ursprünglich geht der Begriff „Netzwerk" auf den Sozialethnologen Barnes (1969) zurück, der bei einer Untersuchung der Sozialstrukturen auf einer norwegischen Insel feststellte, dass

---

[1]Dieser zweite theoretische Teil wird vor allem in einer Dissertation vertieft, die gegenwärtig an der Philosophisch-Theologischen Hochschule Vallendar erstellt wird. Sie wird voraussichtlich bis Ende 2021 fertiggestellt und unmittelbar danach publiziert.

die gefundenen Strukturen mit keiner der bisher bekannten Organisationsformen (Markt, Unternehmen, Verwaltung, religiöse Gemeinschaften, Expertenkulturen) übereinstimmte (vgl. Quilling et al. 2013, S. 10). Netzwerkarbeit ermöglicht den Akteuren, zur Erreichung eines gemeinsamen Zieles selbständig Ressourcen zu akquirieren, zu mobilisieren und zu bündeln. Dies geschieht unabhängig von der Art der Steuerung der Akteursbeziehungen: *„Durch den Kollektivcharakter des Netzwerks entsteht etwas qualitativ Neues, ohne dass die Akteure ihre Eigenständigkeit verlieren. Jeder Akteur operiert einerseits für sich selbst und andererseits für das Netzwerk"* (Quilling et al. 2013, S. 12). Gemeinsame, zentrale Kennzeichen von Netzwerken sind die Merkmale der Kooperation, der Emergenz, der Innovation und eines gemeinsam entwickelten Leitbilds. Fürth stellt die Funktion und die Vorteile von Netzwerken für die Gesellschaft dar und zeigt auf, warum die Arbeit in und die Beschäftigung mit Netzwerken für die postmoderne Gesellschaft so attraktiv ist: *„Netzwerke verschaffen Gesellschaften Flexibilität, die in den herkömmlichen Institutionen verloren geht; sie vermitteln schneller und leichter neue Ideen und Innovationen; sie entwickeln Synergie-Effekte durch das Zusammenspiel verschiedener Akteure: sie setzen neue Kräfte über dezentrale Steuerungs-Potenziale frei"* (zitiert nach Schubert 2018, S. 10).

4.5.2 Netzwerktheorien

Netzwerktheorien werden inzwischen in vielen wissenschaftlichen Disziplinen entwickelt. Heute gibt es kaum mehr ein wissenschaftliches Fachgebiet, dass sich nicht mit Netzwerken, deren Theorien und Analysemethoden auseinandersetzt (vgl. Stegbauer und Häußling 2010, S. 13). Sie werden zum *„neuen Paradigma der Sozialwissenschaften"* (Stegbauer 2010, S. 11) stilisiert und gelten als „Leitmetapher der Spätmoderne" (Laux 2014, S. 1). Dies bedeutet, dass die Akteure im sozialwissenschaftlichen Kontext nicht mehr isoliert voneinander betrachtet werden, sondern dass die Beziehungsstruktur in die Analyse mit einfließt. Im internationalen Vergleich gibt es jedoch Unterschiede in der Akzentuierung unterschiedlicher Forschungssträge. Diese zeichnen sich durch Heterogenität und Dynamik aus: *„Es existieren verschiedene Theoriebestrebungen sowie divergierende Forschungsstrategien, die entweder an den Relationen, an den Positionen bzw. Knoten oder an dem Gesamtnetzwerk ansetzen und von dort Netzwerkstrukturen beschreiben"* (Schönig und Motzke 2016). Sozialbeziehungen bezeichnen hier beobachtbare Regelmäßigkeiten der Interaktionen zwischen Akteuren und entsprechenden Verhaltenserwartungen (vgl. Fuhse 2018, S. 14). Hierbei sind die Akteure Individuen, sie können jedoch auch Organisationen, Unternehmen,

Verbände, Parteien oder Staaten sein. In der empirisch orientierten Netzwerkanalyse werden v. a. die Beziehungsstrukturen zwischen den beteiligten Akteuren
analysiert (vgl. Fuhse 2018, S. 12). Die Akteure in einem Netzwerk werden
als *„Knoten"* (*„nodes"*) bezeichnet, bei den Beziehungen zwischen ihnen handelt es sich um *„Kanten"* (*„ties"*) (Stegbauer 2016, S. 6). Sie können sowohl
netzwerktheoretisch als auch netzwerkanalytisch abgebildet werden. Während die
Netzwerkanalyse das konkrete, reale Beziehungsgeflecht in seiner Struktur zum
Gegenstand hat, bezieht die Netzwerktheorie weitere Faktoren mit ein und versteht *„Netzwerke als Kern der Alltagskultur, die im mikrosozialen Kontext der
alltäglichen Situationen als Verhaltens- und Interpretationsmuster produziert werden"* (Schubert 2018, S. 9). Im Folgenden sollen die wesentlichen Elemente
einiger Netzwerktheorien dargestellt werden.

a) Phänomenologische Netzwerktheorie – Relationale Soziologie
Die Phänomenologische Netzwerktheorie wird auch als *„Relationale Soziologie"* (Fuhse 2018, S. 183) bezeichnet. Sie geht auf Harrison White, den Erfinder
der *„Blockmodellanalyse"* (ebd.) zurück. Sie ist sehr gut geeignet, wenn es darum
geht, wie theoretische Erkenntnisse in die Praxis der Bildung von konkreten Netzwerken transferiert werden können. Konträr zum handlungstheoretischen Ansatz
(s. u.) stehen hier nicht die *„Knoten"* als Akteure innerhalb der Netzwerkstruktur
im Mittelpunkt, sondern die *„Kanten"* als Beziehungen:

> „Der relationalen Soziologie zufolge sollten Netzwerke nicht als reine Strukturmuster
> von Beziehungen betrachtet werden. Vielmehr sind Beziehungen und Netzwerke selbst
> sinnhaft konstruiert (White, nach Fuhse 2018: 182). Netzwerke bestehen demnach
> aus Identitäten, die in Geschichten (Stories) konstruiert und zueinander in Beziehung
> gesetzt werden" (Fuhse 2018, S. 182).

Die sozialen Interaktionen werden durch „Geschichten über Identitäten und
Relationen" strukturiert. Zudem ist jedes Netzwerk mit kulturellen Sinnformen
verwoben. Hierzu gehören z. B. Normen, Rituale, die Sprache usw. (vgl. Fuhse
2018, S. 184). White bezeichnet diese als *„Domänen"*. Sie unterscheiden sich
von Netzwerk zu Netzwerk. Für White verschmelzen die Domänen innerhalb des
Netzwerks zu *„Netdoms"*. Eine Trennung ist nur in der Analyse möglich. Hierzu
gehören die Elemente Stile, Identitäten, Soziale Kategorien, Geschichten und
Institutionen (vgl. Fuhse 2018, S. 184 ff.). Die Kultur selbst kann als Netzwerk
von Symbolen betrachtet werden, das sich ebenfalls von Netzwerk zu Netzwerk
unterscheidet. Fuhse führt weiter an, dass sich die Relationale Soziologie in den
letzten Jahren zunehmend mit den *„kommunikativen Ereignissen"* beschäftigt,
die in den Netzwerken ausgehandelt und konstruiert werden (vgl. Fuhse 2018,
S. 186). Der phänomenologische Ansatz versteht Netzwerke als *„Sinnstrukturen,*

die in der Realität der Beteiligten existieren" (Schubert 2018, S. 41). Schubert schreibt hierzu:

> „Der Kern der Phänomenologischen Netzwerktheorie von Harrison White besteht darin, dass die Orientierung der Menschen grundlegend von den – teilweise sehr heterogenen – sozialen Netzwerken generiert wird. In der kontinuierlichen Verknüpfung sozialer Transaktionen entstehen verschiedene Kulturen aus diesen heterogenen Kontexten heraus. Und zugleich werden dabei die Identitäten der Personen in ihren Funktionen als Schnittpunkte des Beziehungsgefüges herausgebildet" (Schubert 2018, S. 44).

Als Kernelemente des Netzwerks werden folgende Faktoren betrachtet: *„Tie fungiert als Verbindung zwischen den Knoten, die die Beziehung innerhalb einer Dyade zwischen zwei Knoten beschreibt"* (Schubert 2018, S. 44.). Die Dyade wird auch als *„Atom"* (a.a.O., S. 45) bezeichnet. Die Ansammlung von Knoten als *„Set of Nodes"* (ebd.) bezeichnet die Art des Netzwerkes. In den *„Situationen"* (a.a.O., S. 46) werden die Beziehungen kontinuierlich weiterentwickelt und verändert. Sie stellen den Rahmen für die Interaktionen dar: *„Es finden Übertragungen von Verhaltensweisen und Formen von den Vorläufern zur aktuellen Situation statt. Situationen und die Abfolge von Situationen konstituieren bimodale Netzwerke"* (Stegbauer 2016, S. 20). In *„Bimodalen Netzwerken"* (Schubert 2018, S. 46) existieren zwei Arten von Knoten: die Akteure und die Ereignissituationen, in denen sich die Akteure begegnen und ihre Beziehung fortlaufend fortschreiben (vgl. Fuhse in Schubert 2018, S. 46). Es findet eine *„Aushandlung"* (ebd.) in den sozialen Situationen statt, die durch die Verlässlichkeit der Akteure entsteht. Diese passen sich gegenseitig immer mehr an, sodass von einer Kultur bezogen auf ein Ereignis gesprochen werden kann. Z.B. wird das Kulturelement Betriebsfeier eines Unternehmens kontinuierlich von Feier zu Feier durch die Verhaltenserwartungen und deren Umsetzung in den Situationen immer weiter geformt. Netzwerke weisen eine eigene *„Kultur"* (ebd.) auf, die sich auf Verhaltenserwartungen, Beziehungen, gemeinsam geteilte Interpretationen und auf Symbole stützt. Ausdruck findet sie in *„Präferenzen, Traditionen und Normen sowie Institutionen"* (ebd.). Dies trifft z. B. auch auf die Ausgestaltung der o.g. Feier zu, die dann z. B. immer in der gleichen Örtlichkeit stattfindet. Die *„Positionen"* (ebd.) in einem Netzwerk legen die Rolle und die Rollenerwartungen eines Akteurs fest. So stellt z. B. die Rolle des Netzwerkmanagers in der Regel eine Position im Zentrum des Netzwerks dar, die durch viele reziproke Beziehungen gekennzeichnet ist, wohingegen eine Randposition wenige Beziehungen aufweist. Die *„Story"* des Netzwerks wird von Situation zu Situation und dem Erleben und Verhalten der Akteure in diesen fortgeschrieben. Die Beziehungen werden so mit *„interpretativer, zuschreibender Bedeutung"* (ebd.) aufgeladen. Durch die

„*Geschichte*" eines Netzwerks wird dieses in seine und die umgebende Kultur integriert. So kann z. B. die „*Story*" einer Projektgruppe, deren Mitglieder sich einmal monatlich regelmäßig treffen, nicht vom sie umgebenden kulturellen Kontext getrennt werden. „*Dynamik*" (a.a.O., S. 47) entsteht durch die Abfolge von Situationen, in denen Aushandlungsprozesse der Akteure stattfinden, die durch Zuschreibungen und Interpretationen gekennzeichnet sind. Veränderungen entstehen durch die Weiterentwicklung dieses Prozesses. So verändert sich z. B. die Kultur eines institutionellen Netzwerks in einem Quartier im Lauf der Zeit. Die Akteure beeinflussen sich im Netzwerk gegenseitig und die soziale Struktur im Netzwerk folgt eigenen Regeln, die kein Akteur allein kontrollieren kann (vgl. ebd.). Die Akteure verbinden sich zu einem Konsens, und es werden dadurch „*relativ stabile Netzwerkstrukturen mit manifesten normativen Verhaltenserwartungen etabliert*" (ebd.). Stegbauer beschreibt die Entstehung sozialer Strukturen als „*Produkt zweckgerichteten Handelns und darauf aufbauender Abstimmungsprozesse zwischen unterschiedlichen Akteuren, wenn Individuen durch Kooperation die Erfolgswahrscheinlichkeit ihres Handelns zu erhöhen suchen*" (Stegbauer, in Schubert 2018, S. 47). Voraussetzung hierfür ist die Fähigkeit jedes einzelnen Akteurs, „*seine Handlungen wechselseitig aneinander anzuschließen und aufeinander abzustimmen*" (a.a.O., S. 48). Daraus resultiert, dass durch die höhere Stabilität auch die Nachhaltigkeit eines Netzwerks verbessert wird:

> „Soziale Netzwerke entstehen durch einen Prozess der wechselseitigen Produktion von Verhaltenserwartungen; ihre Stabilität gründet sich auf die Fähigkeit der beteiligten Partner, nicht nur Erwartungen an andere zu adressieren, sondern auch mit den Zumutungen fertig zu werden, die andere ihnen selbst auferlegen. Durch die Selbstbindung an derart strukturierte Interaktionsbeziehungen werden die Handlungsspielräume der Beteiligten nicht nur erweitert, sondern zugleich auch eingeschränkt. Denn in sozialen Netzwerken entstehen Verhaltensregeln, die keiner der Mitspieler exklusiv kontrollieren kann, von deren Verfolgung jedoch die Möglichkeit der Teilnahme am Netzwerk abhängt" (Weyer, in Schubert 2018, S. 48).

b) Handlungstheoretische Perspektive – Rational Choice Theorie

Die Theorie der rationalen Wahl oder „Rational-Choice-Theorie" besagt vor allem zweierlei: erstens, dass individuelle Handlungen auf rationalen oder vernünftigen Handlungsentscheidungen basieren, und zweitens, dass gesellschaftliche Phänomene durch individuelle Handlungen erklärt werden können und müssen. Gesellschaftliche Phänomene werden nicht einfach als Resultat der Wünsche oder Pläne einzelner Personen oder einer Gruppe von Personen aufgefasst. Vielmehr betrachten es Vertreter der „Rational-Choice-Theorie" – im Folgenden mit RCT abgekürzt – gerade als eine, wenn nicht die Stärke dieser Theorie, dass sie erklären kann, wie gesellschaftliche Phänomene als unbeabsichtigte Resultate absichtsvollen Handelns entstehen können, während andere soziologische Theorien davon ausgehen (müssen), dass gesellschaftliche Phänomene nach Gesetzmäßigkeiten entstehen und funktionieren, die nicht auf der Ebene individueller Personen angesiedelt sind und daher nicht durch individuelle Handlungen erklärt werden können.

Protangonisten der „Rational-Choice-Theorie", deren Vertreter aus sozialwissenschaftlicher Sicht u. a. Coleman ist, werden dem handlungstheoretischen Paradigma (Talcott Parson) zugeordnet. Im Zentrum der Theorie stehen zwei Annahmen: Erstens wird davon ausgegangen, dass individuelle Handlungen aus rationalen, vernünftigen Handlungsentscheidungen resultieren; zweitens werden gesellschaftliche Phänomene durch individuelle Handlungen erklärt und sind oft unbeabsichtigtes Nebenprodukt von rationalen Entscheidungen. Die Theorie beschäftigt sich somit mit dem Wechselverhältnis zwischen sozialen Strukturen und individuellen Handlungen. Dem individuellen Handeln gehen subjektive Überlegungen voraus, die sich an objektiven Gegebenheiten orientieren. Meist liegt diesen Überlegungen ein utilitaristisches Nutzenkalkül zugrunde: *„Ich tue das, was in einer gegebenen Situation meinen Interessen entspricht und mir am meisten Nutzen verspricht"* (Esser, in Fuhse 2018, S. 177). Die soziale Struktur leitet die individuelle Handlung ab und diese reproduziert die soziale Struktur: Eine individuelle Entscheidung wirkt immer auf die soziale Struktur zurück. Sie kann diese verändern oder aufrechterhalten (vgl. Fuhse 2018, S. 177). Die individuelle Position des jeweiligen Akteurs im Netzwerk ermöglicht (Opportunitäten) oder verhindert bestimmte Handlungen (Restriktionen). Im wirtschaftswissenschaftlichen Kontext wird in diesem Zusammenhang häufig vom „Homo Oeconomicus" als dem zugrundeliegenden Menschenbild gesprochen.

c) „The strength of weak ties – strukturelle Löcher": Granovetter und Burt

Granovetter geht in seiner Theorie „The strength of weak ties" (1973) davon aus, dass starke Netzwerke mit dichten *(„strong ties")* Interaktionen zwischen einer beschränkten Anzahl von Mitgliedern, wie sie z. B. in einer Familie bestehen, selten dazu beitragen, neue Informationen zu erhalten, da die Informationen meist jedem Mitglied bekannt sind. Schwache Beziehungen *(„weak ties")* hingegen, wie sie z. B. bei Zufallsbekanntschaften bestehen, haben den Vorteil, dass man darüber an neue Informationen gelangen kann. Sie stellen Brücken zu anderen Netzwerken dar (vgl. Fuhse 2018, S. 63). Für Granovetter sind außerdem folgende vier Variablen von Bedeutung, die die Stärke einer Beziehung beschreiben: Die Menge an Zeit, die zwei Personen miteinander verbringen, der Grad der emotionalen Intensität der Beziehung, die Intimität als gegenseitiges Vertrauen und die Art der reziproken Hilfeleistungen, die in einer Beziehung durchgeführt werden. Burts Theorie der „Strukturellen Löcher" baut auf Granovetters Theorie auf. Die „strukturellen Löcher" kennzeichnen Netzwerke, die sich nicht oder nur sehr gering überlappen. Die Beziehungen innerhalb dieser Netzwerke sind stark ausgeprägt ("*strong ties*"). Knüpft nun ein Mitglied des ersten Netzwerks eine Beziehung zu einem Mitglied des zweiten (*„weak ties"*), so stellt dies eine Brücke über ein strukturelles Loch dar. Die Vorteile für die sich kontaktierenden Mitglieder und die Gruppen bestehen darin, dass über diese Brücken neue Informationen in die Gruppen fließen können, ohne dass dabei der starke Rückhalt im eigenen Netz verloren geht (vgl. Fuhse 2018, S. 64).

d) Sozialkapital – Bourdieu und Putnam

Der ursprünglich von Pierre Bourdieu entwickelte Begriff des sozialen Kapitals wurde von ihm zur Charakterisierung des Werts von Beziehungen für das Individuum (vgl. Bourdieu 1987, S. 183) verwendet. Bourdieu definiert Sozialkapital wie folgt:

> „Das Sozialkapital ist die Gesamtheit der aktuellen und potentiellen Ressourcen, die mit dem Besitz eines dauerhaften Netzes (von mehr oder weniger institutionalisierten Beziehungen) gegenseitigen Kennens und Anerkennens verbunden sind, oder, anders ausgedrückt, es handelt sich dabei um Ressourcen, die auf der Zugehörigkeit zu einer Gruppe beruhen" (Bourdieu 1987, S. 190 ff.).

Die Gruppenzugehörigkeit erhöht oder mindert somit auch das soziale Kapital des einzelnen Gruppenmitglieds. Es handelt sich beim sozialen Kapital nach Bourdieu immer um symbolisches Kapital, das nie real existiert. Dies steht im Gegensatz zu den beiden anderen Arten, dem ökonomischen und kulturellen Kapital, deren Manifestationen, z. B. Besitztümer, Kunstgegenstände oder akademische Titel sehr wohl sichtbar werden können. Das soziale Kapital kann in die beiden anderen Kapitalarten konvertiert werden. In der modernen Gesellschaft ist der *„Zugang zu Ressourcen und Handlungsmöglichkeiten nicht allein von persönlichen Beziehungen abhängig, auch wenn es bei ähnlichen Ausgangsbedingungen durchaus einen Unterschied machen kann, ob man gute Kontakte hat oder nicht"* (Holzer 2006, S. 16). Putnam stellte fest, dass für soziales Kapital drei zentrale Elemente notwendig sind: 1. Soziales Vertrauen, das die *„zur gesellschaftlichen Koordination erforderliche Kooperation zwischen den Individuen erleichtere"* (Braun 2003, S. 4). 2. Die Norm generalisierter Reziprozität, die zur Lösung von Dilemmata beiträgt und 3. Netzwerke zivilgesellschaftlichen Engagements, die generalisierte

Reziprozitätsnormen pflegen und soziales Vertrauen aufbauen (vgl. ebd.). Putnam konnte in seiner Studie „*Making Democracy Work: Civic Traditions in Modern Italy*" (Putnam 1993) zeigen, dass kleine lokale Gemeinschaften in Norditalien dafür verantwortlich waren, „*dass die norditalienischen Provinzregierungen effizienter und zufriedenstellender arbeiteten als die süditalienischen*" (Braun 2003, S. 4). Der entscheidende Faktor lag hier im höheren sozialen Kapital in Form von sozialen Netzwerken.

e) Netzwerkgesetz von Christakis und Fowler

Unter netzwerktheoretischer Logik betrachtet geht das Sozialverhalten und Handeln des Menschen nicht auf die klassischerweise beschriebenen Merkmale wie sozialer Status und Schichtzugehörigkeit der Eltern, Geschlecht, Intelligenz oder Migrationshintergrund zurück, sondern entscheidend ist die „*tatsächliche Position in sozialen Netzwerken und damit interdependente Zugänge zu sozialen Ressourcen*" (Clemens, in Schubert 2018, S. 34). Die Netzwerkstruktur lässt dem Individuum jedoch viel Freiraum, sodass das Beziehungsgefüge zwar als beeinflussende Instanz eine große Rolle spielt, die Fähigkeit, selektiv eigene Entscheidungen zu treffen, jedoch nicht tangiert. Diese Annahmen widersprechen jedoch der weit verbreiteten gesellschaftlichen Vorstellung des „*homo oeconomicus, der rational, egoistisch und autonom handelt*" (Christakis und Fowler, in Schubert 2018, S. 34). Christakis und Fowler entwickelten das Konstrukt des „*homo dictyos*", dessen Verhalten in Abhängigkeit von dem Beziehungsgefüge, in das er integriert ist, erklärt werden kann: „*Alle Entscheidungen werden in Abhängigkeit vom Beziehungsgefüge getroffen, d. h. die soziale Einbettung beeinflusst das Verhalten. Soziale Beziehungen können dabei als ‚Leiterketten' verstanden werden, über die sich positive wie negative Handlungsmuster und Haltungen verbreiten*" (ebd.). Somit spielen zwei Faktoren eine Rolle: Erstens die Personen, aus denen das Netzwerk besteht, und zweitens die Übertragung, die auch als „*Ansteckungseffekt*" (ebd.) bezeichnet werden kann:

> „Alles, was jemand tut, beeinflusst seine direkten Kontakte, die Kontakte seiner Kontakte und die Kontakte der Kontakte seiner Kontakte. Und was auf diesen Pfaden passiert, beeinflusst ihn im Gegenzug. Dies korrespondiert mit dem Schwarmprinzip, bei dem durch die koordinierende Interaktion selbständiger einzelner Nachbarn ein komplexes Beziehungssystem ohne zentrales Kommando selbstorganisiert und dynamisch seine Stabilität sichert" (vgl. Horn und Gisi, in Schubert 2018, S. 36).

Christakis und Fowler entwickelten auf der Basis dieser Überlegungen das „Netzwerkgesetz" das auf drei Schritten beruht: 1. „*Wir prägen unser Netzwerk; 2. Das Netzwerk prägt uns, unsere Freunde prägen uns; 3. Die Freunde der Freunde unserer Freunde prägen uns"* (ebd.). Damit wird ausgesagt, dass das Verhalten über die Netzwerkpfade selbst dann wirkt, wenn die betreffenden Personen nicht miteinander verbunden sind und sich persönlich möglicherweise gar nicht kennen (vgl. ebd.). Die Forscher zogen daraus den Schluss, dass *„Netzwerke alles verstärken, was in sie eingespeist wird"* (ebd.). Dieser Effekt konnte empirisch gemessen werden und verringerte sich erst nach der dritten Instanz (vgl. ebd.).

4.5.3 Netzwerktypen

Nach Schubert (in Bauer und Otto 2005, S. 80) können Netzwerke in primäre Netzwerke, sekundäre Netzwerke und tertiäre Netzwerke unterteilt werden, wie im folgenden Schaubild dargestellt wird (siehe Tab. 4.1):

Institutionelle Netzwerke umfassen in der Regel sekundäre und tertiäre Netzwerktypen. Sie sind der vorherrschende Netzwerktyp im Quartiersbezug, wenn es darum geht, sowohl zivilgesellschaftliche, kommunale, privatwirtschaftliche als auch Akteure aus der Sozialwirtschaft in die Arbeitsform Netzwerk zu integrieren.

4.5.4 Institutionelle Netzwerke im Sozialraum im Kontext der Quartiersöffnung

Neue gesellschaftliche Herausforderungen benötigen neue Lösungswege. Überkommene Organisationsstrukturen werden ihnen häufig nicht gerecht. Es dauert aber meist sehr lange, bis sich Organisationsstrukturen ändern. Hier bietet die Vernetzung sehr gute Möglichkeiten, auf veränderte Anforderungen mit größerer Flexibilität reagieren zu können. Da im Zusammenhang mit der Quartiersöffnung der stationären Einrichtungen die Netzwerkform *„institutionelles, regionales Netzwerk"* im *„gesellschaftlichen Sozial- und Gesundheitssektor"* von Bedeutung ist, soll diese in die nähere Betrachtung eingehen. Hier zeigt sich nach Bauer (in Bauer und Otto 2005, S. 16) jedoch, dass *„der Diskurs über Vernetzung jede Eindeutigkeit vermissen"* lässt und *„Versuche, institutionelle Netzwerke und Vernetzung definitorisch einzugrenzen"* sich als *„ausgesprochen heterogen und widersprüchlich"* (vgl. ebd.) erweisen. Ursächlich hierfür sind für Bauer die unterschiedlichen gesellschaftlichen Perspektiven, aus denen heraus der Begriff beleuchtet wird:

„Im Lichte einer eher technokratischen Sichtweise geht es bei institutionellen Netzwerken schlicht um die effektive Koordination von Informationen, Dienstleistungen

Tab. 4.1 Netzwerktypen

Primäre Netzwerke	Sekundäre Netzwerke (private Akteure)		Tertiäre Netzwerke (professionelle Akteure)	
Nicht organisiert	Wenig organisiert	Stark organisiert	Gemeinnütziger dritter Sektor	Markt bezogene Kooperation
Affektive Primärbindung	Informelle, kleine Netze	Formelle, große Netze	Ressort- und raumbezogene Kooperation	
z. B. Familie, Verwandte, Freunde, enge private kollegiale Beziehungen	z. B. Interessen-gruppen, Nachbarschaftsnetze, kleine, private Runden von Kollegen	z. B. Vereine, Organisationen	z. B. inter institutionelle Beziehungen in thematischen Handlungsfeldern/ Administrationsräumen	z. B. Produktionsnetz der Auto industrie

und Personen. In einer emanzipatorischen Lesart verbindet sich mit der Vernetzung dagegen die Forderung nach einem ‚ganzheitlichen', lebensweltorientierten Klientenbezug; Vernetzung wird gewissermaßen zum Gegenentwurf eines funktionalen, technisch-mechanistischen Verständnisses von Gesellschaft. In einer stärker politisch ausformulierten Pragmatik wird Vernetzung zum zentralen Mittel einer politischen Interessensartikulation und -partizipation ‚von unten', während Vernetzung in einer fachlichen Perspektive insbesondere die Aussicht auf Professionalisierung durch fachlichen Austausch und gemeinsame Innovationen beinhaltet" (Bauer, in Bauer und Otto 2005, S. 15).

Neben gesellschaftlichen, politischen und juristischen Bedingungen, die die Zunahme sozialraumorientierter Ansätze und Entwicklungen begünstigen, findet man im Bereich der Altenhilfe eine starke Ausdifferenzierung der Angebote, aber auch der Nachfrager, sodass institutionelle Vernetzungen helfen können, die Angebote aufeinander abzustimmen und gegenüber den älteren Menschen im Quartier transparent zu machen. Institutionelle Netzwerke können flexibel auf sich verändernde Bedingungen reagieren und begünstigen die Entwicklung von Innovationen. Zudem steigert die Arbeit in institutionellen Netzwerken die Effizienz. Lokale Vernetzung bietet zusätzlich die Chance, zivilgesellschaftliche und professionelle Akteure unter einen Hut vor Ort zu bringen. Gerade für die Einrichtungen der stationären Langzeitpflege bietet die Mitgliedschaft in einem lokalen Netzwerk die Chance, von den Synergien zu profitieren und mit den anderen Akteuren zu kooperieren, sodass gemeinsam verlässliche Strukturen im Quartier aufgebaut werden, die den Öffnungsprozess der Einrichtungen der stationären Altenhilfe begleiten und unterstützen können. Öffnung ohne die konstruktive Zusammenarbeit und Kooperation mit relevanten Akteuren in dem Raum, zu dem sich die Einrichtung öffnen will, dem Quartier, wäre nicht möglich, da ansonsten davon auszugehen ist, dass den Bedürfnissen der Bewohnerinnen, z. B. nach Sicherheit, nicht angemessen entsprochen wird. Die regionale Vernetzung im Quartier betont die Bindung an das Lokale, an Nachbarschaften, an biografische und soziale Faktoren. So werden Regionen als Orte gesehen, in denen es besonders gut möglich ist, soziale und institutionelle Bindungen zwischen unterschiedlichen Akteuren aufzubauen.

Die Herausforderung besteht darin, an die lebensweltorientierten, primären Netzwerke der Adressatinnen anschlussfähig zu werden:

„Aus der Perspektive der Adressatinnen und Adressaten spielen die persönlichen Netzwerke, die alltäglich zwischen den Menschen an lebensweltlichen Orten geknüpft werden, eine stärkere Rolle. Denn in diesen Beziehungskreisen wird die individuelle Wohlfahrt im Rahmen privater Sorge sichergestellt. Die organisierten Netzwerke der Sozialwirtschaft müssen an diesen informellen Leistungsbereich der lebensweltlichen

Netzwerke im Sozialraum allerdings anschlussfähig sein, wenn ein Bedarf festgestellt wird, der mit der informellen Sorge des Personenhaushalts nicht gedeckt wird" (Schubert 2018, S. 8).

Gerade bei älteren Menschen finden sich im primären Netzwerk immer häufiger nur noch wenige „*ties*" (Kanten, Beziehungen) und „*Knoten*" (Akteure, meist Personen). Diese Problematik fordert die Gesellschaft dazu auf, Substitution durch die Installation von institutionellen, regionalen Netzwerken aus dem sekundären und tertiären Netzwerkbereich (vgl. Schubert 2005, S. 80) als „*strong ties*" zu leisten. Dadurch kann ein Netzwerk über alle drei Netzwerktypen entstehen, was die Möglichkeit für die älteren Menschen erhöht, neue Verbindungen zunächst als „*weak ties*" (schwache Beziehungen), die durch Kontinuität des Kontakts zu „*strong ties*" (starke Bindungen) werden können, einzugehen. Dies kann dem Begriff Inklusion anschauliche Plausibilität verleihen.

4.5.5 Übertragung der Kernelemente der phänomenologischen Netzwerktheorie auf Netzwerke in der Kommune und im Sozialraum

Sollen die Netzwerke zur Unterstützung der Öffnung der Pflegeheime in den Sozialraum nachhaltig und effektiv arbeiten, müssen die folgenden Faktoren bei der Etablierung und der Netzwerkarbeit berücksichtigt werden. Hierbei stellen die kursiv geschriebenen Fragen konkrete Anhaltspunkte für die netzwerkbezogene Implementierung in das Praxisfeld dar.

Schaffung von interinstitutionellen Verbindungen
Zunächst muss der Kontakt zu den relevanten Akteuren aus den unterschiedlichen gesellschaftlichen Feldern (Stakeholder, Kooperationspartner, Kommune) aufgenommen werden. In den Organisationen muss eine Person damit beauftragt werden, die Einrichtung im zu etablierenden Netzwerk zu vertreten. Dies gilt auch für die Vertreterin aus dem Bereich der öffentlichen Verwaltung. Es müssen Zeitressourcen zur Verfügung gestellt werden (vgl. Schubert 2018, S. 50). Erteilen die Führungskräfte einer Person aus der Organisation den Auftrag zur Mitarbeit im Netzwerk? Stellen sie genügend zeitliche Ressourcen zur Verfügung? (vgl. Schubert 2018, S. 53).

Versammlung der Akteure

Eine Stakeholderanalyse klärt, welche Akteure für den Gegenstandsbereich in das zu generierende Netzwerk einbezogen und *„zu einem Netzwerksystem versammelt werden müssen"* (a.a.O., S. 51). Im Projekt Quartiersöffnung der Pflegeheime sind dies Kooperationspartner und Stakeholder aus dem öffentlichen, privaten und zivilgesellschaftlichen Sektor, die im Sinne eines Hilfe-Mix agieren. *Wurde eine Stakeholderanalyse durchgeführt, um das Netzwerk einzugrenzen und die relevanten Akteure einzubinden? Wurden alle relevanten gesellschaftlichen Gruppen einbezogen? Wer war die Initiatorin? Hat sich das Netzwerk selbst konstituiert und handelt es autonom?* (vgl. a.a.O., S. 53).

Situation der Aushandlung

Es müssen Situationen als Rahmen für die Begegnung der Vertreterinnen geschaffen werden, *„in die das Beziehungsgefüge eingebettet wird"* (a.a.O., S. 51). Eine hierarchiefreie Begegnung auf Augenhöhe bildet die Voraussetzung, damit sich die Dynamik in der Organisationsform „Netzwerkarbeit" entfalten kann. Gleichzeitig wird hier die Differenz zur hierarchischen Arbeitskultur in den entsendenden Organisationen deutlich (vgl. ebd.). *Welche Rahmenbedingungen gibt es für die Aushandlungen zwischen den Akteuren aus den verschiedenen zivilgesellschaftlichen, administrativen, privatwirtschaftlichen und sozialwirtschaftlichen Bereichen? Wie steht die horizontale Vernetzung auf Augenhöhe zu den hierarchisch organisierten Organisationen, aus denen die Akteure in der Regel kommen?* (vgl. a.a.O., S. 53).

Moderation / Koordination der Aushandlung

Es ist notwendig, dass in den Situationen der Prozess der Aushandlung moderiert und begleitet wird. Zu Beginn der Netzwerkbildung beobachten sich die Akteure gegenseitig und beeinflussen sich. So entsteht das Klima der „Mikrokultur", die für das Netzwerk kennzeichnend ist und in dem die Faktoren Anpassung und Differenz eine wichtige Rolle spielen (vgl. ebd.): *„Erst in der Abfolge der moderierten Situationen entsteht eine Verlässlichkeit des Verhaltens zwischen den Akteuren. Unterstützend sind hier offene Moderations- und Kommunikationstechniken, wie z. B. World Café"* (ebd.). *Gibt es eine Strategie zur Institutionalisierung von Moderations- und Koordinationsleistungen? Können Interessen eingebracht werden?* (vgl. a.a.O., S. 53).

Kultur gemeinsamer Verantwortung

Neben der Bildung der Beziehungsstruktur und der Verhaltenserwartungen der Mitglieder entstehen im Prozess auch gemeinsame Interpretationen und Symbole, die dazu führen, dass das Netzwerk eine eigene Kultur entwickelt. Diese zeigt sich in gemeinsamen Normen, Präferenzen, Umgangsformen und institutionalisierten Ritualen (vgl. a.a.O., S. 51). *Was wird getan, um eine gemeinsame Netzwerkkultur zu entwickeln?* (vgl. a.a.O., S. 53). Bei der Entwicklung einer eigenen Netzwerkkultur finden sich Parallelen zu Bohnsack (2008), der den *„kollektiven Habitus"* einer Gruppe thematisiert und analysiert. Im Unterschied zur phänomenologischen Netzwerktheorie handelt es sich jedoch in der Regel bei Bohnsack um natürliche Gruppen. Bohnsack analysierte z. B. den kollektiven Habitus von Jugendgruppen.

Positionen und Netzwerkrollen
Die Akteure bekleiden im Netzwerk bestimmte Positionen, mit denen spezifische Verhaltenserwartungen einhergehen. Die damit verbundenen Netzwerkrollen zeichnen sich durch unterschiedliche Machtpotentiale aus (vgl. a.a.O., S. 52). So kann man z. B. davon ausgehen, dass die Position des Netzwerkmanagements über ein hohes Machtpotential verfügt. Entscheidend ist jedoch, dass diese Positionen transparent zu machen sind, damit *„sie offen Gegenstand der Aushandlungsprozesse werden können"* (vgl. ebd.). *Wird reflektiert, welche unterschiedlichen Macht- und Einflusspotentiale mit den einzelnen Rollen zusammenhängen? Gibt es formelle und informelle Rollen? Gibt es explizite Koordinationsrollen? Wie werden Entscheidungen getroffen? Wie werden „heterarchisch entwickelte Aspekte hierarchisch angebunden?* (vgl. a.a.O., S. 53). Hier geht es z. B. darum, wie Vorschläge des Netzwerks in der Einrichtung selbst umgesetzt werden können.

Story /Geschichten über die Kultur
Die Beziehungen zeigen sich im direkten Erleben und Verhalten in den Situationen der Netzwerktreffens. Darüber hinaus werden sie durch Kommunikation nach außen, in die Umwelt, vermittelt. Geschichten über das Netzwerk werden ebenfalls nach außen, aber auch nach innen, kommuniziert. In ihnen findet sich die Netzwerkkultur wieder. Die Identität des Netzwerks wird durch Geschichten, die von Treffen zu Treffen fortgeschrieben werden, gestärkt (vgl. a.a.O., S. 52). *Wie ist die historische Geschichte des Netzwerks und wie wird sie erzählt? Auf welche Ergebnisse sind die Akteure besonders stolz? Durch was unterscheidet sich das Netzwerk von anderen Netzwerken? Was macht ihre besondere Identität aus?* (vgl. a.a.O., S. 53).

Formulierung von Entwicklungszielen
Die gesamte Netzwerkstruktur entwickelt sich mit der Zeit weiter durch die Abfolge von Situationen und des Aushandlungsprozesses. Entwicklungsziele müssen immer wieder reflektiert werden. Der dynamische Fluss der Netzwerkgeschichte muss ebenfalls reflektiert werden. *Wurden Ziele definiert? Welche Ziele bringen die Akteure mit? Wurden sie integriert und wurden die Ziele erreicht?* (vgl. ebd.).

Die genannten Faktoren können für die Bildung eines institutionellen Netzwerks mit dem Ziel, die Pflegeheime bei der Öffnung in den Sozialraum zu unterstützen und für alle Bewohnerinnen des Quartiers, inklusive der Heimbewohnerinnen, verlässliche und nachhaltige soziale Strukturen zu implementieren, herangezogen werden, sodass nachfolgend aufgeführte Vision Realität werden kann:

„Vor dem Hintergrund, dass soziale Leistungen sich in Zukunft verstärkt wieder an den Prinzipien Subsidiarität und Solidarität sowie am Sozialraum orientieren müssen, eint die Netzwerkpartner eine Vision: die Realisierung eines neuen lokal-kooperativen Modells, das die Grenzen der Sektoren Staat, Markt, gesellschaftliche Assoziationen und informelle Netzwerke überwindet und spezifische Leistungen jeweils vor Ort verknüpft. Gemeinsame Basis der Netzwerkpartner sind das Engagement für das Gemeinwohl und der Wille, die Herausforderungen und Chancen des demografischen und sozialen Wandels aktiv zu gestalten" (de Vries und Schönberg 2017, S. 40 ff.).

4.5.6 Zusammenfassung

Sozialwissenschaftliche Netzwerktheorien erlauben es, den Fokus der Betrachtung und Analyse entweder auf die Beziehung zwischen Akteuren (ties), auf die Akteure selbst (nodes) oder auf das Gesamtsystem eines Netzwerks zu legen. Die einzelnen Theorien unterscheiden sich dadurch, dass sie hier unterschiedliche Schwerpunkte setzen. Die „Rational-Choice-Theorie" untersucht das Verhältnis zwischen individuellen Handlungen und gesellschaftlichen Phänomenen in ihrer gegenseitigen Bedingtheit. Wenn Netzwerke als Sozialkapital betrachtet werden, dann wird der Wert aufgezeigt, den die Beziehungen (ties) für einen Akteur (node) besitzen. Strukturelle Löcher sind kennzeichnend für die schwachen Beziehungen (weak ties) zwischen zwei Netzwerken, deren Akteure jeweils durch starke Beziehungen (strong ties) verbunden sind. Über diese schwachen Beziehungen können jedoch viele neue Informationen in die Netzwerke fließen. Das Netzwerkgesetz von Christakis und Fowler unterstreicht, welch großen Einfluss die Position in einem Netzwerk auf das Sozialverhalten und Handeln einer Person hat. Die Phänomenologische Netzwerktheorie stellt die Beziehungsstruktur in den Mittelpunkt. Sie geht jedoch über die rein funktionale Betrachtung der Beziehungsstruktur hinaus und bezieht die Situationen, in denen die Akteure miteinander interagieren, in die Analyse mit ein. Die Akteure selbst, die netzwerktheoretisch die Knoten (nodes) repräsentieren, erhalten ihre Identität im Wesentlichen durch die Bedeutung ihrer Position in diesem komplexen Beziehungsgefüge. Mithilfe dieser Theorie kann die Dynamik beschrieben werden, die kennzeichnend für den Etablierungs- und Entwicklungsprozess bei der Ausbildung von Netzwerkstrukturen im Kontext der Quartiersöffnung der stationären Pflegeeinrichtungen und der Quartiersentwicklung ist. Die Identifikation unterschiedlicher Netzwerktypen erlaubt die Zuordnung von Personen und Organisationen sowie die Zuordnung formeller und informeller Funktionsrollen. Institutionelle Netzwerke stellen insbesondere in der Kommune und im Sozialraum eine sehr gute Arbeits- und Kooperationsform dar und weisen viele Vorteile gegenüber herkömmlichen, organisationsgeprägten Arbeitsformen auf. Gerade für die Einrichtungen der stationären Langzeitpflege bietet die Mitgliedschaft in einem lokalen Netzwerk die Chance, von den Synergien zu profitieren und mit den anderen Akteuren zu kooperieren, sodass gemeinsam verlässliche Strukturen im Quartier aufgebaut werden können, die den Öffnungsprozess der Einrichtungen der stationären Altenhilfe begleiten und unterstützen können. Die Einbindung der Altenhilfeeinrichtung in ein institutionelles Netzwerk erlaubt es, nachhaltige und verlässliche Strukturen zu schaffen, die Bedarf und Bedürfnisse sowohl der Einrichtungs- als auch der Quartiersbewohnerinnen berücksichtigen.

4.5.7 Zusammenfassung und Diskussion

Im Rahmen des hier vorlegten Endberichts werden wir unsere Ergebnisse im Lichte der drei für uns zentralen theoretischen Hintergründe einordnen und diskutieren, und zwar auf der Basis inhaltsanalytischer Auswertungen.[2]

- Erstens blickten wir auf Wissen, Einstellung, Haltung. Das ist (überwiegend) die individuelle Ebene. Wir fragten danach, wie sich der Zusammenhang von Organisationskultur und Quartiersöffnung aus der Perspektive der verschiedenen Akteure im Heim darstellt. Die Daten wurden nach den Vorgaben der Qualitativen Inhaltsanalyse von Mayring (5) ausgewertet. Dabei wurden die zentralen Aussagen in induktiv und deduktiv gebildete Kategorien gegliedert und mit typischen Ankerbeispielen sowie daraus abgeleiteten Kernaussagen verknüpft.
- Zweitens war für unsere Analyse natürlich die Haltung der Organisation (hier insbesondere der Leitungskräfte) zentral (Entscheidungsfindung). Hier geht es um die Frage, wie Entscheidungen seitens der Verantwortlichen im Spannungsfeld von (interner) Organisationskultur und (externer) Öffnungserwartung gefällt werden (müssen). Bei der Datenauswertung haben wir uns von

---

[2]Weitergehende und vertiefende Analysen werden wir im Rahmen von Masterarbeiten und Dissertationen erstellen.

kontexturanalytischen Überlegungen leiten lassen und uns an den Vorarbeiten von Jansen et al. (2015) orientiert. Aber auch die Arbeiten von Vogd (2004), Vogd und Amling (2017) und Vogd et al. (2018) waren für uns wegweisend.

- Drittens haben wir uns für die Art und Weise der Kooperation und Zusammenarbeit zwischen dem Heim und seiner sozialen Umwelt interessiert (Netzwerke), damit wurde (vor allem) eine strukturelle Ebene adressiert. Wie stellt sich eigentlich die Quartiersöffnung aus der Perspektive der externen Stakeholder dar, welche Möglichkeiten und Grenzen der Entwicklung werden hier gesehen. Wichtig war auch die Frage, ob und in welcher Art und Weise man sich selbst (und die eigene Institution) als aktiven Part einer Kooperation mit dem Heim wahrnimmt. Bei der Auswertung haben wir uns ebenfalls an den Vorgaben der Qualitativen Inhaltsanalyse (Mayring 5) orientiert.
- Viertens – und dies wurde oben bereits angedeutet – haben wir im Rahmen eines sequenziellen Designs den Fragebogen für die Online-Befragung auf der Grundlage der bereits vorliegenden qualitativen Befunde entwickeln und umsetzen können und sind hier zu ergänzenden Befunden gelangt.

Literatur

Bauer, P., & Otto, U. (Hrsg.). (2005). *Mit Netzwerken professionell zusammenarbeiten. Bd. II: Institutionelle Netzwerke in Steuerungs- und Kooperationsperspektive.* Tübingen: dgvt-Verlag.

Becker-Lenz, R., & Müller, S. (2009). *Der professionelle Habitus in der Sozialen Arbeit. Grundlagen eines Professionsideals.* Bern: Internationaler Verlag der Wissenschaften.

Berghaus, M. (2011). *Luhmann leicht gemacht. Eine Einführung in die Systemtheorie* (3. Aufl.). Köln: Böhlau /UTB (2360).

Bleck, C., van Rießen, A., Knopp, R., & Schlee, T. (2018). *Sozialräumliche Perspektiven in der stationären Altenhilfe. Eine empirische Studie im städtischen Raum.* Wiesbaden: Springer.

Bleck, C., van Rießen, A., & Knopp, R. (Hrsg.). (2018). *Alter und Pflege im Sozialraum.* Wiesbaden: Springer.

Bohnsack, R. (2008). *Rekonstruktive Sozialforschung. Einführung in qualitative Methoden* (7. Aufl.). Opladen: Verlag Barbara Budrich.

Bourdieu, P. (1987). *Die feinen Unterschiede. Kritik der gesellschaftlichen Urteilskraft.* Frankfurt: Suhrkamp.

Bourdieu, P., & Passeron, J. C. (1971). *Die Illusion der Chancengleichheit. Untersuchungen zur Soziologie des Bildungswesens am Beispiel Frankreichs.* Stuttgart: Ernst Klett.

de Vries, B., & Schönberg, F. (2017). Was wird aus der stationären Pflege? Konzepte für eine pflegerische Versorgung im Quartier. *Archiv für Wissenschaft und Praxis der sozialen Arbeit, 3*, 40–48.

Deinet, U. (Hrsg.)(2015). Neue Perspektiven in der Sozialraumorientierung. Dimensionen – Planung – Gestaltung. 2. Aufl. Berlin: Frank & Timme (Transfer aus den Sozial- und Kulturwissenschaften, 1). https://www.socialnet.de/rezensionen/isbn.php?isbn=978-3-86596-047-4. Zugegriffen: 18. Dez. 2019.

Eylmann, C. (2015). *Es reicht ein Lächeln als Dankeschön. Habitus in der Altenpflege.* Osnabrück: Universitätsverlag.

Fuhse, J. A. (2018). *Soziale Netzwerke – Konzepte und Forschungsmethoden.* Konstanz: UVK Verlagsgesellschaft.

Gärtner, H. W. (2005). *Qualitätsmanagement zwischen Steuerungsinstrument und Betriebsaccessoire. Schutzreaktion der Einrichtung vor „organisationaler Psychose".* Jahrbuch der Katholischen Fachhochschule Nordrhein-Westfalen. Jahrbuch für Sozialwesen, Gesundheitswesen und Theologie (S. 146–158). Münster: Lit.

Granovetter, M. S. (1973). The strength of week ties. *American Journal of Soziology, 78,* 1360–1380.

Harmsen, T. (2011). Die Konstruktion professioneller Identität im Studium der Sozialen Arbeit. In R. Becker-Lenz, S. Busse, G. Ehlert, & S. Müller (Hrsg.), *Professionelles Handeln in der sozialen Arbeit.* Wiesbaden: Springer.

Holzer, B. (2006). *Netzwerke.* Bielefeld: transcript.

Jansen, T., von Schlippe, A., & Vogd, W. (2015). Kontexturanalyse – Ein Vorschlag für rekonstruktive Sozialforschung in organisationalen Zusammenhängen. Forum Qualitative Sozialforschung/Forum Qualitative Social Research 16 (1), Art. 4. https://www.qualitative-research.net/index.php/fqs/rt/printerFriendly/2198/3734. Zugegriffen: 14. März 2020.

Khan-Zvornicanin, M. (2016). *Kultursensible Altenhilfe? Neue Perspektiven auf Programmatik und Praxis gesundheitlicher Versorgung im Alter.* Bielefeld: transcript.

Krais, B., & Gebauer, G. (2017). *Habitus Soziologische Themen* (7 unveränderte). Bielefeld: Transcript.

Krause, D. (2005). *Luhmann-Lexikon.* Stuttgart: Lucius & Lucius.

Kricheldorff, C. (2015). Altern im Gemeinwesen aus sozialgerontologischer Perspektive. In A. van Rießen, C. Bleck, & R. Knopp (Hrsg.), *Sozialer Raum und Alter(n)* (S. 15–30). Wiesbaden: Springer VS.

Kühl, S. (2017). Organisationskultur. Eine systemtheoretische Anwendung von Ockhams Rasiermesser. Working Paper 7/2017. https://www.uni-bielefeld.de/soz/personen/kuehl/workingpapers.html. Zugegriffen: 1. Jan. 2019.

Laux, H. (2014). *Soziologie im Zeitalter der Komposition – Koordinaten einer integrierten Netzwerktheorie.* Weilerswist-Metternich: Velbrück Wissenschaft.

Lenger, A., Schneickert, C., & Schumacher, F. (2013). Pierre Bourdieus Konzeption des Habitus. In A. Lenger, C. Schneickert, & F. Schumacher (Hrsg.), *Pierre Bourdieus Konzeption des Habitus. Grundlagen, Zugänge, Forschungsperspektiven* (S. 13–45). Wiesbaden: Springer.

Lessenich, S. (2009). Lohn und Leistung, Schuld und Verantwortung: Das Alter in der Aktivgesellschaft. In S. van Dyk, & S. Lessenich (Hrsg.), *Die jungen Alten. Analysen einer neuen Sozialfigur* (S. 279–295). Frankfurt a. M.: Campus.

Löw, M. (2007). Einstein, Techno und der Raum. Überlegungen zu einem neuen Raumverständnis in den Sozialwissenschaften. In U. Deinet (Hrsg.), *Neue Perspektiven in der*

Sozialraumorientierung. Dimensionen – Planung – Gestaltung (Transfer aus den Sozial-
und Kulturwissenschaften, 1) (2. Aufl., S. 9–22). Berlin: Frank & Timme.

Luhmann, N. (2000). Organisation und Entscheidung. Frankfurt a. M.: Suhrkamp.

Luhmann, N., & von Baecker, D. (Hrsg.). (2011). Einführung in die Systemtheorie (Systemische Horizonte) (6. Aufl.). Heidelberg: Carl-Auer.

Martin, J. (1992). Cultures in organizations. Three Perspectives. New York: Oxford University
Press.

Mayring, P. (2015). Qualitative Inhaltsanalyse. Grundlagen und Techniken. (12. Aufl.).
Weinheim: Beltz.

Oevermann, U. (2001). Die Struktur sozialer Deutungsmuster – Versuch einer Aktualisierung.
Sozialer Sinn, 2(1), 35–81.

Putnam, R. (1993). Making democracy work. Civic traditions in modern Italy. Princeton:
University Press.

Quilling, E., Nicolini, H. J., Graf, C., & Starke, D. (2013). Praxiswissen Netzwerkarbeit.
Gemeinnützige Netzwerke erfolgreich gestalten. Wiesbaden: Springer VS.

Rüßler, H., Köster, D., Stiel, J., & Heite, E. (2015). Lebensqualität im Wohnquartier. Ein
Beitrag zur Gestaltung alternder Stadtgesellschaften. Stuttgart: Kohlhammer.

Schein, E. (1991). Organizational culture and leadership. San Francisco: Jossey Bass.

Scholl, A. & Konzet, S. (2010). Nachbarschaftsarbeit in der gemeinwesenorientierten
Seniorenarbeit, herausgegeben vom Forum Seniorenarbeit NRW. https://forum-senior
enarbeit.de/wp-content/uploads/2014/07/2010-04-Nachbarschaftsprojekte-initiieren.pdf.
Zugegriffen: 30. Sept. 2019.

Schönig, W., & Motzke, K. (2016). Netzwerkorientierung in der Sozialen Arbeit- Theorie,
Forschung, Praxis. Stuttgart: Kohlhammer.

Schubert, H. (2018). Netzwerkorientierung in Kommune und Sozialwirtschaft. Wiesbaden:
Springer VS.

Schubert, H. (2005). Sozialmanagement: Zwischen Wirtschaftlichkeit und fachlichen Zielen.
Wiesbaden: Springer VS.

Simon, F. B. (2013). Gemeinsam sind wir blöd!? Die Intelligenz von Unternehmen, Managern
und Märkten (Management) (4. Aufl.). Heidelberg: Carl-Auer.

Simon, F. B. (2015). Einführung in die systemische Organisationstheorie (5. Aufl.).
Heidelberg: Carl-Auer.

Spatscheck, C. (2015). Sozialräumlich forschen – Eine vergleichende Analyse aktueller For-
schungsprojekte aus dem Themenfeld Sozialer Raum und Alter(n). In A. van Rießen,
C. Bleck, & R. Knopp (Hrsg.), Sozialer Raum und Alter(n) (S. 307–334). Wiesbaden:
Springer VS.

Stegbauer, C. (Hrsg.). (2010). Netzwerkanalyse und Netzwerktheorie. Ein neues Paradigma
in den Sozialwissenschaften (2. Aufl.). Wiesbaden: Springer VS.

Stegbauer, C. (2016). Grundlagen der Netzwerkforschung. Situation. Mikronetzwerke und
Kultur. Wiesbaden: Springer VS.

Stegbauer, C., & Häußling, R. (2010). Handbuch Netzwerkforschung. Wiesbaden: Springer
VS.

Strübing, J. (1992). Arbeitsstil und Habitus. Zur Bedeutung kultureller Phänomene in der
Programmierarbeit, Werkstattberichte, 34. Espenau: Druckwerkstatt Bräuning.

Thole, W., & Cloos, P. (2006). Alltag, Organisationskultur und beruflicher Habitus. Zur Kon-
textualisierung von Nähe und Distanz im sozialpädagogischen Alltag. In A. Heimgartner,

& K. Lauermann (Hrsg.), *Kultur der Sozialen Arbeit* (S. 123 f). Klagenfurt: Mohorjeva Hermagoras.

van Dyk, S. (2015). *Soziologie des Alterns*. Bielfeld: transcript.

van Rießen, A., Bleck, C., & Knopp, R. (2018). Sozialräumliche Perspektiven in pflegerischen Kontexten des Alterns. In C. Bleck, A. van Rießen, & R. Knopp (Hrsg.), *Alter und Pflege im Sozialraum* (S. 1–15). Wiesbaden: Springer.

Vogd, W. (2004). *Ärzte. Entscheidungsprozesse im Krankenhaus im Spannungsfeld von System- und Zweckrationalität. Eine qualitativ-rekonstruktive Studie unter dem besonderen Blickwinkel von Rahmen („frames") und Rahmungsprozessen.* Berlin: Habilitationsschrift Freie Universität Berlin.

Vogd, W., & Amling, S. (2017). *Dokumentarische Organisationsforschung. Perspektiven der praxeologischen Wissenssoziologie.* Opladen: Barbara Budrich.

Vogd, W., Fleißt, M., Molzberger, K., Ostermann, A., & Slotta, J. (2018). *Entscheidungsfindung im Krankenhausmanagement. Zwischen gesellschaftlichem Anspruch, ökonomischen Kalkülen und professionellen Rationalitäten.* Wiesbaden: Springer VS.

Weidekamp-Maicher, M. (2016). *Lebensqualität in der stationären pflegerischen Versorgung, Rahmenmodell und Merkmale. Abschlussbericht.* Düsseldorf: Hochschule Düsseldorf.

Windolf, P. (1981). *Berufliche sozialisation.* Stuttgart: Ferdinand Enke.

Wittel, A. (1998). Gruppenarbeit und Arbeitshabitus. *Zeitschrift für Soziologie, 27*(3), 178–192.

Braun, S. (2003). Die Hoffnung auf das "soziale Kapital" in einer modernen Bürgergesellschaft. Infobrief Stadt 2030. Berlin: Deutsches Institut für Urbanistik

Organisationskultur und Quartiersöffnung – eine Übersicht über die Literatur

5

Thomas Rittershaus

Im Folgenden wird eine systematische Literaturrecherche vorgestellt, die als Scoping Review nach dem Vorschlag von Arksey und O'Malley (2005) durchgeführt wurde. Folgende Fragestellung leitete dabei die Erarbeitung: Was ist aus der vorhandenen Literatur bekannt über die Einflussfaktoren des Kulturwandels in stationären Altenpflegeeinrichtungen im Hinblick auf eine Öffnung ins Quartier bzw. den Sozialraum? Wir gehen zunächst auf das methodische Vorgehen ein (5.1), skizzieren dann die Ergebnisse (5.2) und diskutieren am Ende die Befunde zusammenfassend (5.3).

5.1 Methodisches Vorgehen

Um einen ersten komprimierten Überblick auf den Forschungsgegenstand zu erhalten, wurde die Literaturübersichtsarbeit zum Projekt GALINDA in Anlehnung an den „methodological framework" von Arksey und O'Malley (2005) erstellt. Das operative Vorgehen bei der elektronischen Datenbanksuche erfolgte in Anlehnung am Verfahren von Kleibel und Mayer (2011). Mehrere englisch- und deutschsprachige Fachdatenbanken wurden hierzu angefragt sowie spezifische Suchstrategien verwendet. Gleichzeitig erfolgte eine Handrecherche in Fachzeitschriften und auf Internetdomänen verschiedener Landesministerien. Die Auswahl

Ein Dank geht auch an den Koautor, der zur Erstellung dieses Kapitels beigetragen hat.

T. Rittershaus (✉)
Pflegewissenschaft, ehemalig Philosophisch Theologische Hochschule Vallendar, Vallendar, Deutschland
E-Mail: thomas-rittershaus@web.de

© Springer Fachmedien Wiesbaden GmbH, ein Teil von Springer Nature 2021   121
H. Brandenburg et al. (Hrsg.), *Organisationskultur und Quartiersöffnung in der stationären Altenhilfe*, Vallendarer Schriften der Pflegewissenschaft 8,
https://doi.org/10.1007/978-3-658-32338-7_5

geeigneter Artikel wurde auf der Grundlage von definierten Ein- und Ausschluss-kriterien durchgeführt (im Volltextscreening durch jeweils zwei Forschende verifiziert). Um dabei einen möglichst umfassenden Einblick in die Literatur zu erhalten, wurde explizit auf ein Assessment der Studienqualität verzichtet (Arksey und O'Malley 2005). Die relevanten Informationen wurden standardisiert aus den Artikeln herausgearbeitet und mit Blick auf die Fragestellung synthetisiert. Eine narrative und tabellarische Zusammenfassung erfolgte.

5.1.1 Verwendete Quellen und Suchstrategien

Um das Forschungsfeld möglichst ausführlich und breit abzubilden, ist es not-wendig verschiedene Quellen bei der Suche zu berücksichtigen (Arksey und O'Malley 2005). Für die internationale Recherche wurden daher die elektroni-schen Fachdatenbanken „Pubmed/Medline" (vorwiegend medizinische Literatur) und „CINAHL" (vorwiegend pflegespezifische Literatur) sowie die deutschspra-chige elektronische Metadatenbank „Sowiport" (u. a. GEROLIT, SSOAR etc.)[1] verwendet. Daneben erfolgte eine Handrecherche in den gerontologischen Zeit-schriftbänden „Pro Alter" und „Informationsdienst Altersfragen" (Jg. 2001 bis 2016) sowie auf den Internetdomänen von drei Landesministerien nach Pro-jektberichten zu Best-Practice-Modellen: Ministerium für Gesundheit, Emanzipa-tion, Pflege und Alter (Nordrhein-Westfalen); Ministerium für Soziales, Arbeit, Gesundheit und Demografie (Rheinland-Pfalz); Ministerium für Soziales und Integration (Baden-Württemberg). Zusätzlich wurden Referenzverzeichnisse nach weiteren relevanten Artikeln durchsucht. Die Recherche in den genannten Quellen erfolgte über den Zeitraum von August bis September 2017.

Für die Suche in den elektronischen Datenbanken wurden spezifische Suchstra-tegien entwickelt. Um hierfür geeignete Suchbegriffe zu identifizieren, erfolgte zu Beginn eine Initialrecherche in den Datenbanken „Pubmed/Medline" und „Sowi-port". Dabei konnten erste geeignete Artikel für die Arbeit identifiziert werden. Relevante Quellen sind anhand des Titels, Abstracts und der Keywords hin-sichtlich geeigneter Terms analysiert worden. Zusammen mit Begriffsableitungen aus dem Gegenstandsbereich bzw. der Fragestellung, konnten somit ausreichend

---

[1]Weitere Datenbanken unter „Sowiport": Sozialwissenschaftliches Literaturinformations-system (SOLIS); Sozialwissenschaftliches Forschungsinformationssystem (SOFIS); Smart Harvesting (GESIS); Sondersammelgebiet Sozialwissenschaften (USB Köln); Friedrich Ebert Stiftung Katalog (FES); SoLit (DZI); Sociological Abstracts (SA); Social Services Abstracts (SSA); Applied Social Sciences Index and Abstracts (ASSIA); Public Affairs Information Service (PAIS); Social Theory (SOT).

Tab. 5.1   Suchbegriffe – Pubmed, Medline, CINAHL

Kulturwandel	Stationäre Langzeitpflege	Sozialraum
Culture change, organizational change, deinstitutionalization, person-centered care, resident-centered care, client-centered care, relationship-centered care, Eden Alternative, Wellspring, Green House, Planetree, Pioneer Network	Nursing home, long-term care, care home, residential facility, institutional care	Community care, community networks, local community, neighborhood

Begriffe bereitgestellt werden. Die identifizierten Suchbegriffe wurden mit den Operatoren „AND" und „OR" kombiniert. Im Folgenden sind die Terms für die Suche auf „Pubmed/Medline" und „CINAHL" aufgeführt (siehe Tab. 5.1):

Für die Recherche auf „Sowiport" wurden die Suchbegriffe angepasst (siehe Tab. 5.2):

Je nach Datenbank wurden die Suchbegriffe mit den Eingaben „Title / Abstract" bzw. „MeSH Major Topic"-Terms (Pubmed / Medline), „AB Abstract" bzw. „SU Subjects" (CINAHL) oder „Alle Felder" (Sowiport) angewendet. Trunkierungen (*) und Phrasensuchen („") ermöglichten zudem verschiedene Wortstämme sowie Eingrenzungen. Aus forschungspraktischen Gründen, z.B. aufgrund zu großer Trefferzahlen, wurden die Suchstrategien dabei für jede elektronische Datenbank individuell angepasst.

Tab. 5.2   Suchbegriffe – Sowiport

Kulturwandel	Stationäre Langzeitpflege	Sozialraum
Kulturwandel, Unternehmenskultur, Organisationsentwicklung, Innovation, Transformation, Öffnung	Stationäre Pflegeeinrichtung, stationäre Langzeitpflege, Pflegeheim, Altenheim, Altenwohnheim, Seniorenheim	Sozialraum, Quartier, Nachbarschaft, caring community, Kommune

5.1.2   Auswahl geeigneter Literatur

Die Selektion der relevanten Artikel erfolgte in zwei Stufen. In Anlehnung an Arksey und O'Malley (2005) sind dabei die Ein- und Ausschlusskriterien post-hoc sukzessive weiter ausdifferenziert worden, je größer die Vertrautheit der Forschenden mit der recherchierten Literatur wurde. Dies entspricht dem iterativen Vorgehen bei der Entwicklung eines Scoping Reviews, welches die Autoren beschreiben: *„The process is not linear but iterative, requiring researchers to engage with each stage in a reflexive way..."* (Arksey und O'Malley 2005, S. 8).

Mit Blick auf das Titel- und Abstractscreening ist ausschließlich Literatur berücksichtigt worden, die in englischer sowie deutscher Sprache verfasst wurde. Literatur wurde ab dem Jahr 1997 einbezogen, da hier das erste offizielle Treffen des „Pioneer Network" stattgefunden hat (Rahmann und Schnelle 2008). Als Literatur wurden Fachzeitschriften (Studien, theoretische Artikel, Beiträge) und graue Literatur (Projektberichte) bei der Recherche berücksichtigt. Daneben mussten Abstracts vorhanden sein, um ein angemessenes Screening zu ermöglichen. Artikel wurden nur berücksichtigt, wenn das Themenfeld: „Kulturwandel in der stationären Langezeitpflege bzw. im Zusammenhang mit Sozialraum" erkennbar war.

Hinsichtlich des Volltextscreening zeigte sich, dass eine Vielzahl der gesichteten englischsprachigen Literatur einen Schwerpunkt auf den internen Kulturwandel legt. Ein Bezug zum Sozialraum wurde dabei kaum hergestellt. In der deutschsprachigen Literatur wurde hingegen ein gegensätzliches Bild deutlich. Dies machte eine Anpassung der Einschlusskriterien notwendig, um solche Artikel auszuschließen, die nicht der Fragestellung entsprachen. Literatur wurde demnach nur berücksichtigt, wenn das Themenfeld: „Kulturwandel in der stationären Langezeitpflege hinsichtlich Öffnung in den Sozialraum" deutlich wurde. Außerdem wurde bei der Lektüre klar, dass theoretisch-normative Treffer hinsichtlich der gesuchten Einflussfaktoren keine Ergebnisse liefern; folglich wurde ein empirisch erkennbarer Anteil als Einschlusskriterium formuliert, während ausschließlich theoretisch-normative Treffer in der weiteren Bearbeitung keine Berücksichtigung fanden.

Die konkretisierten Kriterien wurden auf alle Volltexte angewendet (siehe Tab. 5.3). Die Selektion der Artikel erfolgte unabhängig durch vier Forschende. Die Verifizierung der Auswahl erfolgte durch die Diskussion von jeweils zwei Forschenden hinsichtlich der inhaltlichen Relevanz. Eine Speicherung der Suchtreffer (Duplikate wurden entfernt) aus den elektronischen Datenbanken „Pubmed / Medline" und „CINAHL" fand im Literaturverwaltungsprogramm „Citavi" statt. Eine digitale Archivierung aller in Print Version vorhandenen Volltexte erfolgte.

Tab. 5.3 Ein- und Ausschlusskriterien

Einschlusskriterien	Ausschlusskriterien
• Kulturwandel in Pflegeheim hinsichtlich Öffnung in Sozialraum	• Ausschließlich Sozialraum bzw. ausschließlich Pflegeheim
• empirisch erkennbarer Anteil	• ausschließlich normativ-theoretischer Fokus
• Fachzeitschriften, graue Literatur	• Dissertationen, Bücher
• 1997 bis September 2017	
• Englisch, Deutsch	
• Abstract vorhanden	• Abstract unklar formuliert

5.1.3   Extraktion und Synthese der Daten

Im nächsten Schritt wurden relevante Informationen aus den eingeschlossenen Artikeln herausgearbeitet und mit Blick auf die Fragestellung zusammengestellt. Nach Arksey und O'Malley (2005) ist es hierbei wichtig, die extrahierten Daten entsprechend aufzuarbeiten, um dem Leser eine angemessene Informationsgrundlage zu bieten, etwa für wichtige Entscheidungen. Daher wurde ein Analyserahmen erstellt, der standardisiert auf alle eingeschlossenen Artikel angewendet wurde. Folgende Daten wurden dabei erhoben:

- Autor, Publikationsjahr, Herkunftsland
- Ziel der jeweiligen Arbeit
- Setting (bei wissenschaftlichen Studien)
- Studienpopulation (bei wissenschaftlichen Studien)
- Methoden bzw. Interventionen (bei wissenschaftlichen Studien)
- Schlüsselergebnisse (wenn keine Studie)
- Ergebnisse bzw. Outcomes (wissenschaftliche Studien)

Um die Ergebnisse narrativ zu synthetisieren, empfehlen Arksey und O'Malley (2005, S. 18) die Entwicklung einer *„thematic construction"*, die dem Forscher dabei hilft, bestimmte Aspekte der Literatur zu betrachten. Hierzu wurden die Mikroebene (z. B. Einzelpersonen), Mesoebene (z. B. Organisation) und Makroebene (z. B. Gesellschaft) deduktiv als Oberkategorien bestimmt, unter denen sich anschließend die Subkategorien subsumieren ließen. Die Bildung von Subkategorien erfolgte induktiv, gemäß dem Verfahren von Braun und Clarke (2006). Dabei fördert wiederholtes Lesen der Literatur die Vertrautheit mit den Daten, was zur

Ordnung der Erkenntnisse in Codes und Generierung von Schlüsselthemen führt. In Anlehnung an das Prisma-Schema nach Moher et al. (2009) wurde zusätzlich eine deskriptive Statistik mit Angaben zu ein- bzw. ausgeschlossenen Studien bereitgestellt.

5.2 Ergebnisse

Die Recherche mithilfe der Suchstrategien in den elektronischen Datenbanken (Pubmed / Medline; CINAHL; Sowiport) ergab insgesamt 1091 Treffer. Im Rahmen der Initialrecherche auf der Datenbank „Sowiport" konnten 18 Artikel zur weiteren Analyse einbezogen werden. Durch die Handrecherche in den gerontologischen Zeitschriftbänden „Pro Alter" und „Informationsdienst Altersfragen" wurden weitere 25 Fachartikel gefunden. Die Suche in den Internetdomänen der Landesministerien (Rheinland-Pfalz; Nordrhein-Westfalen; Baden-Württemberg) ergab keine Treffer. Nach dem Ausschluss von Duplikaten (n = 121) aus der elektronischen Datenbanksuche, konnten somit 1013 Artikel in das anschließende Titel- und Abstract-Screening übernommen werden. Mit Blick auf die Ein- bzw. Ausschlusskriterien, erfolgte ein Ausschluss von 728 Artikeln im Titel-Screening sowie von 67 Artikeln im Screening der Abstracts. 218 Artikel wurden demnach für das Screening der Volltexte eingeschlossen. Davon waren 9 Referenzen weder über die Fernleihe des Landesbibliothekszentrums Rheinland-Pfalz, noch über die hochschuleigene Bibliothek verfügbar. Weitere 189 Artikel wurden im Screening der Volltexte ausgeschlossen, da diese nicht den konkretisierten Kriterien für den Einschluss entsprachen. Insgesamt konnten somit 20 Artikel in die Literaturarbeit eingeschlossen werden (für deskriptive Darstellung der Suchergebnisse siehe Abb. 5.1).

5.2.1 Übersicht der Review-Literatur

Bevor die Ergebnisse der Artikel hinsichtlich der Fragestellung untersucht werden, gibt dieser Abschnitt einen ersten Überblick über die eingeschlossene Literatur. Dabei sollen vor allem die formalen und forschungspraktischen Aspekte betrachtet werden. Die Mehrheit der Review-Literatur stammt aus den USA (n = 12), gefolgt von Artikeln aus Deutschland (n = 7) und einer Quelle aus dem United Kingdom (siehe hierzu Tab. 5.4). Den Einschlusskriterien entsprechend, wurden alle Artikel im Zeitraum von 1999 bis 2016 publiziert, die meisten davon ab dem

Darstellung der Recherche – modifiziertes PRISMA-Schema nach *Moher et al.* (2009)

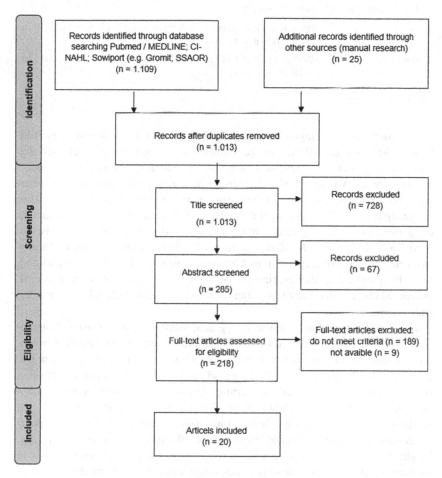

Abb. 5.1   Darstellung der Recherche nach modifiziertem PRISMA-Schema

Jahr 2003. Davon machten Fachbeiträge, etwa Expertenkommentare und Fallbeschreibungen, oder wissenschaftliche Artikel mit theoretischem Hintergrund die Mehrzahl der eingeschlossenen Artikel aus (n = 16). Nur wenige Studien (n = 4) konnten für die Übersichtsarbeit berücksichtigt werden.

Tab. 5.4 Anzahl der Publikationen nach Herkunftsland

Herkunftsland	Anzahl	Publikationsjahr
USA	12	1999 (n = 1); 2003 (n = 5); 2005 (n = 1); 2007 (n = 1); 2010 (n = 1); 2015 (n = 1); 2016 (n = 2)
Deutschland	7	2000 (n = 1); 2010 (n = 1); 2011 (n = 1); 2014 (n = 1); 2015 (n = 2); 2016 (n = 1)
UK	1	2016 (n = 1)

Mit Blick auf die eingeschlossenen Studien zeigt sich ein heterogenes Bild. Soweit dies aus den Berichten zu entnehmen ist, handelt es sich bei den zugrunde liegenden Forschungsansätzen um ein qualitativ-exploratives, ein nicht-experimentelles Vorher-Nachher-Design sowie einen partizipativen Aktionsforschungsansatz. Die meisten Studien wurden in Einrichtungen der stationären Langzeitpflege (n = 4) durchgeführt. Nur eine Untersuchung nahm zusätzlich das gemeindenahe Setting in den Blick. Die Größe der Stichproben lag zwischen 6 bis 76 Teilnehmern. Die Zielgruppen der Studien waren vorwiegend Familienangehörige, Bewohnerinnen und Mitarbeiterinnen der jeweiligen Einrichtung (u. a. Pflegende, Sozialarbeiterinnen). Aber auch andere Stakeholder, wie z. B. externe Manager oder Forschende (partizipatorische Aktionsforschung), wurden einbezogen.

Für die Datenerhebung, soweit angegeben, wurden in den meisten Untersuchungen (n = 2) qualitative Verfahren (z. B. Fokus-Gruppeninterviews) verwendet. Nur eine Studie verwendete einen halbstandardisierten Befragungsbogen. Die Erhebung der Daten erfolgte überwiegend (n = 3) zu mehreren Zeitpunkten (longitudinal). Auch bei der Auswertung der Daten ist hauptsächlich qualitativ vorgegangen worden. Dabei wurde vor allem rekonstruktiv (n = 2) und inhaltsanalytisch (n = 1) gearbeitet. Eine weitere Untersuchung setzte unterschiedliche Varianzanalyseverfahren ein, um die Wirkung einer Intervention (ohne Vergleichsgruppe) bewerten zu können (für eine tabellarische Übersicht aller in die Literaturarbeit eingeschlossener Fachartikel, siehe Tab. 5.5 und 5.6).

5.2.2 Betrachtung der Literatur hinsichtlich der Fragestellung

Das mit der Forschungsfrage verbundene Ziel dieser Literaturübersichtsarbeit war es, Literatur zu identifizieren, die den Kulturwandel von stationären Langzeiteinrichtungen hinsichtlich einer Öffnung in den Sozialraum bzw. das Quartier

Tab. 5.5 Zusammenfassung der Studien

Zusammenfassung der Studien

Autor, Jahr	Ziel der Arbeit	Setting	Studienpopulation	Methoden, Interventionen	Ergebnisse bzw. Outcomes
Rosher und Robinson (2005)	Untersuchung der Auswirkungen der Eden-Alternative auf Zufriedenheit von Angehörigen.	Pflegeheim (n = 1) mit 150 Betten (u. a. Kurzzeitpflege, Rehabilitation, etc.) im mittleren Westen, USA.	Familienangehörige der Heimbewohner (n = 37).	Nicht-experimentelles Vorher-nachher Design; Halb-standardisierte Befragungen von Angehörigen (T1: Implementierung (T1: Implementierung T2: 2 J. danach); Varianzanalyseverfahren. **Intervention**: Schulung (1 J.): 80 Einzelmaßnahmen u. 10 Prinzipien der Eden-Alternative.	Durch Befragung signifikante Verbesserung der Zufriedenheit von 37 Familienangehörigen (p > .0001) 2. J. nach Implementierung gemessen.
Shura et al. (2010)	Untersuchung des Kulturwandels in der Langzeitpflege sowie der Lebensumstände von Bewohnern durch partizipative Aktionsforschung (PAR).	Einheiten (n = 4) einer Continuing care retirement community (bestehend aus Pflegeheim u. betreutem Wohnen).	Einheitenspezifische PAR-Gruppen (n = 7); jede bestehend aus Bewohnerinnen (n = 4 – 7), Angehörigen (n = 1 – 2) u. Mitarbeiterinnen (n = 1 – 3); Insgesamt 74 Teilnehmende.	Partizipative Aktionsforschung (PAR): Akteure als Co-Forscher (an Formulierung von Fragen u. Zielsetzungen beteiligt); Gruppentreffen 1 Stunde pro Woche über 4 Monate.	Gruppen generierten neue Ideen für kreative Verbesserungen u. Reformen (z.B. Schwarzes Brett, Mahlzeiten, Beziehungen zu Personal, etc.) in der Gemeinschaft u. zeigten Initiative zur Umsetzung; Herausforderungen bei der Mitarbeiterbeteiligung u. Nachhaltigkeit.

(Fortsetzung)

Tab. 5.5 (Fortsetzung)

Zusammenfassung der Studien

Autor, Jahr	Ziel der Arbeit	Setting	Studienpopulation	Methoden, Interventionen	Ergebnisse bzw. Outcomes
Fortune et al. (2015)	Untersuchung von Barrieren bei Projekten des PAR-Ansatzes im DMC-Setting.	Pflegeheim (n = 1) in Ontario (112 Bewohnerinnen) u. gemeindenahes Setting.	Mitarbeiterinnen (n = 15); Familienangehörige (n = 4); Forscherinnen (n = 4) und Praktikantinnen (n = 2).	Datenerhebung durch 25 semi-strukturierte Interviews je 30 Min.; komparative Analyse hinsichtlich Kategorienbildung.	Überforderung mit Arbeit aufgrund Doppelbelastung (Arbeitsgruppe vs. normale Arbeit); Probleme mit Terminfindung; Personalfluktuation während des Prozesses; Unsicherheiten während des Prozesses; Veränderungsprozess als sehr langsam erlebt.
Hutchinson et al. (2016)	Untersuchung der Wahrnehmung von Bewohnerinnen u. Familienangehörigen hinsichtlich partnerschaftsorientierter Langzeitpflege im Zusammenhang mit Einführung des „Tri-focal" Pflegemodells.	Einrichtungen stationärer Langzeitpflege (n = 7) mit 311 Bewohnern; in Victoria, Australien; privat u. öffentlich; urban u. ländlich.	Bewohnerinnen der Einrichtungen (n = 29) u. Familienmitglieder (n = 47).	Qualitativ-explorativ-deskriptives Design; Demografische Datenerhebung: 48 Individuelle (prä- u. post-intervention) u. 7 Fokusgruppen-Interviews (prä- u. post-intervention) je 45 Min.; Inhaltsanalytisches Auswertungsverfahren.	**Bewohnerinnen:** Prä-Intervention: u.a. Gefühl der Entmachtung; Engagement u. Partnerschaft in Mitarbeiterinnen-Bewohnerinnen-Beziehung betont; Post-Intervention: u.a. Verbesserung der Beziehungen; **Familienmitglieder:** Prä-Intervention: u. a. Wunsch Abstimmung mit Personal; Post-Intervention: Partnerschaft mit Personal; Vertrauen erhalten um Personal zu unterstützen u. in Entscheidungen einbezogen zu werden.

Tab. 5.6 Zusammenfassung Fachbeiträge und Artikel

Zusammenfassung der Fachbeiträge und theoretischen wissenschaftlichen Artikel

Autor, Jahr	Ziel der Arbeit	Schlüsselergebnisse (originär)
Drew und Brooke (1999)	Beschreibung der Einführung der Eden-Alternative in einem Pflegeheim in Texas.	Autoren beschreiben Verbesserung der Lebensqualität der Bewohnerinnen; Senkung der Kosten; geringere Infektionsrate; weniger Psychopharmaka u. weniger Stürze.
Kottusch (2000)	Beschreibung der Öffnung von Pflegeheimen ins Quartier, um Schwellenangst der Öffentlichkeit abzubauen.	Barrieren: Schwellenangst der Bevölkerung, fehlende Identifikation der Mitarbeiterinnen mit Einrichtung, Negativbild von Einrichtungen in Presse; Chancen: Öffentlichkeitsarbeit nutzen.
Ronch (2003)	Beschreibung von acht Stufen, die beim Kulturwandel in Pflegeheimen zu beachten sind.	Wesentliche Fehler bei Culture Change: zu viel Selbstzufriedenheit; keine starke Koalition; Macht der Vision unterschätzen; neue Visionen blockieren; Unvermögen Nahziele zu erreichen; Sieg zu früh verkünden; Unvermögen, neue Unternehmenskultur zu implementieren.
Boyd (2003)	Beschreibung des Kulturwandels eines Pflegeheimes in der Provinz Mount St. Vincent.	Seit 1990iger Jahren organisatorischer und kultureller Wandel; u. a. 112 Apartments für betreutes Wohnen u. zehn „Neighborhoods" entstanden; Konzepte u. Philosophie der Pflege transformiert Pflege stärker auf Bewohner zentriert; Einbezug von Angehörigen; Eröffnung u.a. von Kindergarten mit Gemeinschaftsorten; Ergebnisse aus Studien: u. a. höhere Aktivität der Bewohnerinnen, geringere Personalfluktuation.
Brennan et al. (2003)	Beschreibung eines zehnjährigen Culture Change-Programms.	Fokus auf Umweltfaktoren, Auswirkungen auf physische, psychische u. spirituelle Gesundheit der Bewohnerinnen; Ziel der Umbaumaßnahmen: das tun zu können, was man auch zu Hause tun kann; Ziel durch Öffnung (z. B. Läden, Café) erreicht; durch Wandel wurden Bewohner befähigt, Alternsprozess selbst zu gestalten.

(Fortsetzung)

Tab. 5.6 (Fortsetzung)

Zusammenfassung der Fachbeiträge und theoretischen wissenschaftlichen Artikel

Autor, Jahr	Ziel der Arbeit	Schlüsselergebnisse (originär)
Monkhouse (2003)	Der Artikel beschreibt die Einführung der Eden-Alternative in zwei Schweizer Pflegeheimen mit jeweils 60 Betten.	Förderung der Gesundheit u. des Wohlbefindens der Bewohnerinnen u. Mitarbeiterinnen werden als Auswirkungen durch Einführung der Eden-Alternative beschrieben.
Gilbert und Bridges (2003)	Beschreibung des Transformationsprozesses eines Pflegeheimes zum Quartierszentrum.	Orientierung an Culture Change-Ansätzen; Schaffung von kleinen Wohnbereichen (Neighborhoods) mit Gemeinschaftsflächen; Hierarchien weitestgehend abgeschafft (Teamdirektor); Herausforderung bestand im empfundenen Verlust beruflicher Identität.
Crandall et al. (2007)	Artikel beschreibt die Best-Practice-Initiative (BPI) der Oregon Health und Science University und des Staates Oregon.	Ziel: Praktiken (z.B. Essenspraktiken) person-zentrierter Pflege (PCC) in Einrichtungen (u. a. durch Coaching, Edukation) einzuführen u. Implementierung zu evaluieren; neun teilnehmende Einrichtungen (moderater Wandel [n = 4], geringer Wandel [n = 2]; in drei Einrichtungen „signifikanter" Wandel in Praktiken (verfügten z.B. über kompatible Einrichtungskultur, angemessenem Managementverständnis o. engagierter „Champions").
Michell-Auli et al. (2010)	Beschreibung eines Quartierskonzepts und der historischen Betrachtung von Pflegeheimen, ausgehend von der „totalen Institution".	Rolle verschiedener Akteure (z. B. Wohnungsunternehmen, stationäre Langzeitpflege) sowie deren Vernetzung in Quartierskonzepten vorgestellt; Umsetzungsprinzipien sind: Partizipation der Bürgerinnen u. Kooperation örtlicher Akteure; Betrachtung der Pflegeheimsituation: von totaler Institution bis zu Wohnhäusern 5. Generation.

(Fortsetzung)

Tab. 5.6 (Fortsetzung)

Zusammenfassung der Fachbeiträge und theoretischen wissenschaftlichen Artikel

Autor, Jahr	Ziel der Arbeit	Schlüsselergebnisse (originär)
Schultz (2011)	Artikel beschreibt den Neubau des Bürgerheims Biberach.	Neubau von Wohngruppen mit Einzel- u. Gemeinschaftsräumen; Beachtung bewohnerorientierter Architektur (z. B. Lichtkonzepte) um Abkehr vom „Klinikbau" zu erreichen; Alltagsbegleiterinnen kümmern sich um Bedürfnisse in Wohngruppen; Selbständige Organisation jeder Einheit; expliziter Einbezug von Ehrenamtlichen u. Angehörigen; Trennung von ambulanter Pflege.
Bleyer et al. (2014)	Beschreibung eines Curriculums für ein Projekt, das Ehrenamtliche für einen Besuchsdienst in Pflegeheimen schulen soll.	Erfahrungen von wissenschaftlichen Projekten u. anderen umgesetzten Curricula genutzt; Module: Alterserkrankungen, Strukturen u. Abläufe in einer Altenpflegeeinrichtung, Umgang mit Demenzkranken, Praxiswissen. Umgang mit Notfällen u. Hilfsmitteln.
Louis (2015)	Beschreibung eines Pflegeheims, das nach Umbau zusammen mit einer Kindertagesstätte organisiert wurde.	Neubaukosten durch Zusammenlegung mit Kindergarten reduziert; regelmäßige gemeinsame Aktivitäten von Kindern u. Senioren; Vorurteile (z. B. Lautstärke, Tod u. Sterben) wurden abgebaut; Rückzugsorte für Kinder u. Senioren wurden geschaffen; hohe Lebensqualität der Betroffenen wurde berichtet.
Pauls und Zollmarsch (2015)	Beschreibung des Wandels eines Pflegeheims zum Quartierszentrum.	Öffnung ins Quartier hatte für Einrichtung nur Vorteile; Synergieeffekte durch die hohe Anzahl an Kooperationspartnerinnen festgestellt.
Smith und Dray (2016)	Beschreibung eines Ausbildungsprogramms (einschl. Mentoring) für Studierende der Pflege, um diese für die stationäre Langzeitpflege (PCC) zu sensibilisieren.	Studierende betrachten Programm als wichtig für Ausbildung, kannten die Bewohnerinnen, fühlten sich als Teil einer familiären Gemeinschaft, erkannten Unterschied zum KH.

(Fortsetzung)

Tab. 5.6 (Fortsetzung)

Zusammenfassung der Fachbeiträge und theoretischen wissenschaftlichen Artikel

Autor, Jahr	Ziel der Arbeit	Schlüsselergebnisse (originär)
Hochgürtel & Schleicher-Junk (2016)	Beschreibung des Projektes „Generationenbrücke" bei dem es zur Zusammenkunft von Kindern und pflegebedürftigen Menschen im Pflegeheim kommt.	Auswirkungen berichtet: ältere Menschen geben Erfahrungen an jüngere weiter; junge Menschen gewinnen Lebenswissen; Altersbild junger Menschen kann sich ändern; öffentliche Wahrnehmung von Altenhilfeeinrichtungen kann sich ändern.
Dupuis et al. (2016)	Beschreibung der Dementia Care Alliance u. dessen theoretische Fundierung.	Theoretischer Rahmen vorgestellt; Soll Versorgung dementiell veränderter Menschen im Pflegeheim u. Community verbessern; Pflege als Beziehungsarbeit; aus drei Ansätzen ein integrated framework: Guiding Principles, Culture Change Process u. Culture Change Outcomes; Community u. LTC Facility als Akteure im Feld u. Demenz als soziales Geschehen; drei Bereiche zentral: working collaboratively, thinking and doing differently, re-imagining new possibilities.

thematisieren. Weiter war es das Ziel, aus der identifizierten Literatur Faktoren herauszufiltern, die einen Einfluss auf den Kulturwandel haben und damit eine Öffnung in den Sozialraum bzw. das Quartier mit bedingen. Ein Großteil der Literatur lässt sich als Fachbeitrag im Sinne von Expertenkommentar oder Fallbeschreibung klassifizieren. Ein gewichtiges Thema ist in diesen Beiträgen die Neu- oder Restrukturierung und Neu- oder Reorganisation, was teilweise auch mit baulichen Veränderungen einhergeht und damit direkte Auswirkungen auf Bewohnerinnen, Mitarbeiterinnen und oder Angehörige haben kann (z. B. Boyd 2003, Louis 2015, Pauls und Zollmarsch 2015 oder Brennan et al. 2003). Einführung und Schulung von ehrenamtlich Engagierten (Bleyer et al. 2014) sind ebenso Themen, die mit Kulturwandel und Öffnung verbunden sind, wie die Einführung neuer, offener Pflegekonzepte durch Beteiligung von Angehörigen (z. B. Eden-Alternative Rosher und Robinson 2005). Pflegekonzepte, die eine Öffnung durch Teilhabe von Angehörigen durch aktive Teilhabe am Pflegeprozess, vorsehen sind breit vertreten (z. B. Crandall et al. 2007; Hutchinson et al. 2016). Eine Öffnung kann neben einer Organisations- und Strukturveränderung auch durch eine Erweiterung des Angebots, wie z. B. Veranstaltungsräume für Tagungen, Konzerte oder Hochzeiten, erfolgen (vgl. Pauls und Zollmarsch 2015). Oft sieht ein neues Pflegekonzept den Einbezug weiterer Institutionen durch verschiedene Kooperationen mit Schulen, Kindergärten oder (Tier-) Patenschaften vor (z. B. Hochgürtel und Schleicher-Junk 2016). Erste Kontaktoptionen können zur Verfügung gestellte Gemeinschaftsflächen sein (Kottusch 2000).

In der eingeschlossenen Literatur erfolgt damit kaum eine explizite Betrachtung von Einflussfaktoren hinsichtlich einer Öffnung in den Sozialraum. Bestimmte Aspekte werden in den jeweiligen Arbeiten zwar beschrieben, sind jedoch selten der Hauptgegenstand. Um die Extraktion der Einflussfaktoren dennoch thematisch zu leiten, erfolgt eine narrative Synthese der Daten durch die Einordnung induktiv gebildeter Subkategorien unter der Mikro-, Meso- und Makroebene. Im Folgenden werden die vorläufigen Ergebnisse aufgezeigt.

a) Erste Einflussfaktoren auf der Mikroebene
Subkategorie: *Individuelle Merkmale*
Die Öffnung der stationären Pflege wird durch individuelle Merkmale unterschiedlicher Akteure beeinflusst. Hier können zum einen Faktoren der Bewohnerinnen selbst beschrieben werden. So berichtete Louis (2015, S. 35) von Befürchtungen einiger Bewohnerinnen, die bei der Zusammenlegung eines Seniorenheims in Dillenburg mit einer Kindertagesstätte befürchteten, dass es *„zu laut und zu trubelig werden"* könne. Diese Vorbehalte verschwanden jedoch nach der Realisierung des

Projekts wieder (Louis 2015). Zum anderen sind auch Außenstehende, etwa Bewohner eines Quartiers, nicht frei von Ängsten und Vorurteilen. Kottusch (2000) legt dar, dass es in Heimen kaum zu spontanen Besuchen aus dem öffentlichen Raum kommt. Als Ursache hierfür, so führt er an, sehen nicht wenige Heimleitungen die Schwellenangst der Bevölkerung. Diese ist weit verbreitet und hat weniger mit der vermuteten Qualität der Einrichtung zu tun, als vielmehr mit den Vorbehalten der Menschen selbst. Demnach setzen sich Nichtbetroffene mit Krankheit und Schwäche im Alter erst dann auseinander, wenn es für sie selbst konkret wird (Kottusch 2000).

Daneben kann auch mangelndes Wissen von Ehrenamtlichen als Einflussfaktor bestimmt werden. So führen Bleyer et al. (2014) aus, dass bei der Erarbeitung eines Schulungskonzeptes für Besuchsdienste (Gespräche u. a. mit Experten, Ehrenamtlichen; Sichtung anderer Projekte) Defizite bei Ehrenamtlichen deutlich wurden. Die Freiwilligen zeigten mangelnde theoretische (Unkenntnis der Arbeitsabläufe) oder praktische Kenntnisse (Unsicherheiten beim Umgang mit dementen Menschen) auf, die zu Konflikten mit Hauptamtlichen der jeweiligen Einrichtung führten und wiederum eine Verminderung des ehrenamtlichen Engagements zur Folge hatten (Bleyer et al. 2014). Die folgende Tabelle zeigt die Einordnung aller induktiv gebildeten Subkategorien bzw. deren Unterthemen unter den Oberkategorien der Mikro-, Meso- und Makroebene auf (siehe Tab. 5.7).

Bei der Restrukturierung einer traditionellen Einrichtung der Langzeitpflege äußerten die Pflegekräfte Bedenken. Sie hatten Sorge vor dem Verlust der disziplinären (im Sinne von professioneller) Identität, einen daraus resultierenden Mangel an medizinischem und pflegerischen Wissen und einem Statusverlust in der Organisation (Gilbert und Bridges 2003).

Das persönliche Engagement von Führungskräften kann sich wiederum positiv auf eine Öffnung auswirken. Brennan et al. (2003) schildert den Wandel des Teresian House (in New York) in ein weniger institutionalisiertes Heim (u. a. Kindergarten, Café, bewohnerorientierte Pflege). Die Initiierung des Wandels wurde durch die christliche Einrichtungsleitung Pauline Brecanier angestoßen. Durch ihr persönliches Engagement setzte sie mit Erfolg eine neue Philosophie in der Einrichtung durch, in der das Heim wie ein familiäres Zuhause gestaltet wurde und auch so betrieben werden soll (Brennan et al. 2003). Allerdings kann sich das individuelle Engagement auch gegen den Prozess des Kulturwandels stellen. Ronch (2003) berichtet über ein Komitee für den Kulturwandel in einem Unternehmen, das den Mangel an Zustimmung/Genehmigung seitens des Geschäftsführers als größte Hürde im Wandlungsprozess beschrieb. So konnte der Wandel nur kleinteilig stattfinden (Ronch 2003). Neben individuellen Merkmalen auf der Mikroebene, zeigen sich Einflussfaktoren vorwiegend auf der Mesoebene, vor allem in

Tab. 5.7 Übersicht der Ober- bzw. Subkategorien

Oberkategorien	Subkategorien und Unterthemen
Mikroebene	**Individuelle Merkmale:** • Vorbehalte von Bewohnerinnen und Außenstehenden (Louis 2015; Kottusch 2000) • Vorbehalte von Pflegekräften (Gilbert und Bridges 2003) • Mangelnde Kenntnisse von Ehrenamtlichen (Bleyer et al. 2014) • Engagement von Führungskräften (Brennan et al. 2003)
Mesoebene	**Reorganisation bzw. -strukturierung:** • Erweiterung des Einrichtungsangebotes (Boyd 2003; Louis 2015) • Pflege- und Versorgungskonzepte (Boyd 2003; Schultz 2011; Crandall et al. 2007) • Externe und interne Kommunikation (Kottusch 2000) **Gemeinsame Initiativen bzw. Projekte:** • Netzwerke und Schulungen (Bleyer et al. 2014; Hochgürtel und Schleicher-Junk 2016) • Forschungsansätze (Shura et al. 2010)
Makroebene	**Rechtliche bzw. finanzielle Voraussetzungen:** • Kontextabhängige gesetzliche u. finanzielle Rahmenbedingungen (Louis 2015)

Form der Reorganisierung bzw. -strukturierung der Einrichtung, etwa durch neue Versorgungskonzepte oder der Erweiterung des Einrichtungsangebots.

b) Erste Einflussfaktoren auf der Mesoebene
Subkategorie: *Reorganisation bzw. -strukturierung*
Die Erweiterung des Einrichtungsangebots zeigt sich häufig als positiver Einflussfaktor. Demnach vollzog das Pflegeheim in der Provinz Mount St. Vincent (New York) einen organisatorischen Wandel. In der Folge haben Wohnbereiche nun Anschluss an einen Lernbereich für Vorschulkinder, der zur Kindertagesstätte der Einrichtung gehört. Bewohnerinnen können sich hier mit den Kindern beschäftigen. Ein Kontakt (Kindern, Lehrer) erfolgt an verschiedenen Gemeinschaftsorten. Neben einer Klinik für u. a. Augenheilkunde verfügt die Einrichtung über eine Physiotherapie, die der breiteren Gemeinschaft zur Verfügung steht, etwa Berufstätigen (Boyd 2003). Die Einrichtung der katholischen Josefs-Gesellschaft in Dillenburg ist ein Seniorenheim (als Hausgemeinschaftsmodell der 5. Generation) und eine Kindertagesstätte (katholische Kirche als Betreiber) in einem. Zweimal wöchentlich finden in Gemeinschaftszonen gemeinsame Aktivitäten der Senioren und Kinder

statt, bei denen gespielt, gebastelt und gesungen wird. Feste (z. B. Ostern, Weinachten) werden zusammen vorbereitet und gefeiert. Durch dieses Konzept konnten Verbindungen zu Angehörigen, Nachbarn und zur Kirchengemeinde hergestellt und intensiviert werden (Louis 2015). Michell-Auli et al. (2010) berichten über ein Altenheim, dass den hauseigenen Veranstaltungssaal umbaute, damit dort die örtliche Kirchengemeinde den regelhaften Gottesdienst feiern kann. Bei diesem stammt die Hälfte der Besucher aus dem Heim, die andere Hälfte aus dem Quartier. Außerdem wird der Saal für weitere Veranstaltungen wie Bastelnachmittage, Vorlesungen oder Feste im Quartier genutzt, was eine Öffnung nach außen mit sich zog (Michell-Auli et al. 2010). Um sich zu öffnen hat das Seniorenheim Upladin auf Basis einer Umfeldanalyse das Leistungsspektrum auf ein geografisch definiertes Quartier zugeschnitten. Neben stationärer Versorgung wurden betreutes Wohnen, Tagespflege, Kurzzeitpflege, Hausgemeinschaften und anmietbare Tagungs- und Festräume in das bestehende Portfolio aufgenommen (Pauls und Zollmarsch 2015). Das Center for Nursing and Rehabilitation in New York hat sich durch einen massiven Reorganisationsprozess geöffnet. Die einzelnen Stationen wurden in Wohnbereiche (Neighborhoods) mit Gemeinschaftsflächen (Küche, Speisezimmer) verkleinert. Außerdem wurden multiprofessionelle Teams ohne Hierarchiestufen zur Versorgung eingesetzt, wobei Angehörige und Bewohnerinnen als Teil des Teams verstanden werden. In jedem Wohnbereich finden regelmäßige Treffen des Teams mit den Angehörigen, als Bewohnerinnenbeirat, zum Austausch statt. Außerdem wurde darüber ein Ehrenamtsprogramm entwickelt, sodass die Möglichkeit besteht Bewohnerinnen zu Essenszeiten zu besuchen und mit ihnen zusammen die Mahlzeit einzunehmen bzw. sie dabei zu unterstützen, falls das gewünscht ist. Auch entstand hier die Idee, dass Angehörige auch diejenigen Bewohnerinnen besuchen, die sonst keinen regelmäßigen Besuch empfangen. Die Stimme der Bewohnerinnen findet monatlich im "core counsil" Gehör. Hier findet regelmäßiger Austausch zwischen Bewohnerinnen und Pflegekräften statt, um alle Belange der Versorgung zu besprechen. Die Leiterin dieses Rats ist von den Bewohnerinnen aus den Bewohnerinnen gewählt und wird in ihrer Funktion von einer Sozialarbeiterin unterstützt (Gilbert und Bridges 2003).

Ein weiteres Beispiel für Öffnung durch Reorganisation ist das Teresian House in Albany, New York. Mit dem Kulturwandel verbindet dies Einrichtung zwei zentrale Ziele: die negativen Institutionalisierungseffekte durch die Organisationsstruktur zu beenden und all das im Teresian House tun zu können, was man zuvor zu Hause tun konnte. Bereits 2003 konnte das Teresian House auf eine zehnjährige Geschichte in Sachen Kulturwandel und Öffnung mit einem Investitionsvolumen von über 25 Mio. $ zurückblicken. Die durchgeführten Veränderungen im Teresian House sind:

Reorganisation durch PCC, Aufbrechen der Hierarchiestruktur, Umbau und Neugestaltung der Einrichtungen zu kleineren Wohnbereichen (inkl. Küche, Wohn- und Essbereich), Einbezug der Angehörigen durch Interviews und regalmäßige Meetings vor Umbauten etc., Anbau im neighborhood Stil mit Wohngruppen (Cluster) von max. 14 Bewohnerinnen, neue Hausphilosophie („Jeder hilft jedem; wir sind eine Familie."), Eröffnung einer Bar, einem Tante Emma Laden, eines Schönheitssalons und einer Kindertagesstätte sowie die Anschaffung von Haustieren (Brennan et al. 2003). Eine Fallstudie aus Zollikon in der Schweiz beschreibt einen ähnlichen Wandlungsprozess zweier Pflegeheime (je 60 Betten). Aufgrund der föderalen Struktur der Schweiz ist die Lage im Gesundheitswesen sehr heterogen. Ein neu gewählter Beauftragter für Gesundheit war über den Zustand und die Pflege der Heime bestürzt und veranlasste Verbesserungen. Der neu eingesetzte Verwalter implementierte ein Total Quality Management flankiert mit der Eden-Alternative, um Kosten und Personalfluktuation zu senken und die pflegerische Versorgung zu verbessern. Ziel war es unter anderen das medical model durch das human-habitat-model zu ersetzten. Neben den Eden-typischen Maßnahmen (Umbau, Haustiere, Pflanzen, Öffnung besonders für Kinder) wurden die Heime gezielt ins Quartier mittels Café geöffnet. Die Räumlichkeiten der Heime fungieren teilweise als sozialer Treffpunkt, z. B. für Kinder nach der Schule oder in den Ferien und Feiertagen, oder für die Nachbarschaft. Ergebnisse ließen sich rasch feststellen: Hospitalisierungsrate, Fluktuation, Einsatz von Psychopharmaka sanken. Der Ruf des Heims wandelte sich von einem traurigen Platz zu einem Ort, an dem es wert ist zu leben, sodass für Bewohnerinnen und Angestellte Wartelisten entstanden. Für 2002 entstand der Plan das Heim für Schulklassen und Kindertagesstätten zu öffnen. Des Weiteren soll jede Mitarbeiterin Schulung zum Thema Patientenorientierung erhalten. Für weitere Umbauten ist die Eden Alternative maßgeblich (Monkhouse 2003).

Daneben weisen Pflege- und Versorgungskonzepte einen Bezug zum Sozialraum auf. So kam es im Bürgerheim Biberach nach der Reorganisation des Pflege- und Betreuungskonzepts (Mitwirkung, Teilhabe und Selbstbestimmung) zu einem stärkeren Einbezug von Ehrenamtlichen und Familienangehörigen (Schultz 2011). Das Pflegeheim in der Provinz Mount St. Vincent wandelte Konzepte und Philosophie der Pflege nach dem Vorbild der bewohnerzentrierten Pflege (Fokus auf Bewohnerinnen und menschlicher Interaktion). Zusammen mit Bewohnerinnen und Familienmitgliedern plant das Personal die Pflege und bezieht Angehörige in Aktivitäten der Gemeinschaft ein (Boyd 2003). Durch eine Best-Practice-Initiative (BPI) der Oregon Health und Science University und des Staates Oregon wurden Praktiken (z. B. Bade- und Essenspraktiken) der person-zentrierten Pflege (PCC) in Einrichtungen der Langzeitpflege eingeführt. Nach der Einführung wurden Familienmitglieder hinsichtlich der neuen Praktiken angeleitet und explizit bei der Erarbeitung biografischer Verläufe im Rahmen der Pflegeplanung einbezogen (Crandall et al. 2007). Solche Versorgungskonzepte tragen ebenfalls dazu bei, die Zufriedenheit der Angehörigen langfristig zu erhöhen. In der Studie von Rosher und Robinson (2015) konnte durch Beteiligung von Angehörigen in den Versorgungsprozess im Rahmen des Konzepts der Eden-Alternative (u. a. PCC, Einbezug Kinder, Tiere, Pflanzen) eine signifikante Verbesserung in der Zufriedenheit der Angehörigen, auch zwei Jahre nach Implementierung, nachgewiesen werden. In einer weiteren Studie von Hutchinson et al. (2016) wurde das tri-fokale Modell (partnership-centered care, evidence base positive enviroment) untersucht. Das Modell sieht ausdrücklich die Beteiligung der Familien, sowohl im Pflegeprozess, als auch im Prozess der Implementierung vor. Die Familien und die Pflegenden sollen sich gegenseitig im Pflegeprozess unterstützen. Dadurch kann die Pflege besser auf die Betroffenen augerichtet werden. Vor der Implementierung fühlten sich Bewohner entmachtet, und Angehörige wünschten sich eine bessere Beziehung zum Personal. Durch die Implementierung konnte eine partnerschaftliche Beziehung zu Bewohnern und Angehörigen aufgebaut werden und alle Gruppen waren an Entscheidungen beteiligt. Ein anderes Versorgungskonzept ist das der Eden-Alternative, diese sieht vor, ein Heim in ein lebensweltliches Habitat für Bewohner und Pflegende zu wandeln. Dies sollte auch im Harbourview Care Center in League City, Texas, passieren. Die Umsetzung der Eden Alternative sieht eine starke Einbeziehung der Community vor. Im Harbourview entstanden verschiedene Programme. Kinder sollen im Eden-Programm in organisierten, spontanen und informellen Treffen zum Alltag dazugehören. Z. B. legten Schülerinnen der High-School einen Garten für Gemüse an, das von den Bewohnerinnen im Winter in Gewächshäuser eingesetzt wurde. Weitere Beispiele für Aktivitäten, an denen Kinder und Bewohnerinnen teilhaben sind: Gärtnern, Geschichten erzählen oder Vorlesen, Umarmen (Hugging), Erlernen und Beibringen des Kochens oder Kartenlesens, Singen, Basteln, Tiere Füttern etc. Erwachsene sind in dem „Adopt-a-Grandparent" Programm aktiv. Der Wandel der Einrichtung mit Heimcharakter hin zu einem wohnräumlichen Stil ist außerdem wesentlich einladender für Kinder. Die Gemeinschaftsräume der Einrichtung dienen inzwischen als Gemeinschaftsfläche des Quartiers (Drew und Brooke 1999).

Auch die Art und Weise, wie die Einrichtung mit ihren Mitarbeiterinnen, Bewohnerinnen und dem unmittelbaren Sozialraum kommuniziert, scheint von Bedeutung zu sein. Dahin gehend beschreibt Kottusch (2000) die Notwendigkeit einer veränderten Kommunikation in das öffentliche Leben der Region, um Kontakte herzustellen und Schwellenängste abzubauen. So werden Heime genannt, die öffentliche Räume (z. B. für Kunstausstellungen, Cafés, Feste im Stadtteil) geschaffen haben und diese gezielt an die Presse kommunizierten. Daneben muss das interne Kommunikationsbedürfnis der Mitarbeiterinnen und Bewohnerinnen, die ebenfalls mit dem öffentlichen Raum in Verbindung stehen, befriedigt werden. So wird von der Erstellung einer Hauszeitung, unter der Mitarbeit von Bewohnerinnen und Mitarbeiterinnen, in einem Heim berichtet, die ebenfalls an Angehörige und andere relevante Akteure im Umfeld verschickt wird und somit zur Identifikation mit der Einrichtung beitragen soll (Kottusch 2000). Eine klare Lage der Evidenz beschreiben auch Dupius et al. (2016), indem sie sagen, dass durch die Vernetzung und die aktive Beteiligung aller am Versorgungsprozess beteiligten Akteure die Qualität der Versorgung für Bewohnerinnen, Pflegende und Angehörige verbessert wird.

Subkategorie: *Gemeinsame Initiativen bzw. Projekte*
Formelle Netzwerke und deren Angebote wirken ebenfalls auf eine Öffnung der stationären Langzeitpflege. Auf Initiative von Gemeindecaritas, Diözese, Universität, einem Seniorenheim und dem Förderverein „Miteinander-Füreinander Beratshausen" wurde z. B. ein Besuchsdienst für Senioren initiiert. Hierfür wurde ein Schulungskonzept für Ehrenamtliche in Alten- und Pflegeheimen entwickelt. Dieses wird in einem Altenheim eingesetzt, um Ehrenamtliche zu befähigen, mit speziellen Themen der stationären Versorgung (z. B. Symptome der Demenz, praktischer Umgang mit Pflegeutensilien) umzugehen, um hilfebedürftigen Menschen ein Mehr an gesellschaftlicher Teilhabe zu ermöglichen (Bleyer et al. 2014). Ein weiteres Projekt, die Generationenbrücke Deutschland (GBD), hat zum Ziel, alte und junge Menschen zusammen zu bringen. Über 100 Altenhilfeeinrichtungen, Schulen und Kindergärten sind beteiligt. Kindern werden dabei altersgerechte Kenntnisse vermittelt (z. B. über Demenz) bevor sie ein bis zweimal im Monat für eine Stunde Seniorinnen in den Heimen besuchen. Es bestehen feste Patenschaften mit Bewohnerinnen über die Dauer eines Schul- bzw. Kindergartenjahrs. Generiertes Erfahrungswissen wird durch Fortbildungen an Mitarbeitern der Altenhilfe, Schulen und Kindergärten weitergegeben (Hochgürtel und Schleicher-Junk 2016).

Daneben können bestimmte Forschungsansätze Einfluss auf eine Öffnung nehmen. Ziel einer Studie war es, in einem Pflegeheim einen Kulturwandel durch die Beteiligung von Bewohnerinnen und Angehörigen zu initiieren. In Form des partizipatorischen Aktionsforschungsansatzes wurden vier Arbeitsgruppen gebildet (bestehend aus Bewohnerinnen, Angehörigen, Mitarbeiterinnen), um über Defizite und Verbesserungspotenziale in der Pflegeeinrichtung zu diskutieren. Zur Verbesserung der Kommunikation nach innen und außen wurde z. B. eine Heimzeitung entwickelt, mit der sich Bewohnerinne, aber auch Menschen im Umkreis, über Veranstaltungen und Neuigkeiten informieren können (Shura et al. 2010). Allerdings birgt dieser Ansatz auch Risiken, wie Fortune et al. (2015) beschreiben. Im

Rahmen seiner Studie zur Evaluation eines PAR-Prozesses wurden beteiligte Personen befragt. Die befragten Mitarbeiterinnen gaben an, teilweise mit der Arbeit überfordert zu sein. Sie mussten ihre normale Arbeit ausüben und nebenbei in der Arbeitsgruppe aktiv sein. Außerdem war es schwer entsprechende Termine für Treffen zu finden. Die Personalfluktuation während des Prozesses war außerdem ein Problem, weil Personen von den Anfängen nicht dabei waren und neue hinzukamen. Während des Prozesses gab es außerdem vermehrt Unsicherheiten bezüglich der Veränderungen. Die Veränderung wurde zudem als sehr langsam erlebt. Um Pflegestudierende für den Bereich der Pflege in stationären Einrichtungen der Langzeitpflege zu sensibilisieren, wurden diese während ihres Studiums in Wales in neun verschiedene Einrichtungen dieser Art geschickt. Zuvor fand für die ausgesuchten Mentoren der Einrichtungen, die die Studierenden anleiten sollten, ein zweitägiges Training statt, das durch Literatur unterfüttert wurde. Alle Einrichtungen nutzen einen PCC Ansatz. Diese Ansätze waren zuvor Teil des Studiums. Ergänzt wurde das Forschungsprojekt durch teilstrukturierte Interviews mit Bewohnerinnen, Pflegenden und Angehörigen, um mehr über die Kultur in Heimen herauszufinden und welche Auswirkung die Kultur hat. Seitens der Studierenden gab es gute Resonanz hinsichtlich der Beziehungsgestaltung zu den Bewohnern und Mentoren, der Integration in das Pflegeteam und der klinischen Ausbildung. Durch den Einsatz von Studierenden in unterschiedlichen Einrichtungen erfolgte eine Öffnung. Außerdem konnten sich die Studierenden nach den Einsätzen über die Einrichtungen austauschen, und die Einrichtungen konnten so über die Universität erste Ansätze eines Netzwerks aufbauen (Smith und Dray 2016).

c) Erste Einflussfaktoren auf der Makroebene
Subkategorie: *Rechtliche bzw. finanzielle Voraussetzungen*
Einflussfaktoren auf der Makroebene zeigen sich, nach derzeitigem Stand der Literaturanalyse, ausschließlich in rechtlichen bzw. finanziellen Rahmenbedingungen. Hier berichtet Louis (2015) über eine Einrichtung der katholischen Josefs-Gesellschaft in Dillenburg, die Seniorenheim und Kindertagesstätte in einem ist. Bei der Planung des Umbaus mussten unterschiedliche gesetzliche Rahmenbedingungen für Altenhilfeeinrichtungen und Kindertagesstätten berücksichtigt werden (z. B. Trennung von Betriebs- und Baukosten für beide Bereiche). Fördermittel zum Umbau wurden ebenfalls aus verschiedenen Töpfen finanziert (z. B. Fördergelder aus Bundesmitteln). Daneben gelten verschiedene sicherheitsrelevante Vorschriften, etwa beim Brandschutz (Louis 2015).

5.3   Zusammenfassung und Diskussion

Ziel dieser Übersichtsarbeit war es, Einflussfaktoren des Kulturwandels in stationären Altenhilfeeinrichtungen hinsichtlich einer Öffnung in den Sozialraum zu untersuchen. Die Orientierung an den „methodological framework" von Arksey und O'Malley (2005), zur Erstellung eines Scoping-Reviews, zeigte sich hierfür ergiebig. Erste inhaltliche Ergebnisse deuten vor allem auf Faktoren der Mesoebene hin, etwa die Erweiterung des Einrichtungsangebots durch Kindergärten, bestimmte Pflegekonzepte (z. B. person-zentrierte Pflege) oder die Schulung von Ehrenamtlichen im Rahmen von formellen Netzwerken. Aber auch individuelle Merkmale der unterschiedlich involvierten Akteure (z. B. Bewohnerinnen, Außenstehende), die u. a. in Form von Ängsten oder mangelnden Kenntnissen deutlich werden, können einen wesentlichen Einfluss auf die Öffnung einer Einrichtung in den Sozialraum haben.

Im Hinblick auf die Diskussion der Befunde ist zu beachten, dass viele Beiträge einen normativen Anspruch formulieren, in denen ein Soll der Zukunft, meist in Plänen der kommunalen Altenhilfe, vorgestellt wird. Ob diese Anspruchshaltung Auswirkungen auf die Öffnung von Pflegeheimen hat, konnte in keinem gefundenen Artikel empirisch belegt werden. Hier wäre weitere Forschung, evtl. im Sinne einer Diskursanalyse, wünschenswert. Ebenfalls fiel auf, dass die Einrichtungen der stationären Altenhilfe kaum bis gar nicht in den Artikeln, die sich normativ mit der kommunalen Altenhilfe auseinandersetzen, thematisiert werden. Scheinbar gibt es in stationären Einrichtungen der Langzeitpflege diese Zukunftsvisionen nicht. Es wird auf den Verbleib in der Häuslichkeit und die damit verbundenen nötigen Veränderungen der ambulanten und bürgerschaftlichen Versorgung fokussiert. Dies kann man auf drei hypothetische Gründe zurückführen: Die Heime sind im Quartier aufgegangen, sie sind in den Augen der Autoren zukünftig unwichtig und damit nicht nennenswert oder die Autoren haben hier den Bezug zum Pflegeheim schlichtweg ignoriert.

Diese Unterscheidungen markieren die wesentliche Differenz zur deutschen Situation. Denn man muss sich Augen halten, dass die meisten Befunde aus der US-amerikanischen Literatur stammen. Offensichtlich wird „culture change" in den USA sehr stark mit den internen Veränderungen in den Einrichtungen verbunden, weniger mit einer Öffnung in den Sozialraum. Und diesbezüglich sind die Entwicklungen in Europa, vor allem in den skandinavischen Ländern aber auch in Deutschland, als progressiv einzuschätzen.

Literatur

Arksey, H., & O'Malley, L. (2005). Scoping studies: Towards a methodological framework. *International Journal of Social Research Methodology, 8*(1), 19–32.

Bleyer, B., Braun, I., Ebner, R., Plank, M., & Riecke, R. (2014). Ein Projekt zur Qualifikation von Besuchsdiensten in stationären Altenhilfeeinrichtungen: Begegnungen gegen die Einsamkeit. *Informationsdienst Altersfragen, 41*(1), 21–24.

Boyd, C. K. (2003). The providence Mount St. Vincent experience. *Journal of Social Work in Long-Term Care, 2*(3/4), 245–268.

Braun, V., & Clarke, V. (2006). Using thematic analysis in psychology. *Qualitative Research in Psychology, 3*(2), 77–101.

Brennan, J. S., Brancaccio, P., & Brecanier, P. (2003). Teresian House – Using the environment to support cultural change. *Journal of Social Work in Long-Term Care, 2*(3/4), 223–231.

Crandall, L. G., White, D. L., Schuldheis, S., & Talerico, K. A. (2007). Initiating person-centered care practices in long-term care facilities. *Journal of Gerontological Nursing, 33*(11), 47–56.

Drew, J. C., & Brooke, V. (1999). Changing a legacy. The Eden alternative nursing home. *Annals of Long Term Care, 7*(3), 115–121.

Dupuis, S., McAiney, C. A., Fortune, D., Ploeg, J., & de Witt, L. (2016). Theoretical foundations guiding culture change: The work of the Partnerships in Dementia Care Alliance. *Dementia, 15*(1), 85–105.

Fortune, D., McKeown, J., & Dupuis, S. (2015). "It was like reading a detective novel": Using PAR to work together for culture change. *Journal of Aging Studies, 34*, 38–47.

Gilbert, C., & Bridges, G. (2003). Center for nursing and rehabilitation – Culture change in an urban environment. *Journal of Social Work in Long-Term Care, 2*(3/4), 233–243.

Hochgürtel, A. C., & Schleicher-Junk, H. (2016). Generationsbrücke Deutschland „alte Leute sind cool!" *Pro Alter, 16*(4), 37–39.

Hutchinson, A., Rawson, H., & O'Connell, B. (2016). Tri-focal model of care implementation: Perspectives of residents and family. *Journal of Nursing Scholarship, 49*(1), 33–43.

Kleibel, V., & Mayer, H. (2011). *Literaturrecherche für Gesundheitsberufe* (2. Aufl.). Wien: Facultas Universitätsverlag.

Kottusch, D. (2000). Raus aus der Nische: Aktive Öffentlichkeitsarbeit im Heim. *Altenheim: Lösungen fürs Management, 39*(9), 18–21.

Louis, N. (2015). Gelebte Inklusion. *Pro Alter, 15*(6), 34–37.

Michell-Auli, P., Kremer-Pleiß, U., & Sowinski, C. (2010). Füreinander und miteinander. Akteure im Quartier. *Pro Alter, 42,* 30–36.

Moher, D., Liberati, A., Tetzlaff, J., Altman, D. G., & The PRISMA Group. (2009). Preferred reporting items for systematic reviews and meta-Analyses: The PRISMA Statement. *PLoS Med, 6*(7), e1000097.

Monkhouse, C. (2003). Beyond the medical model – The EDEN ALTERNATIVE in practice. *Journal of Social Work in Long-Term Care, 2*(3/4), 339–353.

Pauls, W., & Zollmarsch, J. (2015). Das Quartier ist offen. *Altenheim: Lösungen fürs Management, 2015*(8), 40–43.

Rahmann, A. N., & Schnelle, J. F. (2008). The nursing home culture-change movement. *Recent past, present, and future directions for research, The Gerontologist, 48,* 142–148.

Ronch, J. L. (2003). Leading culture change in long-term care. A map for the road ahead. *Journal of Social Work in Long-Term Care, 2*(1/2), 65–80.

Rosher, R. B., & Robinson, S. (2005). Impact of the Eden alternative on family satisfaction. *Journal of the American Medical, 6*(3), 189–193.

Schultz, C. (2011). Neues Konzept, neuer Bau und ein neues Lebensgefühl: individuell leben in Wohngruppen. *Altenheim: Lösungen fürs Management, 60*(6), 36–38.

Shura, R., Siders, R. A., & Dannefer, D. (2010). Culture change in long-term care: Participatory action research and the role of the resident. *The Gerontologist, 54*(2), 212–225.

Smith, C., & Dray, S. (2016). Developing a culture of relationship-centred care in a care home group. *Nursing Older People, 28*(8), 26–28.

Qualitative Erhebung (Teil 1): Datenerhebung und Datenauswertung, Beschreibung der Standorte

6

Bernadette Ohnesorge, Judith Bauer, Thomas Rittershaus, Hermann Brandenburg, Frank Strassel und Marc Duttenhofer

In diesem Kapitel skizzieren wir zunächst die Datenerhebungsverfahren im qualitativen Bereich (6.1). Wir haben uns – neben einer vor Ort durchgeführten Quartiersbefragung (ergänzt um eine Markt- und Strukturanalyse) – vor allem auf mündliche Interviews mit den verschiedenen Akteuren konzentriert. Das konkrete Procedere der Datenauswertung wird ausführlich erläutert (6.2). Dabei folgen wir der Logik des Theorieteils und gehen schwerpunktmäßig auf die Qualitative

B. Ohnesorge (✉)
Pflegewissenschaft, ehemalig Philosophisch-Theologische Hochschule Vallendar, Fulda, Deutschland
E-Mail: b.ohnesorge@t-online.de

J. Bauer · H. Brandenburg
Philosophisch-Theologische Hochschule Vallendar, Pflegewissenschaft, Vallendar, Deutschland
E-Mail: jbauer@pthv.de

H. Brandenburg
E-Mail: hbrandenburg@pthv.de

T. Rittershaus · F. Strassel · M. Duttenhofer
Pflegewissenschaft, ehemalig Philosophisch-Theologische Hochschule Vallendar, Vallendar, Deutschland
E-Mail: thomas-rittershaus@web.de

F. Strassel
E-Mail: fra.stra@web.de

M. Duttenhofer
E-Mail: marc.duttenhofer@tele2.de

© Springer Fachmedien Wiesbaden GmbH, ein Teil von Springer Nature 2021
H. Brandenburg et al. (Hrsg.), *Organisationskultur und Quartiersöffnung in der stationären Altenhilfe*, Vallendarer Schriften der Pflegewissenschaft 8,
https://doi.org/10.1007/978-3-658-32338-7_6

Inhaltsanalyse ein, illustrieren unser Vorgehen an einzelnen Beispielen. Ebenfalls stellen wir die Gütekriterien dar, an denen wir uns orientiert haben (6.3). Im Abschn. 6.4 erfolgt eine Diskussion und Zusammenfassung, bevor im Abschn. 6.5 die untersuchten Standorte beschrieben werden.

Wie auch in den anderen Kapiteln schließt sich am Ende eine Zusammenfassung und Diskussion an, in dem wir auch zu den Grenzen unseres Vorgehens und geplanten Vertiefungen kurz Stellung nehmen.

6.1 Datenerhebung: Einzel- und Gruppeninterviews, Teilnehmende Beobachtungen und Quartiersbefragungen

Die Ergebnisse unserer Literaturrecherche (vgl. Kap. 5) bildeten die Grundlage für die Entwicklung der im Projekt genutzten Interviewleitfäden.

Es wurden Einrichtungs- und Bereichsleitungen, Kooperationspartner im Rahmen von leitfadengestützten Experteninterviews befragt (vgl. Gläser und Laudel 2009). Ausgangspunkt dieser Interviewform ist die Annahme, dass Experten über einen besonderen Wissenspool verfügen; sie gelten daher als Quelle von Spezialwissen über einen zu erforschenden, sozialen Sachverhalt. Mithilfe des Experteninterviews wird nach Gläser und Laudel versucht, dieses Wissen zu erschließen (vgl. Gläser und Laudel 2009). Das Expertenwissen hat ebenfalls eine Aufklärungsfunktion im Hinblick auf die Fragestellung (vgl. Bogner und Menz 2009). Neben den Experteninterviews wurden leitfadengestützte Befragungen von Angehörigen und Bewohnerinnen durchgeführt, um auch deren subjektive Perspektive abbilden zu können. Zur Befragung wurden jeweils verschiedene Leitfäden eingesetzt.

Neben den leitfadengestützten Interviews wurde zur Befragung der Mitarbeiterinnen und einem Teil der Bewohnerinnen und Angehörigen die Gruppendiskussion eingesetzt, u. a. um die multi- und interprofessionelle Dynamik abbilden zu können. Die Auswertung kann einer inhaltlich-thematischen Vorgehensweise folgen oder nach gruppendynamischen Gesichtspunkten geschehen (Lamnek und Krell 2010, S. 415). Im Rahmen des Forschungsprojekts GALINDA wurde zur Durchführung der Gruppendiskussionen ein Leitfaden eingesetzt, der als Grundlage für eine inhaltsanalytisch orientierte Auswertung diente. Dieser wurde unter Berücksichtigung der Kriterien von Kühn und Koschel (2011) im Forschungsteam entwickelt (siehe Anhang).

Ergänzt wurden die Interviews und Vor-Ort-Besuche durch zwei Quartiersbefragungen. Das Forschungsteam kontaktierte im Rahmen einer Stadtteilbegehung das soziale Umfeld der Einrichtungen und führte auf der Grundlage eines Leitfadens Kurzinterviews in der Nachbarschaft durch. Die Ergebnisse der Befragung sind in diesem Kapitel beschrieben. An Standort 3 wurde keine Stadtteilbegehung durchgeführt; die entsprechenden Daten lagen bereits aufgrund einer umfangreichen Vor-Ort-Recherche vor, auf die zurückgegriffen werden konnte. Allerdings wurde an diesem Standort, bei dem sich die Öffnung der Einrichtung (auch aufgrund einer Neubauplanung) erst in den Anfängen befand, auf Aktivitäten der Quartiersmanager fokussiert. Das GALINDA-Forscherteam nahm regelmäßig an den entsprechenden Dienstbesprechungen teil, um anschließend die Veränderungen nachverfolgen zu können. Diese Gespräche wurden auf Band aufgenommen und ebenfalls mithilfe der Qualitativen Inhaltsanalyse analysiert (Ergebnisse der Auswertungen werden in einer Masterarbeit von Herrn Duttenhofer im Sommer 2021 veröffentlicht).

Neben den Interviews wurde an den drei Standorten eine teilnehmende Beobachtung, angelehnt an die Fokussierte Ethnografie (Knoblauch 2001), durchgeführt. Dabei wurde in den Einrichtungen gezielt bei Veranstaltungen, die ins Quartier geöffnet waren, oder bei denen Bewohnerinnen ins Quartier begleitet wurden, beobachtet. Außerdem richtete sich der Blick auf Plätze in den Einrichtungen, die als „offen" beschrieben wurden. Die Beobachtung führten zwei wissenschaftliche Mitarbeiterinnen des Projekts durch, welche unabhängig voneinander Beobachtungsprotokolle anfertigten. Die Ergebnisse der Auswertung der Protokolle werden im Kap. 8 dargestellt. Hier wurde eine Einordnung in die verschiedenen Formen der Organisationskultur nach Martin (1992) vorgenommen.

Wie ist nun die Datenerhebung konkret abgelaufen? Vorbereitend wurden zwei halbtägige Informationstreffen in zwei Standorten durchgeführt, an Standort 1 am 11.12.2017 und an Standort 2 am 06.02.2018. Zu Standort 3 bestand regelmäßiger Kontakt, sodass hier kein separates Informationstreffen notwendig war. Bei diesen Begegnungen stellte sich das Projektteam bei der Leitung und den Mitarbeiterinnen vor, beschrieb die Ziele des Projekts und beantwortete entsprechende Rückfragen. In jeder Einrichtung wurde eine Kontaktperson bestimmt, die für die Informationsweitergabe verantwortlich war. Die Terminplanung und Durchführung der Interviews erfolgten im Anschluss durch die verantwortliche wissenschaftliche Mitarbeiterin im GALINDA-Projekt.

Die Dauer der Befragungen und Beobachtungen in den Standorten erstreckte sich von Januar 2018 bis Januar 2019, dabei konnte nicht – wie ursprünglich geplant – die Erhebung in den verschiedenen Standorten nacheinander durchgeführt werden. Aus forschungspragmatischen Gründen musste z. T. die Akquise der Interviewpartner, die Erhebung der Daten sowie die Auswertung parallel erfolgen. Durch den Kontakt zu den Einrichtungen wurden darüber hinaus Veranstaltungen

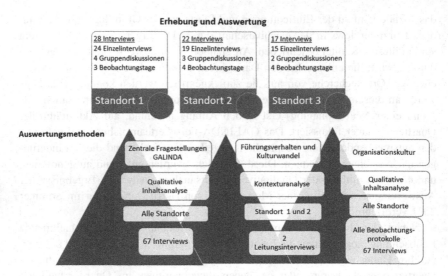

Abb. 6.1 Übersicht über die Erhebung und Auswertung

bekannt, die im Rahmen einer Öffnung ins Quartier durchgeführt wurden, und es ergaben sich weitere Beobachtungstermine. Insgesamt wurden 67 Interviews und 14 Teilnehmende Beobachtungen in den Einrichtungen durchgeführt, wovon insgesamt 23 Protokolle angefertigt wurden (Abb. 6.1).

6.2 Datenauswertung: Qualitative Inhaltsanalyse

Alle Interviews wurden mithilfe der Qualitativen Inhaltsanalyse nach Mayring (2015) ausgewertet, dabei standen die zentralen Fragestellungen von GALINDA im Vordergrund (siehe Kap. 7). Im Mittelpunkt standen die Sichtweisen der Personen, die in ihrer Funktion als Experten über Wissen verfügen, welches für die Fragestellung des Projekts GALINDA von besonderer Bedeutung ist. Alle Interviews wurden durch die Projektmitarbeiterinnen mithilfe des Programms F4 und MAXQDA (Version 2018) transkribiert. Dabei war der Vorschlag von Nohl (2017) maßgebend. Alle Interviewtranskripte wurden vollständig transkribiert. Die Daten wurden anonymisiert, Namen und persönliche Daten ggf. pseudonymisiert. Im Folgenden wird das schrittweise Vorgehen nach dem *Allgemeinen, inhaltlichen*

Abb. 6.2 Ablaufmodell
Inhaltsanalyse nach
Mayring 2015 Teil 1

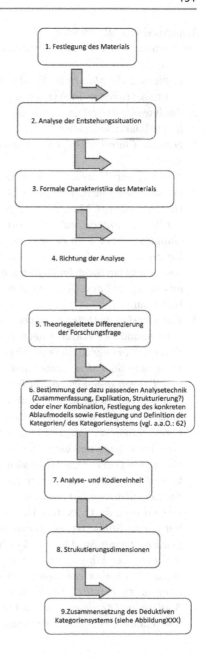

Ablaufmodell (vgl. Mayring 2015, S. 61f.) und dem *Ablaufmodell inhaltlicher Strukturierung* (a.a.O.: 104) dargestellt.

1. *Festlegung des Materials:* Für die vorliegende Studie bestand das Material aus den transkribierten Interviews.
2. *Analyse der Entstehungssituation:* Das Material entstand durch Aufzeichnung in der Interviewsituation.
3. *Formale Charakteristika des Materials:* Im konkreten Fall handelt es sich um Texte.
4. *Richtung der Analyse:* Es wird festgelegt, was im eigentlichen Interesse der Forscherinnen liegt. In unserer Studie liegt das Interesse auf dem kognitiven Hintergrund (vgl. Mayring 2015, S. 59), in den der „...*Bedeutungshintergrund, der Wissenshintergrund, die Erwartungen, Interessen und Einstellungen"* (ebd.) einfließen. Aber auch der emotionale Hintergrund, der durch den „*emotionalen Zustand und den emotionalen Bezug zum Gegenstand"* charakterisiert ist sowie der Handlungshintergrund, der „...*Intentionen, Pläne, Machtressourcen und bisher auf den Gegenstand bezogenen Handlungen"* beinhaltet, sind von Bedeutung.
5. *Theoriegeleitete Differenzierung der Forschungsfrage:* Es wird der theoretische Hintergrund der Forscherinnen beleuchtet. Dies bedeutet konkret, dass „*die Fragestellung der Analyse vorab geklärt sein muss, theoretisch an die bisherige Forschung über den Gegenstand angebunden und in der Regel in Unterfragestellungen differenziert werden muss"* (a.a.O., S. 60). Für die vorliegende Studie wurde eine umfangreiche, systematische Literaturrecherche durchgeführt (s. Kap. 5) sowie gesellschaftliche und fachbezogene Diskurse in die Formulierung der Fragestellung einbezogen (s. Kap. 1, 2 und 3). Die zentrale Forschungsfrage und die Unterfragen wurden in Kap. 1 dargestellt.
6. *Bestimmung der dazu passenden Analysetechnik (Zusammenfassung, Explikation, Strukturierung?) oder einer Kombination, Festlegung des konkreten Ablaufmodells sowie Festlegung und Definition der Kategorien des Kategoriensystems* (vgl. a.a.O., S. 62): Hier wird zunächst die Analysetechnik festgelegt. Für unsere Studie ist *die Technik der Strukturierung* relevant. Ziel ist es hier, „*eine bestimmte Struktur aus dem Material herauszufiltern. Diese Struktur wird in Form eines Kategoriensystems an das Material herangetragen. Alle Textbestandteile, die durch die Kategorien angesprochen werden, werden dann aus dem Material systematisch extrahiert"* (a.a.O., S. 97).
7. *Analyse- und Kodiereinheit:* Im Projekt GALINDA wird diese Einheit definiert durch „Passagen, die zur Forschungsfrage passen."

8. *Strukturierungsdimension:* Hier wird das „*thematische Kriterium*" (a.a.O., S. 100) herangezogen, das Material wird hierbei anhand bestimmter Themenblöcke inhaltlich gegliedert. Es wurden zunächst die deduktiven Hauptkategorien festgelegt, in denen sich der Leitfaden für die Experteninterviews abbildete. Der Leitfaden wiederum wurde theoriegeleitet erstellt (siehe oben).

9. *Zusammensetzung des Deduktiven Kategoriensystems* (*siehe* Abb. 6.3). Die folgenden Kategorien bilden das Deduktive Kategoriensystem des Forschungsprojekts GALINDA ab:

Deduktives Kategoriensystem GALINDA
Es handelt sich hierbei um das Kategoriensystem, welches für die Analyse des Materials mithilfe des Computerprogramms MAXQDA erstellt wurde (siehe Abb. 6.3). Die einzelnen Kategorien leiten sich aus den theoriebasierten Interviewleitfäden ab. Die Oberkategorien repräsentieren hierbei das zentrale Thema, die Unterkategorien konkretisieren es und stellen den Bezug zu den verschiedenen, gesellschaftlichen und institutionellen Bereichen her.

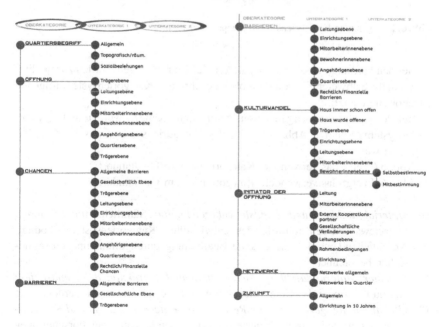

Abb. 6.3 Deduktives Kategoriensystem

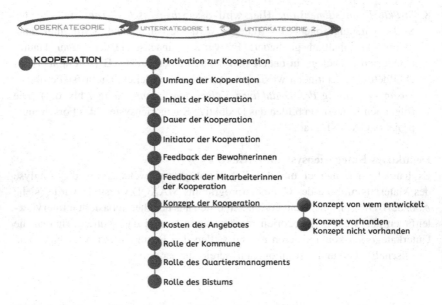

Abb. 6.4 Ergänzung Kategoriensystem Kooperationspartner

Bei den befragten Kooperationspartnern der Einrichtungen wurden zur qualitativen Analyse abweichend von dem oben beschrieben Kategoriensystem folgende Kategorien genutzt:

Bei der Analyse der Organisationskultur (siehe Kap. 8) wurden andere Kategoriensysteme genutzt. Abb. 6.5 zeigt das Kategoriensystem, was bei Standort 1 genutzt wurde.

Abb. 6.6 zeigt das verwendete Kategoriensystem für Standort 2:

Abb. 6.7 zeigt das verwendete Kategoriensystem für Standort 3:

10. *Materialdurchlauf und Fundstellenbezeichnung:* Sämtliche transkribierten Interviews wurden mithilfe des entwickelten Kategoriensystems kodiert. Anschließend wurde eine erneute Bearbeitung durchgeführt und die Fundstellen bezeichnet.

11. *Erneuter Materialdurchlauf /Bearbeitung und Extraktion der Fundstellen:* Hierdurch konnte das Kategoriensystem stetig weierentwickelt werden.

12. *Überarbeitung, gegebenenfalls Revision von Kategoriensystem und Kategoriendefinition:* Jedes transkribierte Interview wurde von zwei Forscherinnen

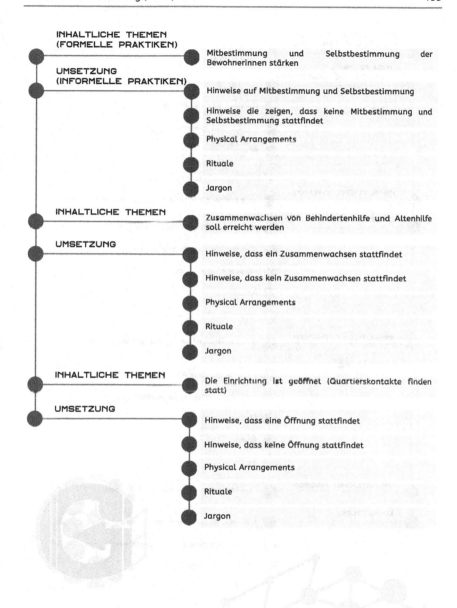

Abb. 6.5 Kategoriensystem Organisationskultur Standort 1

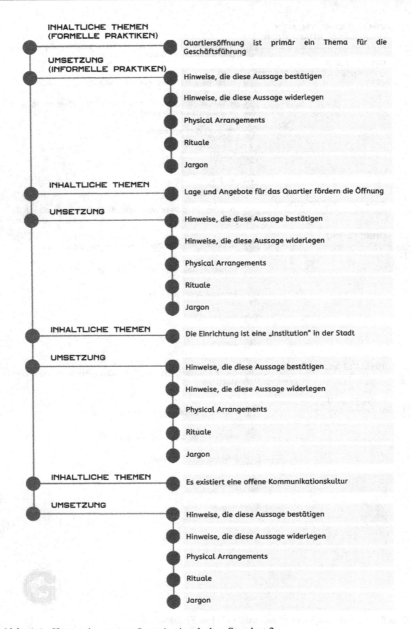

Abb. 6.6 Kategoriensystem Organisationskultur Standort 2

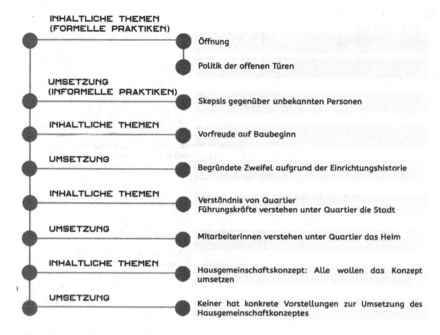

Abb. 6.7   Kategoriensystem Organisationskultur Standort 3

analysiert. Schließlich fand die Zusammenführung unter Rücküberprüfung an Theorie und Material statt. Im Laufe des Auswertungsprozesses wurden zusätzliche, aus dem Material gewonnene induktive Kategorien integriert, sodass schließlich für jede Teilnehmerinnengruppe an jedem der drei Standorte ein differenzierter und verzweigter Kategorienbaum entstand.

13. *Zusammenfassung pro Kategorie:* Hierdurch kann eine Reduzierung des Materials ohne inhaltliche Verluste erreicht werden.

14. *Zusammenfassung pro Hauptkategorie.* Auch hier ist eine Reduzierung ohne inhaltliche Verluste möglich.

15. *Ergebnisaufbereitung, Interpretation in Richtung Fragestellung:* Im letzten Schritt wird das Material so aufbereitet, dass es in das Kapitel „Ergebnisse" des Forschungsberichts durch Verschriftlichung integriert werden kann.

Folgendes Beispiel verdeutlicht die Zuordnung von Textstellen zu Kategorien (Punkte 10 und 11): In einem Interview am Standort 2 fragte die Interviewerin

Abb. 6.8 Ablaufmodell Inhaltsanalyse nach Mayring (2015) Teil 2

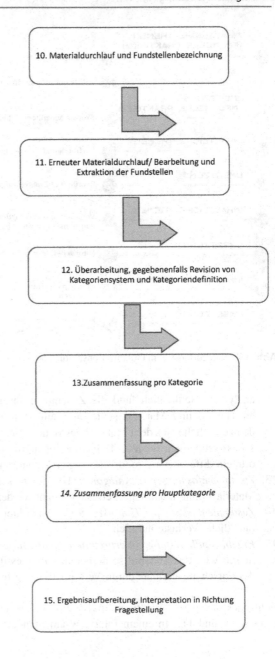

eine Teilnehmerin, was diese denn unter „Öffnung" (Oberkategorie des Deduktiven Kategoriensystems) verstehe. Diese antwortete: *„Die Einrichtung muss insgesamt bereit sein, sich zu öffnen, das hat auch sehr viel damit zu tun, ob letztlich die Leitung hinter dem Quartiersgedanken steht."* Diese Fundstelle im transkribierten Interview wird dann der Unterkategorie „Leitungsebene" zugeordnet und mit dem Code „Leitungsebene muss Öffnung unterstützen" versehen.

Zusammenfassend kann festgestellt werden, dass die Qualitative Inhaltsanalyse eine sehr gut strukturierte Auswertungsmethode von Texten darstellt. Da sie sowohl theorie- als auch regelgeleitet ist, ist sie als Instrument zur Auswertung von sprachlichem Material, insbesondere von Interviewtranskripten, sehr gut geeignet. Die Strukturierende Inhaltsanalyse, die im vorliegenden Projekt eingesetzt wurde, hat zum Ziel, eine bestimmte Struktur aus dem Material herauszufiltern. Die Struktur wird in Form eines deduktiven Kategoriensystems an das Material herangetragen. Diejenigen Textbestandteile, die durch die Kategorien angesprochen werden, werden aus dem Material systematisch extrahiert. Schließlich werden die induktiven Kategorien in einem Abstimmungs- und Diskussionsprozess integriert.

6.3   Gütekriterien Qualitativer Forschung

Flick (2007) hat dargelegt, dass die der standardisierten Forschung entlehnten Gütekriterien Reliabilität, Validität und Objektivität den Besonderheiten der qualitativen Forschung nicht gerecht werden. Auch Lüders (2011) hat darauf verwiesen, dass die Suche nach *den* Gütekriterien für *die* qualitative Forschung nicht hilfreich ist. Wir folgen dieser Argumentation, auch dem Hinweis, den Weg zu *„verfahrens- und gegenstandsbezogenen Kriterien zu öffnen"* (Lüders 2011, S. 82). Das ebnet den Weg für eine Orientierung am Vorschlag von Mayring (2002), die wir wie folgt begründen möchten. Erstens wurde der überwiegende Teil der Interviews (Einzel- und Gruppeninterviews) mithilfe der Qualitativen Inhaltsanalyse nach Mayring ausgewertet. Und zweitens sind die hier vorgestellten Kriterien grundlegend und übergreifend, sodass sie auch bzgl. anderer qualitativer Auswertungsverfahren (in unserem Fall: Kontexturanalyse und Dokumentarische Methode) als sinnvoll angesehen werden müssen:

- Die *Verfahrensdokumentation* (1) stellt sicher, dass der Forschungsprozess für andere nachvollziehbar ist: *„Dies betrifft die Explikation des Vorverständnisses, Zusammenstellung des Analyseinstrumentariums, Durchführung und Auswertung der Datenerhebung"* (Mayring 2002, S. 145). Alle genannten Schritte im

Forschungsprozess des Projekts GALINDA wurden umfassend dokumentiert
und archiviert, siehe auch den Anlagenband. Er enthält u. a. die Leitfäden,
Beispiele für Auswertungsschritte, das ethische Clearing und vieles mehr.

- *Argumentative Interpretationsabsicherung* (2) bewirkt, dass „...*Interpretationen nicht gesetzt, sondern argumentativ begründet werden müssen*" (ebd.).
Dies geschieht durch die theoriegeleitete Deutung des Vorverständnisses,
durch eine in sich schlüssige Interpretation ohne Brüche. Sind diese vorhanden, müssen sie erklärt werden. Alternativdeutungen sollen gesucht und
überprüft und widerlegt werden. Im vorliegenden Projekt wurden alle Interviewtranskripte von zwei Forscherinnen getrennt voneinander analysiert und
in einem Abstimmungsprozess unter Einbindung der induktiven Kategorien
zusammengeführt.
- Die systematische Bearbeitung des Materials gewährleistet, dass *Regelgelei-
tetheit* (3) (a.a.O., S. 146) gegeben ist: „*Die Analyseschritte werden vorher
festgelegt, das Material wird in sinnvolle Einheiten unterteilt, und die Analyse geht nun systematisch von einer Einheit zur nächsten.*" Die Forscherinnen
im Projekt GALINDA richteten ihr Handeln am „Allgemeinen Ablaufmodell"
(Mayring 2015, S. 62) und am „Ablaufmodell strukturierter Inhaltsanalyse"
(Mayring 2015, S. 98, 104) aus und stellten sicher, dass die schrittweise
Abfolge eingehalten wurde.
- Die *Nähe zum Gegenstand* (4) ist ein Kernelement qualitativ-interpretativer
Forschung. Ziel ist es, möglichst nah an die Alltagswelt der Beforschten
anzuknüpfen (vgl. ebd.): „*Qualitative Forschung will an konkreten sozialen
Problemen ansetzen, will Forschung für die Betroffenen machen und dabei ein
offenes, gleichberechtigtes Verhältnis herstellen*" (ebd.). Im vorliegenden Projekt wurden die Gespräche von zwei wissenschaftlichen Mitarbeiterinnen (JB
und BO) meist vor Ort in den Einrichtungen und hier sehr häufig direkt am
Arbeitsplatz der Teilnehmerinnen durchgeführt. Durch eine offene Haltung
und einen wertschätzenden Kommunikationsstil erhielten die Teilnehmerinnen
während der Interviews Zeit und Raum zur Reflektion und Exploration.
- Die *Kommunikative Validierung* (5) besagt, dass die Gültigkeit der Ergebnisse
und der Interpretationen dadurch überprüft werden kann, dass man sie den
Beforschten vorlegt. Finden sich diese darin wieder und können sie diese
bestätigen, ist dies ein Indiz dafür, dass die Rekonstruktion der subjektiven
Bedeutungsstrukturen gelungen ist (vgl. a.a.O., S. 147). Im Projekt GALINDA
fanden zwei Treffen mit Vertretern der drei beforschten Einrichtungen statt,
bei denen diesen Ergebnissen vorgestellt und mit ihnen diskutiert wurden.
Darüber hinaus wurden die Ergebnisse des GALINDA-Projekts direkt in den
Einrichtungen rückgemeldet.

- Schließlich kann versucht werden, durch *Triangulation* (6) verschiedene Lösungswege für die Beantwortung der Forschungsfrage einzubinden (vgl. ebd.). Dies ist im vorliegenden Projekt durch die Verwendung des Mixed-Methods-Ansatzes, der qualitative und quantitative Zugänge aufweist, gegeben. Der Hauptteil von GALINDA umfasst den qualitativen Untersuchungsteil, eine substanzielle Ergänzung und Erweiterung wurde durch die standardisierte Befragung der Heimleitungen in Rheinland-Pfalz ermöglicht. Dabei wurde ein sequenzielles Vorgehen favorisiert.

6.4 Zusammenfassung und Diskussion

Datenerhebung, Datenauswertung und Gütekriterien haben wir in diesem Kapitel ausführlich beschrieben. Auftragsgemäß haben wir die zentralen Fragestellungen akzentuiert; dabei haben wir uns für eine zusammenfassende inhaltsanalytische Auswertung des gesamten Materials entschieden. Es ist uns bewusst, dass dieser Zugang Grenzen aufweist. Sie sind vor allem darin zu erkennen, dass die Erzählungen der Protagonisten ganz in den Vordergrund gerückt, die „Hinterbühne" dieser Berichte, Einschätzungen und Bewertungen konnten wir mithilfe der Inhaltsanalyse nur ansatzweise rekonstruieren. Diese „Tiefenbohrungen" sind vorgesehen, sie werden als Masterarbeiten und Dissertationen an der Pflegewissenschaftlichen Fakultät der Philosophisch-Theologischen Hochschule publiziert. Beispielsweise wurden Interviews mit Leitungspersonen im Hinblick auf den Führungsstil an den Standorten durchgeführt; sie wurden mithilfe der Kontexturanalyse nach Jansen et al. (2015) analysiert und im Rahmen einer Masterarbeit an der PTHV bereits veröffentlicht (Rittershaus 2019). In Kap. 17 werden ausgewählte Befunde dieser Arbeit vorgestellt. Darüber hinaus werden ausgewählte Daten des GALINDA-Projekts für zwei Dissertationen weiter genutzt. So ist geplant, einzelne Interviews und Gruppendiskussionen vor dem Hintergrund habitusanalytischer Überlegungen rekonstruktiv auszuwerten (Bauer 2021). Ebenfalls werden gegenwärtig 23 Interviews, die wir mit den Kooperationspartnern im Hinblick auf eine Netzwerkanalyse durchgeführt haben, intensiv weiter ausgewertet (Ohnesorge 2021). Schließlich wurden sechs Dienstbesprechungen der Quartiersentwickler, die wir vom März 2018 bis Mai 2019 durchgeführt und mitgeschnitten haben, im Rahmen einer weiteren Masterarbeit an der PTHV weiterbearbeitet, die Ergebnisse werden ebenfalls im Kap. 17 dargestellt. Insgesamt haben wir die o.g. Gütekriterien in dem hier vorliegenden Endbericht der GALINDA-Studie beachtet.

6.5   Beschreibung der Standorte

Im folgenden Abschnitt werden die untersuchten Einrichtungen mit der Beschaffenheit ihrer Quartiere, den demografischen Daten, den Angeboten für alte Menschen im Quartier bzw. Sozialraum und den Wettbewerbsdaten anderer Pflegeeinrichtungen beschrieben. Anschließend wird für Standort 1 und 2 die im GALINDA-Projekt durchgeführte Quartiersbefragungen mit den jeweiligen Ergebnissen erläutert, bei Standort 3 wird auf Befunde einer Sozialraumanalyse[1] rekurriert, die bereits vor und unabhängig vom GALINDA-Projekt durchgeführt wurde.

6.5.1   Standort 1: Kurzbeschreibung des Standorts

Es handelt sich um eine Einrichtung mit 175 Pflegeplätzen für Seniorinnen und 178 Wohnplätzen für Menschen mit Behinderung. Außerdem stehen im Rahmen von Betreutem Wohnen 24 seniorinnengerechte Wohnungen zur Verfügung. Momentan wird im Rahmen eines Neubaus das Angebot für das Betreute Wohnen erweitert. Für die Menschen mit Behinderung bietet die Einrichtung eine Tagesförderstätte und eine Tagesstruktur an. Des Weiteren steht für ältere Menschen aus der Umgebung eine Tagespflege bereit. Zusätzlich bietet ein Therapiezentrum Physiotherapie sowie Präventions- und Wellnessangebote für Bewohnerinnen und Gäste. Auch eine Altenpflegeschule ist auf dem Gelände zu finden.

Die Einrichtung liegt in einer Stadt mit ca. 50.000 Einwohner, die für alle Bevölkerungsgruppen ein vielfältiges Angebot zur Verfügung stellt. Es existiert auch ein Mehrgenerationenhaus, welches als Begegnungsstätte für Menschen unabhängig des Alters, der Herkunft, des Geschlechts sowie des sozialen und kulturellen Hintergrunds dient. Die medizinische Versorgung der Region ist durch mehrere Krankenhäuser und Fachkliniken gesichert.

---

[1] Sozialraumanalysen gelten als etablierte Verfahren der Sozialarbeitswissenschaft. Es geht im Kern um die Frage, wie der unmittelbare soziale Nahraum charakterisiert, erlebt und gestaltet wird. Im Zentrum steht das unmittelbare Umfeld der von uns untersuchten Standorte, *„die von einem Teil der Bevölkerung als ,unser' Sozialraum bezeichnet werden: Stadtteile, Straßen, Dörfer, Bezirke. Dort bilden sich sozialräumlich identifizierbar Interessen, Problemlagen und Ausdrucksformen von Alltagskultur ab"* (Hinte und Noack 2016: 13, vgl. auch Mehnert und Kremer-Preiß 2017). Unser Fokus war eine Begehung vor Ort und eine Befragung der Nachbarschaft der drei Standorte. Wir werfen damit ein Schlaglicht auf die Bedingungen vor Ort, können so nur im Ansatz den Anspruch einer ,Sozialraumanalyse' erheben.

Die Stadt gehört laut Bertelsmann Stiftung in Deutschland zum Demografietyp 7, d. h. zu „Wirtschaftszentrum mit geringer Dynamik". Diesem Typ sind insgesamt 140 Kommunen bundesweit zugeordnet. Es handelt sich um Wirtschaftszentren, Universitätsstädte und Umlandgemeinden. Diese sind charakterisiert durch geringe wirtschaftliche Dynamik, sehr hohe Einwohnerdichte, viele Einpersonenhaushalte, niedrige Einkommen, geringe Kaufkraft, hohe Soziallasten und insgesamt eine angespannte Haushaltslage.

Ergebnisse der Quartiersbefragung
Die Quartiersbefragung an Standort 1 fand am 30./31.08. 2018 statt. Es wurden 70 Personen befragt, davon 46 Frauen und 24 Männer. Sie wohnten in Einfamilienhäusern und waren im Durchschnitt zwischen 60 und 80 Jahren alt. Bei den Befragten hatten wir es mit Personen mit einem überdurchschnittlichen Bildungsabschluss zu tun, denn 44 Personen gaben Abitur bzw. Fachhochschulreife als Abschluss an, nur 11 Personen Volksschule/ Hauptschule (der Rest war in Ausbildung oder gab andere Bildungsabschlüsse an). Die überwiegende Mehrheit (N = 44 Personen) war berentet, 24 Personen waren noch berufstätig. Zwei Drittel der Befragten wohnten 20 Jahre oder länger am Ort. Den meisten war die Einrichtung des Standorts 1 bekannt, viele waren auch bereits in der Einrichtung gewesen.

Überwiegend waren es Sommerfeste, Flohmärkte, Gottesdienste oder Weihnachtsbasare, welche den Zugang zur Einrichtung ermöglicht hatten. Die Kontakte zur Pflegeeinrichtung wurden einerseits durch den Besuch des Restaurants oder der Cafeteria vertieft und andererseits durch die Nutzung spezieller Angebote – vom Friseur über den Kiosk bis hin zum Schwimmbad. Ein kleinerer Anteil – vier Personen – gab an, durch ehrenamtliche Aktivitäten in Kontakt mit der Einrichtung gekommen zu sein. Wesentlich relevanter war die Tatsache, dass 25 Personen angaben, dass Angehörige ihrer Familien in der Einrichtung als Bewohner lebten. Bei denjenigen, die noch nie am Standort 1 waren, fühlten sich zwar 10 Personen (von 70 Befragten) angemessen informiert. Der gesundheitliche Zustand oder eine andere Interessenlage hätten es jedoch – so die Befragten – nicht erlaubt, einen intensiveren Zugang zu finden.

30 Personen äußerten keine Bereitschaft zu einem ehrenamtlichen Engagement in den Einrichtungen. Aber 13 Personen erklärten explizit, dass sie sich – falls angesprochen – ein Engagement in den Bereichen Vorlesen, Spaziergänge machen und Betreuung vorstellen konnten. In diesem Zusammenhang wurden auch Wünsche an die Einrichtung formuliert; diese bezogen sich auf mehr Info-Veranstaltungen, eine bessere Essensqualität sowie die Einrichtung eines Kinderspielplatzes in erreichbarer Nähe. Ebenfalls wurden von den Befragten Chancen der Quartiersöffnung durch das Heim benannt, vor allem hinsichtlich des kirchlich-caritativen Profils

der Einrichtung und der bereits bestehenden Kontakte zu Kooperationspartnern. Ein konkreter Vorschlag wurde dahin gehend unterbreitet, dass es sinnvoll sei, die genauen Wünsche und die Bereitschaft zum Engagement der Bewohnerinnen des Quartiers bzw. des Sozialraums systematisch genauer zu erfassen.

Insgesamt wurde sehr deutlich, dass es am Standort 1 ein nicht zu unterschätzendes Potenzial für einen stärkeren Einbezug des Quartiers gibt. Allerdings müssen die entsprechenden Erwartungen und Bedarfe genauer eruiert und mit den Möglichkeiten und Anforderungen der Einrichtungen abgeglichen werden. Hierzu ist eine aufsuchende Bürgerarbeit vor Ort notwendig. Aufgrund der vorliegenden Erkenntnisse dieser Sozialraumanalyse kann die Konsequenz formuliert werden, dass ein Dialog mit den im Umfeld des Standort 1 lebenden Bewohnerinnen sinnvoll ist und konzeptionell fundiert werden sollte. Daraus können neue Kooperationen und Engagements entstehen, die Bereitschaft dafür ist bei einem Teil der von uns Befragten vorhanden. Dieser gesamte Prozess muss professionell begleitet und unterstützt werden.

6.5.2   Standort 2: Kurzbeschreibung des Standorts

In der stationären Pflegeeinrichtung für alte Menschen stehen 146 Einzel- und 42 Doppelzimmer (insgesamt 230 Pflegeplätze) in sechs Wohnbereichen zur Verfügung. Die Einrichtung liegt zentral in der Stadt und bietet seit kurzem neben vollstationärer Pflege auch Tagespflege an.

Die Einrichtung liegt in einer größeren Stadt, die ca. 200.000 Einwohner umfasst. Sie rangiert unter den Orten mit hohen Zukunftschancen, und es existiert ein breites Angebot an Bildungs-, Kultur- und Sozialeinrichtungen für alle Bevölkerungsgruppen, speziell auch für das hohe Alter. Die medizinische Versorgung der Region wird durch eine Vielzahl von Krankenhäusern und Fachklinken gesichert. Ebenfalls gibt es ein ausgebautes ambulantes Versorgungssystem. Auch Plätze für die Kurz- oder Langzeitpflege sind ausreichend vorhanden.

Die Bertelsmann Stiftung zählt die Stadt zum Demografie-Typ 2, d. h. zu einem „Zentrum der Wissensgesellschaft", dem 52 Kommunen zugeordnet werden. Es geht um Großstädte, kleinere Kommunen sowie Universitätsstädte. Diese zeichnen sich durch folgende Merkmale aus: Zentren hoch qualifizierter Arbeit, sehr starkes Bevölkerungswachstum durch hohe Wanderungsgewinne, hohe Einkommen und hohe Steuereinnahmen, soziodemographisch hohe Heterogenität.

Ergebnisse der Quartiersbefragung
Die Sozialraumanalyse in Standort 2 fand am 17./ 18.08.2018 statt. Insgesamt wurden 32 Personen befragt, davon 22 Frauen und 11 Männer. Die geringe Anzahl an
Personen begründete sich daraus, dass nur wenige mit einer Befragung einverstan-
den waren oder zum Zeitpunkt der Befragung angetroffen wurden. Sie wohnten
ausschließlich Mehrfamilienhäusern, z. T. auch in Hochhäusern. Durchschnittlich
war die Befragtengruppe 20 und 70 Jahre alt. Im Unterschied zum Standort 1 muss
von einer niedrigeren Bildungsstufe ausgegangen werden. Zwar gaben 15 Personen
Abitur bzw. Fachhochschulreife als Bildungsabschluss an, aber acht Personen verfügten über einen Volks- bzw. Hauptschulabschluss, 5 Personen verweigerten die
Angabe. Berentet war allerdings im Unterschied zu Standort 1 nur ein geringerer
Anteil, nämlich ein Drittel; 11 Personen waren voll- oder teilzeittätig, 11 Personen
verweigerten die Angabe oder waren nicht berufstätig. Ein Drittel der Befragten
verweigerte auch die Antwort auf die Frage, wie lange sie bereits im Ort wohnten. Aus den Antworten der anderen Befragten kann aber geschlossen werden, dass
etwa zwei Drittel der von uns befragten Personen fünf Jahre oder länger vor Ort lebt.
Ähnlich wie im Standort 1 war auch der überwiegenden Mehrheit der Befragten der
Standort bekannt – man sei aber nicht noch drin gewesen.

Vergleichbar zu Standort 1 waren Sommerfeste, Basare, Gottesdienste oder
besondere Angebote (z. B. Diaabende) eine Möglichkeit der Kontaktaufnahme mit
der Einrichtung, die immerhin von einem Drittel genutzt wurde. Ebenfalls der Mittagstisch, das Angebot der Cafeteria und ein in der Nähe gelegener Park wurden
als „Türöffner" wahrgenommen, wieder von einem Drittel der Personengruppe.
Weitere Kontakte ergaben sich über die Tatsache, dass Bekannte/ Freunde in der
Einrichtung arbeiteten (z. T. auch Familienangehörige) oder dass man die Einrichtung im Rahmen einer früheren Berufstätigkeit kennengelernt hatte. Als Grund,
warum man bislang noch keinen Zugang zur Einrichtung gefunden hatte wurde –
ähnlich wie am Standort 1 – mangelnde Information angegeben, und zwar von 16
(von 32) Befragten. Ebenfalls wurde der eigene schlechte Gesundheitszustand, eine
zu große Entfernung oder die Hemmung, stärker mit alten Menschen in Gespräch
zu kommen, als Hemmnisse thematisiert.

Ähnlich wie im Standort 1 zeigte sich auch hier, dass bei genauerer Befragung
eine z. T. große Bereitschaft zu einem ehrenamtlichen Engagement bei zwei Drittel
der Befragten erkennbar wurde. Vor allem Betreuungsangebote, Vorlesen, Unterstützung beim Einkaufen wurden angesprochen, und zwar von nahezu allen Befragten.
Ein professioneller Sänger, der von uns ebenfalls in die Befragung einbezogen und in
unmittelbarer Nähe zu Standort 2 wohnte, äußerte die Bereitschaft zu (kostenlosen)
Auftritten in der Einrichtung. Es darf aber auch nicht verschwiegen, dass etwa ein
Drittel keine Bereitschaft zum Engagement zeigt, u. a. wegen starkem beruflichem

Eingebundensein oder mangelnder Information. Ähnlich wie in Standort 1 wurde auch hier der Wunsch an die Einrichtung geäußert, mehr und detaillierte Informationen über das Heimleben zu kommunizieren und an die Öffentlichkeit zu bringen. Es wurde auch angesprochen, hierbei nicht nur die Interessen der alten Menschen in den Blick zu nehmen, sondern auch intergenerationelle Aspekte – etwa bezogen auf den Austausch von alten Menschen, Jugendlichen und Kindern – stärker zu akzentuieren. Sowohl Chancen wie auch Grenzen der Öffnung des Heims wurden formuliert. Die „freundliche und offene Atmosphäre" der Einrichtung wurde mehrfach hervorgehoben, auch die Möglichkeiten für ein intergenerationelles Lernen. Es wurde aber auch auf kritische Punkte, z. B. die Gefahr der Zunahme von Diebstählen oder eine mögliche Überforderung für die Bewohnerinnen in der Einrichtung.

Als Fazit kann ebenfalls auf das Potenzial für einen stärkeren Einbezug des Quartiers verwiesen. Dieses ist allerdings (auf den ersten Blick) deutlich geringer als im Standort 1. Und zwar vor allem wegen der z. T. prekären Lebenslage mancher Quartiersbewohnerinnen im unmittelbaren Umfeld von Standort 2. Grundsätzlich ist aber auch hier eine Bürgerarbeit möglich und sinnvoll, dabei sind Erkenntnisse der Sozialarbeit zu beachten. Insbesondere geht es hier um den Zugang zu bildungsfernen Gruppen und ausländischen Mitbürgerinnen. Dass hier Entwicklungsmöglichkeiten vorhanden sind, hat u. a. das letzte Sommerfest eindringlich in Erinnerung gerufen. Denn hier wurden Kontakte zur Nachbarschaft aufgebaut und intensiviert. Vor diesem Hintergrund ist auch in diesem Standort eine professionelle Begleitung der weiteren Initiativen erforderlich um gezielt zumindest einen Anteil der Bewohnerschaft vor Ort für die Belange der Einrichtung noch stärker zu sensibilisieren.

6.5.3 Standort 3: Kurzbeschreibung des Standorts

Hier handelt es sich um ein „klassisches" Pflegeheim, welches über 23 Einzelzimmer und 46 Doppelzimmer verfügt, die insgesamt Raum für 115 Bewohner bieten. Es wird Kurzzeitpflege und seit April 2019 auch eine integrierte Tagespflege angeboten. Ein Neubau mit 85 Plätzen ist vorgesehen. Der Pfarrsaal von zwei Gemeinden soll in das Gebäude integriert werden. Darüber hinaus ist geplant das bisherige Seniorenheim unter Einbeziehung des historischen Bestands so umzubauen, dass dort Wohnungen für junge Familien entstehen.

Die untersuchte Einrichtung liegt in einer Kleinstadt mit ca. 8000 Einwohnern. Kultur- und Bildungseinrichtungen, eine Fachklinik sowie vier stationäre

Pflegeeinrichtungen werden vorgehalten. Daneben sichern mehrere ambulante Pflegedienste die häusliche Versorgung.

Die Bertelsmann-Stiftung zählt Standort 3 zum Demografietyp 7, d. h. „Wirtschaftszentren mit geringer Wachstumsrate", ähnlich wie in Standort 1. Auch hier sind insgesamt eine eher geringe wirtschaftliche Dynamik, hohe Soziallasten und eine angespannte Haushaltslage charakteristisch.

Ergebnisse der Quartiersbefragung
Hier fand keine Quartiersbefragung statt, da vor Ort bereits vor dem Start des GALINDA-Projektes eine umfassende Sozialraumanalyse in Auftrag gegeben wurde. Die entsprechenden Ergebnisse lassen sich – analog der Befunde für Standort 1 und Standort 2 – wie folgt auf den Punkt bringen:

Im Quartier wurde im Jahr 2017 eine Befragung von 1867 Bewohnern mithilfe standardisierter Fragebögen durchgeführt. Dieser wurde von 56 % Frauen und 44 % Männern ausgefüllt. Das Alter der Befragten lag zwischen 20 und 89 Jahren, wobei die durchschnittliche Altersgruppe bei 75–79 Jahren lag. Die Wohnbebauung des Quartiers besteht aus Ein-, Mehrfamilienhäusern und Studentenwohnungen auf einem Campus. Über zwei Drittel der Befragten leben zu zweit (69,8 %) und ein weiteres Viertel (25 %) alleine. Auffallend bei der Befragung ist die Verwurzelung im Quartier. 24,1 % leben bereits 61–80 Jahre, 35,2 % 41–60 Jahre und weitere 28,2 % seit 21–40 Jahren im Quartier. 12,4 % sind seit 1–20 Jahren vor Ort zu Hause.

Von den Interviewten könnten sich 4,7 % vorstellen in Zukunft in ein Seniorenheim zu ziehen. Im Vergleich dazu könnten sich 22 % das Beziehen von Mehr-Generationen-Wohnangeboten vorstellen.

Eine grundsätzliche Bereitschaft für ein ehrenamtliches Engagement war bei 18,9 % der Befragten vorhanden. Für 29,3 % kommt das aus Gründen der zeitlichen Belastung oder des fehlenden Interesses nicht infrage und 10,9 % halten sich gesundheitlich nicht in der Lage dazu. Die Mehrzahl von 36,9 % äußert sich unentschlossen mit „vielleicht". Die am häufigsten genannten Bereiche des möglichen Engagements sind: Boten-/ Einkaufsdienste zu übernehmen, Begleitdienste zu Ärzten und Therapie und das Organisieren von Lauf-/ Walktreffs. Auch am Standort 3 wird ein Mangel an Informationen von Möglichkeiten des Engagements benannt. Hier findet sich ein großes Potenzial zur Nutzung von Ehrenamtlichen. Durch öffentliche Veranstaltungen in der Einrichtung können Hemmschwellen abgebaut werden und Informationen und Werbung übermittelt werden. Vor allem die hohe Rate an Vereinsmitgliedern (17,8 %) stellt eine große Gruppe dar, die mit verschiedensten Interessen und Schwerpunkten Zugang zu ihren ehemaligen aktiven Mitgliedern im Seniorenheim herstellen könnte. So könnten beispielsweise Chöre in den Räumen der Einrichtung proben, Siegerehrungen von Sportvereinen im Seniorenheim stattfinden oder Kappensitzungen der Karnevalsvereine auch den Bewohnerinnen zugänglich gemacht werden und so eine Quartiersöffnung für beide Seiten (Bewohnerinnen-Quartier) ermöglichen.

Die Einrichtung und ihre Angebote sind über die Grenzen des Quartiers bekannt. So blickt das Gebäude auf eine über 100jährige Vergangenheit als Krankenhaus zurück und ist für viele der Quartiersbewohner mit vielen Erinnerungen verbunden. Vor mehr als 20 Jahren wurde das Gebäude zu einem Seniorenheim umfunktioniert, ohne dabei die äußerliche Architektur aus dem Ende des 19. Jahrhunderts zu verlieren. Die Leitung der Einrichtung pflegt den Kontakt mit dem Quartier. Verschiedenste Vereine kommen herein, und ein Förderverein und eine Vielzahl an Ehrenamtlichen organisieren Aktivitäten der Bewohnerinnen außerhalb der Einrichtung. So ist ein Ausflug auf den Weihnachtsmarkt und eine Tour auf dem Schiff im Sommer in jedem Jahr Teil des Programms. Für Quartiersbewohnerinnen bieten verschiedene Aktivitäten des Quartiersmanagements, die eingestreute Tagespflege und verschiedene Feste die Möglichkeit, die Institution aus verschiedenen Perspektiven kennenzulernen.

Als Ergebnis kann man – ähnlich wie auch in den anderen Standorten – eine große Bereitschaft der Quartiersbewohnerinnen, sich ehrenamtlich zu engagieren, festhalten. Es herrscht ein aktives Vereinsleben aus den Bereichen: Musik/Kultur, Sport, Karneval und Soziales. So gibt es neben dem Förderverein des Seniorenheims, eine ökumenische Ehrenamtsbörse, z. B. für Boten- und Begleitdienste. Die Chance der Quartiersentwicklung aus der Perspektive des Standorts 3 liegt in der Verknüpfung der Angebote für die Bewohnerinnen des Seniorenheims und den freiwilligen und professionellen Angeboten für die Quartiersbewohnerinnen. Es entsteht zeitweise das Bild, dass die Separation der beiden Gruppen einem alle Beteiligten umfassenden Quartierskonzept entgegensteht.

Literatur

Bauer, J. (2021). *Quartiersöffnung in der stationären Langzeitpflege. Eine Sekundäranalyse leitfadengestützter qualitativer Daten anhand der dokumentarischen Methode.* Dissertation an der PTHV, in Vorbereitung.
Bogner, A., & Menz, W. (2009). Das theoriegenerierende Experteninterview Erkenntnisinteresse Wissensformen, Interaktion. In Bogner, A. (Hrsg.), *Experteninterviews. Theorien, Methoden, Anwendungsfelder* (3., grundlegend überarbeitete Aufl., S. 61–69). Wiesbaden: Springer VS.

Duttenhofer, M. (2021). *(Arbeitstitel) Chancen und Grenzen von Quartiersmanagement im Bereich der stationären Langzeitpflege.* (Masterarbeit an der PTHV, in Vorbereitung).

Flick, U. (2007). *Qualitative Sozialforschung. Eine Einführung.* Hamburg: Rowohlt.

Gläser, J., & Laudel, G. (2009). *Experteninterviews und qualitative Inhaltsanalyse als Instrumente rekonstruierender Untersuchungen* (3. überarbeitete Auflage). Wiesbaden: Springer VS.

Hinte, W., & Noack, M. (2016). Sozialraumorientierung: ein unerforschtes Feld? *Noack M. Empirie der Sozialraumorientierung* (S. 11–22). Beltz Juventa: Weinheim.

Jansen, T., von Schlippe, A., & Vogd, W. (2015). Kontexturanalyse – ein Vorschlag für rekonstruktive Sozialforschung in organisationalen Zusammenhängen. *Forum Qualitative Sozialforschung / Forum: Qualitative Social Research, 16*(1), 4.

Knoblauch, H. (2001). *Fokussierte Ethnographie. sozialersinn, 1,* 123–141.

Kühn, T., & Koschel, K. V. (2011). *Gruppendiskussionen. Ein Praxis-Handbuch* (1. Aufl.). Wiesbaden: Springer VS.

Lamnek, S., & Krell, C. (2010). *Qualitative Sozialforschung. Lehrbuch* (5. überarbeitete Auflage). Weinheim: Beltz.

Lüders, C. (2011). Gütekriterien. In R. Bohnsack, W. Marotzki, & M. Meuser (Hrsg.), *Hauptbegriffe qualitativer Sozialforschung* (S. 80–82). Budrich: Opladen.

Martin, J. (1992). *Cultures in organizations. Three perspectives.* New York: Oxford University Press.

Mayring, P. (2002). *Einführung in die Qualitative Sozialforschung. Eine Anleitung zu qualitativem Denken.* Weinheim: Beltz.

Mayring, P. (2015). *Qualitative Inhaltsanalyse. Grundlagen und Techniken.* Weinheim: Beltz.

Mehnert, T., & Kremer-Preiß, U. (2017). *Handreichung Quartiersentwicklung. Praktische Umsetzung sozialraumorientierter Ansätze in der Altenhilfe.* Heidelberg: Medhochzwei.

Nohl, A. M. (2017). *Interview und dokumentarische Methode. Anleitungen für die Forschungspraxis* (5. Aufl.). Wiesbaden: Springer VS.

Ohnesorge, B. (2021). *Zur Funktion von sozialen Netzwerken bei der Quartiersöffnung von Einrichtungen der stationären Langzeitpflege.* Dissertation PTHV, in Vorbereitung.

Rittershaus, T. (2019). Quartiersentwicklung – Altenheime zwischen Struktur und Wandel, eine kontexturanalytische Betrachtung. Masterarbeit PTHV.

Qualitative Erhebung (Teil 2): Ergebnisse der zentralen Fragestellungen

Judith Bauer, Bernadette Ohnesorge, Thomas Rittershaus und Hermann Brandenburg

In diesem Abschnitt stellen wir unsere Befunde vor, die im Hinblick auf die sechs von uns untersuchten Fragestellungen, generiert wurden. Wir gehen dabei wie folgt vor: Im ersten Schritt wird zunächst die jeweilige Forschungsfrage aufgeführt, anschließend die Befunde aus den drei Standorten vorgestellt (7.1–7.6). Wir beginnen mit Standort 1 und enden mit Standort 3. Am Ende der jeweiligen Fragestellung befindet sich eine Zusammenfassung der jeweiligen Befunde. Die Ergebnisse mussten pro Einrichtung separat dargestellt werden, da sich die Einrichtungen stark unterscheiden. Im Text werden die Aussagen von verschiedenen Interviewpartnern einbezogen, Hinweise darauf, wer im Einzelnen befragt wurde, finden sich immer in einer Fußnote. Zur besseren Übersicht und aufgrund der

J. Bauer (✉) · H. Brandenburg
Pflegewissenschaft, Philosophisch-Theologische Hochschule Vallendar, Vallendar, Deutschland
E-Mail: jbauer@pthv.de

H. Brandenburg
E-Mail: hbrandenburg@pthv.de

B. Ohnesorge
Pflegewissenschaft, ehemalig Philosophisch Theologische Hochschule Vallendar, Fulda, Deutschland
E-Mail: b.ohnesorge@oline.de

T. Rittershaus
Pflegewissenschaft, ehemalig Philosophisch Theologische Hochschule Vallendar, Vallendar, Deutschland
E-Mail: thomas-rittershaus@web.de

© Springer Fachmedien Wiesbaden GmbH, ein Teil von Springer Nature 2021
H. Brandenburg et al. (Hrsg.), *Organisationskultur und Quartiersöffnung in der stationären Altenhilfe*, Vallendarer Schriften der Pflegewissenschaft 8, https://doi.org/10.1007/978-3-658-32338-7_7

umfangreichen Befunde wurden bei den Fragestellungen zwei bis sechs Grafiken eingefügt, die die zentralen Inhalte der Ergebnisdarstellung in Kurzform komprimieren. Die Grafiken beziehen sich immer auf die jeweiligen Standorte. Am Ende des Kapitels 7 folgt eine komprimierte Zusammenfassung der wichtigsten Befunde zu den zentralen Fragestellungen der GALINDA-Studie.

7.1 Forschungsfrage 1:

Bestehen bereits konzeptionelle Grundlagen für eine Öffnung von vollstationären Pflegeeinrichtungen ins Quartier? Welche Ideen gibt es bei den untersuchten Standorten?[1]

7.1.1 Standort 1

Konzeptioneller Leitgedanke: Perspektiven der Heimbewohnerinnen und der Quartiersbewohnerinnen werden gleichermaßen berücksichtigt
Konzeptionelle Entwicklungen einer Öffnung bestanden an Standort 1 bereits seit längerer Zeit. Der Start war im Jahr 2009 mit der Einberufung einer Zukunftskonferenz, zu welcher die Einrichtung Vertreter des Landes, der Kommune, der Stadt und der örtlichen Universität eingeladen hatten. Durch die Anbindung des Bereichs für Menschen mit Behinderung wurde das Thema Inklusion auf der Zukunftskonferenz prominent diskutiert. Der aufkommende Quartiersgedanke zusammen mit dem inklusiven Ansatz ließ die Konferenz mit dem Beschluss enden, Wohnmöglichkeiten dezentral der Einrichtung im Quartier aufzubauen. Anschließend wurden Workshops mit Bewohnerinnen und Mitarbeitern durchgeführt, um deren Position zu erfassen und mit in das Projekt zu integrieren. Dieser Prozess beinhaltete auch eine Reflexion der Einrichtung und ihrer Rolle im Quartier. Hier entstand der grundlegende Gedanke, die Organisationsentwicklung der Einrichtung nicht mehr ohne die Perspektive der Bewohnerinnen auch des Quartiers zu denken.

„[…] wir müssen hier auch nochmal den Fokus auf die Einrichtung […] richten und sagen ok, wir müssen dieses Quartier hier, diesen Campus auch weiterentwickeln. Und

---

[1]Im Hinblick auf die Forschungsfrage 1 wurden nur Ergebnisse einbezogen, die wir aufgrund der Interviews mit den Führungskräften an den jeweiligen Standorten gewinnen konnten. Aussagen von Mitarbeiterinnen und Bewohnerinnen zu dieser Frage waren sehr begrenzt, z. T. nicht auswertbar und enthielten keine neuen Perspektiven.

zwar im Interesse der Menschen weiterentwickeln. Quartiersöffnung ist ein wesentliches Element, um die Lebensqualität der Menschen hier vor Ort zu zu verbessern." (S. 1 El 1, Führungskräfte)[2]

Quartiersmanagement wird als Personalstelle etabliert

Damit das Ziel der Entwicklung der Organisation verwirklicht werden konnte, wurde entschieden, das Quartiersmanagement als feste Personalstelle im Sozialdienst der Einrichtung zu etablieren. Mit diesem Schrit konnte die die Öffnung ins Quartier konzeptionell untermauert werden konnte.

„Und wir ham uns dann entschieden, äh das Quartiersmanagement personenbezogen, also mit ner Stelle dann letztendlich auch zu besetzten. Wir ham die Mitarbeiter dann in den Sozialdienst der Altenhilfe mit integriert. Die macht auch ein paar andere Aufgaben noch, aber ihr Schwerpunkt ist das Thema Quartiersmanagement." (S. 1 EI1, Führungskräfte)

Diese Stelle deckt ein breites Aufgabenspektrum ab. Einerseits übernimmt das Quartiersmanagement die Moderation der Außenkontakte. Und andererseits ist sie auch an internen Projekten im Haus beteiligt, nimmt an den Gremiensitzungen teil und trägt dadurch dazu bei, dass die Perspektive des Quartiersmanagements im gesamten Unternehmen wahrgenommen und gehört wird. Über diese Personalstelle wachsen die beiden solitären Bereiche der Behinderten- und Altenhilfe zunehmend zusammen. Das Quartiersmanagement nimmt insofern im Unternehmen eine sektorenübergreifende und damit eine verbindende Funktion ein. Die Planung und Durchführung interner und externer sowie übergreifender Veranstaltungen wird von den Quartiersmanagern gesteuert.

Quartiersarbeit wird als zentrales Kriterium bei der Erarbeitung von Zukunftskonzepten gesehen

Bei der Erarbeitung von zukünftigen Projekten wurde nach Aussage der Führungskräfte immer wieder der Quartiersgedanke miteinbezogen. Somit war erkennbar, dass der Fokus auf Öffnung die verschiedenen Aktivitäten der Einrichtung betraf.

---

[2]Die Zitate aus den Interviews werden aus Gründen der Anonymisierung nur in bestimmten Gruppen angegeben (beispielsweise Interview Führungskräfte). Die Liste der Interviews mit den Erklärungen der Abkürzungen findet sich im Anhang. Die Dialekttönung haben wir bewusst nicht „korrigiert"; das gilt auch für den Ausdruck.

„Und immer als Prüffrage dabei ist genau der Punkt, was bedeutet das für die
Quartiersarbeit für die Weiterentwicklung?" (S. 1 El 1, Führungskräfte).

Sensibilisierung der Mitarbeiter gehört zur konzeptionellen Umsetzung

Eine konzeptionelle Umsetzung einer Öffnung ins Quartier stand für die
Befragten auch mit einer Sensibilisierung aller Mitarbeiterinnen für das Thema
in Zusammenhang (siehe Abschn. 7.3 Forschungsfrage 3).

> „[…] Jetzt zum Beispiel auf Leitungsebene. Naja wir können das vorleben. Das tun
> wir, hoffe ich doch auch. Und wir müssen die Begeisterung dafür, dass was uns
> hier weiterentwickeln nämlich das wird ja auch im Gebot der Nächstenliebe oder
> eine Selbstverständlichkeit, dass man für andere da ist. Dass wir das jeden Tag auch
> vorleben." (S. 1 El1, Führungskräfte)

Nicht alle Kooperationen müssen konzeptionell verortet werden

Im Bereich Kooperationen gab es verschiedenste Aussagen bezüglich einer
konzeptionellen Untermauerung. Der Austausch mit Schulen und Kindergärten
war geplant und die Vorgehensweise strukturiert. Es gab aber auch viele Formen
der Zusammenarbeit, welche durch spontane Ideen von Mitarbeiterinnen entstanden und somit zunächst nicht konzeptionell durchdacht wurden. Im Lauf der Zeit
entwickelten sich hier aber konkretere Planungen.

7.1.2 Standort 2

*Konzeptionelle Grundlagen einer Öffnung sind nachrangig, entscheidend sind
die emotionale Betroffenheit und das praktische Tun*

Der zweite Standort zeichnete sich durch eine Personalunion der Einrichtungsleitung und der Geschäftsführung aus, die zusätzlich für die Aufgaben des
Quartiersmanagements verantwortlich war. Die Quartierarbeit und damit verbundene Themen waren bisher nicht in einem Konzept verschriftlicht worden. Hier
war man der Meinung, dass das Thema „gefühlt und gelebt" werden müsste,
um die Umsetzung voranzubringen. Eine theoretische Fundierung und eine damit
verbundene Verschriftlichung wurden nicht als Erfordernis gesehen.

> „Also wir haben kein PCC (Personzentrierte Pflege) am Start. Wir haben auch ansons-
> ten nichts verschriftlicht, weil ich einfach sag, solang gefühlt und gelebt wird, muss
> ich nicht immer alles in Konzepte verschriftlichen, weils ja doch einer gewissen Dyna-
> mik unterliegt. Und ich auch nicht unbedingt glaube, dass ein Konzept, außer es gibt

halt so Menschen, die wollen, wenn sie sich ein Haus anschauen, fragen, haben sie irgendwas schriftlich, wo ich nochmal was nachlesen kann, da macht es Sinn. Aber wir unterhalten uns mit Interessenten und das kriegen die so mitgeteilt, wie es jetzt Sie auch mitgeteilt bekommen haben, ja." (S. 2 El 1, Führungskräfte)

Quartiersarbeit obliegt der Geschäftsführung
Für die Quartiersarbeit an Standort 2 war vorrangig die Geschäftsführung verantwortlich. Eine Personalstelle für das Quartiersmanagement gab es nicht.

„[…] wie gesagt durch die Angebote entsteht sowas wie Quartiersarbeit, Quartiersangebote. Wie gesagt das Netzwerk Altstadt, das is ja auch ein Teil des Quartiersmanagement. […] Das Quartiersmanagement, das übernehm ich jetzt." (S. 2 El 1, Führungskräfte)

Zweistufiges Vorgehen bei der Ausrichtung von Veranstaltungen ergibt Hinweise auf implizites Konzept
Dennoch konnte hier ein immer gleiches, zweistufiges Vorgehen erkannt und von einem impliziten Konzept gesprochen werden. Die Ideen der Geschäftsführung wurden zusammen mit dem Sozialen Dienst der Einrichtung abgestimmt. Der Soziale Dienst übernahm nach der Abstimmung die praktische Umsetzung der unterschiedlichen Veranstaltungen, wie beispielsweise Gartenkonzerte, Sommerfest, Kräuterfest, Weihnachtsmarkt.

„Also ich sag‘s mal, wenn ich mit dem sozialen Dienst zusammensitz und sag, ja wir machen das so oder so […]. Das ist dann oft ein Dialog zwischen Sozialdienst und mir, der die Impulse setzt. Aber die eigentliche Umsetzung in den Veranstaltungen hat der Soziale Dienst, ja. […] das Organisieren, das Programm zusammenstellen, das heißt, welche Akteure kommen, das ist Sache vom Sozialdienst, nach Rücksprache mit mir, weil es geht ja da auch immer ums Geld. Ja also kann ich mir, können wir uns einen Zauberer leisten?" (S. 2 El 1, Führungskräfte)

In Bezug auf Kooperationen der Einrichtung ins Quartier, beispielsweise mit Schulen oder Kindergärten, war an Standort 2 ebenfalls der Sozialdienst verantwortlich. Bei spezifischen Kooperationen konnten hier Erfahrungen genutzt werden, die aus einer langwierigen Zusammenarbeit entstanden waren und die für zukünftige Kooperationen genutzt wurden. Außerdem gab es spezifische Projekte, wie beispielsweise eine Kooperation mit den Auszubildenden der ortsansässigen Stadtwerke, die bereits konzeptionell ausgestaltet waren (siehe Abschn. 7.5 Forschungsfrage 5).

Ehrenamtliches Engagement ist sehr wichtig

Ehrenamtliches Engagement, das aus der quartiersübergreifenden Umgebung stammte, fand sich in mehreren Abteilungen der Einrichtung. Das Ehrenamt wurde durch eine Koordinationsstelle organisiert. Dort wurden die Auswahl und der Einsatz der Ehrenamtlichen geplant. Die Ehrenamtlichen übernahmen mehrere Tätigkeiten in der Einrichtung. Sie betrieben die Cafeteria, die nachmittags mehrere Stunden für das Quartier geöffnet war und in Verbindung mit dem offenen Mittagstisch regelmäßig von außen aufgesucht wurde.

7.1.3 Standort 3

Frühe konzeptionelle Überlegungen hinsichtlich einer Quartiersöffnung
Der Ausgangspunkt der Entwicklung lag an Standort 3 bereits zehn Jahre zurück. Damals wurden erste Gedanken in Richtung eines zukünftig notwendigen Neubaus laut, die mit dem Quartiersgedanken verbunden waren. Ziel war es ein neues Heim im Quartier mit Bezug zum Quartier zu errichten und damit die klassischen Altenheimstrukturen aufzubrechen.

> „Und die Neuentwicklung war im Prinzip seit 10 Jahren schon ein Thema. Und wir haben jetzt die Möglichkeit das auch umzusetzen, die Notwendigkeit ist auch gegeben. Und das war der Ausgangspunkt für uns, dass wir gesagt haben, wir wollen nicht klassisch wieder ein Altenheim bauen, sondern das muss im Quartier geschehen." (S. 3 El 1, Führungskräfte)

Da sich das Heim in konfessioneller Trägerschaft und auf dem Gelände einer Pfarrgemeinde befand, mussten diese Parteien ebenfalls in die Neukonzeptionierung eingebunden werden. Das neue Gebäude sollte demnach auch mehrere Funktionen integrieren. Im Erdgeschoss sollte ein Pfarrgemeindezentrum mit flexiblen, durch mobile Wände zuschaltbaren Räumlichkeiten, entstehen. Außerdem war geplant, dort eine Tagespflege in Kooperation mit einer örtlichen Sozialstation anzubieten. Darüber hinaus war beabsichtigt, Begegnungs- und Gemeinschaftsflächen vorzuhalten, die durch einen Bistrobetrieb komplettiert werden sollen. Für das Erdgeschoss waren noch weitere Büroräume für die Quartiersmanager geplant. Die drei weiteren Stockwerke des Obergeschosses waren als Wohn- bzw. Hausgemeinschaftskonzept vorgesehen.

„Also das Ziel, dass wir unten im Erdgeschoss die Öffentlichkeit haben. Also, da wird es einmal das Pfarrzentrum geben, mit verschiedenen Räumlichkeiten, die so zuschaltbar sind, erweiterbar, mit so flexiblen Wänden. Da wird auch eine Küche gebaut von der Kirchengemeinde. Dann wird es Tagespflege unten geben. [...] Und ja es wird Büroräume geben, und es soll einen offenen Bereich geben, der einlädt, so ein Bistrobereich, dass man sich dort auch begegnen kann. Die Quartiersmanager bekommen dort auch ihr Büro. Im Erdgeschoss. Vom ersten bis zum dritten Obergeschoss sind die sechs Wohngemeinschaften, die Hausgemeinschaften." (S. 3 El 1, Führungskräfte)

Überlegungen hinsichtlich des Neubaus waren von Anfang an mit einer konzeptionellen Planung verbunden. Dabei kam dem Hausgemeinschafskonzept eine zentrale Bedeutung zu.

Die Projektleitung des Quartiersprojekts war in Gespräche und Verhandlungen mit verschiedenen Akteuren im Quartier involviert. Beispielsweise wurde eine Projektgruppe aus verschiedenen Verantwortlichen im Quartier konzipiert. Das Konzept sollte zwei grundlegende Gedanken umfassen. Es sollten die Personen aus dem Quartier als Kunden verstanden werden. Außerdem sollte dabei eine Verquickung von ambulanten und stationären Leistungen realisiert werden, beispielsweise über verschiedene Kooperationen mit ambulanten Pflegediensten.

Quartiersmanagement wird als Personalstelle etabliert
Für die Entwicklung der Einrichtung ins Quartier wurden zwei Quartiersmanager zu je 50 % eingestellt, die bereits früh in das Projekt involviert wurden. Durch die Quartiersmanager sollte das Quartier die Einrichtung bzw. das gesamte Projekt durch verschiedene Aktionen in den Fokus der öffentlichen Wahrnehmung gerückt werden. Zu diesem Zweck wurden unterschiedliche Aktivitäten geplant und durchgeführt, beispielsweise eine Vernissage im Altenheim, Seniorenmessen und eine Bürgerversammlung in der Stadthalle. Die Herstellung und die Aufrechterhaltung von Kontakten und Kooperationen war hier die zentrale und vorrangige Aufgabe der Quartiersmanager.

Konzeptionelle Überlegungen zur Quartiersöffnung gehen vom Quartiersmanagement aus
Direkte konzeptionelle Überlegungen bezüglich einer Öffnung ins Quartier gab es an Standort 3 (Pflegeeinrichtung) nicht. Jedoch gab es verschiedene Hinweise auf eine Öffnung. Die Leitungskräfte der Einrichtung an Standort 3 praktizierten eine Politik der offenen Türen und waren so ständig als Ansprechpartner für jedermann zu erreichen. Auch die Cafeteria dieser Einrichtung ist für Gäste aus dem Quartier durch einen offenen Mittagstisch geöffnet und wird dementsprechend genutzt.

Der Förderverein der Einrichtung war ebenfalls eingebunden, indem er ein jährliches Garten- und Hoffest in der Einrichtung organisierte. Die in der Einrichtung tätigen Ehrenamtlichen stammen zu einem Großteil aus dem Quartier, sind z. B. im o.g. Förderverein oder anderen Vereinen tätig und stehen so mit der Einrichtung in direktem Kontakt. Neben dem Hoffest sponserte der Förderverein unterschiedliche Ausflüge der Bewohnerinnen, wie z. B. einen Schiffsausflug in eine nahe gelegene Festungsanlage oder Schiffsreisen. Die Ehrenamtlichen unterstützten bei diesen und allen anderen fest geplanten Ausflügen, z. B. auf den Weihnachtsmarkt, die Einrichtung. Ausgehend vom Sozialdienst wurden spezifische Kooperationen im Quartier geplant und durchgeführt (siehe Abschn. 7.5 Forschungsfrage 5), zum Beispiel beteiligte sich die Einrichtung an der Generationsbrücke, was ebenfalls ein konzeptionell ausgestaltetes Projekt war.

7.1.4 Zusammenfassung Forschungsfrage 1

Es kann resümiert werden, dass sich die untersuchten Standorte stark unterscheiden. Standort 1 verfügte über einen konzeptstiftenden Leitgedanken, der die Perspektive der Heimbewohnerinnen und der Quartiersbewohnerschaft berücksichtigte, das Quartiersmanagement wurde hier als Personalstelle etabliert, und die Quartiersarbeit wurde auch weiterhin als zentrales Kriterium bei der Erarbeitung von weiteren Konzepten gesehen. Kooperationen der Einrichtung mit dem Quartier kamen auch spontan, etwa durch Ideen der Mitarbeiterinnen, zustande die nicht konzeptionell hinterlegt waren. Es gab aber auch strukturierte Vorgehensweisen bei spezifischen Kooperationen, beispielsweise mit Schulen. An Standort 2 wurden konzeptionelle Grundlagen einer Öffnung zunächst als nachrangig betrachtet, die Quartiersarbeit oblag der Geschäftsführung, jedoch zeigten sich verschiedene Hinweise auf implizite Konzepte, etwa im Rahmen eines zweistufigen Vorgehens bei der Ausrichtung von Veranstaltungen oder der genauen Festlegung von Personalverantwortlichkeiten. An Standort 3 bestand eine konkrete, konzeptionelle Ausgestaltung des Quartiersprojekts, welche schon früh angegangen wurde. Hierin enthalten war eine konzeptionelle Planung des Hausgemeinschaftskonzepts. Auch das Quartiersmanagement wurde früh als Personalstelle etabliert. In der Pflegeeinrichtung selbst jedoch konnten wir keine unmittelbaren konzeptionellen Überlegungen im Hinblick auf die Öffnung rekonstruieren; diese Aufgabe wurde überwiegend dem Quartiersmanagement zugeschrieben.

7.2   Forschungsfrage 2:

Was verstehen die Akteure an den verschiedenen Standorten unter Öffnung? Wie werden diese von Führungskräften, Mitarbeiterinnen, Bewohnerinnen und Angehörigen eingeschätzt?[3]

7.2.1   Standort 1

a) Öffnung aus der Sicht der Führungskräfte
In der Abb. 7.1 werden die Aussagen der Führungskräfte zum Thema „Öffnung" komprimiert zusammengefasst. Dabei werden die „gesellschaftliche Ebene/ Quartiersebene", „organisatorische Ebene" und „personale Ebene" unterschieden und innerhalb dieser Bereiche weitere Differenzierungen eingefügt. Danach erfolgt eine nähere Erläuterung der wichtigsten Textstellen.

Gesellschaftliche Ebene/ Quartiersebene
Öffnung der Pflegeheime meint auch Dienstleistungen für das Quartier
     Im Zusammenhang mit Öffnung wurden von allen Führungskräften Angebote genannt, die offen für Personen aus dem Quartier sind, aber in den Räumlichkeiten des Pflegeheims stattfinden. Hier handelte es sich um spezifische Dienstleistungen, die auch im Quartier genutzt werden konnten. Ein Beispiel war die Tagespflege. Tagesgäste stammten etwa zur Hälfte aus dem Quartier. Diese konnten auch an den Aktivitäten der Einrichtung teilnehmen, somit bildete sie eine Schnittstelle vom Quartier zur Einrichtung. Das Einzugsgebiet der Tagesgäste bezog sich nicht nur auf die unmittelbare Umgebung, sondern reichte ca. 15 km über die Einrichtung hinaus.
     Ein weiteres wichtiges Angebot, welches zur Einrichtung gehörte, war das Therapiezentrum. Auch hier wurden Bewohnerinnen des Hauses und externe Gäste behandelt. Es wurde von etwa 50 % Gästen und 50 % eexterne Besucherinnen gesprochen. Das Einzugsgebiet des Therapiezentrums wurde als sehr groß beschrieben. Im Zentrum gab es zum Zeitpunkt der Befragung ein Schwimmbad, welches aus einem Therapiebecken und einem normalen Schwimmbecken bestand. Im Zentrum wurden außerdem Wellnessangebote und Präventionskurse

---

[3]Darstellt werden hier – analog zur Forschungsfrage 1 – die Aussagen der Führungskräfte, zusätzlich werden die Aussagen der Mitarbeiterinnen mit einbezogen. An Standort 1 und 2 wurden ebenfalls die Bewohnerinnen und die Angehörigen befragt, deren Aussagen werden hier ergänzend dargestellt. Die Aussagen der Führungskräfte werden aufgrund ihrer Bedeutung und des inhaltlichen Spektrums ebenfalls durch Abbildungen visualisiert.

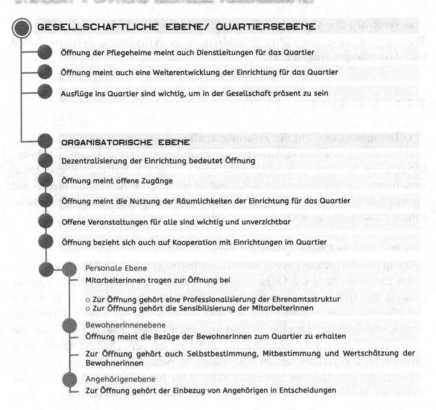

STANDORT 1: ÖFFNUNG (SICHTWEISE FÜHRUNGSKRÄFTE)

GESELLSCHAFTLICHE EBENE/ QUARTIERSEBENE

Öffnung der Pflegeheime meint auch Dienstleitungen für das Quartier

Öffnung meint auch eine Weiterentwicklung der Einrichtung für das Quartier

Ausflüge ins Quartier sind wichtig, um in der Gesellschaft präsent zu sein

ORGANISATORISCHE EBENE

Dezentralisierung der Einrichtung bedeutet Öffnung

Öffnung meint offene Zugänge

Öffnung meint die Nutzung der Räumlichkeiten der Einrichtung für das Quartier

Offene Veranstaltungen für alle sind wichtig und unverzichtbar

Öffnung bezieht sich auch auf Kooperation mit Einrichtungen im Quartier

Personale Ebene
Mitarbeiterinnen tragen zur Öffnung bei

o Zur Öffnung gehört eine Professionalisierung der Ehrenamtsstruktur
o Zur Öffnung gehört die Sensibilisierung der Mitarbeiterinnen

Bewohnerinnenebene
Öffnung meint die Bezüge der Bewohnerinnen zum Quartier zu erhalten

Zur Öffnung gehört auch Selbstbestimmung, Mitbestimmung und Wertschätzung der Bewohnerinnen

Angehörigenebene
Zur Öffnung gehört der Einbezug von Angehörigen in Entscheidungen

Abb. 7.1 Standort 1: Öffnung (Sichtweise der Führungskräfte)

angeboten. Eine Besonderheit dieses Angebots war das Schwimmen für muslimische Frauen, welches regelmäßig stattfand. Des Weiteren wurde in der Einrichtung neben Physiotherapie auch Ergotherapie angeboten, denn eine Praxis für Ergotherapie nutzte die Räumlichkeiten neben dem Therapiezentrum. Die Praxis wurde von allen befragten Führungskräften als Möglichkeit und Bestandteil der Öffnung gesehen, weil diese ebenfalls Personen von außen anzog.

Im Bereich der Behindertenhilfe gab es, ebenfalls angegliedert an die Einrichtung, eine Tagesförderstätte für jüngere Menschen mit Behinderung, die nicht in der Lage waren in einer Werkstatt zu arbeiten. Für ältere Menschen mit Behinderung wurde die Tagesstruktur eingerichtet. Bei den genannten Angeboten konnten auch externe Gäste teilnehmen. Zum Zeitpunkt der Befragung nahmen allerdings nur zwei Externe teil. Innerhalb der Tagesförderstätte wurden verschiedene Aktivitäten durchgeführt, um sich ins Quartier zu öffnen. Beispielsweise produzierten die Tagesgäste Notizzettel, die zunächst im Haus und anschließend an der ortsansässigen Universität verteilt wurden.

> „Unser wichtigstes Projekt das sind unsere Notizzettel, wir recyceln ja quasi Papier, das machen wir in verschiedenen Gruppen, mit verschiedenen Besuchern[4], die da Spaß dran haben, die das auch gut können, und diese Notizzettel werden komplett im ganzen Haus auch in der Außenwohngruppe werden die verteilt, wer was braucht, der meldet das bei mir an, dann werden sie beliefert. Jetzt sind wir gerade dabei, auch über eine Mitarbeiterin, deren Schwester an der Universität drüben angestellt ist, auch noch einen kleinen Bereich an der Universität mit unseren Notizzetteln zu beliefern. Da versuchen wir jetzt auch gerade Kontakte nochmal so ein bisschen zu erweitern."
> (S. 1 EI 8, Führungskräfte)

Öffnung meint auch Weiterentwicklung der Einrichtung für das Quartier
Neben den Dienstleistungen fürs Quartier wurde dieser Aspekt thematisiert und als wichtig hervorgehoben. Dieses bedeutete beispielsweise, dass das Quartier nach Bedürfnissen gegenüber der Einrichtung befragt wurde.. Die Ergebnisse der Befragung wurden genutzt, um Angebote in der Einrichtung, wie beispielsweise Flohmärkte weiterzuentwickeln,

Ausflüge ins Quartier sind wichtig, um in der Gesellschaft präsent zu sein
Zunächst wurden Angebote für die Bewohnerinnen der Einrichtung genannt. Hier nannten die Befragten verschiedene Ausflüge ins Quartier, die von der Einrichtung organisiert wurden. Beispielsweise wurden Tagestrips mit den Bewohnerinnen, etwa zum Picknicken, zur Straußenfarm oder zu einer Waldhütte durchgeführt. Außerdem wurden Fahrten zur Stiftskirche mit anschließendem Kaffeetrinken ausgerichtet. Speziell genannt wurden zudem Touren in die Stadt zum Maimarkt, Oktobermarkt, Weihnachtsmarkt oder in den Zoo. Im Sommer wurde in jedem Monat ein Ausflug geplant. Eine Befragte der Führungsebene betonte, dass Touren in die Stadt gezielt stattfanden, um für die Gesellschaft präsent zu sein.

---

[4] Bei der Tagesförderstätte wurde die Klientel als Besucherinnen bezeichnet, jedoch lebten die Klienten bis auf zwei externe Besucherinnen in der Einrichtung selber und könnten auch als Bewohner bezeichnet werden.

„Das sind so die fixen Punkte, die wir haben, aber wir versuchen auch ganz normal, durch viele Ausflüge in die Gesellschaft rauszugehen, sind in der Stadt präsent." (S. 1 EI 8, Führungskräfte)

Die verschiedenen Fahrten wurden jeweils separat vom Bereich für Menschen mit Behinderung und dem Altenhilfebereich geplant. Für die Planung der Aktivitäten im Altenhilfebereich war die Leitung des Sozialdienstes zuständig, bei der Behindertenhilfe waren jeweils die verschiedenen Bereiche in die Planung eingebunden. Eine Besonderheit bei den Ausflügen stellte nach Aussage einer befragten Führungskraft das „Wandern für alle" dar. Hier handelte es sich um eine Kooperation mit einem ortsansässigen Wanderverein. An dieser Aktivität konnten Bewohnerinnen der Altenhilfe aber auch der Behindertenhilfe teilnehmen. Hier fanden kürzere Wandertouren statt, die mit einer Einkehr in ein Restaurant oder Café verbunden waren. Des Weiteren nahmen Personen des ortsansässigen Vereines an den Wanderungen teil, was dazu führte, dass die Bewohnerinnen der Einrichtung mit Bürgern aus der Umgebung in Kontakt kamen.

Organisatorische Ebene

Dezentralisierung der Einrichtung bedeutet Öffnung

Das Thema Dezentralisierung wurde bei der Frage nach dem eigenen Verständnis von Öffnung von einigen Führungskräften betont. Die Befragten waren der Meinung, dass die Öffnung durch das Dezentralisierungsprojekt (im Bereich der Behindertenhilfe) begonnen hatte und seitdem auch weiterverfolgt wurde. Durch die Schaffung einer dezentralen Wohngruppe im Quartier gelang eine Auslagerung der Einrichtung ins Quartier. Somit wurde eine Wahlmöglichkeit für die Bewohnerinnen des Heims geschaffen zum Umzug in eine dezentrale Wohngruppe.

„[…] Dezentralisierungsprojekt ist einfach, man hat sich 2009 Gedanken gemacht, wo soll es denn mit (Name Einrichtung anonymisiert) hingehen […] 2020 hieß das so und unter anderem, was das Wohnen betrifft, Wunsch- und Wahlrecht ist da ein Stichwort. Und es geht quasi darum dezentrale Wohnangebote zu schaffen, für Menschen mit Behinderung also weg vom Kerngelände, weg von dieser allumfassenden Versorgung durch Wäscherei, Küche und so weiter, hin zu Wohnungen, kleinere Wohngruppen in einer ganz normalen Nachbarschaft, mit viel Selbstversorgung. Also Einkaufen gehen, kochen, was man halt so normalerweise zuhause macht." (S. 1 El 2, Führungskräfte)

Öffnung meint offene Zugänge

Neben der Dezentralisierung wurde angesprochen, dass im Grunde jede Person von außen über verschiedene Zugänge das Haus betreten könne. Auch dieses Merkmal wurde unter dem Thema „Öffnung der Einrichtung" seitens der Führungskräfte akzentuiert.

Öffnung meint die Nutzung der Räumlichkeiten der Einrichtung für das Quartier
Ein weiterer Punkt, der von den Führungskräften beim Thema Öffnung genannt wurde, war, dass die Einrichtung externen Gruppen ihre Räumlichkeiten zur Verfügung stellt. Beispielsweise wurden diese im Rahmen von Fortbildungen gemietet oder auch Feste veranstaltet.

Offene Veranstaltungen für alle sind wichtig und unverzichtbar
Im Hinblick auf die Öffnung wurden von allen Befragten Veranstaltungen genannt, die in der Einrichtung ausgerichtet wurden und auch für das Quartier offen waren. Dies wurde unter dem Begriff der Öffnung verstanden. Man nannte hier das Sommerfest, den regelmäßig -alle paar Wochen- stattfindenden Flohmarkt und das Gartenfest, verschiedene Konzerte, Faschingsveranstaltungen aber auch eine Diskussionsveranstaltung für das Quartier, die sich „in aller Munde" nannte. In der Altenhilfe wurde von der Stadt regelmäßig eine Ü90-Party organisiert. Hier wurden alle Senioren der Stadt, aber auch Bewohnerinnen der Altenhilfe eingeladen. An den genannten Veranstaltungen waren die Alten- und die Behindertenhilfe beteiligt. Es gab aber auch Veranstaltungen, die nur von der Behindertenhilfe ausgerichtet wurden. Diese fanden ebenfalls in der Einrichtung statt, waren aber offen für Bewohnerinnen des Hauses und des Quartiers. Beispielsweise gab es eine Singleparty oder es wurden Flirtkurse ausgerichtet.

Öffnung bezieht sich auch auf Kooperation mit Einrichtungen im Quartier
Als zentraler Bestandteil einer Öffnung ins Quartier wurden ebenfalls Kooperationen mit Einrichtungen im Quartier genannt. Diese bestanden mit dem Lions-Club, dem Krankenhaus in der Stadt, Kindergärten, der Kirchengemeinde, der Stadtverwaltung, dem Seniorinnenbeirat der Stadt, vier bis fünf Schulen und weiteren Einrichtungen. Betont wurde vor allem die Zusammenarbeit mit den Schulen diese organisierten unter anderem eine Zusammenarbeit mit den Verantwortlichen der Pflegeeinrichtung, Ausflüge mit Bewohnerinnen und Schülerinnen zum Weihnachtsmarkt oder in den Zoo. Im Rahmen dieser Aktivitäten wurden Kreativstunden, Spielenachmittage oder ein Computerkurse ausgerichtet, ein Rollstuhltraining und ein Rollstuhltanz organisiert oder eine Pflanzaktion im Garten durchgeführt.

Kooperationen, die sich nur auf die Behindertenhilfe bezogen, betrafen beispielsweise die städtische Universität. Hier wurden vielfältige Projekte initiiert,

welche die Studentinnen gemeinsam mit den Menschen mit Behinderung aus-
richteten. Gemeint war das gemeinsame Musizieren, Malen, die Organisation von
Festen und Ausstellungen der gemeinsam produzierten Kunstwerke. Es gab auch
Kooperationen mit anderen Einrichtungen der Behindertenhilfe im Bundesland.
Diesbezüglich wurde auf ein spezifisches Netzwerk verwiesen.

> „[…] ich treffe mich ja regelmäßig, alle drei Monate mit allen Leitern der Tagesförder-
> stätten bei uns (Region anonymisiert) und wir tauschen uns ja da auch aus und gucken,
> hey, wie läuft es denn bei Euch, und wie regiert denn bei Euch der Kostenträger? Also
> wir hatten schon ganz häufig den Landtagsabgeordneten für Menschen mit Unterstüt-
> zungsbedarf hier und haben auch unsere Wünsche, unsere Vorstellungen angemeldet,
> aber letzen Endes ist es im Moment so, dass doch alles eine Preisfrage ist. […] Das ist
> wirklich toll, wir profitieren voneinander und wir geben auch gern unser Know How
> auch ein bisschen weiter. Gerade auch was die Öffnung nach außen betrifft, immer
> auch ein wichtiges Thema." (S. 1 EI 8, Führungskräfte)

Die Altenhilfe hob die Zusammenarbeit mit dem ansässigen Zoo hervor, wo regelmäßig Führungen für Menschen mit Demenz ausgerichtet wurden. Diese wurden
durch eine ortsansässige Bank finanziert. Seit über 80 Jahren bestand ebenfalls eine Kooperation mit einem Landfrauenverein aus dem einem Vororte. In
früheren Zeiten wurden die Bewohnerinnen um die Weihnachtszeit mit einem Bus
dorthin gebracht, zum Zeitpunkt der Befragung kamen die Landfrauen im Herbst
in die Einrichtung, und es wurde ein Nachmittagskaffee ausgerichtet.

Personale Ebene

Mitarbeiterinnen tragen zur Öffnung bei

Zur Öffnung gehört eine professionalisierung der Ehrenamtsstruktur/Zur Öffnung gehört eine Sensibilisierung der Mitarbeiterinnen

Ein weiterer wichtiger Punkt, der von allen befragten Führungskräften betont
wurde, waren die Mitarbeiterinnen, die zur Öffnung beitrugen. Hier wurden 70
ehrenamtliche Personen genannt, die größtenteils aus dem Quartier stammten.
Eine befragte Führungskraft betonte, dass durch die ehrenamtlichen Mitarbeiterinnen positive Stimmung und neue Impulse in die Einrichtung eingebracht wurden.
In diesem Zusammenhang wurde hervorgehoben, dass es wichtig sei, diese Personengruppe wertschätzend zu behandeln und die entsprechenden Strukturen zu
professionalisieren. An Standort 1 erhielten die ehrenamtlichen Mitarbeiterinnen
ein eigenes Namensschild, um sich mit der Einrichtung zu identifizieren. Des Weiteren wurden regelmäßige Zusammenkünfte organisiert um sich auszutauschen.

Neben einer Professionalisierung der Ehrenamtsstruktur war den Führungs-kräften ebenfalls eine Sensibilisierung der Mitarbeiterinnen für das Thema Öffnung wichtig. Sie versuchten durch verschiedene Aktionen wie beispielsweise einer Steuerungsgruppe, die initiiert wurde, um die Einrichtung weiterzuentwi-ckeln, die Mitarbeiterinnen mit dem Thema Öffnung in Verbindung zu bringen.

Insgesamt wurde von den Befragten eine offene Haltung der Mitarbeiterin-nen beschrieben, mit der es möglich war Veränderungen in der Einrichtung umzusetzen.

Bewohnerinnenebene

Öffnung meint die Bezüge der Bewohnerinnen zum Quartier zu erhalten
Auf der Bewohnerinnenebene wurde angesprochen, dass es im Rahmen einer Öff-nung als wichtig angesehen werden konnte, die Bezüge der Bewohnerinnen zum Quartier zu erhalten. Dies konnte beispielsweise durch oben genannte Ausflüge ins Quartier oder auch durch verschiedenste Kooperationen gewährleistet werden.

Zur Öffnung gehört auch Selbstbestimmung, Mitbestimmung und Wertschätzung der Bewohnerinnen
Im Sinne einer Öffnung wurde bei den Führungskräften besonders betont, dass eine Definition von Partizipation besonders wichtig wäre, an der die Einrichtung gemeinsam arbeiten sollte. Neben der Definition gehörte auch die Umsetzung, beispielsweise die gemeinsame Entscheidung über Freizeitaktivitäten mit den Bewohnerinnen, den Mitarbeiterinnen und den Angehörigen zur Umsetzung von Selbstbestimmung.

Angehörigenebene

Zur Öffnung gehört der Einbezug von Angehörigen in Entscheidungen
Bei den Angehörigen wurde von den Führungskräften angesprochen, dass diese in Entscheidungen, die die Einrichtung betrafen, einbezogen wurden. Dies bedeutete in diesem Fall auch eine Öffnung der Einrichtung. Besonders im Bereich für Menschen mit Behinderung war die Beteiligung der Angehörigen durch den eigenen Angehörigenbeirat weit ausgebaut.

b) Öffnung aus Sicht der Mitarbeiterinnen, Bewohnerinnen und Angehörigen

Befragt nach dem Verständnis von Öffnung in einer stationären Einrichtung der Altenhilfe wurden von den **Mitarbeiterinnen** hauptsächlich die bereits genannten, für das Quartier offenen Veranstaltungen, angesprochen. Die Aussagen bezogen sich hauptsächlich auf die Organisation. Es wurde ebenfalls erwähnt, dass die Einrichtung Räumlichkeiten an externe Veranstalter vermietet und die Cafeteria einen offenen Mittagstisch für externe Personen anbietet. Des Weiteren wurde angesprochen, dass durch die Therapieangebote beispielsweise im Therapiezentrum viele externe Gäste angezogen wurden.

Die befragten **Bewohnerinnen** beschrieben ebenfalls auf der organisatorischen Ebene die Angebote der Einrichtung als wichtig im Zusammenhang mit einer Öffnung. Sie gaben an, dass externe Gäste den Friseur oder das Kiosk nutzten. Ebenfalls wurde das Therapiezentrum als öffnungsrelevant genannt, da dort ebenfalls viele externe Besucherinnen anzutreffen waren. Wie auch bereits die Mitarbeiterinnen nannten die Bewohnerinnen die vielen Veranstaltungen, die fürs Quartier geöffnet sind. Sie gaben an, die Einrichtung gerade deshalb als offen wahrzunehmen.

„[…] das sind natürlich sehr große Veranstaltungen, da kommen unendlich viele Leute aus der Stadt und aus der Umgebung, auch aus der weiteren Umgebung, die also entweder Kontakte hier haben, vielleicht schon mal Leute hier selber gehabt haben, und die sich noch verbunden fühlen, also das ist schon ein größerer Akt." (S. 1 E 13, Bewohnerinnen)

Die offene Cafeteria wurde von den Bewohnerinnen ebenfalls genannt. Auch die Kooperationen der Einrichtung mit im Quartier ansässigen Institutionen, wie Kindergärten, in denen regelmäßige Besuche stattfanden, wurden erwähnt. Ebenfalls erwähnt wurden von Bewohnerinnen Kontakte, die sie selbst im Quartier hatten. Beispielsweise war eine befragte Bewohnerin ehrenamtlich in der Stadt tätig und traf dort immer wieder auf Bekannte.

Auch die **Angehörigen** nannten beim Thema „offene Einrichtung" die verschiedenen Veranstaltungen, die ausgerichtet wurden. Des Weiteren wurde thematisiert, dass die Bewohnerinnen der Einrichtung regelmäßig Ausflüge ins Quartier machten und Räumlichkeiten an Externe vermietet wurden. Wie bei den befragten Mitarbeiterinnen und Bewohnerinnen wurde das Therapiezentrum mit seinen externen Gästern und die Kooperationen der Einrichtung mit Kindergärten, Schulen und der Kirchengemeinde im Zusammenhang mit einer offenen Einrichtung aufgeführt. Ein neuer Aspekt, der von den Angehörigen genannt wurde, war die hohe Bedeutung von ehrenamtlichem Engagement, was zur Öffnung beitrug. Die Vielzahl an Ehrenamtlichen in der Einrichtung richteten beispielsweise Hol- und Bringdienste aus oder unterstützten bei der Umsetzung von offenen Veranstaltungen.

7.2.2 Standort 2[5]

a) Öffnung aus Sichtweise der Führungskräfte
In der Abb. 7.2 werden die Aussagen der Führungskräfte zum Thema „Öffnung" komprimiert zusammengefasst. Dabei werden die Bereiche „gesellschaftliche Ebene/ Quartiersebene", „organisatorische Ebene" und „personale Ebene" unterschieden und weitere Differenzierungen eingefügt. Danach folgt eine nähere Erläuterung der wichtigsten Textstellen.

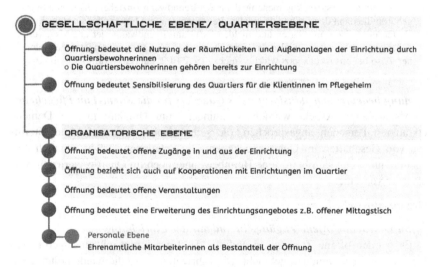

Abb. 7.2 Standort 2: Öffnung (Sichtweise der Führungskräfte)

---

[5]Darstellt werden hier ebenfalls zunächst die Aussagen der Führungskräfte, die auch durch ein Schaubild visualisiert werden. Dies erfolgt ebenfalls bezüglich der Aussagen der Mitarbeiterinnen.

Gesellschaftliche Ebene/ Quartiersebene

Öffnung bedeutet die Nutzung der Räumlichkeiten und Außenanlagen der Einrichtung durch Quartiersbewohnerinnen/ Die Quartiersbewohnerinnen gehören bereits zur Einrichtung

Als ein wichtiger Aspekt der Öffnung wurde von den Führungskräften genannt, dass die die Bewohner des Quarties die Räumlichkeiten und die Außenanlagen der Einrichtung nutzten. Es wurde gesagt, dass die bloße Präsenz der von externen Personen in der Einrichtung schon als so normal erschien, als würden diese dort wohnen. Häufig kam es vor, dass die besagten Bürger dann auch in die Einrichtung einzogen.

„Also wir haben hier aus der Nachbarschaft, teilweise wochenlang, Bewohner, die schon zum Mittagstisch kommen, die dann hier irgendwann einziehen, also irgendwie gehören die dann doch schon dazu, also die stehen dann im Foyer oder sie stehen im Garten oder sitzen im Garten und melden sich dann irgendwann hier an. Also, von daher glaub ich jetzt nicht, also da kommt keiner und sagt, sie gehören jetzt nicht hier her. Also bei uns ist das jetzt wirklich nicht." (S. 2 EI 2, Führungskräfte)

Öffnung bedeutet Sensibilisierung des Quartiers für die Klientel im Pflegeheim

Als weiteren Aspekt wurden Schulungen zum Umgang mit an Demenz erkrankten Personen angesprochen, die sich beispielsweise auf Mitarbeiterinnen von Geschäften im Quartier bezogen. Die Schulungen wären nützlich, vor allem dann, wenn sich betroffene Heimbewohnerinnen im Quartier verirrten, was häufiger vorkäme.

Organisatorische Ebene

Öffnung bedeutet offene Zugänge in und aus der Einrichtung

Es wurden offene Zugänge in und aus der Einrichtung mit einer geöffneten Einrichtung in Verbindung gebracht. Die Einrichtung – so die wiederholten Aussagen – bot die Möglichkeit, den ganzen Tag über das Haus zu betreten oder zu verlassen. Es gab keine verschlossenen Zugänge.

Öffnung bezieht sich auch auf Kooperationen mit Einrichtungen im Quartier

Kooperationen mit verschiedenen Einrichtungen im Quartier wurden als zentraler Bestandteil der Öffnung gesehen. Genannt wurde das Museum der Stadt, deren Mitarbeiterinnen Vorträge in der Einrichtung hielten, aber auch spezielle Programme für die Bewohnerinnen in den Räumlichkeiten des Museums anboten. Ebenso bestanden Kooperationen mit Schulen, mit denen verschiedene Projekte initiiert wurden. Eine bezog sich auf die Malteser, die einen Hundebesuchsdienst in der Einrichtung umsetzten. Darüber hinaus bestand eine Zusammenarbeit mit einem Fußballverein hier begleiteten Helferinnen Bewohnerinnen ins ortsansässige Stadion zu den jeweiligen Spielen. Zusätzlich bestanden Kooperationen mit einer ortsansässigen Musikschule, deren Mitarbeiterinnen Singstunden für Bewohnerinnen in der Einrichtung abhielten. Betont wurde auch die Zusammenarbeit mit den Stadtwerken. Hier wurden Auszubildende in die Einrichtung an Standort 1 entsandt, die gemeinsam mit Bewohnerinnen verschiede Projekte realisierten. Beim letzten Besuch wurden gemeinsam Insektenhotels gebaut, die dann im Garten der Einrichtung aufgestellt wurden.

Öffnung bedeutet offene Veranstaltungen
In Verbindung mit Öffnung nannten die befragten Führungskräfte weiterhin die verschiedenen offenen Veranstaltungen, wie das Sommerfest, zu dem regelmäßig Personen aus dem Quartier hinzukämen und Essen mitbrachten. Andere Beispiele waren das Kräuterfest, wo hauseigene Produkte, die zusammen mit den Bewohnerinnen hergestellt wurden, verkauft wurden. Des Weiteren wurden offene Konzertveranstaltungen angeboten.

Öffnung bedeutet eine Erweiterung des Einrichtungsangebots z. B. offener Mittagstisch
Neben offenen Veranstaltungen war auch laut Aussage der Führungskräfte die Erweiterung des Einrichtungsangebots ein Aspekt der Öffnung. Beispielsweise ermöglichte der offene Mittagstisch oder Angebote, wie Tagespflege, dass Externe in die Einrichtung kamen.

Personale Ebene

Ehrenamtliche Mitarbeiterinnen als Bestandteil einer Öffnung
Von allen befragten Führungskräften wurden die ehrenamtlichen Mitarbeiterinnen als zentraler Bestandteil einer Öffnung gesehen. Die Cafeteria, in der Personen aus dem Quartier Kaffee und Kuchen erhielten, wurde von ehrenamtlich Tätigen betrieben. Ebenfalls genannt wurden die Besuchsdienste, die Ehrenamtliche umsetzten. Die Ehrenamtlichen stammten aus dem Quartier und kamen in die Einrichtung.

b) Öffnung aus Sicht der Mitarbeiterinnen, Bewohnerinnen und Angehörigen

Die befragten **Mitarbeiterinnen** beschrieben weitere Aspekte, die von den Führungskräften noch nicht genannt wurden.
In der Abb. 7.3 werden die Aussagen der Mitarbeiterinnen zum Thema „Öff-

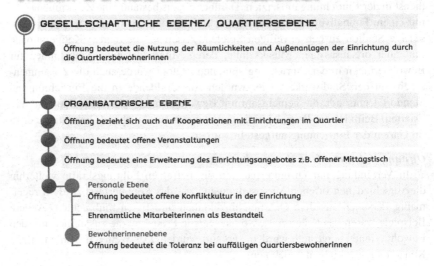

Abb. 7.3 Standort 2: Öffnung (Sichtweise Mitarbeiterinnen)

nung" zusammengefasst. Danach erfolgt eine nähere Erläuterung der wichtigsten Textstellen.

Gesellschaftliche Ebene/ Quartiersebene

Öffnung bedeutet die Nutzung der Räumlichkeiten und Außenanlagen der Einrichtung durch die Quartiersbewohnerinnen

Einrichtungen wie die Cafeteria, die Parkanlage und die Kapelle, die von der Einrichtung betrieben wurden, aber offen für das Quartier waren, wurden von den befragten Mitarbeiterinnen ebenfalls als zentraler Bestandteil einer Öffnung angesehen.

Organisatorische Ebene

Die bereits von den Führungskräften genannten vielfältigen Kooperationen, die offenen Veranstaltungen sowie die Erweiterung des Einrichtungsangebots in Bezug auf eine Öffnung wurden von den befragten Mitarbeiterinnen ebenfalls thematisiert.

Personale Ebene

Öffnung bedeutet eine offene Konfliktkultur in der Einrichtung

Auf der personalen Ebene sprachen die Mitarbeiterinnen von einer offenen Konfliktkultur, die in der Einrichtung herrschte. Diese wurde als Bestandteil eines offenen Hauses wahrgenommen.

„Ich habe hier, in der letzten Woche hatte ich unsere Besprechung mit dem Cafeteria-Team, da gibt es die Probleme, dass wir Bewohner haben, die eben durch eine Erkrankung eben ein auffälliges Verhalten zeigen, wo man nicht richtig weiß, wie man damit umgehen soll. Wo wir dann auch sagen, wir wissen gar nicht, da sind für uns auch Grenzen, wie gehen wir damit um? Aber das müssen wir im Team offen besprechen, sonst funktioniert das ja gar nicht. Ich kann ja nicht den Frauen sagen ‚Oh, das ist alles gut, alles schön‘, sondern da gehe ich ganz offen damit um, da geh ich auch offen damit um, dass ich sag ‚Ich muss mir da auch überhaupt mal einen Rat holen bei den Pflegekräften.‘ Das kommt ganz oft vor, aber ich glaube, das macht auch unser Haus so ein bisschen aus. Das wir auch sagen, okay, da habe ich auch nicht immer grad eine Lösung für." (S. 2 GD2)

Ehrenamtliche Mitarbeiterinnen als Bestandteil der Öffnung

Neben der offenen Konfliktkultur wurde wie -bei den Führungskräften- die Wichtigkeit der ehrenamtlichen Mitarbeiterinnen im Zusammenhang mit einer Öffnung genannt.

Bewohnerinnenebene

Öffnung bedeutet Toleranz bei auffälligen Quartiersbewohnerinnen

Ein weiterer Punkt, der angesprochen wurde, bezog sich auf „störende" Gäste, die in der Einrichtung geduldet wurden:

„Also, wir haben halt, bei uns ist ein Sohn von einem Bewohnerpaar, der kommt immer zum Abendessen, der zahlt da seinen Obolus, und kriegt da sein Abendessen und er ist jetzt sag ich mal auch ansatzweise verhaltensauffällig. Also, er ist jetzt nicht so einfach, und das kann dann halt schon in der Gruppe ein bisschen Probleme geben, weil der da eine gewisse Unruhe, er kommt auch teilweise zum Kaffeetrinken und packt da sein mitgebrachtes Schnitzel aus, was er bei der Imbissbude geholt hat, was natürlich bei einer Kaffeerunde jetzt nicht so, also, das ist ja auch eine gewisse Offenheit des Hauses." (S. 2 GD 2)

Die befragten **Bewohnerinnen** brachten mit einer offenen Einrichtung einzig die offene Cafeteria und die für das Quartier offenen Veranstaltungen in Verbindung. Seitens der befragten **Angehörigen** wurden keine neuen Aspekte genannt.

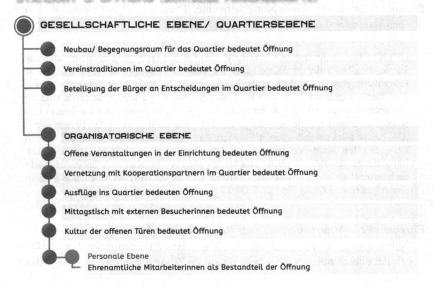

STANDORT 3: ÖFFNUNG (SICHTWEISE FÜHRUNGSKRÄFTE)

GESELLSCHAFTLICHE EBENE/ QUARTIERSEBENE

- Neubau/ Begegnungsraum für das Quartier bedeutet Öffnung
- Vereinstraditionen im Quartier bedeutet Öffnung
- Beteiligung der Bürger an Entscheidungen im Quartier bedeutet Öffnung

ORGANISATORISCHE EBENE

- Offene Veranstaltungen in der Einrichtung bedeuten Öffnung
- Vernetzung mit Kooperationspartnern im Quartier bedeutet Öffnung
- Ausflüge ins Quartier bedeuten Öffnung
- Mittagstisch mit externen Besucherinnen bedeutet Öffnung
- Kultur der offenen Türen bedeutet Öffnung

Personale Ebene
Ehrenamtliche Mitarbeiterinnen als Bestandteil der Öffnung

Abb. 7.4 Standort 3 Öffnung (Sichtweise Führungskräfte)

7.2.3 Standort 3[6]

a) Öffnung aus Sichtweise der Führungskräfte
In der Abb. 7.4 werden die Aussagen der Führungskräfte zum Thema „Öffnung" komprimiert zusammengefasst. Dabei werden die Bereiche „Gesellschaftliche Ebene/ Quartiersebene", „organisatorische Ebene", „personale Ebene" sowie „rechtlich/ finanzielle Ebene" unterschieden und weitere Differenzierungen eingefügt. Danach folgt eine nähere Erläuterung der wichtigsten Textstellen.

Gesellschaftliche Ebene/ Quartiersebene

Neubau / Begegnungsraum für das Quartier bedeutet Öffnung

---

[6]Hier liegt der Schwerpunkt auf den Ausführungen der Führungskräfte. Hinweise seitens der Mitarbeiterinnen werden ergänzt mitberücksichtigt.

Bei der Frage nach ihrem Verständnis von Öffnung wurde bei den befragten Führungskräften an Standort 3 thematisiert, dass der im geplanten Neubau entstehende Bewegungsraum für Personen aus dem Quartier und Heimbewohnerinnen einen wesentlichen Bestandteil der Öffnung darstelle.

„Na wir haben ja eigentlich auch vor im Eingangsbereich, wenn das alles so mittels Architekten unter primärer Planung so klappt, so is der Gedanke, so eine Art Begegnungscafé zu machen, so'n Begegnungsraum. Sei es jetzt, was das Quartier betrifft, sei es jetzt, was uns als Einrichtung nachher weiterhin betrifft, oder auch die Pfarrgemeinde, die ja auch den Raum bei uns im Gebäude dann findet, dass wir wirklich im Eingangsbereich so'n Art kleines Kaffee da ist. Wie auch immer wir es nachher wirklich strukturell und planungstechnisch dann gestalten, aber das ist zumindest mal so, grad wenn man reinkommt auch diese Offenheit noch sieht, ok hier kann man sich auch begegnen und auch mal stehenbleiben und verweilen, sprechen, einen Kaffee trinken, egal wer und mit welchem Anliegen und mit welchem Hintergrund." (S. 3 EI 2, Führungskräfte)

Vereinstradition im Quartier bedeutet Öffnung

Als wichtigen Punkt einer Öffnung wurde an Standort 3 außerdem der Förderverein der Einrichtung genannt. Bereits im Jahr 2010 wurde dieser für die Einrichtung gegründet, welcher zum Ziel hatte die Bewohnerinnen des Heims zu unterstützen. So wurden mithilfe des Vereines beispielsweise Außenaktivitäten oder Sachspenden finanziert oder die ehrenamtlichen Mitglieder des Vereins unterstützen die Bewohnerinnen durch Hol- und Bringdienste bei verschiedenen Veranstaltungen. Die Mitglieder der Organisation stammten größtenteils aus dem Quartier und stellten somit ebenfalls eine Verbindung der Einrichtung zum Quartier dar.

Beteiligung der Bürger an Entscheidungen im Quartier bedeutet Öffnung

Im Zusammenhang mit der Entwicklung des Neubaus und einer Öffnung stand die Beteiligung der Bevölkerung. Bei der Planung des Projekts und den ersten Entwicklungen wurde eine Sozialraumanalyse mit den Personen aus der Umgebung durchgeführt, an der auch die Heimbewohnerinnen beteiligt waren. Bei der Analyse wurden die Bedürfnisse der Befragten und die Bereitschaft zum Ehrenamt angefragt. Die Ergebnisse konnten somit auch in die Planung und Umgestaltung des Quartiers einfließen.

Organisatorische Ebene

Offene Veranstaltungen in der Einrichtung bedeuten Öffnung

Wie auch an den Standorten 1 und 2 genannt, wurden offene Veranstaltungen als wichtig angesehen Genannt wurde eine Vernissage, die in der Einrichtung an Standort 3 stattfand und offen für Personen aus der Umgebung war. Hier stellte ein Künstler seine Arbeiten vor, und den externen Gästen wurde die Gelegenheit geboten, die Einrichtung zu besuchen. Die Ausstellung startete mit einer großangelegten Initialveranstaltung.

Vernetzung mit Kooperationspartnern im Quartier bedeutet Öffnung

Im Rahmen einer Öffnung wurde auch hier die Wichtigkeit von Kooperationen mit Einrichtungen, die im Quartier ansässig waren, beschrieben. Beispielsweise bestanden Kooperationen mit dem ortsansässigen Kindergarten und einer Hochschule, von der aus Lesepaten entsendet wurden.

Ausflüge ins Quartier bedeuten Öffnung

Neben offenen Veranstaltungen wurden auch Ausflüge ins Quartier angesprochen, die als Bestandteil einer Öffnung angesehen wurden. In Begleitung von freiwilligen Helferinnen wurden Ausflüge in die Stadt, auf die Kirmes oder zum Weihnachtsmarkt durchgeführt.

Mittagstisch mit externen Besucherinnen bedeutet Öffnung

Neben Ausflügen ins Quartier wurde auch der Mittagstisch der Einrichtung, den auch externe Besucherinneninnen aus dem Quartier in Anspruch nahmen, als Bestandteil einer Öffnung betrachtet.

Kultur der offenen Türen bedeutet Öffnung

In Verbindung mit einem offenen Haus nannte eine der befragten Führungskräfte, dass in der Einrichtung eine Kultur der öffnen Türen vorhanden sei. Leitungskräfte sahen sich als ständige Ansprechpartner. Nur bei privaten Gesprächen wurden die Türen geschlossen.

> „Das ist uns ganz ganz wichtig: Also bei (Name Pflegedienstleitung anonymisiert) und bei mir [...] ist es so, unsere Türen stehen halt immer auf. Ich denk, dass werden se auch mit Sicherheit mal gesehen haben oder auch eben. Das is eigentlich nur mal die Tür zu, wenn man wirklich ein vertrauliches Gespräch führen müssen. Ansonsten nutzen wir natürlich auch Kommunikationsräume dazu. Oder wenn Angehörige reinkommen, die ein Anliegen haben und die Tür mal geschlossen wird, aber wir sind für jeden immer ansprechbar. Sei es Bewohner, die vorbeikommen spontan, sei es Mitarbeiter, die ein Anliegen haben oder auch Angehörige, die ohne Termin vorbeikommen, versuchen wir schon das ganze irgendwo unterzukriegen, dass wir auch den Bedürfnissen und Anliegen gerecht werden." (S. 3 EI 2, Führungskräfte)

Personale Ebene

Ehrenamtliche Mitarbeiterinnen als Bestandteil der Öffnung

Bereits an Standort 1 und 2 wurden die ehrenamtlichen Mitarbeiterinnen genannt, auch hier wurden sie wiederum von den Führungskräften als ein wichtiger Aspekt der Öffnung wahrgenommen.

b) Öffnung als Sicht der Mitarbeiterinnen

Die Aussagen der Mitarbeiterinnen bezüglich der Öffnung stimmten im Wesentlichen mit den Aussagen der Führungskräfte überein. Ein neuer Aspekt, der genannt wurde, war der Bezug, den die Einrichtung zu den Angehörigen hatte. Beispielsweise wurde es den Angehörigen im Sterbefall ermöglicht, bei ihrem Angehörigen zu übernachten.

„Wenn halt jemand daliegt und im Sterben liegt, dann kann [...] der Familienangehörige auch übernachten, das ist alles kein Problem, das find ich halt wirklich ganz gut. Also, das ist kein Problem, jederzeit." (S. 3 G2, Mitarbeiterinnen)

7.2.4 Zusammenfassung Forschungsfrage 2

Zusammenfassend kann bei Standort 1 festgestellt werden, dass eine Öffnung von Einrichtungen der stationären Langzeitpflege für viele Befragte der Führungsebene mit Dezentralisierung im Zusammenhang stand. Durch eine Auslagerung der Angebote der Einrichtung ins Quartier konnte von Öffnung gesprochen werden. Weitere Aktivitäten im Zusammenhang mit Öffnung, die genannt wurden, waren Dienstleistungen, welche die Einrichtung fürs Quartier und die Bewohnerinnen des Heims leistete, wie Friseur, Kiosk, Therapiezentrum, Tagespflege usw. Diese Angebote führten laut den Befragten ebenfalls zu einer Öffnung, weil Externe in die Einrichtung hineingingen. Ergänzend wurden von Mitarbeiterinnen, Bewohnerinnen und Angehörigen offene Veranstaltungen fürs Quartier, wie Feste, genannt. Ebenfalls wurden Ausflüge ins Quartier thematisiert sowie Besuche der externe Personen, um ihre Netzwerke aufrechterhalten zu können. Kooperationen mit Quartierseinrichtungen, z. B. Kindergärten und Schulen, wurden zusätzlich als ein wichtiger Bestandteil einer Öffnung angegeben. Auch die Mitarbeiterinnen der Einrichtung, die ebenfalls größtenteils aus dem Quartier stammten, wurden im Sinne einer Öffnung als relevant beschrieben. Die Mitarbeiterinnen, Bewohnerinnen und Angehörigen stimmten mit den Aussagen der Führungskräfte weitgehend überein. Ein neuer Aspekt, der genannt wurde, war die hohe Bedeutung des Ehrenamts.

An Standort 2 beschrieben die befragten Führungskräfte und Mitarbeiterinnen eine offene Einrichtung als Haus, in dem die externe Gäste die Räumlichkeiten und Außenanlagen der Einrichtung nutzten. Eine Sensibilisierung der Personen aus dem Quartier für Heimbewohnerinnen war den befragten Führungskräften außerdem sehr wichtig. Genannt wurden zusätzlich offene Veranstaltungen und Kooperationen mit verschiedenen Einrichtungen im Quartier. Ebenfalls als bedeutsam wurde die Arbeit von ehrenamtlichen Mitarbeiterinnen eingeschätzt. In Verbindung mit einer Öffnung thematisierten vor allem die Mitarbeiterinnen eine offene Konfliktkultur in der Einrichtung und eine notwendige Toleranz gegenüber auffälligen externen Gästen.

Im Hinblick auf Standort 3 kann resümiert werden, dass die befragten Führungskräfte das Thema Öffnung mit dem geplanten Neubau der Einrichtung an diesem Standort zusammenbrachten. Öffnung wurde insbesondere mit dem geplanten Begegnungsraum für das Quartier und der Erweiterung des Wohnangebots assoziiert. Beim Quartier war den Befragten außerdem ein Einbezug von Personen aus dem Quartier in Entscheidungen, die das Quartier betrafen, wichtig. Genannt wurden außerdem die Vereinstradition im Quartier und die Kultur der „offenen Türen." Mittagstisch, Kooperationen im Quartier, Ausflüge ins Quartier und offene Veranstaltungen wurden ebenfalls unter dem Gesichtspunkt einer Öffnung erwähnt. Von Mitarbeiterinnenseite wurde der enge Bezug der Angehörigen zur Einrichtung als ein weiteres Merkmal für eine geöffnete offene Einrichtung ergänzt.

7.3   Forschungsfrage 3:

Welche Chancen bzw. fördernde Bedingungen im Hinblick auf eine Öffnung der vollstationären Pflegeeinrichtungen ins Quartier lassen sich an den verschiedenen Standorten identifizieren?[7]

---

[7]Darstellt werden hier die Aussagen der Führungskräfte und der Mitarbeiterinnen, an Standort 1 und 2 wurden ebenfalls die Bewohnerinnen und die Angehörigen befragt, deren Aussagen werden zusätzlich darstellt. An Standort 1 beziehen sich die Aussagen der Mitarbeiterinnen nur auf die Altenhilfe.

7.3.1 Standort 1

a) Chancen bzw. fördernde Bedingungen aus Sicht der Führungsebene
In der Abb. 7.5 werden die Aussagen der Führungskräfte zum Thema „Chancen und fördernde Bedingungen" komprimiert zusammengefasst. Dabei werden die Bereiche „gesellschaftliche Ebene/ Quartiersebene", organisatorische Ebene", „personale Ebene" sowie „rechtlich/ finanzielle Ebene" unterschieden und weitere Differenzierungen eingefügt. Danach folgt eine nähere Erläuterung der wichtigsten Textstellen.

Gesellschaftliche Ebene/ Quartiersebene

Lage der Einrichtung
Eine fördernde Bedingung, die sich positiv auf eine Öffnung auswirkte, war die zentrale Lage der Einrichtung mit Anbindung an die Altstadt. Die Lage ermöglichte beispielsweise Ausflüge in die Stadt oder in den ortsansässigen Zoo.

Erstbesuche in der Einrichtung bauen Hemmschwellen ab
Besonders betont wurde, dass externe Personen, die vorher noch nicht dort waren, Hemmschwellen abbauten und erstaunt waren, welche Atmosphäre in der Einrichtung herrschte. Eine Chance der Öffnung bestand somit darin, durch verschiedene Angebote Personen aus dem Quartier den Zugang zur Einrichtung zu erleichtern.

„Es ist immer so, dass die Menschen erstaunt sind, wenn sie dann so die Atmosphäre mitkriegen. Wenn sie, also gerade letztens eine Schülerin sagte: Oh, das ist ja echt eine tolle Atmosphäre, hätte ich mir so gar nicht vorstellt. Die war bei St. Martin dabei, als wir Glühwein ausgeschenkt haben. Also die Leute sind immer wieder erstaunt, wie es hier eigentlich ist." (S. 1 EI 6, Führungskräfte)

Quartier ist aufmerksam auf die Einrichtung/ Quartiersbewohnerinnen haben eine offene Einstellung/ Hohe Anfragen aus dem Quartier
Ein weiteres bedeutsames Potenzial für eine Öffnung war die offene Einstellung der Quartiersbewohnerschaft gegenüber der Einrichtung. Die Führungskräfte gaben an, dass das Haus in der ganzen Stadt und über die Grenzen hinaus bekannt war, sodass viele Kooperationsanfragen aus dem Quartier an die Einrichtung gestellt wurden.

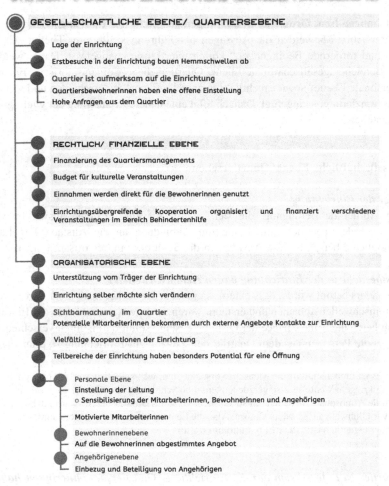

Abb. 7.5 Standort 1 Chancen einer Öffnung (Sichtweise Führungskräfte)

Rechtlich/ Finanzielle Ebene

Finanzierung des Quartiersmanagements
Als Chancen einer Öffnung wurde hier von den Führungskräften die finanzielle Förderung für das Quartiersmanagement genannt. Das Aufgabenfeld des Quartiersmanagements bestand darin, die Einrichtung weiter zu öffnen.

Budget für kulturelle Veranstaltungen
Des Weiteren verfügte die Geschäftsführung über ein Budget für kulturelle Veranstaltungen, hiermit konnten die offenen Veranstaltungen für das Quartier finanziert werden.

Einnahmen werden direkt für die Bewohnerinnen genutzt
Bei den offenen Veranstaltungen wurden außerdem Einnahmen direkt für die Bewohnerinnen genutzt, beispielsweise wurden spezifische Ausflüge von den Einnahmen finanziert.

Einrichtungsübergreifende Kooperation organisiert und finanziert verschiedene Veranstaltung im Bereich Behindertenhilfe
Bereits beschrieben wurde die einrichtungsübergreifende Kooperation mit verschiedenen Anbietern in der Behindertenhilfe. Diese organisierten und finanzierten gemeinsam ausgewählte Angebote. Beispielsweise wurden Volkshochschulkurse, Sportveranstaltungen oder auch Konzerte für Menschen mit Behinderung angeboten, zudem wurden Fahrdienste für die Bewohnerinnen der Einrichtungen organisiert.

Organisatorische Ebene

Unterstützung vom Träger der Einrichtung
Außerdem wurde als positiver Einflussfaktor die Unterstützung des Trägers bei der Öffnung genannt. Hierzu gehörte auch die Beteiligung des Vorstands bei entscheidenden Sitzungen, welche sich auf die Weiterentwicklung der Einrichtung bezogen.

„Der Träger hat es stets unterstützt, begleitet und auch wesentlich mit vorangetrieben." (S. 1 EI 1, Führungskräfte)

Einrichtung selber möchte sich verändern
Eine wichtige Chance der Öffnung war neben der Unterstützung durch den Träger der Umstand, dass die Einrichtung selber sich verändern und mehr Akzente

in Richtung Öffnung setzen wollte. Durch die Weiterentwicklung der Wohnformen und Angebotesowie das Zusammenwachsen der Bereiche Behinderten- und Altenhilfe wurden hier erste Entwicklungen vorgenommen.

Sichtbarmachung im Quartier/ Potenzielle Mitarbeiterinnen bekommen durch externe Angebote Kontakte zur Einrichtung

Die Schaffung und die Aufrechterhaltung von Quartierskontakten stellten ebenfalls eine fördernde Bedigung in Richtung Öffnung dar. Es wurden bereits verschiedene Aktivitäten umgesetzt, um in Kontakt mit Personen aus dem Umkreis zu kommen und das Interesse für die Einrichtung zu wecken. Beispielsweise wurden Flyer mit Informationen über die Einrichtung verteilt und eine Broschüre für das Quartier war zum Zeitpunkt der Befragung in Planung. Des Weiteren wurden mehrere Quartiersbefragungen durchgeführt, unter anderem um die Bedürfnisse der Quartiersbewohnerschaft zu erfragen.

> „Und ich glaube das ist nochmal so der entscheidende Impuls gewesen, dass wir uns den Betroffenen selbst hier nochmal den Hinweis gegeben haben. Und was auch noch eine Intention war, wir hatten mit Zusammenarbeit der Uni, auch mit Studenten eine Befragung hier im Quartier mal gemacht. […] Wo wir dann schon überrascht waren, wie wenig die Leute über uns wissen. Wo wir überrascht waren, wie wenig die Menschen, manchmal auch interessiert waren. Aber wir haben auch versucht die Bedarfe abzufragen. […] Was würdet ihr euch denn wünschen und so weiter? Und das wollen wir ja jetzt aktuell nochmal wiederholen. Weil wir festgestellt haben, […] nur wenn wir uns verändern, verändert sich auch die Gesellschaft. Und wir können nicht hier drinsitzen, auf dem Bänkchen warten, bis die anderen auf uns zukommen." (S. 1 EI 2, Führungskräfte)

> „[…] wir entwickeln jetzt auch gerade eine Umfrage, auch für die Interessenten für das Servicewohnen aber auch richtig die Quartiersbewohner, also die Wohngebiete um uns herum, in denen wir abfragen wollen, was brauchen sie denn oder was wünschen sie denn oder ja, was könnten wir unterstützen um in ihrer Wohnung zu bleiben? Oder so genau, also es ist nicht so viele ganz große Sachen, gut das Quartiersprojekt ist schon eine große Sache, aber manchmal sind es die ganz kleinen Sachen, einfach dabei zu sein und mitzudenken für das Quartier so." (S. 1 EI 2, Führungskräfte)

Durch verschiedene externe Angebote konnten außerdem auch schon ehrenamtliche, potenzielle Mitarbeiterinnen gewonnen werden, die durch offene Angebote Kontakt zur Einrichtung bekamen.

Vielfältige Kooperationen der Einrichtung

Wie bereits oben beschrieben, gehörten die vielfältigen Kooperationen der Einrichtung zu einer Öffnung dazu. Sie boten eine Chance dahingehend, dass die Öffnung weiter vorangetrieben werden konnte.

Teilbereiche der Einrichtung haben besonderes Potential für eine Öffnung
Das Therapiezentrum wurde von allen Befragten als wichtiger Bestandteil der Öffnung der Einrichtung gesehen, da sehr viele externe Personen aus dem Quartier das Therapiezentrum besuchten. Durch die Besuche kam es zu Kontakten zwischen Heimbewohnerinnen und Exteren. Die Heimbewohnerinnen konnten beispielsweise auf den Fluren beobachten, wenn junge Familien zum Babyschwimmen gingen. Des Weiteren gab es Kooperationen mit Physiotherapiepraxen in der Stadt. Die externen Personen, die zur Physiotherapie ins Therapiezentrum der Einrichtung kamen, konnten ebenfalls auch andere Angebote wie Ergotherapie nutzen, welche sich ebenfalls im Haus an Standort 1 befanden. Im Zentrum wurden außerdem vielfältige Maßnahmen zur Kundengewinnung genutzt, beispielsweise ein Tag der offenen Tür, Werbeanzeigen in der Zeitung, oder Verteilung von Flyern in Hausarztpraxen im Quartier. Durch diese vielfältigen Werbemaßnahmen wurde man zusätzlich aufmerksam auf die Einrichtung.

Zudem bot das Therapiezentrum nach Auffassung der befragten Führungskräfte eine Chance, die Hemmschwelle gegenüber Menschen mit Behinderung abzubauen. Dies gelang beispielsweise durch Gespräche, die im Warteraum ermöglicht wurden.

„Wenn der betreffende nichtbehinderte Mensch bereit ist, da sich auch drauf einzulassen, auch mal Gespräche zu führen, dann können da auch Hemmschwellen auf jeden Fall sinken." (S. 1 GD1, Führungskräfte)

Auch die Tagespflege an Standort 1 wurde mit einem besonderen Potenzial im Sinne einer Quartiersöffnung in Zusammenhang gebracht, da viele Tagesgäste diese als Übergang zur stationären Pflege nutzen. Somit kamen durch die Tagespflege Externe in die Einrichtung herein und lernten diese kennen. Für die Kunden war es außerdem von Vorteil, dass diese die Angebote des Therapiezentrums nutzen konnten. Dies bedeutete auch, dass eine hohe Nachfrage nach Plätzen für die Tagespflege bestand. Auch hier wurde sehr viel Werbung im Quartier gemacht, beispielsweise durch Zeitungsanzeigen oder Flyer, die im Quartier verteilt wurden. Außerdem bestand Kontakt zum Seniorinnenbüro, dem Pflegestützpunkt und dem Krankenhaus in der Stadt, die ebenfalls an die Tagespflege vermittelten.

Darüber hinaus bot der Bereich für Menschen mit Behinderung aus Sicht der Befragten besondere Vorteile im Bereich Quartiersöffnung. Für die Teilhabe von Menschen mit Behinderung an der Gesellschaft wurden hier spezifische Teilhabepläne angefertigt. Dadurch sollte für die Bewohnerinnen ein festes Angebot realisiert werden. Diese Maßnahmen wurden vom Kostenträger regelmäßig über-prüft. Es sollte sichergestellt werden, dass die Bewohnerinnen eine ausreichende Teilhabe erfahren.

> „Also, das ist quasi die Grundlage unserer Arbeit, die wir auch gegenüber den Sozia-lämtern, die ja üblicherweise die Kosten übernehmen, für den Heimplatz hier für die Bewohner mit Behinderung. Da ist quasi auch die Grundlage, dass wir Zielsetzungen formulieren müssen, gemeinsam mit dem Bewohner, wenn möglich, oder mit ihren Angehörigen, wenn sie selber da nichts groß zu äußern können, ja, die man eben auch gemeinsam mit dem Kostenträger abspricht, wo klar ist, an den Zielen und den entspre-chenden Maßnahmen, die man sich dafür überlegt, wie man das Ziel erreichen kann, hangeln wir uns entlang und das ist Grundlage unserer Arbeit. Es ist auch Grundlage, wir machen so eine Betreuungsplanung, wo klar ist, ja was ist denn das, was auch gemacht werden soll, oder ja, was wirklich Inhalt sein soll, was auch für jeden Inhalt sein soll, nicht nur das machen wir heute, weil grad mal, weil schönes Wetter ist. Wo klar ist, das ist wirklich was, was im Angebot des Bewohners fest verankert sein soll, was einfach die Grundlage dessen darstellt. Genau, da wird beschrieben, was kann derjenige, was hat er für Ressourcen? Wo hat er seine Beeinträchtigungen und was sind Wünsche, Ziele? Was will man erreichen und eben, wie kann man das erreichen? Was sollte man dafür tun? Da können dann auch so Dinge drinstehen, wie einmal im Monat Ausflug oder was auch immer. Also ganz konkrete Maßnahmen, also und die sind wie gesagt sowohl Grundlage dafür, dass das hier auch finanziert wird, dafür muss man das auch erstellen, aber auch natürlich ja auch Grundlage für die tägliche Arbeit, nicht jeden Tag passiert dasselbe, aber das trotzdem klar ist, es gibt gewisse Dinge, die eben auch einfach ganz klar verabredet werden und klar ist, das wird dem Bewohner auf jeden Fall auch angeboten." (S. 1 EI 10, Führungskräfte)

Neben den Teilhabeplänen wurde bereits oben beschrieben, dass eine Art Kooperation zwischen den verschiedenen Einrichtungen der Behindertenhilfe in Umkreis bestand. Hier wurde ein Verein gegründet, der diese Kooperation regelte. Der Verein organisierte verschiedene Veranstaltungen, die zusammen mit und ohne Menschen mit Behinderung im Stadtgebiet ausgerichtet wurden. Beispiele hierfür waren Volkshochschulkurse oder Partyveranstaltungen. Um die Planung kümmerten sich die die verschiedenen Kooperationspartner. Zusätzlich wurden Fahrdienste für die Bewohnerinnen eingerichtet, welche die einzelnen Abteilungen der Gesamteinrichtung organisierten. Für die Angehörigen in der Behindertenhilfe zeigte sich eine Chance im Sinne einer Quartiersöffnung darin, dass ihre Kinder nicht mehr durch das Bundesland den Einrichtungen zugeord-net wurden, sondern dass diese sich ihr bevorzugtes Pflegeheim selber aussuchen können. Das führte dazu, dass die Angehörigen in den letzten Jahren meist in der Nähe der Einrichtung wohnten und auch häufiger an Angeboten teilneh-men konnten. Im Bereich für Menschen mit Behinderung wurde zum Einbezug der Angehörigen außerdem ein Workshop initiiert, der regelmäßig stattfinden sollte. Hier sollte besprochen werden, welche Bedürfnisse die Angehörigen an die Einrichtung hatten. Um diesen Workshop zu planen, wurde eine Projektgruppe eingesetzt. Auch beim Angehörigenbeirat, der im Bereich für Menschen mit Behinderung existierte, konnten Angehörige ihre Bedürfnisse äußern und die Weiterentwicklung der Einrichtung mitgestalten.

Personale Ebene

Einstellung der Leitung/ Sensibilisierung der Mitarbeiterinnen, Bewohnerinnen und Angehörigen

Ein weiterer Faktor, der als förderlich für eine Öffnung betrachtet wurde, war, dass die Mitarbeiterinnen, Bewohnerinnen und Angehörigen vom Quartiersmanagement sensibilisiert und beteiligt werden sollten. Beispielsweise wurden beim Thema Dezentralisierung die Mitarbeiterinnen gefragt, was sie sich darunter vorstellten und wie sie sich beteiligen konnten. Das Quartiersmanagement wurde als Multiplikator angesehen. Dies bedeutete, dass alle Mitarbeiterinnen für Themen wie Öffnung sensibilisiert werden sollten. Um dies zu erreichen, wurde beispielsweise das Thema Öffnung in Teamgesprächen auf die Agenda gesetzt oder Fortbildungen angeboten.

„Sie (Quartiersmanagement) geht in die Gruppenleitersitzung der Behindertenhilfe rein. Sie nutzt die Medien. Sie sucht die Menschen auf. […] Also da hat sie ein Netzwerk aufgebaut und da versuch ich […] und die Bereichsleitung natürlich mit ihr den Rücken dahingehend frei zu halten, dass sie da auch agiert. Und, dass wir das auch mit leben. Also nur wenn wa das mit leben, wenn wa voll dahinterstehen, sonscht würd's eh ins Leere laufen. Ich glaube dafür, da sind wir genauso begeistert […] und wir müssen auch andre begeistern, sonst, wir müssen das mit Leben erfüllen. Weil es geht nicht Top-down es müssen alle miteinander […]." (S. 1 E1, Führungskräfte)

Motivierte Mitarbeiterinnen

Insgesamt konnten nach Aussage der Befragten die verschiedenen Mitarbeiterinnen, besonders die Bereichsleitungen, als positiv für eine Öffnung der Einrichtung betrachtet werden. Insbesondere kamen vielfältige Kooperationen mit anderen Einrichtungen durch Mitarbeiterinnen zustande. Des Weiteren wurden die Ehrenamtlichen, die Schulgruppen oder auch die Kindergartengruppen durch verantwortliche Mitarbeiterinnen betreut. Ohne eine engagierte Betreuung wäre die Realisierung verschiedener Projekte nicht möglich gewesen. Auch die hohe Anzahl an Ehrenamtlichen wurde als fördernder Faktor hin zu einer Öffnung genannt, denn diese richteten die offenen Veranstaltungen aus. Auch die Vielzahl an Veranstaltungen und Ausflügen wäre ohne die Hilfe von Ehrenamtlichen nicht möglich gewesen.

Bewohnerinnenebene

Auf Bewohnerinnen abgestimmtes Angebot
   Bei offenen Angeboten für die Bewohnerinnen wurde betont, dass es wichtig ist, dass die Angebote auf die Bewohnerinnen abgestimmt sein müssten. Beispielsweise durfte die Aktivität nicht zu lange dauern und den Bewohnerinnen müsste die Möglichkeit gegeben werden, jederzeit zu gehen. Ein Beispiel war das bereits genannte Treffen von Landfrauen in einem benachbarten Ortsteil, zu dem die Bewohnerinnen früher mit dem Bus gefahren wurden. Das Treffen wurde in die Einrichtung verlegt. Grund dafür war, dass besonders körperlich eingeschränkten Bewohnerinnen die Möglichkeit gegeben werden sollte, an dem Treffen teilzunehmen.

Angehörigenebene
   Die Beteiligung der Angehörigen wurde bereits im oberen Teil „Öffnung" thematisiert.

b) Chancen bzw. fördernde Bedingungen aus Sicht der Mitarbeiterinnen, Bewohnerinnen und Angehörigen
Die Befragten **Mitarbeiterinnen** bestätigten weitgehend die vorhergenannten Aussagen. Weitere fördernde Bedingungen einer Öffnung, die genannt wurden, waren zum einen die Möglichkeit von der Behindertenhilfe lernen können. Sie sprachen von einer Art Andockstation, die genutzt werden konnte, jedoch mussten die Bedingungen in der Altenhilfe verbessert werden.

> „Es ist schon so, dass man vielleicht, manchmal braucht man ja auch jemand, wo einem vielleicht mal die Augen öffnet für was Neues, also Andockstationen […] das ist der erste Schritt, aber wie gesagt, der zweite Schritt ist eben auch, dass ich es ach umsetzen kann." (S. 1 GD 2, Mitarbeiterinnen)

Ein weiterer Punkt, der von den befragten Mitarbeiterinnen als förderlich angegeben wurde, war das hohe Engagement ihrerseits. Sie leisteten viel in ihrer Freizeit und trugen damit dazu bei, dass beispielsweise verschiedene Veranstaltungen realisiert werden konnten. Im Sinne einer weiteren Öffnung ins Quartier hatten die Befragten viele neue Ideen, die eingebracht werden könnten. Beispielsweise wurde die Möglichkeit eines Sammeltaxis angesprochen, welches Personen aus der Umgebung zum Mittagessen abholen könnte.

Die Klientel der Einrichtung wurde des Weiteren als Potenzial für eine Öffnung erlebt. Die Mitarbeiterinnen gaben an, dass viele Bewohnerinnen aus dem Quartier stammten. Viele Bekannte aus früheren Zeiten oder Verwandte trafen sich in der Einrichtung wieder oder wurden von Personen aus dem Umkreis besucht. Die befragten **Bewohnerinnen** thematisierten, neben den bereits genannten Aspekten den guten Ruf der Einrichtung. Viele der Befragten stammten aus der Umgebung, bei einigen wurden bereits enge Verwandte in der Einrichtung versorgt, weshalb meist bereits eine Bindung zur Einrichtung bestand.

„Für uns war also klar, wenn wir alt werden, gehen wir ins (Name Standort 1 anonymisiert), das war ganz klar, und als meine Großmutter dann auch in die 90er kam, war
sie hier im (Name Standort 1 anonymisiert). Meine Mutter ist in den 80gern hier her
ins (Name Standort 1 anonymisert), also ich bin jetzt in der dritten Generation schon
da. Ich bin jetzt 92 und ich glaub meine Tochter denkt auch schon dran, je nachdem
wo es mich hin verschlägt, der letzte Ort wird (Name Standort 1 anonymisiert) sein."
(S. 1 GD3, Bewohnerinnen)

Ebenfalls hervorgehoben wurden das hohe Engagement des Personals und die Aktivitäten der Ehrenamtlichen, ohne die die vielen offenen Veranstaltungen nicht realisiert werden könnten.

Die befragten **Angehörigen** wohnten im Quartier. Sie nannten die Cafeteria, die eine Möglichkeit zur Öffnung bot. Sie sprachen davon, dass hier viele ortsansässige, alleinlebende Personen, die nicht selber kochen wollten oder konnten, zum Essen dorthin gingen. Die Cafeteria war im Quartier bekannt für guten und günstigen Kuchen.

„Es kommen ja auch Leute, ich kenne jetzt einen Mann, der meinen Mann regelmäßig
besucht, der kommt als mal zum Essen hier her, weil er nichts kochen will, er ist auch
halt alleine." (S. 1 GD 4, Angehörige)

Seitens der Angehörigen wurden Veranstaltungen der Einrichtung überwiegend durch Zeitungsannoncen oder durch Broschüren wahrgenommen. Bei besonderen Angeboten waren laut Aussage der Angehörigen viele Externe vor Ort. Hier trafen auch die Angehörigen Bekannte, die sie von früher kannten.

„Aber, da fällt mir dazu ein, da war doch letztes Jahr der Kreuzweg, was sie alle paar
Jahre mal machen, und da war ich auch hier unten und hatte ganz viele Bekannte
getroffen auch aus der Umgebung, also jetzt auch teilweise Freunde, da sag ich: Oh,
wieso kommst du hier her? Ich hab in der Zeitung gelesen, dass die das hier machen.
Also, da kamen jetzt Leute, die haben das gelesen, die haben sich interessiert." (S. 1
GD 4, Angehörige)

7.3.2   Standort 2

a) Chancen bzw. fördernde Bedingungen aus Sicht der Führungsebene
In der Abb. 7.6 werden die Aussagen der Führungskräfte zum Thema „Chancen und fördernde Bedigungen" komprimiert zusammengefasst. Dabei werden die Bereiche „gesellschaftliche Ebene/ Quartiersebene", „rechtlich/ finanzielle Ebene", „organisatorische Ebene" und „personale Ebene" unterschieden und weitere Differenzierungen eingefügt. Danach erfolgt eine nähere Erläuterung der wichtigtsen Textstellen.

Gesellschaftliche Ebene/ Quartiersebene

Zentrale Lage der Einrichtung im Stadtgebiet
Auf der Quartiersebene wurde zunächst die zentrale Lage der Einrichtung im Stadtgebiet beschrieben. Die Einrichtung lag mitten in der Altstadt, was

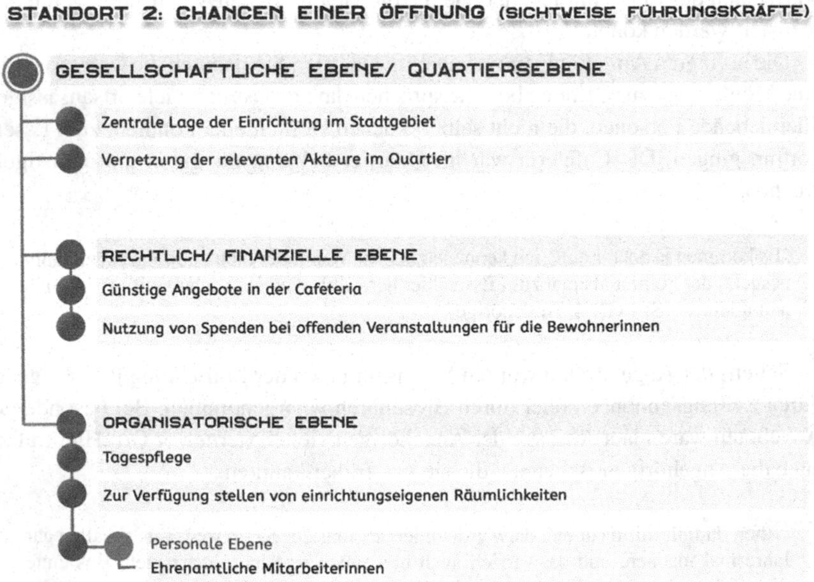

STANDORT 2: CHANCEN EINER ÖFFNUNG (SICHTWEISE FÜHRUNGSKRÄFTE)

GESELLSCHAFTLICHE EBENE/ QUARTIERSEBENE

Zentrale Lage der Einrichtung im Stadtgebiet

Vernetzung der relevanten Akteure im Quartier

RECHTLICH/ FINANZIELLE EBENE

Günstige Angebote in der Cafeteria

Nutzung von Spenden bei offenden Veranstaltungen für die Bewohnerinnen

ORGANISATORISCHE EBENE

Tagespflege

Zur Verfügung stellen von einrichtungseigenen Räumlichkeiten

Personale Ebene
Ehrenamtliche Mitarbeiterinnen

Abb. 7.6   Standort 2: Chancen der Öffnung (Sichtweise Führungskräfte)

es Externen bei offenen Veranstaltungen oder Essensangeboten ermöglichte die Einrichtung direkt aufzusuchen.

Vernetzung der relevanten Akteure im Quartier
   Als zentrale Chance einer Öffnung betonten die befragten Führungs-kräfte ebenfalls, dass eine Vernetzung aller relevanten Akteure im Quartier wichtig wäre. Eine Person bezog das Netzwerk auf alle Einrichtungen in der näheren Umgebung, die beispielsweise im Umgang mit Menschen mit Demenz geschult werden müssten. Wie bereits oben angesprochen, sollte die Umwelt für die Klientel aus dem Pflegeheim sensibilisiert werden, was für diese eine Öffnung des Quartiers für die Einrichtung bedeutete.

> „Für mich gehört eine Polizei mit dazu, die geschult gehört in solchen Quartieren, Geschäfte, die hier im Umkreis liegen, überall wo es Demente gibt, das muss öffentlich gemacht werden, wo die sich bewegen, wie die sich bewegen, dürfen die sich denn jetzt weiter so bewegen, ja, das sind ja alles ganz wichtig Fragen. [...] Ja, wir haben immer mal, natürlich haben wir auch immer mit ihnen zu tun, wenn gerade mal ein Bewohner von uns einkaufen war und vergessen hat zu bezahlen, da hat man dann schon auch Kontakt und natürlich wissen die außenrum auch, dass hier dieses Altenheim ist, ja." (S. 2 EI 2, Führungskräfte)

Rechtlich/ Finanzielle Ebene

Günstige Angebote in der Cafeteria
Als Chance einer Öffnung wurde von den Führungskräften auf der finanziellen Ebene thematisiert, dass die günstigen Angebote in der Cafeteria dazu führten, dass eine hohe Anzahl an Externen die Angebote der Einrichtung nutzen.

Nutzung von Spenden bei offenen Veranstaltungen
Als wichtiger Punkt wurde ebenfalls genannt, dass Spenden, die bei offe-nen Veranstaltungen eingenommen wurden, den Bewohnerinnen zugutekamen. Beispielsweise wurden neue Musikinstrumente angeschafft.

Organisatorische Ebene

Tagespflege
   Die Tagespflege, die zum Zeitpunkt der Befragung eingerichtet wurde, wurde von den befragten Führungskräften als wichtiger Bestandteil einer Öffnung gesehen. Geplant war der Umbau einer alten Gaststätte, deren ursprünglichen Charakter aber z. T. erhalten werden sollte.

Zur Verfügung stellen von einrichtungseigen Räumlichkeiten

Wie bereits beim Thema Öffnung angesprochen, nutzen viele externe Institutionen Räume in der Einrichtung. Dieser Umstand kann als Chance einer Öffnung betrachtet werden. Die Räume wurden unter anderem gemietet, um Fortbildungen durchzuführen. Anfragen kamen durch die Landeszentrale für gesundheitliche Aufklärung oder auch durch die AOK. Ebenfalls fanden regelmäßig verschiedene Treffen von Selbsthilfegruppen aus dem Stadtgebiet in der Einrichtung statt. Die Räumlichkeiten wurden wegen zentraler Lage und guter Stadtanbindung gern genutzt. Die Anfragen nahmen aufgrund von „Mund zu Mund-Propaganda" stetig zu. Durch die externe Nutzung der Räumlichkeiten war die Einrichtung an Standort 2 stadtbekannt, und viele externe Gäste nutzten zusätzlich das Angebot des offenen Mittagstisches.

Personale Ebene

Ehrenamtliche Mitarbeiterinnen

Als wichtig wurde von den befragten Führungskräften die Bindung der Mitarbeiterinnen an die Einrichtung betont. Besonders die Ehrenamtlichen waren in diesem Fall entscheidend, weil sie einen großen Teil zur Öffnung beitrugen. Hier war es von Bedeutung, dass diese besonders viel Wertschätzung erfuhren und sich mit der Einrichtung identifizierten.

> „Aber wir pflegen auch unsere Ehrenamtlichen. Also es ist auch so, dass da auch was gemacht wird. [...] Ach, Veranstaltungen, die kriegen auch so ein Weihnachtsessen. Die kriegen die Fahrscheine. Die Frau (Name Ehrenamtskoordinatorin anonymisiert) kümmert sich dann auch, dass zum Geburtstag, und so weiter ... Also ich, genau weiß ich es jetzt nicht. Aber ich weiß, dass die gestreichelt werden sozusagen. [...] Die identifizieren sich natürlich. Da gibt es schon viele die sagen, ich geh nicht in irgendein privates Heim. Die gehen eben in das Traditionshaus hier, und das ist gut so, ja. Also, das spielt mit Sicherheit eine Rolle, dass man sagt: Ah ja, das [...] Altenheim, kann man schon machen, ja." (S. 2 EI 6, Führungskräfte)

b) Chancen bzw. fördernde Bedingungen aus Sicht der Mitarbeiterinnen, Bewohnerinnen und Angehörigen

Die befragten Mitarbeiterinnen nannten im Bereich der Chancen ergänzend einige Aspekte, die von den Führungskräften bisher noch nicht thematisiert wurden.

In der Abb. 7.7 werden die Aussagen der Mitarbeiterinnen zum Thema „Chancen und fördernde Bedingungen" zusammengefügt. Danach folgt eine nähere Erläuterung der wichtigsten Textstellen.

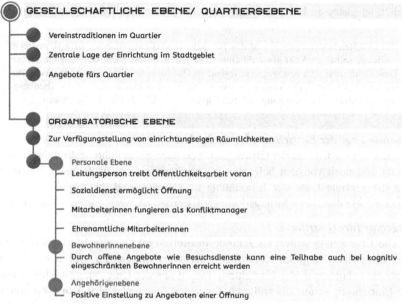

STANDORT 2: CHANCEN EINER ÖFFNUNG (SICHTWEISE MITARBEITERINNEN)

GESELLSCHAFTLICHE EBENE/ QUARTIERSEBENE

- Vereinstraditionen im Quartier
- Zentrale Lage der Einrichtung im Stadtgebiet
- Angebote fürs Quartier

ORGANISATORISCHE EBENE
Zur Verfügungstellung von einrichtungseigen Räumlichkeiten

Personale Ebene
Leitungsperson treibt Öffentlichkeitsarbeit voran

Sozialdienst ermöglicht Öffnung

Mitarbeiterinnen fungieren als Konfliktmanager

Ehrenamtliche Mitarbeiterinnen

Bewohnerinnenebene
Durch offene Angebote wie Besuchsdienste kann eine Teilhabe auch bei kognitiv eingeschränkten Bewohnerinnen erreicht werden

Angehörigenebene
Positive Einstellung zu Angeboten einer Öffnung

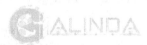

Abb. 7.7 Standort 2: Chancen einer Öffnung (Sichtweise der Mitarbeiterinnen)

Gesellschaftliche Ebene/ Quartiersebene

Vereinstraditionen im Quartier
Auf der gesellschaftlichen Ebene wurde davon gesprochen, dass es eine lange Vereinstradition im Stadtgebiet gab. Bei den verschiedenen Vereinen war es üblich, dass diese die Einrichtungen aufsuchten, dort Veranstaltungen durchführten. Die befragten Mitarbeiterinnen waren der Meinung, dass durch diese Traditionen die Berührungsängste mit Altenheimen reduziert werden könnten.

B1: „Das hat auch lange Tradition eigentlich, dass man auch so in den Vereinen ins Altenheim geht. […] Ich weiß selber von mir, ich hab mal Ballett getanzt. Wir sind zwar selber nicht ins Altenheim gegangen, aber wir haben immer auch auf diesen

Altennachmittagen getanzt. […] Also, was das alles noch war, also das ist schon in diesen Vereinen fest verankert. […] Dass man sich auch engagiert für solche Zwecke."

B2: „Ich glaube die Leute haben weniger Berührungsängste als man eigentlich denkt, ja."

B1: „Vielleicht dann manchmal das Persönliche, das man nicht unbedingt anstrebt, vielleicht selber im Alter in ein Altenheim zu gehen, das ist nochmal eine ganz andere Geschichte, aber sich zu engagieren irgendwo. Das hat lange Tradition. Aber, das hat für mich nichts damit zu tun, dass ich selber vielleicht unbedingt später mal ins Altenheim will, das steht auf einem ganz anderen Papier." (S. 2 GD 2, Mitarbeiterinnen)

Zentrale Lage der Einrichtung im Stadtgebiet

Eine weitere Chance der Öffnung, die bereits von den Führungskräften genannt wurde und auch von den befragten Mitarbeiterinnen erneut thematisiert wurde, war die zentrale Lage der Einrichtung im Quartier und die Angebote für das Quartier, wie der offene Mittagstisch, die Externen zur Verfügung gestellt wurden.

Angebote fürs Quartier

Die Einrichtung wurde als zentrale Institution im Quartier beschrieben somit war diese laut Angaben der Mitarbeiterinnen im ganzen Quartier bekannt. Viele Bewohnerinnen der Einrichtung kamen aus der Umgebung, weshalb ihnen die Einrichtung schon aus früheren Zeiten bekannt war. Die Bekanntheit konnte ebenfalls als Chance gesehen werden.

„Das einzige was ich Ihnen sagen kann, die Menschen, die hier wohnen, die kommen halt aus der Umgebung, weil das (Name Einrichtung an Standort 2 anonymisiert) ist halt ein Haus nicht irgendein Pflegeheim, das ist schon eine Institution. So geht es mir, so geht es wahrscheinlich einem Großteil meiner Kollegen." (S. 2 GD 2, Mitarbeiterinnen)

Organisatorische Ebene

Zur Verfügungstellung von einrichtungsinternen Räumlichkeiten

Wie bereits von den Führungskräften erwähnt, sahen auch die Mitarbeiterinnen Potenzial in der Nutzung von Räumlichkeiten durch externe Besucherinnen. Dies wurde als wichtig für eine Öffnung betrachtet.

Personale Ebene

Leitungsperson treibt Öffentlichkeitsarbeit voran

Als fördernde Bedingung im Sinne einer Öffnung konnte von allen Mitarbeiterinnen bestätigt werden, dass die Leitung der Einrichtung die Öffnung vorantrieb.

Durch verschiedene Projekte wurde die Öffentlichkeitsarbeit in der Einrichtung gefördert, was eine steigende Bekanntheit der Einrichtung bedeutete.

Sozialdienst ermöglicht Öffnung

Der Sozialdienst konnte im Sinne für die Aktivitäten einer Öffnung nach außen als förderlich betrachtet werden. Er war mit 4,6 Stellen personell gut aufgestellt und kümmerte sich um verschiedene Aktivitäten der Öffnung. Die Mitarbeiterinnen kannten sich in rechtlichen Belangen von öffentlichen Veranstaltungen aus. Außerdem initiierten sie Kooperationen mit verschiedenen Einrichtungen mit Quartier. Beispielsweise organisierten sie einen Museumsbesuch mit einer Gruppe von Bewohnerinnen und nutzen die Zusammenarbeit mit einer ortsansässigen Schule, um Schüler zum Rollstuhlschieben einzusetzen. Die Mitarbeiterinnen des Sozialdienstes gaben an, dass Öffentlichkeitsarbeit und Teilhabe zu ihrem Aufgabengebiet gehörten, weshalb sie sehr viel Energie in die Planung von vielfältigen Projekten investierten.

Mitarbeiterinnen fungieren als Konfliktmanager

Die befragten Mitarbeiterinnen sprachen davon, dass auch zeitweise schwierigere externe Gäste in der Einrichtung anzutreffen waren. Auffällige Verhaltensweisen dieser führten dazu, dass zeitweise Konflikte zwischen den Heimbewohnerinnen und den Externen auftraten. Ein Beispiel in diesem Zusammenhang betraf die Nutzung eines Balkons. Hier hatten die Mitarbeiterinnen die Aufgabe zwischen den Parteien zu vermitteln, was ihnen auch in den meisten Fällen gut gelang.

„Also, zum Beispiel, im sechsten Stock ist das, da ist halt ein Balkon, da ist halt ein Besuch von einem Bewohner, wo ich vorher gesagt hab, der zum Essen auch immer kommt. Der setzt sich da auf den Balkon und macht da sein Mittagschläfchen. Da fühlen sich halt die einen oder anderen Bewohnerinnen, die sich dann beschweren, der würde den ganzen Balkon blockieren, wenn er dann seine Füße dort hochlegt. Ob das jetzt so ist oder nicht, ist egal, aber dann fühlen sich die einen oder anderen doch gestört. [...] Ja, ich mein das ist auch klar, das ist ein offenes Haus, dann hat man auch als Bewohner das Recht, man muss natürlich als Besucher aufpassen, dass man den Bewohner jetzt nicht stört, oder zur Belastung wird, aber klar gibt es dann manchmal Probleme."

I: „Und was machen Sie in solchen Fällen? [...]"

„Man versucht halt zu vermitteln [...] Im Idealfall, dass man dann einen Austausch vom Bewohner und dem Besucher halt dann macht, dass die sich dann einfach kurzschließen. So ein Balkon ist ja jetzt nicht so klein, sag ich mal, also. [...] Man versucht dann

halt einfach so einen Austausch, man will ja auch net irgendwo den Ton angeben, sondern das ist ja auch das spannende, dass die Bewohner sich da ja auch selbst irgendwie
helfen können und da auch ein Gespräch suchen." (S. 2 GD2, Mitarbeiterinnen)

Ehrenamtliche Mitarbeiterinnen

Die ehrenamtlichen Mitarbeiterinnen galten auch bei den befragten Mitarbeiterinnen als Chance einer Öffnung, diese hatten die Führungskräfte bereits
angesprochen.

Bewohnerinnenebene

Durch offene Angebote wie Besuchsdienste kann eine Teilhabe auch bei kognitiv
eingeschränkten Bewohnerinnen erreicht werden

Ein weiterer Aspekt einer Öffnung, der von den Mitarbeiterinnen genannt
wurde, waren offene Besuchsdienste, beispielsweise von Ehrenamtlichen, Clown-
doktoren und Malteser -Therapiehunden. Im Sinne einer Öffnung nach innen
wurde so den Bewohnerinnen, die nicht ihr Zimmer oder ihre Station verlassen
konnten, eine Teilhabe ermöglicht.

Angehörigenebene

Positive Einstellung zu Angeboten einer Öffnung

Abschließend wurde von den befragten Mitarbeiterinnen beschrieben, dass die
Angehörigen eine positive Einstellung gegenüber den offenen Angeboten der Einrichtung an Standort 2 hatten. Diese wohlwollende Einstellung konnte ergänzend
als Chance einer Öffnung ins Quartier angesehen werden.

Weitere Chancen einer Öffnung wurden bei den befragten **Bewohnerinnen**
oder **Angehörigen** nicht genannt. Diese bestätigten die vorher genannten Aspekte.

7.3.3   Standort 3

a) Chancen und fördernde Bedingungen aus Sicht der Führungsebene
.

In der Abb. 7.8 werden die Aussagen der Führungskräfte zum Thema „Chancen und förderdernde Bedigungen" komprimiert zusammengefasst. Dabei werden
die Bereiche „gesellschaftliche Ebene/ Quartiersebene", „rechtlich/ finanzielle
Ebene", „organisatorische Ebene", und „personale Ebene" unterschieden und weitere Differenzierungen eingefügt. Danach folgt eine Erläuterung der wichtigsten
Textstellen.

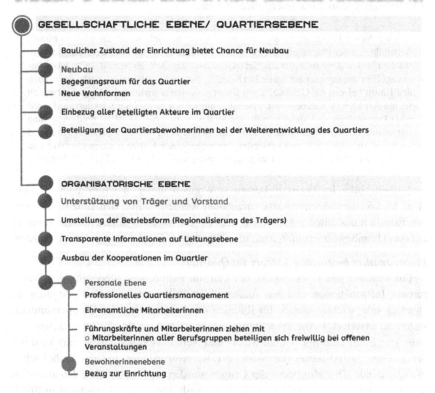

Abb. 7.8 Standort 3: Chancen einer Öffnung (Sichtweise Führungskräfte)

Gesellschaftliche Ebene/ Quartiersebene

Baulicher Zustand der Einrichtung bietet Chance für Neubau

Der schlechte bauliche Zustand der Einrichtung war als nachteilig für die Bewohnerinnen zu betrachten, dennoch bot er in diesem Fall eine Chance zur Weiterentwicklung der Einrichtung und des Quartiers im Sinne einer Öffnung. Das Quartiersprojekt an Standort 3 konnte somit realisiert werden.

Neubau/ Begegnungsraum für das Quartier/ Neue Wohnformen

Der Neubau konnte somit als förderlich für eine Öffnung wahrgenommen werden, weil die angedachten baulichen Veränderungen zu einer Öffnung ins Quartier führen sollten. Ein Begegnungsraum sollte ermöglichen, dass sich Personen aus der Umgebung dort zusammensetzten konnten.

> „Na wir haben ja eigentlich auch vor im Eingangsbereich, wenn das alles so mittels Architekten unter Planung so klappt, so is der Gedanke, so eine Art Begegnungscafé zu machen, so ein Begegnungsraum. Sei es jetzt, was das Quartier betrifft, sei es jetzt, was uns als Einrichtung nachher weiterhin betrifft, oder auch die Pfarrgemeinde, die ja auch den Raum bei uns im Gebäude dann findet, dass dann wirklich im Eingangsbereich soeine Art kleines Kaffee da ist. Wie auch immer wir es nachher wirklich strukturell und planungstechnisch dann gestalten, aber das ist zumindest mal so, grad wenn man reinkommt auch diese Offenheit noch sieht, ok hier kann man sich auch begegnen und auch mal stehenbleiben und verweilen, sprechen, einen Kaffee trinken, egal wer und mit welchem Anliegen und mit welchem Hintergrund." (S. 3 EI 2, Führungskräfte)

Außerdem sollte im Quartier Betreutes Wohnen, unter anderem auch in Form eines Mehrgenerationenprojekts, angeboten werden. Durch den Einzug von jungen Familien und älteren Menschen ins betreute Wohnen könnte durch Kontakte mit den Heimbewohnerinnen auch die Öffnung der Einrichtung gefördert werden.

Einbezug aller beteiligten Akteure im Quartier

Ein weiterer wichtiger Aspekt, der genannt wurde, war wiederum, dass transparente Informationen und ein Austausch zwischen und mit den Akteuren im Quartier sehr wichtig waren. Im Rahmen der Realisierung des Quartiersumbaus wurde an Standort 3 eine Projektgruppe eingerichtet, in der die wichtigsten Vertreter der Stadt beteiligt waren: Stadt- und Verbandsbürgermeister, ein Vertreter der größten Sozialstation der Stadt, der Kreisverwaltung und der katholischen Pfarrgemeinde. Die Mitglieder der Gruppe wurden regelmäßig über den aktuellen Stand des Projekts informiert. Außerdem wurde ihnen die Möglichkeit eröffnet, ihre eigenen Bedarfe, Bedürfnisse und Bedarfe einzubringen.

Beteiligung der Quartiersbewohnerinnen bei der Weiterentwicklung des Quartiers

Die Information der externen Personen aus der Stadt über die Weiterentwicklung des Quartiers, wurde ebenfalls als förderlich für eine Öffnung beschrieben. Im Rahmen des Neubaus und der Einstellung von Quartiersmanagerinnen wurde eine Sozialraumanalyse im Quartier umgesetzt, bei der Einwohner und Heimbewohnerinnen befragt wurden. Die Ergebnisse wurden bei einer Stadtteilwerkstatt vorgestellt.

> „[…] wir hatten letztes Jahr aufgrund der Sozialraumanalyse, mit dem Herrn Professor (Name anonymisiert) von der Hochschule (Ort anonymisiert), dann auch eine Stadtteilwerkstatt hier veranstaltet. Wo dann auch Personen aus dem Ort kommen konnten,

sich beteiligen konnten. Wo in den einzelnen Gruppen dann über das Projekt an sich, über die Quartiersentwicklung und natürlich auch über das Haus selbst gesprochen wurde. Und das Bedarfe da sind, den Standort hier mit der Altenpflegeeinrichtung fokussiert auf's Haus, zu halten und zu entwickeln und im Anschluss an's Quartier dementsprechend das Ganze ausweitend auf dem Ort betrachtet, was gemacht werden muss, was (Name Ort anonymisiert) betrifft, ist dem Ort bewusst, ist denjenigen bewusst die bei der Stadtteilwerkstatt dabei waren." (S. 3 EI 2, Führungskräfte)

Organisatorische Ebene

Unterstützung von Träger und Vorstand/ Umstellung der Betriebsform (Regionalisierung des Trägers)

Eine Besonderheit an Standort 3 war die Unterstützung des Trägers und des Vorstands der Einrichtung zur Realisierung des Quartiersprojekts. In diesem Zusammenhang war eine Person wichtig, die im Vorstand eines Trägers der Einrichtung aktiv war. Durch ihre Unterstützung konnte das Projekt überhaupt erst in die Anlaufphase kommen. Dadurch war es zunächst möglich, für die Einrichtung sich noch weiter in Richtung Öffnung zu bewegen.

Eine weitere Chance zur Öffnung ins Quartier, die ebenfalls vom Träger unterstützt wurde, war die Gründung einer regionalen GmbH, um mit verschiedenen Kooperationspartner im Quartier schneller agieren und kooperieren zu können.

„Vielleicht das, was besonders ist, wir wollen den Standort regionalisieren. Also den Träger auch regionalisieren. Wir sind gerade dabei eine eigene GmbH zu gründen für (Name des Orts anonymisiert) unter dem Dach der (Name des Trägers anonymisiert). Das is auch jetzt eine Aktion, es gibt den Beschluss der (Name des Trägers anonymisiert) jetzt aktuell. Wir werden das auch in den anderen Gremien wie Aufsichtsrat noch vorstellen. Dass wir hier eine eigene regionale GmbH gründen, die anschlussfähig ist mit den Kooperationspartnern, um hier weiter auch schneller auch agieren zu können. [...] Also wir haben nicht diese Trägerstruktur eines großen Trägers im Hintergrund, wo wir froh sein können, wenn wir auf die Tagesordnung kommen. Ich sag's jetzt mal überspitzt, weil viele andere Themen ja auch da besprochen und entschieden werden müssen und sich diese Gremien ja auch nicht so häufig treffen. Das wird aber nicht dem gerecht, der Entwicklung, die wir hier haben, die muss zum Teil schneller gehen, auch in der Kooperation. Und deshalb haben wird gesagt, auch auf Augenhöhe mit den Kooperationspartner, die auch keine großen Träger sind, da auch zu sagen, dass wir hier ne regionale GmbH gründen. Die dann für die Zukunft auch den Betrieb des Altenheims übernehmen soll, unter dem Dach der (Name des Trägers anonymisiert). Das ist nochmal wichtig." (S. 3 EI 1, Führungskräfte)

Transparente Informationen auf Leitungsebene

Zudem wichtig war eine Transparenz gegenüber den Mitarbeiterinnen. Um diese einzubeziehen, war es den Führungskräften besonders wichtig, immer wieder transparente Informationen über die Entwicklungen im Projekt zur Verfügung zu stellen.

> „Es gab eine Veranstaltung letztes Jahr im Herbst meine ich. Da war ich nicht mit dabei, da war ich im Urlaub, der Herr und die Frau (Namen anonymisiert) hatten da über den aktuellen Stand der ganzen Projektplanung mal grob berichtet. Dass die Mitarbeiter auch nicht außen vor sind, dass wa auch transparent damit umgehen, was haben wir überhaupt vor, mit unserem Hause, mit dem was zukünftig auf die Bewohner und auf die Mitarbeiter zukommt." (S. 3 EI 2, Führungskräfte).

Ausbau der Kooperationen im Quartier

Kooperationen im Quartier wurden auch deswegen als bedeutsam angesehen, weil man sich in einer Wettbewerbssituation sah. Denn in der Stadt waren auch andere innovative Wohnprojekte vorgesehen. Hier war es der Führungsebene an Standort 3 wichtig, im Gespräch mit anderen Trägern und Einrichtungen zu bleiben und über Formen der Zusammenarbeit ins Gespräch zu kommen.

Personale Ebene

Professionelles Quartiersmanagement

Auf der personalen Ebene wurde das professionelle Quartiersmanagement genannt. Aufgrund einer Förderung des Deutschen Hilfswerks konnten für das Projekt an Standort 3 zwei Quartiersmanager im Umfang von 50 % eingestellt werden. Diese waren in der Pflegeeinrichtung an Standort 3 ansässig, kümmerten sich aber um Quartiersmanagement im gesamten Quartier. Mit ihren Aktivitäten trugen sie zur weiteren Öffnung der Einrichtung bei, indem sie beispielsweise offene Veranstaltungen in der Einrichtung initiierten.

Wie bereits bei den Aspekten einer Öffnung von den Führungskräften, aber auch von den Mitarbeiterinnen angesprochen wurde, zählten die Ehrenamtlichen ebenfalls dazu, wenn es um die Förderung einer Öffnung ging.

Führungskräfte und Mitarbeiterinnen ziehen mit/ Mitarbeiterinnen aller Berufsgruppen beteiligen sich freiwillig bei offenen Veranstaltungen

Den befragten Führungskräften war es mit Blick auf die Öffnung des Hauses sehr wichtig, dass die Wohnbereichsleitungen und auch die Mitarbeiterinnen eine positive Einstellung zu den Aktivitäten der Öffnung, der Umgestaltung des Hauses zum Hausgemeinschaftskonzept aber auch zum Quartiersprojekt hatten.

Entscheidend waren für sie aber die Leitungspersonen, welche die eigenen Mitarbeiterinnen motivieren sollten. Hier sollten entsprechende Schulungsmaßnahmen entwickelt werden, die Bereichsleitungen auf die anstehenden Veränderungen vorbereiteten.

Gefragt nach einer Beteiligung der Mitarbeiterinnen verschiedener Berufsgruppen an Aktivitäten der Öffnung wurde dies bereits umfangreich umgesetzt. Den Führungskräften war es wichtig, dass alle Berufsgruppen bei den bereits bestehenden Aktivitäten beteiligt waren. Die betreffenden Mitarbeiterinnen setzten dies nach eigenen Angaben mittlerweile auch gerne ohne Aufforderung um und brachten sich soweit als möglich ein.

„Wenn wir natürlich Feste hier veranstalten, ist uns natürlich auch wichtig, dass sich die Pflegekräfte auch mal gerne in der Cafeteria oder im Hof blicken lassen, grad wenn's Mahlzeiten betrifft. Da ja auch ein Großteil der Bewohner dann wirklich nicht auf den Bereichen ist, kann man die Ressourcen, die man auf den Bereichen hat, natürlich auch dann gerne, was die Mahlzeitenbetreuung bei den Festen betrifft, dann, entweder in der Cafeteria oder im Hof, wenn wir ein Hoffest haben, dann auch da mit unterbringen. Und mittlerweile is es ja auch so, dass die Pflegekräfte von selbst mal runterkommen, mal die Runde drehen bei ihren Bewohnern, gucken ob alle was zu trinken haben, von sich aus dementsprechend auch schon so agieren. Das hat sich dann so ein bisschen eingepflegt, dass man eigentlich gar nicht mehr so im Vorfeld drauf pochen muss. Hier lasst (euch mal blicken), unterstützt uns mal dabei. Das is bei uns bis jetzt mittlerweile so gang und gebe, dass die sich von selbst aus integrieren." (S. 3 EI 2, Führungskräfte)

Bewohnerinnenebene

Bezug zur Einrichtung
Ein tiefer Bezug zur Einrichtung wurde ebenfalls als fördernde Bedingung im Sinne einer Öffnung gesehen. Viele Bewohnerinnen stammten aus dem Quartier und hatten Bekannte und Verwandte im Ort, die sie häufig besuchten.

b) Chancen und fördernde Bedingungen aus Sicht der Mitarbeiterinnen und der Angehörigen
Die befragten Mitarbeiterinnen nannten im Bereich der Chancen mehrere Aspekte, die von den Führungskräften bisher noch nicht thematisiert wurden.

In der Abb. 7.9 werden die Aussagen der Mitarbeiterinnen zum Thema „Chancen und fördernde Bedigungen" zusammengefasst. Danach folgt eine nähere Erläuertung der wichtigsten Textstellen.

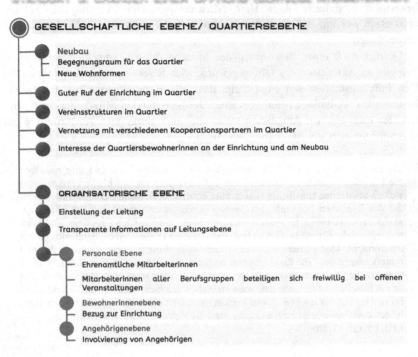

Abb. 7.9 Standort 3: Chancen einer Öffnung (Sichtweise Mitarbeiterinnen)

Gesellschaftliche Ebene/ Quartiersebene

Neubau/ Begegnungsraum für das Quartier/ Neue Wohnformen

Wie bereits von den Führungskräften genannt, wurde auch der Neubau im Zusammenhang mit dem geplanten Begegnungsraum sowie den geplanten neuen Wohnformen von den befragten Mitarbeiterinnen thematisiert.

Guter Ruf der Einrichtung im Quartier

Als wichtige Chance im Rahmen einer Öffnung wurde ergänzend von den Mitarbeiterinnen der gute Ruf der Einrichtung genannt. Trotz schlechter baulicher Verhältnisse war die Einrichtung voll belegt und hatte verschiedene Anfragen.

Vereinsstrukturen im Quartier
Als weiterer wichtiger Aspekt wurden die Vereinsstrukturen im Quartier genannt. Dies wurde oben bereits beschrieben.

Vernetzung mit verschiedenen Kooperationspartner im Quartier
Auch an Standort 3 spielte die Vernetzung mit verschiedenen Kooperationspartner im Quartier eine Rolle und bot eine Chance der Öffnung. Spezifisch von den Mitarbeiterinnen thematisiert wurden Kooperationen mit einem ortsansässigen Kindergarten, der Kirchengemeinde und der ortsansässigen Universität.

Interesse der Quartiersbewohnerinnen an der Einrichtung und am Neubau
Das Vorhaben des Neubaus der Einrichtungen wurde in Hinblick auf verschiedene Hindernisse, die beseitigt werden mussten bereits in regionalen Zeitungen thematisiert. Die Bewohnerinnen des Quartiers waren deshalb vermehrt aufmerksam auf Veränderungen in der Einrichtung und den Start des Neubaus. Außerdem bestand ein verstärktes Interesse der Quartiersbevölkerung an betreuten Wohnungen. Dies galt besonders für ältere Personen aus dem Quartier, die etwas außerhalb des Stadtzentrums auf einer Anhöhe wohnten und gerne ins Stadtzentrum ziehen wollten. Die Mitarbeiterinnen berichteten im Interview davon, dass sie bei privaten Besuchen in der Stadt mehrmals nach dem Stand der Bauarbeiten gefragt wurden.

„ […] ich bin halt auch aus (Name Ort Standort 3 anonymisiert), das ist auch noch wichtig, also ich kenne viele Ältere hier, die Fragen, oder meine Oma, die fragt, wie sieht es aus, was gibt es dafür Möglichkeiten, später mal auch ? Das ist so […] halt viel über hören sagen, da steht ja auch viel in der (Name der Zeitunganonymisiert) ist auch viel, dass die Leute fragen. […] Weil, die wissen halt, wo du arbeitest." (S. 3 GD 1, Mitarbeiterinnen)

Organisatorische Ebene

Einstellung der Leitung
Auf der organisatorischen Ebene nannten die befragten Mitarbeiterinnen die Einstellung und die Aktivitäten der Einrichtungsleitung als zentrale Chance einer Öffnung.

„Schon, also zwischendurch gab es immer wieder so Zeiten und Phasen, wo es dann halt, jo, nicht so offen war, kann man sagen, das lag dann aber auch an der Heimleitung, genau, und seit einigen Jahren ist es schon offener und einfach, dass auch viele mehr kommen und der Kontakt viel besser ist und das vielmehr vernetzt ist einfach auch, dass wir vernetzter sind einfach." (S. 3 GD 1, Mitarbeiterinnen)

Bereits genannt wurde die Wichtigkeit von transparenten Informationen auf Leitungsebene, die an die Mitarbeiterinnen weitergegeben wurden. Dies wurde ebenfalls von den befragten Mitarbeiterinnen bestätigt.

Personale Ebene
Bereits mehrmals genannt, aber auch hier von den Mitarbeiterinnen thematisiert, wurden die Ehrenamtlichen .

Mitarbeiterinnen aller Berufsgruppen beteiligen sich freiwillig bei offenen Veranstaltungen
Wie schon von den Führungskräften erwähnt wurde, nahmen Mitarbeiterinnen aller Berufsgruppen gern an Aktivitäten der Öffnung teil und machten das auch freiwillig.

> „Ja, wie jetzt bei mir der Fall war, vor zwei Jahren bin ich mal freiwillig mitgegangen, weil, ich hatte frei an dem Wochenende und war auch selber auf dem Weihnachtsmarkt tätig, und als meine Schicht zu Ende war, bin ich grad mal mitgegangen und hab mich ein bisschen mitgekümmert. [...] Das seh ich kein Problem drin. Das macht ja auch Spaß [...] Mal was anderes zu machen." (S. 3 GD 1, Mitarbeiterinnen)

Bewohnerinnenebene

Bezug zur Einrichtung
Die Befragten nannten ebenfalls den Bezug der Bewohnerinnen zur Einrichtung als Chance einer Öffnung. Da die Einrichtung ein ehemaliges Krankenhaus war, waren einige Bewohnerinnen dort geboren oder wurden dort operiert. Sie identifizierten sich mit der Einrichtung, weil sie lange Zeit in dem Ort lebten, in dem sich die Einrichtung befand.

> „[...] mir hat mal ne Frau gesagt, vergess ich nie, hier sen ich kinisch (kindisch), dann hab ich erstmal gefragt: was heißt das denn? Hier bin ich daheim, hier fühl ich mich wohl. Das ist etwas, was ich kenne, was meine Familie kennt, was man im Ort kennt und sowas wie die (Name des anderen ortsansässigen Pflegeheims anonymisiert), das ist später gebaut worden, das ist dann modern, da haben die Leut dann nochmal einen anderen Bezug zu, als zu hier. Wie Sie eben gesagt haben, weil es hier ein Krankenhaus war. Ich denk schon, dass die Leut ne besondere Beziehung zu dem Haus hier haben, auch für die Gäste, die kommen [...] da waren mindestens fünf, die gesagt haben: wir sind hier geboren. Die haben auch in ihrer Ansprache gesagt: wir haben ein ganz besonderes emotionales Verhältnis zu diesem Haus hier. Deshalb haben ja auch viele gesagt, (Name des Pflegeheims anonymisiert) kann man nicht schließen, dat ging nicht, das würden die (Name der Einwohner des Orts anonymisiert) nicht zulassen." (S. 3 GD 1, Mitarbeiterinnen)

Angehörigenebene

Involvierung von Angehörigen

Als weiterer förderlicher Faktor für eine Öffnung wurde von den Mitarbeiterinnen der intensive Angehörigenkontakt genannt. Es wurde angegeben, dass die Angehörigen selbst noch nach dem Versterben ihrer Verwandten das Heim besuchten oder in den Förderverein der Einrichtung eintraten. Durch diese Personen wurden die Kontakte ins Quartier intensiviert.

7.3.4   Zusammenfassung Forschungsfrage 3

Es kann für Standort 1 festgestellt werden, dass durch Kontakte mit der Einrichtung Hemmschwellen der Bevölkerung im Zusammenhang mit Alten- und Behindertenhilfeeinrichtungen abgebaut werden konnten. Chancen einer Öffnung ins Quartier bestanden nach Aussagen der Führungskräfte außerdem in einer Sichtbarmachung und einem Kontaktzugewinn im Quartier. Ein wichtiger Aspekt wurde in den Mitarbeiterinnen gesehen, die sensibilisiert werden sollten. Die befragten Mitarbeiterinnen an Standort 1 sahen vor allem die Behindertenhilfe als Lernmöglichkeit, außerdem nannten sie die enge Beziehung der Bewohnerinnen zum Quartier als positiv im Sinn einer Öffnung. Dies bestätigten auch die befragten Bewohnerinnen. Die Angehörigen nannten als neuen Aspekt die Cafeteria, die von vielen externen Gästen aus dem Quartier genutzt wurde.

Als fördernde Bedingungen für eine Öffnung wurde von den befragten Führungskräften an Standort 2 zunächst eine wichtige Vernetzung mit den Akteuren im Quartier genannt. Außerdem sahen sie Potenzial in der Tagespflege, die viele externe Besucherinnen anlocken sollte. Um das Quartier zu erreichen betonten sie außerdem die Wichtigkeit der Vermietung von Räumlichkeiten innerhalb der Einrichtung. Als weiterer Punkt wurde die Bindung der Mitarbeiter an die Einrichtung genannt. Dies war vor allem für die Ehrenamtlichen wichtig, die mit ihrem Engagement einen großen Teil der Öffnung verantworteten. Außerdem nannten sie den Sozialdienst, der mit seinem Aufgabenfeld zur Öffnung beitrug. Ein wichtiger Punkt war, dass die Mitarbeiterinnen der Einrichtung bei Streitigkeiten zwischen Heimbewohnerinnen und externen Gästen vermittelten.

Es kann für Standort 3 festgestellt werden, dass die Chance für eine Quartiersöffnung von befragten Führungskräften zunächst in der Notwendigkeit für einen Neubau gesehen wurde. Dadurch eröffnete sich die Möglichkeit einer weiteren Öffnung ins Quartier. Als wichtig wurde der die Beteiligung von externen

Personen bei der Weiterentwicklung genannt. Außerdem wurde Unterstützung seitens der Politik als unverzichtbar angesehen. Auf der organisatorischen Ebene spielte die Unterstützung des Trägers eine Rolle. Außerdem genannt wurde die Transparenz, die den Mitarbeitern bei der Weiterentwicklung der Einrichtung entgegengebracht wurde. Auf der personalen Ebene wurden ein professionelles Quartiersmanagement, ehrenamtliche Mitarbeiterinnen und die positive Einstellung aller Berufsgruppen gegenüber einer Öffnung genannt. Bei den Heimbewohnerinnen wurde der Bezug derer zur Einrichtung als förderlich wahrgenommen. Ergänzt wurde seitens der Mitarbeiterinnen der gute Ruf der Einrichtung, langjährig bestehende Vereinsstrukturen im Quartier sowie ein großes Interesse, dass die Personen aus der Umgebung an der Einrichtung zeigten. Außerdem wurde der starke Bezug der Angehörigen zur Einrichtung hervorgehoben.

7.4   Forschungsfrage 4:

Welche Barrieren bzw. hemmenden Bedingungen im Hinblick auf eine Öffnung der vollstationären Pflegeeinrichtungen ins Quartier lassen sich an den verschiedenen Standorten feststellen?[8]

7.4.1   Standort 1

a) Barrieren bzw. hemmende Bedingungen aus Sicht der Führungsebene
In der Abb. 7.10 werden die Aussagen der Führungskräfte zum Thema „Barrieren und hemmende Bedigungen" komprimiert zusammengefasst. Dabei werden die Bereiche „gesellschaftliche Ebene/ Quartiersebene", „organisatorische Ebene", „personale Ebene" sowie „rechtlich/ finanzielle Ebene" unterschieden und weitere Differenzierungen eingefügt. Danach folgt eine nähere Erläuterung der wichtigsten Textstellen.

Gesellschaftliche Ebene/ Quartiersebene

Schwellenangst der Bevölkerung

---

[8]Darstellt wurden hier die Aussagen der Führungskräfte und der Mitarbeiterinnen, an Standort 1 und 2 wurden ebenfalls die Bewohnerinnen und die Angehörigen befragt, deren Aussagen werden ergänzend darstellt. An Standort 1 beziehen sich die Aussagen der Mitarbeiterinnen nur auf die Altenhilfe.

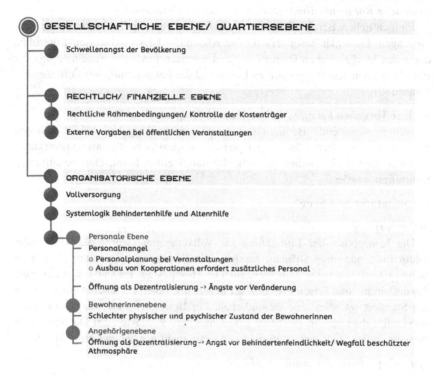

STANDORT 1: BARRIEREN EINER ÖFFNUNG (SICHTWEISE FÜHRUNGSKRÄFTE)

GESELLSCHAFTLICHE EBENE/ QUARTIERSEBENE

- Schwellenangst der Bevölkerung

RECHTLICH/ FINANZIELLE EBENE

- Rechtliche Rahmenbedingungen/ Kontrolle der Kostenträger
- Externe Vorgaben bei öffentlichen Veranstaltungen

ORGANISATORISCHE EBENE

Vollversorgung

Systemlogik Behindertenhilfe und Altenhilfe

Personale Ebene
Personalmangel
- o Personalplanung bei Veranstaltungen
- o Ausbau von Kooperationen erfordert zusätzliches Personal

Öffnung als Dezentralisierung -› Ängste vor Veränderung

Bewohnerinnenebene
Schlechter physischer und psychischer Zustand der Bewohnerinnen

Angehörigenebene
Öffnung als Dezentralisierung -› Angst vor Behindertenfeindlichkeit/ Wegfall beschützter Athmosphäre

Abb. 7.10 Standort 1: Barrieren einer Öffnung (Sichtweise Führungskräfte)

Zwei Führungskräfte nannten als Barriere, dass Alten- und Behindertenheime von der Öffentlichkeit eher gemieden würden. Als Beispiel wurde angegeben, dass ein Tanzcafé in der Einrichtung ausgerichtet werden sollte, das Heim als Veranstaltungsort aber abgelehnt wurde, da die externen Teilnehmer diesen Ort nicht aufsuchen wollten.

„Es ist immer noch ein bisschen ein Tabuthema. Wir haben zum Beispiel auch hier in (Ort anonymisiert) ein großes Tanztreffen, Tanzcafé. Und das hätten wir auch hier gern angeboten, aber da möchten die Leute jetzt ganz bewusst nicht ins Altersheim. Weil die sich eben auch abgrenzen wollen." (S. 1 EI 6, Führungskräfte)

Rechtlich/ Finanzielle Ebene

Rechtliche Rahmenbedingungen/ Kontrolle der Kostenträger

Im rechtlichen Bereich betonten die befragten Führungskräfte die Rahmenbedingungen. Dies galt besonders für die Altenhilfe. Hier erschwerten Kontrollen durch den Medizinischen Dienst der Krankenkassen sowie die Neueinstufung der Bewohnerinnen von Pflegestufe zu Pflegegrad die Fokussierung auf Öffnungsthematiken.

Externe Vorgaben bei öffentlichen Veranstaltungen

Weitere hemmende Bedingungen waren externe Vorgaben bei öffentlichen Veranstaltungen. Hier müssten beispielsweise spezifische Brandschutzvorgaben zu Fluchtwegen eingehalten werden, die durch einen Brandschutzbeauftragten kontrolliert wurden.

Organisatorische Ebene

Vollversorgung

Die Konzeption der Einrichtung zur Vollversorgung wurde als hemmender Faktor im Sinne einer Öffnung gesehen. Die Bewohnerinnen hatten vor Ort an Standort 1 alles, was sie brauchten, auch im Hinblick auf Einkaufsmöglichkeiten, Physiotherapie und Friseur. Nicht alle Pflegeheime boten ein solches Angebot, für den Standort war dies eine Besonderheit. Für Bewohnerinnen war es also nicht notwendig, dass sie in die Stadt gehen mussten. Kontakte zum Quartier durch Besuche in der Stadt waren somit streng genommen nur bedingt erforderlich.

Systemlogik Behindertenhilfe und Altenhilfe

Die Führungskräfte beschrieben die Behindertenhilfe als fortschrittlich. Vor allem die Weiterentwicklung der Einrichtung war im Bereich für Menschen mit Behinderung häufig Thema. Diesbezüglich wurde auf das Engagement in der Arbeitsgruppe hingewiesen, die sich damit beschäftigte.

„Es gibt natürlich sicher welche (Mitarbeiter in der Altenhilfe), die den Gedanken voll mittragen und da auch engagiert sind z. B. in der Steuerungsgruppe [...] , Veränderung gemeinsam gestalten, das gibt es schon, aber es ist auch da natürlich nicht so weit wie in der Behindertenhilfe und ich glaube auch, dass es mit auch daran liegt, dass die Arbeit eine andere ist, wirklich der Arbeitsalltag ist getaktet und da ist im Arbeitsalltag gar nicht so der Platz sich darüber Gedanken zu machen, da muss auch nochmal so ein bisschen Wandel stattfinden. Weil ich bin der Meinung, das verträgt sich schon, die tägliche Arbeit und dieser Gedanke, nur muss man es irgendwie noch mehr in die Köpfe rein kriegen, dass es nicht eine zusätzliche Arbeit sein soll, sondern einfach eine andere Arbeit ist, so genau." (S. 1 E1 2, Führungskräfte)

Personale Ebene

Personalmangel/ Fachkräftemangel/ Personalplanung bei Veranstaltungen/ Ausweitung der Kooperationen erfordert zusätzliches Personal

Im Rahmen der personalen Ebene wurden Personalengpässe diskutiert, die sich beispielsweise auf die Personalplanung bei Veranstaltungen oder die Ausweitung der Kooperationen mit Schulen auswirkten. Ein Einsatz von Praktikantinnen in der Einrichtung erforderte beispielsweise einen hohen Personalbedarf.

„Also wir könnten da noch viel mehr Schulen mit einbinden, aber irgendwann geht es einfach nicht mehr. Weil, das haben wir gemerkt, das ist eine sehr intensive Arbeit, und wenn man sie gut machen will, muss die gut begleitet sein." (S. 1 EI 6, Führungskräfte)

Öffnung als Dezentralisierung/ Ängste vor Veränderung

Die befragten Führungskräfte gaben außerdem an, dass zur damaligen Zeit, als das Dezentralisierungsprojekt startete, die Mitarbeiterinnen Ängste bezüglich der Veränderungen hatten, die auf sie zu kamen und entsprechend begleitet werden mussten.

Bewohnerinnenebene

Schlechter physischer und psychischer Zustand der Bewohnerinnen

Als Barriere auf der Bewohnerinnenebene wurde am häufigsten der schlechte physische und psychische Zustand gennant. Körperliche Einschränkungen, Multimorbidität und eine hohe Anzahl an Demenzerkrankten führte dazu, dass die Bewohnerinnen häufig nicht an offenen Veranstaltungen im Haus teilnahmen und ebenfalls nicht an Außenaktivitäten beteiligt werden konnten.

„[…] Und was sich daraus ergibt ist, dass wir nur noch Bewohner bekommen, die stark eingeschränkt sind. Die eben nicht mehr so mitwirken können, wie wir es gerne hätten. Und das macht uns schwer zu schaffen im Moment. Also jetzt gerade wieder eine Bewohnerin eingezogen, die war zwei Wochen hier und ist dann verstorben." (S. 1 EI 4, Führungskräfte)

Angehörigenebene

Öffnung als Dezentralisierung/ Angst vor Behindertenfeindlichkeit / Wegfall beschützter Atmosphäre

Bei der Entwicklung der Einrichtung hin zu einer Dezentralisierung im Bereich für Menschen mit Behinderung gab es verschiedene Ängste bei den Angehörigen, über die die Führungskräfte berichteten. Damals hatte man beispielsweise Angst vor Anfeindungen aus der Bevölkerung. Die beschriebenen Befürchtungen erschwerten die Entwicklungen im Bereich Dezentralisierung.

b) Barrieren bzw. hemmende Bedingungen aus Sicht der Mitarbeiterinnen, Bewohnerinnen und Angehörigen
Ähnliche Aussagen wie bei den Führungskräften wurden auf einer gesellschaftlichen Ebene bei den befragten **Mitarbeiterinnen** getroffen. Diese berichteten über eine Art Schwellenangst, die verhinderte, dass Personen aus dem Quartier in ein Pflegeheim gingen.

„Und jüngere Menschen, da bekomm ich dann gesagt: ah, ich kann das net sehen, oder ob es Angst ist, oder einfach Verantwortung nicht tragen wollen, egal jetzt was, aber viele Leute, die kommen ins Haus, wo keine familiäre Bindungen sind. Aber die meisten machen generell um Altenpflegeeinrichtungen einen großen Bogen [...]" (S. 1 GD 2, Mitarbeiterinnen)

Die befragten Mitarbeiterinnen im Altenhilfebereich fokussierten bei Barrien, die die Organisation betrafen besonders auf die unterschiedlichen Systemlogiken bei der Altenhilfe und der Behindertenhilfe. Dabei sprachen sie von einer deutlichen finanziellen Benachteiligung der Altenhilfe.

I: „Darf ich sie denn mal Fragen, wie sie das im Vergleich sehen zur Behindertenhilfe, sie kriegen ja hier schon bisschen mit, was die so machen?."

„Da kann ich Ihnen ganz ehrlich sagen. [...] Ich, will nicht der Behindertenhilfe was nehmen, aber die haben noch nie was zum Bruttosozialprodukt beigetragen, die Behinderten. Die alten Menschen, manch einer hat zwei Kriege erlebt und in Armut gelebt. Ich denk enfach, man müsst es angleichen. [...] Enfach angleichen, wie gesagt ich will der Behindertenhilfe nix nehmen, aber uns steigt der Kamm, wenn wir das sehn." (S. 1 GD2, Mitarbeiterinnen)

Des Weiteren sprach man auf der personalen Ebene ebenfalls von Personalmangel und einer hohen Anzahl an Überstunden, die es verhinderten sich an Aktivitäten der Öffnung zu beteiligen. Außerdem würde sich die neue Aufteilung der Verantwortlichkeiten in der Altenhilfe auf die Öffnung auswirken. Die Verantwortlichkeit der Betreuungskräfte und des Sozialen Dienstes für Betreuung und der Altenhilfe für Grund- und Behandlungspflege verhinderte, dass sich die Altenpflegerinnen an Aktivitäten der Öffnung beteiligen konnten.

„Und ich, als Pflegekraft, oder als Betreuungskraft müsste die Kontakte herstellen, weil sie uns kennen, sie haben in der Regel Vertrauen zu uns. [...] Kontakte herstellen, kann niemand von der Sozialarbeit. [...] oder von Ehrenamtlichen, sondern nur uns, die sie kennen." (S. 1 GD2, Mitarbeiterinnen)

Auf der Bewohnerinnenebene nannten die Mitarbeiterinnen ebenfalls einen schlechten körperlichen und psychischen Zustand und den damit verbunden hohen Betreuungsaufwand. Weiterhin wurde von den Mitarbeiterinnen angegeben, dass die Bewohnerinnen meistens wenig finanzielle Mittel hatten, was die Möglichkeiten zu Ausflügen ins Quartier ebenfalls beschränkte. Meistens waren die Renten gering und der Heimplatz teuer. Im rechtlichen Bereich wurde der hohe Dokumentationsaufwand thematisiert, es wurde davon gesprochen, dass die rechtlichen Rahmenbedingungen im Altenpflegeberuf die tägliche Arbeit erschwerten und somit auch jegliche Aktivitäten im Bereich der Öffnung tangierten.

Auch bei den befragten **Bewohnerinnen** bestätigten sich die gesellschaftlichen Vorurteile von externen Personen gegenüber Altenheimen. Eine Bewohnerin erzählte ihren Verwandten und Bekannten von ihrem Einzug ins Pflegeheim und dass sie mit Vorurteilen konfrontiert wurde.

„Aber (Name der Einrichtung anonymisiert) kannte ich nur als Altersheim, und wie ich dann meinen Kindern, Verwandten und Bekannten gesagt hab, ich hab vor dann ins (Name der Einrichtung anonymisiert) zu gehen, ich sage immer, die haben alle Schnappatmung gekriegt, und haben gesagt: Was? Du willst ins (Name der Einrichtung anonymisiert)? Man kannte das oder kennt das in der Stadt immer nur als Altenheim." (S. 1 GD 3, Bewohnerinnen)

Im Quartier gab es zudem ein breites Angebot an Veranstaltungen, an denen Personen aus dem Quartier bei Interesse teilnehmen konnten, dies interpretierten einige befragte Bewohnerinnen als eine Barriere, da die Einrichtung gegenüber der Konkurrenz bestehen musste. Des Weiteren sprachen einige Personen aus dem Betreuten Wohnen davon, dass Ausflüge ins Quartier, beispielsweise zum Einkaufen ihrer Meinung nach nicht notwendig wären, da in der Einrichtung alles vorhanden war. Dies bestätigte die Aussage der Führungskräfte über die Vollversorgung als hemmenden Faktor. Die Einrichtung bot alles Notwendige auf dem Gelände, sodass Einkäufe in der Stadt beispielsweise nicht mehr notwendig waren.

Die befragten **Angehörigen** thematisierten ähnliche Aspekte wie die Mitarbeiterinnen und die Bewohnerinnen. Ergänzende Thematiken bezogen sich auf die Ängste der Bewohnerinnen bei Ausflügen ins Quartier. Es wurde die Sorge angesprochen, zu spät zum Essen in die Einrichtung zurückzukehren oder wichtige Aktivitäten zu verpassen. Eine Angehörige, die ihren Ehemann zum Besuch nach Hause bringen wollte, musste aufgrund der Behinderung ihres Angehörigen einen teuren Krankentransport organisieren. Die Kosten veranlassten sie dazu, diese Besuche stark zu reduzieren.

7.4.2 Standort 2

a) Barrieren bzw. hemmende Bedingungen aus Sicht der Führungsebene
In der Abb. 7.11 werden die Aussagen der Führungskräfte zum Thema „Barrieren und hemmende Bedingungen" zusammengestellt. Dabei werden die Bereiche „organisatorische Ebene", „personale Ebene" sowie „rechtlich/ finanzielle Ebene" unterschieden und weitere Differenzierungen eingefügt. Danach erfolgt eine nähere Erläuterung der wichtigsten Textstellen.

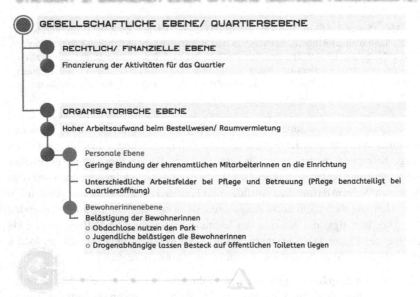

Abb. 7.11   Standort 2: Barrieren einer Öffnung (Sichtweise Führungskräfte)

Rechtlich/ Finanzielle Ebene

Finanzierung der Aktivitäten für das Quartier
Quartiersarbeit war im Altenhilfebereich nicht refinanziert, die Pflegekasse übernahm hier nicht die Kosten. Bei den Veranstaltungen durften andernfalls aber auch keine Einnahmen durch kostenpflichtige Angebote gemacht werden, sonst mussten Heimentgelte gesenkt werden. Öffnung im Sinne von offenen Veranstaltungen und Angeboten fürs Quartier konnten zum größten Teil nur durch ehrenamtliches Engagement der Leitung sowie auch anderer Mitarbeiterinnen erfolgen. Somit gab es keine andere Möglichkeit, als Veranstaltungen für das Quartier durch das Pflegeheim zu finanzieren. Diese Problematik wurde unter anderem als schwerwiegende Barriere erlebt.

„[…] aber auch durch die Pflegekassen is es ja genauso. Also eine Pflegekasse könnte ja auf die Idee kommen und sagen, der Mustermann, der wird von uns ja 100 % finanziert, jetzt macht der hier aber noch so nebenbei noch so Quartiersmanager, ja. Und macht da die Zeit und das und so und das kann der doch nicht alles in seiner Arbeitszeit machen. […] 100 % plus X, das ist das, was wir für das Quartier leisten können und auch dürfen oder müssen, alles andere wäre falsch. Ja, weil dann die Pflegekassen sagen könnte, sie verlangen so und so viel Prozent des Gehaltes zurück, weil dem ja andere Aktivitäten zu Grunde liegen oder aber, wenn wir jetzt Eintrittsgelder nehmen würde: aha die generieren ja sogar Erträge. Ja, also die Sozialarbeiterin is ja eigentlich zu 100 % fürs Heim finanziert, und die macht aber jetzt hier noch 5 Vortragsreihen und 3 Filmabende und kriegt Geld. Ja, dann müssen wir diese Erträge angeben. Und diese Erträge führen dann dazu, dass unsere Heimentgelte günstiger werden. Das heißt wir kriegen weniger Geld, wissen aber nicht, ob wir im nächsten Jahr wieder genau so viel einnehmen. Das ist ja immer prospektiv." (S. 2 EI 1, Führungskräfte)

Organisatorische Ebene

Hoher Arbeitsaufwand beim Bestellwesen/ Raumvermietung
Als hemmender Faktor wurde von einer der befragten Führungskräfte angesprochen, dass die Vermietung der Räumlichkeiten einen ziemlich hohen Arbeitsaufwand bedeutete. Die Organisation umfasste eine Bestuhlung der Räume, zur Verfügung stellen von Technik sowie die Essensbestellung. Danach mussten noch Rechnungen fertiggemacht werden, die an die Kunden ausgestellt wurden. Dieser Arbeitsbereich musste noch neben den gewohnheitsmäßigen Arbeiten geleistet werden, außerdem wurden die Anfragen nach den Räumlichkeiten immer häufiger.

Personale Ebene

Geringe Bindung der ehrenamtlichen Mitarbeiterinnen an die Einrichtung

Die befragten Führungskräfte sprachen davon, dass die Klientel der ehrenamtlichen Mitarbeiter sich in den letzten Jahren gewandelt hatte, was als hemmend im Sinne einer Öffnung gesehen werden konnte. Die Verbindlichkeit und Motivation hatten sich geändert. Verwiesen wurde in diesem Zusammenhang auf Studenten, die ehrenamtliche Tätigkeiten als Erfordernis ihres Studiums absolvieren, nicht jedoch primär aus intrinsischer Motivation.

> „Früher war auch diese, diese Bindung. Gut, das ist ein anderes Thema, aber früher war die Bindung von den Ehrenamtlichen so, die haben so im Rentenalter angefangen, und waren zehn Jahre da, bis sie nicht mehr konnten, ja. So, und heut ist es nicht mehr so. Also grad auch jüngere Leute, die sich ehrenamtlich engagieren, das haben wir auch, ja. Aber die sagen: ich will jetzt mal zwei Semester hier einmal die Woche Querflöte für die Leute spielen. Das geht ja alles, ja. Aber man hat es eben nicht mehr so eine sichere Bank, dass man weiß, okay, jetzt kann ich eine Dienstplanbesprechung machen für die Cafeteria, und krieg für jeden Tag zwei Leute zusammen. Das wird irgendwann schwierig werden […] einmal die wirtschaftliche Situation, und dass die nächste Generation einfach da anders tickt, ja, und so." (S. 2 GD2)

Unterschiedliche Arbeitsfelder bei Pflege und Betreuung (Pflege benachteiligt bei Quartiersöffnung)

Auf Nachfrage bezüglich einer Beteiligung der Pflege an der Quartiersöffnung stellte sich heraus, dass dies bei Standort 2 nicht deren Arbeitsfeld war. Die befragten Führungskräfte sprachen davon, dass seit der Einführung des Berufsbilds der Betreuungskräfte jegliche Aktivitäten im Bereich „Beschäftigung der Bewohnerinnen" nicht mehr zum Arbeitsgebiet der Pflegekräfte gehörten.

> „Ja, was die Quartiersarbeit angeht, werden ihnen die Pflegekräfte da nicht groß weiterhelfen können. Klar, kann man das (Befragung) machen. Aber die werden sagen: Keine Ahnung." (S. 2 EI 6, Führungskräfte)

Dieser Umstand könnte als Barriere gesehen werden, wenn man annimmt, dass alle Berufsgruppen an einer Öffnung beteiligt sein sollten.

Bewohnerinnenebene

Belästigung der Bewohnerinnen/ Obdachlose nutzen den Park/ Jugendliche belästigen die Bewohnerinnen/ Drogenabhängige lassen Besteck auf öffentlichen Toiletten liegen

Die befragten Führungskräfte thematisierten in diesem Fall das Ruhebedürfnis der Bewohnerinnen bis hin zu Sicherheitsaspekten. Eine Öffnung ins Quartier bedeutete beispielsweise auch, dass Bewohnerinnen von fremden Personen belästigt wurden oder Obdachlose in die Einrichtung kamen.

„Oder wir ham auch manchmal Rumänen [...] Die dann betteln im Stadtgebiet und sich hier bei uns auf die Bank gelegt haben und geschlafen haben. Also quasi so ihre Mittagspause gehalten haben. Wo ich dann hingegangen bin und gesagt, also das hier ist ein Park für unsere Bewohner in erster Linie. Wir haben nichts dagegen, wenn sie sich hier hinsetzen, aber nicht hinlegen und schlafen, das ist eine Bank zum Sitzen. Das ist eine Sitzbank und nicht eine Schlafsofa, ja. Oder halt auch zu den Jugendlichen, die dann laut Musik gehört haben und die die Kippen auf den Boden schmeißen. Ja und ich mein, man muss ja sehen, welche Generation haben wir im Heim? Das sind die, die nach dem Krieg Deutschland aufgebaut haben, ja. Die Disziplin gewohnt sind. Die die Ordnung gewohnt sind. Und wenn dann solche kaugummikauenden Turnschuhfreaks dasitzen [...] Dann, dass dann der ein oder andere Bewohner oder auch Bewohnerin genervt is, ja [...]." (S. 2 EI 1, Führungskräfte)

„[...] ja hatten wir solche Fälle, die dann den Bewohnern auch teilweise Angst machen, und wir hatten auch Drogenabhängige, die ihre Spritzen auf den öffentlichen Toiletten liegen lassen, und ja das ist natürlich nicht so schön und die werden dann schon auch mal angesprochen, dass das jetzt vielleicht nicht der richtige Platz ist. Aber ich glaub, das ist jetzt auch nichts, was auch nicht in jeder Großstadt sicherlich vorkommt." (S. 2 EI 2, Führungskräfte)

b) Barrieren bzw. hemmende Bedingungen aus Sicht der Mitarbeiterinnen
Die befragten Mitarbeiterinnen nannten im Bereich Barrieren mehrere Aspekte, die von den Führungskräften bisher noch nicht thematisiert wurden. Aufgrund der Komplexität wurden die Aussagen in einer Grafik dargestellt.

In der Abb. 7.12 werden die Aussagen der Mitarbeiterinnen zum Thema „Barrieren und hemmende Bedingungen" geclustert. Danach erfolgt eine nähere Erläuterung der wichtigsten Textstellen.

Gesellschaftliche Ebene/ Quartiersebene
Geringe Bekanntheit der Einrichtung bei jüngeren Quartiersbewohnerinnen
Die befragten Mitarbeiterinnen gaben an, dass trotz des Status der Einrichtung als Traditionshaus vielen jüngeren Personen aus der Umgebung die Einrichtung nicht bekannt war. Die geringe Bekanntheit des Hauses schien hier auch eine Öffnung ins Quartier zu hemmen, denn um Kontakte auch zu den jüngeren Personen aus dem Quartier zu bekommen, musste noch aktiver auf die Bevölkerung zugegangen werden.

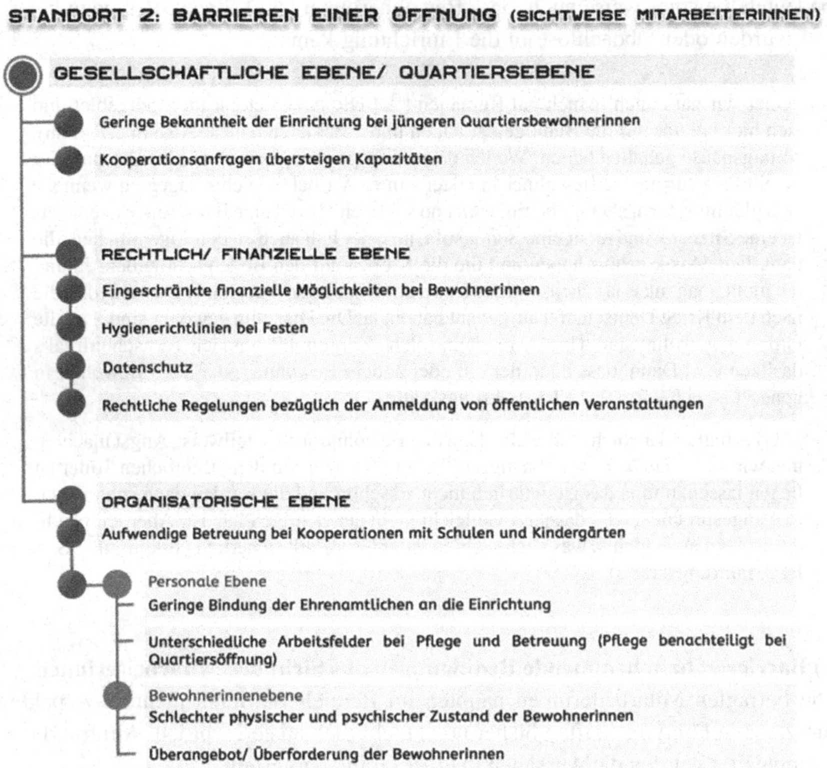

STANDORT 2: BARRIEREN EINER ÖFFNUNG (SICHTWEISE MITARBEITERINNEN)

GESELLSCHAFTLICHE EBENE/ QUARTIERSEBENE

Geringe Bekanntheit der Einrichtung bei jüngeren Quartiersbewohnerinnen

Kooperationsanfragen übersteigen Kapazitäten

RECHTLICH/ FINANZIELLE EBENE

Eingeschränkte finanzielle Möglichkeiten bei Bewohnerinnen

Hygienerichtlinien bei Festen

Datenschutz

Rechtliche Regelungen bezüglich der Anmeldung von öffentlichen Veranstaltungen

ORGANISATORISCHE EBENE

Aufwendige Betreuung bei Kooperationen mit Schulen und Kindergärten

Personale Ebene
Geringe Bindung der Ehrenamtlichen an die Einrichtung

Unterschiedliche Arbeitsfelder bei Pflege und Betreuung (Pflege benachteiligt bei Quartiersöffnung)

Bewohnerinnenebene
Schlechter physischer und psychischer Zustand der Bewohnerinnen

Überangebot/ Überforderung der Bewohnerinnen

Abb. 7.12 Standort 2: Barrieren einer Öffnung (Sichtweise Mitarbeiterinnen)

„Also, ich kann mal von mir selber sagen, ich wohne ja hier um die Ecke, also mehr oder weniger und bevor ich hier gearbeitet hab, also, ich bin hier voll oft vorbeigelaufen, weil eine Freundin von mir hier auch um die Ecke gewohnt hat. Also, man weiß schon, dass das ein Altenheim ist, aber man macht sich da einfach keine großen Gedanken drum." (S. 2 GD1, Mitarbeiterinnen)

Kooperationsanfragen übersteigen Kapazitäten
Im Widerspruch zur eben genannten Bekanntheit im Quartier bekam das Pflegeheim aber sehr viele Kooperationsanfragen, besonders von Kindergärten, sodass aufgrund von Kapazitätsgrenzen nicht alle Anfragen bedient werden konnten.

Rechtlich/ Finanzielle Ebene

Eingeschränkte finanzielle Möglichkeiten bei Bewohnerinnen

Die Mitarbeiterinnen nannten hier die eingeschränkten finanziellen Möglichkeiten der Bewohnerinnen, die dazu führen könnten, dass diese beispielsweise weniger Aktivitäten im Quartier umsetzten konnten.

Hygienerichtlinien bei Festen

Außerdem wurden Hygienerichtlinien bei Veranstaltungen genannt, die bei der Planung berücksichtigt werden mussten, beispielsweise durften keine verderblichen Speisen hingestellt oder von externen mitgebracht werden.

Datenschutz

Auch der Datenschutz wurde angesprochen, es musste bei Veranstaltungen vorher abgeklärt werden, welche Bewohnerinnen fotografiert werden durften.

Rechtliche Regelungen bezüglich der Anmeldung von öffentlichen Veranstaltungen

Als hemmender Faktor konnte außerdem die Organisation von öffentlichen Veranstaltungen betrachtet werden, wie bereits oben beschrieben. Bei Konzerten durfte die Einrichtung beispielsweise die Musikerinnen nicht bezahlen und keine Einnahmen machen, sonst mussten diese bei der GEMA (Gesellschaft für musikalische Aufführungs- und mechanische Vervielfältigungsrechte) angemeldet werden. Offizielle Werbung in der Zeitung oder Aushänge in der Stadt wurden auch nicht gemacht. Diese rechtlichen Einschränkungen waren dafür verantwortlich, dass auch weniger externe Gäste an diesen Veranstaltungen teilnahmen.

B1: „Meinen Sie jetzt wegen der GEMA […] Ja, da kommt es immer drauf an, also wir müssen es melden, wenn die Musiker bezahlt werden, wenn sie nicht bezahlt werden, dann müssen wir das nicht anmelden. Also wir machen, wir werben ja auch nicht damit und wir nehmen ja auch kein Geld ein, also wir verlangen ja keinen Eintritt, das ist ja für die Bewohner im Haus […]."

B 2: „Ne, und außerdem das wird ja durch Aushänge im Foyer publik gemacht und nicht außen, und wenn dann jemand zufällig zu Besuch kommt und ist dann beim Konzert.

B1: „Das können wir nicht beeinflussen."

B 2: „Und wollen wir auch nicht verhindern, also wir machen keine bewusste Reklame durch Zeitungsanzeigen oder durch Aushänge in der Stadt." (S. 2 GD 1, Mitarbeiterinnen)

Bei öffentlich angemeldeten Konzerten war die Organisation ebenfalls schwieriger:

B2: „Und im Mai haben wir auch das Konzert, die kriegen dann auch Geld" […].

B6: „Ja im Vorfeld geben wir das an die Finanzabteilung."

B3: „Ja, das ist halt, manchmal auch ein bisschen kompliziert in der Planung, wenn man dann nicht, also ich glaube grad bei der GEMA, da ist eine Kollegin aus der Verwaltung hat sich da eingelesen, aber das ist manchmal auch nicht so ganz klar, was da geht und was nicht." (S. 2 GD 1, Mitarbeiterinnen)

Organisatorische Ebene

Aufwendige Betreuung bei Kooperationen mit Schulen oder Kindergärten

Ein neuer Aspekt, der von den Mitarbeiterinnen als Barriere beschrieben wurde, war der hohe Personalaufwand bei Kooperationen. Sollten beispielsweise gemeinsame Aktionen mit Schulen umgesetzt wurden, erforderte dies viel Vorbereitungszeit und die Schüler mussten entsprechend betreut werden. Erste Erfahrungswerte der Sozialarbeiterinnen führten dazu, dass sie den Umfang besser einschätzen konnten, dennoch ist war die Planung aufwendig.

„Wir haben zusammen gebacken, also angefangen hat es ja eigentlich mit Bild, oder Aquarellmalerei durch Zufallstechnik, die Bilder hängen dann noch auf der 2, und irgendwann mal nach ein paar Treffen hatten wir so viele Bilder, dass wir gesagt haben, wir können die nicht alle aufhängen und die Bilder zu malen und dann im Papierkorb verschwinden lassen, das macht ja auch wenig Sinn. Dann haben wir mit den Schülern zusammen gebacken, das war ja auch ziemlich anstrengend und ziemlich chaotisch gewesen. Weil wie gesagt, wir haben ja, wir kennen die Schüler halt nur von den paar Begegnungen und das sind ja Realschüler ist es schon, wir haben auch Praktikanten vom Gymnasium, da merkt man schon auch Unterschiede. Ja und wir haben dann de facto, anderthalb Stunden und dann muss was passieren und wenn die Vorbereitung dann jetzt halben Tag dauert und das funktioniert nicht so, dann macht es in meinen Augen keinen Sinn das weiterzuführen. Und die Treffen mit den Ausflügen, die sind wirklich, da profitieren beide Seiten. Wir hatten ja auch letztes Jahr, in der Nähe ist ja ein Erdbeerfeld, und haben wir auch mit den Schülern, für die Bewohner, da waren damals auch 14 oder 15 Schüler, haben wir uns auf dem Feld getroffen und die haben dann für die Bewohner Erdbeeren gepflückt und die wurden dann nachmittags auf den Wohnbereichen verarbeitet. Also, Erdbeeren mit Sahne, Erdbeeren mit Eis, Erdbeershake, in allen möglichen Formen. Das sind dann so Aktionen, weil wir auch schon die Erfahrungswerte haben, wie die Kooperation aussehen kann, dass wir jetzt nicht so viel Vorbereitungszeit, wir können ja nicht so viel Vorbereitungszeit investieren." (S. 2 GD 1, Mitarbeiterinnen)

In einem anderen Fall wurde über eine Aktion mit einem Kindergarten berichtet, die aufgrund des hohen Aufwands umorganisiert werden musste.

> „Letztes Jahr war der Kindergarten hier um die Ecke auch hier zur Osterzeit, die Kinder haben hier ihre Osternester gesucht und dann gesungen. Aber, da haben wir einfach festgestellt, das ist so groß, weil, das waren einfach so viele Kinder, mit den Eltern, Großeltern und Geschwistern, dass wir das einfach nicht umsetzten können. Da mussten wir in dem Fall zurückrudern und sagen, die können hier gerne [...] den Garten nutzen, weil sie keinen eigenen haben, aber wir können da keine begleitende Veranstaltung, ja umsetzten." (S. 2 GD 1, Mitarbeiterinnen)

Personale Ebene

Im Bereich der personalen Ebene wurden dieselben Themen wie bei den Führungskräften angesprochen. Es ging um die geringe Bindung der ehrenamtlichen Mitarbeiterinnen an die Einrichtung und die verschiedenen Aufgabenfelder im Bereich Pflege und Betreuung.

Bewohnerinnenebene

Schlechter physischer und psychischer Zustand der Bewohnerinnen

Eine Barriere einer Öffnung, die bereits bei Standort 1 genannt wurde, war der schlechte körperliche und/ oder psychische Zustand der Bewohnerinnen, welcher oftmals verhinderte, dass die Bewohnerinnen diese an Aktivitäten außerhalb aber auch in der Einrichtung teilnehmen konnten.

Überangebot/ Überforderung der Bewohnerinnen

Was die verschiedenen Angebote im Haus betraf, war laut Aussage der Mitarbeiterinnen für manche Bewohnerin bereits ein Überangebot vorhanden. Beispielsweise wussten die Bewohnerinnen manchmal nicht, zu welchen Angeboten sie gehen sollten, weil es Dopplungen gab. Weitere Aktivitäten im Sinne von Öffnung hätten an dieser Stelle keinen Sinn mehr gemacht.

> „Ja, das ist auch keine Frage des mehr Machens, wir haben letztens den Fall gehabt, am Sonntag war das glaube ich, da hatten wir ein Konzert, und Fußballübertragung, da ist natürlich auch das Theater groß, das ist doch viel zu viel. Warum denn gleichzeitig? [...] Und das ist einfach so eine Sache, es gibt hier viele Angebote, und irgendwann ist es ja auch ein Überangebot. [...] Ja, dann ist man irgendwann als Bewohner, ja auch dann irgendwie, unten an der Wand sind ja auch diese Tagesprogramme, da wird man ja als Bewohner wird man ja dann irgendwann auch mal erschlagen werden. Dass man dann irgendwann überhaupt nimmer mehr weiß, was mach ich überhaupt noch? Das ist ja immer so ein bisschen eine Gradwanderung, weil ich denk mir, von den Angeboten hier im Haus ist schon ordentlich." (S. 2 GD 1, Mitarbeiterinnen)

c) Barrieren bzw. hemmende Bedingungen aus Sicht der Bewohnerinnen und Angehörigen
Die befragten Bewohnerinnen und Angehörige machten ähnliche Angaben wie die Führungskräfte und die Mitarbeiterinnen, es kamen keine neuen Aspekte hinzu.

7.4.3   Standort 3

a) Barrieren bzw. hemmende Bedingungen aus Sicht der Führungsebene
In der Abb. 7.13 werden die Aussagen der Führungskräfte zum Thema „Barrieren und hemmende Bedingungen" komprimiert zusammengefasst. Dabei werden die Bereiche „gesellschaftliche Ebene/ Quartiersebene", „rechtlich/ finanzielle Ebene",

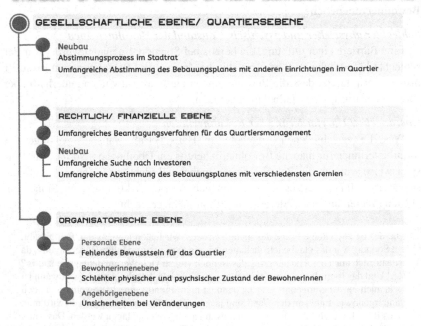

Abb. 7.13   Standort 3 Barrieren einer Öffnung (Sichtweise Führungskräfte)

„organisatorische Ebene" sowie „personale Ebene" unterschieden und weitere Differenzierungen eingefügt. Danach folgt eine nähere Erläuterung der wichtigsten Textstellen.

Gesellschaftliche Ebene/ Quartiersebene

Neubau/ Abstimmungsprozess im Stadtrat/ Umfangreiche Abstimmung des Bebauungsplanes mit anderen Einrichtungen im Quartier

Zunächst wurde eine Öffnung ins Quartier mit dem Neubau und der damit verbunden Weiterentwicklung des Gebiets in Verbindung gebracht. Um den geplanten Neubau zu realisieren, sprach man davon, dass umfangreiche Abstimmungsprozesse im Stadtrat der Stadt notwendig waren. Hier stieß man zunächst auf Widerstand, besonders von einer Partei, da diese den Bau einer Straße auf dem gleichen Gebiet realisieren wollte. Außerdem setzten die Mitglieder des Stadtrats Quartiersmanagement mit Verkehrsplanung oder Sozialraumplanung gleich und verkannten somit den Sinn des Projekts.

„[…] und dann die Stadt aufgrund der Größe der Baumaßnahme insgesamt dann gesagt hat: sie möchte eine Straße noch hier rein bauen, um einen Stadtteil […] durch eine zweite Anbindung anzuschließen. Und dann sind wir in die politischen Gremien reingekommen. Wir hatten seit zwei Jahren beide Bürgermeister, Verbandsbürgermeister und Stadtbürgermeister mit im Boot, bei allen Sitzungen, die waren bestens informiert, wir haben eine große Unterstützung durch die Verbandsgemeinde erfahren, durch den Bürgermeister auch. Im Prinzip auch die Unterstützung des Stadtbürgermeisters, nur er hat das nicht kommunizieren können in seiner Mehrheitsfraktion, sodass die Eigeninteressen hatten. Das war dann ein intensiver Abstimmungsprozess. Ein halbes Jahr lang, dreiviertel Jahr lang. Wo wir in jeder Ausschusssitzung waren, auf der Tagesordnung waren, aber auch präsent waren. Und wir damals am 23. Mai mit allen Kooperationsbeteiligten […] in der Stadtratssitzung unser Projekt präsentiert haben. Und gedacht haben, eine Kommune freut sich dann und mit Handkuss und ist begeistert. Und dann aber gemerkt haben, inhaltlich konnten die sich zum Teil auch unter Quartier überhaupt nichts vorstellen. Die haben Quartier mit Straßenbau synonym gesetzt, also und es war die Frage, Verkehrsplanung oder Sozialraumplanung. Das war ein ganz wichtiger Faktor. Und die Mehrheitsfraktion hat hier vor allem die Verkehrsplanung im Blick gehabt. Dann, ja gab's ein Projektbüro, das hat das Ganze untersucht, es wurde immer im Stadtrat diskutiert. Bis wir dann sehr deutlich irgendwann gesagt haben, wir sind gegen eine Straße mitten durch dieses Quartier. Wir haben ja selbst einen Alternativvorschlag von vornerein auch gemacht. Das Ergebnis war dann im Januar, dass es gar keine Straßenführung jetzt geben wird im Quartier. Das, was wir von Anfang an wollten, das hat uns ein dreiviertel Jahr Zeit gekostet." (S. 3 EI 1, Führungskräfte)

Ebenfalls wurde als Barriere im Blick auf den Neubaus genannt, dass man sich über den Bebauungsplan mit den verschiedenen anderen Akteuren im Quartier abstimmen musste, es befanden sich verschiedene Einrichtungen wie das evangelische Pfarrhaus auf dem angrenzenden Gelände des Neubaus, hier musste gesichert werden, dass dieses Gebäude bei den Bauarbeiten nicht beschädigt wurde. Dies setzte ebenfalls das Einverständnis und die Information der Kirchengemeinde voraus. Auch hier fanden umfangreiche Abstimmungsprozesse statt, die einige Zeit in Anspruch nahmen.

Rechtlich/ Finanzielle Ebene

Umfangreiches Beantragungsverfahren für das Quartiersmanagement

Die Beantragung der Förderung des Quartiersmanagements beim Deutschen Hilfswerk gestaltete sich ebenfalls als schwierig, was deshalb hier als Barriere gesehen werden konnte. Der Umstand, dass Quartiersentwicklung vom Pflegeheim aus gedacht wurde, stellte hier ein Problem dar, sodass der Förderantrag nach der ersten Einreichung wieder nachbearbeitet werden musste. Dies führte zu einem langwierigen Prozess bis zur Genehmigung der Finanzierung der Quartiersmanager.

Neubau/ Umfangreiche Suche nach Investoren / Umfangreiche Abstimmung des Bebauungsplans mit verschiedensten Gremien

Die Suche nach Investoren beim Um- und Neubau der Einrichtungen war langwierig, es wurde zunächst ein Investor gefunden, von dem man sich aber im Lauf der Zeit trennen musste, weil man merkte, dass die Vorstellungen auseinandergingen:

> „ […] Wir hatten ja erst einen kirchlichen Investor, der im Rahmen von einer Fond-gesellschaft das hätte finanziert, der aber andere Vorstellung hatte, die für uns nicht refinanzierbar waren und so dass wir uns dann auchgütlich getrennt haben, dann. Also das war jetzt, wo wir erkannt haben, beide, es geht so nicht und dann haben wir gesagt, im letzten Sommer, dann trennen wir uns. Seitdem haben wir einen neuen Investor hier, mit dem es deutlich besser funktioniert." (S. 3 EI 1, Führungskräfte)

Um den Neu- und Umbau der Einrichtung und den betreffenden Gebäuden zu realisieren, war das Einverständnis von verschiedensten Gremien notwendig, die den Prozess enorm erschwerten. So musste mit dem Denkmalschutz verhandelt werden, weil ein Teil des Gebäudes geschützt war, die Kirchengemeinde war mit Erbbaurecht beteiligt, es musste eine Stellungnahme des Deutschen Wetterdienstes in Offenbach eingefordert werden und die Landesarchäologie meldete Bedenken an, da man in früheren Zeiten Mauerbauten aus der Römerzeit im nahmen Gebiet gefunden hatte. Die Abstimmung und Begutachtung durch diese vielfältigen Gremien konnte somit als hemmende Bedingungen für den Beginn eines Neubaus gesehen werden.

Personale Ebene

Fehlendes Bewusstsein für das Quartier

Auf der personalen Ebene wurde von einer der befragten Führungskräfte angesprochen, dass als Herausforderung das fehlende Bewusstsein der Mitarbeiterinnen für das Quartier gesehen werden konnte. Zunächst wollte man den Baubeginn des Neubaus erreichen und danach sollten die betreffenden Mitarbeiterinnen durch Personalentwicklung dazu gebracht werden, dass das Quartier in deren Bewusstsein rückte.

Bewohnerinnenebene

Wie bereits an Standort 1 und 2 genannt, wurde auch hier der schlechte körperliche und psychische Zustand der Bewohnerinnen als hemmender Faktor im Sinne einer Quartiersöffnung angesprochen.

Angehörigenebene

Unsicherheiten bei Veränderungen

Ein neuer Aspekt, welcher von einer Führungskraft genannt wurde, war die Angst der Angehörigen vor Veränderung. Diese Befürchtungen bezogen sich auf den Neubau, hier wurde davon gesprochen, dass das neue Haus eher einen kühlen Hotelcharakter ausstrahlen würde.

> „Gibt natürlich auch immer wieder mal so eins, zwei Stimmen, die sagen: och Mensch, hier in dem alten Haus is es so wohnlich und gemütlich und muckelig und, die dann die Befürchtung einfach haben, dass so ein neues Haus einfach kälter wirkt und mehr so Hotelcharakter bekommt." (S. 3 EI 2, Führungskräfte)

b) Barrieren bzw. hemmende Bedingungen aus Sicht der Mitarbeiterinnen

Die befragten Mitarbeiterinnen nannten im Bereich Barrieren mehrere Aspekte, die von den Führungskräften bisher noch nicht thematisiert wurden. Aufgrund der Komplexität werden die Aussagen auch hier in einer Grafik dargestellt.

In der Abb. 7.14 werden die Aussagen der Mitarbeiterinnen zum Thema „Barrieren und hemmende Bedingungen" geclustert. Danach folgt eine nähere Erläuterung der wichtigsten Textstellen.

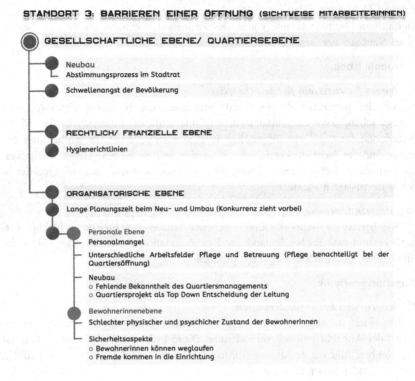

STANDORT 3: BARRIEREN EINER ÖFFNUNG (SICHTWEISE MITARBEITERINNEN)

● **GESELLSCHAFTLICHE EBENE/ QUARTIERSEBENE**

● Neubau
  Abstimmungsprozess im Stadtrat
● Schwellenangst der Bevölkerung

RECHTLICH/ FINANZIELLE EBENE
● Hygienerichtlinien

ORGANISATORISCHE EBENE
● Lange Planungszeit beim Neu- und Umbau (Konkurrenz zieht vorbei)

  Personale Ebene
  Personalmangel
  Unterschiedliche Arbeitsfelder Pflege und Betreuung (Pflege benachteiligt bei der Quartiersöffnung)

  Neubau
  o Fehlende Bekanntheit des Quartiersmanagements
  o Quartiersprojekt als Top Down Entscheidung der Leitung

  Bewohnerinnenebene
  Schlechter physischer und psyschicher Zustand der Bewohnerinnen

  Sicherheitsaspekte
  o Bewohnerinnen können weglaufen
  o Fremde kommen in die Einrichtung

Abb. 7.14 Standort 3 Barrieren einer Öffnung (Sichtweise Mitarbeiterinnen)

Gesellschaftliche Ebene/ Quartiersebene

Neubau/ Abstimmungsprozess im Stadtrat/ Schwellenangst der Bevölkerung

Wie bereits von den Führungskräften thematisiert, nannten auch die Mitarbeiterinnen den langwierigen Abstimmungsprozess im Stadtrat, welcher sich hemmend auswirkte.

Die befragten Mitarbeiterinnen thematisierten ebenfalls, wie bereits bei den anderen Standorten genannt, eine Schwellenangst der Bevölkerung bei Altenpflegeheimen. Diese Schwellenangst konnte als Barriere einer Öffnung gesehen werden. Hierfür wurden verschiedene Beispiele genannt:

„Was ich noch sagen wollte, wir hatten vor Jahren mal angeboten, es gibt überall so Selbsthilfegruppen, [...] Gesprächsgruppe für Angehörige für Menschen mit Demenz. Also pflegende Angehörige, die vielleicht überfordert sind und so weiter. Das gibt es in vielen Heimen, das gibt es überall und wir hatten das auch angeboten, Flyer gedruckt und gemacht, mit dem Pflegestützpunkt gesprochen, und so weiter, es hat sich keiner gemeldet. Irgendwann kam eine einzige Frau, aber die wollte eigentlich mehr oder weniger ein bisschen unterhalten werden von uns, und wir hatten das in der Zeitung, wir haben dann nochmal mit verschiedenen Leuten im Ort auch gesprochen, bisschen Werbung gemacht, bei den Ärzten überall verteilt. Es kam niemand. Und irgendwann sagten dann mehrere Leute aus dem Ort: ja vielleicht hat es ja damit zu tun, dass keiner so gern ins Altenheim geht. Und in der Situation schon gar nicht und das ist irgendwie schade [...]." (S. 3 GD 2, Mitarbeiterinnen)

Rechtlich/ Finanzielle Ebene

Hygienerichtlinien

Auch Hygienerichtlinien konnten in diesem Fall als hemmende Faktoren gesehen werden, dies wurde ebenfalls schon an Standort 2 angesprochen. Das Mitbringen von Speisen, welche außerhalb der Einrichtung zubereitet wurden, musste abgestimmt werden. Bei einer Veranstaltung mit Kaffee und Kuchen wurde der Kuchen von einem externen Verein mitgebracht, der darauf hingewiesen werden musste, dass auf Sahnespeisen verzichtet werden sollte. Die Angehörigen stellten hier ebenfalls ein Problem dar, denn die Mitarbeiterinnen mussten diese ständig darauf hinweisen, dass sie bestimmte verderbliche Speisen nicht mitbringen durften.

„[...] was wir halt immer als ein bisschen skeptisch ansehen ist, wenn Angehörige Kuchen mitbringen, Sahnekuchen zum Beispiel. Das ist immer bisschen so eine Sache, dann sagt man: lieber nicht, aber meine Mutter möchte, man informiert sie dann darüber über die Bedenken, was sie dann letzen Endes machen ist ihr Bier, wir sind abgesichert, auch die Schwestern informieren." (S. 3 GD 2, Mitarbeiterinnen)

Organisatorische Ebene

Lange Planungszeit beim Neu- und Umbau (Konkurrenz zieht vorbei)
Von einer Mitarbeiterin wurde die lange Planungszeit des Projekts als hemmende Bedingung hervorgehoben. Sie war der Meinung, dass durch den langen Abstimmungsprozess über den Neu- und Umbau des Quartiers wertvolle Zeit verloren ging. Sie hätte bereits beobachtet, dass Anbieter im Umfeld in der Entwicklung ihrer Einrichtung an der eigenen vorbeizogen.

„Ah, das darf ich jetzt ruhig hier sagen, wir sitzen jetzt schon zwei Jahre zusammen mit Projekt und so weiter, und es gibt andere Gemeinden, die ziehen an uns vorbei, die sind schon bald fertig, wir sind immer noch in der Planung. Zum Beispiel, wenn es um Betreutes Wohnen geht, das jetzt zum Beispiel in (Name Nachbarort anonymisiert) ein riesen Haus gebaut wird, ach, ich weiß schon gar nicht mehr wer der Träger ist, die sind schon dran, ja, und wir sind noch am Organisieren, am Gucken und am Machen. Viele Dinge brauchen halt Zeit, das ist ganz klar, man muss halt aufpassen, dass nicht andere an uns vorbeiziehen. Auch jetzt hier in (Name Ort anonymisiert) gibt es auch Bestrebungen, wir wollen ja auch eine Tagesstätte machen, Tagespflege ja, wo die (Name des anderen Pflegeheimes in Ort anonymisiert) wahrscheinlich schon schneller ist. Die hatten angekündigt, sie werden eine Tagespflege eröffnen, und ich geh mal von aus, die sind in spätestens einem halben Jahr, sind die durch, die haben ja die Räumlichkeiten." (S. 3 GD 2, Mitarbeiterinnen)

Personale Ebene

Personalmangel
Speziell für die Pflege wurde wie bereits an Standort 2 angesprochen, das Thema Personalmangel genannt, hier gingen die Befragten davon aus, dass dies weitere Aktivitäten der Öffnung verhinderte.

Unterschiedliche Arbeitsfelder Pflege und Betreuung (Pflege benachteiligt bei der Quartiersöffnung)
Außerdem wurde in den Interviews mit den Mitarbeiterinnen genau wie bereits an Standort 2 deutlich, dass die Pflege selten an Aktivitäten der Quartiersöffnung beteiligt war, was hier als Barriere einer Öffnung diskutiert werden könnte. Dennoch beschrieben die befragten Mitarbeiterinnen an Standort 3, dass eine freiwillige Beteiligung, beispielsweise an offenen Veranstaltungen stattfand.

Neubau/ Fehlende Bekanntheit des Quartiersmanagements/ Quartiersprojekt als Top-Down Entscheidung der Leitung
Ebenfalls als Barriere einer Öffnung konnte die fehlende Bekanntheit des Quartiersmanagements bei den befragten Mitarbeiterinnen gesehen werden. Die Person Quartiersmanager war den Mitarbeiterinnen bekannt, dennoch war ihnen das Aufgabengebiet nicht klar. Eine Mitarbeiterin redete davon, dass das Vernetzen der Einrichtung in das Quartier zu seinen Aufgaben gehörte, sie war aber der Meinung, dass die Einrichtung bereits ausreichend vernetzt war und hier nichts mehr passieren musste.

B1: „Ganz ehrlich, diesen Quartiersmanager, so wie wir den haben, ich seh das ganz pragmatisch, der macht nicht was wir nicht schon haben."

B2: „So ein paar Dinge hat er jetzt neu angestoßen, was es nicht schon gab, ja."

B1: „Ne, was wir nicht schon haben, nur das was es schon gab, die ganzen Vereine und Sozialstation, das ist ja nix Neues, mit denen arbeiten wir ja schon seit Jahren zusammen." (S. 3 GD 2, Mitarbeiterinnen)

Weiterhin hemmend wirkte sich aus, dass das Quartiersprojekt als eine reine Entscheidung der Leitung gesehen wurde. Dies betraf insbesondere auch die Einführung des Hausgemeinschaftsmodells. In den Anfängen des Projekts wurden die Mitarbeiterinnen nur bei Mitarbeiterversammlungen über Veränderungen informiert, durften aber weniger mitentscheiden. Einige Mitarbeiterinnen gaben an, dass sie skeptisch waren gegenüber den anstehenden Veränderungen. Die Skepsis bezog sich in diesem Fall aber auf die Einführung des Hausgemeinschaftskonzeptes und nicht auf die weitere Öffnung ins Quartier.

Bewohnerinnenebene

Der schlechte physische und psychischer Zustand der Bewohnerinnen, wie auch an Standort 2 genannt, beeinflusste die Teilnahme dieser an der Öffnung und konnte ebenfalls als Hindernis gesehen werden.

Sicherheitsaspekte/ Bewohnerinnen können weglaufen/ Fremde kommen in die Einrichtung

Als Nachteil der von ihnen als offen erlebten eigenen Einrichtung nannten die befragten Mitarbeiterinnen ebenfalls, dass die Bewohnerinnen unbeobachtet das Haus verlassen und weglaufen konnten, was für Menschen mit Demenz eine Gefahr darstellte.

Es wurde zusätzlich genannt, dass die Mitarbeiterinnen wachsam sein mussten, wenn fremde Personen in die Einrichtung kamen. Beispielsweise gab es Fälle, in denen Personen nach Hilfe fragten und die Mitarbeiterinnen nicht wussten, ob kriminelle Absichten dahintersteckten.

7.4.4 Zusammenfassung Forschungsfrage 4

Barrieren einer Quartiersöffnung lagen an Standort 1 nach Aussage der Führungskräfte darin, dass Altenheime häufig von Personen aus dem Quartier gemieden werden. Aber auch die Systemlogiken in der Behindertenhilfe sowie in der

Altenhilfe erschwerten eine Öffnung. Damit in Zusammenhang standen Personalengpässe, die sich besonders in der Altenhilfe beobachten ließen. Auf die Bewohnerinnen angesprochen, sprachen die Führungskräfte davon, dass diese sich zum Teil in einem schlechten körperlichen und psychischen Zustand befinden würden. Diese Situation, so die Führungskräfte, erschwerte die Teilnahme an Aktivitäten jeglicher Art. Die Mitarbeiterinnen gaben als Barriere eine finanzielle Benachteiligung der Altenhilfe an. Außerdem sprachen sie von dem Wandel des Berufsbilds Altenpflege weg von der Beschäftigung mit der Bewohnerschaft hin zu grund- und behandlungspflegerischen Tätigkeiten. Dieser Umstand führte dazu, dass die Altenpflegekräfte nicht mehr bei Aktivitäten der Öffnung beteiligt waren. Die befragten Bewohnerinnen sahen andere Veranstaltungen, die im Quartier stattfanden, als Hindernis, weil die Events der Einrichtung somit weniger Resonanz erfuhren. Angehörige thematisierten unter anderem die Ängste der Bewohnerinnen an Aktivitäten im Quartier teilzunehmen.

Als Hemmnisse bei einer Öffnung beschrieben die Führungskräfte an Standort 2, dass die Vermietung der Räumlichkeiten einen großen Aufwand verursachte. Des Weiteren war die Bindung der Ehrenamtlichen an die Einrichtung nicht immer gegeben, weil es sich häufiger um Studenten handelte, die nicht lange in der Einrichtung blieben. Die verschiedenen Arbeitsfelder von Betreuungskräften und Pflegekräften konnten ebenfalls als Hindernis im Zusammenhang mit einer Öffnung interpretiert werden, weil die Pflegekräfte nicht in Aktivitäten der Öffnung involviert waren. Die befragten Mitarbeiterinnen berichteten von einer eher geringen Bekanntheit der Einrichtung bei der jungen Quartiersbewohnerschaft. Des Weiteren gäbe es von Einrichtungen im Quartier sehr viele Kooperationsanfragen, die nicht alle bearbeitet werden konnten. Kooperationen mit Schulen oder Kindergärten erforderten eine umfangreiche Betreuung der Beteiligten, was ebenfalls als Barriere interpretiert werden konnte. Ebenfalls thematisiert wurde eine mögliche Überforderung der Bewohnerinnen der Einrichtung durch die vielen Veranstaltungen, die ausgerichtet wurden. Abschließend thematisiert wurden rechtliche Aspekte, die beispielsweise die Anmeldung von Veranstaltungen betrafen.

Im Bereich der Barrieren einer Öffnung an Standort 3 wurde zunächst der Neubau im Zusammenhang mit der Umgestaltung des Quartiers angesprochen. Man nannte außerdem den Abstimmungsprozess im Stadtrat sowie die Konsolidierung des Bebauungsplans mit anderen Einrichtungen in unmittelbarer Nachbarschaft. Auf der personalen Ebene wurde das fehlende Bewusstsein der Mitarbeiterinnen in der Einrichtung für das Quartier beschrieben. Bei den Bewohnerinnen wurde der schlechte körperliche Zustand als Hemmnis im Sinne einer Öffnung genannt. Die Angehörigen hatten laut den befragten Führungskräften Ängste vor

Veränderung beim Neubau. Ebenfalls Thema war die mühevolle Beantragung der Fördermittel für das Quartiersmanagement. Die Mitarbeiterinnen wiesen ergänzend auf die Schwellenangst der Bevölkerung bei Altenheimen und die lange Planungszeit für den Umbau als hemmenden Faktor hin. Auf der personalen Ebene wurden Personalmangel, die fehlende Bekanntheit des Quartiersmanagements bei den Mitarbeiterinnen sowie die Top-Down-Entscheidung für das Quartiersprojekt als Barrieren gesehen. Bei den Bewohnerinnen wurden Sicherheitsaspekte beschrieben, und auf der rechtlich/ finanziellen Ebene nannte man Hygienerichtlinien als zusätzlichen hemmen Aspekt.

7.5   Forschungsfrage 5:

Welche Unterstützung bieten die Kommunen an den untersuchten Standorten?[9]

Neben den Leistungen, die die Kommunen bieten, werden im Folgenden auch die Rollen, die das Land und der Bund im Kontext der Quartiersöffnung spielen, aufgeführt. Hierbei werden die Sichtweisen der Führungskräfte und der kommunalen Vertreter für die Standorte 1, 2 und 3 dargestellt.

7.5.1   Standort 1

In der Abb. 7.15 werden die Aussagen der Führungskräfte und Kooperationspartner an Standort 1 zum Thema komprimiert zusammengefasst. Danach folgt eine nähere Erläuterung der wichtigsten Textstellen. Bei den verschiedenen Aspekten im Hinblick auf die Unterstützung der Kommune wurden vor allem finanzielle und rechtliche Fragen betont, ebenfalls die institutionellen Arrangements der Zusammenarbeit diskutiert und problematisiert.

Führungsebene

Quartiersmanagement ist nicht refinanzier und müsste pflegesatztechnisch abgebildet werden

Quartiersmanagement sei derzeit nicht refinanzierbar, so die Aussagen der Führungsebene am Standort 1. Um Quartiersmanagement dauerhaft am Standort 1 umzusetzen, wäre es jedoch nötig, die Finanzierung einer Stelle langfristig

---

[9]Dargestellt werden die Aussagen der Führungskräfte und Vertreterinnen der Kooperationspartner in Kommune, Verwaltung und Politik.

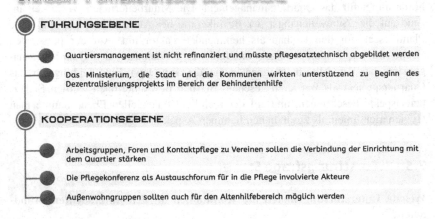

Abb. 7.15 Standort 1: Unterstützung der Kommune

zu sichern. Zum Zeitpunkt der Befragung wurde die Arbeit des Quartiersmanagements durch eine Förderung über die Soziallotterie „Aktion Mensch" für
den Zeitraum von fünf Jahren gesichert. Es seien jedoch Überlegungen nötig, ob
man den „[…] *Quartiermanager an sich vielleicht auch pflegesatzrechtlich dann
nochmal besser darstellen könnte"* (S. 1 EI 1, Führungskräfte)

**Das Ministerium, die Stadt und die Kommunen wirkten unterstützend zu Beginn
des Dezentralisierungsprojekts im Bereich der Behindertenhilfe**

Die Basis bildete seit 2009 die Behindertenrechtskonvention und danach das
Bundesteilhabegesetz. Seit 2009 wurde gemeinsam mit dem Ministerium des
Landes, der Stadt und den angrenzenden Kommunen überlegt, wie das Thema
Inklusion und Wohnen für Menschen mit Behinderungen weiterentwickelt werden
könnte. Daraus resultierte dann das Dezentralisierungsprojekt mit dem Bestreben,
72 Wohnungen ins Quartier zu verlagern. Es entwickelte sich ein regelrechter
„Hype" mit der Intention der vollständigen Auflösung stationärer Strukturen:

> „[…] jetzt müssen wir gucken, dass sich die stationären Strukturen ja völlig auflösen
> und wir müssen den Menschen ins Quartier bringen." (S. 1 EI 1, Führungskräfte)

Eine zusätzliche Motivation war auch der eigene Beitrag zur gesellschaftlichen
Veränderung im Rahmen der Inklusion:

„Nur wenn wir uns verändern, verändert sich auch die Gesellschaft. Und wir können nicht hier drin sitzen, auf dem Bänkchen warten, bis die anderen auf uns zukommen." (S. 1 EI 1, Führungskräfte)

Zum Zeitpunkt der Befragung war auch ein Mitglied der Bewohnerschaft im kommunalen Behindertenhilfebeirat vertreten und setzte sich auf dieser Ebene für die Belange und Interessen der Menschen mit Behinderungen ein.

Kooperationsebene
Zu der Thematik äußerte sich im Bereich der Kooperationspartner lediglich eine Person. Diese war aufgrund ihrer Profession mit der Thematik vertraut. Alle anderen Teilnehmerinnen teilten ihre Meinung hierzu nicht mit.

Arbeitsgruppen, Foren und Kontaktpflege zu Vereinen sollen die Verbindung der Einrichtung mit dem Quartier stärken
Die Einrichtungen kamen auf die Kommune zu mit eigenen Ideen und Projekten und wurden darin von der Kommune unterstützt. Das Sozialamt arbeitete eng mit dem Bereich Pflegestrukturplanung zusammen. Es wurden auf kommunaler Ebene Arbeitsgruppen als Kommunikations- und Austauschforen gebildet, in denen auch die Heimleitungen der Einrichtungen vertreten waren, sodass auf diese Weise Kontakte vorhanden waren.

Bezogen auf die Öffnung der Einrichtung an Standort 1 leistete die Kommunalverwaltung zwar keine finanzielle, jedoch eine ideelle Unterstützung durch das Anstoßen von Netzwerken und *„das Zusammenbringen der richtigen Ansprechpartner"* (S. 1 EI 24, Kooperationspartner Politik/ Kommune/ Verwaltung) sowie durch die Unterstützung bei der Öffentlichkeitsarbeit. Diese Netzwerkarbeit wurde durch das Amt für Kultur und Sport, das sehr gute Kontakte zu den ortsansässigen Vereinen hatte, durchgeführt.

Das Jugendamt und das Sozialamt boten das „Forum Ehrenamt" an, das als Vermittlungsinstanz für ehrenamtliches Engagement fungierte und sich an alle Menschen in der Stadt, die ein Interesse an ehrenamtlichem Engagement hatten, richtete. Hierbei stellte die Einrichtung am Standort 1 jedoch nur eine von vielen Möglichkeiten für freiwilliges Engagement dar. Zudem wurde gesagt, dass die Einrichtung sehr viele Anstrengungen unternahm, um die Quartiers- und die Einrichtungsbewohnerinnen zusammen zu bringen, so z. B. Flohmärkte, Weihnachtsbasar, die Öffnung des Therapiezentrums und des Schwimmbads. Dies kostete sie jedoch sehr viel Anstrengung und die Bevölkerung habe zum Teil trotzdem Ressentiments und Vorbehalte. Die Hemmschwelle könne erst dann überwunden werden, wenn sich persönliche Kontakte zwischen den beiden

Gruppen entwickelten. Eine spezifische Unterstützung im Rahmen der Quartiersöffnung, die gezielt den Austausch beider Gruppen fördere, gab es jedoch nicht.

Die Pflegekonferenz als Austauschforum für in die Pflege involvierte Akteure
Es bestand auf kommunaler Ebene eine „Pflegekonferenz", in der sich alle relevanten, pflegerischen Akteure austauschten. Es wurde in diesem Kontext „Casemanagement" (S. 1 EI 24, Kooperationspartner Politik/ Kommune/ Verwaltung) eingeführt, um den Übergang „Zuhause, Krankenhaus, Heim oder wieder zurück ein bisschen sanfter zu gestalten" (S. 1 EI 24, Kooperationspartner Politik/ Kommune/ Verwaltung). Dies wurde, ebenso wie das Projekt „Gemeindeschwester plus" in der Pflegekonferenz, bei der auch alle stationären und ambulanten Einrichtungen der Altenhilfe anwesend waren, zusammengeführt. Die kommunalen Aktivitäten endeten jedoch an der Stelle, an der es um die Umsetzung bestimmter Projekte ging. Die Unterstützung war hier wiederum ideeller Natur. So gab es z. B. keine Beteiligung an der Personalstelle des Quartiersmanagements, die ausschließlich über Drittmittel von der Einrichtung für einen befristeten Zeitraum getragen wurde.

Außenwohngruppen sollten auch für den Altenhilfebereich möglich werden
Als Beitrag für eine intergenerationelle, nachhaltige Vernetzung der Einrichtung mit dem Quartier wurde angeführt, dass es im Altenhilfebereich auch, wie jetzt schon für den Behindertenhilfebereich vorhanden, Außenwohngruppen geben sollte, sodass daraus eine größere „Durchmischung" (S. 1 EI 24, Kooperationspartner Politik/ Kommune/ Verwaltung) resultieren könnte.

7.5.2   Standort 2

In der Abb. 7.16 werden die Aussagen der Führungskräfte und Kooperationspartner an Standort 2 zum Thema komprimiert zusammengefasst. Danach folgt eine nähere Erläuterung der wichtigsten Textstellen.

Führungsebene

Die Stadt oder das Land sollten Projekte auf dem Weg zur Quartiersöffnung fördern
Es wurde auf der Ebene der Führungskräfte die Aussage gemacht, dass durch die Zusammenarbeit in dem u. a. vom Bund geförderten Projekt der „Stadtteilnetzwerke" (S. 2 EI 1, Führungskräfte) ein positives Ergebnis in Form eines „Stadtplans" (S. 2 EI 1, Führungskräfte) entstanden sei, in dem in Form eines

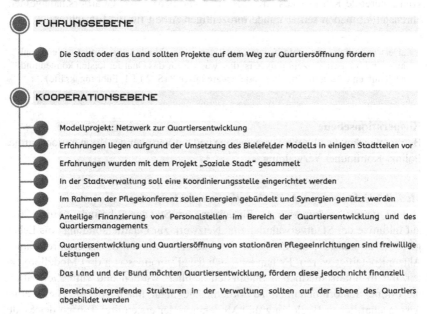

STANDORT 2: UNTERSTÜTZUNG DER KOMMUNE

FÜHRUNGSEBENE

Die Stadt oder das Land sollten Projekte auf dem Weg zur Quartiersöffnung fördern

KOOPERATIONSEBENE

Modellprojekt: Netzwerk zur Quartiersentwicklung

Erfahrungen liegen aufgrund der Umsetzung des Bielefelder Modells in einigen Stadtteilen vor

Erfahrungen wurden mit dem Projekt „Soziale Stadt" gesammelt

In der Stadtverwaltung soll eine Koordinierungsstelle eingerichtet werden

Im Rahmen der Pflegekonferenz sollen Energien gebündelt und Synergien genützt werden

Anteilige Finanzierung von Personalstellen im Bereich der Quartiersentwicklung und des Quartiersmanagements

Quartiersentwicklung und Quartiersöffnung von stationären Pflegeeinrichtungen sind freiwillige Leistungen

Das Land und der Bund möchten Quartiersentwicklung, fördern diese jedoch nicht finanziell

Bereichsübergreifende Strukturen in der Verwaltung sollten auf der Ebene des Quartiers abgebildet werden

Abb. 7.16 Standort 2: Unterstützung der Kommune

Piktogramm alle Anlaufstellen im Quartier für ältere Personen aus dem Quartier aufgezeigt wurden. Hilfreich wäre zudem, wenn die Anstrengungen, die die Einrichtung unternehme, um sich ins Quartier zu öffnen, vonseiten der Stadt oder des Landes eine Würdigung durch die Bereitstellung von finanziellen Mitteln erfahren könnte:

> „Weil ich einfach denk, wenn das jetzt sinnvolle Entscheidungen sind auf Seiten der Stadt. Oder auf Seiten des Landes und man würde sagen, jawohl, uns ist bewusst, dass diese Einrichtungen in den Quartieren ja doch eine wichtige Rolle haben und man würde dort Mittel zur Verfügung stellen und wenn es nur begrenzt ist, dann wäre das wieder eine Möglichkeit, etwas neues anzustoßen oder was anderes, was man bisher nur ab und zu macht, zu verstetigen. Ja, auf jeden Fall." (S. 2 EI 1, Führungskräfte)

Die Leitungskraft der Einrichtung fungierte zum Zeitpunkt des Interviews als koordinierende Kraft dieses Arbeitskreises und betrieb das Quartiersmanagement ehrenamtlich neben seiner hundertprozentigen Arbeit für die Einrichtung:

> „Deswegen hab ich vorhin bewusst auch gesagt, die hundert Prozent gelten erst mal hier. Und hundert Prozent plus X ist das, was wir für das Quartier leisten können und auch dürfen oder müssen, alles andere wäre falsch." (S. 2 EI 1, Führungskräfte)

Kooperationsebene

Befragt wurden die obere Führungsebene und die Vertreter der Kooperationspartner Politik/ Kommune/ Verwaltung.

Modellprojekt: Netzwerk zur Quartiersentwicklung

Im Quartier, in dem sich die Einrichtung am Standort 2 befindet, wurde 2014 auf Initiative der Stadtverwaltung ein „Netzwerk zur Quartiersbildung" ins Leben gerufen, an dem bis zum Zeitpunkt der Interviews alle im Stadtviertel relevanten Akteure beteiligt waren. Es handelte sich dabei um eines von drei Modellprojekten, die in unterschiedlichen Stadtteilen etabliert wurden und zum Ziel hatten, die offene Seniorinnenarbeit zu fördern. Die Stadt finanzierte die Stelle einer wissenschaftlichen Begleitung und Moderation der ersten drei Treffen des Stadtteilarbeitskreises. Die weiteren Treffen wurden von den Beteiligten abwechselnd selbst moderiert. Es wurde eine Bestandsanalyse gemacht und eine Stadtteilbegehung. Das Ziel des Projekts bestand darin, die Bedarfe und Bedürfnisse der älteren Personen aus dem Quartier zu erfassen und Anlaufstellen für sie aufzuzeigen:

> „Okay, die Leute leben jetzt auch schon, ältere Menschen leben in den Stadtteilen und wie kann man sie darin unterstützen, dass sie Gemeinschaftsräume nutzen können? Welche Gemeinschaftsräume gibt es im Stadtteil? Das ist ja auch einfach durch diese Arbeitskreise dann zu erfragen: Wer hat Räume? Wer kann die gegebenenfalls zur Verfügung stellen für Angebote? Wer kann diese freien Räume auch tatsächlich bespielen? Wer sagt: Ich habe ein Angebot, was ich auch noch mal öffnen würde, nicht nur für Vereinsmitglieder, sondern auch insgesamt für Bewohnerinnen und Bewohner aus dem Stadtteil? So, das ist einfach jetzt erst mal für uns so eine Plattform, um zu sammeln und erste Initiativen anzustoßen." (S. 2 EI 9, Kooperationspartner Politik/ Kommune/ Verwaltung)

In diesem Rahmen wurde eine „Quartierskarte" erstellt, die neben den Angeboten der beteiligten Akteure auch infrastrukturelle Faktoren aufzeigte, so z. B. *„Einkaufshilfen oder Parkplätze, Behindertenparkplätze, seniorengerechte Parkplätze.*

Also dass man einfach diese ganzen Informationen zugänglich machen kann, dass die Leute im Wissen dieser Infrastruktur einfach so lange als möglich zu Hause leben können, selbstbestimmt" (S. 2 EI 16, Kooperationspartner Bildung/ Kultur/ Religion).

Die Akteure stammten aus den Feldern der ambulanten und stationären Pflege, die von der Einrichtung an Standort 2 repräsentiert wurde, aus dem Hospizbereich, dem Pflegestützpunkt, der Seelsorge, der lokalen Politik, verschiedenen Wohlfahrtsverbänden, kulturellen und bildungsbezogenen Einrichtungen, aus dem Bereich der dort ansässigen Geschäfte und Handwerksbetrieben, wie z. B. Apotheken und Sanitätsgeschäfte, aber auch Ärzte und Therapeuten waren beteiligt. Es sollten *„Synergien aus der Zusammenarbeit geschöpft werden. Also bei dieser Konzeptentwicklung, und jetzt die konkrete Umsetzung, das machen wir jetzt etwa seit zwei Jahren"* (S. 2EI 16 Kooperationspartner Bildung/ Kultur/ Religion).

Die Einrichtung der stationären Langzeitpflege stand hier nicht im Fokus, sondern *„das Netzwerk als Ganzes"* (S. 2 EI 16, Kooperationspartner Bildung/ Kultur/ Religion) sollte betrachtet werden. Durch dieses Modellprojekt wurde mach Meinung der Interviewpartnerin *„auch die Politik schon mal sensibilisiert"* (S. 2 EI 16, Kooperationspartner Bildung/ Kultur/ Religion).

Erfahrungen liegen aufgrund der Umsetzung des Bielefelder Modells in einigen Stadtteilen vor

Die Etablierung der Stadtteilarbeitskreise sei ein *„Versuch, so erste Schritte quasi Bielefelder Modell im Bestand umzusetzen"* (S. 2 EI 9, Kooperationspartner Politik/ Kommune/ Verwaltung).

Das Bielefelder Modell war an drei Standorten in der Stadt umgesetzt. Für das Vorgehen in den Stadtteilen des Projekts „Netzwerk zur Quartiersentwicklung" konnten deshalb auch diese Erfahrungen herangezogen werden.

Erfahrungen wurden mit dem Projekt „Soziale Stadt" gesammelt

Einige Stadtteile konnten in das Projekt „Soziale Stadt" integriert werden:

„Dort gibt es eine richtig strategische Quartiersentwicklung und da hatten wir verschiedene Stadtteile auch schon drin. Aber wir haben jetzt eigentlich Erfahrung damit, wie man strategisch eine Quartiersentwicklung aufbaut, gegebenenfalls dann durch bauliche Veränderungen ergänzt und zum Teil auch wieder zurückzieht." (S. 2 EI 15, Kooperationspartner Politik/ Kommune/ Verwaltung)

In der Stadtverwaltung soll eine Koordinierungsstelle eingerichtet werden

Es war zum Zeitpunkt der Befragung geplant, eine zentrale Stelle für die Koordination der Stadtteilarbeitskreise einzurichten. Die Stelleninhaberin sollte als Ansprechpartnerin fungieren und den „*Arbeitskreisen quasi zuarbeiten*". Die einzelnen Kreise hatten Sprecherinnen gewählt, die vor Ort die Treffen organisierten. Die Akteure wechselten sich in dieser Funktion ab. Die Einrichtung der zentralen Stelle im Bereich des Sozialdezernats sollte auch gewährleisten, dass Informationen z. B. darüber weitergegeben werden, wo

„ein Bedarf der nicht gedeckt werden kann. Das ist planungsrelevant, da kann man auch im Rahmen der Sozialplanung gucken, wo braucht es denn auch noch weitere städtische Unterstützung? Also das heißt, es muss irgendwie eine Kommunikation gewährleistet sein zwischen den Stadtteilen und der Stadtverwaltung, die sowohl vom Stadtteil zur Verwaltung funktioniert als auch andersrum." (S. 2 EI 9, Kooperationspartner Politik/ Kommune/ Verwaltung)

Im Rahmen der Pflegekonferenz sollen Energien gebündelt und Synergien genützt werden
Die Pflegeheime fungierten als:

„Partner in der Seniorenarbeit wie auch die Pflegedienste, die Tagespflegen. Also da versuchen wir einfach, über Pflegekonferenz, Netzwerk Demenz oder eben in den Stadtteilarbeitskreisen einfach Synergien zu nutzen. Und für das Pflegeheim ist es natürlich wichtig, die machen ein Angebot, die müssen natürlich auch davon profitieren. Also, dass wir versuchen einfach, Schnittstellen herauszufinden, wo wir dann quasi auch Energien bündeln können." (S. 2 EI 9, Kooperationspartner Politik/ Kommune/ Verwaltung)

Anteilige Finanzierung von Personalstellen im Bereich der Quartiersentwicklung und des Quartiersmanagements
Als Ziel konnte sich ein Kooperationspartner auch die Bündelung der verschiedenen Projekte vorstellen:

„Ich würde mir schon wünschen oder vielleicht als Ziel sehen, dass man diese ganzen Initiativen irgendwann unter einem gemeinsamen Konzept zusammenfasst und dann natürlich sagt, einen Teil wird die Stadt finanzieren, einen Teil nehmen wir aber tatsächlich, damit man auch die Wohnungseigentümer finanziert, also gerade von den großen Wohnungen, also eine Wohnungsbaugesellschaft, die viele Wohnungen hat, die würde sich vielleicht an sowas beteiligen, und einen anderen Anteil würden tatsächlich vielleicht auch große stationäre Einrichtungen, Wohneinrichtungen finanzieren, die Interesse daran haben, dass ihre Wohnungen nicht im Ghetto liegen. Also speziell, sagen wir mal, die Altenwohnheime." (S. 2 EI 15, Kooperationspartner Politik/ Kommune/ Verwaltung)

Quartiersentwicklung und Quartiersöffnung von stationären Pflegeeinrichtungen sind freiwillige Leistungen

Entscheidend war für eine Interviewpartnerin, dass Quartiersentwicklung nicht nebenbei betrieben werden könne, sondern dass insbesondere Personalstellen hierfür notwendig seien.

> „Und das ist aus meiner Sicht so ganz und gar nicht rein ehrenamtlich etc. zu bewerkstelligen, sondern bedarf eben auch professioneller Strukturen und einer Lenkung, beispielsweise aufseiten der Kommune. Weil, es braucht einfach personelle Ressourcen, um tatsächlich da diese Prozesse vor Ort zu moderieren, so, und das kann nicht so nebenbei geschehen. Da braucht es einfach auch Leute, die sich kümmern. Das ist sehr aufwendig. Ich denke, die Ergebnisse, davon würden wir alle profitieren, so, aber man muss einfach auch tatsächlich Geld in die Hand nehmen." (S. 2 EI 16, Kooperationspartner Bildung/ Kultur/ Religion)

Die Kommunen sind nicht verpflichtet, Quartiersentwicklung durchzuführen. Es handelt sich dabei nicht um eine *„Muss-Leistung, sondern eher ein Kann-Angebot"* (S. 2 EI 16, Kooperationspartner Bildung/ Kultur/ Religion). Manche Kommunen, deren *„Haushalt gedeckelt ist und deren Haushalt kontrolliert wird, und von daher haben einige Kommunen auch gar nicht die Möglichkeit, da irgendwie groß zu jonglieren und ein letztendlich ein Angebot zu machen"* (S. 2 EI 16, Kooperationspartner Bildung/ Kultur/ Religion). Die Lage der Kommunen sei sehr unterschiedlich, sodass diejenigen, die über Fördertöpfe verfügten, mehr Potenzial zur Umsetzung aufwiesen.

Für die Pflegeheime komme erschwerend hinzu, dass derzeit die Quartiersöffnung ebenfalls eine freiwillige Leistung sei, die zwar vonseiten des Landes und des Bundes gewünscht werde, aber *„zunächst mal on top"* (S. 2 EI 16, Kooperationspartner Bildung/ Kultur/ Religion) dazukomme und nicht das darstelle, *„was auch zuvorderst finanziert wird, wenn man an ein Pflegeheim denkt und von daher glaube ich, dass eine gewisse Förderung, beispielsweise vonseiten des Landes an der Stelle doch sehr hilfreich sein könnte"* (S. 2 EI 16, Kooperationspartner Bildung/ Kultur/ Religion).

Wichtig war zudem, dass *„man quasi diese Öffnung von Pflegeheimen ein stückweit einbindet, auch in Landes- und Bundesprojekte und eine Strategie dahinter ist"* (S. 2 EI 15, Kooperationspartner Politik/ Kommune/ Verwaltung).

Das Land und der Bund möchten Quartiersentwicklung, fördern diese jedoch nicht finanziell

Sinnvoll schien es für einige Vertreter der Kooperationspartner zu sein, wenn das Land „*Anstöße für Kommunen, sich auf den Weg zu machen*" (S. 2 EI 9, Kooperationspartner Politik/ Kommune/ Verwaltung) geben könnte. Es zeigte sich eine Diskrepanz zwischen dem, was die Kommunen an Leistungen erbringen sollten und dem, was sie aufgrund der mangelnden Förderung durch das Land und den Bund zu leisten imstande waren. Es sollten Rahmenbedingungen von Bund und Land vorgegeben werden. Nach Aussage einer Kooperationspartnerin seien die Rahmenbedingungen und Strukturen zur Etablierung der Quartiersentwicklung in der Stadt schon vorhanden, jedoch fehle es an Geld und an einer „*Strategie im Rahmen von Bundes- und Landesprojekten, um es dann in eine sinnvolle Arbeit umzusetzen.*" (S. 2 EI 15, Kooperationspartner Politik/ Kommune/ Verwaltung)

Bereichsübergreifende Strukturen in der Verwaltung sollten auf der Ebene des Quartiers abgebildet werden

Als Ziel wurde von einer Person angegeben, dass die schon vorhandene Vernetzung verschiedener Bereiche in der Stadtverwaltung, so z. B. die Bereiche „Kinder und Jugendliche" mit dem Bereich der „Seniorenarbeit" sich auch im Rahmen der konkreten Arbeit im Sozialraum widerspiegeln sollte:

> „Aber das wäre eine schöne Sache, wenn man dann eben auch nicht nur Seniorenangebote miteinander vernetzen könnte, sondern dass dann auch tatsächlich im Zusammenhang sehen könnte mit auch Angeboten für Kinder und Jugendliche. Das kann man sicherlich auch miteinander verknüpfen und auch da Synergieeffekte schöpfen. Wir versuchen das auch schon, sowohl verwaltungsintern, dass wir da fachbereichsübergreifend zusammenarbeiten, gerade im Bereich der Planung und auch im Bereich der Sozialraumgremien dann vor Ort." (S. 2 EI 9, Kooperationspartner Politik/ Kommune/ Verwaltung)

7.5.3 Standort 3

In der Abb. 7.17 werden die Aussagen der Führungskräfte und Kooperationspartner an Standort 3 zum Thema komprimiert zusammengefasst. Danach folgt eine nähere Erläuterung der wichtigsten Textstellen.

Führungsebene

Die Kommune zwischen großer Unterstützung und Ablehnung

Die Stimmung vonseiten der Kommunalverwaltung gegenüber dem Quartiersprojekt war über einen langen Zeitraum durch starke Ambivalenzen geprägt. Partikularinteressen einer Seite verhinderten, dass abschließende, notwendige

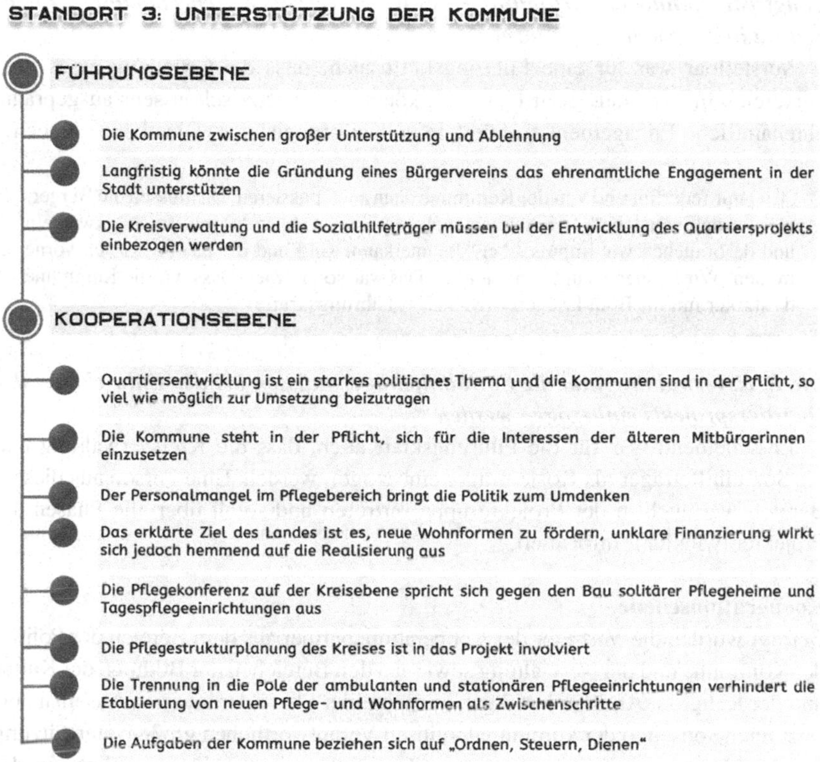

STANDORT 3: UNTERSTÜTZUNG DER KOMMUNE

FÜHRUNGSEBENE

- Die Kommune zwischen großer Unterstützung und Ablehnung

- Langfristig könnte die Gründung eines Bürgervereins das ehrenamtliche Engagement in der Stadt unterstützen

- Die Kreisverwaltung und die Sozialhilfeträger müssen bei der Entwicklung des Quartiersprojekts einbezogen werden

KOOPERATIONSEBENE

- Quartiersentwicklung ist ein starkes politisches Thema und die Kommunen sind in der Pflicht, so viel wie möglich zur Umsetzung beizutragen

- Die Kommune steht in der Pflicht, sich für die Interessen der älteren Mitbürgerinnen einzusetzen

- Der Personalmangel im Pflegebereich bringt die Politik zum Umdenken

- Das erklärte Ziel des Landes ist es, neue Wohnformen zu fördern, unklare Finanzierung wirkt sich jedoch hemmend auf die Realisierung aus

- Die Pflegekonferenz auf der Kreisebene spricht sich gegen den Bau solitärer Pflegeheime und Tagespflegeeinrichtungen aus

- Die Pflegestrukturplanung des Kreises ist in das Projekt involviert

- Die Trennung in die Pole der ambulanten und stationären Pflegeeinrichtungen verhindert die Etablierung von neuen Pflege- und Wohnformen als Zwischenschritte

- Die Aufgaben der Kommune beziehen sich auf „Ordnen, Steuern, Dienen"

Abb. 7.17   Standort 3: Unterstützung der Kommune

Entscheidungen getroffen werden konnten. Ein Problem bestand auch in der Unwissenheit:

> „Sie konnten sich zum Teil auch unter Quartier überhaupt nichts vorstellen. Die haben Quartier mit Straßenbau synonym gesetzt und es war die Frage, Verkehrsplanung oder Sozialraumplanung. Das war ein ganz wichtiger Faktor." (S. 3 EI 1, Führungskräfte)

So verzögerte sich die Umsetzung des Projekts erheblich. Vertreter in herausgehobenen, kommunalen Positionen setzten sich jedoch stark für das Projekt ein und unterstützen es in jeder Phase des Prozesses.

Langfristig könnte die Gründung eines Bürgervereins das ehrenamtliche Engagement in der Stadt unterstützen

Vorstellbar war für eine Führungskraft auch, dass die Gründung eines Bürgervereins in der Stadt dazu beitragen könnte, dass jetzt schon sehr ausgeprägte ehrenamtliche Engagement zu bündeln und zu organisieren. Dies könne jedoch

> „[…] nur federführend von der Kommune dann auch passieren. Da müssen die Bürgermeister dahinterstehen. Die müssen auch Motor sein. Aber das muss sich entwickeln und da brauchen wir Impulsgeber, die anerkannt sind und die das auch nach vorne treiben. Wir können es unterstützten, ja. Das wär so ein Ziel. Dass wir die Kommune da stärker mit ins Boot kriegen." (S. 3 EI 1, Führungskräfte)

Die Kreisverwaltung und die Sozialhilfeträger müssen bei der Entwicklung des Quartiersprojekts einbezogen werden

Entscheidend war für die Führungskraft auch, dass die Kreisverwaltung und die Sozialhilfeträger als Kostenträger einbezogen werden. Eine Person aus diesem Bereich war auch in der Projektgruppe vertreten und somit über alle Phasen der Projektentwicklung informiert.

Kooperationsebene

Befragt wurden die Vertreter der Kooperationspartner aus dem Bereich der Politik, der Kommune und der Verwaltung sowie aus den Bereichen der Bildung, der Kultur und der Religion. An Standort 3 gab es nach einer Phase der internen Auseinandersetzungen vonseiten der kommunalpolitisch Verantwortlichen große Unterstützung bei der Umsetzung des dort geplanten Quartiersprojekts. Verantwortliche in der lokalen Politik und dem Landkreis brachten sich hierbei in die Projektgruppe, in der die meisten Vertreter des Vorhabens involviert waren, konstruktiv mit ein.

Quartiersentwicklung ist ein starkes politisches Thema und die Kommunen sind in der Pflicht, so viel wie möglich zur Umsetzung beizutragen

Für einen der Kooperationspartner stellte die Quartiersentwicklung zur Sicherstellung der Teilhabe älterer Personen eine Chance zur Weiterentwicklung der Gemeinden dar:

> „Ich glaube, da ist der Staat für verantwortlich. Ich glaube, das ist wichtig, dass man in der heutigen Gesellschaft das auch als starkes politisches Thema sieht. Wenn man das jetzt runterbricht, ist natürlich die Bundesrepublik Deutschland, ist sogar das Land zu weit weg. Deshalb ist die Kommune in der nächsten Folge dann der richtige Ansprechpartner und ich bin der Überzeugung, dass jede Kommune gut daran tut, in Sachen

Quartiersprojekte das Mögliche zu überlegen und da hat (Name Stadt anonymisiert) eine Riesenchance, dieses Quartierskonzept zu etablieren. Es sind ein paar Grundvoraussetzung und ein paar Dinge schon vorhanden, die einfach genutzt und dann auch in die Tat umgesetzt werden müssen. Also ich denke, dass hier die Kommunen als vor Ort Zuständige in der Pflicht stehen, aber auch die Chance haben, ihre Gemeinde zu entwickeln." (S. 3 EI 4, Kooperationspartner Politik/ Kommune/ Verwaltung)

Die größte *„Hürde"* ist hierbei nach Auffassung der Kooperationspartner *„Verständnis für ein soziales Quartier"* zu schaffen, da in der Kommunalpolitik häufig eine ablehnende Haltung herrschte, die auf Unwissenheit beruhe. Wenn dieses Hindernis jedoch beseitigt sei, dann stelle die Quartiersentwicklung *„eigentlich einen Selbstläufer"* (S. 3 EI 4, Kooperationspartner Politik/ Kommune/ Verwaltung) dar.

Quartiersentwicklung sorge hierbei für *„Generationensicherheit"* und wirke der *„Angst vor dem ‚Älterwerden"* entgegen. Es sollten die Generationen miteinander durch Aktionen verbunden werden, durch die die alten Menschen der Einsamkeit in ihren Wohnungen entfliehen können:

„Wichtig bei den vielen vereinsamten älteren Menschen, die nicht mehr aus ihrer Wohnung rausgehen und so praktisch auch nicht mehr am gesellschaftlichen Leben teilnehmen. Also ganz wichtig der gesellschaftliche Aspekt, dass man in einem Quartier sich wohlfühlen kann und auch nicht abwohnt, sondern weiterlebt." (S. 3 EI 4, Kooperationspartner Politik/ Kommune/ Verwaltung)

Die Kommune steht in der Pflicht, sich für die Interessen der älteren Mitbürgerinnen einzusetzen

Auch eine andere Person als Vertretung der Kooperationspartner sah die Kommune in der Pflicht, wenn es darum geht, für das Wohl der älteren Bevölkerung zu sorgen:

„Ja gut, die Kommune kann keine Überwachungsaufgaben übernehmen. Sie kann nur schauen, dass die Interessen der älteren Menschen gewahrt werden und jetzt bei diesem Konzept, nicht nur die Interessen der im Moment sich in der Einrichtung Befindlichen, sondern auch die, die von außen dazu kommen, weil der Personenkreis ist größer. Man muss auch jetzt vom zeitlichen Faktor hersehen: Auch der Personenkreis ändert sich ja ständig. Und da bin ich der Meinung, da sollte wirklich eine Kommune dran interessiert sein, dass sie genau weiß, was da läuft, wie es läuft und dass eben auch ein möglichst großer Personenkreis angesprochen wird. Am schlimmsten ist ein einsamer Mensch. Und das heißt also, auch da braucht man eine Ansprache. Und das ist meiner Ansicht nach, also aus meiner Sicht, ganz, ganz wichtig, dass wir so ein Quartier in (Name Stadt anonymisiert) haben." (S. 3 EI 5, Kooperationspartner Politik/ Kommune/ Verwaltung)

Das Quartiersprojekt, das an Standort 3 umgesetzt werden soll, sollte nicht als Abschottung gegenüber dem Rest der Stadt verstanden werden. Barrierefreie Zugänge stellten die Bedingung für Mobilität dar, die sicherstellt, dass die Menschen, die in den unterschiedlichen Wohnformen des Modellprojekts am Standort 3 zukünftig leben, ungehindert die Innenstadt erreichen können und umgekehrt auch externe Personen mit Mobilitätseinschränkungen aus der Stadt in die Einrichtung gelangen. Entscheidend sei auch, dass keine *„Rundum-Vollversorgung"* (S. 3 EI 4, Kooperationspartner Politik/ Kommune/ Verwaltung) des neu zu bauenden Pflegeheims vorhanden sein sollte, da sonst die Gefahr bestünde, dass die die Menschen *„ihren Lebensradius nur noch auf dieses Haus beschränken"* (S. 3 EI 4, Kooperationspartner Politik/ Kommune/ Verwaltung). Somit sollte nicht nur institutionell, sondern quartiersbezogen gedacht und gehandelt werden. Die politisch Verantwortlichen als auch die Verantwortlichen in den Pflegeeinrichtungen müssten dringend umdenken und erkennen, dass

> „[…] der Mensch nicht als Maschine in einen Raum gestellt wird, den man jeden Tag füttert, wenn es dann sein muss, sondern dass der Mensch als Mensch gesehen wird und hier ist dann eben Personal erforderlich. Ich weiß, dass das komplett konträr zu der betriebswirtschaftlichen Sicht sprechen kann, aber hier ist es wichtig, dass es wirklich in die Erkenntnis der politisch Verantwortlichen, aber auch der Pflegeinstitutionen geht, dass es hier um Menschen geht, die auch eine menschliche Ansprache brauchen." (S. 3 EI 4, Kooperationspartner Politik/ Kommune/ Verwaltung)

Quartierskonzepte müssten vor Ort in den Kommunen entwickelt und umgesetzt werden, sodass Bundes- und Landespolitik, wie z. B. die Strukturplanungen des Landes zwar von Bedeutung, aber nicht in die konkrete Umsetzung involviert seien.

Damit die Kommunen vermehrt Quartierskonzepte realisieren, sei nach Ansicht einer Interviewten noch viel Überzeugungsarbeit zu leisten:

> „Die Kommune muss gewonnen werden, um sich dem Quartiersgedanken sich zu öffnen. Dass wir darüber sprechen, was haben die eigentlich für Aufgaben, das eine ist die grundsätzliche Bereitschaft oder die ablehnende Haltung […] Aber da geht es ja darum, was ist prospektiv Aufgabe der Verwaltung, des Bürgermeisters." (S. 3 EI 7, Führungskräfte)

Eine andere Person äußerte an das Land die Erwartung, dass dieses sich für erfolgreiche Quartiersprojekte über den jeweiligen Standort hinaus einsetzt:

> „Das Land sagt: Wir unterstützen, macht mal […] Und die werden natürlich dann auch schauen: In welchem Projekt liegt der größte Erfolg mit dem geringsten Aufwand? Das

werden die auch zu werten wissen, sage ich jetzt mal. Aber es wäre schön, wenn man vonseiten des Landes gerade jetzt nicht nur sagt: Wir unterstützen das, sondern auch wirklich sagt: Wir sind auch diejenigen, die, wenn so etwas gelingt, auch das dann weiterverbreiten. Dass man also sagt: Hier ist etwas Funktionierendes entstanden, hier ist etwas, was Erfolgscharakter hat, dass man das dann auch verbreitet und nicht das im stillen Kämmerlein lässt [...]. Und dass das Land auch selber nicht nur einfach sagt: Macht mal, sondern auch Stellung bezieht." (S. 3 EI 5, Kooperationspartner Politik/ Kommune/ Verwaltung)

Der Personalmangel im Pflegebereich bringt die Politik zum Umdenken

Der Pflegebereich sei in weiten Teilen durch Gesetze geregelt, auf die die Kommunen keinen Einfluss haben, die jedoch dazu führten, dass Fachkräfte vor Ort fehlen, so die Aussage einer interviewten Person:

„Ich meine, der Bereich Pflege ist ja ein breites Thema und das ist ja auch durch Gesetze geregelt, die wir nicht selber gemacht haben. Das ist ja tatsächlich auch ein Feld gerade, wir erleben das ja auch von der Bundesregierung, wo im Moment enorme Anstrengungen unternommen werden, um da das Personal einfach zu bekommen, weil das ist das größte Problem halt in Dingen, die man da plant, macht und tut, dass man die Rechnung nicht ohne die Arbeitnehmer machen darf. Alles das, was ich tue, führt im Endeffekt natürlich dazu, dass ich Menschen irgendwo anders unter Umständen abziehe und, sage ich mal, es fehlen halt dringend auch Leute in diesen Berufen, um das dann entsprechend natürlich machbarer zu gestalten. Aber das ist nichts, was ich tun kann. Das ist letztendlich etwas, was durch Gesetze halt leider so bewirkt ist oder durch Einkommensmöglichkeiten, die man in diesem Beruf hat. Und ich hoffe doch sehr, dass natürlich die Bundesregierung beziehungsweise zuständige Stellen daran arbeiten, dass der Beruf attraktiver wird." (S. 3 EI 14, Kooperationspartner Politik/ Kommune/ Verwaltung)

Das erklärte Ziel des Landes ist es, neue Wohnformen zu fördern, unklare Finanzierung wirkt sich jedoch hemmend auf die Realisierung aus

Die Förderung neuer und moderner Wohnformen ist für das Land nach Aussage einer Interviewpartnerin von großer Bedeutung. Eine Zusammenarbeit mit den Kommunen und Landkreisen wurde auf der Ebene der Landeszentrale für gesundheitliche Aufklärung (LZG) realisiert. Trotzdem scheuten sich viele Kommunen und Landkreise, „weil die Finanzierbarkeit oder die Finanzierung da wesentlich ungeklärter ist als bei Heimen und bei stationären Einrichtungen" (S. 3 EI 14, Kooperationspartner Politik/ Kommune/ Verwaltung). Ebenso wirke sich hemmend aus, dass die Sozialhilfeträger, die auf der Ebene der Kommunen angesiedelt ist, nur „bei Bewohnerinnen klassischer Heime oder ambulant bezahlen, *für das Dazwischen gibt es nichts"* (S. 3 EI 14, Kooperationspartner Politik/ Kommune/ Verwaltung):

> „Und da ist halt der Unterschied, es gibt da gesetzliche Verpflichtungen, was Heime betrifft, und was andere Wohnformen betrifft, gibt es die eben nicht. Und deshalb ist das natürlich etwas, was dann viel schwieriger ist und was man auch nicht pauschal dann regeln kann [...], sondern das ist dann immer eine Einzelfallentscheidung, was es natürlich für den Träger und insbesondere den Investor viel schwieriger zu kalkulieren macht." (S. 3 EI 14, Kooperationspartner Politik/ Kommune/ Verwaltung)

Trotzdem könne man beobachten, dass *„die Ortsgemeinden, die Städte und die Menschen aufgeschlossener werden und sich viel früher mit diesem Thema beschäftigen: Wie will ich wohnen, wenn ich tatsächlich mal nicht mehr in meinem eigenen Haus wohnen kann?"* (S. 3 EI 14, Kooperationspartner Politik/ Kommune/ Verwaltung). Je mehr alternative Wohnformen etabliert werden, umso selbstverständlicher werde jedoch auch der Umgang mit diesen vonseiten des Kreises und der Kommunen, was sich wiederum positiv auf potenzielle Nachfolgeprojekte auswirken könnte. Bezogen auf das Quartiersprojekt an Standort 3 wurde die Hoffnung geäußert, dass *„dies ein gelungener Schritt in die richtige Richtung"* (S. 3 EI 14, Kooperationspartner Politik/ Kommune/ Verwaltung) sei.

Die Pflegekonferenz auf der Kreisebene spricht sich gegen den Bau solitärer Pflegeheime und Tagespflegeeinrichtungen aus

Die Etablierung neuer Pflege- und Wohnkonzepte könne auch dadurch gefördert werden, dass die Pflegekonferenz auf der Kreisebene, zu der auch die Stadt an Standort 3 gehört, beschlossen hat, dass *„kein neues Pflegeheim oder separate Tagespflegeeinrichtungen mehr gebaut werden sollten. Auch der Pflegestützpunkt hat dies unterstützt"* (S. 3 EI 14, Kooperationspartner Politik/ Kommune/ Verwaltung).

Die Pflegestrukturplanung des Kreises ist in das Projekt involviert

Zu allen Treffen der Projektgruppe war der Stelleninhaber, der für die Pflegestrukturplanung verantwortlich ist, eingeladen, sodass in dieser Beziehung ein Maximum an Transparenz gegeben war. Folgende Beschreibung liefert einen Einblick in die Aufgaben und Funktionen dieser Stelle:

> „Hier gibt es ja eine Stelle, die für Pflegestrukturplanung zuständig ist. Das ist ein Gesetzesauftrag, den der Kreis hat durch das Land, und unsere Aufgabe ist es eben, innerhalb des Landkreises mitzubestimmen, was die sogenannte Pflegestruktur, das

heißt, sämtliche Einrichtungen, die irgendwie im Bereich der Pflege und des Wohnens im Alter unterwegs sind und damit zu tun haben, dass wir da beratend und gegebenenfalls koordinierend mit eingreifen oder Beratungen geben." (S. 3 EI 14, Kooperationspartner Politik/ Kommune/ Verwaltung)

Die Trennung in die Pole der ambulanten und stationären Pflegeeinrichtungen verhindert die Etablierung von neuen Pflege- und Wohnformen als Zwischenschritte

Eine interviewte Person aus dem Bereich der Kooperationspartner unterstützte ebenfalls die Sichtweise, dass eine Vielzahl an alternativen Pflege- und Wohnkonzepten dann realisiert werden kann, wenn *„die Gesetzgebung in ein paar Jahren die Trennung in ambulant und stationär aufhebt"* (S. 3 EI 10, Kooperationspartner Bildung/ Kultur/ Religion). Dann könnten *„Zwischenschritte"* in zahlreichen Abstufungen und *„Verquickungen"* zwischen beiden Polen entwickelt und realisiert werden. Die bisherigen Konzepte, wie z. B. Betreutes Wohnen, Wohn- und Pflege-WG's, stationäre und ambulante Pflege- und Betreuungseinrichtungen und -dienste reichten bei weitem nicht aus, um den Bedürfnissen der älter werdenden Gesellschaft gerecht zu werden. So könnten auch *„fließende Übergänge"* (S. 3 EI 10, Kooperationspartner Bildung/ Kultur/ Religion) geschaffen werden. Die veränderte Gesetzgebung hat dann zukünftig auch zur Folge, dass die *„Kostenseite"* (S. 3 EI 10, Kooperationspartner Bildung/ Kultur/ Religion) angemessen abgebildet werden kann. Entscheidend sei, *„ […] dass man eine breite Palette dem Einzelnen anbietet und sagt: möchtest Du das? Möchtest Du das? Möchtest Du das? Und jeder soll selbst da entscheiden."* (S. 3 EI 10, Kooperationspartner Bildung/ Kultur/ Religion)

Die Aufgaben der Kommune beziehen sich auf „Ordnen, Steuern, Dienen"

Nach Aussage einer weiteren interviewten Person fielen die Funktionen *„Ordnen, Steuern, Dienen"* (S. 3 EI 6, Kooperationspartner Bildung/ Kultur/ Religion) in den Bereich der Kommune und der kommunalen Verwaltung. Bezogen auf das an Standort 3 zu realisierende Quartiersprojekt bedeutete dies folgendes:

„Ordnen, das heißt jetzt durch den frischen Bebauungsplan, Steuern, den Prozess entsprechend steuern und die Unterstützungssysteme anbieten, die der Kommune zukommen […]. Dienen bedeutet u. a. auch, sich „im hauptamtlichen Bereich für ehrenamtliches Engagement einzusetzen." (S. 3 EI 6, Kooperationspartner Bildung/ Kultur/ Religion)

7.5.4   Zusammenfassung Forschungsfrage 5

Zusammenfassend lässt sich für Standort 1 sagen, dass das Quartiersmanagement, wenn es sich verstetigen soll, nach Meinung der Führungskräfte pflegesatztechnisch abgebildet werden muss. Zu Beginn des Dezentralisierungsprojekts fand ein Austausch mit dem Ministerium, der Stadt und der umliegenden Kommune statt. Seitens der Kommune gab es eine enge Kooperation des Bereichs der Pflegestrukturplanung und des Sozialamts mit allen ambulanten und stationären Einrichtungen. In diese Kommunikationsprozesse war auch die Einrichtung an Standort 1 involviert. Zusätzlich unterstützte das Amt für Kultur und Sport Kooperationen der Einrichtung mit Vereinen durch das Einrichten von Austauschforen. Die Pflegekonferenz wirkte als Abstimmungsorgan für alle Akteure im Bereich der Pflege. Hier wurden auch innovative Projekte, wie das der *Gemeindeschwester plus* vorgestellt und zusammengeführt. Die Kommune unterstützte die Vorhaben im Bereich der Altenhilfe ideell und durch die Bereitstellung von Foren zur Förderung der Vernetzung. Eine finanzielle Unterstützung gab es jedoch nicht.

Für den Standort 2 kann zusammenfassend postuliert werden, dass in der Stadt verschiedene Projekte im Kontext von Quartiersentwicklung initiiert und umgesetzt wurden. Die befragten Führungskräfte unterstrichen die Notwendigkeit, dass sich die Einrichtung hin zum Quartier öffnete, vermissten jedoch eine Würdigung in Form von finanziellen Anreizen durch die Stadt oder das Land. Auch vonseiten der Stadt wurde beklagt, dass eine finanzielle Unterstützung vom Bund oder dem Land nicht vorhanden war. Finanzielle Ressourcen seien jedoch zur Bestreitung der Personalkosten nötig, wenn Quartiersmanagement nachhaltig etabliert werden solle. Dies wiederum stelle nach Meinung der Interviewten eine entscheidende Voraussetzung für den Erfolg von Quartierarbeit dar.

Als Zusammenfassung für Standort 3 kann Folgendes aufgezeigt werden: Auf der Ebene der Führungskräfte wurde festgestellt, dass die Haltung einiger Stadtratsmitglieder in der Kommune bezogen auf das Quartiersprojekt über lange Zeit durch Ablehnung gekennzeichnet war. Andererseits gab es von anderen Teilen der politisch Verantwortlichen starke und z. T. begeisterte Unterstützung. Langfristig könnte ein Bürgerverein das ehrenamtliche Engagement kanalisieren. Auf Kreisebene war die Involvierung der Sozialhilfeträger und der Kreisverwaltung in das Projekt von großer Bedeutung. Auf der Ebene der Kommune kann festgestellt werden, dass es als Pflicht der Kommune angesehen wurde, für Teilhabemöglichkeiten der älteren Mitbürgerinnen zu sorgen. Der Quartiersansatz wurde gegenüber dem Bau solitärer stationärer und teilstationärer Einrichtungen der Altenhilfe favorisiert. Obwohl der Bund und das Land den Quartiersansatz und neue Wohn- und Betreuungsformen bevorzugten, waren die Verantwortlichen bisher nicht bereit, sich in irgendeiner Form an der Umsetzung oder den Kosten zu beteiligen. Die Trennung in die Pole „ambulant und stationär" führe dazu, dass neue Pflege- und Betreuungskonzepte in den Zwischenbereichen nicht realisiert werden könnten, so die Aussage einiger Interviewten. Die Gesetzgebung wirke sich in diesem Zusammenhang hemmend auf die Entwicklung neuer Pflege- und Betreuungskonzepte aus.

7.6   Forschungsfrage 6:

Welche Netzwerke in den Bereichen Kultur, Bildung, Religion sowie Politik, Kommune und Verwaltung zu privaten und öffentlichen Trägern bestehen bereits? Inwieweit sind sie durch Konstanz, Wandel und Nachhaltigkeit geprägt und welche Effekte sind vorhanden?[10]

7.6.1   Standort 1

Kooperationspartner aus unterschiedlichen, gesellschaftlichen Feldern

An Standort 1 gab es sehr viele Kooperationsbeziehungen zu unterschiedlichen Kooperationspartnern aus den Bereichen Kultur, Bildung, Versorgung und Dienstleistung. So gab es alleine drei Kindergärten und Kindertagesstätten, die Kontakte zur Einrichtung pflegten. Sowohl die Bewohnerinnen der Alten- als auch der Behindertenhilfe waren in Veranstaltungen mit den Kindergärten und Kindertagesstätten auf unterschiedliche Weise involviert. Weiterhin zählten zu den interviewten Kooperationspartnern eine Schule, eine Forschungseinrichtung, eine Einrichtung der Nachmittagsbetreuung von Schulkindern, eine Initiative zur Förderung von Menschen mit Behinderungen und eine konfessionelle Vertreterin. Es wurde ebenfalls ein Interview mit einer Vertretung aus dem Bereich der Kommunalpolitik geführt. Neben den interviewten Kooperationspartnern gibt es weitere Kooperationen, die jedoch aus zeitlichen Gründen nicht zusätzlich befragt werden konnten.

Die Kooperationen bestanden zum Zeitpunkt der Erhebung zwischen sechs und 27 Jahren, und die Frequenz der gemeinsamen Veranstaltungen betrug zwischen einmal jährlich und vierzehntägig.

---

[10]Genannt werden hier die Aussagen der befragten Kooperationspartner an den verschiedenen Standorten.

Die Kooperationen zur Einrichtung an Standort 1 bestanden unterschiedlich lang. Der kürzeste Kooperationszeitraum umfasste zum Zeitpunkt der Erhebung 2018 bereits sechs Jahre, eine Kooperation existierte seit 1991, eine weitere ebenfalls schon über 20 Jahre. Es ließ sich erkennen, dass die Kooperationen von Kontinuität geprägt waren. Die Treffen zwischen der Einrichtung und den Kooperationspartnern variierten in ihrer Häufigkeit von einmal jährlich bis zu vierzehntägig. Zwei Einrichtungen gaben einen sechswöchigen Rhythmus an. Die Initiative zur Kooperation ging von unterschiedlichen Partnern aus: so lag sie im Fall eines Kindergartens bei der Kindergartenleitung:

> „Ne also ich, ich kann es ihnen gar nicht mehr so genau sagen, wie das gelaufen ist. Ich weiß, dass ich die initiierende Person in der Einrichtung war." (S. 1 EI 22, Kooperationspartner Bildung/ Kultur/ Religion)

In einem anderen Fall wurde die Leitung von Vertreterinnen der Einrichtung angesprochen, die danach fragten, ob Interesse bestünde, dass einige Senioren der Einrichtung als Lesepaten in den Kindergarten kämen. Zwei Kooperationspartner teilten mit, dass Veranstaltungen in der Einrichtung verantwortlich waren für das Zustandekommen der Kooperationen.

Die inhaltliche Ausrichtung der gemeinsamen Aktivitäten richtete sich nach den Zielgruppen im Bereich der Einrichtung und im Bereich der Kooperationspartner.

Die Einrichtung unterhielt eine Zusammenarbeit mit drei Kindertagesstätten/ Kindergärten. Zwei dieser Kooperationspartner pflegten Kontakte zum Bereich der Altenhilfe, ein Kooperationspartner zum Bereich der Behindertenhilfe.

Inhaltlich fand in einem Kindergarten/ einer Kindertagesstätte eine Ausrichtung auf religiöse Veranstaltungen mit den Kindern und den Bewohnerinnen der Einrichtung statt. So wurde das Martinsspiel seit ca. 20 Jahren in der Einrichtung aufgeführt, es gab einen sich regelmäßig treffenden Singkreis und einen gemeinsamen Tag der offenen Tür. Zusätzlich fungierten die älteren Bewohnerinnen der Einrichtung für die Kinder als „Lesepaten". Hierzu suchten sie den Kindergarten auf. Aber auch spontane Besuche der Kinder in der Einrichtung waren möglich: *„Und wir sind regelmäßig drüben, mal einen Besuch machen, durchs Haus laufen, gucken was es da so alles gibt"* (S. 1 EI 18, Kooperationspartner Bildung/ Kultur/ Religion).

In der Abb. 7.18 werden die Aussagen der Kooperationspartner an Standort 1 zum Thema Netzwerke (Effekt und Nachhaltigkeit) zusammengefasst. Danach folgt eine nähere Erläuterung der wichtigsten Textstellen.

Gemeinsame Veranstaltungen sind „gut und anstrengend"

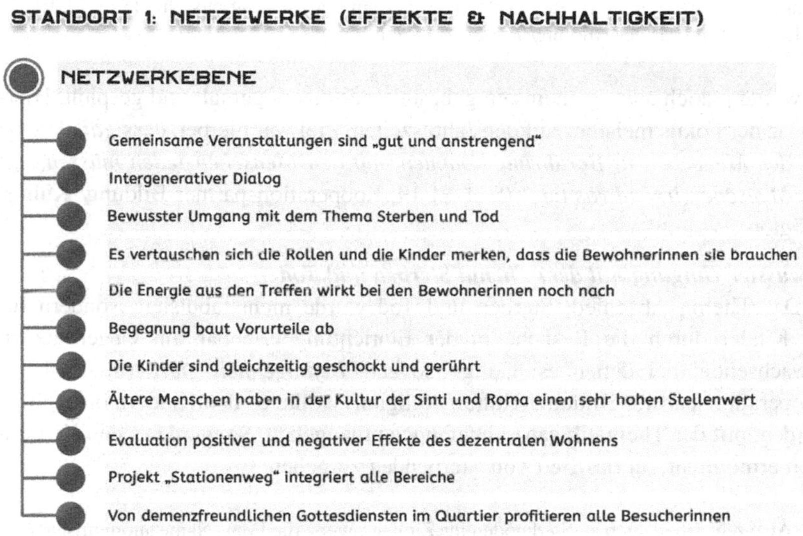

STANDORT 1: NETZEWERKE (EFFEKTE & NACHHALTIGKEIT)

NETZWERKEBENE

- Gemeinsame Veranstaltungen sind „gut und anstrengend"
- Intergenerativer Dialog
- Bewusster Umgang mit dem Thema Sterben und Tod
- Es vertauschen sich die Rollen und die Kinder merken, dass die Bewohnerinnen sie brauchen
- Die Energie aus den Treffen wirkt bei den Bewohnerinnen noch nach
- Begegnung baut Vorurteile ab
- Die Kinder sind gleichzeitig geschockt und gerührt
- Ältere Menschen haben in der Kultur der Sinti und Roma einen sehr hohen Stellenwert
- Evaluation positiver und negativer Effekte des dezentralen Wohnens
- Projekt „Stationenweg" integriert alle Bereiche
- Von demenzfreundlichen Gottesdiensten im Quartier profitieren alle Besucherinnen

Abb. 7.18 Standort 1: Netzwerke (Effekte und Nachhaltigkeit)

Zum Teil bestünde die Notwendigkeit, die Kinder immer wieder neu zu motivieren, da diese sich auf zum Teil wechselnde Vorlesepaten aus der Einrichtung einstellen müssten. Trotzdem wurde die Kooperation von der interviewten Leitungspersonen des Kindergartens/ der Kindertagesstätte als positiv beschrieben.

Intergenerativer Dialog

Ein anderer Kindergarten/ eine andere Kindertagesstätte veranstaltete in Kooperation mit der Seelsorgerin der Einrichtung ein regelmäßig alle sechs Wochen stattfindendes Treffen der Vorschulkinder mit den Bewohnerinnen des Altenhilfebereichs, für das die Kindergartenleitung und die Seelsorgerin zuvor ein Konzept erarbeitet hatten. Bei den gemeinsamen Veranstaltungen, den „Treffen der Generationen", zu denen die Kinder in der Regel in die Einrichtung kamen, stand der Austausch der Kinder im Vorschulalter mit den Bewohnerinnen im Mittelpunkt. Hierzu bereiteten die Kinder ein Thema vor:

„Also das Thema, was im Kindergarten gerade dran ist, das wird hier entweder fortgeführt oder erweitert und da tragen dann die Bewohner aus ihrer Sicht ihren Teil bei. Wenn da zum Beispiel jetzt das Thema Schulanfang ist, dann singen die Kinder ihre Lieder zum Schulanfang, und zeigen, was sie dazu erarbeitet haben, und die alten Menschen zeigen, wie bei ihnen früher ein Schulanfang aussah." (S. 1 EI 19, Kooperationspartner Bildung/ Kultur/ Religion)

Es wurde jedoch auch gemeinsam gebastelt, gesungen, gemalt und gespielt. Hierbei lag der Fokus meistens auf den Jahreszeiten. Ziel war hierbei, dass *„die Kinder mit den Menschen in Berührung kommen, mit den Menschen reden müssen, mit den Menschen irgendwas tun"* (S. 1 EI 19, Kooperationspartner Bildung/ Kultur/ Religion).

Bewusster Umgang mit dem Thema Sterben und Tod

Das Thema Abschied, Sterben und Tod wurde nicht tabuisiert, sondern für die Kinder durch die Besuche in der Einrichtung erlebbar. Im Gegensatz zu Erwachsenen, bei denen es häufig *„so eine Befangenheit gibt"* (S. 1 EI 19, Kooperationspartner Bildung/ Kultur/ Religion), sollte es den Kindern ermöglicht werden, mit der Thematik ganz unbefangen umzugehen. So wurde es den Kindern auch ermöglicht, an das Bett von Sterbenden zu gehen:

> „Also wir gehen auch zu Sterbenden ins Zimmer, wenn die Frau (Name anonymisiert) uns anspricht und dann fragen wir die Kinder. Also es ist immer partizipatorisch, das heißt, wir fragen die Kinder: Was könnt ihr euch vorstellen zu tun? Oder wir sagen den Kindern: Da gibt es jemand, da ist eine Frau und die war bei unseren Treffen immer dabei, die heißt so und so. Jetzt kann sie nicht mehr aufstehen. Die würde sich aber ganz dolle freuen, wenn wir noch ein Lied singen. Ja, und dann fragen wir die Kinder, ob wir da reingehen können und singen können und wenn Kinder befangen sind, bleiben die draußen, ganz klar. Und ansonsten gehen wir rein und singen, ein Abschiedslied oder ein christliches Lied. Was auch immer. Und auch da passiert noch was. Also, ja, beim Abschiednehmen passiert was. Es gibt Menschen, die klopfen den Takt miteinem Zeigefinger mit. Es gibt Menschen, die lächeln plötzlich, wenn sie uns singen hören."
> (S. 1 EI 19, Kooperationspartner Bildung/ Kultur/ Religion)

Auch bei den „Treffen der Generationen" wurden die verstorbenen Bewohnerinnen verabschiedet:

> „Wir filzen für alle Menschen, die verstorben sind, eine Blume. Und diese Blumen sind bei unseren Treffen immer dabei. Wir zünden eine Kerze an und wir sagen einen kurzen Satz. Alle Menschen, die nicht mehr hier in unsern Kreis dabei sind, die sind jetzt ein Stück weit dabei, weil wir hier die Erinnerungsblumen liegen haben. Manchmal nennen wir die Personen namentlich und manchmal sind sie einfach bei uns in der Mitte dabei. Wir schreiben eine Karte an die Hinterbliebenen. Ja wir nehmen so auch Abschied, dass die Kinder das auch wissen, das ist nichts was ein Tabuthema ist, sondern wir machen das ganz klar zum Thema. Ganz unbefangen." (S. 1 EI 19, Kooperationspartner Bildung/ Kultur/ Religion)

Zusätzlich wurde die Auseinandersetzung der Vorschulkinder mit dem Thema Sterben und Tod auch bei einer öffentlichen Veranstaltung der Stadt und innerhalb einer von der Einrichtung organisierten Veranstaltungsreihe thematisiert. Für die Eltern der Kinder gab es Elternabende und Eltern-Cafés, um auch auf dieser Ebene *„Transparenz herzustellen"* (S. 1 EI 19, Kooperationspartner Bildung/ Kultur/ Religion).

Es vertauschen sich die Rollen und die Kinder merken, dass die Bewohnerinnen sie brauchen
Die Interaktion mit den Bewohnerinnen ermöglichte es den Kindern, sich in einer anderen Rolle wahrzunehmen:

> „Also unsere Kinder sind ja normalerweise gewohnt, dass Erwachsene helfen und Erwachsene zeigen und Erwachsene ein Vorbild sind. Und wenn wir in (Name Einrichtung anonymisiert) gehen, vertauschen sich die Rollen: Kindern zeigen was, Kindern unterstützen, Kinder nehmen Rücksicht, Kinder helfen, Kinder machen vor, Erwachsene machen nach. Also die Kinder, es gibt ja Kinder, die völlig unbefangen in so eine Situation gehen, und dann gib es Kinder, die eher befangen sind. Und ja, die Kinder schaffen das, ohne dass man die irgendwie anstoßen muss, einfach durch diese Atmosphäre, dass sie auch spüren: oh da gibt es Menschen, die brauchen mich, da bin ich jetzt gefragt in meiner Kompetenz, und dann verlieren die ihre Befangenheit und werden mutiger." (S. 1 EI19, Kooperationspartner Bildung/ Kultur/ Religion)

An einem Beispiel verdeutlichte die Interviewpartnerin, dass es für die Kinder möglich ist zu lernen, sensibel auf die Bedürfnisse der Bewohnerinnen einzugehen:

> „Wir haben so kleine Holz-Vogelhäuschen mitgebracht. Wir waren auf der Demenzstation. Und ein Junge hat mit einer Frau versucht ein Häuschen anzumalen. Hat ihr immer wieder die Stifte angeboten und die Frau konnte nicht mehr sprechen, hat immer nur gesagt: Mama. Und dann hat der sie immer angeguckt und hat wohl überlegt, wieso. Ja, die ist doch so alt, wieso ruft die jetzt nach ihrer Mama. Und ich hab das einfach alles so ein bisschen von weiter weg beobachten dürfen. Und dann guckt der sie so an und sagt: du weißte, ich sag dir jetzt mal was: Deine Mama, die kommt bestimmt ganz, ganz bald, weil das ist genau der Satz, den wir bei den wir bei den Eingewöhnungskindern auch immer sagen. Und alleine die Leistung, dass er das jetzt schafft, sie quasi zu trösten. Und dann guckt er sie an, überlegt nochmal und sagt: du nee, ich glaub, die kommt vielleicht nicht ganz so bald, weil du bist ja selber schon so alt, deine Mama ist bestimmt schon im Himmel. Ja, und das war, das hat er ihr zurückgegeben. Und dann war ich nebendran gestanden hab gedacht: genau das zu begreifen, dass es eine Lebensuhr gibt. Sie konnte sich jetzt nicht äußern, aber sie war beruhigt. Sie konnte mit ihm dann dieses Häuschen, sie hat ihm die Stifte ausgesucht und sie haben beide

diese Häuschen zusammen fertiggestellt. Und das sind die Momente, dafür lohnt es sich so etwas zu tun." (S. 1 EI 19, Kooperationspartner Bildung/ Kultur/ Religion)

Die Energie aus den Treffen wirkt bei den Bewohnerinnen noch nach

Die Bewohnerinnen freuten sich sehr über die Treffen mit den Vorschulkindern und erwarteten sie schon ungeduldig, so die Interviewpartnerin:

> „Also die warten sehnsüchtig auf uns, das ist auch einfach toll, wenn wir reinkommen, strahlen uns 40, 50, 60, je nachdem wie viel Menschen da dabei sind, 30, 20 an. Es kommt ja immer darauf an, die sind ganz offen, manche fangen an zu sprechen oder mit zu klatschen. Ja, die werden aktiver als sie sonst sind, das ist auch das was die Frau (Name anonymisiert) immer zurückmeldet, dass es auch noch einen Nachklang gibt, wenn wir schon wieder weg sind. Dass die Menschen aktiver sind, dass da mal eine Äußerung kommt. Ja, das ist einfach schön." (S. 1 EI 19, Kooperationspartner Bildung/ Kultur/ Religion)

Ein weiterer Kindergarten/ eine weitere Kindertagesstätte kooperierten mit dem Bereich für Menschen mit Behinderung, vor allem mit der Tagesförderstätte. Hier verbringen Menschen mit Behinderungen, die aufgrund ihrer starken Einschränkungen nicht in einer Werkstatt arbeiten können, den Tag und nehmen am Tagesprogramm teil. Nicht alle Gäste der Tagesförderstätte wohnen in der Einrichtung. Einige kommen auch aus dem Quartier, der Stadt oder dem Landkreis. Die Kooperation kam aufgrund eines Vortrags zustande, den die Leiterin des Kindergartens/ der Kindertagesstätte in der Einrichtung hielt. An der Konzeptentwicklung waren beide Seiten beteiligt. Die Treffen der Kinder mit den Tagesfördergästen fanden regelmäßig alle sechs Wochen, entweder in den Räumen der Tagesförderstätte oder in denen der Kindertagesstätte/ dem Kindergarten statt. Die Interviewerin teilte mit, dass die Kooperation von hervorragender Zusammenarbeit und großer gegenseitiger Wertschätzung gekennzeichnet sei:

> „Also grundsätzlich ist es eine tolle Sache, die wir auf die Füße gestellt haben, gemeinsam. Diese Treffen mit den Kindern, das funktioniert hervorragend, diese Zusammenarbeit. Unter den Kollegen funktioniert es auch sehr gut. Also von der Seite her, wenn es überall so gut funktioniert, dann Hut ab." (S. 1 EI 17, Kooperationspartner)

Begegnung baut Vorurteile ab

Die Motivation zur Kooperation lag darin begründet, dass Vorurteile nur entstehen, wenn es keine Begegnungen gibt:

„Ja, es ist einfach die Begegnung. Die Begegnung mit dem anderen Menschen. Also so lange ich die Begegnung nicht habe, werde ich immer irgendwelche Vorurteile haben. Und diese Vorurteile werden sich immer mehr verfestigen. Und wenn ich Begegnungen habe und die meine Vorurteile widerlegen, dann komm ich dann erstmal in's Denken und stelle durchaus fest, dass Menschen, welche Art auch immer, welcher Collier auch immer, Menschen sind wie du und ich. Also es ist für uns eine gute Möglichkeit, Kinder auch mit Menschen in Verbindung zu bringen, die mit mehr Schwierigkeiten im Leben zu kämpfen haben, wie die Kinder es gewohnt sind. Also die mit Beeinträchtigungen zu tun haben oder auch alte Menschen." (S. 1 EI 17, Kooperationspartner)

Nach anfänglicher Zurückhaltung der Kinder waren diese schließlich sehr unbefangen und frei in der Begegnung mit den beeinträchtigten Menschen:

„Die anfänglichen Schwierigkeiten und Hemmungen gegenüber den Menschen mit Beeinträchtigungen, die werden weniger. Es tauchen Fragen auf, Kinder beschäftigen sich mit dem Thema Behinderung. Was möglich ist und warum, warum diese Menschen sich so verhalten und welche, wie diese körperlichen Beeinträchtigungen zum Teil nach außen wirken. Die Kinder stellen das eben auch, stellen das dar. Und es ist für uns natürlich super, wenn die Kinder hier auch mal so was nachspielen, da drauf einzugehen und mit den Kindern zu sprechen wieso, weshalb, warum. So dass da ein ganz anderes Verständnis und eine ganz andere Begegnung stattfinden kann. Und es gehört zunehmend mehr zum Alltag." (S. 1 EI 17, Kooperationspartner)

Nach und vor den Treffen fand immer eine ausführliche Vor- und Nachbesprechung mit den Kindern statt, sodass diese die Möglichkeit hatten, ihre Ängste zu thematisieren:

„Es gibt Kinder, die reagieren verängstigt, aber auch das ist ja dann ein Anlass, dass dann diese Treffen sowohl vor als auch nachbereitet werden, nämlich nach jedem Anlass darüber zu sprechen, wo diese Ängste herkommen, was ihnen Angst macht und so weiter und so fort. Natürlich ist das jetzt etwas, was man bearbeiten muss in der Kita, worüber man mit den Kindern sprechen muss, denn man kann die Kinder da auch nicht einfach sich selbst überlassen. Denn gerade dann würden solche Ängste, die nicht bearbeitet werden, wiederum zu weiteren Vorurteilen führen." (S. 1 EI 17, Kooperationspartner)

Diese Vorurteile zeigten sich häufig bei den Eltern der Kinder, die zumeist in ihrem bisherigen Leben keine Möglichkeit zur Interaktion mit Menschen mit Behinderungen hatten.

Die Gäste aus der Tagesförderstätte reagierten ebenso unbefangen und positiv wie die Kinder auf den wechselseitigen Kontakt, sodass die Treffen sehr positiv verliefen.

Die Kinder sind gleichzeitig geschockt und gerührt

Eine andere Einrichtung im Quartier, zu der zum Zeitpunkt des Interviews bereits seit ca. neun Jahren Kontakte bestanden und die sich u. a. um Kinder von Sinti und Roma kümmerte, suchte nach Aussage der Leitung den Kontakt zur Einrichtung der Behinderten- und Altenpflege. Aufgrund der vielen anderen Verpflichtungen konnte jedoch nur eine Veranstaltung als „Bunter Nachmittag" im Jahr realisiert werden. Inhalt war u. a., *„Weihnachtslieder auch ein bisschen rockiger mal vorzutragen"* (S. 1 EI 22, Kooperationspartner Bildung/ Kultur/ Religion). Die Reaktionen wurden im Folgenden von der Leitungskraft sehr eindrücklich beschrieben:

> „Also, ich bin fasziniert, muss ich Ihnen ehrlich sagen, ich hätte das nicht gedacht, dass selbst wirklich die hartgesottensten Jugendlichen, und die sind manchmal auch ja nicht so einfach, unser Klientel, dass die so liebevoll sind, und die freuen sich und die haben teilweise sogar schon Tränen in den Augen gehabt, wenn sie die Leute gesehen haben, die hilflos in den Rollstühlen waren. Weil die, da merkt man ja doch, ja, dass es wichtig ist, dass man so was sieht, und die waren jedes Mal, muss ich Ihnen wirklich sagen, sehr positiv eingestimmt. Die haben sich auch drauf gefreut und waren wirklich auch, da gab es noch viel Redebedarf hinterher, was wir aufgearbeitet haben. Also die waren schon teilweise auch geschockt, weil sie müssen auch wissen, als Hintergrundinfo wäre das vielleicht gar nicht so unwichtig zu erwähnen, dass bei diesen Kindern, die ich oder die wir betreuen, diesen Sinti-Kindern vornehmlich, dass es das Wort ‚Altenheim' auf Roma gar nicht gibt. Das heißt, die älteren Menschen werden niemals in ein Pflegeheim gehen, die werden immer von der Familie betreut, ja? Das ist einfach so, die Familie steht füreinander, da können wir noch ganz viel lernen, das ist einfach so. Die kämen nie auf die Idee Oma und Opa in das Pflegeheim zu geben, selbst wenn sie noch so krank wären, die würden das immer versuchen so zu stemmen. Wir müssen natürlich auch sehen mit der Zeitstruktur, beruflicher Wandel und so weiter, man kann das ja oft gar nicht so stemmen. Ich möchte niemanden verurteilen, der seine Eltern oder wenn jemand in das Pflegeheim geht, der auch keine Kinder hat. Es gibt auch genug Leute, die alleinstehend sind und alt und krank werden, ja? Ich wollt nur sagen, dass es für diese Menschen keine Berührung vorher gab, ja? Die kannten das einfach nicht." (S. 1 EI 22, Kooperationspartner Bildung/ Kultur/ Religion)

Ältere Menschen haben in der Kultur der Sinti und Roma einen sehr hohen Stellenwert.

Die Eltern der Kinder unterstützten den Kontakt zur Einrichtung:

> „Ja, wir haben das den Eltern natürlich auch gesagt, ist ja ganz transparent bei uns, die fanden das alle durchweg klasse, weil die ehren die alten Menschen sehr. Ich hab ihnen ja vorhin das schon erzählt und es ist wirklich so, dass ältere Menschen in diesen Familienstrukturen einen sehr hohen Stellenwert haben. Das ist sehr positiv, also wirklich die Alten, die werden richtig ja verehrt teilweise. Da kann sich manch

andere eine Scheibe von abschneiden." (S. 1 EI 22, Kooperationspartner Bildung/ Kultur/ Religion)

Evaluation positiver und negativer Effekte des dezentralen Wohnens

Ein Kooperationspart begleitete das von der Einrichtung 2010 initiierte Dezentralisierungsprojekt über fünf Jahre. Nach Beendigung der Begleitforschung beschäftigten sich jedoch immer noch viele wissenschaftliche Arbeiten mit dem Dezentralisierungsprojekt, so z. B. „innerhalb dieses Dezentralisierungsprojekts, wie eigentlich die Ziele oder die Idee von dieser dezentralen Wohnmöglichkeit jetzt realisiert worden, was daran vorteilhaft ist oder vielleicht auch, was daran negativ ist" (S. 1 EI 20, Kooperationspartner Bildung/ Kultur/ Religion).

Ein weiterer Kooperationspartner unterstützte die Bewohnerinnen der Behindertenhilfe dabei, Freizeitangebote selbstbestimmt zu entwickeln und zu realisieren. Dies geschah im Verbund mit neun weiteren Einrichtungen der Behindertenhilfe. Hierdurch war es auch möglich, ausgefallene Freizeitwünsche zu erfüllen. Zusätzlich wurde von diesem Kooperationspartner auch ein deutschlandweit einmaliges Projekt initiiert und jedes Jahr von neuem umgesetzt:

„Wir machen einmal im Jahr ein Jahresprojekt und seit 1996 veranstalten wir gemeinsam mit dem (Name Einrichtung anonymisiert) das ganz besondere Theaterfestival. Da werden Theatergruppen mit geistig behinderten Schauspielern zu einem Treffen eingeladen, zur Vorführung eingeladen, wo immer sechs bis acht Theatergruppen aus ganz Deutschland daran teilnehmen, und wir organisieren das in dieser Initiative in diesen zehn Einrichtungen zusammen." (S. 1 EI 23, Kooperationspartner Bildung/ Kultur/ Religion)

Schüler einer sich im Quartier befindlichen Schule konnten in der Einrichtung sowohl im Bereich der Altenhilfe als auch im Bereich der Behindertenhilfe ein Sozialpraktikum durchführen. Sie hatten dadurch die Gelegenheit, intensive, neue Erfahrungen zu machen:

„[...] dass der Tag lang ist und zum einen halt, dass auch neue Erfahrungen sind. Also dass sie halt auch sehen, dass sind Menschen, denen man sich jeden Tag neu vorstellen muss, die einfach nicht mehr wissen, wer das gestern war. Also dass sie da Einblicke gewinnen, ja in Lebensphasen, die sie sonst vielleicht nicht hätten. Das ist auch so ein Ziel für uns." (S. 1 EI 21, Kooperationspartner Bildung/ Kultur/ Religion)

Projekt „Stationenweg" integriert alle Bereiche

Die Seelsorge hatte eine besondere Stellung in der Einrichtung inne. Einerseits war der Arbeitsort die Einrichtung, andererseits die Kirche der Arbeitgeber. Gleichzeitig stellte die Seelsorge auch die Schnittstelle dar zwischen den Bereichen der Alten- und Behindertenhilfe. In viele Projekte waren auch Bewohnerinnen beider Bereiche involviert, so bei der Vorbereitung und Durchführung von Gottesdiensten und Projekten, wie z. B. dem Projekt „Stationenweg", an dem auch Externe und Kooperationspartner teilnahmen. Zudem wurden auch Gottesdienste außerhalb in den Kirchengemeinden im Quartier mit dem „Gottesdienstteam", das aus Mitgliedern beider Wohnbereiche bestand, durchgeführt und ihr Beitrag in den Ablauf der Gemeindegottesdienste vor Ort integriert:

> „Ach, ich glaube das ist einfach von selbst passiert, dadurch, dass man eben im Gottesdienst ja diese Gruppe mitbekommt und sieht, wie die agieren, und das einfach eine große Anziehungskraft auch hat." (S. 1 EI 11, Kooperationspartner Bildung/ Kultur/ Religion)

Von demenzfreundlichen Gottesdiensten im Quartier profitieren alle Besucherinnen

Gottesdienste in leichter Sprache sollten nach Meinung der Interviewpartnerin in den Kirchengemeinden regelmäßig stattfinden:

> „Das ist eine Querschnittaufgabe durch alle Gottesdienste, ich kann ja mal ein Beispiel sagen, das man eine leichte Sprache verwendet, wie es eben die Behindertenverbände auch fordern, das klappt nicht immer, den ganzen Gottesdienst in leichter Sprache zu machen, aber mein Anspruch ist schon mindestens ein oder zwei Elemente aus dem Gottesdienst, mal ist es die Predigt, mal die Schriftlesung, mal ein Gebet, eben in leichter Sprache zu verfassen. Und da kommt genau das zum Tragen, dass es nicht etwas ist, was man jetzt für Menschen mit Demenz oder mit Einschränkungen macht, sondern dass alle was davon haben. Also, die Rückmeldung kommt ganz oft, von Leuten, die jetzt so zum Gottesdienst dazukommen: Das hat mir jetzt gutgetan, dieses in leichter Sprache zu hören und nochmal anders drauf zu gucken." (S. 1 EI 11, Kooperationspartner Bildung/ Kultur/ Religion)

Die Konfirmanden der umliegenden evangelischen Kirchengemeinden leisteten ein Praktikum in der Einrichtung ab, welches ebenfalls zu „Win–Win-Situationen" (S. 1 EI 11, Kooperationspartner Bildung/ Kultur/ Religion) führte.

7.6.2   Standort 2

Kooperationspartner aus unterschiedlichen gesellschaftlichen Feldern

Ebenso wie an Standort 1 gab es auch an Standort 2 viele unterschiedliche Kooperationspartner aus den Bereichen Bildung, Kultur, Religion sowie der Politik auf der Ebene der Kommune und der Wissenschaft. So bestanden Kooperationsbeziehungen zu Bildungseinrichtungen, wie z. B. zu Schulen und Kindergärten sowie zu Einrichtungen im tertiären Bildungssystem. Im Bereich der Kultur gab es ebenfalls zahlreiche Kooperationspartner, so z. B. zu Musikschulen und Museen, zu Vereinen, zu Theatern und Orchestern. Ebenso bestand eine Kooperation mit einem Sportverein und mit den Vertreterinnen der beiden großen christlichen Kirchen. Intensive Kontakte bestanden auch zu Verantwortlichen aus der Kommune. Neben den zwölf interviewten Kooperationspartnern unterhielt die Einrichtung zu weiteren Partnern Beziehungen, so auch zu einer Initiative, in der sich regionale Unternehmen zusammengeschlossen hatten, um dem Pflegeheim einmal jährlich praktische Unterstützung durch Auszubildende zu bieten.

Zur Dauer der Kooperation machten lediglich drei Interviewte Angaben. Die Kooperationen bestanden demnach seit 25, 13, 5 und drei Jahren. Die Frequenz der Kontakte mit der Einrichtung variierte von einem täglichen Kontakt bis zu dem Einsatz einmal jährlich. Eine Kooperationspartnerin organisierte kontinuierlich zweimal wöchentlich Veranstaltungen, ein anderer wiederum in einem zweimonatigen Rhythmus. Die Kooperationsbeziehungen waren auch hier, ebenso wie an Standort 1, von Kontinuität geprägt. Die Initiative zur Kooperation ging in den vorliegenden Fällen von den Kooperationspartnern aus, die z. B. *„gerne was mit Senioren machen"* (S. 2 EI 12, Kooperationspartner Bildung/ Kultur/ Religion) wollten oder aber den Kontakt von Berufs wegen herstellten, weil Angebote für die Bewohnerinnen von stationären Pflegeeinrichtungen zum Kernanliegen der Berufstätigkeit gehörten: *„Weil das einfach meine Aufgabe hier war, Kooperationen mit verschiedenen Institutionen, in denen alte Menschen leben, herzustellen"* (S. 2 EI 10, Kooperationspartner Bildung/ Kultur/ Religion).

Andere Interviewte äußerten den Wunsch, *„den Leuten ein bisschen Freude zu machen"* und *„der Gesellschaft was zurückgeben"* (S. 2 EI 12, Kooperationspartner Bildung/ Kultur/ Religion) zu wollen.

Für die Angebote wurden z. T. gemeinsam mit der Einrichtung Konzepte entwickelt, die die inhaltliche Basis der Veranstaltungen darstellten. Dies war z. B. bei den Angeboten eines Museums für die Bewohnerinnen der Fall. Andere Kooperationspartner entwickelten spezielle Angebote für Bewohnerinnen der Einrichtung und des Quartiers mit Demenz. Ebenso gab es für den Einsatz von Schülerinnen während eines Sozialpraktikums ein Konzept, dass auch eine Schulung für den Umgang mit Menschen mit Demenz beinhaltete.

Den Bewohnerinnen der Einrichtung entstanden bei Teilnahme an den Angeboten der Kooperationspartner keine Kosten.

Die Kooperationspartner aus dem Bereich der Kommune entwickelten mit wissenschaftlicher Begleitung das oben bereits beschriebene Konzept der Quartiersnetzwerke. Die Kooperationspartner aus dem Bereich der Seelsorge wurden von den jeweiligen Kirchen finanziert und stehen der Einrichtung mit ihrer „manpower" (S. 2 EI 8 Kooperationspartner Bildung/ Kultur/ Religion) zur Verfügung. Einige Projekte wurden mit Zuschüssen vom Land gefördert. Die wissenschaftliche Begleitung der ersten Projekttreffen des Quartiersprojekts wurde von der Stadt finanziert.

Die inhaltlichen Themen waren, ebenso wie an Standort 1, weit gestreut und bildeten viele gesellschaftliche Bereiche ab.

In der Abb. 7.19 werden die Aussagen der Kooperationspartner an Standort 2 zum Thema Netzwerke (Effekt und Nachhaltigkeit) zusammengefasst. Danach folgt eine nähere Erläuterung der wichtigsten Textstellen.

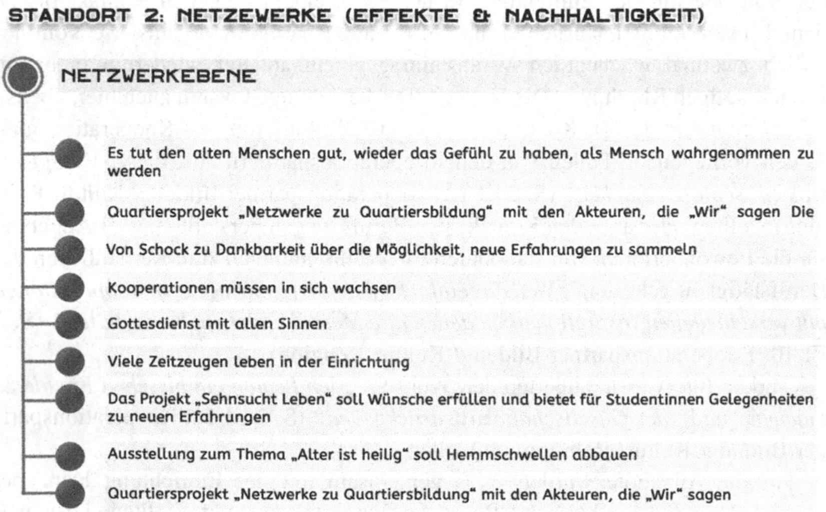

STANDORT 2: NETZEWERKE (EFFEKTE & NACHHALTIGKEIT)

NETZWERKEBENE

- Es tut den alten Menschen gut, wieder das Gefühl zu haben, als Mensch wahrgenommen zu werden
- Quartiersprojekt „Netzwerke zu Quartiersbildung" mit den Akteuren, die „Wir" sagen Die
- Von Schock zu Dankbarkeit über die Möglichkeit, neue Erfahrungen zu sammeln
- Kooperationen müssen in sich wachsen
- Gottesdienst mit allen Sinnen
- Viele Zeitzeugen leben in der Einrichtung
- Das Projekt „Sehnsucht Leben" soll Wünsche erfüllen und bietet für Studentinnen Gelegenheiten zu neuen Erfahrungen
- Ausstellung zum Thema „Alter ist heilig" soll Hemmschwellen abbauen
- Quartiersprojekt „Netzwerke zu Quartiersbildung" mit den Akteuren, die „Wir" sagen

Abb. 7.19 Standort 2: Netzwerke (Effekte und Nachhaltigkeit)

Es tut den alten Menschen gut, wieder das Gefühl zu haben, als Mensch wahrgenommen zu werden

Eine Interviewpartnerin teilte mit, dass neben Ballett- und Tanzvorführungen in der Einrichtung auch eine systematische Schulung von interessierten Mitarbeiterinnen der Einrichtung im „Rollatortanz" stattfände und diese den Tanz dann auch in ihr Beschäftigungsprogramm für die Bewohnerinnen aufnehmen würden. Zusätzlich fand auch eine ehrenamtliche Betreuung einzelner Bewohnerinnen durch einige Tänzer statt. Insbesondere bei dieser persönlichen Zuwendung zu einzelnen Bewohnerinnen erhielten die Mitglieder dieser Kooperationspartnerin sehr positive Resonanz:

„Und wenn wir zum Beispiel dann kommen, und wir setzen uns dann zu denen auch hin, und gehen dahin und schwätzen mit denen, das ist das höchste Glück für die. Dass sie einfach wieder nicht nur alte Leute um sich herumhaben, sondern eben halt das Gefühl haben, sie werden wieder als Mensch wahrgenommen. Man hört ihnen mal zu, man kümmert sich um sie, man redet mit ihnen, man hat Interesse daran. Das ist ganz wichtig." (S. 2 EI 19, Kooperationspartner Bildung/ Kultur/ Religion)

Verschiedene Schulen im Quartier engagierten sich in unterschiedlicher Weise für die Einrichtung. Im Rahmen eines dreiwöchigen Sozialpraktikums konnten die Schüler einer weiterführenden Schule Unterstützungs- und Betreuungsaufgaben in den Wohnbereichen wahrnehmen. Diese Arbeiten wurden von ihnen meist sehr gewissenhaft ausgeführt, sodass sie „für ihren guten Einsatz" gelobt wurden und die „soziale Institution das Vertrauen, sie auch mit anspruchsvollen Aufgaben, wie der Betreuung von Schwerstbehinderten oder Sterbenden" (S. 2 EI 18, Kooperationspartner Bildung/ Kultur/ Religion) hatte.

Die Schüler einer weiteren Schule beteiligten sich bei einem zweimal im Jahr stattfindenden Ausflug in ein nahegelegenes Museum. Hierbei übernahmen sie die Rolle der „Rollstuhlschieber" (S. 2 EI 7, Kooperationspartner Bildung/ Kultur/ Religion). Auch bei Veranstaltungen wie Feiern im Garten der Einrichtung oder der jährlichen, großen Nikolausfeier kümmerten sie sich im Rahmen der Einzelbetreuung um die Bewohnerinnen und unterstützten diese neben dem Rollstuhlschieben zum Beispiel auch beim Trinken und Essen.

Die Schülerinnen erleben, wie kompliziert es sein kann, wenn man nicht alleine essen kann

Die Schüler einer sich ebenfalls im Stadtteil befindlichen Grundschule konnten im Rahmen der „Sieben trifft siebzig" genannten Veranstaltung Erfahrungen mit hochbetagten Menschen sammeln: „Sie erleben dann auch, wie kompliziert das *ist, wenn einer nicht allein essen kann.* " (S. 2 E I7, Kooperationspartner Bildung/ Kultur/ Religion).

Die Kinder eines benachbarten Kindergartens/ einer benachbarten Kindertagesstätte konnten den offenen und den geschlossenen Bereich des Gartens jederzeit nutzen, um dort zu spielen und die Hühner in den dort befindlichen Volieren zu beobachten. Ebenso wurde dort kurz vor Ostern ein gemeinsames Ostereiersuchen veranstaltet und die Kinder kamen mit ihren Laternen zum Sankt Martinssingen in die Einrichtung. Es wurde betont, dass *„die Kinder da sehr offen und sind damit sehr vorurteilsfrei umgehen. Die gehen auch auf die älteren Menschen zu"* (S. 2 EI 14, Kooperationspartner Bildung/ Kultur/ Religion). Sie lösten hierbei freudige Reaktionen bei den Bewohnerinnen aus: *„Aber ich glaube, die freuen sich einfach, wenn Kinder da sind, und wenn Leben da ist. Das ist das, was wir zurückgemeldet bekommen"* (S. 2 EI 14, Kooperationspartner Bildung/ Kultur/ Religion).

Ein musikpädagogisches Institut engagierte sich im hohen Maße im Pflegeheim am Standort 2. Zweimal wöchentlich gab es Angebote für unterschiedliche Adressatengruppen: Ein Chor setzte sich sowohl aus Bewohnerinnen der Einrichtung als auch aus Externen zusammen: *„Und da sind jetzt inzwischen immerhin drei Damen auch, die, ja, nicht im städtischen Altenheim leben, sondern außerhalb, und da auch regelmäßig also auch dazukommen"* (S. 2 EI 10, Kooperationspartner Bildung/ Kultur/ Religion). Zusätzlich wurden bei Bedarf auch die Mitglieder eines Kinderchors integriert: *„Also es geht natürlich um diesen generationsverbindenden Aspekt, aber auch, um das musikalische Ergebnis dann vielleicht noch beeindruckender werden zu lassen"* (S. 2 EI 10, Kooperationspartner Bildung/ Kultur/ Religion). In einer weiteren Gruppenstunde fand ein musikpädagogisches Angebot für Bewohnerinnen mit Demenz statt.

Ein besonderes Projekt wurde vor kurzem durchgeführt. Hierbei handelte es sich um ein Konzert für Menschen mit Demenz. Die Einrichtung an Standort 2 fungierte dabei als

„wichtiger Kooperationspartner, weil einfach, ja, die Kompetenzen in Bezug auf alte Menschen mit demenzieller Veränderung vorhanden sind. Da haben wir uns ganz stark ausgetauscht, um dann ein adäquates Konzert hier auch durchführen zu können. Da waren dann hundert Menschen mit demenzieller Veränderung und ohne demenzielle Veränderung und haben einfach einen Konzertnachmittag verbracht. Die Kooperation ist insofern da ganz, ja, weitreichend irgendwie." (S. 2 EI 10, Kooperationspartner Bildung/ Kultur/ Religion)

Zusätzlich konnten die Schüler und Studierenden die Kooperation dazu nutzen, auf ihren Instrumenten vorzuspielen. Die Studierenden, die sich in einer musikpädagogischen Ausbildung befanden, konnten im Rahmen der beiden oben genannten Gruppenangebote Unterrichtspraxis erwerben und Erfahrungen sammeln.

Die Kooperation mit der Einrichtung wurde von der Interviewten als „Win–Win-Situation" beschrieben, da sowohl die Einrichtung als auch der Kooperationspartner durch die Möglichkeit, Studierende mit einzubeziehen, sehr stark profitierten.

Von Schock zu Dankbarkeit über die Möglichkeit, neue Erfahrungen zu sammeln

Ein Museum im Quartier fungierte ebenfalls als Kooperationspartner. Zweimal jährlich wurden die Bewohnerinnen von Schülern einer benachbarten Schule, die in der AG „Jung und Alt" engagiert waren, in der Einrichtung abgeholt und zum Museum begleitet. Die meisten Bewohnerinnen wurden im Rollstuhl dorthin geschoben. Von der Museumspädagogin wurde zuvor ein Programm gemeinsam mit dem Sozialdienst der Einrichtung ausgearbeitet und die Bewohnerinnen der Einrichtung aktiv in die Veranstaltung einbezogen. Einmal im Monat kamen die jungen Menschen, die ein Freiwilliges Soziales Jahr im Museum absolvierten, in die Einrichtung und stellten dort verschiedene Tiere in einem Vortrag vor:

> „Das heißt, wir gehen einmal im Monat in das Heim, bringen Tiere mit und haben ein Thema wie zum Beispiel Hase und Kaninchen oder das Eichhörnchen […] und erzählen dann eine Stunde lang zu diesen Tieren, zeigen eine PowerPoint, singen meistens ein Lied, suchen ein Gedicht raus, machen so eine abwechslungsreiche aktive und interaktive Stunde." (S. 2 EI 12, Kooperationspartner Bildung/ Kultur/ Religion)

Die Reaktionen der jungen Menschen veränderten sich im Lauf des Jahres:

> „Also die sind am Anfang schockiert und machen das aber dann im Laufe des Jahres. Also das ist für sie eine neue Erfahrung, mit so alten Menschen in einem Altersheim zusammen zu sein, aber gewinnen daran Freude […]. Man merkt dann, da entsteht in diesem Jahr eine Beziehung, und wenn sie dann gehen nach dem Jahr, sind die meisten sehr dankbar für diese zehn Termine, die sie da hatten und für die Erfahrungen, die sie gemacht haben. Ja, es ist ein Prozess, auf alle Fälle. Also am Anfang sind die sehr geschockt, wenn sie das erste Mal kommen. Also so konfrontiert zu sein mit Alter und dass die Leute manchmal wegschlafen, das passiert halt, dass die einschlafen. Und diese ganzen Sachen, die sind ihnen neu […]. Aber es gibt auch viele, die sie dann loben und die sich richtig freuen und von daher, ich halte das für gut." (S. 2 EI 12, Kooperationspartner Bildung/ Kultur/ Religion)

Kooperationen müssen in sich wachsen

Ein weiterer Kooperationspartner der Einrichtung wandelte mit Unterstützung der Einrichtungsleitung einen Raum in eine *„Sky-Lounge"* um: Es wurde ein Fernseher angeschafft und ein Abonnement finanziert, das es ermöglichte, die Spiele des Fußballvereins anzuschauen. Auch wurden einige Bewohnerinnen von Zeit zu Zeit zu Live-Spielen ins Stadion eingeladen. Dies war möglich, da sich dort auch viele Rollstuhlbesucherplätze befanden. Zusätzlich versorgte der Kooperationspartner mehrmals jährlich die Bewohnerinnen mit Fanartikeln, die von Trikots bis Poster reichten. Hierdurch gelang es dem Kooperationspartner, *„einfach auch mal für ein paar Minuten da ein bisschen Freude zu schenken"*. Die Vertreterin des Kooperationspartnerns war der Meinung, dass die Zusammenarbeit mit der Einrichtung *„in sich wachsen"* sollte, um auch Veränderungen in der Gesellschaft, in der Einrichtung und im Personal Rechnung zu tragen: *„Das ergibt sich manchmal aus dem Gespräch oder aus den Veränderungen, die sich in der Gesellschaft oder in den Häusern oder im Personal ja auch manchmal."* Letztendlich sei die Orientierung am *„Mehrwert für die Bewohner"* (S. 2 EI 13, Kooperationspartner Bildung/ Kultur/ Religion) ausschlaggebend.

In der Einrichtung waren zwei Seelsorgevertreter eingesetzt, je je ein Vertreter der beiden großen christlichen Kirchen. Ihr gemeinsames Büro befand sich zentral gelegen im Hauptgebäude der Einrichtung. Sie nahmen, ebenso wie bei Standort 1, eine Sonderstellung ein, da sie zwar in der Einrichtung arbeiteten, nicht jedoch von dieser bezahlt wurden:

> „Also grundsätzlich werden wir (Name Einrichtung anonymisiert) nicht unterstützt. Die Heimleitung hat da nichts einzumischen. Sondern es ist umgekehrt, dass wir unser Geld mitbringen, nenne ich das einmal. Also meine Stelle ist natürlich von der Kirche finanziert" (S. 2 EI 8, Kooperationspartner Bildung/ Kultur/ Religion)

Sie stellten somit ein wichtiges Bindeglied an der Schnittstelle zwischen Quartier und Einrichtung dar. Neben den klassischen Aufgaben der Seelsorge im kategorialen Bereich wie dem Führen von Seelsorgegesprächen, der Veranstaltung von Gottesdiensten in der hauseigenen Kapelle, dem Anbieten von Beichtgelegenheiten, der Krankenkommunion, der Krankensalbung sowie der Sterbe- und Trauerbegleitung gab es im Bereich der Seelsorge viele Kooperationen, die den Bewohnerinnen der Einrichtung zu Gute kamen. So konnten Kooperationsbeziehungen sowohl im Bildungs-, als auch im Kulturbereich initiiert und etabliert werden. Auch die kirchlichen Festtage wurden durch Feiern in der Einrichtung in Kooperation mit dem Sozialdienst in Form von Ritualen begangen. So fand zum Beispiel an Maria Himmelfahrt die Kräuterweihe statt:

„Da ist den ganzen Tag Fest [...]. Und da kommen auch die Angehörigen auch, von der Umgebung, Leute. Die wissen dann, da ist wieder Kräuterfest [...]. Aber dafür basteln die eine Woche lang Kräuterbüsche mit den Dementen auch. Die können das. Die basteln dann. Dann kriegt jeder Bewohner, der will, so einen Strauß. Also der Sozialdienst hat faktisch die Kirchenfeiertage für sich in Beschlag, positiv gemeint, in Beschlag genommen als Angebot." (S. 2 EI 7 Kooperationspartner Bildung/ Kultur/ Religion)

Gottesdienst mit allen Sinnen

Die Gottesdienste in der hauseigenen Kapelle wurden den Bedürfnissen der Klientel angepasst. Hierzu wurden Fortbildungen besucht und das so erworbene *„Demenz-Fachwissen"* konnte eingesetzt werden, um die Liturgie umzugestalten. Es wurde der *„Gottesdienst mit Sinnen"* (S. 2 EI 7 Kooperationspartner Bildung/ Kultur/ Religion) eingeführt:

„Also die normale logische, also die Denksprache ist unterentwickelt, aber die emo-tionale Ebene ist da. Und wenn ich immer über den guten Hirten rede, bringe ich dann ein schönes Schaf mit, wo wie echt aussieht und echte Wolle. Und dann streicheln die das und wollen es am liebsten mitnehmen. Also diese Form. Ich tue auch öfter mit Geräuschen und dann wachen die auch gleich auf am Anfang der Predigt, mit lauten Trompeten. Das ist aber auch eine hohe Kunst, das auch quasi dem Klientel anzupassen." (S. 2 EI 7 Kooperationspartner Bildung/ Kultur/ Religion)

Auch für die Menschen mit Demenz im Quartier wurde ein Gottesdienstformat entwickelt. Im Rahmen der Kooperation mit einem Wohlfahrtsverband fanden an sechs Terminen im Jahr *„Gottesdienste speziell auf Demenzniveau"* statt. Diese Gottesdienste waren *„für alle, nur nicht für Bewohner"* (S. 2 EI 7, Kooperations-partner Bildung/ Kultur/ Religion) geöffnet, da diese jede Woche die Möglichkeit hatten, den Gottesdienst zu besuchen. Es finden sich Parallelen zu Standort 1, da auch dort dem Klientel angepasste Konzepte im Gottesdienst umgesetzt wurden.

Viele Zeitzeugen leben in der Einrichtung

Ebenso wie die Einrichtung unterhielt der Bereich der Seelsorge Kontakte zu verschiedenen Schulen, die sich z. T. auch mit besonderen Projekten in der Einrichtung engagierten. So recherchierte eine Schulklasse im Rahmen eines Holocaust-Projekts den Verbleib der ehemaligen Mitglieder der jüdischen Gemeinde. Sie konnten Spuren bis nach Amerika verfolgen und ihre Dokumente wurden in der Hauskapelle im Rahmen einer Ausstellung veröffentlicht. Zum Brand der Synagoge am 9. November 1938 konnte als Zeitzeugin auch eine Bewohnerin jüdischen Glaubens befragt werden. Viele Bewohnerinnen erinner-ten sich zudem an die Bombardierungen der Stadt im Zweiten Weltkrieg, die zu starken Zerstörungen führten: *„Das haben alle fast, die über 80 sind, mit Sicherheit* erlebt. *Die waren dann im Bunker"* (S. 2 EI 7, Kooperationspartner Bildung/ Kultur/ Religion). Erinnerungen wurden auch bei einer besonderen Abendmahlfeier an einem Gründonnerstag geweckt:

> „Und da haben wir den Gründonnerstag morgens als Passahmal gefeiert, mit Matzenbrot, natürlich mit Saft. Und da haben die so viel gewusst [...]. Hier gab es eine große jüdische Gemeinde. Da mussten die oft am Sabbat den Nachbarn den Ofen anstecken, weil das verboten ist, Feuer zu machen. Sie erinnerten sich auch daran, dass sie dies Brot immer von den jüdischen Nachbarn bekamen. Also haben die erzählt von ihren damaligen Kontakten zu den jüdischen Nachbarn. Das war hier in (Stadt anonymisiert) ein ungestörtes Verhältnis zu Juden." (S. 2 EI 7, Kooperationspartner Bildung/ Kultur/ Religion)

Das Projekt „Sehnsucht Leben" soll Wünsche erfüllen und bietet für Studierende Gelegenheiten zu neuen Erfahrungen

Eine weitere Kooperation des Seelsorgebereichs bestand zu der Universität, sodass verschiedene Projekte mit Studierenden unterschiedlicher Fakultäten durchgeführt werden konnten. Ein aktuelles Projekt sollte den Bewohnerinnen der Einrichtung Gelegenheit geben, über ihre Sehnsüchte und Wünsche zu sprechen und diese Wünsche mithilfe der Studierenden zu realisieren. Es handelte sich hierbei auch um Win-Win-Situationen, da diese die Möglichkeit erhielten, Anknüpfungspunkte zu finden und zu reflektieren, *„was habe ich schon erlebt mit alten Menschen, oder wo habe ich auch noch Bedarf, vielleicht da einmal hinzuschauen und wo begegnen mir alte Menschen in meinem, vielleicht späteren Berufsalltag"* (S. 2 EI 8, Kooperationspartner Bildung/ Kultur/ Religion).

Jugendliche, die Sozialstunden ableisten mussten, wurden auch von der städtischen Jugendhilfe zur Unterstützung für den Seelsorgebereich eingesetzt, wenn es darum ging, die Bewohnerinnen zum Gottesdienst und danach wieder in ihre Wohnbereiche zu bringen. Zusätzlich übernahmen einige auch die Betreuung bei Ausflügen ins Quartier. Für diese und die Personen aus einem ehrenamtlichen Besuchsdienst, der von den Seelsorgern gegründet wurde, wurde ein Konzept entwickelt, das unter anderem Rollstuhl- und Sozialtraining enthielt:

> „Da haben wir jetzt eine Checkliste entwickelt für die Studenten und die Menschen von der Jugendhilfe, die jungen Leute. Damit die sozusagen ihre Checkliste abhaken können, was habe ich denn schon abgefragt? Was muss ich beachten, dass die das ein bisschen wirklich schematisch auch machen. Die haben also Notfallnummern sozusagen, sowohl vom Wohnbereich als auch von uns. Also das könnte rein theoretisch sein, dass schon ein Toilettenbesuch eine Krise auslöst, weil man den Mensch nicht auf die

Toilette bekommt oder weil da etwas schiefgeht oder ich den Menschen nicht mehr von der Toilette herunterbekomme. Also alles so ganz normale Dinge, die wie gesagt schon vielleicht eine Krise auslösen könnten, und dass man da noch einmal telefonisch erreichbar ist und sagt, also da gehst du jetzt so und so vor und den könntest du rufen und das kannst du jetzt machen. Oder die um Hilfe bitten. Wobei die natürlich auch ein bisschen geschult werden vorher. Die kriegen ein Rollstuhltraining zum Beispiel. Ganz etwas Wichtiges oder die kriegen erzählt, was Menschen mit Demenz, welche Bedürfnisse die haben im allgemeinen und dann gibt es immer erst einmal eine Begegnung, wo man sich kennenlernt, wo man dann auch einfach so einmal spüren kann, was bedeutet das, mit einem alten Menschen sich zu unterhalten, den vielleicht einen Abend wirklich zu begleiten, zu betreuen. Was ist überhaupt mit der Zeit? Ist der Mensch abends noch fit oder muss ich vielleicht sogar eher nach einem Nachmittagstermin suchen? Solche Dinge. Das ist zu überlegen. Das schult ja auch das und das ist aber genauso gemeint. Ist ja letzten Endes ein Sozialtraining." (S. 2 EI 8, Kooperationspartner Bildung/ Kultur/ Religion)

Auch hier lässt sich wiedererkennen, dass beide Kooperationspartner profitierten, da die Jugendlichen bei einem Ausflug mit den Bewohnerinnen ihr Sozialverhalten entwickeln konnten.

Ausstellung zum Thema „Alter ist heilig" soll Hemmschwellen abbauen

Für die Veranstaltung „Nacht der offenen Kirchen", die jährlich stattfindet, wurden von den Seelsorgern Themen ausgewählt, die einerseits *„eine gewisse Scheu vorm Altenheim"* nehmen und andererseits der Öffentlichkeit signalisieren sollten, dass die Einrichtung über sehr gute Kompetenzen verfügte:

„Wenn man hierher kommt wird man mit sehr viel Kompetenz begleitet und betreut. Das ist also auch ein ganz wichtiges Bild nach außen. Eine Fotografin fotografierte die Bewohnerinnen an ihren Lieblingsplätzen und in ganz großen Porträts, wo man sozusagen auch die Schönheit in alten Gesichtern entdecken konnte und das war ein unglaublich großer Erfolg. Alte Menschen so zu präsentieren und dieses Thema, Alter ist heilig, hat ja etwas Provokantes und das sozusagen in die Öffentlichkeit und in die Stadt zu tragen." (S. 2 EI 8, Kooperationspartner Bildung/ Kultur/ Religion)

Es fanden Konzerte in der Hauskapelle statt, zu denen auch viele Personen aus dem Quartier eingeladen waren.

Kulturelle Veranstaltungen für die Bewohnerinnen der Einrichtung im Quartier wurden ebenfalls von den Seelsorgern angeboten, so z. B. Kirchenführungen und in der Weihnachtszeit zur Krippe einer nahegelegenen Kirche.

Die Bewohnerinnen erkannten den Kooperationspartner immer sehr leicht wieder und wussten zu schätzen, dass er sich um sie kümmerte:

„Ich laufe ja nicht so klerikal rum wie meine Kollegen, wie unser Bischof, aber die
erkennen mich sofort. Sogar neue. Das ist der Pfarrer. Oder ich merke dann, wenn
ich vorbeigelaufen bin, sagen die: Wer war denn das? Das war doch der Pfarrer, also
dann ist man auch sofort, das kommt durch die Rolle, glaube ich. Also die kennen
mich eher wie die eigene Tochter. Und da habe ich den Vorteil, ich kann vorbeilaufen.
Auch wenn ich sehe, da liegt dann ein Glas, unterm Tisch ist alles nass, dann muss
ich das aufheben. Da haben die alten Leute oft Hemmung: Herr Pfarrer, nein. Da sage
ich: Doch, ich bin dafür da. Das kann ich nicht sehen, wenn da ein Glas unterm Tisch
liegt. Und die Pflege nimmt dann das Handy und ruft die Putzfrau. Das ist ein ganz
anderer Bezug. Dafür habe ich auch einen Bezug zu diesen Menschen." (S. 2 EI 7,
Kooperationspartner Bildung/ Kultur/ Religion)

Quartiersprojekt „Netzwerke zu Quartiersbildung" mit den Akteuren, die „Wir" sagen

Eine Vertreterin der Kooperationspartner aus dem Bereich der Politik/ Kom-
mune/ Verwaltung stellte die Initiatorin des Quartiersprojekts dar, das alle
relevanten Akteure in dem Stadtteil, in dem sich auch die stationäre Pflegeeinrichtung befindet, an einem Tisch vereinen sollte. Im Zentrum standen die Bedürfnisse
der älteren Stadtteilbewohnerschaft. Die Einrichtung an Standort 2 stellte sich im
Rahmen des Quartiersprojekts u. a. mit dem Angebot des offenen Mittagstisches
und der Einrichtung einer Tagespflege auf. Entscheidend war jedoch nach Meinung der Interviewpartnerin die Identifikation der Akteure mit ihrem Stadtteil
und mit dem Projekt: „Diejenigen, die ihren Sitz in der Altstadt haben und die
dann sagen würden „Wir" (S. 2 EI 9, Kooperationspartner Politik/ Kommune/
Verwaltung).

7.6.3   Standort 3

Ebenso wie an den anderen beiden Standorten gab es auch an Standort 3
viele Institutionen und Einrichtungen, mit denen die Organisation der stationären
Langzeitpflege Kooperationsbeziehungen aufgebaut und unterhalten hatte. Diese
gehörten den unterschiedlichsten gesellschaftlichen Feldern, wie z. B. den Bereichen der Bildung, Religion und Kultur, an. Zusätzlich zu diesen Kooperationen
wurde zum Zeitpunkt der Interviewaufnahmen ein Quartiersentwicklungsprojekt
„Soziales Quartier" (S. 3 EI 5, Kooperationspartner Politik/ Kommune/ Verwaltung) durchgeführt, dessen Kern der projektierte Neubau des Pflegeheims nach
dem Modell der Hausgemeinschaften mit der Integration von Räumen für die
Kirchengemeinde und der Etablierung einer Tagespflegeeinrichtung in Kooperation mit einer Sozialstation darstellte. Ebenso sollte das Quartiersmanagementbüro

dort eingerichtet werden. Zusätzlich sollten auf dem Areal der Kirchengemeinde, auf dem sich der alte und der neue Bau des Pflegeheims befanden, Eigentumswohnungen für Familien und Wohnungen im Kontext eines genossenschaftlichen Wohnprojekts einer Ordensgemeinschaft und der Katholischen Frauen Deutschlands (KFD) für Alleinstehende errichtet werden. Involviert werden sollten jedoch alle Bürger der Stadt. Deshalb wurde zu Beginn im Jahr 2016 eine Sozialraumanalyse durchgeführt. Eine Stelle für das Quartiersmanagement wurde eingerichtet. Auf Initiative des Pflegeheimträgers wurden Projektgruppen eingerichtet, die sich mit den unterschiedlichen Aspekten der Umsetzung beschäftigten. Eine „Teilprojektgruppe" umfasste Vertreter der involvierten Akteure, der Kommune und des Landkreises: Trägervertreter der Einrichtung, Vertreter der Altenpflegeeinrichtung, Vertreter der Sozialstation, der Kirchengemeinde, der KFD, der Diözese, des Quartiersmanagements, der Stadt, der Verbandsgemeinde und der Kreisverwaltung sowie der Wissenschaft arbeiteten als Steuerungsgruppe unter professioneller Moderation zusammen. Ebenso wie an Standort 2 kann für Standort 3 postuliert werden, dass die Einrichtung der stationären Langzeitpflege einen Akteur neben anderen Akteuren in diesem Quartiersentwicklungsprojekt darstellte.

Im Folgenden werden die Perspektiven der Kooperationspartner aus diesen beiden unterschiedlichen Gruppen präsentiert. Zunächst werden die Aussagen aus den Interviews mit den Kooperationspartner der Bereiche Bildung, Kultur und Religion dargestellt und im Anschluss die Inhalte der Interviews mit den Kooperationspartner aus dem Quartiersentwicklungsprojekt.

Die Kooperationsbeziehungen zu den Vertretern aus den Bereichen Kultur, Religion und Bildung bestanden unterschiedlich lange. Die Dauer variierte zwischen fast 28 Jahren und acht Jahren. Der Umfang der Kooperation betrug zwischen mehrmals wöchentlich, zweimal monatlich und zweimal im Jahr. Es kann postuliert werden, dass die Beziehungen von Kontinuität geprägt waren. Die Motivation zur Kontaktaufnahme war in einem Fall durch persönliche Betroffenheit entstanden:

> „Gut, wir machen es jetzt seit 2011 und wie gesagt, wir haben jetzt sieben Jahre den Kontakt mit (Name Einrichtung anonymisiert) und davor hatten wir im Prinzip sieben Jahre meine Mutter da, also ich bin seit zehn, zwölf, 14 Jahren bin ich ständig im Heim und dann hat man anderen Kontakt." (S. 3 EI 11, Kooperationspartner Bildung/ Kultur/ Religion)

Ein Kooperationspartner aus dem Bereich der Kindergärten/ Kindertagesstätten gab an, dass die Kooperation aufgrund des Interesses beider Seiten entstanden sei. Zusätzlich förderte eine Gemeindereferentin, die Kontakte zu beiden Partnern

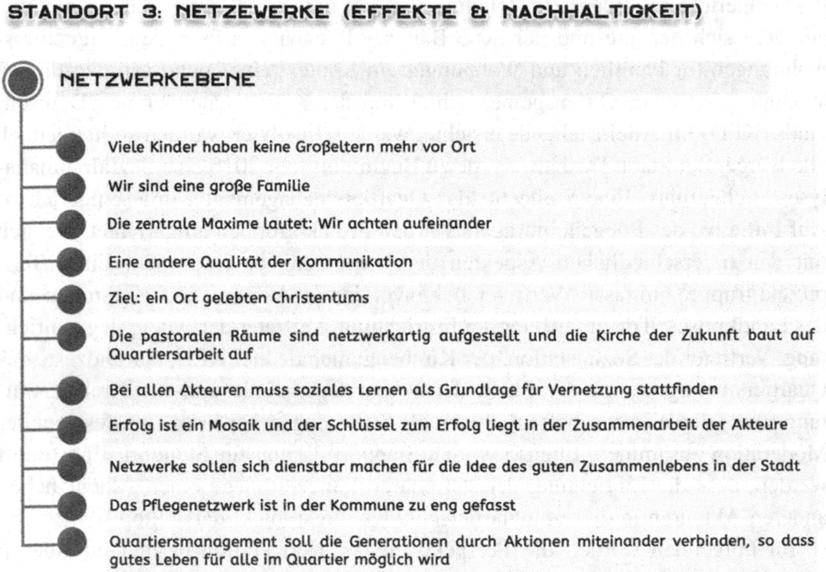

STANDORT 3: NETZWERKE (EFFEKTE & NACHHALTIGKEIT)

NETZWERKEBENE

- Viele Kinder haben keine Großeltern mehr vor Ort
- Wir sind eine große Familie
- Die zentrale Maxime lautet: Wir achten aufeinander
- Eine andere Qualität der Kommunikation
- Ziel: ein Ort gelebten Christentums
- Die pastoralen Räume sind netzwerkartig aufgestellt und die Kirche der Zukunft baut auf Quartiersarbeit auf
- Bei allen Akteuren muss soziales Lernen als Grundlage für Vernetzung stattfinden
- Erfolg ist ein Mosaik und der Schlüssel zum Erfolg liegt in der Zusammenarbeit der Akteure
- Netzwerke sollen sich dienstbar machen für die Idee des guten Zusammenlebens in der Stadt
- Das Pflegenetzwerk ist in der Kommune zu eng gefasst
- Quartiersmanagement soll die Generationen durch Aktionen miteinander verbinden, so dass gutes Leben für alle im Quartier möglich wird

Abb. 7.20 Standort 3: Netzwerke (Effekte und Nachhaltigkeit)

pflegte, den gegenseitigen Austausch. Zu einem weiteren Kooperationspartner kam der Kontakt durch eine Vertreterin des Quartiersmanagements zustande.

In der Abb. 7.20 werden die Aussagen der Kooperationspartner an Standort 3 zum Thema Netzwerke (Effekt und Nachhaltigkeit) zusammengefasst. Danach folgt eine nähere Erläuterung der wichtigsten Textstellen.

Viele Kinder haben keine Großeltern mehr vor Ort

Es wurde mitgeteilt, dass die Großeltern der Kinder aus dem Kindergarten/ der Kindertagesstätte häufig nicht in der Nähe wohnten oder noch sehr jung seien, sodass die Kinder keinen Bezug zu Menschen, die z. B. gebrechlich sind, entwickeln konnten. Aus diesem Grund profitierten sie von gemeinsamen Aktivitäten *„stark und auch die Eltern sind begeistert"* (S. 3 EI 12, Kooperationspartner Bildung/ Kultur/ Religion). Die Kinder waren gegenüber den Bewohnerinnen der Einrichtung *„sehr offen und haben gar keine Hemmungen, auch mal zu fragen: Warum hast Du nur ein Bein, oder: Warum kannst du das jetzt so nicht machen?"* (S. 3 EI 12, Kooperationspartner Bildung/ Kultur/ Religion). Zahlreiche Projekte wurden gemeinsam durchgeführt, so z. B. das Pflücken von Obst auf der gemeinsamen Streuobstwiese. Ein Teil der Bewohnerinnen fungierte als Vorlesepaten und besuchte dazu die Kinder im Kindergarten/ in der Kindertagesstätte, die sich in der Nähe des Pflegeheims befand. Die Kinder wiederum bastelten beim Gegenbesuch mit den Seniorinnen oder es wurde gemeinsam gesungen. Für die Begegnungen wurde ein gemeinsames Konzept erarbeitet. Für die Kinder stellten die Veranstaltungen das Eintauchen in eine „fremde Welt" dar:

> „Also die Kinder berichten den Eltern oder auch dann uns, was sie erlebt haben, teilweise wird es ja auch dann in Bildern dargestellt und die sind halt schon, denke ich, sehr angetan einmal so alte Menschen zu erleben, weil das für sie ja schon zum Teil wirklich eine fremde Welt ist, dass man sieht, dass Menschen nicht mehr so mobil sind und vielleicht auch nicht mehr so sprechen können, vielleicht auch ein bisschen anders aussehen, manche Dinge anders tun, dass sie da schon sehr erstaunt sind." (S. 3 EI 12, Kooperationspartner Bildung/ Kultur/ Religion)

Im Interview mit der Vertretung eines anderen Kooperationspartners wurde deutlich, dass ein vielfältiges, ehrenamtliches Engagement für die Einrichtung bestand. Einmal monatlich suchten die Mitglieder der Kooperationspartnerin die Einrichtung auf, um Gespräche mit den Bewohnerinnen zu führen und

> „einfach mal für eine Stunde oder zwei Stunden Unterhaltung zu sorgen. Denn die Leute sind ja, die Pflegekräfte haben ja nicht immer die Zeit, sich da intensiv auch zu unterhalten. Und da kommen wir dann ins Heim und sagen, okay, dann gehen wir auch mal da von Tisch zu Tisch oder setzen uns mit den Senioren zusammen, unterhalten uns ein bisschen mit denen, so dass auch da ein Kontakt, ein reger Kontakt besteht." (S. 3 EI 11, Kooperationspartner Bildung/ Kultur/ Religion)

Wir sind eine große Familie

Zusätzlich wurden Ausflüge organisiert, bei denen manchmal bis zu 25 Rollstuhlfahrerinnen teilnahmen und von den Mitgliedern der Kooperationspartnerin geschoben wurden. Es wurden in Kooperation mit der Einrichtung Feste organisiert. Die Mitglieder waren auch bereit, bei Bedarf, spontan Unterstützung zu leisten. Eine finanzielle Unterstützung umfasste besondere Anschaffungen, die vom Heim aufgrund fehlender finanzieller Mittel nicht getragen werden konnten. Wichtig war jedoch, dass *„wir nicht in den Ablauf des Heims eingreifen wollen. Das ist Sache des Heimes. Wir kommen und helfen"* (S. 3 EI 11, Kooperationspartner Bildung/ Kultur/ Religion). Problematisch war jedoch der Umstand, dass es sich bei den über hundert Mitgliedern meist um Personen im Rentenalter handelte und die Erfahrung gemacht wurde, dass jüngere Menschen nur schwer zu einem Engagement zu bewegen waren. Die Identifikation sowohl auf der Seite des Kooperationspartners als auch auf der Seite der Einrichtung war groß, sodass davon gesprochen wurde, *„eine große Familie"* zu sein: *„Ja, ja, doch, wir sehen uns mittlerweile als eine Familie, in dem wir sagen: Wir sind das Seniorenheim. Wir gehören dazu"* (S. 3 EI 11, Kooperationspartner Bildung/ Kultur/ Religion).

Ebenso wie an den anderen beiden Standorten gab es auch an Standort 3 eine Seelsorgevertretung, die ebenfalls nicht von der Einrichtung, sondern von der Kirche finanziert wurde. Mehrmals wöchentlich wurden Gottesdienste in der hauseigenen Kapelle gefeiert, aber auch, z. B. an Feiertagen, Gottesdienste zusammen mit der Kirchengemeinde und dem naheliegenden Kindergarten gestaltet. Unterstützung gab es immer von ehrenamtlichen Helfern, die z. B. *„die Kapelle herrichten"* oder *„die Rollstuhlfahrer zum Gottesdienst bringen"* oder auch *„die Fürbitten lesen"* (S. 3 EI 3, Kooperationspartner Bildung/ Kultur/ Religion).

Im Folgenden werden die Perspektiven einiger Mitglieder der Projektgruppe, die durch ihre Mitgliedschaft auch als Kooperationspartner der Einrichtung an Standort 3 betrachtet werden können, auf die Netzwerke sowohl im Nahraum des projektierten *„Sozialen Quartiers"* (S. 3 EI 5, Kooperationspartner Quartiersprojekt), als auch in weiteren topografischen und sozialen Räumen aufgezeigt.

Große Bedeutung kam nach Meinung einer interviewten Person auch der Tatsache zu, dass die Notwendigkeit, neue Wege zu gehen, neben dem desolaten baulichen Zustand des Altenpflegeheims auch in verändertem Kundenverhalten zu suchen sei:

„Also Institutionen ändern sich ja nicht, außer durch Irritation, die sie in der Logik der Institution oder der Organisation überhaupt beobachten können, ansonsten, Institutionen, die einmal gegründet sind, bewegen sich in den Spuren und erst Änderungen im Kontext bringen sie dann zum Umdenken. Änderungen im Kontext, ist das veränderte Kundenverhalten, die Generation, die morgen und übermorgen kommt, die in diese Häuser ziehen werden, ticken jetzt schon anders. Es sind individualisierte Persönlichkeiten, sie haben andere Bindungsstände, sie haben andere Internetaffinität oder Social Media Affinität. Sie haben ganz andere Erwartungen in der Richtung selbstbestimmtes Leben. Und ja, wenn keine Kunden mehr kommen, dann kann ein Haus noch so schön dastehen, in drei Monaten, kannst du Konkurs anmelden, das ist fertig dann. Insofern ist Ressourcenverknappung durch Kunden ganz schnell auch Ressourcenverknappung im Finanziellen und dann werden sie den Hintern hoch kriegen. Das ist halt so auf dem Markt. Und Konkurrenten gibt es ja auch nochmal. Das heißt in der konkurrierenden Logik sind auch die klassischen Player, auch wenn sie noch so einen Rahmen haben, genauso unter diesem Druck und müssen gucken, wie sie reagieren. Also Organisationen, die sich nicht bewegt oder nicht mit der Zeit gehen, gehen mit der Zeit." (S. 3 EI 6, Kooperationspartner Bildung/ Kultur/ Religion)

Die zentrale Maxime lautet: Wir achten aufeinander

Ein zentrales, gemeinsames Anliegen der Beteiligten am Quartiersentwicklungsprojekt bestand darin, die Kooperationsbeziehungen zwischen den einzelnen Teilsystemen des Projekts zu fördern, damit schließlich ein Netzwerk entstehen kann, von dem besonders die Bewohner des „Sozialen Quartiers", aber auch der Stadt selbst, profitieren können.

Netzwerke innerhalb des Sozialen Quartiers sollten laut Aussage einer interviewten Person schon innerhalb des eigenen Wohnprojekts entstehen: Zentrale Bedeutung im Leben innerhalb des projektierten, genossenschaftlichen Wohnprojekts sollte der Maxime „*Wir achten aufeinander* [...], *wollen miteinander leben und miteinander alt werden*" (S. 3 EI 9, Kooperationspartner Quartiersprojekt) zukommen. Außerdem wollten die Mitglieder, die nach dem Vorbild der Beginen zwar getrennt in einzelnen Wohnungen, aber trotzdem bezogen auf die Gemeinschaft leben möchten,

> „sich aktiv auch in (Name Einrichtung anonymisiert) einbringen, also sich auch wiederum noch innerhalb diesen sozialen Quartiers nicht nur zu bewegen, sondern auch das mitzugestalten. Also aktiv zu sein und sich nicht in eine -Ich möchte hier gerne versorgt werden-Haltung begeben. Wir wollen dort nicht wie auf einer grünen Insel leben." (S. 3 EI 9, Kooperationspartner Quartiersprojekt)

Eine andere Qualität der Kommunikation

Intention sollte es nach Aussage der Interviewten sein, eine „*andere* Qualität *der Kommunikation*" (S. 3, EI9, Kooperationspartner Quartiersprojekt) mit den Bewohnerinnen und Mitarbeiterinnen der Altenhilfeeinrichtung zu verwirklichen. Bisherige Kommunikation mit Menschen von außerhalb fand meist über Veranstaltungen, wie z. B. Feste und Ausflüge, statt. Kennzeichnend hierfür sei, dass es sich „*um sporadische Begegnungen handelt*" (S. 3 EI 9, Kooperationspartner Quartiersprojekt), die einen hohen Formalisierungsgrad aufweisen: „*Wir kommen und wir gehen wieder. Und auch dieses: Wir sind froh, dass wir wieder gehen können. Das ist einfach so. Da muss man auch nichts schön reden*" (S. 3 EI 9, Kooperationspartner Quartiersprojekt). Demgegenüber trage das Quartiersprojekt die Chance in sich, dass informelle, „*spontane Begegnungen*" (S. 3 EI 9, Kooperationspartner Quartiersprojekt) ermöglicht werden:

> „Und dass Menschen dann auch eben automatisch kommen, weil sie im Pfarrheim ein- und ausgehen, weil da der Chor singt, weil da Menschen sich in Gruppen treffen, weil man vorne reingeht und Hallo sagt und dieses braucht und jenes braucht und es selbstverständlicher ist, wenn eine Veranstaltung der Pfarrei ist, dass alle alten Menschen, die dafür noch empfänglich sind, von ihrem Geist her oder möglichst mobil

von ihrer Fähigkeit noch irgendwie unter Menschen zu wollen und zu können." (S. 3 EI 9, Kooperationspartner Quartiersprojekt)

Ziel: ein Ort gelebten Christentums

Damit könne auch ein zentrales Anliegen der Synode des Bistums umgesetzt werden:

> „Ich denke mir, dass in größer werdenden Strukturen, die wir jetzt nach der Synode im Bistum ja ganz deutlich auch angehen, das Quartier ein Ort von Kirche sein wird und davon ist immer in der Synode die Rede gewesen. So lange ich mich erinnern kann. Es war immer die Rede davon, dass die Kirche in dem Sinne im Dorf bleibt, wenn da auch vielleicht kein Pfarrer mehr residiert. Aber dass es Orte von Kirche geben wird. Und dann stelle ich mir vor, dass dieses Quartier einer dieser Orte von Kirche sein wird. Ich stelle mir schon vor, dass Menschen [...] ich habe zum Beispiel keine Vorstellung, wie die Zahlen von Christinnen und Christen sich entwickeln werden. Das lassen wir dann mal auf uns zukommen. Aber ich kann mir vorstellen, wenn es kein Geld mehr gibt, um die große riesige Pfarrkirche zu heizen im Winter, dann kann es gut sein, dass man sich im Pfarrheim trifft in (Name Ort anonymisiert) und dort ein Gottesdienst gefeiert wird und dass zu diesem Gottesdienst völlig egal, nein, nicht völlig egal, aber ich meine jetzt, es wäre mir dann egal ob mit oder ohne Priester, die Menschen zusammenkommen um ihren Glauben zu feiern. Das stelle ich mir vor, dass das ein guter Ort von Kirche sein kann." (S. 3 EI 9, Kooperationspartner Quartiersprojekt)

Die Bedeutung von Kommunikation wird auch von einer anderen interviewten Person unterstrichen: *„Mit das Wichtigste, was man da tun muss, um überhaupt miteinander ins Gespräch zu kommen"* (S. 3, EI 6, Kooperationspartner Quartiersprojekt). Auch eine weitere Person unterstrich den Stellenwert, den Kommunikation, Begegnung und Vernetzung einnehmen: *„Ziel muss es sein, dass die Menschen in einer Stadt miteinander im Alter so vernetzt werden, wenn sie es wollen, ja, immer, immer, wenn sie es wollen, dass sie keine Einsamkeit erleben"* (S. 3, EI 7, Kooperationspartner Quartiersprojekt). Dafür benötige man jedoch Orte der Begegnung: *„Und es muss ein Ort sein, wo Begegnung stattfindet, nicht eine virtuelle Welt, direkt physisch-organisch, eben auch Begegnung mit Aktivitäten: Martin Buber hat gesagt, letztlich ist alles im Leben Begegnung"* (S. 3 EI 7, Kooperationspartner Quartiersprojekt). Diese Aussage wurde von einer weiteren Person unterstützt:

> „Aber es braucht so etwas wie einen neutralen Raum, das ist mein hohes Anliegen, auch in diesem Gebäude, das entsteht. Dass es so etwas gibt, wie einen Raum der Brache, wo Bewegungen aufeinander zu oder Resonanzräume entstehen können" (S. 3 EI 6, Kooperationspartner Quartiersprojekt)

Dies führe dann dazu, dass *„Durchlässigkeit geschaffen wird"* und sich *„unterschiedliche Logiken einschließlich der Menschen"* (S. 3 EI 6, Kooperationspartner Quartiersprojekt) gegenseitig befruchten. Dies bedeute, dass das vernetzte Denken und die *„Logik nach den Prinzipien der Sozialraumarbeit"* (S. 3 EI 6, Kooperationspartner Quartiersprojekt) auf diese Weise im Quartier realisiert werden.

Die pastoralen Räume sind netzwerkartig aufgestellt und die Kirche der Zukunft baut auf Quartiersarbeit auf

In der Diözese, zu der der Standort 3 vonseiten der katholischen Kirche gezählt wird, wurde in der Synode pastorale, sozialraumorientierte Arbeit als Kernanliegen und Grundlage der *„Kirche der Zukunft"* (S. 3 EI 6, Kooperationspartner Quartiersprojekt) festgelegt. Dies stellte auch nach Aussage der interviewten Person die Verbindung zu dem Quartiersprojekt dar, sodass dies auch als *„diözesanes Projekt, ein Pilotprojekt für das Bistum* (Name Bistum anonymisiert)*"* (S. 3 EI 6, Kooperationspartner Quartiersprojekt) bezeichnet werden konnte: *„Auch gerade unter dem Stichwort Quartiersentwicklung und nochmal unterstützt und befeuert durch unser Synodendokument, wo ja diese Räume der Zukunft, pastoralen Räume netzwerkförmig aufgestellt sein sollen"* (S. 3 EI 6, Kooperationspartner Quartiersprojekt). Da die Kirchengemeinde an Standort 3 sehr stark in das Projekt involviert war, kam ihr die Rolle der *„Avantgarde für die Kirchenentwicklung"* (S. 3 EI 6, Kooperationspartner Quartiersprojekt) zu, von der die ganze Großgemeinde der Stadt (Name Stadt anonymisiert) *„ganz viel lernen kann"* (S. 3 EI 6, Kooperationspartner Quartiersprojekt):

> „Wie wir in diesem Quartiersentwicklungsprozess mit allen Akteuren zusammengekommen sind, da steckt ganz viel Potenzial drin" (S. 3 EI 6, Kooperationspartner Quartiersprojekt): „Was heißt Kirche sein zwischen Lokalität an diesem Ort, wo ein neuer Kirchort entsteht, Kirche wird zu Zukunft. (Name Kirchengemeinde an Standort 3 anonymisiert) in einem Großgebilde, das praktisch dann die ganze Stadt (Name Großstadt in der Nähe anonymisiert) dann ausmacht." (S. 3 EI 6, Kooperationspartner Quartiersprojekt)

Bei allen Akteuren muss soziales Lernen als Grundlage für Vernetzung stattfinden

Bezogen auf die Akteure, die im Quartiersprojekt interagieren, müsse soziales Lernen ermöglicht werden, damit die *„Skepsis in Begeisterung oder zumindest in positive Grundhaltung"* (S. 3 EI 6, Kooperationspartner Quartiersprojekt) umgewandelt werden kann: *„Was muss jetzt an Lernen passieren, bei den Rollenträgern auf den den verschiedenen Ebenen? Wie kommt Lernen in Gang, dass alle Akteure für das Neue auch gut aufgestellt sind? Und dass das nicht zum Fremdkörper*

wird, der abgestoßen wird" (S. 3 EI 6, Kooperationspartner Quartiersprojekt).
Den Auftakt für den Prozess des gemeinsamen Lernens aller Akteure könnte
eine Großveranstaltung im Sinne eines *„moderierten Großworkshops"* (S. 3 EI
6, Kooperationspartner Quartiersprojekt) darstellen, *„wo die verschiedenen Teil-
systeme Stadtrat, Kirchengemeinde mit Mitgliedern und Rat, Pflegeheim* […],
Sozialstation […], *die Leute, die im Quartier leben* […], *die Krankenkassen*
[…] *und die Kreisverwaltung"* sowie *„die Haupt- und Ehrenamtlichen"* (S. 3
EI 6, Kooperationspartner Quartiersprojekt) geschult werden. Wenn erlebt werden kann, dass *„aus einer Konfliktgeschichte eine Erfolgsgeschichte"* (S. 3 EI 6,
Kooperationspartner Quartiersprojekt) wird, dann könne das Quartiersprojekt an
Standort 3 zum *„Beispielprojekt, wo man einiges auch dran lernen kann"* (S. 3 EI
6, Kooperationspartner Quartiersprojekt) werden, sodass

> „wirklich so eine Hoffnungsperspektive als Zielfoto […] vor Augen ist. Aber in allen
> Fällen gelingt es nicht von selber, das muss hart erarbeitet werden und das sind müh-
> same Lernprozesse im interaktionalen, personalen und konfessionellen Bereich […].
> Da ist dringend Kommunikationsbedarf und ich denke immer, das ist das Wichtigste,
> mit das Wichtigste, was man da tun muss, um […] miteinander ins Gespräch zu
> kommen." (S. 3 EI 6, Kooperationspartner Quartiersprojekt)

Eine ein anderer Kooperationspartner   schloss sich dieser Meinung an und
betonte die große Bedeutung, die der gemeinsamen, konstruktiven Arbeit in der
Quartiersprojektgruppe als kleinster Einheit zukomme:

Erfolg ist ein Mosaik und der Schlüssel zum Erfolg liegt in der Zusammenarbeit der Akteure

Die Politik stehe hier in der Verantwortung, die *„Basisvoraussetzungen für ein
Gelingen"* (S. 3 EI 4, Kooperationspartner Quartiersprojekt) zu schaffen, aber
wesentliche Voraussetzung für den Erfolg des Quartiersprojekts an Standort 3 sei
das Zusammenspiel aller daran beteiligter Akteure:

> „Ich denke, es ist ganz wichtig, dass hier das Zusammenspiel wichtig ist zwischen
> Trägern, zwischen Investoren, zwischen staatlichen Einheiten von der Kommune über
> das Land bis zum Bund bis hin zum Ehrenamtsbürger. Also ich denke, der Erfolg ist
> ein Mosaik und das Mosaik hat halt eben das Problem, wenn was rausbricht, ist was
> rausgebrochen und könnte es zum Scheitern bringen. Deshalb sehe ich das auf der
> Risiko- wie auf der Erfolgsschiene, sehe ich dieselben Personen, dieselben Einheiten
> […]. Wichtig ist, dass wir den Zusammenhalt spüren. Wenn jeder an seiner Leine
> zieht und jetzt noch in die gleiche Richtung, dann kriegen wir das hin. Da darf keiner
> rausbrechen. Das habe ich auch bei der Projektierung gerade in (Name Ort anonymi-
> siert) gemerkt, wie wichtig es ist, das Zusammenspiel aller. Und da zu sagen: Der ist

wichtiger als der andere, halte ich für schwer. Viele Interessen sitzen da in einem Boot und alle rudern eigentlich auch in eine Richtung. Oder man sagt, alle ziehen an einem Strang und nicht jeder in seine Richtung, sondern jeder in die gleiche Richtung." (S. 3 EI4, Kooperationspartner Quartiersprojekt)

Entscheidende Voraussetzung stellten somit regelmäßige, professionell begleitete Treffen aller Akteure dar, damit Vertrauen und Wertschätzung wachsen und zugunsten des Projektgelingens ein „Wir-Gefühl" entstehen kann. Dann werden Synergien freigesetzt, die den Adressantinnen, den im Quartier lebenden Bewohnerinnen, unmittelbar zu Gute kommen:

„Also dieses soziale Quartier kann leisten, was ein Altenheim bisher gar nicht von seinem Aufbau und von seiner Art wie es immer gedacht war, ja gar nicht leisten konnte und sicher auch nicht leisten muss. Also das ist ja mal irgendwie sicher." (S. 3 EI 4, Kooperationspartner Quartiersprojekt)

Netzwerke sollen sich dienstbar machen für die Idee des guten Zusammenlebens in der Stadt
Es bestand die Auffassung, dass zunächst einmal geklärt werden müsste, *„was jeder unter Netzwerk versteht"* (S. 3 EI 6, Kooperationspartner Quartiersprojekt). Zudem könnten Netzwerke auch *„intransparente Eigenschaften"* (S. 3, EI 6, Kooperationspartner Quartiersprojekt) aufweisen und Kontakte, konträr zu der ihnen zugesprochenen Eigenschaft der Förderung, sogar verhindern: *„Netzwerke haben ja auch die Eigenschaft, dass sie intransparent sind und wenig griffig von außen sind, wenn man nicht Teil vom Netzwerk ist, kriegt man halt nur punktuell was mit oder einen Knoten oder eine Kante in die Hand"* (S. 3 EI 6, Kooperationspartner Quartiersprojekt). Diese Erfahrung mussten auch die Akteure des Quartiersprojekts machen, als es darum ging, dass *„Machtkämpfe im Stadtrat"* (S. 3 EI 6, Kooperationspartner Quartiersprojekt) zu einer langen Verzögerung notwendiger Entscheidungen führten. Dies zeigte, dass *„nicht immer guter Geist am Werk"* (S. 3 EI 6, Kooperationspartner Quartiersprojekt) war. Umso wichtiger sei es, dass es gelingt, *„auch diese Netzwerke sich dienstbar zu machen, nicht für unseren ökonomischen Zweck, sondern dienstbar machen für die Idee des guten Lebens und Zusammenlebens in dieser Stadt, im Zentrum von* (Name Stadt anonymisiert)" (S. 3 EI 6, Kooperationspartner Quartiersprojekt).

Das Pflegenetzwerk ist in der Kommune zu eng gefasst
Eine interviewte Person vertrat die Ansicht, dass das *„Pflegenetzwerk in der Kommune zu eng gefasst"* (S. 3 EI 4, Kooperationspartner Quartiersprojekt) sei. So sei es wichtig, dass man nicht nur eine Stadt, sondern mindestens einen Landkreis,

noch besser eine ganze Region einbeziehe, wenn es darum gehe, verschiedene Angebote im Bereich der Altenhilfe zu vernetzen: *„Das heißt, dass man die Zentralität nicht voraussetzt, sondern dass man dezentral versucht zu ergänzen, nicht zu konkurrieren, sondern zu ergänzen"* (S. 3 EI 4, Kooperationspartner Quartiersprojekt). Bezogen auf die Angebote, die in der Region um Standort 3 vorhanden waren, bedeute dies, dass die Nachbargemeinden *„nicht neidisch nach* (Name Stadt Standort 3 anonymisiert) *schauen, sondern gucken: Wie können wir das ergänzen?"* (S. 3 EI 4, Kooperationspartner Quartiersprojekt).

Quartiersmanagement soll die Generationen durch Aktionen miteinander verbinden, sodass gutes Leben für alle im Quartier möglich wird

Ganz wesentlich zum Gelingen des Quartiersprojekts an Standort 3 trug die Entscheidung bei, eine hauptamtliche Stelle für das Quartiersmanagement einzurichten, sodass die Möglichkeit entstand, die Vernetzung voranzutreiben, ohne dass dies *„neben dem operativen Geschäft"* (S. 3 EI 7, Kooperationspartner Quartiersprojekt) geschehen musste. An Standort 3 wurde diese Stelle mit zwei Personen besetzt, die jeweils einen halben Stellenanteil innehatten. Das Ziel ihrer Arbeit wurde von ihnen wie folgt definiert: *„Diese Quartiersarbeit soll ja ermöglichen, dass alle Menschen, die im Quartier leben, gut miteinander leben"* (S. 3 EI 3, Kooperationspartner Quartiersprojekt). Dies sollte durch die Arbeit des Quartiersmanagements gefördert werden, dessen Aufgabe darin bestehe, *„durch gemeinsame Aktionen die Generationen zu verbinden"* (S. 3 EI 3, Kooperationspartner Quartiersprojekt). Hierbei sollten nicht nur die älteren Bewohnerinnen des Quartiers angesprochen werden, sondern die Arbeit des Quartiersmanagements sollte sich an den Bedürfnissen aller Generationen im Quartier ausrichten: *„Und das beinhaltet ja nicht nur, dass es den Senioren gutgeht, sondern auch den Jüngeren und den Familien"* (S. 3 EI 3, Kooperationspartner Quartiersprojekt). Die Personen des Quartiersmanagements sollten als Ansprechpartner für *„Beratung, für Angebote und für Begegnung"* (S. 3 EI 7, Kooperationspartner Quartiersprojekt) fungieren. Es wurden bereits einige Projekte initiiert, so z. B. das Projekt „Auf Rädern zum Essen", das sich an ältere externe Personen aus der Umgebung richtete. Sie wurden einmal wöchentlich zum gemeinsamen Mittagessen in einem separaten Raum der Altenhilfeeinrichtung mit dem Auto abgeholt. Bei der Aktion „Eine Million Sterne" standen v. a. Kinder und Jugendliche im Fokus. Es wurden zudem große Seniorenmessen in der Stadthalle ausgerichtet und öffentliche Informationsveranstaltungen über das Quartiersprojekt durchgeführt. Zusätzlich fanden schon mehrere Kunstausstellungen in den Räumlichkeiten der Altenhilfeeinrichtung statt. Geplante Projekte bezogen sich auf eine *„Kochküche für Senioren"* und auf das Projekt *„Essbare Stadt"*, bei dem Obst und Gemüse im öffentlichen, städtischen Raum angepflanzt wird und jedem zum Verzehr offensteht. Wichtig war beiden Personen, dass ihre Arbeit für die Adressanten bedeutungsvoll ist und dazu beiträgt, dass *„wir so ein bisschen enger zusammengerückt sind im Quartier"* (S. 3 EI 3, Kooperationspartner Quartiersprojekt). Das Quartiersmanagement wurde befristet durch Fördermittel einer Soziallotterie finanziert. Ideal wäre es, wenn *„ein Quartiersmanager auf Dauer etabliert wird und auch von unterschiedlichen Bereichen, sei es jetzt Kommune, Stadt oder Land oder vielleicht auch mit Drittel-Lösung finanziert wird"* (S. 3 EI 3, Kooperationspartner Quartiersprojekt).

7.6.4 Zusammenfassung Forschungsfrage 6

Zusammenfassend kann für den Bereich der Kooperationspartner an Standort 1 gesagt werden, dass z. T. sehr intensive Kontakte zur Einrichtung gepflegt wurden. Einige Kooperationspartner entwickelten gemeinsam mit der Einrichtung Konzepte, deren Umsetzung dazu führte, dass Win-Win-Situationen entstanden, sodass sowohl für die Kooperationspartner als auch für die Bewohnerinnen der Einrichtung positive Effekte generiert werden konnten. Diese Kooperationen erzielten Wirkungen im Sinne von Nachhaltigkeit. Sie bestanden zudem seit mindestens sechs Jahren, z. T. sogar deutlich länger. Es kann daher von Konstanz gesprochen werden. Ein Wandel vollzog sich innerhalb des Projekts „Gottesdienstteam". Hier waren zunächst nur die Bewohnerinnen des Behindertenhilfebereichs aktiv, später wurde jedoch auch Altenhilfe integriert. Für den Bereich der Politik, Kommune und Verwaltung wurde eine Person interviewt, die mitteilte, dass Unterstützung durch die Organisation von Foren zum Austausch zwischen den Vertretern der Einrichtung und verschiedenen Partnerinnen aus unterschiedlichen gesellschaftlichen Feldern, wie z. B. Vereinen und Ehrenamtsorganisationen, geleistet wurde. Hierdurch sollte Netzwerkarbeit angestoßen werden. Auf der Ebene der Professionen bot die Plattform „Pflegekonferenz" die Möglichkeit zum Austausch.

Die Zusammenfassung für den Standort 2 besagt, dass, ähnlich wie an Standort 1, zahlreiche Kooperationen im Bereich der Bildung, der Kultur und der Religion, aber auch des Sports bestanden, die von Konstanz geprägt waren. Dies kann aufgrund der zum Teil sehr langen Kooperationsdauer von Jahrzehnten angenommen werden. Es entstanden bei einigen Kooperationen Win-Win-Situationen, sodass von einer Nachhaltigkeit für die Mitglieder beider Partner ausgegangen werden kann. Berücksichtigt wurde zudem, dass die Kooperationen auch den

Prozess gesellschaftlicher, einrichtungsbezogener und personenbezogener Veränderungen berücksichtigen müssen und somit in ihrer Kontinuität auch einem Wandel unterworfen sein können.

Zusammenfassend kann gesagt werden, dass am Standort 3 die Besonderheit darin bestand, ein Quartiersprojekt von Beginn an zu entwickeln und umzusetzen. Eine Herausforderung war es, die vielen, zum Teil divergierenden Interessen der beteiligten Akteure „unter einen Hut" zu bringen und es zu ermöglichen, dass die Gruppe zusammenwachsen und ein Wir-Gefühl entwickeln konnte. Dies war deshalb bedeutungsvoll, weil die Kommunikation und Interaktion in dieser Kerngruppe auf der Mikroebene eine „*Strahlkraft*" (S. 3, EI 4, Kooperationspartner Quartiersprojekt) nach außen hatte und damit auch die Kommunikation im Sozialen Quartier (Mesoebene) selbst beeinflusste, da alle für das Projekt relevanten Institutionen und Organisationen in dieser Gruppe vertreten waren. Auf der Ebene der Kommune, des Kreises und der Region (Makroebene) war es von Bedeutung, dass hier ebenfalls Synergien genützt werden sollten, wenn es darum geht, Angebote der Pflege und Betreuung zu ergänzen. Für die Diözese fungierte das Projekt als „Modellprojekt", an dem exemplarisch sozialraumorientierte pastorale haupt- und ehrenamtliche Arbeit in den durch die Synode hergestellten „Orten von Kirche", die als ehemalige Gemeinden in die Großpfarreien integriert wurden, untersucht werden konnte. Es wurde die Hoffnung geäußert, dass das Leben im neu zu schaffenden Sozialen Quartier von einer neuen, tieferen Dimension der gegenseitigen Verbundenheit geprägt ist. Dem Quartiersmanagement an Standort 3 kam eine besondere Rolle zu, da es als Zentrum verstanden werden konnte, in dem alle Fäden des Netzwerks zusammenlaufen.

7.6.5   Zusammenfassung Kapitel 7

Bei *Forschungsfrage 1* wurde danach gefragt, ob bereits konzeptionelle Grundlagen im Zusammenhang mit einer Öffnung bestehen. Insgesamt konnte festgestellt werden, dass sich die untersuchten Standorte stark unterschieden. Standort 1 verfügte über einen konzeptstiftenden Leitgedanken, der die Perspektive der Heimbewohnerinnen und der Personen aus dem Quartier berücksichtigte, das Quartiersmanagement wurde hier außerdem als Personalstelle etabliert. An Standort 2 wurden konzeptionelle Grundlagen einer Öffnung zunächst als nachrangig betrachtet, die Quartiersarbeit oblag der Geschäftsführung, jedoch zeigten sich verschiedene Hinweise auf implizite Konzepte. An Standort 3 bestand eine konkrete, konzeptionelle Ausgestaltung des Quartiersprojekts, welche schon früh angegangen wurde.

Bei *Forschungsfrage 2* wurde eine Definition von Öffnung von verschiedenen Akteuren in der Einrichtung erfragt. Befragt wurden Führungskräfte, Mitarbeiterinnen, Bewohnerinnen und Angehörige an den jeweiligen Standorten. Es wurden verschiedene Aspekte genannt. Am häufigsten aufgeführt wurden die Kooperationen der Einrichtung ins Quartier, beispielsweise mit Schulen oder Kindergärten. Ebenfalls wurde die Nutzung von Räumlichkeiten der Einrichtung durch externe Gruppen, die ins Haus kamen, thematisiert. Des Weiteren wurden von allen Standorten offene Veranstaltungen und Ausflüge mit den Bewohnerinnen ins Quartier in Verbindung mit einer Öffnung gebracht. An Standort 1 wurde die Weiterentwicklung der Einrichtung für das Quartier hervorgehoben. Genannt wurde ebenfalls an Standort 2 die Wichtigkeit einer Sensibilisierung der Bürgerschaft für die Pflegeeinrichtung an Standort 3, sowie deren Bedarfe. Auf der personellen Ebene sahen alle Befragten die ehrenamtlichen Mitarbeiterinnen als wichtigen Bestandteil einer Öffnung. An Standort 2 war ebenso eine Sensibilisierung der Mitarbeiterinnen für das Thema Öffnung wichtig. Die befragten Personen betonten im Allgemeinen, dass eine offene Kultur als sehr bedeutsam in Zusammenhang mit einer Öffnung angesehen werden musste. An Standort 2 wurde zusätzlich die Toleranz gegenüber dem Quartier in Verbindung mit einer Öffnung gebracht. Auch die Einbeziehung von Angehörigen in Entscheidungen, die die Einrichtung betrafen, wurde als Öffnung beschrieben.

Forschungsfrage 3 sollte Chancen (fördernde Bedingungen) der Quartiersöffnung identifizieren. Befragt wurden Führungskräfte, Mitarbeiterinnen, Bewohnerinnen und Angehörige an den jeweiligen Standorten. An allen drei Standorten wurden die vielfältigen Kooperationen mit Akteuren im Quartier als fördernde Bedingungen genannt. An Standort 1 und 2 wurde die zentrale Lage der Einrichtung hervorgehoben, welche den Heimbewohnerinnen ermöglichte, auf kurzen Wegen ins Quartier zu gehen oder den Personen aus dem Quartier den Besuch in der Einrichtung vereinfachte. Zusätzlich genannt, speziell an den Standorten 2 und 3, wurden die Vereinsstrukturen bzw. -traditionen im Quartier, die ebenfalls eine Öffnung förderten. Beispielsweise wurde an Standort 3 ein Förderverein für das Pflegeheim eingerichtet, dieser finanzierte vielfältige Aktivitäten. Auf einer rechtlich/ finanziellen Ebene sprach man in Standort 1 und 2 an, dass die Gelder, die über Spenden an offenen Veranstaltungen eingenommen wurden, den Bewohnerinnen zugutekamen. Außerdem wurde die finanzielle Förderung einer Personalstelle im Quartiersmanagement angesprochen. Dies vereinfachte an Standort 1 und 3 die Quartiersentwicklung, weil dies dann nicht allein ehrenamtlich umgesetzt werden musste. Auch günstige Angebote, beispielsweise in einer Cafeteria an Standort 1 und 2, wurden als fördernd für eine Öffnung benannt.

Auf einer organisatorischen Ebene nannte man an Standort 1 und 3 die Unterstützung des Trägers als wichtig für vielfältige Aktivitäten einer Öffnung. In allen Standorten wurde als fördernder Faktor auf der personalen Ebene die Einstellung der Leitungspersonen hervorgehoben. Spezifisch die Mitarbeiterinnen thematisierten außerdem an Standort 3, dass transparente Informationen auf Leitungsebene ebenfalls förderlich für die Aktivitäten einer Öffnung waren. Auch wurden die ehrenamtlichen Mitarbeiterinnen und der Sozialdienst, welche offene Aktivitäten unterstützen oder im Falle des Sozialdienstes organisierten, genannt. Die Wichtigkeit eines Angebots, was auf die Bewohnerinnen abgestimmt war, war zentral im Sinne einer Planung von weiteren Aktivitäten. Dies wurde vor allem an Standort 1 erwähnt. An Standort 3 wurde der Bezug der Bewohnerinnen zur Einrichtung als förderlich beschrieben, denn viele Heimbewohnerinnen, aber auch die Quartiersbewohnerschaft, kam aus dem Umkreis und wurden bereits in der Einrichtung, die ein ehemaliges Krankenhaus war, behandelt. Auch die Einbeziehung von Angehörigen in Entscheidungen, die die Einrichtung betrafen, wurde an Standort 1 und 3 als Chancen benannt.

Bei *Forschungsfrage 4* wurden Barrieren einer Öffnung an den drei Standorten abgefragt. Befragt wurden Führungskräfte, Mitarbeiterinnen, Bewohnerinnen und Angehörige an den jeweiligen Standorten. An den Standorten 1 und 3 wurde eine Art Schwellenangst der Bevölkerung hervorgehoben, die als hemmend im Sinne einer Öffnung wirkte. An Standort 2 wurde außerdem davon gesprochen, dass die Einrichtung gerade bei jüngeren Personen aus dem Quartier wenig bekannt war. Des Weiteren nannten die Befragten an allen Standorten auf einer rechtlich/finanziellen Ebene externe Vorgaben bei offenen Veranstaltungen als Hindernis bei Aktivitäten von Öffnung. Beispielsweise ging es hier um Aspekte wie Anmeldung der Veranstaltungen, Bezahlung von Künstlern, Datenschutz, aber auch Hygienerichtlinien. Auch die Frage der Finanzierung der offenen Veranstaltungen wurde als hemmend beschrieben. Auf einer personalen Ebene nannte man bei allen drei Standorten, dass die habituelle Prägung durch die Logik verschiedener Arbeitsfelder im Bereich Pflege und Betreuung eine stärkere Beteiligung der Pflege im Hinblick auf die Quartiersentwicklung behindert. Beispielsweise waren die Pflegekräfte bisher bei wenigen Aktivitäten einer Quartiersöffnung beteiligt. Bei Standort 3 wurde das fehlende Bewusstsein für das Quartier bei den Mitarbeiterinnen spezifisch wahrgenommen. Als hemmender Faktor in Bezug auf die ehrenamtlichen Mitarbeiterinnen wurde an Standort 2 davon gesprochen, dass diese immer weniger Bindung an die Einrichtung hätten, weil viele Studentinnen diese Tätigkeit nur vorübergehend durchführten. Ebenfalls bei allen Standorten wurde der schlechte physische und psychische Zustand der Bewohnerinnen der

Einrichtung als bedeutendes Hemmnis einer Öffnung wahrgenommen. Der Allgemeinzustand ließ es bei einem Großteil der Bewohnerinnen nicht zu, dass diese beispielsweise bei Ausflügen ins Quartier beteiligt wurden. An Standort 2 und 3 wurden auch Sicherheitsaspekte betont, die nachteilig bei einer Öffnung erschienen. So kamen Fremde in die Einrichtung oder Bewohnerinnen wurden in einem öffentlichen Park belästigt. Auch ein mögliches Überangebot sowie die Überforderung der Bewohnerinnen aufgrund einer Vielzahl von Angeboten konnten ebenfalls als hemmend erlebt werden.

Forschungsfrage 5 sollte die Unterstützung der Kommunen herausarbeiten. Befragt wurden Führungskräfte und Kooperationspartner. An allen drei Standorten wurden Quartiersprojekte umgesetzt, in welche die stationären Einrichtungen der Altenhilfe in unterschiedlichen Ausmaßen involviert waren. Zudem gab es an den Standorten 1 und 3 ein etabliertes Quartiersmanagement. An Standort 2 hingegen wurde dies von der Führungskraft „on top" zu ihren originären Aufgaben wahrgenommen. Eine zentrale Aussage der Kooperationspartner aus dem Bereich der Politik, der Kommune und der Verwaltung war, dass Bund und Land die Quartiersentwicklung zwar als sehr bedeutungsvoll ansahen, die Kommunen jedoch bei der Umsetzung allein ließen und keine finanzielle Unterstützung leisteten. Als Austauschforum für den Bereich der Pflege fungierte an allen drei Standorten die Pflegekonferenz. An allen Standorten wurde professionelles Quartiersmanagement als personelle Ressource für das Gelingen von Quartiersprojekten benannt. Zu dessen Finanzierung wurde an Standort 1 eine potenzielle Refinanzierung über den Pflegesatz diskutiert, während an Standort 2 eine Lösung mit Drittelbeteiligungen von Trägern, Kommune und Wohnungsbauträgern favorisiert wurde. An Standort 3 wurde erwähnt, dass eine finanzielle Beteiligung der Kommune am Quartiersmanagement längerfristig notwendig sei. Zusätzlich wurde die Gründung eines Bürgervereins zur Koordination des ehrenamtlichen Engagements in Erwägung gezogen. An diesem Standort wurde auch akzentuiert, dass ein Hemmnis für die Umsetzung von Quartiersprojekten sowie neuer Wohn- und Pflegekonzepte in der Polarisierung von „ambulant" und „stationär" und der hieraus folgenden unklaren Finanzierung von Projekten, die im „Dazwischen" angesiedelt sind, bestehe. An allen Standorten wurde den Kommunen ein sehr großer Teil der Verantwortung für die Etablierung von Quartiersprojekten zugesprochen. An Standort 2 wurde betont, dass finanzielle Anreize die Öffnungsbestrebungen der Einrichtungen verstärken könnten.

In *Forschungsfrage 6* wurden die Netzwerke der Einrichtungen an den drei Standorten beleuchtet und hierzu die Kooperationspartner aus den unterschiedlichen gesellschaftlichen Feldern der Bildung, der Kultur, der Religion, aber auch der Politik, der Kommune und der öffentlichen Verwaltung befragt. Gemeinsamkeiten lagen darin, dass die meisten Kooperationen von Kontinuität geprägt waren und meist schon über einen sehr langen Zeitraum bestanden. Zudem wurde an allen Standorten betont, dass „Win-Win-Situationen" zu positiven Effekten aufseiten der Einrichtungen und der Kooperationspartner führten und der intergenerative Dialog gefördert wurde. Ebenso war allen drei Standorten gemein, dass das Engagement der Kooperationspartner aus dem konfessionellen Bereich sehr stark ausgeprägt war und Ehrenamtlichen eine wichtige Rolle zufiel. Ebenso wurde an jedem der drei Standorte betont, dass als Ziel nicht nur die Angebote für die älteren Menschen, sondern für alle Generationen im Quartier entwickelt, vernetzt und koordiniert werden sollten.

Qualitative Erhebung (Teil 3): Ergebnisse der dichten Beschreibung und der Analyse der Organisationskultur

8

Judith Bauer, Bernadette Ohnesorge, Thomas Rittershaus und Hermann Brandenburg

---

[1] Clifford Geertz hat als Anthropologe und Ethnologe „fremde" Kulturen besucht und erforscht (u. a. Java, Bali und Marokko). Er schlägt vor gesellschaftliche und kulturelle Erscheinungen aller Art als „Texte" zu lesen. Denn „die Kultur eines Volkes besteht aus einem Ensemble von Texten, die ihrerseits wieder Ensembles sind, und der Ethnologe bemüht sich, sie über die Schultern derjenigen, für die sie eigentlich gedacht sind, zu lesen" (Geertz 1987b, S. 259). Dieser „linguistic turn" ist dann in den Sozial- und Kulturwissenschaften prominent geworden. Diskursanalysen sind heutzutage ohne diesen Zugang nicht mehr denkbar.

J. Bauer (✉) · H. Brandenburg
Pflegewissenschaft, Philosophisch-Theologische Hochschule Vallendar, Vallendar, Deutschland
E-Mail: jbauer@pthv.de

H. Brandenburg
E-Mail: hbrandenburg@pthv.de

B. Ohnesorge
Pflegewissenschaft, Philosophisch-Theologische Hochschule Vallendar, Vallendar, Deutschland
E-Mail: b.ohnesorge@oline.de

T. Rittershaus
Pflegewissenschaft, Philosophisch-Theologische Hochschule Vallendar, Vallendar, Deutschland
E-Mail: thomas-rittershaus@web.de

© Springer Fachmedien Wiesbaden GmbH, ein Teil von Springer Nature 2021
H. Brandenburg et al. (Hrsg.), *Organisationskultur und Quartiersöffnung in der stationären Altenhilfe*, Vallendarer Schriften der Pflegewissenschaft 8, https://doi.org/10.1007/978-3-658-32338-7_8

Dieses Kapitel berichtet über einige Aspekte der Organisationskultur, die wir beobachten konnten. Wir orientieren uns dabei an einem ethnografischen Klassiker – Clifford Geertz[1] – sein Hauptwerk ist mit der Überschrift „Dichte Beschreibung" 1983 auf Deutsch erschienen. Wir können aber nur ansatzweise die Komplexität dieses Zugangs einlösen, unsere Aussagen bleiben daher begrenzt. Es folgt zunächst die Beschreibung der einzelnen Standorte, vor allem im Hinblick auf die von uns in den Blick genommenen Erscheinungsformen und Ausprägungen der Organisationskultur, d. h. den Inhalten, baulich-architektonischen Formen, Praktiken und Ritualen und die damit verbundene Interpretation. Ebenfalls werden die zentralen Leitthemen dargelegt, die aus den Interviews rekonstruierbar waren (8.1. bis 8.3). Dabei wenden wir zunächst den Blick auf die „formellen Praktiken", das sind die inhaltlichen Themen, die in den Interviews adressiert wurden. Sie finden sich auch in schriftlichen Stellungnahmen, Broschüren und anderen Varianten der Selbstdarstellung. Ergänzt wird diese Perspektive durch den Blick auf die „informellen Praktiken", vor allem Hinweise aus Beobachtungsprotokollen und Interviews. Hier geht es vor allem um (beobachtbare) Handlungen, Rituale, bauliche Gegebenheiten etc. Die Frage ist dann immer, ob und inwieweit diese beiden

---

Die Grundidee besteht darin, im Rahmen einer „dichten Beschreibung" vorschnelle Interpretationen zu vermeiden und erst einmal den Gegenstand – in unseren Fall ist es ja die Organisationskultur – relativ neutral, distanziert und möglichst genau zu skizzieren. So behandelte Geertz den von ihm untersuchten balinesischen Hahnenkampf nicht einfach als „Spiegel" der balinesischen Kultur, sondern als „eine Geschichte, die man einander über sich selbst erzählt" (Geertz 1987b, S. 252). Es geht dabei nicht nur um die von allen mehr oder weniger anerkannten „offiziellen" Spielregeln, sondern vielmehr – gewissermaßen auf der Hinterbühne – um Macht, Einfluss, Gewinner und Verlierer. Auf diese Weise lässt sich zumindest ansatzweise die „Kultur" dechiffrieren, und man kommt sukzessive zu verallgemeinerbaren Aussagen im Hinblick auf die Vorstellungswelt und Handlungspraxis der untersuchten Subjekte. Dabei ist ein zweiter Punkt ganz wichtig – die Interpretation als Beobachtung zweiter oder dritter Ordnung (vgl. Geertz 1987a, S. 23). Nur ein „Eingeborener" selbst liefert Informationen erster Ordnung, denn es ist *seine* Kultur. Und die Forschung rekonstruiert dann diese Beobachtungen und versteht sie nicht als einfach vorhanden, sondern als „etwas Hergestelltes" (Geertz 1987a, S. 23). Ein dritter Aspekt kommt hinzu – die Rolle des Forschers bzw. der Forscherin selbst. Im Unterschied zum naturwissenschaftlichen Verständnis war den Ethnologen immer schon die zentrale Rolle des Forschenden klar, die er bei der Interpretation der Daten einnimmt. Es gibt nach Geertz keine reinen Daten, sondern in diese Daten sind schon immer unsere Erwartungen und unser Hintergrundwissen eingeflossen. Zwar sammelt der Ethnologe oder die Ethnologin sehr viele Daten, jedoch darf nicht der Eindruck entstehen, dass das Sammeln von Daten die Hauptaufgabe der Ethnologie ist, dies ist vielmehr die Interpretation dieser Daten und Artefakte (vgl. Geertz 1987a). Dieser Anstrengung haben wir uns unterzogen, daher explizit Interpretation von der eigentlichen Beschreibung getrennt.

Perspektiven miteinander vergleichbar sind bzw. eher mit einer Integrations-
, Differenzierungs- oder Fragmentaritätsperspektive kompatibel sind. Denn: Im
Rahmen von geäußerten Inhalten, beobachtbaren Handlungen und erkennbaren
Symbolen zeigt sich die Perspektivenvielfalt. Wenn eine Kompatibilität (überwiegend) vorhanden ist, dann deuten wir dies – analog zu Martin (1992) als Hinweise
auf eine Integrationsperspektive. Ist diese nicht oder nur rudimentär vorhanden,
dann muss man eher von einer Differenzierungsperspektive ausgehen, vor allem
zwischen den unterschiedlichen Berufsgruppen. Ist hingegen die Kompatibilität unklar und sind ständige Wechsel zwischen Integration und Differenzierung
erkennbar (auch zwischen den Abteilungen, Berufsgruppen, Selbstdarstellungen
etc.), dann besteht eher eine Fragmentaritätsperspektive. Zentral sind für uns die
Ausführungen der Beteiligten, die im Zusammenhang mit den von uns gestellten
Fragen zur Quartiersöffnung formuliert wurden. An dieser Stelle sind noch einmal
die Ausführungen im Theoriekapitel in Erinnerung zu rufen, vor allem im Hinblick auf Verständnis und Analyse der Organisationskultur (vgl. Kap. 4 und 5).
Insgesamt muss man dieses Kapitel als eine *erste Annäherung* an das Phänomen
der „dichten Beschreibung" einer Organisationskultur verstehen – im Hinblick
auf eine tiefergehende Analyse waren unsere Ressourcen limitiert. Unsere Daten-
basis besteht aus vier Vor-Ort Besuchen in den jeweiligen Standorten und den
damit verbundenen 15 Beobachtungsprotokollen sowie aus Datenmaterial der 67
durchgeführten Interviews.

8.1   Beschreibung, Interpretation und Leitthemen von Standort 1

a) Beschreibung

Die Anfahrt zum Pflegeheim führt aus der Innenstadt hinaus an den Stadtrand,
vorbei an einem Krankenhaus. Es gibt genügend Parkmöglichkeiten vor der Einrichtung. Auf dem weitläufigen Gelände sind viele verschiedene Einrichtungen
untergebracht, die man jedoch vom Haupteingang aus nicht direkt erkennen kann. Es
handelt sich hierbei um das Therapiezentrum, eine Tagesförderstätte, eine Tagesstrukturierung für Menschen mit Behinderung, eine Tagespflegeeinrichtung, eine
Altenpflegeschule, einen Kindergarten, eine Kirche, verschiedene Wohngruppen
für Menschen mit Behinderung sowie ein Gebäude, in dem mehrere Pflegebereiche
für alte Menschen mit Pflegebedarf untergebracht sind. Das Hauptgebäude ist im
Stil der 1970er Jahre kastenartig und plattenbauartig erbaut. Der (Haupt)-Eingang

ist nicht sofort zu finden; vor ihm befinden sich auf einem Vorplatz verteilt mehrere Blumenbeete. Man betritt den barrierefreien Eingang durch eine automatische Schiebetür und befindet sich dann unmittelbar im Foyer der Einrichtung.

Linksseitig ist die Rezeption angeordnet. Sie ist bis nachmittags besetzt. Dahinter geht ein Gang ab: Hier finden sich die Büros der Verwaltung, inklusive der Geschäftsführung. Rechts des Foyers liegen die Büros des Sozialdienstes. Das Foyer ist mit einem Mosaik im Hintergrund ausgekleidet, der Raum wirk insgesamt ziemlich dunkel. An der Wand befindet sich eine Beschilderung über die verschiedenen Bereiche des Hauses. Die Wohnbereiche der Altenhilfe sind getrennt von den öffentlichen Bereichen im hinteren Bereich der Einrichtung vorhanden. Hält man sich rechtsseitig, kommt man an einem Kiosk und einem Friseur vorbei und gelangt in die Cafeteria. Rechts auf diesem Weg sind Stellwände mit den neuesten Informationen aufgestellt. Rechtsseitig befinden sich Nischen mit Tischen und mehreren Stühlen als Sitzgelegenheiten, die vor großen Glasfenstern angebracht sind. Linksseitig im Bereich der Cafeteria sind die Theke und der Essensausgabebereich platziert. Rechts befinden sich kleinere Tische für maximal vier Personen in einem sehr großen Raum, der zum Innenhof zeigt. Rechts und links gibt es große Glasfronten mit Blick auf den Vorplatz und in den Innenhof. Der Innenhof ist durch Vegetation begrünt und von vier Seiten umbaut. Der Zugang zum Innenhof ist nur vom Inneren des Gebäudes möglich. Geht man an der Ausgabetheke geradeaus weiter, kommt man in einen zweiten großen Raum, der durch eine Tür getrennt ist. Hier sind größere Tische als im Nebenraum aufgestellt. Es besteht die Möglichkeit, dass mehrere Personen und Personengruppen dort gemeinsam essen können. Auch hier hat man den Blick zum Innenhof, und es besteht eine Durchblickmöglichkeit zur Cafeteria. Hinter der Cafeteria befindet sich in der Verlängerung ein durch einen Raumteiler abgetrennter Raum mit Tischen und Stühlen sowie eine Leseecke, wo auch ein Computer aufgestellt ist. Auch ein Ruheraum ist vorhanden, der auch von Besucher genutzt werden kann. Hält man sich nun links, gelangt man nach einer größeren Tür in einen Flurbereich. Nun kommt man zu einer Eingangstür für den Bereich des Betreuten Wohnens. Hier befinden sich Klingeln und Briefkästen für mehre Wohnungen. Das Betreute Wohnen, genannt AW, ist ein mehrstöckiges Haus, in dem die Wohnungen untergebracht sind.

Zum Therapiezentrum gelangt man, wenn man sich links vom Haupteingang hält. Man passiert den Verwaltungsflur und die Kapelle. Beim Therapiezentrum handelt es sich um einen abgeschlossenen Bereich, der separat von den anderen Bereichen angelegt ist. Es befinden sich dort mehrere Therapieräume und ein Schwimmbad, welches zum Beobachtungszeitraum Anfang 2018 noch geöffnet war. Das Schwimmbad ist geteilt in zwei Becken, ein Therapiebecken, welches weniger tiefes Wasser hat, und ein größeres Becken, in dem man schwimmen kann. Hinter dem

Therapiezentrum befindet sich ein großes Gebäude, in dem die Altenpflegeschule untergebracht ist. Es besteht ein eigener Zugang. Die Wohngruppen für Menschen mit Behinderungen sind über einen Durchgang, der vorbei an der Tagespflege führt, zu erreichen. Diese Personengruppe lebt in Bungalows. Der Altenhilfebereich befindet sich in einem mehrstöckigen, neueren Gebäude mit sechs Wohnbereichen. Es ist über den rechts befindlichen Flur mit den Büros des Sozialdienstes erreichbar.

Alle Flure sind barrierefrei gestaltet, es gibt Aufzüge, um die verschiedenen Stockwerke zu erreichen. Der Bereich für die Menschen mit Behinderungen bietet in den Bungalows einen großen Wohnraum, wo sich alle Bewohnerinnen treffen können und dort auch gemeinsam essen. Ebenfalls besteht die Möglichkeit, sich selbst zu versorgen und für sich zu kochen. Die Bewohnerinnen des Altenhilfebereichs werden ausschließlich von der Großküche der Einrichtung versorgt, es besteht keine Möglichkeit der Wahl zwischen Selbstversorgung und Großküche. Der Beirat für den Bereich für Menschen mit Behinderung verfügt über ein eigenes Büro, welches sich in der Nähe der Wohngruppen befindet.

b) Interpretation
Auffällig für die Forschungsgruppe im Rahmen der Beobachtung war, dass die verschiedenen Bereiche der Einrichtung in der baulichen Gestaltung voneinander abgetrennt sind. Beim Zugang zur Einrichtung über den Haupteingang kann man ohne Kontakt mit einem Pflegebereich oder öffentlichen Einrichutungen, wie der Cafeteria oder dem Friseur zum Therapiezentrum gelangen. Dies bedeutet, dass die externen Besucher des Therapiezentrums die genannten Bereiche des Hauses nicht zu sehen bekommen. Auch Personen aus dem Quartier, die zum Gottesdienst kommen, müssen lediglich durch den Verwaltungsflur gehen, um in die Kapelle zu gelangen. Externe Gäste im Therapiezentrum, die während der Beobachtung befragt wurden, gaben auf Nachfrage an, dass sie die Cafeteria bisher nicht besucht hätten (S. 1 BP 3 JB 29.03.18 Therapiezentrum, S. 1 BP 4 BO 29.03.18 Therapiezentrum[2]). Damit wurde der Eindruck bestätigt, dass sich diese Personen noch nie im öffentlichen Teil der Einrichtung aufgehalten hatten, um die Angebote der Einrichtung zu nutzen, wie z. B. einen Kaffee zu trinken. Im Schwimmbereich des Therapiezentrums ist erkennbar, dass eine Aufteilung und Anordnung der Schwimmbecken in ein Therapiebecken einerseits und ein Schwimmbecken für die Öffentlichkeit andererseits besteht. Diese Anordnung impliziert ein Nebeneinander von „Normalität" im Schwimmbecken und „Abweichung" im Therapiebecken. Im großen Schwimmbecken finden Kurse für externe Personen statt. Es ist hier auch freies Schwimmen ohne Programm möglich. Im Therapiebecken werden Therapien für Menschen

---

[2]Eine Liste der Beobachtungsprotokolle findet sich im Anlagenband.

mit Behinderung durchgeführt. Diese Situation erweckte bei der Forschergruppe den Eindruck, dass zwar verschiedene Gruppen die Angebote nutzen, jedoch die Menschen mit Behinderung keine Berührung mit den Menschen ohne Behinderung haben. Auch Bewohnerinnen aus dem Altenhilfebereich waren laut Aussage der Kursteilnehmerinnen des Seniorenschwimmens, welches die Forschergruppe beobachtete, nicht beteiligt. Kontakte der exteren Gäste kommen so vermutlich im Therapiezentrum nur bei gemeinsamen Wartezeiten auf den Fluren zustande. Bisher werden die Angebote, wie sie z. B. in der Cafeteria vorgehalten werden, von den Externen nicht genutzt.

Auch der Bereich des Betreuten Wohnens, welcher baulich direkt an die Cafeteria der Einrichtung angegliedert ist, erscheint als ein in sich abgeschlossener Bereich. Bemerkenswert war hier aus Sicht der Forschungsgruppe die getrennte Sitzordnung, die sich ebenfalls in der Cafeteria zeigte. Die Bewohnerinnen des Betreuten Wohnens saßen meist im großen Raum der Cafeteria. Sie betraten den separaten Speisesaal nicht. Hier konnten die Forscher jedoch große Gruppen beobachten, die sich aus Personen aus der Behindertenhilfe und ihren Betreuern zusammensetzten. Personen aus dem Pflegebereich waren im Speisesaal selten zu beobachten, sie nahmen ihre Mahlzeiten auf den Wohnbereichen ein. Mitarbeiterinnen des Pflegebereichs, erkennbar an der farbigen Dienstkleidung, saßen an separaten Tischen zusammen und nahmen im Bereich der Cafeteria ihr Mittagessen ein. Für die Forschungsgruppe wurde anhand der Sitzordnung die Trennung der Bereiche erneut deutlich. Diese zeigte sich auch durch die bauliche Gestaltung des Hauses. Die Angehörigen beider Bereiche saßen voneinander getrennt – mit unterschiedlicher Sitzordnung (S. 1 BP 5 JB 29.03.2018 Cafeteria, S. 1 BP 6 BO 29.03.2018 Cafeteria). Eine weitere Beobachtung war, dass die Bewohnerinnen des Pflegebereichs selten im öffentlichen Bereich des Erdgeschosses (Cafeteria, Friseur und Kioskbereich) anzutreffen waren. Einzig zu Veranstaltungen, wie z. B. Sitztanz oder anderen Angeboten, werden diese von ehrenamtlichen Begleiterinnen in die Cafeteria gebracht. Jedoch wurde der Eindruck vermittelt, dass die Bewohnerinnen die meiste Zeit auf den Wohnbereichen anzutreffen sind. Diese Situation, die räumliche Trennung und insgesamt die verschiedenen „Kulturen" zwischen Altenhilfe- und dem Behindertenhilfe lassen zumindest die Vermutung zu, dass wir es beim Standort 1 am ehesten mit einer Differenzierungsperspektive zu tun haben. Das bedeutet, dass zwar vonseiten der Leitungsebene die Integration, Inklusion und Zusammenarbeit verschiedener Gruppen betont wird, sich im Alltag jedoch „Subkulturen" zeigen, die zum Teil wenig Gemeinsamkeiten haben.

c) Adressierte Leitthemen und Inhalte am Standort 1
Selbstbestimmung und Mitbestimmung der Bewohnerinnen

Die Gewährleistung von Selbstbestimmung und Mitbestimmung konnte im Rahmen der Interviews und Beobachtungen als ein erstes Leitthema (formelle Praktik) identifiziert werden. Grund dafür war, dass die Einrichtung seit 2017 einen Aktionsplan zum Thema Selbstbestimmung und Mitbestimmung entwickelte, welcher im Rahmen einer Steuerungsgruppe, bestehend aus Mitarbeiterinnen aller Bereiche, Bewohnerinnen und Angehörigen entwickelt wurde. Ein Mitglied der Forschungsgruppe nahm am 18.01.2018 an der Vorstellung des abgeschlossenen Aktionsplans teil. Dieser verfolgte das Ziel, auch „Handlungsfeld" genannt, die Selbstbestimmung und Mitbestimmung aller Bewohnerinnen zu verbessern. Zur Analyse der informellen Praktiken erfolgte ein Abgleich der formellen Praktik (Forderung nach Verbesserung der Selbstbestimmung und der Mitbestimmung) mit den Gegebenheiten in der untersuchten Einrichtung im Erhebungszeitraum 2017.

Zunächst fanden sich in der Analyse der Interviews Hinweise darauf, dass verschiedene Aktivitäten durchgeführt wurden, um die Selbst- bzw. Mitbestimmung der Bewohnerinnen zu verbessern. Die Entwicklung des **Aktionsplans** zusammen mit Vertretern aller beteiligten Bereiche sollte auf eine integrative Perspektive abzielen, in der die Werte der Einrichtung von allen Mitarbeiterinnen über alle hierarchischen Ebenen hinweg geteilt werden. Neben der Ausarbeitung des Aktionsplanes mit allen Beteiligten versuchten die Führungskräfte die Mitarbeiterinnen für die Themen Selbstbestimmung und Mitbestimmung zu sensibilisieren. Diese wurden in den Sitzungen wiederholt angesprochen, auch verschiedene Fortbildungen wurden organisiert (S. 1 EI 1, Führungskräfte). Eine positive Resonanz auf die verschiedenen Aktivitäten zeigte sich vor allem im Bereich für Menschen mit Behinderung, wo sich Bewohnerinnen und auch Mitarbeiterinnen gerne bei der Erstellung und Bearbeitung des Aktionsplans beteiligten (S. 1 EI 2, Führungskräfte). Was den Altenhilfebereich betrifft, wurde hervorgehoben, dass ein hohes Maß an Sensibilisierung notwendig war, um die Mitarbeiterinnen und Bewohnerinnen zu motivieren, in der Steuerungsgruppe mitzuarbeiten:

> „Das ist unterschiedlich. In der Behindertenhilfe geht das ganz leicht, wie sich das jetzt durchzieht so, in der Altenhilfe muss man da wirklich persönlich viel ansprechen. Angehörige gibt es auch manche, die sagen, da bin ich sofort dabei, ohne groß andere muss man da auch ansprechen, Bewohner, ja es ist also wirklich eher so, dass in der Behindertenhilfe, dass sowohl Mitarbeiter als auch Bewohner eher von sich aus, ne so was machen, auf sowas anspringen, als ja doch ist schon so." (S. 1 E2, Führungskräfte)

Die bereits angedeuteten Unterschiede setzten sich bei einem zweiten Aspekt fort. Es geht um das **Dezentralisierungsprojekt,** bei dem durch die Eröffnung einer Außenwohngruppe 2015 die Möglichkeit gegeben wurde, den Wohnort im Quartier auszuwählen.

„Wo in den letzten Jahren auf jeden Fall die Selbstbestimmung zugenommen hat, ist dieser Wunsch die Wohngruppe zu äußern, in der Behindertenhilfe wohnen ja die Leute wesentlich länger, wie jetzt bei Euch in der Altenhilfe und in den letzten Jahren kommt es immer vermehrt: ‚Ich würd jetzt mal gern umziehen' oder so zu einer anderen Wohngruppe oder in der Außenwohngruppe wohnen." (S. 1 GD 1, Führungskräfte)

Als Beispiele für Selbstbestimmung der Bewohner wurden außerdem die folgenden Inhalte angesprochen: Stundenreduzierung im Rentenalter bei Arbeitsverhältnissen oder die Möglichkeit zur Selbstversorgung bei den Mahlzeiten in den Wohngruppen. Die Verantwortlichen im Behindertenbereich betonten in den Gesprächen, dass die von ihnen versorgten Personen in den letzten Jahren zunehmend selbstbewusster auftraten und ihre Rechte einforderten (S. 1 GD 1, Führungskräfte). Die Bewohnerinnen des Betreuten Wohnens brachten das Thema Selbstbestimmung damit in Zusammenhang, dass sie so lange ausgehen oder Übernachtungsgäste haben durften, wie sie wollten. Mehrere Befragte sprachen beim Interview davon, dass ihre Kinder bereits bei ihnen übernachtet hätten (S. 1 GD 3, Bewohnerinnen). Im stationären Altenhilfebereich wurde das Thema Selbstbestimmung mit anderen Inhalten gefüllt. Auf Nachfrage wurde hier angegeben, dass man eigene Möbel mitbringen durfte, so lange fernsehen konnte, wie man wollte oder dass flexible Essens- und Schlafenszeiten möglich waren (S. 1 EI 1, Führungskräfte, S. 1 GD 3 Bewohnerinnen, S. 1 TI 1, Angehörige). Es fanden sich außerdem Hinweise darauf, dass Selbstbestimmung seitens der Betroffenen nur in geringem Maße eingefordert würde. Ebenfalls wurde thematisiert, dass bereits geringe Wahlmöglichkeiten das Klientel der Altenhilfe überfordern würden (S. 1 EI 4, Führungskräfte). Darüber hinaus wurde immer wieder akzentuiert – vor allem seitens der Mitarbeiterebene – dass Selbstbestimmung in der Altenhilfe durch die Rahmenbedingungen erheblich eingeschränkt wäre, beispielsweise durch festgelegte Abläufe (S. 1 GD 2, Mitarbeiterinnen).

Neben dem Aktionsplan spielte der **Bewohnerbeirat** vor allem beim Thema Mitbestimmung eine große Rolle. In der Behindertenhilfe stand das Gremium regelmäßig im engen Austausch mit der Bereichsleitung der Behindertenhilfe. Der Vorsitzende dieses Gremiums war ständig für die Mitbewohner erreichbar und hatte sein eigenes Büro in der Einrichtung. In den entsprechenden Interviews fanden sich Hinweise darauf, dass in den letzten Jahren bereits gemeinsam mit der Einrichtungsleitung Entscheidungen getroffen wurden, welche zur Verbesserung beitrugen. Der Beirat beschrieb mit Nachdruck Veränderungen erreicht zu haben: Beispiele waren hier notwendige Renovierungsarbeiten in den Wohngruppen. Ebenfalls bestand zum Zeitpunkt der Befragung ein **Angehörigenbeirat,** der sich für die Bedürfnisse der Menschen mit Behinderung einsetzte. Im Altenpflegebereich war ebenfalls ein Bewohnerbeirat eingerichtet worden. Beim Thema Mitbestimmung hatte dieses Gremium jedoch eine weniger große Bedeutung. Im Interview mit den Verantwortlichen wurde einerseits deutlich, dass nur wenige Bewohnerinnen zur Sprechstunde kamen, so dass diese nur alle zwei Monate stattfand. Andererseits zeigte sich, dass das Themenspektrum sehr begrenzt war. Das Hauptthema, welches in den Sitzungen behandelt wurde, waren Beschwerden über das Essen, deshalb wurde auch bereits der Koch eingeladen, um sich mit ihm auszutauschen (S. 1 EI 13, Bewohnerinnen).

Insgesamt deuten die Unterschiede bei der Bedeutung und Umsetzung von Selbst- und Mitbestimmung im Bereich der Behinderten- und Altenhilfe auf eine Differenzierungsperspektive hin: Formelle Praktiken (Leitthemen), welche die Förderung von Selbstbestimmung- und Mitbestimmung der Bewohnerinnen einschließen, wurden in unterschiedlicher Weise verstanden und umgesetzt. Darüber hinaus bildete der Altenhilfebereich eine Subkultur innerhalb der Einrichtung. Zwar wurde eine Integrationsperspektive von den zentral Verantwortlichen immer wieder betont, die unterschiedliche Klientel (mit z. T. sehr verschiedenen Bedürfnissen und Anliegen) ließen jedoch die tatsächliche und nachhaltige Umsetzung dieser Perspektive nur in Grenzen zu. Dominant war die Logik unterschiedlicher Subsysteme, die untereinander nur wenig vernetzt waren und ihre eigenen Interessen verfolgten. Letztendlich führte dies dazu, dass die beiden angesprochenen Leitthemen – Selbstbestimmung und Mitbestimmung – unterschiedlich gelebt wurden.

Möglichkeiten und Grenzen des Zusammenwachsens zwischen Behindertenhilfe und Altenhilfe

Als zweites Leitthema konnte ein Zusammenwachsen zwischen Behinderten- und Altenhilfe identifiziert werden. Insbesondere ging es darum, verschiedene Aktivitäten im Bereich der Öffnung zusammenzuführen (S. 1 EI 1, Führungskräfte). Erkennbar waren diese Bemühungen beispielsweise daran, dass im Jahr 2018 eine **Broschüre** der Einrichtung veröffentlicht wurde, die bei einer Sitzung der Steuerungsgruppe am 15.08.2019 vorgestellt wurde. Bei der Broschüre war es den Beteiligten wichtig, dass keine Trennung der beiden Bereiche mehr erkennbar war. Es gab auch keine separate Gliederung für die unterschiedlichen Bereiche. Ebenfalls wurde die offene Kultur im Haus betont und hervorgehoben, dass die Bereiche nicht mehr abgeschlossen waren. Schließlich wurde auf die Geschichte der Einrichtung verwiesen:

> „[...] Ich denke die Einrichtung an sich, wenn man die als Kern vom Quartier sieht, hat sich verändert, in dem die Bereiche einfach nimmer abgeschlossen sind, sondern miteinander arbeiten. Und ganz viele Projekte, die einfach, ja, so geläufig sind, die einfach umgesetzt werden, einfach auch von den Mitarbeitern und deren Netzwerken

und deren Offenheit abhängen, und da hat sich in den letzten Jahren wirklich viel getan und diese Offenheit hat sich, glaube ich, verselbstständigt, die ist zur Kultur geworden. Wobei man oft nicht mehr sagen kann, was man denn alles macht, weil es selbstverständlich ist." (S. 1 GD 1, Führungskräfte)

Im Hinblick auf die informellen Praktiken fanden sich zunächst Hinweise darauf, dass ein verstärkter Austausch zwischen den Bereichen angeregt wurde. Seit 2013 fanden einmal im Monat Treffen statt, um Ressourcen und Synergieeffekte zu nutzen (S. 1 EI 2, Führungskräfte). Des Weiteren wurden verschiedene Veranstaltungen organisiert, an denen Bewohnerinnen beider Bereiche teilnahmen. Es handelte sich um das **gemeinsame Wandern oder den Aufbau eines übergreifenden Gottesdienstteams**. Beim gemeinsamen Wandern konnte beobachtet werden, dass Personen aus beiden Bereichen beteiligt waren (S. 1 BP 2 JB 23.03.2018 Wandern). Es wurde ein sektorenübergreifendes Angebot offeriert, bei dem die Tagesförderstätte, die Tagesstrukturierung und das Betreute Wohnen involviert waren. Neben dem gemeinsamen Wandern wurde auch das Sommerfest zusammen mit allen Bereichen geplant und durchgeführt. Durch die Verbesserung des Austauschs sollte die Integrationsperspektive gefördert werden.

Im Hinblick auf die Kooperation zwischen den Bereichen wurde von zwei Führungskräften eine Verbesserung hervorgehoben. Beschrieben wurde, dass bei **Veranstaltungen beide Bereiche – Behinderten- und Altenhilfe – bei der Ausrichtung gleichermaßen beteiligt** waren. Noch vor zehn Jahren, so die Aussagen, wären die Veranstaltungen getrennt voneinander durchgeführt worden. Diese Veränderung wurde als Verbesserung erlebt (S. 1 EI 10, Führungskräfte). Des Weiteren wurde von einem verbesserten Austausch unter den Mitarbeiterinnen berichtet, in früheren Zeiten waren sie eher unter sich geblieben (S. 1 EI 8, Führungskräfte).

Neben den genannten Punkten, die für ein Zusammenwachsen der beiden Bereiche sprachen, gab es auch gegenläufige Beispiele. Ein Aspekt wurde darin gesehen, dass Behinderten- und Altenhilfe **zwei verschiedene Systeme** sind. In der Altenhilfe wären die Bedingungen viel strikter als in der Behindertenhilfe (S. 1 EI 4, Führungskräfte). Außerdem wurde angesprochen, dass die Rahmenbedingungen in der Behindertenhilfe anders wären als in der Altenhilfe (S. 1 EI 4, Führungskräfte). Die befragten Mitarbeiterinnen im Bereich Altenhilfe sprachen hier davon, dass **in der Behindertenhilfe mehr Geld und mehr Personal vorhanden** wären (S. 1 GD 2, Mitarbeiterinnen). Dieser Umstand wurde als Barriere für gemeinsame Aktivitäten wahrgenommen.

Auch der **Austausch zwischen den Mitarbeiterinnen der verschiedenen Bereiche wurde als ausbaufähig** erlebt. Beispielsweise wurde seitens der Altenhilfe angegeben, dass zu wenig oder gar keine Kontakte vorhanden wären. Die einzigen Berührungspunkte zwischen den Bereichen kämen durch Praktika zustande (S. 1 GD 2; Mitarbeiterinnen). Ebenfalls wurde akzentuiert, dass sich die meisten Mitarbeiterinnen untereinander nicht persönlich kennen würden und auch beim Mitarbeiterabend wenig Durchmischung stattfinden würde (S. 1 EI 14, Angehörige). Bei den Beobachtungen, die die Forschungsgruppe in der Einrichtung machte, wurde dieser Eindruck bestätigt. Mitarbeiterinnen des Pflegebereichs, erkennbar an farbiger Dienstkleidung, saßen an separaten Tischen zusammen und nahmen hier ihr Mittagessen ein. Für die Forschungsgruppe wurde anhand der Sitzordnung die Trennung der Bereiche erneut bewusst. (S. 1 BP 5 JB 29.03.2018 Cafeteria, S. 1 BP 6 BO 29.03.2018 Cafeteria). Die getrennte Sitzordnung galt auch für die Bewohnerinnen beider Bereiche. Rechts der Ausgabetheke der Cafeteria saßen vorwiegend Bewohnerinnen aus dem Betreuten Wohnen. Im großen Speiseraum, der durch eine Durchgangstür erreicht werden konnte, saßen überwiegend Bewohnerinnen aus dem Bereich für Menschen mit Behinderung. Bewohnerinnen aus dem Altenhilfebereich (Pflegestationen) waren in der Cafeteria selten anzutreffen, weil diese ihre Mahlzeiten auf dem Wohnbereich zu sich nahmen (S. 1 BP 5 JB 29.03.2018 Cafeteria, S. 1 BP 6 BO 29.03.2018 Cafeteria).

Bei der Begleitung der gemeinsamen Wanderung konnte die Forschergruppe ebenfalls beobachten, dass **wenig Austausch zwischen den Bewohnerinnen aus dem Altenhilfebereich und den Bewohnerinnen aus dem Behindertenhilfebereich** stattfand. Während der Wanderung bildeten sich getrennte Gruppen nach Behinderten- und Altenhilfe. Auffällig war außerdem, dass beide Bereiche mit einem separaten Bus zur Wanderung fuhren. Im Bus der Altenhilfe war vom Platz her genügend Kapazität, um Bewohnerinnen aus dem anderen Bereich mitzunehmen, was aber nicht geschah. Nach der Wanderung kam es zur Einkehr in ein Restaurant, wo Kaffee und Kuchen zu sich genommen wurden. Die Gruppe Behindertenhilfe musste allerdings frühzeitig aufbrechen, da sie abends zum gemeinsamen Kochen rechtzeitig in der Wohngruppe sein mussten (S. 1 BP 2 JB 23.03.2018 Wandern). Auch hier wurde deutlich, dass sich beide Bereiche in ihren täglichen Abläufen unterscheiden und es deshalb schwer war sie zusammenzubringen.

Insgesamt verdichteten sich die Hinweise auf eine Differenzierungsperspektive, die bereits beim ersten Leitthema vermutet wurde. Die Einrichtung versucht zwar durch eine Verbesserung der Kooperation ein Zusammenwachsen der Behinderten- und Altenhilfe zu ermöglichen (und hier die Integrationsperspektive stark zu machen), die unterschiedlichen Rahmenbedingen erschweren und konterkarieren aber dieses Engagement. Aber auch hier – ähnlich wie beim Leitthema der Selbst- und Mitbestimmung – wurden unterschiedliche Logiken in den verschiedenen Teilbereichen deutlich. Exemplarisch wurde dies am geringen Austausch, an der getrennten Sitzordnung in der Cafeteria und an verschiedenen Prioritäten erkennbar. Einerseits bleibt damit die Herausforderung – trotzerreichter Verbesserungen – die beiden Teilbereiche der Gesamteinrichtung stärker zu vernetzen und zu einem regelmäßigen Austausch zu motivieren. Und anderseits ist – angesichts der Rahmenbedingungen – die Einsicht in die Grenzen dieses Austauschs entlastend.

Öffnung der gesamten Einrichtung – ein zentrales Anliegen![3]
Als drittes Leitthema konnte die Einrichtung als offen identifiziert werden. Es fanden sich außerdem verstärkte Hinweise auf eine Integrationsperspektive, denn alle befragten Gruppen innerhalb der Organisation bestätigten die Öffnung dieser Einrichtung. Einzige Ausnahme stellten die Mitarbeiterinnen der Altenhilfe dar, denen ein Sonderstatus zugewiesen wurde.

Zunächst ließ sich eine Öffnung der Einrichtung ins Quartier und fürs Quartier anhand verschiedener Beispiele belegen. Im Allgemeinen lagen **verschiedene Kooperationen** mit der Stadt, beispielsweise dem Oberbürgermeister und dem Seniorenbeirat, vor. Des Weiteren waren zukünftige Kooperationen mit der ambulanten Pflege im Bereich Servicewohnen geplant (S. 1 EI 2, Führungskräfte). Auch wurden verschiedenen Gruppen aus dem Quartier **Räume** zur Verfügung gestellt, beispielsweise fand in den Räumlichkeiten an Standort 1 eine Fortbildung zum Seniorentrainer statt oder Stadtratssitzungen wurden abgehalten (S. 1 GD 1, Führungskräfte, S. 1 EI 1, Führungskräfte). Zudem kamen laut Aussage der Befragten viele **externe Gruppen** ins Haus, die beispielsweise die Angebote der Einrichtung wie das Therapiezentrum, Ergotherapie, Fußpflege, Friseur und Kiosk nutzen. Außerdem kamen externe Personen aus dem Quartier zu Gottesdiensten oder Kegelclubabenden, an denen die hausinterne Kegelbahn genutzt wurde. Zudem kam ein Therapieclown, es fanden regelmäßige Besuche eines ambulanten Palliativdienstes statt, ein Karnevalsverein kam in die Einrichtung und eine Gruppe von Frauen aus einem Vorort führten regelmäßige, organisierte Treffen in der Einrichtung durch. Es gab eine Zusammenarbeit mit Kindergärten und Schulen sowie der Universität der Stadt, welche regelmäßige Projekte durchführten. Der offene Mittagstisch in der Cafeteria zog ebenfalls externe Besucher an. Eine weitere Gruppe, stellten die vielen Ehrenamtlichen dar, die in der Einrichtung tätig waren. Zusätzlich kamen auch Angehörige, die Bewohnerinnen besuchten. Diese waren häufig in der Cafeteria anzutreffen auf Anfrage konnten sie auch in der Einrichtung übernachten (S. 1 GD 1; Führungskräfte, S. 1 EI 1, Führungskräfte, S. 1 EI 2, Führungskräfte,

---

[3]Zur Analyse informeller Praktiken und dem Vergleich mit den formellen Praktiken wurde versucht, anhand des Materials zu identifizieren, ob sich eine Öffnung der Einrichtung auch an Handlungen, Symbolen, Jargon oder materieller Anordnung von Personengruppen oder baulichen Strukturen zeigte.

S. 1 EI 4, Führungskräfte, S. 1 GD 2, Mitarbeiterinnen, S. 1 GD 3, Bewohnerinnen, S. 1 GD 4, Angehörige).

Personen von außen wurden nach Aussage der Interviewten aber auch von **für das Quartier offenen Veranstaltungen** angezogen, für die in verschiedener Form Werbung gemacht wurde. Bei den Veranstaltungen handelte es sich um Faschings-veranstaltungen, Konzerte, Kinoveranstaltungen, um das Sommerfest, das Parkfest, den Weihnachtsbasar, den Flohmarkt, um Theaterdarbietungen, um Wahlveranstal-tungen oder um die Ü90-Party, die von der Stadt ausgerichtet wurde. Bei diesen offenen Events kam es nach Aussage der Befragten zu Kontakten zwischen Bekann-ten, die man von früher kannte und jetzt in der Einrichtung wieder traf (S. 1 GD 1, Führungskräfte, S. 1 EI 1, Führungskräfte, S. 1 EI 2, Führungskräfte, S. 1 EI 4, Führungskräfte, S. 1 GD 2, Mitarbeiterinnen, S. 1 GD 3, Bewohnerinnen, S. 1 GD 4, Angehörige).

Es wurden außerdem auch Hinweise darauf gefunden, dass die Bewohnerinnen verschiedene **Ausflüge ins Quartier** machten, wobei das entsprechende Angebot im Bereich Behindertenhilfe häufiger und breiter erfolgte. Beispielsweise gab es hier eine Kooperation mit einer übergeordneten Stelle. Im Rahmen dieser Kooperation waren Vertreter verschiedener Einrichtungen für Menschen mit Behinderungen im Umkreis aktiv, so dass hier **vielfältige Angebote** organisiert werden konnten. Es gab außerdem ein Turnangebot in der ortsansässigen Turnhalle. Es es fanden längere Ausflüge zu Freizeitparks oder zu anderen Einrichtungen der Behindertenhilfe statt. Außerdem gab es Kooperationen mit der Volkshochschule, die Kurse für Menschen mit Behinderung ausrichtete. Es wurde ein spezifischer Flirtkurs für Menschen mit Behinderung ausgerichtet oder die hausinterne Theatergruppe wurde für öffentliche Auftritte angefragt (S. 1 EI 10, Führungskräfte, S1GD 1, Führungskräfte, S. 1 EI 12, Angehörige, S. 1 EI 11, Bewohnerinnen).

Im Bereich Altenhilfe wurden **Zooführungen für Menschen mit Demenz** organisiert, die Bewohnerinnen nahmen an **Gottesdiensten im Quartier** teil oder machten zusammen mit Angehörigen bzw. Ehrenamtlichen **Spaziergänge** im nahe-gelegenen Park. Die Bewohnerinnen des Betreuten Wohnens waren teilweise noch sehr rüstig, so dass sie häufiger in die Stadt gingen, um Einkäufe zu erledigen oder auch ehrenamtlich im Quartier tätig waren. Eine Bewohnerin leitete einen Frauentreff, eine andere war im Seniorenchor aktiv und eine weitere engagierte sich auf einem Markt, bei dem Gelder für einen guten Zweck gesammelt wurden. Neben Ehrenamt und Einkäufen besuchten die befragten Bewohnerinnen aus dem Betreuten Wohnen auch noch Bekannte und Freundinnen in der Stadt (S. 1 GD 3, Bewohnerinnen, S. 1 GD 4, Angehörige, S. 1 EI 1, Führungskräfte, S. 1 GD 1, Führungskräfte, S. 1 GD 2, Mitarbeiterinnen).

In der Behindertenhilfe war auffällig, dass bei einer Öffnung ins Quartier neben Angeboten fürs und im Quartier von einer Dezentralisierung der eigenen Angebote ins Quartier gesprochen wurde. In diesem Zusammenhang war es für die Beteiligten wichtig, die Bedürfnisse der Bewohnerinnen zu erfragen. Es wurde eine umfangreiche Befragung gemacht, aus der hervorging, dass eine Außenwohngruppe gewünscht war.

„Ich möchte noch ein paar Worte zu unserer dezentralen Wohngemeinschaft sagen, da ist es nämlich so, dass Leute zu uns nach (Name Einrichtung anonymisiert) kommen, sondern dass Leute, die zum Teil Jahrzehnte hier in (Name Einrichtung anonymisiert) gewohnt haben, das raus gehen, und jetzt normale Nachbarn sind, und in einer Situation sind, wo sie oben und an der Seite Nachbarn haben, wo auch Menschen, die bisher keine Berührung mit Menschen mit Beeinträchtigung hatten, mit denen kann man ja in normaler Nachbarschaft zusammenleben, die müssen nicht separat in Einrichtungen versorgt werden, sondern mit denen kann ich mich ja am Feierabend genauso gut unterhalten. Also, das ist etwas Neues, was wir hier seit etwa drei Jahren haben und gerne noch weiterwürden." (S. 1, GD 1, Führungskräfte)

Vor allem Verantwortungsträger im Bereich für Menschen mit Behinderung thematisierten, dass langfristig eine **Auslagerung der Angebote** umgesetzt werden sollte. Beispielsweise sollte ein Werkstattbereich in eine andere Tagesförderstätte verlagert werden. Des Weiteren betrieb man Benchmarking mit anderen Einrichtungen und führte regelmäßige Klausurtagungen zum Thema Öffnung durch.

„2013/2014, da haben wir eine Klausurtagung gemacht und haben uns mal ein bisschen umgeschaut, ein kleines Benchmarking gemacht, und haben von einer anderen Einrichtung mal Mitarbeiter eingeladen, und die hat uns das erzählt. Ich bin mit Kollegen mal in anderen Tagesförderstätten rumgefahren, in solchen, die auch schon erste Anfänge hier gemacht haben und so haben wir das für uns überlegt, aber wirklich orientiert nach dem Bedarf unserer Besucher, also wir springen da nicht auf jeden Zug auf, der da gerade, sei es vom Gesetzgeber oder vom Kostenträger auferlegt wird, sondern wir müssen wirklich gucken, hey, was machen unsere Besucher wirklich gerne, wo können wir ansetzen, und lass uns das doch mal verbinden, lass uns mal gucken, wie weit wir uns da öffnen können? Weil die Gesellschaft eben nicht zu uns kommt, sondern wir rausgehen und dementsprechend ist auch jetzt wieder im Januar 2018 eine Klausurtagung, wo ich sage okay, jetzt haben wir vier Jahre Erfahrungen gesammelt, jetzt haben wir schon gewisse Öffnungen hier geschafft im Quartier, aber wo können wir jetzt den beruflichen Bildungsbereich vielleicht noch ein bisschen intensivieren, was können wir uns da vorstellen? Was können wir da machen? [...]." (S. 1 EI 8, Führungskräfte)

Im Vergleich zwischen Behindertenhilfe und Altenhilfe konnte man feststellen, dass die Behindertenhilfe Öffnung einer Einrichtung ins Quartier nicht nur mit verschiedenen Angeboten im Haus für externe Personen und außerhalb des Hauses für Bewohnerinnen der Einrichtung in Verbindung setzte. Bei der Behindertenhilfe ging es auch darum, das **Angebot der Einrichtung ins Quartier** zu bringen, und somit den Bewohnerinnen zu ermöglichen im Quartier zu leben. Dabei spielten der Austausch und die Vernetzung mit anderen Einrichtungen der Behindertenhilfe eine große Rolle. Orientiert an dem Leitgedanken der Behindertenhilfe (siehe Bundesteilhabegesetzt) war ein starker Fokus auf Teilhabe der Menschen mit Behinderung am Leben des Quartiers erkennbar. Im Altenhilfebereich lag der Schwerpunkt der Öffnung stärker bei einer **Beschäftigung und Tagesgestaltung** für die älteren Menschen, was nebenbei auch mit Kontakten ins Quartier einherging. Die zentralen Angebote der Einrichtung, wie Cafeteria, Friseur, Therapiezentrum befanden sich auf dem Gelände, weshalb das Klientel des Altenhilfebereichs vermutlich nicht ans andere Ende der Stadt ziehen wollte. Die Forschungsgruppe fand beim Verständnis von Öffnung Hinweise auf eine Differenzierungsperspektive bei den beiden Bereichen. Im Rahmen einer vermeintlichen Integrationsperspektive, in der alle Befragten übereinstimmend angaben, dass die Einrichtung offen wäre, zeigte sich, dass das Verständnis von Öffnung in beiden Bereichen anders umgesetzt wurde. Auch hier lag die Differenzierung an verschiedenen Bedürfnissen der unterschiedlichen Klientinnen beider Bereiche.

Auffällig war zusätzlich, dass die Mitarbeiterinnen der Altenhilfe beim Thema Öffnung viele **Weiterentwicklungspotenziale** thematisierten. Beispielsweise benannten sie die Rahmenbedingungen der Altenhilfe als problematisch, in Bezug auf Aktivitäten, die mit Bewohnerinnen im Quartier ausgeführt werden könnten (S. 1 GD 2, Mitarbeiterinnen). Umstände wie Personalmangel und Dokumentationspflicht, wurden hier ebenfalls als einschränkend angesprochen. Eine Öffnung von Pflegeheimen mit einer hohen Zahl von externen Gästen wurde von den befragten Mitarbeiterinnen zudem kritisch gesehen. Als Grund benannten sie, dass die **Gesellschaft generell skeptisch gegenüber Pflegeheimen eingestellt wäre:**

„Ein großes Problem finde ich auch, gerade mit von außerhalb hierherkommen, ich denke das ist generell aber ein Problem der Altenhilfe. [...] Die meisten Leut machen einen Bogen drum, einfach weil sie Angst haben, schon zum Teil, dass sie einen Spiegel vorgehalten bekommen, wenn es ältere Menschen sind. [...] Und jüngere Menschen, da bekomm ich dann gesagt ‚ah ich kann das net sehen, oder ob es Angst ist, oder einfach Verantwortung nicht tragen wollen, egal jetzt was, aber viel Leut, wo wirklich, es gibt einzelne, die kommen ins Haus, wo keine familiäre Bindungen sind, aber die meisten machen generell um Altenpflegeeinrichtungen, machen die einen großen Bogen [...].“ (S. 1 GD 2, Mitarbeiterinnen)

Außerdem sprachen die Mitarbeiterinnen im Altenhilfebereich davon, dass das Quartier um die Einrichtung herum **nicht umfassend genug über die Veranstaltungen, die in der Einrichtung stattfanden, informiert** wäre. Des Weiteren kämen **zu wenige Ehrenamtliche aus dem Quartier** in die Einrichtung, die dort verschiedene Tätigkeiten übernehmen könnten. Es würden unbedingt weitere Personen gebraucht, die beispielsweise mit den Bewohnerinnen im Quartier spazieren zu gehen, so könnte eine Öffnung auch gefördert werden.

> „Ich denke schon, wenn man gerade das Umfeld aussucht, und gerade das Quartier öfters informieren könnte, gerade mit mit größeren Anzeigen manchmal, ja und das man die Leute dazu bringt, doch als Ehrenamtliche öfters vorbeizukommen und sei es nur mal eine Stunde zum Vorlesen oder sonst irgendwas, oder in den Park gehen, also hauptsächlich an die frische Luft gehen, das ist etwas was eben fast auf den Stationen flachfällt." (S. 1 GD 2, Mitarbeiterinnen)

Ein weiteres Problem, das die Befragten der Altenhilfe ansprachen, war, dass von der Einrichtung zwar viele Aktivitäten und Ausflüge ausgerichtet wurden, allerdings die Bewohnerinnen auf Station meist in einem **schlechten körperlichen Zustand** oder aufgrund von Demenz zu betreuungsaufwendig waren, weshalb viele nicht mitfahren konnten (S. 1 GD 2, Mitarbeiterinnen). Bei den Beobachtungen der Forschungsgruppe fiel ebenfalls auf, dass in der Cafeteria keine Bewohnerinnen aus dem Pflegebereich angetroffen wurden. Die Cafeteria galt als Bestandteil der Öffnung der Einrichtung ins Quartier. Die interviewten Bewohnerinnen und Angehörigen des Pflegebereichs bestätigten diesen Eindruck.

> „Ja, wir essen alle oben, die meisten bei uns in der (Name Station anonymisiert), lass mich überlegen, ob überhaupt jemand von uns runtergeht, ich glaub es geht keiner runter. Weil, wir sitzen dann alle gemeinsam droben in unserem Wohnbereich, das ist der große Wohnbereich, den wir haben, da sitzen wir dann alle am Tisch zusammen und Essen gemeinsam. Dann haben wir so Vierertische, vorne ist ein großer Tisch, da sitzen dann sechs Leute, aber an den kleinen Tischen sind immer Vierertische." (S. 1 GD 3, Bewohnerinnen).

Als Grund, warum die Bewohnerinnen der Pflegebereiche nicht dort angetroffen wurden, wurde **Personalmangel auf den Stationen** genannt. Es wurde angegeben, dass die Bewohnerinnen nur bei Angehörigenbesuchen zusammen mit diesen die Cafeteria besuchten (S. 1 GD 4, Angehörige). Der stetige Aufenthalt der Bewohnerinnen des Pflegebereichs auf den Stationen bestätigte sich im Sinne einer materiellen Anordnung nach Martin (1992) als Hinweise auf eine Differenzierungsperspektive. Die verschiedenen Gruppen lebten getrennt voneinander in den Bereichen, und es kam beispielsweise selten zu Kontakten mit dem Quartier, einzig bei Festen oder bei Besuchen von externen Personen auf dem Wohnbereich war dies möglich. Aber auch die Aussagen der Mitarbeiterinnen im stationären Altenhilfebereich lieferten Hinweise darauf, dass dort eine Öffnung noch nicht vollumfänglich erreicht war. Dieses Problem zeigte sich im Behindertenhilfebereich weniger und ließ somit auch Hinweise auf eine Differenzierungsperspektive deutlich werden.

Verschiedene Beobachtungen der Forschungsgruppe bestätigten diesen Eindruck und ließen erkennen, dass **Kontakte zwischen Heimbewohnerinnen und Personen aus dem Quartier trotz umfangreicher Öffnung seltener stattfanden.** Die Kontakthäufigkeit bezog sich hier aber auf die Angehörigen beider Bereiche. Eine Beobachtung beim Flohmarkt, der regelmäßig stattfand, zeigte beispielsweise, dass Externe am Flohmarkt teilnahmen, es aber in der Beobachtungszeit selten zu Unterhaltungen mit Heimbewohnerinnen kam. Die Besucher des Flohmarkts schauten sich das Angebot an, kauften etwas und verließen dann die Einrichtung (S. 1 BP 1 JB 20.01.2018 Flohmarkt). Die Beobachtung der Forschergruppe im Therapiezentrum führte ebenfalls zu dem Ergebnis, dass direkte Kontakte von externen Personen mit den Heimbewohnerinnen selten zustande kamen. Im Wartebereich des Therapiezentrums warteten Heimbewohnerinnen auf ihre Therapiestunden, dort waren auch Bewohnerinnen des Quartiers anzutreffen. Unterhaltungen zwischen diesen beiden Gruppen konnte die Forschergruppe an diesem Tag allerdings nicht beobachten. Nachmittags wurde eine Seniorenschwimmgruppe angeboten, welche jede Woche ihre Schwimmstunde in der Einrichtung absolvierte. Hier wurde nachgefragt, ob Heimbewohnerinnen bei dieser Gruppe beteiligt waren, was verneint wurde. Im Schwimmbereich wurden Heimbewohnerinnen aus dem Bereich für Menschen mit Behinderung therapiert, während das Seniorenschwimmen im großen Schwimmbereich stattfand. Kontakte zwischen dem Heimbewohnerinnen und den Senioren wurden auch nicht beobachtet. Nach dem Schwimmkurs wurden die Teilnehmer befragt, ob sie bereits offene Angebote der Einrichtung, wie die Cafeteria oder Festveranstaltungen in Anspruch genommen hatten. Dies wurde von allen Befragten verneint (S. 1 BP 3 JB 29.03.18 Therapiezentrum, S. 1 BP 4 BO 29.03.18 Therapiezentrum). Dies weist darauf hin, dass auch in diesem Fall kein Kontakt zwischen den Besuchern des Therapiezentrums und den Heimbewohnerinnen zustande kam. Zu den Begründungen, warum keine Angebote besucht wurden, nannte man u. a.: *„Zu der Altersklasse gehöre ich noch nicht"; „Ich will nicht sehen, wie es mir später gehen kann"* (S. 1 BP 3 JB 29.03.18 Therapiezentrum, S. 1 BP 4 BO 29.03.18 Therapiezentrum).

Insgesamt zeigte sich auch in diesem dritten und zentralen Anliegen, d. h. der Öffnung der gesamten Einrichtung, eine Ambivalenz. Einerseits war das Spektrum der verschiedenen Aktivitäten und Engagements beeindruckend, andererseits waren auch die verschiedenen Haltungen und Praktiken zwischen Behinderten- und

Altenhilfe unübersehbar. Trotz deutlicher Akzente hinsichtlich einer Integrationsperspektive – diesbezüglich sind vor allem die vielfältigen, differenzierten und unterschiedliche Kooperationspartner einbeziehende Aktivitäten zu nennen – bestätigte
sich auch hier am ehesten die Vermutung einer Differenzierungsperspektive.

d) Zusammenfassung und Hinweise zum Kulturwandel am Standort 1
Beim ersten Thema Selbstbestimmung und Mitbestimmung kann im Kern von
einer Differenzierungsperspektive ausgegangen werden. Die Bereiche Altenhilfe
und Behindertenhilfe unterschieden sich in der Klientel und in den Bedürfnissen der
Bewohnerinnen, so dass die Anforderungen an Selbstbestimmung und Mitbestimmung nicht die gleichen sein konnten. Als zweites Leitthema wurde unter anderem
das Ziel eines Zusammenwachsens der Bereiche Altenhilfe und Behindertenhilfe
angegeben. Hier war ersichtlich, dass die Bereiche aufgrund unterschiedlicher Logik
schwer zusammenwachsen konnten; daher wurde auch hier – mit Abstrichen – die
Differenzierungsperspektive favorisiert. Und auch beim dritten Thema – der offenen
Einrichtung als ein zentrales Anliegen – variierten die Aussagen in der Behindertenhilfe und in der Altenhilfe substanziell. Während die Vertreter der Behindertenhilfe
(und auch die Betroffenen) in hohem Ausmaß an einer Teilhabe am Leben im
Quartier interessiert war, ging es bei der Altenhilfe eher um die Tagesgestaltung
und Beschäftigung der Bewohnerinnen im Zusammenhang mit Angeboten, die ins
Quartier geöffnet waren. Alles in allem zeigten sich deutliche Hinweise auf eine
Differenzierungsperspektive.

Kulturwandel aus der Perspektive der Differenzierung kann nur mit der Beteiligung der verschiedenen Subkulturen der Organisation erreicht werden, außerdem
müssen Einflüsse aus der Umwelt den Kulturwandel mit unterstützen (Martin 1992,
S. 171). Ein Kulturwandel im Sinne einer Überwindung der Differenzierungsperspektive mit dem Ziel Selbstbestimmung und Mitbestimmung der Bewohnerinnen
in beiden Bereichen in gleicher Form zu ermöglichen, ist nur schwer möglich. Und
er ist auch nicht immer sinnvoll! Die Rahmenbedingungen und die Bedürfnisse der
Klientel beider Bereiche unterscheiden sich stark. Die Bedürfnisse, Anliegen und
Interessen der Betroffenen sind nur bedingt kompatibel. Dennoch ist eine Problematisierung der Differenzierungsperspektive an verschiedenen Stellen notwendig.
Beispielsweise kann und sollte der Kontakt zwischen den Bewohnerinnen und den
Mitarbeiterinnen der Bereiche weiter intensiviert und ein gemeinsames Projekt
– vergleichbar mit dem Aktionsplan – auf den Weg gebracht werden. Diese Entwicklung muss als Herausforderung gesehen werden, sowohl innerhalb wie außerhalb
der Einrichtung. Innerhalb der Einrichtung können professionelles Engagement und
Weitsicht die notwendigen Voraussetzungen schaffen. Außerhalb der Einrichtung
ist durchaus Potenzial in der Zivilgesellschaft erkennbar. Allerdings dürfen die

gesellschaftlichen Barrieren, die vor allem von den Beteiligten aus der Altenhilfe akzentuiert wurde, nicht ignoriert werden. Denn letztlich führt diese Situation dazu, dass „ein Bogen um Altenpflegeheime" gemacht wird und nicht wenige wenig oder gar nichts mit dem Thema zu tun haben möchten. Im Bereich Behindertenhilfe hat sich diese Ausgrenzung in den letzten Jahren sukzessive verbessert. Es darf aber keinesfalls verkannt werden, dass auch in diesem Bereich nach wie vor Aufgaben gelöst werden müssen. Insofern ist der Kulturwandel am Standort 1 nicht zuletzt eine gesellschaftliche Herausforderung.

8.2 Beschreibung, Interpretation und Leitthemen von Standort 2

a) Beschreibung
Das Gebäude liegt unweit der Innenstadt/ Altstadt. Die Anfahrt führt vorbei an mehreren Wohnblöcken und an einem Hochhaus. Vor dem Gebäude gibt es kaum Parkmöglichkeiten. Befindet man sich vor dem Gebäude, sieht man links das dazugehörige Verwaltungsgebäude, in dem auch die Einrichtungsleitung und Geschäftsführung ihr Büro hat. Die Gebäude sind unterirdisch miteinander verbunden. Der Gebäudekomplex des Pflegeheims umfasst mehrere Stockwerke in verschiedenen, jedoch miteinander verbundenen Häusern. Das Gesamtgelände ist nach Aussage der Einrichtungsleitung ca. 8000qm groß. In einem Teil des Gebäudes gibt es auch historische Räumlichkeiten aus der Gründerzeit, die ebenfalls zum Pflegebereich zählen. Um in das Gebäude zu gelangen, müssen mehrere Treppenstufen überwunden werden. Rechts seitlich des Aufgangs ist eine rampenartige Auffahrt für Menschen mit Mobilitätseinschränkungen angebracht.

Nach Passieren der Eingangstür gelangt man unmittelbar in ein großes Foyer. Dieses ist sehr hell und lichtdurchflutet gestaltet, was auf das Vorhandensein großer Fensterfronten, über zwei Stockwerke hinweg, zurückzuführen ist. Rechtsseitig befindet sich eine Rezeptionstheke, die bei den Besuchen der Forschergruppe in der Einrichtung jedoch nicht besetzt war. Linksseitig fällt eine recht zentral liegende, ziemlich breite Treppe ins Auge, die in das erste Obergeschoss führt und in einer Galerie mündet. Links unter der Treppe ist ein Sitzbereich mit verschiedenen gepolsterten Bänken und Sesseln erkennbar. Dahinter liegt die Tür zur Cafeteria. Der Raum der Cafeteria ist in zwei Teile getrennt. Im vorderen Bereich haben Gäste von außerhalb die Möglichkeit, Mittag zu essen und Kaffee zu trinken. Das Essen wird auf der linken Seite an einer Theke ausgegeben. Im hinteren Bereich, getrennt durch eine durchsichtige Trennwand, befindet sich der Bereich, in dem die Bewohnerinnen des Hauses speisen können. Am hinteren Ende des Foyers ist der verglaste Eingangsbereich zum Verbindungsgang zwischen zwei Häusern der Einrichtung erkennbar, von dem aus man auch in beide Gartenbereiche gelangen kann. Der Verbindungsgang führt durch den gesamten Garten und trennt diesen in zwei Teile, einen offenen und einen geschlossenen Bereich.

Rechter Hand befindet sich der Innengarten der Einrichtung mit einem großen Stall, in dem Hühner untergebracht sind. Hier sieht man selbst hergestellte Abfallbehälter und Insektenhotels. Es sind Bänke und Stühle zum Sitzen vorhanden. Außerdem ist ein großer Kräutergarten angelegt. Mehrere Baumarten und Rasenflächen sorgen für ein abwechslungsreiches Erscheinungsbild. Der Garten ist ca. 2000qm groß. Die Wege sind mit Pflastersteinen ausgelegt und barrierefrei begeh- und mit Rollstühlen befahrbar. Auf der linken Seite kommt man in den Gartenbereich, der der Öffentlichkeit zugänglich ist, welcher ca. 4000qm groß und mit einem großen Teich versehen ist. Hier befinden sich ebenfalls viele Sitzgelegenheiten: Bänke verteilen sich im Garten, Stühle und Tische sind im Außenbereich der Cafeteria auf einer angelegten Terrasse vorhanden. Der Garten ist abwechslungsreich mit verschiedenen Büschen, Blumen und Bäumen angelegt. Im Sommer sind zudem große Sonnenschirme in diesem Bereich aufgestellt. Will man, von der Stadt aus gesehen, Zugang zum öffentlichen Bereich des Gartens haben, muss man durch ein Eisentor gehen, an dem ein Schild mit der Aufschrift „Privatbereich" angebracht ist.

Rechts im Foyer ist eine große Tafel positioniert, an der alle tagesaktuellen Aktivitäten sowie Steckbriefe mit Fotos der Mitarbeiterinnen des Sozialdienstes aufgeführt sind. Im mittleren Bereich des Foyers findet man rechter Hand die Aufzüge, die in die oberen Stockwerke führen. An den Fahrstühlen vorbei befinden sich einige Büroräume der Einrichtung. Im Erdgeschoss der Einrichtung gibt es keine Wohnbereiche.

Die Veranstaltungsräume befinden sich linksseitig im ersten Stock der Einrichtung, der über die Fahrstühle und über die Treppe zu erreichen ist. In diesem Bereich des Galeriegeschosses sind ebenfalls die Räume des Sozialdienstes untergebracht sowie die der Seelsorge, des Qualitätsmanagements, der Pflegedienstleitung, die Bibliothek und weitere Gruppenräume.

Wenn man durch den verglasten Verbindungsgang im hinteren Bereich des Foyers geht, gelangt man in die dort befindlichen Pflegebereiche. Um die Kapelle zu beretreten muss man durch einen großen Teil im oberen Bereich des Hauses und einen Pflegebereich gehen.

Die Speisezimmer für die Bewohnerinnen befinden sich auf den Wohnbereichen. Diese zeichnen sich durch lange schmale Gänge aus, von denen die einzelnen

Bewohnerzimmer und Funktionsräume rechts und links abgehen. Es handelt sich um die erste Generation des Altenheimwohnbaus.

a) Interpretation

Der Zugang zum Haupteingang kann für Menschen ohne Mobilitätseinschränkungen über die Treppe sehr leicht erfolgen. Hingegen müssen Menschen mit Mobilitätseinschränkungen die Auffahrt nehmen, um ins Haus zu gelangen. Dies ist umständlicher und dauert länger. Dieses Faktum kann den Eindruck erwecken, dass der Hauptfokus auf den Fußgängern als Vertreter der „Normalität" liegt und die anderen quasi den „Nebenzugangsweg" benützen müssen. Es besteht jedoch aufgrund enger baulicher Verhältnisse keine andere Möglichkeit der Rampenführung, da sich die Straße in unmittelbarer Nähe befindet.

Die linksseitig im Foyer liegende Treppe wirkt sehr raumbestimmend. Hier trifft der zuvor genannte Umstand ebenfalls zu, da ausschließlich Fußgänger problemlos über diese Treppe in das erste Obergeschoss gelangen können, in dem sich die Veranstaltungsräume befinden, die häufig von den Bewohnerinnen genutzt werden. Alle anderen müssen die rechtsseitig gelegenen Aufzüge benützen. Da das Hauptaugenmerk im Foyer jedoch auf der Treppe liegt, ist es möglich, dass sich ein großer Teil der Bewohnerinnen des Umstands der eigenen Mobilitätseinschränkung sehr deutlich bewusst wird und dies als Defizit empfunden werden kann.

Der Zugang zum öffentlichen Bereich des Gartens ist vonseiten der Innenstadt nur für jene leicht möglich, die das Schild „Privatbereich" ignorieren, da diese Aufschrift eben jene Öffentlichkeit, die eigentlich von der Einrichtungsleitung gewonnen werden will, ausschließt. So durchqueren nur „Eingeweihte" den Garten, um z. B. mit den Einkäufen eine Abkürzung zu ihrer Wohnung zu nehmen oder die Mittagspause dort zu verbringen.

Die Zweiteilung der Cafeteria, in der auch ein Mittagstisch für Menschen aus dem Quartier angeboten wird, bestimmt die Kommunikation der externe Gäste. Die Forschergruppe konnten beobachten, dass ein Austausch der zwei Gruppen kaum bzw. in nur sehr geringem Maße stattfindet. Jede Gruppe nimmt für sich die Mahlzeit ein, und Gespräche finden auch nur innerhalb der jeweils eigenen Gruppe statt. Externe Personen kommen zwar zum Essen, so dass dieser Umstand als eine erfolgreiche Umsetzung von „Öffnung" bezeichnet werden kann, persönliche Kontakte mit den Bewohnerinnen der Einrichtung werden jedoch vermieden, so dass sich auf dieser Ebene die Öffnung nicht fortsetzt und die beiden Gruppen unter sich bleiben.

b) Adressierte Leitthemen und Inhalte im Standort 2
Quartiersöffnung ist primär ein Thema für die Geschäftsleitung

Dieses erste Leitthema gliedert sich in mehrere Teilbereiche: Ausgehend von der prioritären Behandlung des Themas „Quartiersöffnung" durch die Leitung und den Sozialdienst wird anschließend betrachtet, in welchem Verhältnis der Pflegebereich zu dieser Thematik steht und wie er in diesem Kontext von den anderen Bereichen der Einrichtung wahrgenommen wird. Anschließend soll der dritte Punkt beleuchtet werden, der die Quartiersöffnung unter dem Aspekt des Marketings darstellt.

Die Thematisierung der **Quartiersöffnung als Aufgabe der Leitung und des Sozialdienstes** war über alle Interviews hinweg konsistent. Sie wurde in der Form der Integrationsperspektive diskutiert. Die Quartiersöffnung konnte hierbei als **Vorbehaltsaufgabe** beider angesehen werden. Die Einrichtungsleitung entwickelte die Ideen für Aktivitäten im Kontext der Quartiersöffnung und delegierte diese zur Umsetzung an den Sozialdienst. Das Thema Quartiersöffnung wurde so in der Linienorganisation der Einrichtung top down kommuniziert: Von der Einrichtungsleitung zum Sozialdienst auf der Mitarbeiterinnenebene und hier wiederum zu den Alltagsbegleitern und den Ehrenamtlichen.

> „Also ich sags mal so, wenn ich mit dem Sozialdienst zusammensitz und sag, ja, wir machen das so und so, damit die Nachbarn eine Chance haben […] das ist dann immer ein Dialog zwischen dem Sozialdienst und mir, der die Impulse setzt. Aber die eigentliche Umsetzung in den Veranstaltungen hat der Sozialdienst. Wenn man's aufteilen würde von allen Angeboten, die jetzt genannt worden sind, waren vielleicht 30 % von dem schon da und 70 % sind dazu gekommen." (S. 2 El 1, Führungskräfte)

Am Standort 2 war die Einrichtungsleitung gleichzeitig auch Quartiersmanager: *„Das Quartiersmanagement, das übernehm ich jetzt"* (S. 2 El 1, Führungskräfte).

In die **Durchführung waren zusätzlich Alltagsassistentinnen und Ehrenamtliche** involviert. Die Alltagsassistentinnen waren fachlich dem Sozialdienst zugeordnet, formell bezogen auf die Dienstplangestaltung jedoch dem Pflegedienst unterstellt.

Quartiersarbeit war in der Stellenbeschreibung für die Mitarbeiterinnen des Sozialdienstes festgelegt und zählte somit zu deren originären Aufgaben. Zudem wurde auch früher schon Quartiersarbeit durch den Sozialdienst geleistet. Es wurden Feste gefeiert, zu denen auch Angehörige und Personen von extern eingeladen wurden. Ebenso gab es Kontakte zu Kooperationspartnern im Quartier, wie z. B. zu Kindergärten oder der Volkshochschule, und es wurden Ausflüge mit den Bewohnerinnen gemacht. Diese Aktivitäten wurden jedoch nicht als „Quartiersarbeit" bezeichnet. Vielmehr wurden sie als originärer und selbstverständlicher Bestandteil der Arbeit im Pflegeheim angesehen und damit die Quartiers- bzw. Gemeinwesenarbeit als „Neuer Wein in alten Schläuchen" verstanden:

„Aber dass das jetzt auch so bezeichnet wird, als Gemeinwesenarbeit oder auch Öffnung nach außen, ist, glaube ich, schon eher neu. Es gab es zwar schon immer, aber,
dass es jetzt so genannt wird, ist erst seit ein paar Jahren." (S. 2 GD 1, Mitarbeiterinnen)

Deutlich wurde auch, dass die neue Geschäftsleitung gegenüber der alten in diesem
Zusammenhang neue Impulse setzte. Es waren jedoch nicht alle Bereiche der Einrichtung bei der Thematik „Quartiersarbeit" beteiligt. So stellte sich heraus, **dass der
Pflegebereich nicht involviert** war. Alle Bereiche der Einrichtung waren sich darin
einig, dass die Pflege davon ausgenommen werden müsse, da sie in ihrem Feld schon
stark belastet sei: *„Ich denke mal, die haben die Zeit nicht. Alleine was die Fachkräfte an Schreibarbeit abarbeiten müssen, das ist unglaublich, unglaublich"* (S. 2
GD 1, Mitarbeiterinnen). Folgendes Zitat soll die Einstellung der Mitarbeiterinnen
des Pflegebereichs belegen:

„Ich habe mit diesem ganzen Projekt nichts zu tun. Geschweige denn Milieu, Quartier,
Ehrenamtliche, Besuchsdienst, habe ich nichts zu tun. Ich bin ausschließlich in der
Pflege zuständig und beschäftigt. Ich kann meine Leute nicht, also ich kann meine
Kollegen nicht rausschicken, da draußen rumlaufen, Spazierengehen, auf Veranstaltungen gehen, weil ich die Leute dazu nicht habe und ich noch genug Bewohner, die
brauchen die Beschäftigung, diese Betreuung, diese Ansprache auch. Ich würde nicht
sagen, dass die Rahmenbedingungen sehr schlecht sind. Es gibt bestimmt Einrichtungen, bei denen die Rahmenbedingungen beschissen sind, hier ist das nicht der Fall.
Ich sage nur, wie es ist, wir haben einen bestimmten Personalschlüssel und der reicht
für die Pflege. Die Pflege, das beinhaltet auch die Betreuung und das Bedienen der
Bedürfnisse der Bewohner, aber es geht halt nicht über diese Bedürfnisse hinaus. Ja,
ob ich das jetzt schlecht finde oder nicht, es wäre schön, wenn es anders wäre, aber so
ist das halt." (S. 2 GD 1, Mitarbeiterinnen)

Zur Illustration der oben angeführten Aussage, dass die pflegerischen Tätigkeiten
per se wenig mit Aktivitäten zu tun hatten, die mit Quartiersarbeit in Zusammenhang
standen, soll folgendes Zitat angeführt werden:

„Ja, es könnte ja schon sein, dass die Mitarbeiter in der Pflege wahrnehmen, dass
halt viel passiert, aber sie eigentlich nur für diese Grundpflege und Essen anrei-
chen, und was man so den Tag über machen muss, zuständig sind und bei anderen
Betreuungsaktivitäten weniger beteiligt sind." (S. 2 GD 1, Mitarbeiterinnen)

Als Nachweis für die Haltung der anderen Bereiche bezogen auf dieses Thema kann
exemplarisch folgende Aussage dienen:

„Ja, bei der Frage Quartiersmanagement werden Ihnen die Pflegekräfte nicht groß
weiterhelfen können. Die werden sagen: Keine Ahnung." (S. 2 GD 1, Mitarbeiterinnen)

Zur Beschreibung des dritten Elements, das die **Quartiersöffnung als Marketingstrategie** darstellt, kann folgendes Zitat dienen:

„Ich sag's mal so, es war am Anfang so, dass einige Dinge gemacht worden sind und [...] ich war ja gewohnt zu sagen: Tu Gutes und rede darüber. Und ich hab da mal nachgefragt, warum, ja warum das so Stiefmutter-Stiefkind-artig, wie das hier gehandhabt wird. Warum wird das nicht positiver nach außen getragen oder wird die Zeitung informiert." (S. 2 EI 1, Führungskräfte)

Diese Aussage kann auch durch folgendes Zitat unterstützt werden:

„Es ist ja auch Werbung, man kann so ja auch potentiellen Bewerbern das Heim schmackhaft machen." (S. 2 GD 1, Mitarbeiterinnen)

Insgesamt kann für den ersten Punkt postuliert werden, dass über die Organisation hinweg Einigkeit darin bestand, dass die Quartiersöffnung zunächst primär als Thema der Leitung und des Sozialdienstes verstanden werden muss. Es bestand Einigkeit darüber, dass das Thema top down kommuniziert und von der Einrichtungsleitung zum Sozialdienst delegiert wurde. Ebenso wurde unterstützt, dass Quartiersarbeit zu den originären Aufgaben des Sozialdienstes gehöre – und damit die Pflege nicht oder nur in ganz geringem Maße involviert ist. Dies legt die Vermutung einer Integrationsperspektive nahe, die dann gegeben ist, wenn die Beteiligten der verschiedenen Bereiche im Hinblick auf ein inhaltliches Thema überwiegend im Konsens argumentieren. Dies ist im Standort 2 der Fall, denn Differenzen im Umgang mit dieser Thematik sind in den einzelnen Bereichen der Einrichtung nicht zu erkennen.

Lage und Angebote der Einrichtung fördern die Öffnung

Die Lage der Einrichtung in der Stadt unterstützte nach Meinung der Interviewpartner die Öffnung. Die Einrichtungsleitung ging davon aus, dass hierdurch sowie durch die große Grünfläche ein Mehrwert für externe Personen aus dem Quartier und Heimbewohnerinnen entsteht und die Kommunikation und Interaktion beider dadurch gefördert würde:

„Warum die Menschen gerne hierherkommen? Und das sind 8000qm mitten in der Stadt. Die Gebäudestruktur und die ich sag immer das Gebäudeensemble ist fortartig angeordnet. Das heißt, man hat einen sehr schönen, beschützten und recht großzügig und schön bepflanzten Innenbereich. Also fast schon Parkcharakter. Dort werden auch immer, jetzt wenn's Wetter schön ist, Mitarbeiter von den umliegenden Firmen gesehen, die dort Mittagspause halten. Mütter mit ihren Kindern, die die Rasenfläche nutzen, und, ja, wir haben natürlich als Attraktion einmal ein Hühnergehege, ein

Außengehege, wo der Kindergarten auch kommt [...]. Regelmäßig um die Hühner zu betrachten. Wir haben, das ist natürlich auch für unsre Bewohner gedacht, weil Hühner sehr aktive Tiere sind. Dann hab ich letztes Jahr entschieden, dass der normale Springbrunnen, also ein Bassin mit Wasser, was ein bisschen sich bewegt hat, umgewandelt wurde in einen Naturteich. Dort sind jetzt Fische drin, Kois und Goldfische und andere Fische und natürlich auch Wasserpflanzen, Seerosen, die wiederum für die Bewohner was Tolles bieten, weil das Wasser ist sehr klar, sie können die Fische beobachten und zieht auch wieder Leute von außen an, die sagen wow, was habt ihr denn da jetzt Schönes gemacht. Bis hin, dass es Nachbarn gibt, die sagen, die spenden dann Geld für die Fische, für das Fischfutter und so, ja. Das heißt, da findet dann Interaktion und Kommunikation statt. Und das war auch mein, mein Ansinnen, dass ich gesagt hab, dieser riesige Gebäudekomplex hat in dem Quartier sicherlich auch noch mehr Aufgaben als jetzt nur Wohnort und Pflegeort der Bewohner zu sein, sondern das kann man auch noch öffnen fürs Quartier." (S. 2 EI 1, Führungskräfte)

Eine weitere Interviewpartnerin unterstützte diese Aussage: *„Es laufen ja allein viele hier im Park auch lang, oder machen ihre Mittagspause zum Beispiel da draußen auf den Bänken und so. Also, ich glaub das ist ja einfach so zentral, dass sich das anbietet auch"* (S. 2 GD 1, Mitarbeiterinnen). Der Meinung, dass die Einrichtung durch den großzügigen Gartenbereich sehr attraktiv ist, schloss sich auch eine Bewohnerin an: *„Also das Quartier finde ich toll, mitten in der Stadt, mit so einer herrlichen Grünanlage"* (S. 2 EI 2, Bewohnerinnen).

Andere **widersprachen jedoch der Meinung, dass der Garten vielen Personen aus dem Quartier bekannt sei.** So äußerte sich eine Interviewpartnerin wie folgt:

„Die meisten (,Anm. d. Verfass.) sind überrascht, wenn sie dann wirklich mal im Garten drin waren [...] und wirklich nur an der Fassade vorbeilaufen, die, die ist ja nicht so einladend, muss man sagen und dann stehen die im Garten und sind total überrascht." (S. 2 GD 1, Mitarbeiterinnen)

Zusätzlich war die Einrichtung im Quartier und in der Stadt „eine Institution" (S. 2 GD 1, Mitarbeiterinnen): *„Weil das (Name Einrichtung) ist nicht irgendein Pflegeheim, das ist schon eine Institution"* (S. 2 GD 1, Mitarbeiterinnen). Eine weitere Interviewpartnerin stimmte zu: *„Ja, einfach es (das Altenheim, Anm. d. Verf.) ist bekannt. Die perfekte Lage. Das kennen gerade so die Älteren, die ältere Generation und die Alteingesessenen"* (S. 2 GD 1, Mitarbeiterinnen). Andere Interviewteilnehmer hingegen äußerten sich konträr zu dieser Position:

„Aber ich hab immer den Eindruck, dass es, obwohl das Haus hier so zentral ist, die meisten gar nicht wissen, dass es hier ein Altenheim gibt. Weil es einfach so versteckt ist, wenn man dann erzählt, das ist der große Garten, und wenn man gegenüber (Name

Gebäude anonymisiert) reinläuft, dann merken die meisten schon: Aha, da ist doch
was!" (S. 2 GD 1, Mitarbeiterinnen)

Diese Meinung wurde von einer weiteren Teilnehmerin unterstützt:

> „Also, ich kann von mir selber sagen, ich wohne ja hier um die Ecke, also mehr oder
> weniger. Und bevor ich hier gearbeitet hab, also, bin ich hier voll oft vorbeigelaufen,
> weil eine Freundin von mir auch um die Ecke gewohnt hat. Also man weiß schon,
> dass das das Altenheim ist, aber man macht sich da einfach keine Gedanken drum.
> Also ich hab mir jetzt nicht überlegt, was da, ich glaub, ich bin auch noch nie durch
> diesen Garten da durchgelaufen, weil es sich eben noch nicht ergeben hat." (S. 2 GD
> 1, Mitarbeiterinnen)

Der Eindruck, dass die **Einrichtung im Quartier häufig nicht bekannt** ist, wurde
auch während der Quartiersbefragung, die eine Gruppe Forscher in dem Stadtviertel
durchführten, bestätigt. Viele äußerten sich überrascht, dass sich eine Einrichtung
der stationären Altenhilfe in ihrer Nähe befand. Es ist in diesem Zusammenhang
auch anzumerken, dass von der Einrichtung selbst keine Quartiersbefragung zur
Ermittlung der Bedarfe, Bedürfnisse und Wünsche der Nachbarn durchgeführt
wurde. Zusätzlich zur Nutzung des Gartens war es für die Bewohnerinnen sehr
leicht, in den Stadtkern zu gelangen. Neben dem Einkauf in den dort ansässigen
Geschäften profitierten sie von den gesundheitsbezogenen Angeboten, wie dem
Vorhandensein vieler Ärzte und Apotheken:

> „Ja und außerdem gleich die ganzen Ärzte, was da alles ist. Da fährt meine Tochter mit
> dem Rollstuhl, bringt die mich da hin, in 15 oder in zehn Minuten sind wir dort. Oder
> es geht jemand von ihnen (den Betreuungskräften, Anm. d. Verf.) mit als Begleitung,
> wenn ich einen Termin hab." (S. 2 EI 4, Bewohnerinnen).

Auch könne man spontan ein Café aufsuchen, um etwas zu trinken und zu essen:
*„Auch die Angehörigen genießen es, dass man gerade zum Kaffeetrinken, [...] man
ist halt direkt im Zentrum. Das ist toll."* (S. 2 GD 1, Mitarbeiterinnen)

Insgesamt lässt sich sagen, dass die **Lage als Beitrag zur Öffnung von den
Mitgliedern der Einrichtung eher unterschiedlich diskutiert wurde,** so dass
dies durch die Annahme der Fragmentierungsperspektive am besten abgebildet
wird. Dies insbesondere deshalb, weil die Vertreterder einzelnen Professionen zur
aufgeführten Thematik unterschiedliche Ansichten in die Diskussion einbrachten.

Die Diskussion um das Thema „Angebote für Externe fördern die Öffnung"
soll im folgenden Abschnitt dargestellt werden. Auch hier wird die Aussage der
Einrichtungsleitung als Maßstab und in der Funktion der formellen Praktik angeführt

und die informellen Praktiken als Aussagen der Mitarbeiterinnen, Bewohnerinnen und Angehörigen gegenübergestellt. Es wurden **Räume der Einrichtung für die Treffen unterschiedlichster gesellschaftlicher Gruppen zur Verfügung** gestellt:

> „Die Räume hatten wir ja schon immer, und die waren nicht voll ausgelastet mit internen Veranstaltungen. Dann hat man, ich kann nicht mehr genau sagen, wie es anfing, aber wir hatten eine Anfrage. Dann hat man gesagt, na ja, das ist ja eine gute Öffentlichkeitsarbeit, öffnen, zum Quartier hin. Und mittlerweile hat sich das so etabliert, dass die Landeszentrale für Gesundheit hier Veranstaltungen macht. Darüber hinaus hat sich rumgesprochen, dass wir Veranstaltungsräume haben, die wir sowohl den Wohltätigkeitsorganisationen als auch Initiativen von kleinen Gruppierungen anbieten, die dann die Einrichtung nutzen und auch von uns sich versorgen lassen. Das Haus kennenlernen, durchs Haus gehen. Wir haben regelmäßig den Seniorenbeirat der Stadt bei uns aber auch den Landesseniorenbeirat und hatten jetzt wieder eine Gruppe aus Erfurt, die dort Seniorenarbeit machen, bei uns im Haus, denen ich immer das Haus vorstelle und auch das Netzwerk Altstadt, in dem wir seit drei Jahren mitarbeiten". (S. 2 EI 1, Führungskräfte)

Zudem war es auch möglich, die **Räume der Einrichtung, die zum Teil historischen Charakter haben, für Familienfeiern zu mieten.** So fand auch schon eine Hochzeitsfeier in den Räumlichkeiten statt. Ebenso werden Geburtstage hier gefeiert. Von der Einrichtungsleitung kam auch der Impuls, die Räume der neu zu etablierenden Tagespflege in dem historischen Gebäude einer ehemaligen Gastwirtschaft auf dem Gelände nach Schließung der Tagespflege zum Anmieten zur Verfügung zu stellen. Von anderen Interviewteilnehmern wurde angeführt, dass die Einrichtung als Wahllokal fungiere, sich viele Selbsthilfegruppen, u. a. auch die Diabetes-Selbsthilfegruppe, die COPD-Selbsthilfegruppe und die Bluthochdruck-Selbsthilfegruppe, hier träfen, es ökumenische Gespräche und Treffen des Hochbegabten-Clubs gäbe.

Unterschiedliche Auffassungen bestanden darüber, in wieweit die Vermietung und der Aufenthalt der Personengruppen aus dem Quartier, die zu diesen Veranstaltungen kommen, tatsächlich zu einem Austausch zwischen den Gruppenmitgliedern und den Bewohnerinnen der Einrichtung führt. So wurde die Meinung geäußert, dass direkte Interaktionen hierdurch nicht gefördert würden und es keine Berührungspunkte zwischen den beiden Gruppen gäbe:

> *„Da haben die Bewohner keine Berührungspunkte. Das läuft parallel nebeneinander."* (S. 2 GD 1, Mitarbeiterinnen).

Dieses Thema wurde in der Einrichtung, ebenso wie der vorherige Punkt, kontrovers mit unterschiedlichen Auffassungen innerhalb der verschiedenen, einrichtungsinternen Gruppierungen, diskutiert, was wiederum die Annahme der Fragmentierungsperspektive in diesem Kontext legitimiert.

Als weiterer, wichtiger Punkt muss die Einrichtung eines „**Offenen Mittagstisches**" betrachtet werden, die das schon seit längerer Zeit bestehende Angebot des offenen Cafés ergänzt:

> „Und hab dann 2015 entschieden, dass wir einen stationären Mittagstisch anbieten für die umliegenden Bewohner. Das heißt, neben dem Café, das ohnehin schon jeden Tag von 15 bis 17 Uhr sehr viele Bürgerinnen und Bürger von Drumherum anzieht. Neben unseren eigenen Bewohnern, weil die Terrasse zum Verweilen einlädt, haben wir auch durch den stationären Mittagstisch ein festes Klientel von potenziellen Bewohnern, aber auch von jüngeren, die sag ich mal in den 50ern sind, die einfach sagen, das schmeckt, es ist günstig, sie bekommen zu Essen. Und daraus ergeben sich auch immer wieder Gespräche und Kontakte zwischen den Bewohnern und den Gästen […] Die Mehrzahl kommt zu Fuß und wohnt in der näheren Umgebung." (S. 2 EI 1, Führungskräfte)

Ergänzend hierzu kann auch folgende Aussage gesehen werden:

> „Das heißt, da sind ja auch dann teilweise Bekannte von Bewohnern, jetzt bei mir in meinem Wohnbereich, da kommt immer zu einem Bewohner, Freund ein Bekannter, der isst dann halt mittags unten im Speisesaal mit, bezahlt da seinen Obolus und macht es sich dann auch mal oben gemütlich, macht da sein Nickerchen. Also, das ist schon offen." (S. 2 GD 1, Mitarbeiterinnen)

Konträr hierzu steht folgende Aussage: „*Es sind zwei Gruppen beim Mittagstisch, der hintere Teil und der vordere Teil, das sind Gäste […] Das wird extra abkassiert. Und die vom Altenheim brauchen nicht zu bezahlen. Ja, und das ist abgetrennt, Cafeteria und hinten. Die hinteren brauchen nichts bezahlen.*" (S. 2 GD 3, Bewohnerinnen).

Die Trennung wurde der Forschergruppe während ihres Aufenthalts in der Einrichtung ebenfalls bewusst. Nach dem Betreten der Cafeteria wollten sie sich zunächst einen Platz im hinteren Bereich suchen. Sie wurden jedoch von einer älteren Dame gefragt, ob sie Gäste wären. Nachdem sie dies bejaht hatten, schickte sie die ältere Dame in den vorderen Bereich, da dies jener für die Gäste wäre.

Unter den Bewohnerinnen waren es vor allem jene, die noch mobil und gut zu Fuß waren, die im hinteren Bereich aßen. Zusätzlich konnte beobachtet werden, dass auch solche Bewohnerinnen, die sich gut im Rollstuhl fortbewegen konnten, am Essen teilnahmen. Alle anderen Bewohnerinnen nahmen das Mittagessen entweder im Wohnbereich im Aufenthaltsraum oder im eigenen Zimmer ein. Auf die Frage, welche Bewohnerinnen vor allem nach unten in die Cafeteria zum Essen gingen, antwortete diese: *„Freilich, die die noch laufen können"* (S. 2 EI 5, Bewohnerinnen). Auch betonte diese Interviewpartnerin, dass es zwei *„Gruppen beim Mittagstisch"* gab *„der hintere Tisch, das ist Altenheim, also der hintere Teil und der vordere Teil, das sind Gäste, also"* (S. 2 EI 4, Bewohnerinnen).

Der Forschergruppe wurde auch mitgeteilt, dass unterschiedliche Berufsgruppen in der Cafeteria zu Mittag aßen, so z. B. Mitarbeiterinnen des Ordnungsamts und Mitarbeiterinnen der Wohltätigkeitsorganisation. Die Forschergruppe befragte einige junge Erwachsener, die sich am Nachbartisch niedergelassen hatten. Diese sagten, sie würden eine Weiterbildungsmaßnahme der Wohltätigkeitsorganisation in der Nachbarschaft besuchen und während dieser Maßnahme im Altenheim zu Mittag essen. Eine Anwohnerin, die sich im gemischten Chor einbrachte, gab an, dass sie hier viele Personen aus der Gemeinde oder Nachbarschaft treffen würde, die in der Cafeteria ihre Mittagsmahlzeit einnehmen würden.

Auch eine Mitarbeiterin bestätigte, dass das Angebot sehr gut von externen Personen angenommen würde: *„Die wird ja auch genutzt, die Cafeteria, da kommen ja viele von außen, die noch nicht mal Angehörige oder Bewohner hier im Haus haben, weil es einfach auch günstig ist, das ist ja immer auch sehr beliebt hier"* (S. 2 GD 1, Mitarbeiterinnen).

Während der Beobachtungen in der Einrichtung am Standort zwei konnte ebenfalls festgestellt werden, dass es sich um **zwei getrennte Bereiche handelte, deren Mitglieder nur eine geringe Kommunikation und Interaktion untereinander ausübten.** Nach dem Essen verließen die Bewohnerinnen den Raum zügig. Eine Kontaktaufnahme von beiden Seiten fand hierbei nicht statt. Auch konnte nicht festgestellt werden, dass viele Bewohnerinnen des Quartiers zu Mittag aßen. Lediglich die schon erwähnte Gruppe junger Erwachsener hielt sich im vorderen Bereich auf sowie eine Frau mittleren Alters, die, mit einer Einkaufstasche versehen, tatsächlich der oben beschriebenen Personengruppe zu entsprechen schien. Die Kommunikation wurde für diesen Bereich in besonderer Weise vom Faktor „Physical arrangement" bestimmt, da die baulichen Gegebenheiten die Möglichkeiten der Interaktion und Kommunikation in entscheidender Weise mitbestimmten. Die von der Einrichtung intendierte Kommunikation und Interaktion beider Gruppen wurde durch die Trennwand eher behindert.

Für den Bereich der Cafeteria und den offenen Mittagstisch kann postuliert werden, dass es unterschiedliche Sichtweisen von Vertretern der unterschiedlichen Gruppen in der Einrichtung und von außerhalb gab, so dass hier die Fragmentierungsperspektive von Bedeutung ist.

Insgesamt kann für das hier dargestellte zweite Leitthema festgestellt werden, dass die Fragmentierungsperspektive den informellen Blick auf die formelle Praktik der Öffnung durch Angebote für das Quartier und die Lage im Quartier widerspiegelt, da die unterschiedlichen Vertreter der verschiedenen Bereiche der Einrichtung andere Sichtweisen aufwiesen. Zwar wird im Hinblick auf die Lage betont, dass – vor allem durch die Innenstadtnähe – ein unmittelbarer Zugang zum Quartier gegeben sei. Andererseits ist der Zutritt zum Park vor dem Haus nicht für alle offen. Auch die Tatsache, dass es bei der Einrichtung um ein Pflegeheim handelt, war nicht allen Bewohnerinnen im unmittelbaren Umfeld bekannt.

Öffnung und Teilhabe

Unter dem dritten Leitthema „Öffnung und Teilhabe" soll die Organisationskultur unter Berücksichtigung folgender Aspekte untersucht werden: Die Öffnung von Veranstaltungen und Festen, die Auswirkung der Öffnung auf die Bewohnerinnen, die Rolle des Ehrenamts bei der Öffnung sowie die offene versus die eher geschlossene Kommunikationskultur in der Einrichtung.

Ebenso wie in den vorangehenden Abschnitten werden die Aussagen der Einrichtungsleitung als formelle Praktiken an den Anfang gesetzt, um anschließend die Aussagen der Mitarbeiterinnen, der Bewohnerinnen der Einrichtung und der Bewohnerinnen des Quartiers sowie die Ergebnisse der Beobachtungsprotokolle der Forschergruppe als informelle Praktiken als Ergänzung oder Kontrastierung folgen zu lassen.

Viele kulturelle Veranstaltungen, die in der Einrichtung stattfinden, stünden auch für die Quartiersbewohnerinnen offen, so z. B. das Kräuterfest, der Weihnachtsmarkt, Theateraufführungen, Filmvorführungen, Konzerte etc. Folgende Aussage der Einrichtungsleitung verdeutlicht den Quartiersbezug dieser Veranstaltungen:

„Ich hab auch entschieden, als ich kam, dass wir wieder das Sommerfest im Garten stattfinden lassen. Und dann entsprechend auch in Nachbarschaft werben und sagen: Sie sind herzlich eingeladen, wenn Sie für einen kleinen Betrag eine Wurst und einen selbstgemachten Nudelsalat und Kartoffelsalat, also so wie man das von früher kennt. Auch das alkoholfreie Bier und das normale Bier wurden zu einem fairen Preis dann auch an die Nachbarschaft ausgegeben. Das hat dazu geführt, dass der Garten oder die Gartenfläche voll war. Ja, mit Bewohnern, Angehörigen, aber auch mit Nachbarn. Und das gleiche haben wir dann seit zwei Jahren mit dem Kräuterfest, wo wir auch im Spätsommer eine Veranstaltung draus gemacht haben, die zum Teil in der hauseigenen Kapelle stattfindet, zum Teil im Garten und dort auch Produkte an die Gäste, Nachbarn, angeboten werden, wie Kräutersalz, Tee, Plätzchen, die selbst gebacken worden sind von den Bewohnern. Und seit letztem Jahr, seit vorletzten Jahr, haben wir das zweite Mal einen Weihnachtsmarkt dann stattfinden lassen, dann im Foyer. Wir haben so richtige Hütten aufgebaut, selbstgebaut, mit den Handwerkern. Wo zum Beispiel die Volkshochschule, die auch hier im Quartier sitzt, Produkte angeboten hat. Wo wir auch wieder eigene Produkte angeboten haben und typische Weihnachtssachen angeboten haben und da eben auch die Nachbarn, die es jetzt nicht mehr schaffen, um auf den richtigen Weihnachtsmarkt zu gehen […]. Die haben dann auch das Gefühl gehabt, dass es nach Waffeln riecht, dass es Reibekuchen gibt, was man so auf dem Weihnachtsmarkt ja klassischerweise isst." (S. 2 EI 1, Führungskräfte)

Sich widersprechende Aussagen bezogen auf die Erwünschtheit von Angehörigen und Externen bei Veranstaltungen finden sich in den Interviews der Mitarbeiterinnen, Bewohnerinnen und externen Personen. Die Teilnahme ist u. a. auch abhängig vom Platz, der für die Veranstaltung gewählt wurde:

„Je nachdem, wo es ist Cafeteria, Foyer, Garten und genau, da kommen auch Angehörige dazu, wobei das immer auch so ein bisschen begrenzt wird, habe ich zumindest den Eindruck, von den räumlichen Kapazitäten heißt es immer, es sollen nicht so viele Angehörige dazukommen, jetzt nicht, weil man nicht offen sein will, sondern es ist immer auch eine Platzfrage." (S. 2 GD 2, Mitarbeiterinnen)

In der Gruppe der Bewohnerinnen wurde die Meinung vertreten, dass die Feste v. a. für die Bewohnerinnen der Einrichtung gedacht sind: „*Feiern dürfen eigentlich nur die, die wo im Haus sind*" (S. 2 GD 3 Bewohnerinnen). Diese Ansicht wurde von einer Quartiersbewohnerin unterstützt, die als Adressatengruppe der Feste ebenfalls Bewohnerinnen der Einrichtung sieht: „*Also ich habe ja auch gesagt gekriegt von der Frau* (Name Mitarbeiterin anonymisiert) *das Sommerfest, oder was es war, dass das nur für die Hausbewohner ist*" (S. 2 GD 3, Quartiersbewohner). Konträr hierzu wurde in der Gruppe der Mitarbeiterinnen die Ansicht geäußert, dass die Angehörigen ebenfalls mitfeiern können und dies positive Auswirkungen auf sie habe: „*Die dürfen ja auch mitfeiern, die Angehörigen. Die sind ja dann dabei, beim Sommerfest oder Fasnacht. Für viele ist das, denke ich, schon ganz schön, wenn die mitfeiern […].*" (S. 2 GD 1, Mitarbeiterinnen).

Die Forschergruppe konnten während ihrer Teilnahme an einer Festveranstaltung im Garten der Einrichtung beobachten, dass lediglich sehr wenige Personen anwesend waren, die weder den Gruppen der Bewohnerinnen, der Mitarbeiterinnen, der Ehrenamtlichen, der Kooperationspartner noch den Angehörigen angehörten. Lediglich zwei Personen erweckten durch ihr Verhalten den Eindruck, dass sie als Externe ohne Bezüge zu den zuvor genannten Personengruppen am Fest teilnahmen. Es konnte festgestellt werden, dass Kontakt mit den in der Umgebung wohnenden Personen anlässlich des Festes nicht bzw. kaum stattfand (S. 2 BP 7 JB 15.08.2018, S. 2 BP 8 BO 15.08.2018).

Neben den Festen und Veranstaltungen gab es organisierte Interaktionen durch gemeinsame Aktivitäten von Quartiers- und Einrichtungsbewohnerinnen, so z. B. bei einer Veranstaltung mit Auszubildenden und bei den Proben und Aufführungen des gemischten Chors von Quartiers- und Einrichtungsbewohnerinnen, der von einer Musikpädagogin eines Musikinstituts geleitet wurde. Organisierte Interaktionen fanden auch bei den regelmäßigen Besuchen eines Museums statt, bei dem die Bewohnerinnen der Einrichtung von Schülern einer weiterführenden Schule begleitet wurden.

„Ja, also man muss da unterscheiden. Es gibt einmal die Kooperation mit dem […] Museum. Da bedienen wir uns öfters Schülern von der (Name der Schule anonymisiert). *Es gibt aber auch dann FSJler von dem Museum, die ins Haus kommen und dort Vorträge halten"* (S. 2 EI 1, Führungskräfte).

Die Forschergruppe war bei mehren Treffen, die von Kooperationspartnern organisiert wurden, zugegen. Hier bot sich die Möglichkeit zu potentiezellen Kontakten zwischen Einrichtungsbewohnerinnen und externen Personen. So konnte festgestellt werden, dass tatsächlich ein **Austausch zwischen beiden Personengruppen stattfand, der aber immer auf das vorhandene Dritte, z. B. die Lieder, das Bauen von Insektenhotels oder auf die Gegenstände im Museum, gerichtet war.** Eine Mittlerfunktion hierbei kann, insbesondere bei der Veranstaltung, bei der das Bauen von Insektenhotels im Fokus stand, dem Sozialdienst zugesprochen werden. Dessen Mitarbeiterinnen stellten die Kontakte zwischen den Bewohnerinnen und den Mitgliedern der Kooperationspartner her und wirkten unterstützend auch im weiteren Verlauf der Veranstaltung. Zum gemeinsamen Singkreis von Bewohnerinnen und Externen kamen drei Personen, eine wurde über die Ehrenamtsagentur der Stadt vermittelt, eine zweite hatte eine Einladung im Foyer der Einrichtung gelesen und eine dritte wurde persönlich angesprochen, da sie schon im ehrenamtlichen Besuchsdienst tätig war. Der gemeinsame Besuch eines Museums zusammen mit Schülern, einer sich im Quartier befindlichen Schule, gestaltete sich als am wenigsten kommunikativ. Während der Fahrt mit den Rollstühlen zum Museum über die Straßen des Quartiers fand kaum ein Austausch statt. Diese sehr reduzierten Interaktionen setzten sich im Museum und auf der Rückfahrt fort. Wieder angekommen in der Einrichtung gingen beide Gruppen auseinander, ohne sich zu verabschieden. Hier wurde der Eindruck erweckt, dass die Funktion des „Rollstuhlschiebens", um von Ort A nach Ort B zu kommen, sehr im Zentrum stand und kaum Inhalte von beiden Gruppen thematisiert wurden.

Unterschiedliche Ansichten gab es ebenfalls unter der Prämisse, ob alle Bewohnerinnen an den angebotenen Veranstaltungen teilnehmen können oder ob lediglich eine bestimmte Bewohnerinnengruppe von diesen profitiert. Ebenso gab es unterschiedliche Meinungen darüber, ob die Bewohnerinnen einen Einfluss auf die Planung von Veranstaltungen haben und sich somit ihr Mitbestimmungsrecht auch auf diesen Punkt bezieht.

Es zeigte sich, dass die Teilnahme unter anderem auch davon abhängig ist, wie mobil die Bewohnerinnen sind. So äußerte die Einrichtungsleitung Zweifel darüber, ob bettlägerige Bewohnerinnen von den Angeboten profitierten: *„Und da weiß ich nicht, ob man das wirklich einem Mensch antun muss. Wir haben Angebote, die auch für Bettlägerige dann am Bett stattfinden im Zimmer, ja"* (S. 2 EI 1, Führungskräfte). Andere waren jedoch der Meinung, dass eine Teilnahme unabhängig vom physischen Zustand möglich sei: *„Genau, und ansonsten sag ich mal, bei Veranstaltungen im Haus, versucht man eben auch mal, wenn es möglich ist, einen bettlägerigen auch dahingehend zu mobilisieren, dass man ihn in so einen Pflegerollstuhl oder so, ihn oder sie dann mal runterschiebt"* (S. 2 GD 2, Mitarbeiterinnen). Die Beobachtungen der Forschergruppe bestätigten jedoch die von der Einrichtungsleitung gemachte Äußerung, da lediglich Personen, die nicht bettlägerig waren und auch keine weiteren stärkeren, unmittelbar wahrnehmbaren Beeinträchtigungen aufwiesen, an den von der Forschergruppe beobachteten Veranstaltungen teilnahmen. Dies legte die Vermutung nahe, dass das Fehlen oder Vorhandensein von Mobilität ein wichtiges Kriterium für die Partizipation von Angeboten der Öffnung zu sein schien. Zudem konnte beobachtet werden, dass bei den drei beobachteten Veranstaltungen meist die gleichen Personen teilnahmen. Hierbei handelte es sich um Angehörige des vorgenannten Personenkreises. Vonseiten der Mitarbeiterinnen bestand auch Bedenken, dass *„Angebote zu viel"* (S. 2 GD 2, Mitarbeiterinnen) werden können und die Bewohnerinnen mit den Wahlmöglichkeiten zwischen Veranstaltungen überfordert wären :

> „Ja, dann ist man irgendwann als Bewohner ja auch dann irgendwie, unten an der Wand sind ja auch diese Tagesprogramme, der wird man ja als Bewohner wird man ja dann irgendwann auch mal erschlagen werden. Dass man dann irgendwann überhaupt nimmer mehr weiß, was mach ich überhaupt noch. Das ist ja immer so ein bisschen eine Gratwanderung, weil ich denk mir von den Angeboten hier im Haus ist schon ordentlich. Das Angebot ist wirklich unglaublich!" (S. 2 GD 2, Mitarbeiterinnen)

Entscheidend bei der Planung und Durchführung von Veranstaltungen war auch die Gewährleistung des Schutzes der Bewohnerinnen. So wurde geäußert, dass unbedingt eine *„Zoosituation"* (S. 2 GD 1, Mitarbeiterinnen) zu vermeiden wäre*: „Ja, das ist einfach, dann hat man dann tatsächlich diese Zoosituation, dass dann einfach, da ist einfach zu viel Trubel, zu viel los, da sind auch viele Bewohner dann einfach überfordert"* (S. 2 GD 1, Mitarbeiterinnen). An oberster

Stelle stand das Wohlbefinden der Bewohnerinnen, das unbedingt zu berücksichtigen wäre: *„Aber wichtig sind halt die Bewohner, wie sie sich dabei fühlen und was wir beobachten an Reaktionen"* (S. 2 GD 1, Mitarbeiterinnen).

Neben dem körperlichen, geistigen und psychischen Zustand der Bewohnerinnen spielte auch der Umstand eine Rolle, ob die finanzielle Basis für die Teilnahme an Angeboten der Öffnung gegeben war:

> „Wir haben Bewohner, die haben ein Taschengeld von 30, 40, 50 € im Monat, also allzu große Sprünge kann sich dieser Mensch nicht leisten. Und wenn jemand halt auch noch Raucher ist, und das ist ja keine Straftat, sondern es ist ja nun mal eben so, dann muss der mit seinen 40, 50 € halt haushalten, dass er in diesem Monat seine Zigaretten hat, weil sonst hat er eben Entzugserscheinungen und das schränkt schon mal an sich die Möglichkeiten ein." (S. 2 GD 2, Mitarbeiterinnen)

Als sehr wichtiger Faktor muss auch die Mit- und Selbstbestimmungsmöglichkeit der Bewohnerinnen genannt werden. Unterschiedliche Meinungen gab es darüber, ob die Bewohnerinnen bei der Planung von Veranstaltungen beteiligt wurden. Vonseiten der Mitarbeiterinnen wurde postuliert, dass eine Beteiligung durch das Ausfüllen eines Fragebogens, der einmal jährlich in der Hauszeitung abgedruckt wurde, möglich sei, wohingegen dies vonseiten der Bewohnerinnen negiert wurde. So bekäme der Bewohnerinnenbeirat zwar als *„erstes mit, wann, wo eine Veranstaltung geplant ist, das wird alles gesagt, wann das ist und wir kriegen die Daten"* (S. 2 GD 3, Bewohnerinnen), eine Mitentscheidung über geplante Veranstaltungen war jedoch nicht möglich.

Zusätzlich schränke auch der körperliche, psychische und geistige Zustand die Möglichkeiten der Mitbestimmung ein: *„Ganz entscheidend ist natürlich die ganze mentale und körperliche Verfassung auch […]"* (S. 2 GD 2, Mitarbeiterinnen). In diesem Kontext steht auch folgende Aussage:

> „Wie will ich das erfragen, das ist ja auch nicht immer ganz einfach, wenn es jetzt Menschen sind, die eine Sprachbarriere haben, oder jemand der alles, ganz, das Kurzzeitgedächtnis völlig verloren hat, wie will ich dort etwas erfragen? Dann muss ich das für den Moment, und ich glaube, wenn jemand wirklich was äußern würde […], ich glaube schon, dass man das auch wahrnehmen würde." (S. 2 GD 2, Mitarbeiterinnen)

Weiter wurde festgestellt, *dass „die, die fit sind und noch an was teilnehmen möchten"* (S. 2 GD 1, Mitarbeiterinnen) sich im Sinne der Mitbestimmung zu potenziellen Veranstaltungsthemen auch äußern könnten. Es wurde jedoch nicht genannt, in welchem Format die Bewohnerinnen dies tun könnten.

Es wurde auch erwähnt, dass nur eine Minderheit der Bewohnerinnen an den Veranstaltungen teilnehmen würde: *„Es geht ja nicht jeder Bewohner zu diesen Veranstaltungen. Das ist immer nur eine Auswahl von zwei, drei Bewohnern. Und die Restlichen, die bleiben auf den Wohnbereichen und die müssen versorgt werden"* (S. 2 GD 1, Mitarbeiterinnen).

Es wurde betont, welche **zentrale Rolle das Ehrenamt bei der Öffnung der Einrichtung** spiele. Wesentliche Bereiche mit Quartiersbezug, z. B. die Cafeteria oder der Mittagstisch, wären ohne das Engagement von Ehrenamtlichen nicht möglich. Ebenso wurde der Besuchsdienst auf den Wohnbereichen von Ehrenamtlichen ausgeübt. Auch bei Ausflügen, Veranstaltungen und Festen sowie bei dem Besuch der Gottesdienste wären ehrenamtliche Helfer, u. a. im Hol- und Bringedienst, involviert. Die ca. 80 Ehrenamtlichen bildeten eine Schnittstelle zum Quartier, da sie aus diesem stammten, ihre Tätigkeit jedoch in der Einrichtung ausübten:

> „Ja. Also, die Cafeteria würde in diesem Stil nicht funktionieren. Also der Besuchsdienst, wir haben wie lange Hilfe immer bei den Sommerfesten gehabt, was auch nicht funktionieren würde, wenn wir die auch nicht gehabt hätten immer. Auch beim Holen, Bringen, bei Konzerten, wenn wir zu Festen und Feiern gehen, bei Fastnachtsveranstaltungen, da hatten wir dann auch. Natürlich ist das auch für die Damen und Herren ein Mehrwert, das ist für alle ein schönes Erlebnis." (S. 2 GD 1, Mitarbeiterinnen)

Es wurde berichtet, dass die **Einrichtung die Ehrenamtlichen und ihre Tätigkeit sehr schätze.** Es gab eine eigens mit der Koordination der Ehrenamtlichen beauftragte Stelle. Die Stelleninhaberin kümmere sich nicht nur um die Verteilung und Einsatzplanung, sondern auch um den wertschätzenden Umgang mit den Ehrenamtlichen:

> „Die kriegen auch so ´n Weihnachtsessen. Die kriegen die Fahrscheine. Die Frau (Name anonymisiert) kümmert sich dann auch, dass zum Geburtstag und so weiter. Also ich, genau weiß ich es jetzt nicht, aber ich weiß, dass die gestreichelt werden sozusagen. Die identifizieren sich natürlich. Da gibt es schon viele die sagen, ich gehe nicht in irgendein Heim, wo irgendwie, ich sage mal, einer auf, mit Gewinnstreben sein. Die gehen eben in das (Name Einrichtung anonymisiert) hier, und das ist gut so, ja. Also, das spielt mit Sicherheit ´ne Rolle, dass man sagt: Ah ja, das Altenheim. Kann man, kann man schon machen, ja." (S. 2 GD 2, Mitarbeiterinnen)

Gleichzeitig wurde jedoch auch darüber berichtet, wie sehr sich das **Bindungsverhalten der Ehrenamtlichen an die Einrichtung in den vergangenen Jahren geändert habe:**

„Aber früher war die Bindung von den Ehrenamtlichen so, die haben so im Rentenalter angefangen, und waren zehn Jahre da bis sie halt nicht mehr konnten, ja. So, und heut ist es nicht mehr so. Also grad auch jüngere Leute, die sich ehrenamtlich engagieren, das haben wir auch, ja. Aber die sagen, ich will jetzt mal zwei Semester hier einmal die Woche Querflöte für die Leute spielen. Das geht ja alles, ja. Aber man hat es eben nicht mehr so ´ne sichere Bank, dass man weiß, okay, jetzt kann ich ´n Dienstplanbe-sprechung machen für die Cafeteria, und krieg für jeden Tag zwei Leute zusammen. Das wird irgendwann schwierig werden, einmal die wirtschaftliche Situation, und dass die nächste Generation einfach da anders tickt. Das ist ja auch so für Studenten, mitt-lerweile auch für den Lebenslauf immer ganz gut, dass da irgendwas Ehrenamtliches noch drinsteht. Die machen halt auch irgendwas[…]. Aber es kommt halt auch, also es ist nicht authentisch, ja. Wenn ich jetzt sage: Ja, kommt, ich geh´ jetzt halt da hin, dass die mir ´n Wisch, dann habe ich das im Lebenslauf." (S. 2 GD 2, Mitarbeiterinnen)

Die Eingangstür der Einrichtung war bis 22.00 Uhr jeden Tag geöffnet. Es gab keine elektronischen Sperren oder andere Einschränkungen. Jeder konnte nach Belieben hinaus und hinein gelangen, äußerten die Interviewteilnehmer einstimmig. Im Foyer befand sich eine Empfangstheke, die jedoch bei den Besuchen der Forschergruppe in der Einrichtung nicht besetzt war. Auch Obdachlose durften sich bis 22.00 Uhr im Foyer aufhalten:

„In den Winterzeiten kommt es öfters mal vor, dass ein, zwei Obdachlose sich vorne im Aufenthaltsbereich aufhalten und das wird auch geduldet bis 22 Uhr, wenn die Pflege, die letzten Kollegen das Haus verlassen, weil dann das Erdgeschoss das Haus abschließt. Aber bis dahin können sich die Leute auch ohne weiteres im Vorbereich, solange sie sich ruhig verhalten, sozial verträglich verhalten, natürlich auch aufhalten, aber ansonsten kann ich mich nicht erinnern, dass wir Probleme gehabt hätten." (S. 2 GD 2, Mitarbeiterinnen)

Angehörige waren jederzeit willkommen und nahmen z. T. ihre Mahlzeiten mit den Bewohnerinnen ein:

„Dass sie einem Angehörigen halt ermöglicht mit seinen Eltern sein Abendessen einzunehmen." (S. 2 GD 2, Mitarbeiterinnen)

Der Forschergruppe wurde auch mitgeteilt, dass es sich bei der Einrichtung schon immer um ein *„offenes Haus"* (S. 2 GD 1, Mitarbeiterinnen) handelte, in dem schon immer viele Veranstaltungen stattfänden. Entscheidend war nach Meinung einer Mitarbeiterin auch, wie man mit den anderen und sich selbst umgeht. Dazu gehöre auch, zu seinen eigenen Grenzen zu stehen und authentisch zu sein:

„Also, ich glaube, es wäre gar nicht möglich und ich glaube auch das, und ich glaube auch fast, das ist Grundvoraussetzung, eine ehrliche Art. Auch, dass wir hier an unsere Grenzen manchmal kommen. Ich habe hier, in der letzten Woche hatte ich unsere Besprechung mit dem Cafeteriateam, da gibt es die Probleme, dass wir Bewohner haben, die eben durch eine Erkrankung eben ein auffälliges Verhalten zeigen, wo man nicht richtig weiß, wie man damit umgehen soll. Wo wir dann auch sagen, wir wissen gar nicht, da sind für uns auch Grenzen, wie gehen wir damit um? Aber das müssen wir im Team offen besprechen, sonst funktioniert das ja gar nicht. Ich kann ja nicht den Frauen sagen: Oh, das ist alles gut, alles schön, sondern da gehe ich ganz offen damit um, da geh ich auch offen damit um, dass ich sag: Ich muss mir da auch überhaupt mal einen Rat holen bei den Pflegekräften. Das kommt ganz oft vor, aber ich glaub das macht auch unser Haus so ein bisschen aus. Das wir auch sagen, okay, da habe ich auch nicht immer grad eine Lösung für." (S. 2 GD 1, Mitarbeiterinnen)

Nicht zuletzt prägte auch das Verhalten der Leitungsebene die Kommunikationskultur auf den nachfolgenden hierarchischen Ebenen und mit Personen von außen entscheidend mit. So konnte von der Forschergruppe beobachtet werden, dass die Einrichtungsleitung bei Veranstaltungen die Einführung übernahm und sehr häufig in der Einrichtung und im Garten Präsenz zeigte. Es fiel auf, dass sowohl Bewohnerinnen als auch Mitarbeiterinnen von ihr angesprochen wurden und sie sich im Gegenzug auch ansprechen ließ. Bei der Forschergruppe blieb der Eindruck zurück, **dass ein „offenes Ohr" für die Sorgen, Probleme und Nöte der Einzelnen auf Leitungsebene vorhanden war.** Dies wurde ihnen auch in informellen Gesprächen, die sie mit Bewohnerinnen führten, bestätigt. Nicht zu vergessen wäre jedoch in diesem Zusammenhang, dass die häufige Präsenz in den Räumen der Einrichtung auch als Kontrollinstrument (Management by walking around, Martin 1992, S. 30) betrachtet werden kann und somit Ambivalenzen beinhaltet.

Die Geschäfte in der Nachbarschaft waren nach Aussage der Einrichtungsleitung sensibilisiert dafür, dass es sich bei Personen, die sich auffällig verhielten und z. B. desorientiert wirkten, möglicherweise um Bewohnerinnen der Einrichtung handelte. Sie riefen dann in der Einrichtung an oder brachten die Personen selbst wieder zurück. Dies war inzwischen eine Selbstverständlichkeit, wie die Einrichtungsleitung feststellte.

Die Einrichtung hatte keine eigene Demenzstation, sondern jede Bewohnerin blieb für die Dauer ihres Aufenthalts in dem Wohnbereich wohnen, in den sie zu Beginn aufgenommen wurde.

Auffällig waren auch die vielen Kooperationspartner aus den unterschiedlichen, gesellschaftlichen Bereichen, wie z. B. den Bereichen Sport, Kultur und Bildung, mit denen die Einrichtung zusammenarbeitete. Ebenso kann die hohe Anzahl von Ehrenamtlichen darauf schließen lassen, dass sich viele Menschen im Quartier mit der Einrichtung identifizierten und ein Engagement für die Einrichtung sehr positiv bewertet wurde.

Konträr zu diesen positiven Annahmen einer offenen Kommunikationskultur sollen im Folgenden Positionen angeführt werden, die primär repräsentativ für die Annahme einer eher geschlossenen Kultur stehen können. **Der Pflegebereich wirkte wie isoliert in den Wohnbereichen, ein Austausch und eine Kommunikation über die Grenzen des eigenen Wohnbereichs und der eigenen Profession fand selten statt.** Die Pflege war nicht in die Aktivitäten, die mit der Öffnung der Einrichtung zu tun hatten, involviert. Kontakte wurden zwar zu Vertretern der eigenen Profession in anderen Wohnbereichen gepflegt, sie gingen jedoch nicht über diese hinaus:

> „Die Pflege, die tauscht sich unterhalb, innerhalb der Wohnbereiche, da sind es dann eigentlich die Führungskräfte. Wenn auf den Stationen Kräfte fehlen, dann kommen halt auch Pflegekräfte von anderen Wohnbereichen, unterbesetzte Wohnbereiche. Und wenn man halt Fragen hat zu bestimmten Dingen, dann kennt man seine Leute eigentlich mehr oder weniger. Das kann dann auch mal auf einem anderen Wohnbereich sein bei Fragen." (S. 2 GD 2, Mitarbeiterinnen)

Das Thema Abgrenzung hatte nach Aussage einer Interviewpartnerin unmittelbar mit dem Thema Öffnung zu tun. Dies wurde am Beispiel des Umgangs mit Angehörigen verdeutlicht:

> „Ich möchte auch keine Angehörigen in der Pflege haben. Ja, ich mein in wieweit möchte man sich denn öffnen, möchte ich, dass Angehörige bei der Pflege dabei sind? Möchte ich nicht, Möchte ich, dass irgendjemand bei der Pflege dabei ist, nein, möchte ich nicht. Ich möchte da niemanden drin haben. Das allerhöchste der Gefühle ist vielleicht der Hausarzt, aber das war es dann schon, was soll ich dazu jetzt groß sagen?" (S. 2 GD 1, Mitarbeiterinnen)

Kontakte gab es von Seiten der Pflege arbeitsbedingt auch zu den Alltagsbegleiterinnen, die im eigenen Wohnbereich beschäftigt waren. Darüber hinaus gab es jedoch keine Kontakte, z. B. zu den Alltagsbegleitern der anderen Wohnbereiche:

> „Wir arbeiten eng mit den uns zugewiesenen Alltagsbegleitern im Wohnbereich, ich kenn die Alltagsbegleiter der anderen Wohnbereiche nur durch das Sehen, zur Arbeit kommen, oder wenn ich irgendwohin muss. Also zu den eigenen Kräften hat man natürlich Verbindung, aber nicht zu den Alltagsbegleitern oder zum sozialen Dienst hat man eigentlich keinen Kontakt." (S. 2 GD 2, Mitarbeiterinnen)

Zwischen den Berufsgruppen der Pflege und der Alltagsbegleiter gab es einige Überschneidungen in den Tätigkeitsbereichen, wie z. B. beim Thema „Essen reichen", so dass dies u. a. Anlass zu Konflikten bot: *„Hier müssen noch dicke Bretter gebohrt werden"* (S. 2 EI 6, Mitarbeiterinnen), um Verständnis bei den Pflegenden für die Arbeit und die Aufgaben der Alltagsbegleiter zu wecken.

Für die Gruppe der Alltagsbegleiter gab es kein Forum, in dem ein Austausch aller Alltagsbegleiter der Einrichtung möglich wäre:

> „Das haben wir auch jetzt so rausgearbeitet in der Fortbildung, dass da eben keine Struktur da ist, dass wir Alltagsbegleiter von den verschiedenen Wohnbereichen uns regelmäßig austauschen. Man hat hier auch die Organisation vor einigen Jahren geändert. Früher gehörten die Alltagsbegleiter unmittelbar zum Sozialen Dienst. Das hat man dann geändert und hat sie sozusagen dienstplanmäßig der Pflege unterstellt. Und seitdem hängen wir sag ich mal so ein bisschen zwischen den Stühlen." (S. 2 GD 2, Mitarbeiterinnen)

Die Kommunikationsstruktur der Einrichtung gewähre nach Meinung einer Interviewpartnerin nicht immer Einblicke in Internes:

> „Dass da auch gewisse Ängste sind, dann wird letzten Endes immer der Datenschutz auch vorgezeigt und aufgezeigt, das dürfen wir nicht, aber wirklich genau hinzuschauen, das, also wer gibt schon sein Innerstes preis?" (S. 2 EI 8, Kooperationspartner)

Supervisionsangebote könnten Strukturen schaffen, die auch als Präventionsangebote für die Mitarbeiterinnen zu werten wären. Zu der äußeren Öffnung käme somit die „innere Öffnung" hinzu, die viel schwerer zu erreichen sei:

> „Die sind schon sehr, sehr weit. Also absolut, es ist ein Vorzeigehaus absolut, ohne jede Frage, aber ich denke, wenn man hinschaut, gibt es immer noch Punkte, die man verbessern kann. Die eigene Wahrnehmung zu sagen, wir sind doch offen, das ist so das eine. Aber das wirklich zuzulassen und das auch zu leben, das ist das andere. Aber ich glaube auch, dass eben im Sinne der Qualität es gar nicht ohne Supervision geht, ohne genaue Abläufe anzuschauen und Mitarbeiter so zu schulen, dass sie eben auch wirklich ihre eigene Arbeit und ihr eigenes Tun auch immer wieder hinterfragen und das ist natürlich auch die beste Prävention gegen Burnout. Wo ich merke [...] da wird es Not tun, Strukturen zu haben, die das ein bisschen besser auffängt. Und wo die auch, vielleicht sogar wirklich ein bisschen zu ihrem Glück gedrängt, über ihr Tun und Handeln und sich selbst nachdenken. Also Pflege, sozialer Dienst ist per se ja manchmal sehr konkurrierend auch miteinander unterwegs. Ja, dass man da einander vertrauensvoll begegnet und daran arbeitet. Ich wünsche mir Supervision für die Teams viel stärker, als das im Moment der Fall ist. Hinschauen, was tue ich da und da auch Schulungen, was die Qualitätssicherung betrifft. Ich glaube, da wäre noch einiges möglich und herauszuholen." (S. 2 EI 8, Kooperationspartner)

Alles in allem können für das dritte Leitthema „Öffnung und Teilhabe" folgende Aussagen getroffen werden: Die Möglichkeiten der Teilhabe an Aktivitäten, die mit der Öffnung in Zusammenhang stehen, werden von unterschiedlichen Vertreter der verschiedenen Bereiche unterschiedlich wahrgenommen. Auch die Auswirkung der Öffnung auf die Bewohnerinnen wurde unterschiedlich interpretiert. Ebenso gab es divergierende Aussagen einzelner Professionen darüber, wie offen die Kommunikationsstruktur im Haus war. Somit war für das dritte Leitthema, parallel zum zweiten, die Fragmentierungsperspektive kennzeichnend. Hingegen herrschte über die Rolle des Ehrenamts bei der Quartiersöffnung als Unterpunkt zum Thema „Öffnung und Teilhabe" Einigkeit. Es wurde die Meinung vertreten, dass dem Ehrenamt eine hohe Bedeutung zukäme, sich jedoch die Strukturen und Voraussetzungen, unter denen es durchgeführt werde, im Generationenwechsel stark veränderten. Die Organisation muss sich hier immer wieder neu ein- und aufstellen, um das für die Aktivitäten der Öffnung sehr wichtige unverzichtbare Potenzial auch in Zukunft nutzen zu können. Bezogen auf die Organisationskultur bedeutete dies, dass die Integrationsperspektive für diesen Aspekt zutraf.

d) Zusammenfassung und Hinweise zum Kulturwandel am Standort 2

Beim ersten Leitthema, das davon ausgeht, dass die Quartiersöffnung vor allem etwas ist, mit dem sich die Einrichtungsleitung und der Sozialdienst auseinandersetzen müsse, die Pflege hingegen nicht beteiligt werden soll und als weiteren Punkt die Verwendung der Quartiersöffnung als Marketinginstrument beinhaltete, kann von einer Integrationsperspektive ausgegangen werden. Denn die Sichtweisen auf diese Thematik über alle Bereiche der Einrichtung hinweg waren homogen. Das zweite Leitthema, die Förderung der Öffnung durch die Lage der Einrichtung in der Stadt sowie durch die Angebote, die sich an die Externe richteten, wurde hingegen heterogen in den einzelnen Bereichen der Organisation und über diese hinaus diskutiert, so dass die Annahme der Fragmentierungsperspektive hier gerechtfertigt war. Das dritte Leitthema „Öffnung und Teilhabe" gliederte sich in die Aspekte „Öffnung durch Veranstaltungen und Feste", die „Auswirkung der Öffnung auf die Bewohnerinnen", die „Rolle des Ehrenamts" sowie in die Diskussion darüber, ob die Einrichtung eher eine offene oder eine geschlossene Kommunikationskultur aufwies. Zu diesen einzelnen Aspekten hatten die befragten Interviewpartner unterschiedliche Meinungen, die am besten durch die Fragmentierungsperspektive repräsentiert wurden. Eine Ausnahme bildete lediglich der Aspekt, welche Rolle dem Ehrenamt bei der Öffnung zukam. Hierzu konnte ein einheitlicher Meinungsspiegel über alle Bereiche der Einrichtung hinweg festgestellt werden, so dass in diesem Fall die Integrationsperspektive angenommen werden konnte. Es wurde sehr deutlich, dass in Standort 2 das Thema Quartiersöffnung bisher kein Thema war, mit dem sich die gesamte Organisation auseinandergesetzt hatte. Vielmehr wurde es ganz überwiegend top down, vonseiten der Einrichtungsleitung an den Sozialdienst als hierarchisch untergeordneter Einheit, delegiert: Die Einrichtungsleitung fungierte hierbei als Ideengeber und die Mitarbeiterinnen des Sozialdienstes wurden mit der Umsetzung betraut. Diese wiederum involvierten die ihnen nachgeordneten Personengruppen der Alltagsbegleiter und der Ehrenamtlichen, deren Mithilfe vor allem für die operative Umsetzung benötigt wurde.

Im Hinblick auf den *Kulturwandel* – vor allem mit dem Ziel einer stärkeren Einbeziehung aller Berufsgruppen – sollte reflektiert werden, welcher spezifische Beitrag hierzu von den verschiedenen Akteuren geleistet werden kann (und muss). Als erster Schritt sind zunächst konzeptionelle Grundlagen zu schaffen. Dadurch kann es auch gelingen, Widerstände einzelner Professionen oder deren Mitglieder zu thematisieren und ggf. auch zu überwinden. Zudem sollten die Bewohnerinnen aktiv einbezogen und mit Entscheidungskompetenz ausgestattet werden. Darüber hinaus sollten die Veranstaltungen auch für stärker eingeschränkte Bewohner geöffnet werden – sofern dies möglich ist. Um stark mobilitätseingeschränkten, z. B. bettlägerigen Bewohnerinnen, die Teilnahme zu ermöglichen können gegebenenfalls auch Veranstaltungen auf den Wohnbereichen durchgeführt werden; ein „closed shop" sollte jedoch vermiesen werden. Vonseiten der Einrichtung hatte es bisher keine Quartiersbefragung gegeben, hier besteht Nachholbedarf. Und abschließend ist darüber nachzudenken, ob nicht angesichts der umfassenden und qualitativ zunehmend anfordernden Tätigkeit nicht eine weitere Professionalisierung des Quartiersmanagements erfolgen sollte, in dem ein hauptamtliches Quartiersmanagement etabliert wird. Dies dient vor allem der Vernetzung der Einrichtung mit dem Quartier und der nachhaltigen Kontaktgestaltung mit den verschiedenen Netzwerkpartnern.

8.3 Beschreibung, Interpretation und Leitthemen von Standort 3

a) Beschreibung

Am dritten Standort stellt das Altenheim lediglich einen Teil eines neu zu erbauenden Quartiers dar. Das Quartier besteht aus einem großen Areal, in denen sich verschiedene Einrichtungen befinden, unter anderem eine Kirche und ein Kindergarten. Das Gebiet ist durch viele Grünflächen gekennzeichnet. Das Pflegeheim ist denkmalgeschützt und in die Jahre gekommen. Bei der Zufahrt muss eine enge und abschüssige Straße passiert werden. Diese führt zu einem kleineren Parkplatz, der sich ca. 50 m vom Pflegeheim entfernt befindet. Dieses muss zu Fuß aufgesucht werden. Der Zugang zum Haus führt über einen gepflasterten Innenhof, in dem sich auch Tische und Stühle befinden. Ebenso sind einige Pflanzen und ein großer Baum im Innenhof erkennbar. Vor dem Haupteingang befinden sich sechs Stufen sowie eine Rampe auf der linken Seite. Vor der Eingangstür sind häufig Bewohnerinnen anzutreffen. Im rechten Bereich nach dem Passieren des Haupteingangs befindet sich eine Rezeptionstheke, die bei den Besuchen der Forschergruppe besetzt war. Ein Teil des Pflegebereichs befindet sich direkt im Erdgeschoss, so dass man beim Betreten des Heims unmittelbar auf Bewohnerinnen und Personal trifft. Rechts hinter der Rezeption befinden sich die Büros der Pflegedienstleitung, des Sozialdienstes, der Einrichtungsleitung und der Seelsorge sowie des Quartiersmanagements. Links hinter der Rezeption ist eine Tafel mit den Profilen der Mitarbeiterinnen der Betreuung und des Sozialdienstes angebracht. Häufig stehen die Türen sowohl des Personals als auch der Bewohnerinnen offen. Links neben der Rezeption befindet sich am Ende des Wohnbereichs der Zugang zur Cafeteria. Weitere Pflegebereiche sind in den oberen Etagen angeordnet. Die Einrichtung war früher ein Krankenhaus, deshalb sind die Wohnbereiche der Einrichtung an die zweite Generation des Altenheimbaus angelehnt. Die Zimmer verfügen nicht über einen eigenen Sanitärbereich. Im Gebäude befindet sich eine denkmalgeschützte Kapelle, die von den Bewohnerinnen zum Beten benützt werden kann und in der regelmäßig Eucharistiefeiern und Wortgottesdienste stattfinden. Das frühere Krankenhausfoyer wurde zu einem etwas separat liegenden Raum umgestaltet, in dem verschiedene Veranstaltungen stattfinden. Außerdem gibt es auf einer oberen Etage eine Bibliothek, in der Bücher gelesen und ausgeliehen werden können. Das Haus wird im Rahmen der Quartiersentwicklung zum Teil abgerissen und durch einen Neubau ersetzt. In diesem wird das Hausgemeinschaftskonzept umgesetzt und der Pfarrsaal der Gemeinde integriert. Außerdem soll dort auch eine Tagespflege untergebracht werden, und es sind weitere Kooperationen geplant, für die dann zusätzlich vorhandenen Räume genützt werden können.

b) Interpretation

Das Einrichtung liegt außerhalb der Innenstadt und ist von dieser aus nur schwer zu finden. Das Altenheim ist von der Innenstadt aus über einen steilen und abschüssigen Weg zu erreichen, den Menschen mit eingeschränkter Mobilität nur schwer nutzen können. Dies erschwert es älteren Einwohnern, die in direkter Innenstadtlage wohnen, die Einrichtung zu besuchen. Auch für die Bewohnerinnen der Einrichtung stellt dies eine große Herausforderung dar, wenn sie die Innenstadt aufsuchen möchten. Diese befindet sich zwar nur wenige hundert Meter entfernt. Tritt man in das Pflegeheim ein, befindet sich ein Pflegebereich im Erdgeschoss, so dass Gäste von Veranstaltungen, die im Haus stattfinden, diesen Bereich durchqueren müssen. Dies kann im Sinne einer Öffnung als positives Element gewertet werden. Beim Zugang zur Cafeteria können hier Bewohnerinnen in ihren Zimmern oder beim Vorbeigehen beobachtet werden. Der Eindruck einer offenen Atmosphäre wird zusätzlich dadurch verstärkt, dass die Türen des Personals als auch die der Bewohnerinnen meist offenstehen. Dies signalisiert den Besucherinnen, aber auch den Bewohnerinnen und deren Angehörigen, dass jederzeit die Möglichkeit zu einem Gespräch besteht. Die sich im Eingangsbereich befindliche Tafel mit den Profilen des Sozial- und Betreuungsdienstes bietet Orientierung und zeigt mögliche Ansprechpartner auf.

Durch die Teilnahme der Forschungsgruppe an den Dienstbesprechungen der Quartiersmanager wurde der Eindruck gewonnen, dass das Quartiersmanagement zwar in der Einrichtung angesiedelt war, aber viele Aktivitäten, die hier durchgeführt wurden, nicht zusammen mit den Mitarbeiterinnen der Einrichtung geplant und ausgeführt wurden. Dies hatte zur Folge, dass auch die Heimbewohnerinnen meist nicht, oder nur eingeschränkt, bei diesen Aktivitäten beteiligt wurden. Beispielsweise wurde ein Projekt namens „auf Rädern zum Essen" initiiert. Hier trafen sich verschiedene Personen aus dem Quartier zum Mittagessen in einem Raum der Pflegeeinrichtung. Bewohnerinnen aus der Einrichtung selber wurden jedoch nicht beteiligt. Als Grund hierfür wurde angegeben, dass der Raum zu klein war und die Essensausgabe nach anderen Prinzipien erfolgte wie im Speisesaal. Durch die fehlende Beteiligung der Heimbewohnerinnen an den Aktivitäten des Quartiersmanagements, wird die Öffnung des Pflegeheims ins Quartier „ausgebremst". Auch die Heimbewohnerinnen sind Teil des Quartiers und müssen einbezogen werden.

c) Adressierte Inhalte und Leitthemen am Standorte 3
„Unser Haus ist ein offenes Haus!"
Die untersuchte Einrichtung befand sich zum Zeitpunkt der Untersuchung in einem Prozess des Umbaus, der eine Umstrukturierung der Organisation mit sich zieht.

Die formelle Kommunikation der Einrichtung beruht auf der **Prämisse der offenen Tür**. Ein Gespräch zwischen Angehörigen, Bewohnerinnen, Mitarbeiterinnen oder Gästen war jederzeit möglich. Diese Offenheit berichteten sowohl Mitarbeiterinnen, als auch Führungskräfte (S. 3 EI 2 Führungskräfte, S. 3 GD 1 Mitarbeiterinnen). Außerdem war die Offenheit für die Bewohner im Heimvertrag fixiert (S. 3 GD 1, Mitarbeiterinnen). Ergänzt wurde diese Offenheit durch unterschiedliche Veranstaltungen, Ausflüge und Programme. Auch externe Gäste nutzten regelmäßig Angebote des Pflegeheims, wie z. B. den Mittagstisch (S. 3 GD 2, Mitarbeiterinnen). Die **gute Resonanz der Einrichtung im Quartier** brachte, laut Mitarbeitern, einen häufigen und engen Kontakt mit den Angehörigen und hohes ehrenamtliches Engagement mit sich (S. 3 GD 1, Mitarbeiterinnen).

Gleichzeitig berichteten die Mitarbeiterinnen auf informeller Ebene von einer gewissen **Vorsicht gegenüber unbekannten Personen und im Umgang mit demenziel veränderten Menschen mit Hinlauftendenz.**

> „Also, wenn jemand von außen kommt, dass man halt erstmal auch ja man ist halt vorsichtig sage ich mal. Aber ansonsten sind wir schon sehr eine offene Einrichtung." (S. 3 GD 1, Mitarbeiterinnen)

> „Ja, bei mir auf den Wohnbereich (Name anonymisiert), wir haben halt auch ziemlich viel, die demenziell verändert sind, das ist ja dann schwierig, dieser Laufdrang: das ist dann auch einfach halt, ich mein, klar wir sind ein offenes Haus, aber wenn jemand raus geht und du bemerkst es nicht, dann gab es schon oft Fälle, wo wir die Polizei gerufen haben." (S. 3 GD 1, Mitarbeiterinnen)

Externe Werbung für die Veranstaltungen wurde von den Mitarbeiterinnen nicht wahrgenommen (S. 3 GD 1 Mitarbeiterinnen). Intern hingegen wurden Veranstaltungen unter Einbezug aller Abteilungen breit angekündigt (S. 3 GD 2, Mitarbeiterinnen). In der Entwicklung des Projekts Quartier entwickelte man auch einen **Mittagstisch für externe Personen inklusive Abholdienst.** Dieser war nur für externe Gäste vorgesehen, um Schwellenängste zu vermeiden. Bewohnerinnen aus der Einrichtung selbst waren nicht beim Mittagstisch geladen, damit die Gäste nicht verschreckt werden.

Insgesamt zeigte sich, dass die Öffnung und Offenheit in dieser Einrichtung unterschiedliche Dinge waren. Einerseits gab es für die Bewohnerinnen, Mitarbeiterinnen und Angehörigen ein stets offenes Ohr, andererseits trat man fremden Personen, die nicht zu diesem engeren Personenkreis zählten, eher vorsichtig und reserviert gegenüber. Begründet wurde diese Vorsicht mit der Sorge um demenziel veränderte Bewohnerinnen, die die Einrichtung ohne Aufsicht verlassen konnten. Außerdem wurden Schwellenängste durch Separierung von Gästen und Bewohnerinnen beim offenen Mittagstisch reproduziert. Es zeigte sich damit eine Differenz zwischen formellen (Öffnung) und informellen Praktiken (Separierung). Da dieses „Modell" im Grunde von allen Beteiligten geteilt wurde, muss man am ehesten von einer Integrationsperspektive ausgehen. Während intern Öffnung und Offenheit praktiziert wurde, selektierte man bei Kontakten nach außen. Damit lag in dieser Konstellation ein erster Hinweis auf eine Differenzierungsperspektive vor.

Neubau als zentrales Thema
In direktem Zusammenhang mit der Öffnung stand der **Neubau, der sich im Aufbau an dem Quartiersprojekt bzw. dem Hausgemeinschaftsprojekt orientiert.** Die Abteilungsleitungen standen im engen Kontakt mit der Geschäftsführung, die

Mitarbeiterinnen wurden in einer Mitarbeiterversammlung informiert (S. 3 EI 1, Führungskräfte). Das Konzept sah vor, dass eine kleine Bewohnergruppe (12–14 Personen) in einem Wohnbereich mit zentraler Wohnküche unter Eigenbeteiligung versorgt werden sollte (S. 3 EI 1, Führungskräfte). Die Haltung der Mitarbeiterinnen gegenüber diesem Konzept war ebenfalls offen und sie äußerten stets Bereitschaft und freudige Erwartung.

> „Ach, Ich freu mich darauf" (S. 3 GD 1, Mitarbeiterinnen). „Ich freu mich auf jeden Fall" (S. 3 GD 2, Mitarbeiterinnen).

Das Thema Neubau war seit fast einem Jahrzehnt in der Einrichtung präsent, schien jetzt Wirklichkeit zu werden und die Mitarbeiterinnen äußerten hier bis zum augenscheinlichen Baubeginn Skepsis.

> „Letzen Endes richtig dran glauben tun wir glaube ich alle erst wenn der erste Bagger hier steht." (S. 3 GD 1, Mitarbeiterinnen)

Kam der Neubau zur Sprache, wurde stets als erstes erwähnt, dass man schon seit Jahren neu bauen wolle. Inzwischen wurde der Plan des Neubaus über die lokalen Zeitungen und Mitarbeiterversammlung formal kommuniziert. **Allerdings äußerten die Mitarbeiterinnen Unkenntnis über Planungsdetails bezüglich der Konzeptionierung und verweisen auf die Leitungskräfte.**

> I: „Aber so an der Planung, oder was jetzt generell gemacht wird, durften Sie sich jetzt direkt nicht beteiligen?"
>
> B1: „Ich nicht, (Name anonymisiert) der kommt am Freitag zur Befragung, der war mal mit vorne mit der Heimleitung, mit der sozialen Betreuung in so einer Einrichtung, wie wir sie jetzt kriegen und der kann sich da ein bisschen besser äußern. Weil ich leider auch nicht."
>
> B2: „Ich auch nicht, ich kann dazu nichts sagen." (S. 3 GD 1, Mitarbeiterinnen)

Auf informeller Ebene wurden Bedenken und Sorgen formuliert, wie bspw. Planung, Beteiligung der Mitarbeiterinnen, Baulärm, Parkplätze.

> „Hoffentlich wird das anständig geplant." (S. 3 GD 1, Mitarbeiterinnen)

Auch hier lag in der Differenz zwischen Skepsis (informell) und freudiger, aber unwissender Erwartung (formell), bzw. zwischen offener Haltung und Skepsis eher eine Tendenz in Richtung Differenzierungsperspektive vor.

Über die **bauliche Konzeptionierung der Hausgemeinschaften** und die **Dezentralisierung der Produktionsküche** hinaus wurden keine Details zur Konzeptionierung der Bewohnerinnenversorgung genannt. Dieses Faktum fand man auf informeller Ebene in den Äußerungen der Mitarbeiterinnen wieder. Man wusste, dass neu gebaut wurde und im Neubau das Hausgemeinschaftskonzept umgesetzt wurde. Aber was das genau für jeden Beteiligten hieß, war unklar, dennoch äußerten die Mitarbeiterinnen freudige, aber unsichere Erwartung. Leitungskräfte wirkten dann beruhigend auf die Mitarbeiterinnen ein, indem sie sagten, man soll erst einmal abwarten und sich ein Bild vom Neuen machen (S. 3 GD 1 und GD 2, Mitarbeiterinnen und EI 1, Führungskräfte).

Auch hier zeigte sich wiederum eine Differenz. Es wurde klar von einem neuen Konzept gesprochen, das auch in der baulichen Gestaltung Ausdifferenzierung finden sollte, aber welche konkreten Auswirkungen das neue Konzept auf den beruflichen Alltag der Mitarbeiterinnen hatte, darüber fand sich keine Aussage. Umso bemerkenswerter war die Tatsache, dass die Mitarbeiterinnen der Veränderung offen und in freudiger Erwartung gegenüberstanden. Diese Leistung war sicherlich den Leitungskräften zuzuschreiben und sollte für das Projekt katalysierend genutzt werden.

Barrieren einer Öffnung wurden von den Mitarbeiterinnen, im Gegensatz zu den anderen Themen, eher einheitlich beschrieben. Das, was als hemmend kommuniziert wurde, fand sich auch auf formaler Ebene wieder. So wurden juristische Barrieren, zunehmende Morbidität und abnehmende Mobilität der Bewohnerinnen, hygienerechtliche Richtlinien, eine zukünftig fehlende Großküche, die Regionalpolitik und Personalberechnung bei fehlender Pflegegradeinstufung seitens des MDKs als hinderlich erlebt.

„Und gibt natürlich immer wieder Stadtratssitzungen, wo n' paar Parteien oder primär eine dann eventuell so'n bisschen die Handbremse zieht." (S. 3 EI 2, Führungskräfte)

„Es liegt ja an dem Bewohner, der zu uns kommt, wenn man das guckt in den letzten 25 Jahren hier, der Bewohner, der zu uns kommt, wird immer älter und immer kränker." (S. 3 GD 2, Mitarbeiterinnen)

„Ja, also ich würde eher mal sagen, dass das in dem neuen Haus wahrscheinlich nicht mehr so sein wird, wie hier ich seh da, ja doch wir haben dann keine große Küche mehr, wo man grad was machen kann." (S. 3 GD 2, Mitarbeiterinnen)

Außerdem hatte sich eine externe Bewerberin aufgrund des neuen Versorgungskonzepts gegen eine berufliche Tätigkeit an in Standort 3 entschieden.

„Hat dann wenig später auch gesagt, so kann ich leider nicht arbeiten." (S. 3 GD 2, Mitarbeiterinnen)

Alles in allem ließen sich bzgl. des Leitthemas Neubau gleich mehrere Differenzen hinsichtlich der formalen und informalen Praxis ausmachen. In den Gesprächen äußern die Mitarbeiterinnen zunächst freudige Erwartung, die jedoch bei vertiefter Auseinandersetzung in Skepsis umzuschlagen droht, was durch die lange Vorgeschichte eines Neubaus in dieser Einrichtung erklärbar wird. Der Neubau ist existenziell mit einem neuen Versorgungskonzept für die Einrichtung verbunden, zum Zeitpunkt der Erhebung aber nur auf der baulich-konzeptionellen Ebene in der Organisation durchdekliniert. Wie die alltägliche Arbeitsstruktur der einzelnen Abteilungen aussieht, ist noch ungewiss. Dennoch freuen sich die Mitarbeiterinnen auf das neue Ungewisse, Führungskräfte scheinen eine beruhigende Auswirkung auf Rückfragen, Sorgen und Ängste zu haben. Das Leitthema Neubau wird hinsichtlich der Barrieren homogener praktiziert. Alles in allem lassen sich mehrere Differenzen innerhalb und eine eher homogene Sicht auf außenstehende Barrieren, wie bspw. Gesetzgebung nach außen erkennen. Die Perspektive nach außen ist einheitlich, wobei hingegen das Thema Neubau mit unterschiedlichen, teils widersprüchlichen Differenzen praktiziert wird, so dass hier – bezogen auf die gesamte Einrichtung – zumindest Hinweise auf eine Differenzierungsperspektive vorliegen.

Das Verständnis des Begriffs „Quartier"
„Quartier" verstanden die Mitarbeiterinnen von Standort 3 als zentralen und für sie relevanten **Fixpunkt,** auf den sich konzentriert wurde. Man könnte die Aussage auf folgende Formel verkürzen: Quartier = Heim.

B1: „Quartier ist ein wunderbares Wort, aber mein Fixpunkt wäre auch das neue Haus, und was dann auf mich zukommt, der Rest ist mir dann erstmal egal."

B2: „Ich das seh, das seh ich bei allen so."

B1: „Ja, das ist auch so." (S. 3 GD 2, Mitarbeiterinnen)

„Ja der Ausgangspunkt ist quasi das Altenheim." (S. 3 EI 1, Führungskräfte)

Die Arbeit des Quartiersmanagers ist die Vernetzung. Die Arbeit dieser Berufsgruppe wurde nicht als langfristig oder innovativ gesehen.

B1: „Ganz ehrlich, diesen Quartiersmanager, so wie wir den haben, ich seh das ganz pragmatisch, der macht nix was ma net schon ham […]"

B2: „Aber, dafür ist er nicht gedacht, weil, der Quartiersmanager wird ja weder von unserem Träger, noch von unserem Haus bezahlt, der wird ja von der Lotterie finanziert, diese Stelle ist nur auf drei Jahre geschaffen und danach ist der weg. Das heißt, der soll jetzt vernetzen in den Ort, in die Stadt, ähm, KFD, keine Ahnung, was noch alles kommt. Und wenn das alles läuft und die sind gut vernetzt, dann ist seine Arbeit überflüssig, so ist das gedacht. Und der ist nicht gedacht für das (Name des Altenheims anonymisiert)." (S. 3 GD 2, Mitarbeiterinnen)

Vernetzungsarbeit des Quartiersmanagers als grundlegender und dauerhafter Bestandteil professioneller Tätigkeit (im Haus) wird negiert.

„Der ist nicht nur für uns da, dat sind so Dinge, was manche garnet so auseinanderhalten können, ich hab mich da auch sehr schwer getan. Ich muss ganz ehrlich sagen, wir haben anfangs immer gesagt, wie da kommt jetzt ein Quartiersmanager, was soll der denn machen? Ei der soll vernetzten. Was soll der denn vernetzten? wir sind doch vernetzt." (S. 3 GD 2, Mitarbeiterinnen)

An diesem Zitat wird tritt eine interne Sichtweise und Haltungen auf bzw. gegenüber dem Quartiersmanagement klar hervor. **Der eigentliche Sinn und die Notwendigkeit einer langfristigen Arbeit der Vernetzung wurden nicht thematisiert.** Die formelle bzw. offiziell genutzte Definition von Quartier spricht eine andere Sprache. Hier wurde seitens der Verantwortlichen des Trägers und der Kommune ein bestimmtes Areal der Stadt als Quartier definiert. Dies wurde aus der Perspektive der Mitarbeiterinnen als bereits vorhanden beschrieben.

„Also ich hatte mal gelesen, das war natürlich KDA und so, bis 10.000 im Quartier eigentlich sein können. Und wir sind hier bei Achteinhalbtausend mit der Stadt, dann würde das noch passen." (S. 3 EI 1, Führungskräfte)

Hier zeigte sich die Differenzierungsperspektive mehr als deutlich, denn die **formalen Vorgaben der Führungskräfte (Quartier = Teil der Stadt) wiedersprechen den informell praktizierten Vorstellungen und Äußerungen der Mitarbeiterinnen (Quartier = Heim).** Gleichzeitig geht die an der Türschwelle endende Definition von Quartier mit einer Negation der Professionalität und Notwendigkeit des Quartiersmanagers bzw. dessen Aufgaben einher.

Dennoch formulierten die Mitarbeiterinnen einen **Wandel in der Auffassung des Quartiers** inklusive ihrer Ressentiments und sahen im **Neubau und der Neukonzeptionierung eine zukunftsträchtige Chance für ihre Organisation.**

B1: „Also im Allgemeinen der Gedanke so, dass sehe ich eigentlich schon positiv, weil es die Zukunft ist."

B2: „Das ist die Zukunft ja." (S. 3 GD 2, Mitarbeiterinnen)

Ein Themengebiet war **Management auf der Metaebene,** was die Mitarbeiterinnen ebenfalls ansprachen. Damit sollte die Ebene gemeint sein, die nicht „nur" die Einrichtung selbst, sondern, darüber hinaus, die Institutionen im Blick hat, die im Neubau des Heims ebenfalls ein Dach über dem Kopf finden werden. Auch hier zeigte sich die Differenzierungsperspektive mehr als deutlich.

„Das muss ja erstmal laufen, bevor irgendwie ich sagen kann, ich hab einen Pfarrsaal, da findet ne Veranstaltung von der Kirchengemeinde statt, mit denen wir eigentlich gar nichts zu tun haben. Aber das ist ja das, was jetzt im Laufe der Zeit kommt, die Stunde Null, heißt für mich: Unser Haus muss laufen. Das muss gewährleistet sein, dass wir das gestemmt kriegen. Das wir das personell gestemmt kriegen und da seh ich wieder eines der vielen Abers, aber das müssen wir jetzt nicht hier diskutieren. Das ist ein Diskussionspunkt, den werden wir später in entsprechenden Runden diskutieren werden. Und da werd ich auch ganz frei meine Meinung sagen und da weiß ich jetzt schon, dass das manch einer nicht hören will, aber das ist mir dann relativ egal." (S. 3 GD 2, Mitarbeiterinnen)

Ein Grundgedanke des Neubaus war einen Begegnungsraum vieler Institutionen für viele Menschen zu schaffen. Dieses Ziel beschrieben die befragten Mitarbeiterinnen jedoch nicht. Vielmehr wurde die Eigenperspektive auf den eigenen Verantwortungsbereich reduziert. Es zeigte sich als zentrale Erkenntnis, dass dem Quartiersgedanken die eigene Organisationslogik entgegenstand, weil diese kaum überwunden werden konnte und Quartier von der Einrichtung her gedacht wurde, was nicht über die Grenzen der Institution hinausreichte.

Insgesamt lässt sich für das Verständnis von Quartier sagen, dass eine nahezu dichotome Auffassung zwischen den Führungskräften (Quartier = Teil der Stadt) und Mitarbeiterinnen besteht (Quartier = Heim). Gleichzeitig wurde mit diesem Ansatz ein innovativer Anspruch – etwa im Hinblick auf die Vernetzung – seitens der Arbeit des Quartiersmanagements problematisiert und unter dem Deckmantel „alter Wein in neuen Schläuchen" durch die Mitarbeiterinnen negiert. Man könnte dies als Differenzierungsperspektive ansehen – wenn man die Perspektiven der Führungskräfte und kommunal Verantwortlichen gegenüberstellt. Aber die Mitarbeiterinnensicht war widersprüchlich, denn obwohl der Quartiersansatz z. T. grundlegend infrage gestellt wurde, verstand man den Ansatz als innovativ und zukunftssichernd. Gleichzeitig wurde der eigene Verantwortungsbereich klar ein- und abgegrenzt mit dem primären Ziel, dass „der Laden läuft".

Hausgemeinschaftskonzept

Das Thema Hausgemeinschaftskonzept, nahm in vielen Gesprächen den größten Raum ein, es ging hier um die die Neuorganisation der Einrichtung. Das Konzept wurde seitens der Geschäftsführung in einer Mitarbeiterversammlung vorgestellt. Zuvor wurden, zusammen mit den Führungskräften, Hospitationen in anderen Einrichtungen, die mit dem gleichen Konzept operierten, durchgeführt, um sich Inspiration und Orientierung einzuholen. Personen aus der Umgebung wurden über die lokalen Medien (Zeitungen etc.) über das Projekt informiert, waren aber bisher nicht fragend an die Einrichtung herangetreten. Neben unterschiedlichen Ämtern war auch die Heimaufsicht maßgeblich in die Planung involviert (S. 3 EI 1, Führungskräfte).

Über die bauliche Konzeptionierung hinaus, die sich auf zwei kleinere Wohnbereiche pro Etage mit jeweils einer Wohnküche, „Kombüse" genannt, beschränkte, hatten die Mitarbeiterinnen zur Zeit der Befragung keine weiteren Informationen über das Konzept.

B1: „Ich habe so den Plan gesehen."

B2: „Ich, ja."

B1: „Das so auf jeder Etage so zwei Wohnbereiche sag ich mal jetzt."

B2: „Ja, Wohnküchen."

B1: „Ja."

B2: „Mit Kombüsen."

I: „Ja, ja so und über ihre Rollen in diesem Konzept, haben Sie darüber schon was gehört?"

B2: „Nein." (S. 3 GD 1, Mitarbeiterinnen)

Nach Empfinden der Mitarbeiterinnen wurde sich erst dann mit der **Neustrukturierung der Versorgungsprozesse befasst, wenn es an der Zeit war, also mit dem Neubau begeonnen wurde.**

B1: „Ja, und es soll ja zum Beispiel auch diese Begegnungsstätte hier geben im Haus, den Pfarrsaal usw., also da denken Sie, dass sie vielleicht da auch noch was machen können oder so, vielleicht, oder dass Sie da sich beteiligen können bei Aktivitäten oder was ist da?"

B2: „Das wird sich finden, also ich habe mir darüber noch keine Gedanken gemacht, ich bin einfach froh, wenn das neue Haus, das einfach ne." (S. 3 GD 1, Mitarbeiterinnen)

Auch Leitungskräfte waren sich über diese anstehende Veränderung im Unklaren und warten auf Zeitpunkt X.

> „Also, ich hab noch nichts gehört in dieser Richtung, wenn es dann um die Umsetzung geht und wie es dann weitergeht von der Struktur her, dann schon." (S. 3 GD 1, Mitarbeiterinnen)

Da die Pläne des Neubaus bekannt waren, konnten bereits Rückschlüsse auf die Auswirkungen auf den Arbeitsalltag gezogen werden, die mit der Hoffnung auf strukturelle Verbesserungen einhergingen. So wurden z. B. Wegezeiten verkürzt und Aufgabenbereiche neu definiert werden müssen, so dass in letzter Konsequenz eine umfassende Neuorientierung stattfinden musste. Dieses Faktum war den Mitarbeiterinnen klar, aber inhaltlich noch nicht gefüllt.

> „Ich denke, das ganze wird ein bisschen übersichtlicher, wie das kommen wird hat der Herr (Name anonymisiert) recht, das weiß noch kein Mensch, weil wir noch so, noch nicht gearbeitet haben, auch wir müssen dann komplett umdenken. Aber ich denk schon, dass das besser wird, wie jetzt hier diese riesen Flure, die haben ja Wege ja laufen, das ist ja Wahnsinn. Die laufen ja im Hufeisen. Und ich denk, da geht furchtbar viel unnötige Zeit verloren und ähm ja, es ist halt eben schade, die Pflege ist so knapp, auch wenn die Teildienste jetzt hatten am Wochenende, da wird ins Zimmer, pflegen, den Bewohner raus und ab, dann übernimmt dann praktisch die Betreuung. Und bis auf jetzt Toilettengänge, wo ich dann denk, es ist schade, dass man den Menschen so aufteilt in Pflege, Betreuung, Hauswirtschaft. Ihr habt den (Name anonymisiert) der dann die Gläser verteilt, die Suppe verteilt, die Küche, die kocht und so geht das ja eigentlich über den ganzen Tag" (S. 3 GD 1, Mitarbeiterinnen).

Eine zentrale Hoffnung war, dass die Neukonzeptionierung mit einer Verbesserung der Versorgungsqualität in Form von mehr Zeit für die Bewohnerin verbunden sein sollte. Dadurch sollten mehrere Seiten profitieren: Pflegende, Bewohnerinnen und auch die gesamte Einrichtung.

> „Ganz einfach ein bisschen Zeit auch für die Bewohner haben, nicht nur Pflege, fertig." (S. 3 GD 1, Mitarbeiterinnen)

Neben der Hoffnung auf bessere Versorgung, wurde das Hausgemeinschaftskonzept von allen Mitarbeiterinnen und Führungskräften als **Garant für eine tragfähige Zukunft verstanden.** Die Neuausrichtung als einzige zukunftsfähige Option wurde mit der Perspektive der Integration prozessiert.

B1: „Also im Allgemeinen der Gedanke so, dass sehe ich eigentlich schon positiv, weil es die Zukunft ist."

B2: „Das ist die Zukunft, ja." (S. 3 GD 2, Mitarbeiterinnen)

Auch die Partizipation der Mitarbeiterinnen wurde in diesem Interview detaillierter beschrieben. Die Entscheidung das Hausgemeinschaftskonzept einzuführen, war Top-Down gefallen. Allerdings wurde es so kommuniziert, dass die Mitarbeiterinnen die Entscheidung mittragen.

„[…] naja ehrlich gesagt schon eher weniger. Das haben wir natürlich dann schon dementsprechend in der ganzen Projektplanung von oben ein Stück weit mitentschieden. Aber die sind, wenn wir jetzt die Resonanz haben, davon gar nicht abgeneigt. Die erhoffen sich natürlich auch ein anderes Arbeiten." (S. 3 EI 2, Führungskräfte)

Dabei war den Leitungskräften klar, dass ein wesentlicher Bestandteil der Entwicklung der Einrichtung durch die Mitarbeiterinnen erfolgen musste. Daher waren **Schulungen zur Mitarbeiterinnenentwicklung vorgesehen,** aber zum Zeitpunkt der Erhebung nicht weiter definiert.

„[…] wenn die Baustelle dann läuft, dann kommt die viel größere Baustelle, finde ich, ist dann die Baustelle des Personals. Da Veränderungen hin zu bekommen, das wird. Da wollen wir dann auch schon anfangen. Also sobald die ersten Bagger anrollen, das ist ja unabhängig von dem Betrieb, der jetzt stattfindet. Dass wir dann auch im Bereich der Personalentwicklung aktiv werden müssen […] Da müssen wir unseren Plan noch entwickeln. Also da haben wir schon Gespräche mit möglichen Anbietern, die uns da auch unterstützen. Auch müssen wir auch gucken, trägerintern. Entscheidend ist da auch die Leitungsstruktur, dass die dahinter stehen. Das war uns ganz wichtig, sonst dass die das auch mit verkörpern und versuchen umzusetzen. Aber das wird ein steiniger Weg. Und es wird Mitarbeiter geben, die werden sich drauf einlassen können, sind auch begeistert, aber da sind wir auch realistisch genug, dass es genügend Mitarbeiter geben wird, die dann vielleicht auch sagen, das machen sie nicht mit." (S. 3 EI 1, Führungskräfte)

Ebenso sahen die Führungskräfte in der Veränderung des Einrichtungskonzepts auch die **Gefahr der Personalabwanderung.**

„Also ich erhoffe mir natürlich persönlich, dass man da keinen entlassen muss. Also das ist auch nichts, was wir jetzt irgendwo im Vorfeld mal thematisiert haben. Wir hoffen natürlich, dass wir mit denjenigen, die wir hier haben auch das ganze in dem neuen Haus dann umsetzen können." (S. 3 EI 2, Führungskräfte)

Insgesamt wurden beim Thema Hausgemeinschaftskonzept zwei Seiten ein und derselben Medaille deutlich. Während die Mitarbeiterinnen noch keine genaue Vorstellung von der praktischen, alltäglichen Umsetzung hatten, war den Führungs-personen dies deutlich klarer. Und es war ebenfalls erkennbar, dass man dieses Informationsdefizit beseitigen möchte. Es gab allerdings noch keine konkreten Vor-stellungen dahin gehend, mit welchen Inhalten und in welcher Form Schulungen für die Mitarbeiterinnenebene angeboten werden sollen. Man konnte also auch in diesem Themenfeld am ehesten von einer Differenzierungsperspektive ausgehen.

Der Begriff des „Kulturwandel"
Unter Kulturwandel verstehen die Mitarbeiterinnen einen gewachsenen inten-siveren Kontakt der Einrichtung zu den Bewohnerinnen des Quartiers, der inzwischen so weit geht, dass ein Großteil der Mitglieder des Fördervereins im Quartier wohnt. Wobei das Haus von Anfang an eine offene Haltung gegenüber bspw. Angehörigen hatte.

B1: „Ja, an der Heimleitung, genau, und seit einigen Jahren ist es schon offener und einfach, dass auch viele mehr kommen und der Kontakt viel besser ist und ähm das vielmehr vernetzt ist einfach auch, dass wir vernetzter sind einfach [...]."

B2: „Ja, es hat auch es sind ja viele aus (Name und Ort des Pflegeheims anonymisiert) auch, die da Mitglied sind." (S. 3 GD 1, Mitarbeiterinnen)

Gleichzeitig weisen die Mitarbeiterinnen auf die (Vorbild-) Funktion von Leitungs-kräften hin.

„Es, also ich behaupte jetzt mal, es hängt auch viel an der Leitung: wie ein Haus sich öffnet und wie nicht, es gab dann leider, das weißt du ja auch, (schaut B1 an) Da war kurz ehe ich hier hinkam, wo es eine Heimleitung gab, die sich nicht nach außen geöffnet hatte und wo es dann hieß: weiß ich nicht, ob das alles auch wirklich so war, sie hatte sich dann auch mit verschiedenen Ärzten und auch Vereinen nicht so gut verstanden und hatte es nicht nach außen hin geöffnet und diese Vereine kamen nicht mehr." (S. 3 GD 2, Mitarbeiterinnen)

Der Gedanke der Öffnung und der Quartiersentwicklung fiel am Standort 3 *zusam-menfassend* sowohl bei den Führungskräften als auch bei den Mitarbeiterinnen bzw. der Einrichtung auf fruchtbaren Boden. Die Quartiersentwicklung „passte" zur Ein-richtung und fand in einer neuen Führungsperson den Promotor, der nötig war, um das Hausgemeinschaftskonzept inkl. Neubau und Öffnung ins Quartier auf einen vielversprechenden Weg zu bringen.

d) Zusammenfassung und Hinweise zum Kulturwandel am Standort 3

Das alles beherrschende Thema am Standort 3 war die Neukonzeptionierung und der damit verbundene Neubau. Dieser wurde einheitlich als Garant für ein zukunftsfähiges Unternehmen verstanden und bildete die Grundlage für die weitere Analyse. Hausgemeinschaftskonzept und Neubau konnten als eine Orientierung angesehen werden, welche für Führungskräfte und Mitarbeiterinnen gleichermaßen die Richtung vorgab. Diese Gemeinsamkeiten konnten im Rahmen einer Integrationsperspektive verdichtet werden. Wenn es jedoch konkreter wurde und detaillierte, einzelne Standpunkte, Haltungen und Perspektiven nachgefragt wurden, dann zeigten sich unterschiedliche Logiken der Befragten. So hatten Leitung und Mitarbeiterinnen ein unterschiedliches Verständnis vom Begriff des Quartiers und der Bedeutung sowie den Aufgaben des Quartiersmanagements. Deutlich wurde auch, dass vor allem seitens der Mitarbeiterinnen das Quartier und die Grenze zum Heim vorwiegend aus der Perspektive der Organisation verstanden wurden. Die Ergebnisse der Studie bezogen sich hier auf eine Momentaufnahme, in welcher sich die Einrichtung in einer Phase des Umbruchs befand, wobei die Neuausrichtung als Fixpunkt zur Orientierung diente. Das Ziel war klar formuliert und ausgegeben und wurde als sinnvoll und erstrebenswert verstanden. Unklar blieben die genaue Ausgestaltung und ein definierter Weg zum Ziel. Als besonders wertvoll wird sich die grundsätzlich positive Haltung der Mitarbeiterinnen gegenüber dem angestrebten Kulturwandel erweisen. An diesem Potenzial gilt es anzuknüpfen, das Konzept weiter auszubuchstabieren und schließlich auf die Alltagspraxis herunter zu brechen. Intensive Schulungen für die Mitarbeiterinnenebene sind zwingend. Und am Ende wird sich der Erfolg des Projekts daran messen lassen, ob es gelungen ist, die Ansprüche, Interessen und Anliegen der Beteiligten – von den Bewohnerinnen über die Mitarbeiterinnen bis zu den Angehörigen und Personen aus dem Quartier – angemessen auszuhandeln.

Literatur

Geertz, C. (1983). *Dichte Beschreibung*. Frankfurt a. M.: Suhrkamp.
Geertz, C. (1987a). Dichte Beschreibung. Bemerkungen zu einer deutenden Theorie von Kultur. In C. Geertz (Hrsg.), *Dichte Beschreibung. Beiträge zum Verstehen kultureller Systeme* (S. 7–43). Frankfurt a. M.: Suhrkamp.

Geertz, C. (1987b). „Deep play": Bemerkungen zum balinesischen Hahnenkampf. In C. Geertz (Hrsg.), *Dichte Beschreibung. Beiträge zum Verstehen kultureller Systeme* (S. 202–260). Frankfurt a. M.: Suhrkamp.

Martin, J. (1992). *Cultures in organizations. Three perspectives*. New York: Oxford University Press.

Quantitative Befragung (Teil 1): Methodik, Datenerhebung, Datenanalyse

Christian Grebe

In der stationären Langzeitpflege ist in der vergangenen Dekade ein zwar langsam vollzogener, aber zunehmender Paradigmenwechsel hin zu einer Sozialraumorientierung erkennbar. Katalysierend wirkten dabei die Vorstellung der fünften Generation des Pflegeheimbaus, die KDA- Quartiershäuser (Michel-Auli und Sowinski 2012) sowie der Siebte Altenbericht (Deutscher Bundestag 2016). Forderungen nach einer Öffnung der stationären Pflegeeinrichtungen werden im Fachdiskurs allerdings bereits seit den 1980er Jahren erhoben (Hummel 1988).

Während der Paradigmenwechsel hin zu einer sozialraumorientierten Altenhilfe und pflegerischen, hier auch sektorenübergreifenden, Versorgung in weiten Teilen des Diskurses vollzogen zu sein scheint, gilt dies nicht im gleichen Maße für die Rolle, die die Pflegeheime in einer solchen quartiersorientierten Versorgung einnehmen sollten. Der Siebte Altenbericht beantwortet diese Frage beispielsweise nicht. Die Reformen der Heimgesetze der Bundesländer nehmen die Heime in einigen Ländern in die Pflicht. In Rheinland-Pfalz, in dem die GALINDA-Studie verortet ist, verpflichtet §8 LWTG die Heime dazu, sich „in das Wohnquartier zu öffnen". Gefordert wird eine Unterstützung der Heimbewohnerinnen bei „deren Teilhabe am Leben in der Gesellschaft" sowie bei „Aktivitäten in der Gemeinde", wobei Angehörige, gesetzliche Betreuerinnen, die Selbsthilfe, bürgerschaftlich Engagierte sowie Institutionen des Sozialwesens, der Kultur und des Sports einbezogen werden sollen.

Im Kontext der Pflegeheime wird eine Quartiersöffnung oder Sozialraumorientierung zumeist unter zwei Aspekten diskutiert: einer Öffnung *für das* Quartier,

C. Grebe (✉)
Fachbereich Gesundheit, Fachhochschule Bielefeld, Bielefeld, Deutschland
E-Mail: christian.grebe@fh-bielefeld.de

© Springer Fachmedien Wiesbaden GmbH, ein Teil von Springer Nature 2021   353
H. Brandenburg et al. (Hrsg.), *Organisationskultur und Quartiersöffnung in der stationären Altenhilfe*, Vallendarer Schriften der Pflegewissenschaft 8,
https://doi.org/10.1007/978-3-658-32338-7_9

die die Nutzung von Angeboten der Pflegeeinrichtung durch Quartiersbewohnerinnen meint. und einer Öffnung *zum* oder *in das* Quartier, worunter die Nutzung des Quartiers durch die Heimbewohnerinnen verstanden wird (Bleck et al. 2018b). Mehr oder weniger selbstverständlich sind daneben auch Aktivitäten der Heime, die dazu dienen, Angebote von außen (nicht notwendigerweise aus dem Quartier) für die Heimbewohnerinnen in die Einrichtung zu holen und die ebenfalls einen Aspekt der Öffnung der Heime darstellen. Zu nennen sind in diesem Zusammenhang etwa die Bereiche der sozialen Betreuung oder der kulturellen Angebote, aber auch Dienstleistungen (etwa Friseure), konsumbezogene Angebote (etwa Verkaufsveranstaltungen oder Ladenbestellungen) oder Angebote spiritueller Natur (etwa als Gottesdienste oder Seelsorge in der Einrichtung) sowie die Hausbesuche durch Hausärztinnen. Wird die Sozialraumorientierung konsequent zu Ende gedacht, dann sind als Teil einer Quartiersöffnung auch sektorenübergreifende Angebote für die Quartiersbewohnerinnen außerhalb der Pflegeeinrichtung mitzudenken (DZNE und SSK 2019). In einigen Quartieren stellt die stationäre Pflegeeinrichtung auch, im Sinne der KDA-Quartiershäuser, einen zentralen Dreh- und Angelpunkt des Quartiers dar, bis hin zu einer Funktion als Quartierszentrum (Pauls und Zollmarsch 2015).

Empirische Befunde zur Quartiersöffnung stationärer Pflegeeinrichtungen sind allerdings rar. Zumeist handelt es sich dabei um Evaluationen von Modellprojekten oder um Untersuchungen an kleinen Stichproben, die sich fast ausschließlich einer qualitativen Methodik bedienen und im Erkenntnisinteresse vor allem auf ein detailliertes Verständnis der jeweiligen Konzepte, deren Begründungen und deren Auswirkungen abzielen (Bleck et al. 2018a; Hämel 2012; Hämel et al. 2017, DZNE und SSK 2019 sowie der qualitative Studienteil der GALINDA-Studie). Befunde zum Stand der Quartiersöffnung in der Breite der Versorgungslandschaft in der stationären Langzeitpflege fehlen aber bisher und begründen somit ein Forschungsdesiderat. In Deutschland wurde lediglich eine Studie realisiert, die eine im Vergleich zur Grundgesamtheit große Stichprobe mittels quantitativer Methodik untersuchte, nämlich Heime im Düsseldorfer Stadtgebiet (Bleck et al. 2018a). Für ein Flächenland oder das gesamte Bundesgebiet liegen derzeit aber keine entsprechen Befunde vor.

Um einen Beitrag zu leisten, diese Forschungslücke bezogen auf Rheinland-Pfalz zu schließen, war im Forschungsprojekt GALINDA daher ein quantitativer Studienteil vorgesehen, welcher mittels einer Onlinebefragung in der Grundgesamtheit der Pflegeheime im Rheinland-Pfalz die folgenden Fragestellungen untersuchte:

- Welche Angebote, die Funktionen einer Quartiersöffnung erfüllen, machen die Pflegeeinrichtungen ihren Heim- und den Quartiersbewohnerinnen? Wie stark und mit welchen anderen Akteuren im Quartier sind die Pflegeheime vernetzt?
- Wie stehen die Einrichtungsleitungen grundsätzlich der Quartiersöffnung gegenüber, welche förderlichen Faktoren und welche Barrieren erleben sie?
- Lässt sich das Vorhandensein einzelner Angebote, die Funktionen einer Quartiersöffnung erfüllen, aus Strukturmerkmalen der Einrichtung heraus erklären?
- Lässt sich ein hoher Partizipationsgrad der Heim- bzw. Quartiersbewohnerinnen an einzelnen Angeboten, die Funktionen einer Quartiersöffnung erfüllen, aus Strukturmerkmalen der Einrichtung heraus erklären?

9.1 Methodik

9.1.1 Instrumentenentwicklung

Im Zentrum der Untersuchung standen zum einen Angebote der Pflegeeinrichtungen für ihre Heimbewohnerinnen sowie für die Bewohnerinnen des Quartiers und zum anderen Vernetzungen mit Akteurinnen des Quartiers, die jeweils Aspekte einer Quartiersöffnung darstellen, auch wenn sie nicht notwendigerweise mit dieser Intention etabliert wurden. Um die Breite der Angebote wie auch der Akteure im Quartier abbilden zu können, wurden in einem ersten Schritt die Angebote und Akteure aus dem qualitativen Teil der GALINDA- Studie herangezogen und auf der Basis einschlägiger Studien (Bleck et al. 2018a; Hämel et al. 2017; Hämel 2012) ergänzt. Zudem wurden Angebote einzelner Einrichtungen und Träger recherchiert. Im Diskurs mit dem Projektbeirat wurden weitere Angebote und Akteure ergänzt. Anschließend wurden einzelne Angebote zu Angebotsarten abstrahiert, z. B. Mittagstisch und Essenslieferdienste zu Verpflegungsangeboten oder unterschiedliche Einzelangebote zu Angeboten der sozialen Betreuung. Analog erfolgte dies für Akteure im Quartier (z. B. eine Zusammenfassung von Kindergärten, Schulen und Jugendzentren).

Zur Systematisierung der Angebotsarten, die Funktionen einer Quartiersöffnung erfüllen, wurde eine 4-Felder-Systematik entwickelt, die zum einen danach unterscheidet, ob sich ein Angebot an die Heim- oder an die Quartiersbewohnerinnen richtet und zum anderen danach, ob das Angebot innerhalb der Einrichtung erbracht wird oder außerhalb im Quartier. Dadurch ergeben sich vier Kombinationen, welche Tab. 9.1 aufzeigt.

Die einzelnen Angebotsarten wurden in den vier Dimensionen, wo dies inhaltlich sinnvoll erschien, gespiegelt. Im Befragungsinstrument wurden zu den

Tab. 9.1 Vier Varianten der Quartiersöffnung

Dimension 1: Öffnung **für das** Quartier I Angebote des Quartiers, die für die Heimbewohnerinnen in die Einrichtung geholt werden **Beispiele:** Kiosk, Friseur, Fußpflege, Gottesdienste etc.	Dimension 2: Öffnung **für das** Quartier II Angebote, die das Heim in seinen Räumlichkeiten anbietet, und die sich (auch) an Quartiersbewohnerinnen richten **Beispiele:** Tagespflege, soziale/kulturelle Angebote, Beratungen von Ärztinnen/ Therapeutinnen etc.
Dimension 3: Öffnung **zum** Quartier II Angebote im Quartier, deren Nutzung die Einrichtung den Heimbewohnerinnen ermöglicht **Beispiele:** Feste, kulturelle Veranstaltung im Quartier, Vereinsaktivitäten etc.	Dimension 4: Öffnung **zum Quartier** IV Angebote, die das Heim im Quartier für die Quartiersbewohnerinnen erbringt **Beispiele:** Ambulante Pflegeleistung, Betreuung, Beratung im Quartier, etc.

abstrahierten Angebotsarten jeweils Beispiele angegeben (z. B. Feste, Konzerte, Lesungen, Filmvorführungen, Stammtisch, Kneipenabend, Skatturnier) für soziale Angebote in der Einrichtung oder Parteien, Stadtteil-/ Ortsvereine, Brauchtumsvereine, Karnevals-/ Fastnachtsgruppen für die Teilnahme an Aktivitäten von Vereinen/ Gruppen des Quartiers.

Das entwickelte Befragungsinstrument wurde zunächst mit dem Projektbeirat konsentiert und schließlich einem Pre-Test unterzogen, an dem sich Einrichtungsleitungen stationärer Pflegeeinrichtungen außerhalb von Rheinland-Pfalz beteiligten.

9.1.2 Organisation und Durchführung der Onlinebefragung

Das Ministerium für Soziales, Arbeit, Gesundheit und Demografie (MSAGD) des Landes Rheinland-Pfalz stellte auf Basis der Daten der Beratungs- und Prüfbehörde eine Liste mit 469 vollstationären Pflegeheimen in Rheinland-Pfalz zur Verfügung, die die Namen und Adressen der Pflegeheime enthielt. E-Mail-Adressen waren nicht für alle Heime enthalten. Über eine Web-Recherche wurden fehlende E-Mail-Adressen ergänzt und wo möglich die Namen der Einrichtungsleitungen und deren individuelle E-Mail-Adressen recherchiert, um die Leitungen mit den Einladungsschreiben zur Befragung persönlich ansprechen zu können. Im Zuge der Recherchen stellte sich heraus, dass eine der in der Liste aufgeführten

Einrichtungen noch nicht eröffnet hatte, die Grundgesamtheit beträgt somit N = 468 Pflegeheime in Rheinland-Pfalz.

Die Einrichtungen wurden initial per E-Mail angeschrieben und um eine Beteiligung an der Befragung gebeten. Einrichtungen, die sich in den ersten zwei Wochen des Befragungszeitraums noch nicht in die Onlinebefragung eingeloggt hatten (deren individuellen Zugangscode also noch nicht verwendet wurde), wurden anschließend zusätzlich postalisch angeschrieben. Reminder wurden ausschließlich per E-Mail versandt. Dazu wurden unterschiedliche Strategien eingesetzt, abhängig davon, ob der Zugangscode der Einrichtung bereits verwendet (sich also bereits in die Befragung eingeloggt wurde) und wie weit die Onlinebefragung durch die Einrichtungsleitung bereits bearbeitet wurde. Abhängig von diesen Faktoren wurden unterschiedliche Anschreiben verwendet, die sich zudem bei mehreren Remindern für dieselbe Einrichtung ebenfalls textlich unterschieden. Einrichtungen, die bereits den Großteil der Befragung bearbeitet hatten, erhielten häufigere Reminder als Heime, die ihren Zugangscode noch gar nicht verwendet hatten, um möglichst vollständige Daten sicherzustellen. Maximal wurden sechs Reminder versandt. Neben den Remindern wurden zudem die Dachverbände der Einrichtungsträger gebeten, die ihnen zugehörigen Einrichtungen auf die Befragung aufmerksam zu machen und um für eine Beteiligung zu werben.

Zur Realisierung der Onlinebefragung wurde die Software LimeSurvey in der Version 3.21.2 eingesetzt. Der Versand der initialen E-Mail-Einladungen sowie der Reminder erfolgte ebenfalls über das Befragungssystem LimeSurvey.

Zur Steigerung des Rücklaufs wurden mehrere Incentives eingesetzt. Zum einen wurden unter allen Einrichtungsleitungen, die die Befragung bis zum Ende bearbeiteten, 14 Fachbücher verlost. Zudem wurde diesen Befragten angeboten, das im Forschungsprojekt entwickelte Praxishandbuch zur Quartiersöffnung sowie den Abschlussbericht des Projekts nach Fertigstellung zugesandt zu bekommen. Die Teilnehmerinnen wurden für jedes dieser drei Incentives separat gefragt, ob sie dieses in Anspruch nehmen möchten.

9.1.3 Datenanalyse

Der Schwerpunkt der Datenanalyse lag auf der deskriptiven statistischen Auswertung der Befragungsdaten, also der Berechnung von Häufigkeiten, prozentualen Anteilen, Mittelwerten, Streuungsmaßen sowie deren Visualisierung in Form von Diagrammen. Die deskriptive Datenanalyse erfolgte mit SPSS 25 (IBM Corp. 2017) sowie in R (R Core Team 2019).

Zur Exploration von Einflussgrößen auf die Struktur von Angeboten, die mit einer Quartiersöffnung in Verbindung stehen, wurden Klassifikationsmodelle des rekursiven Partitionierens eingesetzt. Der erste Teil der Analyse bezog sich dabei auf das Vorhandensein der Angebotsarten. Dazu wurde für jede der Angebotsarten ein Modell berechnet mit dem Vorhandensein des Angebotstyps als dichotomer abhängiger Variable (vorhanden ja / nein). Als Prädiktorvariablen wurde ein Set aus 73 Merkmalen unterschiedlicher Skalenniveaus eingesetzt. Dieses enthielt Merkmale zu

- 9 Strukturdaten der Einrichtung: Trägerschaft, Anzahl der Einrichtungen des Trägers, Bewohnerplätze der Einrichtung, Organisationstyp, Belegungsprobleme, Einwohnerzahl sowie Einwohnerdichte der Kommune; die ersten sieben Merkmale wurden erfragt, die beiden letzteren aus Daten des Statistischen Landesamts Rheinland-Pfalz mit Stand 31.12.2018 ergänzt. Zu beachten ist, dass sich Einwohnerzahl und –dichte auf die Kommune beziehen, nicht auf das Quartier
- 3 Merkmale zum versorgten Case-Mix (Anteil der Bewohner mit Pflegegrad 0–2 sowie 4–5, Anteil der Bewohner mit mehr als geringfügigen kognitiven Einbußen)
- 29 Merkmale zum Personalmix (qualifikationsadäquate Beschäftigung von 28 einzeln erfragten Berufsgruppen gemäß der Liste der Fachkräfte aus Anhang 1 der Verordnung des Sozialministeriums Baden-Württemberg über personelle Anforderungen für stationäre Einrichtungen, Fachkraftquote)
- 5 Merkmale zum bürgerschaftlichen Engagement (Unterstützung durch bürgerschaftlich Engagierte: vorhanden, Anzahl der Personen, wöchentlicher Stundenumfang; existierende Konzeption; Stellenanteil zur Gewinnung in LQV vereinbart)
- 15 Merkmale zur Leitungsebene, v. a. zur Einrichtungsleitung (formale Qualifikation: Ausbildungsberuf, abgeschlossenes Studium, Studienrichtung, verantwortliche Pflegefachkraft in Doppelfunktion, leitungsbezogene Weiterbildungen, Fluktuation Einrichtungsleitung und verantwortliche Pflegefachkraft in den letzten 5 Jahren)
- 2 Merkmale zu Quartierszentren und -management (Einrichtung ist Quartierszentrum sowie Quartierszentrum und / oder existierende Quartiersmanagerin)
- 8 Merkmale zur Innovativität (Einschätzung der Einrichtungsleitung bezogen auf Einrichtung und konzeptionelle Ausrichtung des Trägers; Beteiligung an wissenschaftlichen Studien, evaluierten Praxisprojekten, Erhalt von Fördermitteln in den letzten 5 Jahren; Ebene, die typischerweise umfangreiche konzeptionelle Veränderungen anstößt)

- 2 Merkmale zur Vernetzung (Anzahl der 11 abgefragten Vernetzungen mit Akteuren im Quartier sowie Anzahl der starken Vernetzungen)

Zur Modellierung wurden Klassifikationsbäume mit dem Verfahren der Classification and Regression Trees (CART, Breiman et al. 1984) unter Verwendung des Package rpart (Therneau 2019) in R berechnet.

Die Klassifikationsbäume wurden mit den Optionen minsplit = 20 und minbucket = 4 so parametrisiert, dass für einen Knoten des Baumes nur dann geprüft wird, ob dieser sich weiter in zwei Tochterknoten partitionieren lässt, wenn er mindestens 20 Fälle enthält und jeder der so entstehenden Tochterknoten noch mindestens 4 Fälle repräsentiert.

Um einer Überanpassung an die Daten zu begegnen, wurde eine 10-fache Kreuzvalidierung eingesetzt. Dieses Verfahren teilt die Stichprobe in zehn gleich große Gruppen ein, berechnet die Vorhersagewerte des Modells zehn Mal auf Basis von 90 % der Daten und validiert diese an den jeweils verbleibenden 10 %. Mittels Pruning wurde dann jeweils jener Teilbaum mit dem geringsten Kreuzvalidierungsfehler gewählt (bzw. ggf. gar kein Modell, wenn der Kreuzvalidierungsfehler > 1,0 betrug).

Abschließend wurde für jedes der Modelle geprüft, ob dessen prognostische Güte hinreichend hoch ist, dass sich die Vorhersagewerte des Modells statistisch nicht von den empirischen Werten der abhängigen Variable (Angebotsart existiert: ja / nein) unterscheidet. Dazu wurde jeweils ein Friedman-Test auf einem Signifikanzniveau von 5 % berechnet. Bei einem p-Wert > 0.05 wurde die Nullhypothese, die besagt, dass sich die Prognosewerte des Modells und die empirischen Werte nicht unterscheiden, beibehalten. Ergebnisse zu Einflussfaktoren werden nur für Modelle berichtet, bei denen diese Nullhypothese gilt. Als weiteres Maß der prognostischen Güte wurde zudem der Matthews Korrelationskoeffizient (Matthews 1975) mittels des Packages mccr (Iuchi 2017) in R berechnet.

Als zweiter explorativer Schritt wurde untersucht, welche der 73 Einrichtungsmerkmale mit dem Grad der Partizipation der Heimbewohnerinnen (Dimension 1 und 3) bzw. mit dem Grad der Annahme der Angebotsarten durch die Quartiersbewohnerinnen (Dimension 2 und 4) assoziiert sind. Die Analyse erfolgte analog des oben beschriebenen Vorgehens. Als abhängige Variable wurde in den Modellen das jeweils 4-stufig ordinal skaliert erfragte Merkmal zur Partizipation bzw. Annahme des jeweiligen Angebotstyps (unter 25 %; 25–49 %; 50–74 %; 75–100 % der Heimbewohnerinnen in den Dimensionen 1 und 3 bzw. sehr schlecht; eher schlecht; eher gut; sehr gut durch die Quartiersbewohnerinnen angenommen in den Dimensionen 2–4) am 75 %-Perzentil dichotomisiert. Die abhängige Variable bildete also jeweils ab, ob eine Einrichtung hinsichtlich der Partizipation bzw. Annahme des betreffenden Angebotstyps dem oberen Quartil der Stichprobe angehörte.

9.1.4   Ethische Aspekte und Datenschutz

Die Einrichtungsleitungen wurden zu Beginn der Befragung über datenschutzrechtliche Aspekte der Befragung aufgeklärt. Die Onlinebefragung wurde so eingerichtet, dass ohne Zustimmung zur Datenschutzerklärung keine Teilnahme möglich war. Die Datenschutzerklärung enthielt Angaben zur Rechtgrundlage, zum Verarbeitungszweck, zum Umfang der Datenverarbeitung (den Inhalten der Befragung und der vorgesehenen statistischen Analysen), zur Speicherung und Verarbeitung der Daten, zum jederzeitigen Recht der Befragten auf Löschung der Daten sowie zur Datensicherheit. Die Befragungsdaten wurden auf einem Server mit Standort in Deutschland gespeichert, dazu wurde ein Vertrag zur Auftragsdatenverarbeitung geschlossen. Nach Abschluss des Befragungszeitraums wurden die Daten vom Webserver heruntergeladen und dort gelöscht. Die Befragten waren informiert, dass ihre Befragungsdaten auch nach Ende des Befragungsdatums zunächst weiter mit der Angabe Ihrer Einrichtung verknüpft blieben, zum einen um nach Plausibilitätsprüfungen bei Bedarf noch einmal zwecks einer Datenklärung Kontakt aufzunehmen, zum anderen um für die Einrichtungen, die sich beteiligt hatten, die Daten zur Einwohnzahl und -dichte der Kommune zu recherchieren. Anschließend wurden die Angaben, die zur Identifikation der Einrichtung dienen konnten, aus dem Datensatz entfernt. Über diesen Zeitpunkt hinaus wurden separat und ohne Verknüpfung mit den Befragungsdaten die E-Mailadressen jeden Befragten gespeichert, die angegeben hatten, ein Incentive erhalten zu wollen. Dies war erforderlich, um die Zusendung dieser Incentives zu ermöglichen. Die Befragten wurden über dieses Vorgehen in der Datenschutzerklärung sowie zusätzlich bei der Frage zu den Incentives informiert und haben diesem zugestimmt.

Literatur

Bleck, C., van Rießen, A., Knopp, R., & Schlee, T. (2018). *Sozialräumliche Perspektiven in Der Stationären Altenhilfe*. Wiesbaden: Springer.

Bleck, C., van Rießen, A., & Schlee, T. (2018). Sozialraumorientierung in der stationären Altenhilfe. In C. Bleck, A. van Rießen, & R. Knopp (Hrsg.), *Alter und Pflege im Sozialraum. Theoretische Erwartungen und empirische Bewertungen* (S. 225–247). Wiesbaden: Springer.

Breiman, L., Friedman, J., Olshen, R. A., & Stone, C. J. (1984). *Classification and regression trees*. Boca Raton: Chapman und Hall.

Corp, I. B. M. (2017). *IBM SPSS statistics for windows, Version 25.0*. Armonk: Corp, I:B:M.

Deutscher Bundestag. (2016). *Siebter Bericht zur Lage der älteren Generation in der Bundesrepublik Deutschland. Sorge und Mitverantwortung in der Kommune – Aufbau und Sicherung zukunftsfähiger Gemeinschaften. Drucksache 18/10210*. Berlin: Deutscher Bundestag.

Deutsches Zentrum für Neurodegenerative Erkrankungen (DZNE) und Städtische Seniorenheime Krefeld gGmbH (SSK). (Hrsg.). (2019). *Mittendrin und nah am Menschen. „Vielfalt aus einer Hand" – Praxis- und Studienbericht zur Umsetzung des Gesamtversorgungskonzepts der Städtischen Seniorenheime Krefeld*. Witten: DZNW/ Städtische Seniorenheime Krefeld.

Hämel, K. (2012). *Öffnung und Engagement. Altenpflegeheime zwischen staatlicher Regulierung, Wettbewerb und zivilgesellschaftlicher Einbettung*. Wiesbaden: Springer.

Hämel, K., Kafczyk, T. M., Vorderwülbecke, J., & Schaeffer, D. (2017). *Vom Pflegeheim zum Zentrum für Pflege und Gesundheit im Quartier? Eine Bedarfs- und Angebotsanalyse in vier städtischen Quartieren*. Bielefeld: Universität Bielefeld.

Iuchi, H. (2017). The matthews correlation coefficient. Package mccr. https://cran.r-project.org/web/packages/mccr/mccr.pdf. Zugegriffen: 6. Jan. 2020.

Matthews, B. W. (1975). Comparison of the predicted and observed secondary structure 960 of T4 phage lysozyme. *Biochimica et Biophysica Acta (BBA)-Protein Structure, 405*(2), 442–451.

Michell-Auli, P., & Sowinski, C. (2012). *Die 5. Generation: KDA-Quartiershäuser. Ansätze zur Neuausrichtung von Alten- und Pflegeheimen*. Köln: Kuratorium Deutsche Altershilfe.

Pauls, W., & Zollmarsch, J. (2015). Das Quartier ist offen. *Altenheim, 55*(8), 40–43.

R Core Team. (2019). *R. A language and environment for statistical computing*. Wien: R Foundation for Statistical Computing.

Therneau, T. M. & Atkinson, E. J. (2019). An introduction to recursive partitioning using the RPART routines. Package Vignette of the R-Package rpart. https://cran.r-project.org/web/packages/rpart/vignettes/longintro.pdf. Zugegriffen: 6. Dez. 2019.

Quantitative Befragung (Teil 2): Ergebnisse der Onlinebefragung

10

Christian Grebe

10.1 Ergebnisse

10.1.1 Beschreibung der Stichprobe

In die Onlinebefragung loggten sich insgesamt 165 Pflegeheime ein, N = 151 davon machten auch Angaben, was einem Rücklauf von 32,3 % bezogen auf die Grundgesamtheit der 468 vollstationären Pflegeheime in Rheinland-Pfalz aus der Datenbank der Beratungs- und Prüfbehörde entspricht.

44,4 % der Einrichtungen haben einen konfessionellen, 23,8 % einen nichtkonfessionellen gemeinnützigen Träger. Insgesamt haben Einrichtungen mit gemeinnützigem Träger also einen Anteil von etwas mehr als zwei Dritteln an der Stichprobe. Mit Ausnahme einer Einrichtung (0,7 %) in kommunaler Trägerschaft haben die übrigen Heime (31,1 %) private Träger. In der Pflegestatistik 2017 (Statistisches Landesamt Rheinland-Pfalz 2019) liegt der Anteil freigemeinnütziger Heime mit 59,5 % etwas niedriger und jener der privaten Heime mit 39,4 % etwas höher als in der Stichprobe. Die Trägerverteilung der Stichprobe unterscheidet sich aber nicht signifikant von Grundgesamtheit (p = 0,143, chi^2-Unabhängigkeitstest).

51,0 % der Einrichtungen gehören zu Trägern, die mehr als zehn Einrichtungen der stationären Dauerpflege betreiben. In diese Gruppe fallen 58,2 % der konfessionell-gemeinnützigen, 50,0 % der nichtkonfessionellen gemeinnützigen

C. Grebe (✉)
Wirtschaft und Fachbereich Gesundheit, Fachhochschule Bielefeld, Bielefeld, Deutschland
E-Mail: christian.grebe@fh-bielefeld.de

© Springer Fachmedien Wiesbaden GmbH, ein Teil von Springer Nature 2021   363
H. Brandenburg et al. (Hrsg.), *Organisationskultur und Quartiersöffnung in der stationären Altenhilfe*, Vallendarer Schriften der Pflegewissenschaft 8,
https://doi.org/10.1007/978-3-658-32338-7_10

Tab. 10.1 Anzahl der Einrichtungen der Träger nach Trägerschaft

Anzahl Einrichtungen	Konfessionell gemeinnützig (%)	Nichtkonfessionell gemeinnützig (%)	Privat (%)	Öffentlich-rechtlich (%)	Gesamt (%)
Nur Ihre	6,0	22,2	29,8	100,0	17,9
2–5	25,4	11,1	21,3	0,0	20,5
6–10	10,4	16,7	6,4	0,0	10,6
Mehr als 10	58,2	50,0	42,6	0,0	51,0
Gesamt	100,0	100,0	100,0	100,0	100,0

Heime sowie 42,6 % der Einrichtungen in privater Trägerschaft. Einrichtungen, bei denen es sich um das einzige stationäre Pflegeheim handelt (insgesamt 17,9 %), stellen die zweitgrößte Gruppe unter den Heimen in privater und nichtkonfessionell gemeinnütziger Trägerschaft. Auch die einzige öffentlich-rechtliche Einrichtung gehört zu dieser Gruppe (Tab. 10.1).

Die Einrichtungsgröße (inklusive etwaiger Kurzzeitpflegeplätze) liegt im Durchschnitt mit 97,5 belegbaren Plätzen bei einer Standardabweichung von 61,8 Plätzen. Verglichen mit der Pflegestatistik für 2017 (Statistisches Landesamt Rheinland-Pfalz 2019), die im Mittel 92,9 Plätze ausweist, sind die Heime der Stichprobe im Mittel größer. Die Pflegestatistik für 2017 (Statistisches Landesamt Rheinland-Pfalz 2019) weist keine Daten zur Verteilung der Einrichtungsgrößen aus. Der Pflegestatistik für 2015 (Statistisches Landesamt Rheinland-Pfalz 2017) ist zu entnehmen, dass ca. 25 % der Heime in Rheinland-Pfalz maximal über 50 Heimplätze verfügen (in diesem Wert sind allerdings auch reine Kurzzeit- und Tagespflegeeinrichtungen enthalten). In der Stichprobe liegt der Anteil an Einrichtungen dieser Größe mit 13,7 % deutlich niedriger. Es ist daher davon auszugehen, dass kleine Einrichtungen in der Stichprobe unterrepräsentiert sind.

Die Heime in privater Trägerschaft sind im Mittel kleiner ($76,4 \pm 41,7$) als jene in konfessionell ($106,3 \div 74,7$) bzw. nichtkonfessionell gemeinnütziger Trägerschaft ($102,7 \pm 43,6$). Dieser Unterschied ist signifikant (p = 0,008, Kruskal-Wallis-Test).

Im Durchschnitt leben $67,5 \pm 21,9$ % der Bewohnerinnen in Einzelzimmern und damit höher als die in der Pflegestatistik für das Jahr 2017 (Statistisches Landesamt Rheinland-Pfalz 2019) ausgewiesenen 58,2 % der verfügbaren Plätze. Im arithmetischen Mittel unterscheiden sich private ($65,3 \pm 26,8$ %), konfessionell ($67,9 \pm 20,6$) sowie nicht konfessionell gemeinnützig getragene Heime

(67,8 ± 18,8 %) in dieser Hinsicht kaum voneinander, aufgrund der unterschiedlichen Streuung ist der Unterschied aber dennoch signifikant (p < 0,001, Kruskal-Wallis-Test).

Geografisch sind in der Stichprobe Heime aus allen 36 Landkreisen und kreisfreien Städten in Rheinland-Pfalz vertreten, mit Ausnahme der kreisfreien Stadt Frankenthal. Die grobe Verteilung der teilnehmenden Einrichtungen im Land verdeutlicht Abb. 10.1 Hinsichtlich der Einwohnerzahlen der Kommunen, in denen die Einrichtungen der Stichprobe liegen, dominieren kleine Gemeinden. 54 % der Heime sind in Kommunen mit weniger als 10.000 Einwohnern verortet, 21 % liegen in Städten mit mehr als 90.000 Einwohnern. Der Median der Einwohnerzahl liegt bei 8680.

Hinsichtlich des versorgten Case Mix liegt der Anteil der versorgten Bewohnerinnen mit Pflegegraden 0–2 bei 24,8 ± 9,2 % (Spannweite: 0–59 %), der

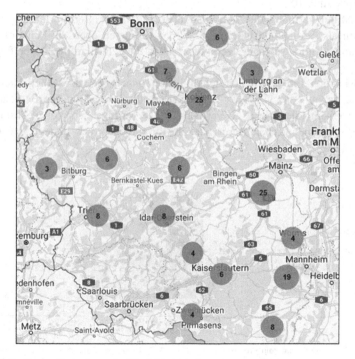

Abb. 10.1 Geografische Lage der Einrichtungen

Anteil an Bewohnerinnen mit Pflegegrad 4 oder 5 bei $41{,}0 \pm 10{,}9$ % (Spannweite: 12–100 %). Die Mittelwerte entsprechen annähernd der Verteilung in der Pflegestatistik für das Jahr 2017 (Statistisches Landesamt Rheinland-Pfalz 2019), die für Pflegeheime mit Dauerpflege einen Anteil von 25,2 % der Bewohnerinnen mit Pflegegrad 0–2 und 43,2 % mit Pflegegrad 4–5 ausweist.

Hinsichtlich der Pflegeorganisation weisen 6,6 % der Einrichtungen eine Organisation nach dem Hausgemeinschaftsmodell auf, 68,2 % eine klassische Pflegeheimorganisation, und in 9,9 % der Heime sind beide Organisationsformen vertreten.

Danach gefragt, wie problematisch es derzeit sei, die durch die eigene Einrichtung angebotenen Plätze voll zu belegen, antworteten die befragten Einrichtungsleitungen auf einer Skala von 0 („gar kein Problem") bis 4 („sehr großes Problem") im Mittel mit $1{,}2 \pm 1{,}4$. Knapp ein Viertel (24 %) der Befragten sieht darin ein tendenziell großes Problem (Kategorien 3 oder 4), 47 % sehen „gar kein Problem" (Abb. 10.2).

Im Mittel verfügen die Befragten über 12,6 Jahre Berufserfahrung in der Funktion als Einrichtungsleitung, 10 % der Befragten üben die Funktion einer Einrichtungsleitung sowie der verantwortlichen Pflegefachkraft in Doppelfunktion aus.

Hinsichtlich ihrer formalen Qualifikation gaben, bei der Möglichkeit von Mehrfachnennungen, 54 % der Leitungen an, über eine 3-jährige Berufsausbildung in einem Pflegeberuf zu verfügen, 10 % verfügen über eine Ausbildung in einem kaufmännischen Beruf oder der öffentlichen Verwaltung, 5 % haben

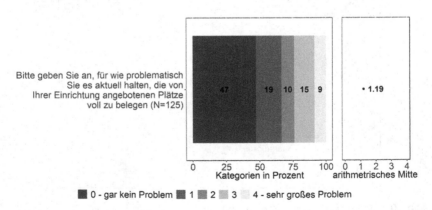

Abb. 10.2 Belegungsproblematik

eine Berufsausbildung in einem nichtpflegerischen Gesundheitsfachberuf und
1 % in einem sozialen Beruf. Über einen einschlägigen Hochschulabschluss verfügen 42 % der Einrichtungsleitungen, wobei von dieser Gruppe 47 % über
einen Abschluss in einem sozialen, 33 % in einem pflege-, 9 % in einem
anderen gesundheitsbezogenen und 21 % in einem betriebswirtschaftlichen oder
verwaltungsbezogenen Studiengang verfügen.

In den befragten Einrichtungen kam es in den vergangenen fünf Jahren durchschnittlich zu 0,7 ± 1,2 Wechseln in der Funktion der Einrichtungsleitung und zu
1,2 ± 1,5 Wechseln in der Funktion der verantwortlichen Pflegefachkraft.

Mehr als jede zehnte Einrichtung (11 %) gab an, dass ihre Fachkraftquote
gemäß ihrer letzten Meldung an die Beratungs- und Prüfbehörde nach dem LWTG
(BP-LWTG) unter 50 % lag. 57 % der Einrichtungen gab eine Fachkraftquote
zwischen 50 % und 54 % an (Abb. 10.3).

Die Einrichtungsleitungen wurden zudem danach gefragt, welche Berufsgruppen nichtpflegerischer Fachkräfte in der Einrichtung beschäftigt sind und
auch qualifikationsadäquat eingesetzt werden. Abgefragt wurde zu diesem Zweck
die Liste der Fachkräfte aus Anhang 1 der Verordnung des Sozialministeriums
Baden-Württemberg über personelle Anforderungen für stationäre Einrichtungen (Landespersonalverordnung – LPersVO), da es sich bei dieser Aufstellung,
obschon nicht bindend für Rheinland-Pfalz, um eine differenzierte und für das
Setting Pflegeheim relevante Aufstellung von Heil-, Gesundheitsfach-, sozialen
und pädagogischen Berufen handelt.

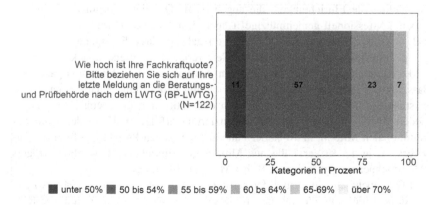

Abb. 10.3 Fachkraftquote

N = 132 Einrichtungen machten Angaben zu diesem Aspekt. Die am häufigsten präsenten nichtpflegerischen Fachpersonengruppen sind Sozialarbeiterinnen (in 21 % der Heime), Ergotherapeutinnen (19 %) und Sozialpädagoginnen (17 %). Beschäftigungs- und Arbeitstherapeutinnen sind in 11 % der Einrichtungen beschäftigt, Theologinnen in 8 % und Diätassistentinnen in 7 % der Heime. In 5 % der Heime werden Musiktherapeutinnen, Pädagoginnen, Sport- und Bewegungstherapeutinnen sowie Erzieherinnen (bzw. Jugend- und Heimerzieherinnen oder Arbeitserzieherinnen) beschäftigt, qualifikationsadäquat eingesetzte Heilerziehungspflegerinnen finden sich in 4 % der Heime, Physiotherapeutinnen in 3 %. Bei den Berufsgruppen, die in nur 1–2 % der Einrichtungen (und damit höchstens in drei der befragten Heime) vorkommen, handelt es sich um Diakoninnen, Heilpädagoginnen, Kunsttherapeutinnen, Psychologinnen, Gerontologinnen, Haus- und Familienpflegerinnen, Ökotrophologinnen, Krankengymnastinnen, Logopädinnen, Masseurinnen und Tanztherapeutinnen. Von keiner der befragten Einrichtungsleitungen wurden Dorfhelferinnen, medizinische Bademeisterinnen, Orthoptistinnen, Podologinnen oder Sprachtherapeutinnen genannt.

10.1.2 Quartierszentren, Quartiersmanagement und konzeptionelle Grundlagen

Acht der Einrichtungsleitungen (5,3 %) gaben an, dass ihre Einrichtung in ihrem Quartier als Quartierszentrum fungiere, 76,2 % verneinten diese Frage, 2 % antworteten mit „ich weiß nicht, was das ist" und 16,6 % beantworteten diese Frage gar nicht. Alle Einrichtungen, die angaben, als Quartierszentrum zu fungieren, haben konfessionell-gemeinnützige Träger. Ein knappes Drittel der Befragten (32 % gültige Prozente bei 29 Missings) gab an, dass die eigene Einrichtung Kooperationspartner in einem lokalen Netzwerk zur Quartiersentwicklung sei.

15 Einrichtungen (11 % der gültigen Antworten bei 15 Missings) gaben an, dass für das Quartier, zu dem die Einrichtung gehört, eine Quartiersmanagerin existiert. In 43 % der Fälle ist diese in der stationären Pflegeeinrichtung angesiedelt, in 57 % außerhalb. Die Finanzierung erfolgt in 47 % der Fälle aus kommunalen Mitteln, in 40 % der Fälle aus befristeten Projektmitteln eines Förderers, in je 13 % der Fälle aus Mitteln der Einrichtung bzw. ihres Trägers (Mehrfachnennung möglich, z. B. bei Mischfinanzierung).

Etwas mehr als ein Drittel der befragten Einrichtungsleitungen (34,6 %) gab an, dass in der Einrichtung eine Konzeption für die Quartiersöffnung bestehe. Diese Konzeptionen bestehen in ihrer ersten Version in den meisten Fällen (87 %) seit mehr als zwei Jahren. Von den Einrichtungen mit existierendem Konzept haben 44 % die Konzeption zuletzt vor über zwei Jahren oder noch gar nicht überarbeitet. In 11 % der Einrichtungen besteht eine Konzeption zur Quartiersöffnung seit 1–2 Jahren, eine Einrichtung hat vor weniger als einem Jahr erstmals ein entsprechendes Konzept erstellt.

Einrichtungen mit einem entsprechenden Konzept benennen in ihren Konzeptionen ihren eigenen Angaben zufolge in 40 % der Fälle nicht ausdrücklich, wer für die Planung und Organisation der Aktivitäten im Bereich der Quartiersöffnung zuständig ist. 45 % regeln nicht ausdrücklich, wer für die Weiterentwicklung dieser Aktivitäten zuständig ist.

Die Ziele, die sich die Einrichtungen in ihren Konzepten gesetzt haben, bewerteten 20 % der Befragten als „zum geringeren Teil", 72,5 % als „zum überwiegenden Teil" und 7,5 % als „vollständig" erreicht.

Mit einer offenen Frage wurden die Einrichtungsleitungen um die inhaltliche Benennung dieser Ziele gebeten. Der überwiegende Teil dieser Nennungen bezieht sich dabei auf Ziele, die betriebliche Belange des Pflegeheims betreffen. In dieser Hauptkategorie dominieren die Etablierung neuer Angebote (z. B. Tagespflege, Beratung), der Auf- und Ausbau von Kooperationen sowie die Förderung des ehrenamtlichen Engagements bzw. die Gewinnung ehrenamtlicher Mitarbeiterinnen. Genannt werden überdies Ziele in Zusammenhang mit der Öffentlichkeitsarbeit, die Gewinnung neuer Bewohnerinnen, der Aufbau generationenübergreifender Projekte sowie das „offen-sein" an sich. Einzelne Befragte thematisierten auch die Bedeutung von Evaluation und Qualitätssicherung. Die zweite extrahierte Hauptkategorie bezieht sich auf Ziele in Bezug auf das Quartier. Fast alle Nennungen in dieser Kategorie beziehen sich auf den Abbau von Ängsten, zumeist als „Schwellenangst" bezeichnet, gegenüber der stationären Einrichtung. Einzelne Nennungen thematisieren zudem den bezahlbaren Wohnraum und den längeren Verbleib in der Häuslichkeit. Die dritte Hauptkategorie bilden Ziele, die sich auf die Heimbewohnerinnen beziehen. Die benannten Ziele beziehen sich fast alle auf Teilhabeaspekte. Mehrfach genannt wird der Erhalt sozialer Kontakte bzw. des sozialen Umfelds, die Teilhabe am gesellschaftlichen Leben und auch die Kontaktpflege zu Vereinen. Eine Nennung bezieht sich auf das Ziel einer verbesserten Lebensqualität.

10.1.3   Bürgerschaftliches Engagement

Unterstützung durch bürgerschaftlich Engagierte erhalten 87 % der Einrichtungen. Von diesen haben wiederum 80 % ein Konzept für die Zusammenarbeit mit den bürgerschaftlich Engagierten. Den Heimen, die auf eine solche Unterstützung zurückgreifen können, stehen im Median 20 Ehrenamtliche bzw. 10 h pro Woche an Unterstützung durch diese Personen zur Verfügung. Die Streuung ist dabei allerdings hoch. Für die Anzahl der Personen liegt die Spannweite bei 102 (Minimum 2, Maximum 104 Personen), für die Wochenstunden bei 199 (Minimum 1, Maximum 200).

10.1.4 Dimension 1: Angebote in Zusammenhang mit Quartiersöffnung: für Heimbewohnerinnen in der Einrichtung

a) Bewertung der Wichtigkeit

Die befragten Einrichtungsleitungen sehen im arithmetischen Mittel auf einer Skala von 0 (gar nicht wichtig) bis 4 (sehr wichtig) alle Arten von Angeboten dieser Dimension als tendenziell wichtig an, alle Mittelwerte liegen oberhalb von 2,0 (Abb. 10.4). Konsumbezogene Dienstleistungen, die für die Heimbewohnerinnen in der eigenen Einrichtung angeboten werden, werden in dieser Dimension als am wenigsten wichtig (Mittelwert 2,79) angesehen, die übrigen Angebotsarten erreichen Mittelwerte größer als 3,5. Hausbesuche durch Allgemeinmedizinerinnen bewerten 98 % der Einrichtungsleitungen als „sehr wichtig", Hausbesuche von Zahnärztinnen (82 %) und anderen Fachärztinnen werden von einem etwas geringeren Teil der Befragten als „sehr wichtig" angesehen, deren Wichtigkeit liegt auch leicht unter jener der Hausbesuche durch nicht-ärztliche Heilberufe, etwa Therapeutinnen, (89 % „sehr wichtig"). Alltagsverrichtungsbezogene personennahe Dienstleistungen wie Friseur-, Kosmetikleistungen oder Fußpflege, spirituelle Angebote (Gottesdienste, Seelsorge) sowie Besuche durch Hospizdienste bzw. Hospizvereine werden von 75–82 % der Befragten als „sehr wichtig" angesehen, etwas niedriger liegt der Anteil bei kulturellen Angeboten, die Vereine oder andere Gruppen des Quartiers (wie beispielsweise Kindergärten, Gesangsvereine, Orchester, Parteigruppierungen) in der Einrichtung für die Heimbewohnerinnen anbieten (66 %) sowie bei Angeboten der sozialen Betreuung durch Gruppen oder Einzelpersonen (z. B. Besuchsdienste, Angebote durch bürgerschaftlich Engagierte) des Quartiers (70 %).

b) Grad der Partizipation

Hausbesuche durch Allgemeinmedizinerinnen erreichen in 89 % der Einrichtungen mindestens drei Viertel der Bewohnerinnen (Abb. 10.5). Unter den Angebotsarten, die Angebote des Quartiers zu den Heimbewohnerinnen in die Einrichtung holen, ist dies mit deutlichem Abstand der höchste Wert. In 5 % der Heime werden weniger als die Hälfte der Bewohnerinnen durch Hausbesuche der Hausärztinnen erreicht.

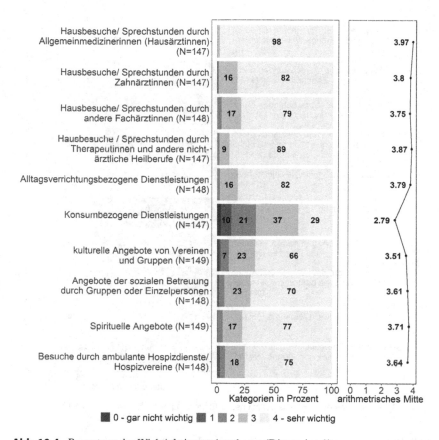

Abb. 10.4 Bewertung der Wichtigkeit von Angeboten (Dimension 1)

Hausbesuche durch Zahnärztinnen (in 70 % der Einrichtungen), andere Fachärztinnen (52 %) und nichtärztliche Heilberufe (75 %) erreichen in der Mehrzahl der Heime mindestens die Hälfte der Bewohnerschaft.

An alltagsverrichtungsbezogenen Dienstleitungen wie Friseurinnen oder Fußpflegerinnen partizipiert in 95 % der Heime die Mehrzahl der Bewohnerinnen, in zwei Dritteln der Heime werden durch solche Angebote mindestens drei Viertel der Bewohnerinnen erreicht.

Kulturelle Angebote durch Vereine oder sonstige Gruppierungen des Quartiers erreichen in zwei Dritteln der Heime die Mehrzahl der Bewohnerinnen, bei Angeboten der sozialen Betreuung durch Einzelne oder Gruppen des Quartiers trifft dies

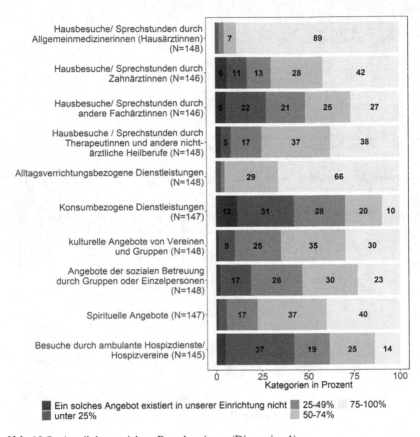

Abb. 10.5 Anteil der erreichten Bewohnerinnen (Dimension 1)

auf gut die Hälfte, bei spirituellen Angeboten auf über drei Viertel der Einrichtungen zu. Letztere erreichen in 40 % der Einrichtungen mehr als 75–100 % der Bewohnerinnen.

Konsumbezogene Dienstleistungen wie Ladenbestellungen oder Verkaufsveranstaltungen erreichen in den meisten Einrichtungen nur eine Minderheit der Bewohnerinnen. Besuche durch ambulante Hospizdienste oder Hospizvereine richten sich von ihrer Natur her zumeist nicht an die Gesamtheit der Heimbewohnerinnen, 39 % der Befragten geben dennoch an, dass mehr als 50 % der Bewohnerinnen an solchen Angeboten partizipieren.

Hausbesuche durch Hausärztinnen werden ausnahmslos in allen Einrichtungen prinzipiell ermöglicht, Hausbesuche durch Zahnärztinnen, andere Fachärztinnen (jeweils 6 % der Einrichtungen) sowie durch nichtärztliche Heilberufe (3 %) finden in einem kleinen Teil der Einrichtungen aber gar nicht statt, zumindest nicht durch Anbieterinnen des Quartiers.

Spirituelle, soziale sowie kulturelle Angebote des Quartiers werden in fast allen Heimen in der Einrichtung angeboten, in jeweils 1–2 % der Einrichtungen existieren solche Angebote nicht. Konsumbezogene Dienstleistungen des Quartiers bieten 12 % der Heime nicht für ihre Bewohnerinnen innerhalb der Einrichtung an, Besuche durch ambulante Hospizdienste und -vereine existieren in 5 % der Einrichtungen nicht.

c) Veränderung der Partizipation

Gefragt nach der Veränderung in der Nutzung der Angebotsarten durch die Bewohnerinnen in den vergangenen zwei Jahren antworteten die Einrichtungsleitungen bei allen Angebotsarten am häufigsten mit der Kategorie „in etwa gleich geblieben". Allerdings bestehen zwischen den verschiedenen Angeboten deutliche Unterschiede (Abb. 10.6). In den meisten Einrichtungen unverändert sind bezogen auf diesen Zeitraum die alltagsverrichtungsbezogenen Dienstleistungen (83 % „in etwa gleich geblieben", 17 % leichte oder deutliche Zunahme der Nutzung).

Am häufigsten verschlechtert haben sich im Vergleich zu zwei Jahren zuvor die Hausbesuche durch Fachärztinnen. 30 % der Einrichtungen berichten hier, dass sich das Ausmaß, in dem diese den Bewohnerinnen ermöglicht würden, etwas oder deutlich verschlechtert habe. Allerdings geben fast genauso viele Einrichtungen (28 %) an, dass diese Hausbesuche stärker ermöglicht würden als zwei Jahre zuvor.

Jeweils mehr als 10 % der Einrichtungen berichten auch von einer Abnahme im Ausmaß, in dem den Bewohnerinnen Hausbesuche durch Hausärztinnen (20 % der Einrichtungen) und Zahnärztinnen (12 %) konsumbezogene Dienstleistungen (15 %), kulturelle Angebote (11 %), soziale Betreuung (17 %) sowie spirituelle Angebote (10 %) des Quartiers ermöglicht würden. Bei all diesen Angebotsarten liegt der Anteil der Einrichtungen, die im Gegenteil von einer Verbesserung der Ermöglichung dieser Angebotsarten berichten, aber höher.

Am häufigsten hat sich in den vergangenen 2 Jahren das Ausmaß erhöht, indem den Heimbewohnerinnen Hausbesuche durch Zahnärztinnen ermöglicht werden (in 24 % der Einrichtungen eine leichte, in 27 % eine deutliche Zunahme). Auch das Ausmaß von Besuchen durch Hospizdienste und -vereine (46 %) sowie der sozialen Betreuung durch Gruppen oder Einzelpersonen des Quartiers (44 %) haben in fast der Hälfte der Einrichtungen zugenommen.

Mehr als ein Viertel der Heime gibt zudem eine tendenzielle Zunahme im Ausmaß an, in dem Hausbesuche durch Allgemeinmedizinerinnen (26 %), durch Fachärztinnen (28 %) sowie durch nichtärztliche Heilberufe (29 %) ermöglicht würden. Gleiches gilt für kulturelle Angebote durch Vereine oder andere Gruppierungen des Quartiers (26 %). Bezogen auf spirituelle Angebote sehen 21 % der Befragten eine Zunahme in ihrer Einrichtung, 10 % eine Abnahme (Abb. 10.6).

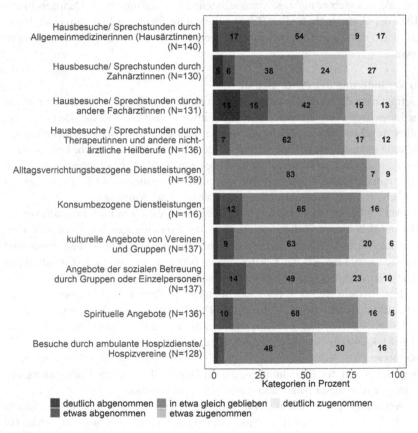

Abb. 10.6 Veränderung der Partizipation der Bewohnerinnen (Dimension 1)

d) Beteiligung bürgerschaftlich Engagierter

Die Beteiligung bürgerschaftlich Engagierter ist in dieser Dimension dort am geringsten, wo die Angebote, die in die Heime geholt werden, durch professionelle Dienstleister erbracht werden, also bei Hausbesuchen durch Medizinerinnen und nichtärztliche Heilberufe sowie bei den alltagsverrichtungsbezogenen personennahen Dienstleistungen. Gefragt wurde nach der Beteiligung der bürgerschaftlich Engagierten bei der Koordination, Organisation und Durchführung der Angebote. In 11–15 % der Heime sind die ehrenamtlichen Kräfte in dieser Weise in die ärztlichen Hausbesuche involviert (Abb. 10.7), etwas seltener in die nichtärztlichen (9 %). An der Organisation und Durchführung alltagsverrichtungsbezogener Dienstleistungen sind in 18 % der Einrichtungen „zum geringeren Teil" Ehrenamtliche beteiligt. In der Einrichtung angesiedelte konsumbezogene Dienstleitungen für die Heimbewohnerinnen werden, dort wo sie angeboten werden, in ca. der Hälfte der Heime durch Ehrenamtliche unterstützt, in 4 % der Heime übernehmen diese den „überwiegenden Teil" der Aufgaben, in 2 % der Einrichtungen werden diese Angebote vollständig durch bürgerschaftlich Engagierte koordiniert, organisiert und durchgeführt. Angebotsarten, die für den Anbietenden aus dem Quartier eher nicht mit finanziellen Erlösen in Zusammenhang stehen und typischerweise durch Vereine, andere Gruppierungen oder Einzelpersonen des Quartiers erbracht werden, weisen einen höheren Anteil der Involvierung bürgerschaftlich Engagierter auf. An kulturellen Angeboten (83 %) und Angeboten der sozialen Betreuung (77 %) sind in den meisten Heimen Ehrenamtliche beteiligt. Zum überwiegenden Teil oder vollständig werden solche kulturellen Angebote in 43 % der Heime und entsprechende Angebote der sozialen Betreuung in 40 % der Einrichtungen koordiniert, organisiert und durchgeführt.

Noch höher liegt der Anteil der Heime, in denen Ehrenamtliche in spirituelle Angebote involviert sind (90 %). Dabei übernehmen sie in 28 % der Heime den „überwiegenden Teil" der Aufgaben, in 12 % der Einrichtungen werden spirituelle Angebote im Haus vollständig durch bürgerschaftlich Engagierte koordiniert, organisiert und erbracht.

In Besuche durch ambulante Hospizdienste oder Hospizvereine sind Ehrenamtliche in 30 % der Heime gar nicht involviert, der Anteil der Einrichtungen, die solche Angebote vollständig bürgerschaftlich Engagierten überlassen, ist mit 16 % aber der höchste in dieser Dimension.

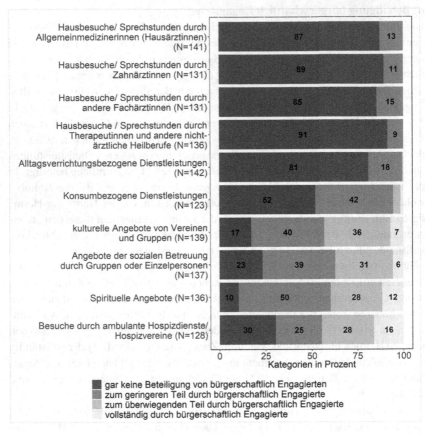

Abb. 10.7 Beteiligung bürgerschaftlich Engagierter an der Organisation und Durchführung der Angebote (Dimension 1)

10.1.5 Dimension 2: Angebote in Zusammenhang mit Quartiersöffnung: für Quartiersbewohnerinnen in der Einrichtung

a) Bewertung der Wichtigkeit

Die Dimension 2 fasst Angebotsarten zusammen, die in der Pflegeeinrichtung ange-siedelt sind, sich aber (auch) an Quartiersbewohnerinnen richten bzw. die diesen offenstehen.

Entsprechende Angebote wurden durch die befragten Einrichtungsleitungen insgesamt als weniger wichtig bewertet als Angebote der Dimension 1. Auf der Skala von 0 („gar nicht wichtig") bis 4 („sehr wichtig") erreichen aber alle abgefragten Angebotsarten Mittelwerte mindestens im Bereich der Mittelkategorie 2 (Abb. 10.8). Als das wichtigste Angebot dieser Dimension sehen die Einrichtungs-

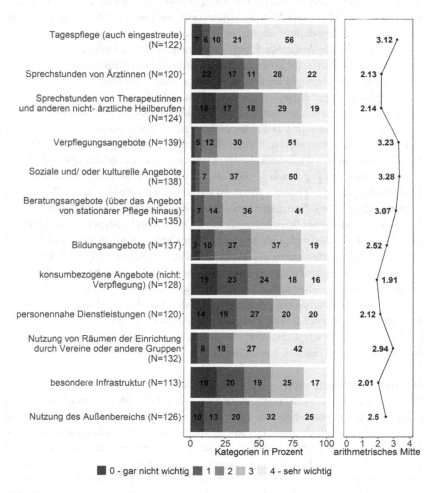

Abb. 10.8 Bewertung der Wichtigkeit von Angeboten (Dimension 2)

leitungen soziale und/oder kulturelle Angebote (z. B. Feste, Konzerte, Lesungen, Filmvorführungen, Stammtische, Kneipenabende, Skatturniere; arithmetisches Mittel: 3,28), Verpflegungsangebote (wie Mittagstisch, Café, Getränkeverkauf; 3,23), die (ggf. eingestreute) Tagespflege (3,12), Beratungsangebote (die über die Beratung zu Leistungen der stationären Pflege der Einrichtung hinausgehen; 3,07) sowie die Nutzung von Räumen der Einrichtung durch Gruppierungen des Quartiers für deren Veranstaltungen/Treffen im Form von Vermietung oder kostenloser Überlassung der Räumlichkeiten (2,94) an. Diese sind auch die Angebotstypen, die am häufigsten als „sehr wichtig" angesehen werden.

Eine Nutzung des Außenbereichs (Gartenanlagen, Parks, Grünflächen) der Einrichtung durch Quartiersbewohnerinnen erachten 57 % der Einrichtungsleitungen als tendenziell wichtig (Mittelwert 2,5). Einen vergleichbaren Mittelwert (2,52) weisen Bildungsangebote auf, die in den Räumen der Einrichtung für Quartiersbewohnerinnen angeboten werden (z. B. Fortbildungen, Kurse, Thementage).

Hinsichtlich ihrer Wichtigkeit ähnlich bewertet werden Sprechstunden von Ärztinnen (2,13) bzw. von nichtärztlichen Heilberufen (2,14) für im Quartier lebende Menschen, die in den Räumlichkeiten bzw. im gleichen Gebäudekomplex für Menschen des Quartiers angeboten werden, alltagsverrichtungsbezogene personennahe Dienstleistungen (wie Friseur-, Kosmetikleistungen oder Fußpflege: 2,12) und die Nutzung besonderer Infrastruktur (etwa eines Schwimmbads, einer Kegelbahn, von Sportanlagen oder eines Streichelzoos; 2,01). Diese Angebotstypen werden jeweils von 35–39 % der Befragten als tendenziell unwichtig (Kategorien 0 und 1), von 42–50 % der Befragten aber als tendenziell wichtig (Kategorien 3 und 4) bewertet.

Bezogen auf konsumbezogene Angebote ohne Verpflegungscharakter, die Quartiersbewohnerinnen offenstehen (z. B. ein Kiosk oder Ladengeschäft im selben Gebäude oder Verkaufsveranstaltungen), liegt der Anteil der Befragten, die solche Angebote als tendenziell unwichtig (42 % Antwortkategorie 0 oder 1) erachten, höher als jener der Befragten, die sie als tendenziell wichtig ansehen (34 % Antwortkategorie 3 oder 4), das arithmetische Mittel liegt bei 1,91.

b) Grad der Partizipation

Erwartungskonform werden Sprechstunden von Ärztinnen und anderen Heilberufen für Quartiersbewohnerinnen nur in einer Minderheit der Heime angeboten (Abb. 10.9). Allerdings existieren solche Angebote in 19 % (Ärztinnen), respektive 28 % (nichtärztliche Heilberufe) in so vielen Einrichtungen, dass man hier kaum von einem Nischenphänomen sprechen kann. Dort wo entsprechende Angebote existieren, gibt die Mehrzahl der Befragten (62 %) an, dass Sprechstunden durch Ärztinnen tendenziell (eher oder sehr) schlecht durch die Quartiersbewohnerinnen angenommen werden. Bei Sprechstunden durch andere Heilberufe halten

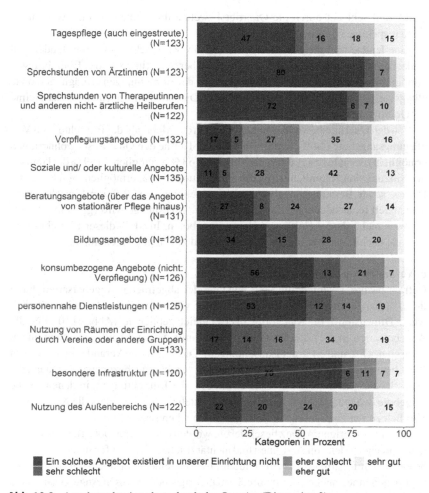

Abb. 10.9 Annahme der Angebote durch das Quartier (Dimension 2)

sich Heime, in denen das Angebot tendenziell schlecht angenommen (47 %) wird mit jenen, in denen es tendenziell (eher oder sehr) gut angenommen wird (53 %), ungefähr die Waage.

Konsumbezogene Angebote (ohne Verpflegungscharakter) existieren in 44 % der Einrichtungen, Bildungsangebote für Quartiersbewohnerinnen in 66 % der Heime. Beiden Angebotsarten gemein ist, dass sie, dort wo sie existieren, überwiegend tendenziell schlecht durch die Quartiersbewohnerinnen angenommen werden (in 78 % respektive 65 % der Heime).

Eine leichte Mehrheit der Befragten (55–56 %) berichtet von einer tendenziell schlechten Annahme der Nutzung des Außenbereichs (in 78 % der Einrichtungen ermöglicht), besonderer Infrastruktur (in 30 % der Einrichtungen ermöglicht) sowie alltagsverrichtungsbezogener personennaher Dienstleistungen (in 47 % der Heime für Quartiersbewohnerinnen ermöglicht).

Von den Quartiersbewohnerinnen werden in der Mehrzahl der Einrichtungen Verpflegungsangebote (64 %, werden in 83 % der Heime den Quartiersbewohnerinnen ermöglicht), soziale bzw. kulturelle Angebote (63 %, ermöglicht in 89 % der Heime), die Nutzung von Räumlichkeiten der Einrichtung (64 %, ermöglicht von 83 % der Heime) sowie Beratungsangebote (56 %, angeboten von 72 % der Einrichtungen) tendenziell (eher oder sehr) gut angenommen. Tagespflege wird (ggf. eingestreut) in etwas mehr als der Hälfte der Heime angeboten. In 61 % dieser Einrichtungen wird sie nach Einschätzung der Befragten tendenziell gut angenommen.

c) Veränderung der Partizipation

Gefragt nach der Veränderung der Nutzung der abgefragten Angebotsarten durch die Quartiersbewohnerinnen im Vergleich zu vor zwei Jahren dominiert, ähnlich wie in Dimension 1, die Kategorie „in etwa gleich geblieben" (Abb. 10.10). Für alle Angebotsarten in dies die Kategorie mit den mit Abstand häufigsten Nennungen (zwischen 47 % und 83 % der Einrichtungen). Die geringsten Veränderungen weisen Sprechstunden durch Ärztinnen sowie alltagsverrichtungsbezogene personennahe Dienstleistungen auf, für die 83 % bzw. 80 % der Einrichtungen, in denen solche Angebote den Quartiersbewohnerinnen offenstehen, angeben, dass die Nutzung im Verglich zu vor zwei Jahren in etwa gleichgeblieben sei.

Wie im vorherigen Absatz beschrieben, werden einige Angebotsarten (insbesondere Sprechstunden von Ärztinnen und nichtärztlichen Heilberufen und die Nutzung besonderer Infrastruktur der Einrichtung) nur von einem geringen Teil der befragten Pflegeheime angeboten. Entsprechend niedrig sind bei diesen Angebotsarten die Fallzahlen bei der Frage nach der Veränderung in der Annahme dieser Angebote durch die Quartiersbewohnerinnen.

Ausnahmslos alle Angebotsarten weisen einen höheren Anteil von Einrichtungen auf, die eine tendenzielle Verbesserung berichten als Einrichtungen, die tendenziell eine Verschlechterung der Annahme in den vergangenen zwei Jahren sehen. Die deutlichsten Verbesserungen in der Annahme der Angebote weisen Tagespflege („etwas zugenommen" bzw. „deutlich zugenommen" in insgesamt 45 % der Einrichtungen, die sie, ggf. eingestreut, anbieten), Verpflegungsangebote sowie die

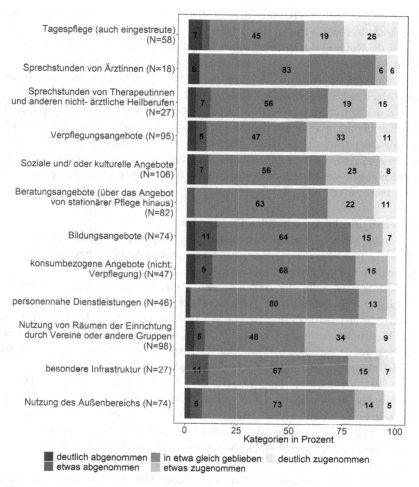

Abb. 10.10 Veränderung der Partizipation der Bewohnerinnen (Dimension 2)

Nutzung von Räumlichkeiten der Einrichtungen durch Gruppierungen des Quartiers (jeweils 43 %) auf. Allerdings gaben für diese Angebote auch jeweils ca. 10 % der Einrichtungen eine Verschlechterung der Annahme durch das Quartier an.

Circa jeweils ein Drittel der Eirichtungen, die entsprechende Angebote machen, sehen Verbesserungen bei der Annahme von Sprechstunden von nichtärztlichen

Heilberufen (die in den Räumen der Einrichtung oder im selben Gebäudekomplex angeboten werden), sozialen bzw. kulturellen Angeboten und Beratungsangeboten. Für die Nutzung von Bildungsangeboten geben 22 % eine tendenzielle Zunahme der Nutzung durch die Quartiersbewohnerinnen an, 15 % berichten eine tendenzielle Abnahme der Nutzung. Ein ähnliches Bild zeigt sich bei konsumbezogenen Angeboten (19 % tendenzielle Zunahme, 13 % tendenzielle Abnahme).

Bei der Nutzung des Außenbereichs durch Quartiersbewohnerinnen gaben 19 % der Einrichtungen, in denen dies möglich ist, an, dass die Nutzung im Vergleich zu vor zwei Jahren tendenziell (etwas oder deutlich) zugenommen habe, 11 % geben eine Abnahme der Nutzung an. Besondere Infrastruktur wird in 22 % der Einrichtungen tendenziell stärker und in 11 % der Heime schwächer genutzt als zwei Jahre zuvor.

d) Beteiligung bürgerschaftlich Engagierter

Wie im vorherigen Absatz ist zu beachten, dass einige Angebotsarten nur von einer Minderheit der Pflegeheime angeboten werden und die Angaben durch Involvierung Ehrenamtlicher auf entsprechend geringeren Fallzahlen basieren.

Soziale bzw. kulturelle Angebote stellen die Angebotsart dar, in denen der Anteil der Einrichtungen, die bürgerschaftlich Engagierte einbinden, mit deutlichem Abstand am höchsten ist (73 %). In circa der Hälfte der Einrichtungen sind Ehrenamtliche in die Koordination, Organisation und Durchführung von konsumbezogenen Angeboten, sowie der Nutzung von Räumlichkeiten, besonderer Infrastruktur und des Außenbereichs eingebunden (Abb. 10.11).

In Bildungsangebote sind bürgerschaftlich Engagierte in ca. jeder Dritten Einrichtung eingebunden, an Tagespflege, Verpflegungsangeboten, Beratungsangeboten sowie an alltagsverrichtungsbezogenen personennahen Dienstleistungen sind sie in 20–25 % der Einrichtungen beteiligt. Seltener werden Ehrenamtliche in Zusammenhang mit Sprechstunden von Ärztinnen und nicht-ärztlichen Heilberufen eingesetzt.

Werden Ehrenamtliche in Angebote dieser Dimension einbezogen, dann geschieht dies mit deutlicher Mehrheit auf eine Weise, in der diese Personen den geringeren Teil der Koordination, Organisation und Durchführung übernehmen. Lediglich bei der Nutzung von Räumen der Einrichtung (23 % der Einrichtungen), bei sozialen bzw. kulturellen Angeboten (15 %), der Nutzung des Außenbereichs (12 %) und konsumbezogenen Angeboten (10 %) übernehmen bürgerschaftlich Engagierte in einem zweistelligen Anteil der Heime die Aufgaben überwiegend oder (in seltenen Fällen) vollständig.

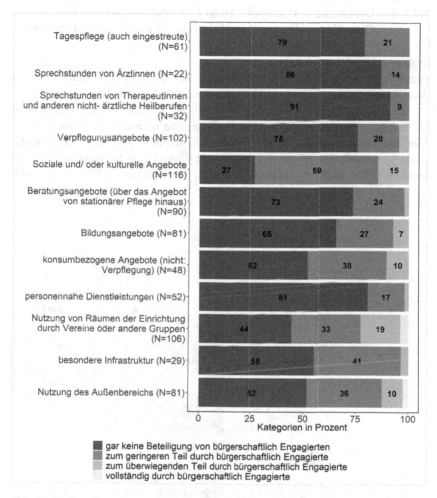

Abb. 10.11 Beteiligung bürgerschaftlich Engagierter an der Organisation und Durchführung der Angebote (Dimension 2)

10.1.6   Dimension 3: Angebote in Zusammenhang mit Quartiersöffnung: für Heimbewohnerinnen im Quartier

a) Bewertung der Wichtigkeit

Dimension 3 umfasst Angebote des Quartiers außerhalb der Pflegeeinrichtung, an denen den Heimbewohnerinnen die Teilnahme ermöglicht wird.

Auf der Skala von 0 („gar nicht wichtig") bis 4 („sehr wichtig") beurteilten die befragten Einrichtungsleitungen die Teilnahme an Festen des Quartiers wie etwa Stadt-/Stadtteilfeste, Fastnacht/Karneval, Kirmes, Volksfeste, Weihnachtsmarkt (arithmetisches Mittel: 3,59) sowie Ausflüge der Heimbewohnerinnen ins Quartier (3,50) als die wichtigsten Angebotsarten (Abb. 10.12). Dieses sind auch

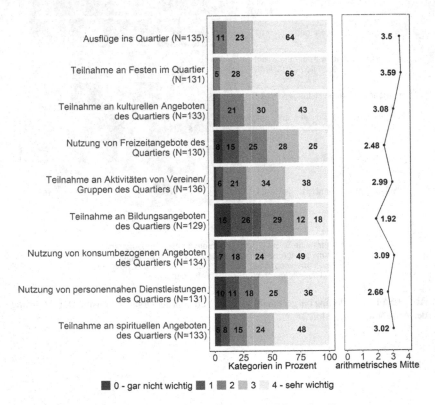

Abb. 10.12 Bewertung der Wichtigkeit von Angeboten (Dimension 3)

die einzigen Angebotsarten, die von keiner der Einrichtungsleitungen als „gar nicht wichtig" beurteilt wurden. Jeweils ca. zwei Drittel der Befragten halten solche Angebote für „sehr wichtig".

Keines der übrigen abgefragten Angebote wird von mehr als der Hälfte der Befragten als „sehr wichtig" eingestuft. Die nächstwichtigsten Angebote sind nach Ansicht der Befragten die Nutzung von konsumbezogenen Angeboten des Quartiers (z. B. im Form einer Begleitung zu Einkäufen; arithmetisches Mittel: 3,09; 49 % „sehr wichtig"), die Teilnahme an kulturellen Angeboten des Quartiers (z. B. Kino, Theater, Lesungen, Konzerte; arithmetisches Mittel: 3,08; 43 % „sehr wichtig"), die Teilnahme an spirituellen Angeboten des Quartiers (wie Gottesdiensten, Andachten, Gebetskreisen; arithmetisches Mittel: 3,02; 48 % „sehr wichtig"), sowie die Teilnahme an Aktivitäten von Vereinen oder anderen Gruppen des Quartiers (z. B. von Parteien, Stadtteil-/Ortsvereinen, Brauchtumsvereinen, Karnevals-/Fastnachtsgruppen; arithmetisches Mittel: 2,99; 38 % „sehr wichtig").

Die Nutzung personennaher alltagsverrichtungsbezogener Angebote des Quartiers (z. B. in Form einer Begleitung zum Friseur, zur Fußpflege, zum Kosmetiker) weist einen Mittelwert von 2,66 auf. Knapp zwei Drittel der Einrichtungsleitungen halten solche Angebote tendenziell für wichtig (Kategorien 3 und 4; 36 % „sehr wichtig"), 21 % der Befragten halten sie für tendenziell unwichtig (Kategorien 0 und 1). Die Nutzung von Freizeitangeboten des Quartiers (z. B. Sportanlagen, Schwimmbad, Freizeitparks, saisonale Freizeitangebote) hält ca. die Hälfte der Befragten tendenziell für wichtig (25 % „sehr wichtig", arithmetisches Mittel: 2,48), ein knappen Viertel der Befragten beurteilt solche Angebote als tendenziell unwichtig.

Die geringste Wichtigkeit wird der Teilnahme an Bildungsangeboten des Quartiers zugeschrieben (arithmetisches Mittel: 1,92). 41 % der Einrichtungsleitungen beurteilen solche Angebote als tendenziell unwichtig, nur 18 % halten sie für „sehr wichtig".

b) Grad der Partizipation
Von fast allen Einrichtungen prinzipiell ermöglicht werden Ausflüge ins Quartier sowie die Teilnahme an Festen des Quartiers (jeweils 98 % der Einrichtungen; Abb. 10.13). In jeweils ca. neun von zehn Einrichtungen werden Teilnahmen an Aktivitäten von Vereinen und anderen Gruppierungen, die Teilnahme an spirituellen Angeboten des Quartiers (je 89 %) sowie die Nutzung von konsumbezogenen Angeboten (88 %) ermöglicht, etwas seltener die Teilnahme an kulturellen Angeboten des Quartiers (85 %) sowie von alltagsverrichtungsbezogenen personennahen Dienstleistungen (84 %). Die Nutzung von Freizeitangeboten des Quartiers (64 %) sowie die Teilnahme an Bildungsangeboten des Quartiers (44 %) werden am

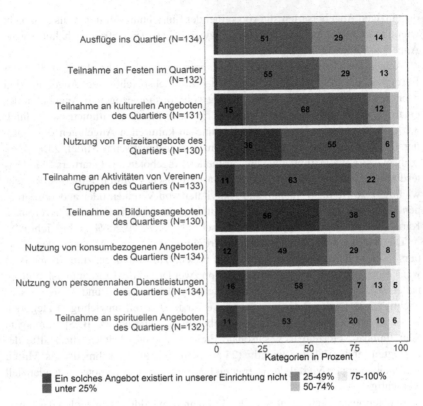

Abb. 10.13 Anteil der erreichten Bewohnerinnen (Dimension 3)

seltensten ermöglicht. Zum Teil dürften nichtexistierende Angebote auch damit zusammenhängen, dass entsprechende Akteure (z. B. Anbieter im Bereich der Erwachsenenbildung oder Freizeiteinrichtungen) im Quartier nicht vertreten sind.

Hinsichtlich des Partizipationsgrades gibt jeweils nur ein geringer Teil der Heime an, dass ihre entsprechenden Angebote mindestens Hälfte der Heimbewohnerinnen erreichen. Am häufigsten ist dies bei der Nutzung alltagsverrichtungsbezogener personennaher Dienstleitungen im Quartier der Fall (in 19 % der Einrichtungen), sowie bei Ausflügen ins Quartier (18 %), der Teilnahme an spirituellen Angeboten (16 %) sowie bei der Teilnahme an Festen im Quartier (14 %). Einigen wenigen Einrichtungen gelingt es, diese Angebotsarten (sowie die Nutzung konsumbezogener

Angebote des Quartiers) 75–100 % der Heimbewohnerinnen zu ermöglichen. Insgesamt ist bei allen Angebotsarten aber eine Partizipation von weniger als 25 % der Heimbewohnerinnen die deutlich vorherrschende Kategorie in dieser Dimension.

c) Veränderung der Partizipation

Hinsichtlich der Veränderung der Partizipation der Heimbewohnerinnen im Vergleich zu zwei Jahren zuvor ist auch in dieser Dimension die Kategorie „in etwa gleich geblieben" vorherrschend (Abb. 10.14). Bei der Nutzung alltagsverrichtungsbezogener personennaher Dienstleistungen sowie spiritueller Angebote des Quartiers sehen jeweils knapp zwei Drittel der Befragten keine Veränderung, bei allen übrigen Angebotsarten gibt die ca. die Hälfte der Befragten an.

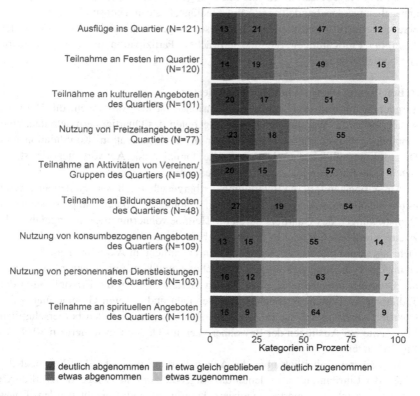

Abb. 10.14 Veränderung der Partizipation der Bewohnerinnen (Dimension 3)

Allen Angebotsarten dieser Dimension gemein ist, dass jeweils ein höherer Anteil der Befragten eine tendenzielle Abnahme als eine Zunahme der Partizipation der Heimbewohnerinnen berichtet. Zumindest teilweise mag dies durch Veränderungen im Case Mix begründet sein. Von den Heimen, die entsprechende Angebote überhaupt ermöglichen, berichtet keines eine Zunahme bei der Partizipation der Heimbewohnerinnen an Bildungsangeboten des Quartiers, 46 % hingegen, dass die Partizipation tendenziell (etwas oder deutlich) abgenommen habe. Ein ähnliches Bild zeigt sich bei der Nutzung von Freizeitangeboten des Quartiers (4 % tendenzielle Zunahme, 42 % tendenzielle Abnahme). Mehr als jede dritte Einrichtung gab eine tendenzielle Abnahme in der Teilnahme an Ausflügen ins Quartier (35 %) und Festen (34 %) sowie kulturellen Angeboten (37 %) und an Aktivitäten von Vereinen oder anderen Gruppierungen des Quartiers (35 %) an.

Bei den Angebotsarten, für die am häufigsten eine Zunahme der Partizipation angegeben werden, handelt es sich um Ausflüge, Feste und konsumbezogene Angebote (jeweils 18 %), wobei auch bei diesen Angeboten, wie bereits erwähnt, der Anteil der Einrichtungen, die eine schwächere Partizipation als zwei Jahre zuvor angeben, überwiegt.

d) Beteiligung bürgerschaftlich Engagierter

Verglichen mit den drei anderen Dimensionen ist bei Aktivitäten, die Heimbewohnerinnen die Wahrnehmung von Angeboten des Quartiers ermöglichen, eine Einbindung bürgerschaftlich Engagierter in die Organisation, Koordination und Durchführung üblicher (Abb. 10.15). Die dominierende Antwortkategorie ist die Beteiligung Ehrenamtlicher „zum geringeren Teil".

Am geringsten fällt die Beteiligung der bürgerschaftlich Engagierten aus, wenn es um die Nutzung von Freizeitangeboten, Bildungsangeboten und personennahen Dienstleitungen des Quartiers durch die Heimbewohnerinnen geht. Ungefähr jede zweite Einrichtung bindet in diese Angebote keine Ehrenamtlichen ein. In etwas mehr als zwei Dritteln der Heime sind Ehrenamtliche in Aktivitäten zur Ermöglichung der Teilnahme an kulturellen Angeboten und konsumbezogenen Angeboten des Quartiers eingebunden, in ca. jedem vierten Heim in die Ermöglichung der Teilnahme an Festen, Aktivitäten von Vereinen und anderen Gruppierungen des Quartiers sowie in spirituelle Angebote. Am häufigsten werden bürgerschaftlich Engagierte bei Ausflügen der Bewohnerinnen ins Quartier involviert (in 80 % der Einrichtungen).

Weitgehend einheitlich über die Angebotsarten hinweg bei 9–12 % liegt der Anteil der Einrichtungen, in denen die Angebote zum überwiegenden Teil durch bürgerschaftlich Engagierte organisiert, koordiniert und erbracht werden. Etwas häufiger ist die bei der Teilnahme an Festen (13 %) und an spirituellen Angeboten des

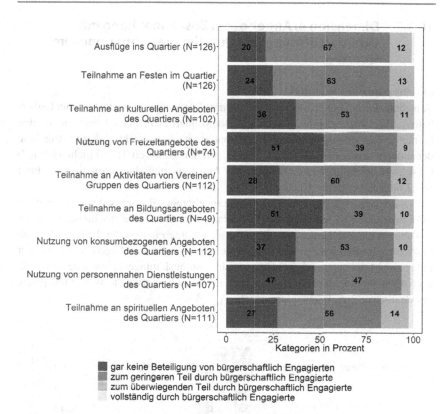

Abb. 10.15 Beteiligung bürgerschaftlich Engagierter an der Organisation und Durchführung der Angebote (Dimension 3)

Quartiers (14 %) der Fall, seltener bei alltagsverrichtungsbezogenen personennahen Dienstleistungen (5 %).

In einigen wenigen Einrichtungen werden Ausflüge ins Quartier, die Ermöglichung der Teilnahme an Aktivitäten von Vereinen und anderen Gruppierungen, die Nutzung konsumbezogener sowie alltagsverrichtungsbezogener personennaher Dienstleistungen sowie die Teilnahme an spirituellen Angeboten des Quartiers auch vollständig durch Ehrenamtliche organisiert, koordiniert und durchgeführt.

10.1.7 Dimension 4: Angebote in Zusammenhang mit Quartiersöffnung: für Quartiersbewohnerinnen im Quartier

a) Bewertung der Wichtigkeit

Angebote dieser Dimension, die die stationäre Pflegeeinrichtung im Quartier (außerhalb der Einrichtung selbst) für Quartiersbewohnerinnen anbietet, werden von den befragten Einrichtungsleitungen insgesamt als weniger wichtig als die Angebote der anderen drei Dimensionen angesehen. Auf der Skala von 0 („gar nicht wichtig") bis 4 „sehr wichtig" 9 erreicht keine der Angebotsarten ein arithmetisches Mittel von 3 oder höher (Abb. 10.16).

Bei im Quartier seitens der Einrichtung angebotenen Bildungsangeboten liegt der Mittelwert mit 1,82 unterhalb der Mittelkategorie, 43 % der Einrichtungsleitungen bewerteten entsprechende Angebote mit den Kategorien 0 oder 1 als tendenziell unwichtig. Im Bereich der Mittelkategorie werden kulturelle Angebote im Quartier mit einem Mittelwert von 2,04 bewertet, Einrichtungsleitungen, die solche Angebote als tendenziell wichtig (40 %) bewerten, halten sich in etwa die Waage mit jenen, die sie als tendenziell unwichtig ansehen (37 %).

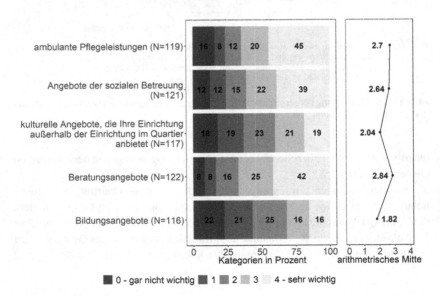

Abb. 10.16 Bewertung der Wichtigkeit von Angeboten (Dimension 4)

Von der Mehrheit der Befragten als tendenziell wichtig angesehen werden Beratungsangebote für Quartiersbewohnerinnen, die in Räumlichkeiten außerhalb der Einrichtung oder aufsuchend in der Häuslichkeit angeboten werden (Mittelwert 2,84), ambulante Pflegeleistungen auf Basis eines sektorenübergreifenden Versorgungsvertrags oder durch einen im gleichen Gebäude bzw. Gebäudekomplex wie die Pflegeeinrichtung angesiedelten ambulanten Pflegedienst des gleichen Trägers (2,7) und Angebote der sozialen Betreuung in Räumlichkeiten außerhalb der Einrichtung bzw. aufsuchend in der Häuslichkeit (2,64). Beratungsangebote weisen auch den niedrigsten Anteil von Einrichtungsleitungen auf, die diese als tendenziell unwichtig ansehen (16 %), ambulante Pflegeleistungen und soziale Betreuung werden mit je 24 % jeweils von einem Viertel der Befragten als tendenziell unwichtig bewertet.

b) Grad der Partizipation

Angebote dieser Dimension, die im Quartier für die Quartiersbewohnerinnen angeboten werden, existieren in der Mehrzahl der Einrichtungen nicht. Lediglich Beratungsangebote gehören in einer knappen Mehrzahl der Einrichtungen (52 %) zum Angebotsrepertoire. Wo sie existieren, werden sie mehrheitlich auch „eher gut" bis „sehr gut" angenommen (Abb. 10.17).

Ambulante Pflegeleistungen werden von 30 % der Einrichtungen angeboten. In 80 % der Einrichtungen, in denen dies der Fall ist, werden sie auch „eher gut" bis „sehr gut" angenommen. Ähnlich hoch ist der Anteil der Einrichtungen, die soziale Betreuung (33 %) bzw. Bildungsangebote (32 %) im Quartier anbieten. Angebote der sozialen Betreuung werden dabei mehrheitlich (bei 59 % der Einrichtungen, die diese anbieten) „eher gut" bis „sehr gut" angenommen, Bildungsangebote werden hingegen mehrheitlich (in 72 % der anbietenden Einrichtungen) „eher schlecht" bis „sehr schlecht" angenommen. Kulturelle Angebote im Quartier machen 40 % der Einrichtungen, auch diese werden mehrheitlich (in 65 % der Einrichtungen) „eher schlecht" bis „sehr schlecht" angenommen.

c) Veränderung der Partizipation

Wie in den drei übrigen Dimensionen ist hinsichtlich der Veränderung der Partizipation auch bei den Angeboten, die sich außerhalb der Einrichtung an die Quartiersbewohnerinnen richten, die dominierende Antwort „in etwa gleich geblieben" (Abb. 10.18). Hinsichtlich der Bildungsangebote trifft dies auf zwei Drittel der Heime zu, bei den anderen Angebotsarten auf etwas mehr als die Hälfte. Zu beachten ist allerdings wiederum die geringe Fallzahl, da nur ein geringer Teil der Einrichtungen überhaupt Angebote dieser Dimension für die Quartiersbewohnerinnen macht. Bei Bildungsangeboten (18 % tendenzielle Zunahme, 14 % tendenzielle

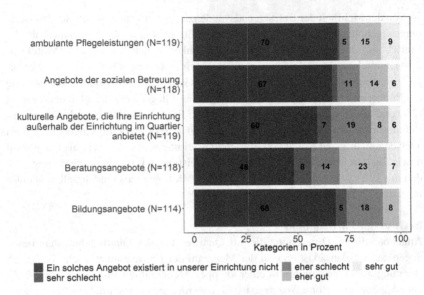

Abb. 10.17 Annahme der Angebote durch das Quartier (Dimension 4)

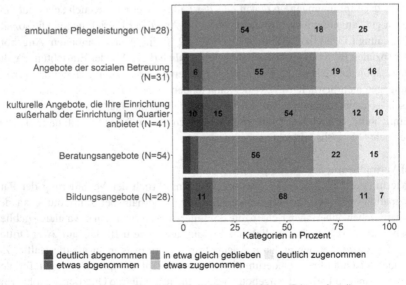

Abb. 10.18 Veränderung der Partizipation der Bewohnerinnen (Dimension 4)

Abnahme) sowie bei kulturellen Angeboten, die die Einrichtungen (22 % tendenzielle Zunahme, 24 % tendenzielle Abnahme) im Quartier anbieten, halten sich
Einrichtungen, die im Vergleich zu zwei Jahren zuvor eine stärkere Partizipation
der Partizipation der Quartiersbewohnerinnen angeben mit jenen, die im Gegenteil
eine Verschlechterung wahrnehmen, in etwa die Waage. Die deutlichste Verbesserung weisen ambulante Pflegeleistungen auf (43 % tendenzielle Zunahme, 4 %
tendenzielle Abnahme der Partizipation), ein Viertel der Einrichtungen, die diese
anbieten, berichten eine „deutliche" Zunahme. Auch für Angebote der sozialen
Betreuung (35 %) sowie für Beratungsangebote (37 %) berichten mehr als zwei Drittel der Einrichtung mit entsprechenden Angeboten eine Zunahme der Partizipation
im Quartier.

d) Beteiligung bürgerschaftlich Engagierter
Ambulante Pflegeleistungen sowie Beratungsangebote im Quartier weisen als
Dienstleistungen, welche typischerweise durch professionelle Akteurinnen erbracht
werden, einen geringen Grad an Involvierung bürgerschaftlich Engagierter auf
(Abb. 10.19). In jeweils 14 % der Einrichtungen mit entsprechendem Angebot wer-

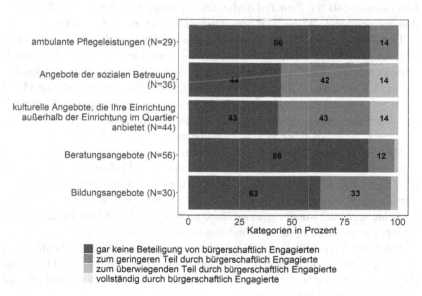

Abb. 10.19 Beteiligung bürgerschaftlich Engagierter an der Organisation und Durchführung
der Angebote (Dimension 4)

den aber zum geringeren Teil Ehrenamtliche in die Organisation, Koordination und Durchführung eingebunden.

In etwas mehr als der Hälfte der Heime mit entsprechenden Angeboten sind bürgerschaftlich Engagierte in kulturelle Angebote und in Angebote der sozialen Betreuung involviert, die die Heime im Quartier anbieten, in jeweils 14 % der Heime werden diese Angebote sogar überwiegend durch Ehrenamtliche organisiert, koordiniert und durchgeführt.

In keiner Einrichtung wird eine Angebotsart dieser Dimension vollständig durch Ehrenamtliche organisiert, koordiniert und erbracht.

10.1.8 Vernetzung mit anderen Akteuren im Quartier

Mit Kirchengemeinden, Seelsorge/Pastoral, Vereinen des Quartiers sowie Kindergärten/Schulen/Jugendzentren sind jeweils über 95 % der Einrichtungen vernetzt (Abb. 10.20). Am seltensten existieren Vernetzungen mit Freizeiteinrichtungen des Quartiers (51 %), Anbietern der Erwachsenenbildung (66 %) und lokalen Unternehmen (80 %). Zum Teil dürfte dies allerdings darauf zurückzuführen sein, dass entsprechende Akteure im betreffenden Quartier gar nicht existieren.

Der Grad der Vernetzung ist am höchsten bei Seelsorge/Pastoral (Mittelwert 3,01 auf einer Skala von 0–4) und bei den Kirchengemeinden (2,91). Mit Mittelwerten unterhalb der Mittelkategorie 2 wurde der Grad der Vernetzung mit lokalen Unternehmen (1,62), Anbietern von Angeboten der Erwachsenenbildung (1,33) sowie mit Freizeiteinrichtungen des Quartiers (wie z. B. Museen, Schwimmbädern oder Freizeitparks) bewertet. Für letztere gab jede zweite Einrichtung an, dass gar keine entsprechende Vernetzung bestehe.

Von den 11 abgefragten Akteuren im Quartier sind die Einrichtungen im arithmetischen Mittel mit $9,07 \pm 1,98$ Akteuren vernetzt (Median: 10). Ein Viertel der Heime (27 %) gibt an, mit allen 11 Arten von Akteuren vernetzt zu sein. Vernetzungen mit weniger als sieben Arten von Akteuren weisen nur 7 % der Einrichtungen auf, wobei einzelne Heime auch angaben, mit nur einem bzw. gar keinem der genannten Akteure überhaupt vernetzt zu sein.

Ein hoher Vernetzungsgrad (Kategorien 3 und 4) besteht durchschnittlich mit $7,40 \pm 2,62$ Akteuren (Median: 8), 12 % der Heime geben an, mit allen 11 genannten Akteursgruppen hochgradig vernetzt zu sein, 15 % sind mit weniger als fünf Akteursgruppen hochgradig vernetzt.

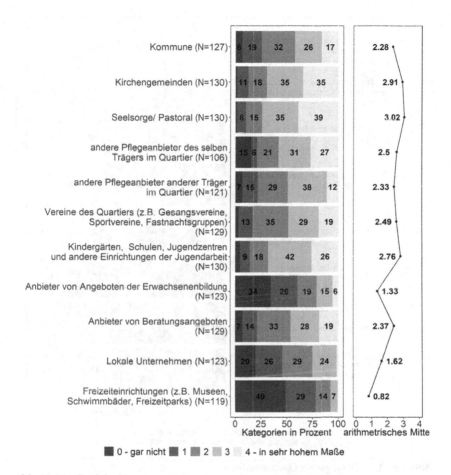

Abb. 10.20   Grad der Vernetzung mit anderen Akteuren im Quartier

10.1.9   Meinungen der Einrichtungsleitungen zur Quartiersöffnung

a) Quantitative Ergebnisse

Bis auf eine Ausnahme sehen alle Befragten ihre Einrichtung als eine offene Einrichtung an, 62 % der Befragten stimmen dieser Aussage „voll zu" (Abb. 10.21).

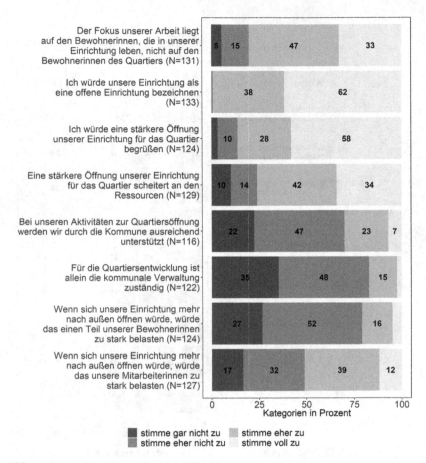

Abb. 10.21 Meinungen zur Quartiersöffnung

86 % der Einrichtungsleitungen würden eine stärkere Quartiersöffnung ihrer Einrichtung begrüßen, allerdings befürchtet bei einer solchen Öffnung auch jede fünfte Befragte eine zu starke Belastung eines Teils der Bewohnerinnen. 69 % der Heime sehen sich durch ihre Kommune nicht ausreichend bei ihren Aktivitäten zur Quartiersöffnung unterstützt, 18 % sehen ohnehin allein die kommunale Verwaltung als Alleinverantwortliche für die Quartiersentwicklung. Drei Viertel der Befragten geben an, dass eine stärkere Öffnung an den Ressourcen scheitere, etwa die Hälfte

befürchtet eine zu starke Belastung der eigenen Mitarbeiterinnen. 80 % der Einrichtungsleitungen bejahen die Aussage, dass der Fokus ihrer Arbeit auf den eigenen Heimbewohnerinnen liege und nicht auf den Quartiersbewohnerinnen.

b) Vorteile einer weiteren Öffnung zum Quartier
Die Einrichtungsleitungen wurden mittels einer offenen Frage um die Nennung von Vorteilen gebeten, die sie allgemein in einer Öffnung ihrer Einrichtung zum Quartier sehen.

Die Antworten lassen sich in die Hauptkategorien Vorteile für die Einrichtung, Vorteile für die Heimbewohnerinnen und Vorteile für das Quartier clustern, wobei sich mehr als die Hälfte der Nennungen auf die erstgenannte Kategorie vereinen. Vorteile für die Einrichtung werden besonders hinsichtlich der Ressourcen gesehen. Insbesondere die Akquise neuer Bewohnerinnen sowie neuer ehrenamtlicher Mitarbeiterinnen werden als Vorteile der Öffnung gesehen, seltener auch die Gewinnung neuer hauptamtlicher Mitarbeiterinnen. Zudem werden die Entlastung der Mitarbeiterinnen und die Erschließung neuer Erlösquellen mehrfach genannt. Die zweite Unterkategorie der Vorteile für die Heime bilden Nennungen, die sich auf die Vernetzung beziehen. Zudem werden für die Öffentlichkeitsarbeit bzw. das Image der Einrichtung Vorteile gesehen, und auch Vorteile einer Veränderung der Ausrichtung des Heims in Verbindung wiederum mit der Erschließung neuer Erlösquellen (z. B. neuer Betreuungsangebote) werden häufig genannt.

Als Vorteile einer Quartiersöffnung für die Heimbewohnerinnen werden vor allem Teilhabeaspekte wie der Erhalt bestehender sozialer Kontakte und die Teilhabe am gesellschaftlichen Leben des Quartiers genannt. Mehrfach werden eine Erhöhung der Lebensqualität sowie eine Verbesserung der (psychischen) Gesundheit der Heimbewohnerinnen angeführt.

Bezogen auf das Quartier wird am häufigsten der Abbau von Ängsten und Vorurteilen gegenüber stationären Einrichtungen als Vorteil genannt, wobei dies zugleich auch als Vorteil für die Einrichtung angesehen werden kann. Einige Befragte benennen auch eine verbesserte Versorgung der Quartiersbewohnerinnen (z. B. durch Speisenangebote des Heims) und in Verbindung damit die Möglichkeit eines längeren Verbleibs in der Häuslichkeit. Einzelne Befragte nennen als Vorteil einer Öffnung zudem generationenübergreifende Begegnungsmöglichkeiten.

c) Bedenken hinsichtlich einer weiteren Öffnung zum Quartier
Analog zu der offenen Frage bezogen auf die Vorteile einer Öffnung wurde auch nach den Bedenken der Einrichtungsleitungen hinsichtlich einer Öffnung ihrer Einrichtung zum Quartier gefragt. Auch hier wurden Hauptkategorien nach den

Perspektiven der Bedenken bezogen auf die Pflegeeinrichtung, auf die Bewohnerinnen und auf das Quartier gebildet. Zudem lässt sich eine vierte Kategorie mit grundsätzlichen Bedenken unterscheiden.

Bezogen auf die Pflegeeinrichtung dominieren Bedenken hinsichtlich der verfügbaren Ressourcen. Am häufigsten werden dabei personelle Ressourcen (nicht ausreichend Mitarbeiterinnen, allgemeiner Fachkräftemangel, zu wenige ehrenamtliche Mitarbeiterinnen) genannt. Hinsichtlich der Mitarbeiterinnen werden auch Bedenken vor einer Überforderung durch den erforderlichen Perspektivwechsel genannt. Eine große Rolle spielen auch nicht ausreichende räumliche Ressourcen. Hier werden zum einen Räume für Angebote im Haus, an denen Quartiersbewohnerinnen partizipieren könnten genannt, aber auch das Fehlen ausreichend großer Sanitäranlagen im öffentlichen Bereich oder von Sitzbänken im Außenbereich. Für die Leitungsebene wird ein hoher Organisationsaufwand befürchtet, insbesondere für die Koordination mit den Kooperationspartnern. Mehrfach genannt werden auch zu geringe finanzielle Ressourcen, um Angebote in Zusammenhang mit der Quartiersöffnung aufzubauen, zumal „die Politik" (die Kommune) keine Unterstützung biete. Einige Befragte sehen durch die Öffnung zum Quartier auch den „eigentlichen Arbeitsauftrag" eines Pflegeheims in Gefahr, nämlich die Versorgung der Heimbewohnerinnen, bzw. sorgen sich um einen Qualitätsverlust, wenn die Konzentration nicht auf den „Kernaufgaben" liege. Durch die rechtlichen Rahmenbedingungen (z. B. generalistische Ausbildung, neue Qualitätsprüfungsrichtlinien) seien zudem andere Themen prioritär.

Bezogen auf die Bewohnerinnen wird am häufigsten eine Überforderung bzw. Belastung bestimmter Bewohnerinnengruppen (demenziell erkrankte, palliativ versorgte) befürchtet. Mehrere Befragte sorgen sich auch um einen Verlust an Privatsphäre. Zudem werden Bedenken geäußert, dass die bisherige Bewohnerinnenorientierung der bestehenden Angebote leiden könne.

Nur vereinzelt werden Bedenken mit Bezug zum Quartier bzw. den Quartiersbewohnerinnen geäußert. Ein Teil der Nennungen bezieht sich auf Sorgen, die Erwartungen des Quartiers nicht erfüllen zu können. Einzelne Befragte sorgen sich zudem darum, dass Menschen von außerhalb das pflegerische Handeln im Umgang mit manchen Bewohnerinnengruppen nicht verstehen bzw. fehlinterpretieren könnten. Eine Befragte sieht im Quartier keine Nachfrage nach einer Öffnung der Angebote des Heims für Quartiersbewohnerinnen da ausreichend Angebote für Seniorinnen im Quartier bestünden.

Einige Befragte äußern auch grundsätzliche Bedenken gegenüber einer Quartiersöffnung. Diese funktioniere nicht bzw. sei „Utopie".

10.1.10 Einfluss von Einrichtungsmerkmalen auf die Angebotsstruktur

a) Prädiktoren für das Vorhandensein der Angebotsarten

Die Angebote in Dimension 1, also Angebote, die für die Heimbewohnerinnen durch Akteure des Quartiers innerhalb der Pflegeeinrichtung erbracht werden, sind in einem sehr großen Anteil der Heime existent (Hausbesuche durch Allgemeinmedizinerinnen sowie personenbezogene alltagsverrichtungsbezogene Dienstleistungen sogar in allen Einrichtungen). Lediglich konsumbezogene Dienstleistungen des Quartiers werden in mehr als 10 % der Heime nicht innerhalb der Einrichtung für die Heimbewohnerinnen angeboten. Für keine der Angebotsarten ließ sich ein stabiles Modell entwickeln, das Zusammenhänge zwischen den 73 Einrichtungsmerkmalen und dem (Nicht-) Vorhandensein der jeweiligen Angebotsart abbilden kann. Die Existenz der Angebotsarten kann somit nicht aus den Einrichtungsmerkmalen heraus erklärt werden. Gleiches gilt für die Angebotsarten der Dimension 3. Stabile Modelle konnten somit ausschließlich für die Dimensionen 2 und 4, die sich auf Angebote für die Quartiersbewohnerinnen beziehen, angepasst werden.

Für vier der zwölf erfragten Angebotsarten, die innerhalb der Einrichtung für Quartiersbewohnerinnen erbracht werden, konnten stabile Modelle entwickelt werden, die das Vorhandensein der Angebote aus Einrichtungscharakteristika heraus erklären. Dies ist der Fall für Tagespflege, Bildungsangebote, konsumbezogene Angebote, alltagsverrichtungsbezogene personennahe Dienstleistungen sowie für die Nutzung besonderer Infrastruktur.

Das Vorhandensein von Tagespflege prognostiziert das Modell, wenn entweder zum gleichen Träger 2–5 stationäre Pflegeeinrichtungen gehören oder es sich andernfalls um einen konfessionell gemeinnützigen oder öffentlich-rechtlichen Träger handelt und der Einrichtung zugleich pro Woche mindestens 5,5 h Unterstützung durch bürgerschaftlich Engagierte zur Verfügung stehen.

Die Existenz von Bildungsangeboten wird dann vorhergesagt, wenn das Heim entweder mit mindestens 10 der 11 erfragten Akteure des Quartiers vernetzt ist oder der Anteil von Bewohnerinnen in Einzelzimmern unter 67 % liegt und zugleich keine Sozialarbeiterin qualifikationsadäquat beschäftigt wird.

Die Existenz alltagsverrichtungsbezogener personennaher Dienstleitungen wird durch das entsprechende Modell dann vorhergesagt, wenn die Einrichtung mit mindestens 10 der 11 erfragten Akteure in Quartier vernetzt ist und zugleich entweder über mindestens 83 Heimplätze verfügt oder einen Anteil von in Einzelzimmern lebenden Bewohnerinnen von mindestens 90 % aufweist.

Auch die Möglichkeit der Nutzung besonderer Infrastruktur durch die Quartiers-bewohnerinnen steht vor allem mit einem hohen Vernetzungsgrad in Zusammen-hang. Sie wird zum einen vorausgesagt, wenn entweder Vernetzungen mit allen 11 erfragten Akteuren im Quartier bestehen und zugleich die Einrichtung mindestens über 103 Heimplätze verfügt. Bestehen nur 10 der 11 Vernetzungen, dann wird Mög-lichkeit der Nutzung besonderer Infrastruktur dann vorhergesagt, wenn zugleich entweder umfangreiche konzeptionelle Veränderungen typischerweise durch den Träger oder die Mitarbeiterinnen der Leitungsebene angestoßen werden (nicht durch die Eirichtungsleitung allein oder durch Mitarbeiterinnen der operativen Ebene) oder wenn die Einrichtung in einer Kommune mit mindestens 50.000 Einwohnern liegt.

Für die Angebotstypen der Dimension 4, also für Angebote für Quartiersbewoh-nerinnen, die außerhalb der stationären Pflegeeinrichtung erbracht werden, ließen sich zwei stabile Modelle anpassen. Beide nutzen jeweils nur eine einzige Prädik-torvariable, nämlich die Anzahl der Vernetzung mit Akteuren des Quartiers. Die Existenz von Beratungsangeboten im Quartier wird vorhergesagt, wenn die Ein-richtung mit mindestens 10 der 11 erfragten Akteursgruppen vernetzt ist. Ist die Einrichtung mit allen 11 Akteursgruppen vernetzt, so wird durch das Modell die Existenz von Bildungsangeboten stabil vorhergesagt (Tab. 10.2).

Die Dominanz des Merkmals der Anzahl der Vernetzungen mit Akteuren des Quartiers in den Modellen ist augenfällig, bedeutet aber, dass hier jeweils ein Krite-rium der Quartiersöffnung (Angebote für Heim- bzw. Quartiersbewohnerinnen) aus einer anderen (Vernetzung) heraus erklärt wird. Ein Verzicht auf die beiden Variablen zur Vernetzung im Set der Prädiktorvariablen führte allerdings zu nur zwei Model-len, die zum einen stabil gelten können (Kreuzvalidierung) und sich zum anderen in der Klassifizierung ihrer Vorhersagewerte nicht signifikant von den empirischen Werten unterscheiden. Dies gilt einerseits für das einzige Modell, das ohne die Varia-blen zur Vernetzung auskommt (Tagespflege, Dimension 2) und andererseits für das Vorhandensein von Beratungsangeboten für Quartiersbewohnerinnen, die außerhalb der Einrichtung erbracht werden (Dimension 4). Letztere können auch durch ein Modell ohne Vernetzungs-Merkmale erklärt werden. Dieses prognostiziert die Exis-tenz solcher Beratungsangebote bei qualifikationsadäquater Beschäftigung einer Sozialpädagogin sowie alternativ bei mindestens 25 bürgerschaftlich Engagierten.

Da die Anzahl der Vernetzungen in den Modellen eine gewichtige Rolle spielt, liegt vordergründig die Vermutung nahe, dass die Anzahl der Vernetzungen als Sur-rogat fungiert für die inhaltlich jeweils naheliegende Vernetzung mit bestimmten Akteuren des Quartiers (z. B. Vernetzung mit Trägern der Erwachsenenbildung für das Vorhandensein von Bildungsangeboten, Vernetzung mit Freizeiteinrichtungen mit der Ermöglichung deren Nutzung durch die Heimbewohnerinnen etc.). Um dies

Tab. 10.2 Modelle zur Erklärung von Zusammenhängen von Einrichtungsmerkmalen und dem Vorhandensein von Angeboten der Quartiersöffnung

Dim[a]	Angebotsart	Variablen im Modell	Matthews Korrelation	p (Friedman-Test)
2	Tagespflege	3 (Art des Trägers, Anzahl der Einrichtungen des Trägers, Wochenstunden bürgerschaftlich Engagierte)	0,399	0,742
	Bildungsangebote	3 (Anzahl Vernetzungen, Anteil Bewohnerinnen in Einzelzimmern, keine Beschäftigung eines Sozialarbeiters)	0,526	0,078
	Alltagsverrichtungs-bezogene personennahe Dienstleistungen	3 (Anzahl Vernetzungen, Heimplätze, Anteil Bewohnerinnen in Einzelzimmern)	0,534	0,710
	Nutzung besonderer Infrastruktur	4 (Anzahl Vernetzungen, Heimplätze, Organisationsebene für konzeptionelle Änderungen, Einwohnerzahl Kommune)	0,565	0,190
4	Beratungsangebote	1 (Anzahl Vernetzungen)	0,321	0,429
	Bildungsangebote	1 (Anzahl Vernetzungen)	0,482	0,689

[a]Dim = Dimension

zu explorieren, wurden Modelle mit zwei weiteren alternativen Sets an Prädiktorvariablen berechnet. In einer Variante wurden die 11 Vernetzungsgrade zusätzlich zur Anzahl der Vernetzungen und zur Anzahl starker Vernetzungen mit aufgenommen, in der anderen Varianten ersetzten die Vernetzungsgrade die beiden Variablen zur Anzahl der Vernetzungen.

Bei der ersten dieser Varianten (Anzahl und zusätzlich Vernetzungsgrade) fanden die Vernetzungsgrade nur in einem Fall Berücksichtigung in einem der Modelle. Beratungsangebote für Quartiersbewohnerinnen die außerhalb der Einrichtung erbracht werden (Dimension 4) lassen sich aus dem Vernetzungsgrad mit Bildungsträgern erklären. Das Modell ist zwar stabil hinsichtlich der Anwendung auf neue Daten (Kreuzvalidierung), seine prognostizierte Klassifikation (Matthews-Korrelation, Matthews 1975) unterscheidet sich aber im Gegensatz zum Modell, das die Anzahl der Vernetzungen verwendet, signifikant (Friedman-Test, $p = 0{,}004$) von den empirischen Daten.

Mit der zweiten Variante (Vernetzungsgrade anstelle der Anzahl der Vernetzungen sowie der starken Vernetzungen) ließ sich über alle Dimensionen und Angebotsarten hinweg nur ein einziges Modell anpassen, das stabil ist (Kreuzvalidierung) und sich in den Vorhersagewerten nicht signifikant von den empirischen Werten unterschied. Dies war der Fall für das Modell zur Existenz von Bildungsangeboten, die innerhalb der Einrichtung für Quartiersbewohnerinnen angeboten werden (Dimension 2). Diese lassen sich auch allein aus dem Vernetzungsgrad mit Bildungsträgern im Quartier heraus erklären, allerdings ist dieses Modell hinsichtlich seiner prognostischen Güte (Matthews Korrelation) weniger performant als das Modell, das lediglich die Anzahl der Vernetzungen verwendet.

b) Prädiktoren für einen hohen Partizipationsgrad

Neben den im vorigen Abschnitt dargestellten Modellen für das Vorhandensein der einzelnen Angebotsarten wurden zudem untersucht, in wieweit sich ein hoher Partizipationsgrad an diesen Angeboten aus Einrichtungs- und Versorgungsmerkmalen heraus erklären lässt. In diese Analyse wurden jeweils nur Einrichtungen einbezogen, in denen die betreffende Angebotsart auch existierte. Ein hoher Partizipationsgrad wurde operationalisiert als 75 %- Perzentil. Die abhängige Variable der folgenden Modelle ist folglich dichotom (Partizipationsgrad für das betreffende Angebot liegt auf oder über dem Niveau der 25 % „besten" Einrichtungen: ja/nein).

Für lediglich vier Angebotsarten ließen sich stabile Modelle anpassen. Ebenso wie bei den Modellen für das Vorhandensein der Angebotsarten gelingt dies ausschließlich für Angebotsarten der Dimensionen 2 und 4, also für Angebote, die sich an Quartiersbewohnerinnen richten (Tab. 10.3).

Tab. 10.3 Modelle zur Erklärung von Zusammenhängen von Einrichtungs-merkmalen und einem hohen Partizipationsgrad bei vorhandenen Angeboten

Dim	Angebotsart	75 % Perzentil[a]	Variablen im Modell	Matthews Korrelation	p (Friedman-Test)
2	Tagespflege	Sehr gut (27,7 %)	1 (Anzahl starke Vernetzungen)	0,679	0,289
	Beratungsangebote über das Angebot stationärer Pflege hinaus	Eher gut (55,8 %)	2 (Wochenstunden bürgerschaftlich Engagierte, Heimplätze)	0,485	0,153
	Nutzung besonderer Infrastruktur	Eher gut (44,4 %)	2 (Berufserfahrung Einrichtungsleitung, Anteil der Bewohnerinnen mit Pflegegrad 0–2)	0,734	0,371
4	Angebote der sozialen Betreuung	Eher gut (59,0 %)	2 (Organisationsebene für konzeptionelle Änderungen, Anteil Bewohnerinnen in Einzelzimmern)	0,682	1,000

[a]Antwortkategorien: sehr schlecht – eher schlecht – eher gut – sehr gut (durch die Quartiersbewohnerinnen angenommen); in Klammern: Anteil der Fälle mit mindestens diesem Wert an allen gültigen Fällen

Ein hoher Partizipationsgrad des Quartiers an Angeboten der Tagespflege lässt sich allein aus der Anzahl starker Vernetzungen heraus erklären. Nur für Einrichtungen, die mit allen 11 erfragten Akteursgruppen stark vernetzt sind, sagt das Modell einen hohen Partizipationsgrad („wird sehr gut angenommen") voraus.

Eine eher oder sehr gute Annahme von im Heim angesiedelten Beratungsangeboten, die über das Angebot stationärer Pflege hinausgehen, hängt von zwei Prädiktoren ab. Entweder der Einrichtung steht eine ehrenamtliche Unterstützung im Umfang von mindestens 11 Wochenstunden zur Verfügung oder es handelt sich um kleine Einrichtungen mit maximal 55 Heimplätzen.

Eine eher oder sehr gute Nutzung besonderer Infrastruktur durch Quartiersbewohnerinnen wird ausschließlich vorhergesagt, wenn die Einrichtungsleitung über mindestens 9 Jahre Berufserfahrung verfügt und zugleich der Anteil von Bewohnerinnen mit den Pflegegraden 0 bis 2 am Case-Mix mindestens 18 % beträgt.

Eine eher oder sehr gute Annahme von Angeboten der sozialen Betreuung im Quartier sagt das entsprechende Modell für Einrichtungen voraus, in denen umfangreiche konzeptionelle Veränderungen typischerweise durch die Einrichtungsleitung oder die Leitungsebene angestoßen werden und nicht durch den Träger. Zugleich gilt dies nur für Einrichtungen, in denen mindestens 38 % der Bewohnerinnen in Einzelzimmern leben.

10.2 Diskussion

10.2.1 Limitationen

Der hier vorlegte quantitative Teil der GALINDA- Studie weist einige Limitationen auf. Zunächst ist zu betonen, dass nur sehr begrenzte Aussagen dazu getroffen werden können, in wieweit die gewonnene Stichprobe an Einrichtungen repräsentativ ist für die Heimlandschaft in Rheinland-Pfalz. Es handelt sich um eine selbstselektierte Gelegenheitsstichprobe. Hinsichtlich der Verteilung der Trägerschaft der Einrichtungen unterscheidet sich die Stichprobe nicht signifikant von der Grundgesamtheit der Heime in Rheinland-Pfalz, auch wenn Einrichtungen in privater Trägerschaft etwas unterrepräsentiert sind. Hinsichtlich des versorgten Case-Mix (Pflegegrade) liegen die Mittelwerte der Stichprobe ebenfalls nahe an der Grundgesamtheit. In wieweit dies auch für die Streuung über die Einrichtungen gilt, lässt sich in Ermangelung von Daten zur Grundgesamtheit nicht beantworten. Der Einzelzimmer-Anteil der Heime liegt in der Stichprobe aber höher als in der Grundgesamtheit, die mittlere Einrichtungsgröße in der Stichprobe liegt über jener der Grundgesamtheit, kleine Einrichtungen mit bis zu 50 Plätzen sind in der Stichprobe unterrepräsentiert.

Das Erkenntnisinteresse der Befragung lag insbesondere in der Abbildung der Angebote und Vernetzungen, die Funktionen einer Quartiersöffnung erfüllen (können). Aufgrund des methodischen Zugangs war es ohne eine starke Ausweitung des Umfangs der Befragung nicht möglich zu klären, in wieweit die vorgehaltenen Angebote und die aufgebauten Vernetzungen vor dem Hintergrund einer Sozialraumorientierung etabliert wurden. Hier besteht weiterhin ein Forschungsdesiderat, denn die *„Öffnung eines Heimes bedeutet […] nicht Einzelmaßnahmen zum besseren Kontakt nach draußen, sondern die Orientierung aller Maßnahmen in problem- und generationenübergreifendem Sinn auf einen lebendigen Austausch möglichst vieler gesellschaftlicher Gruppen"* (Hummel 1988).

10.3   Zusammenfassung und Schlussfolgerungen

Eine Konzeption für die Quartiersöffnung besteht nur gut einem Drittel der Einrichtungen. Dies ist insofern bemerkenswert, da in Rheinland-Pfalz die Heime nach §8 Abs. 2 LWTG verpflichtet sind, ein solches Konzept vorzuhalten.

Fast alle Einrichtungen sind mit mehreren Akteuren im Quartier vernetzt, dabei dominiert die Vernetzung mit Kirchengemeinden und der Seelsorge. Die Existenz bestimmter Angebote, die sich an die Quartiersbewohnerinnen richten, steht im Zusammenhang mit einer Vielzahl möglichst stärker und intensiver Vernetzungen. Einrichtungen, die diese aufweisen, setzen eher auf diese Angebote als schwächer vernetzte Heime. Merkmale wie die Trägerschaft oder die Einrichtungsgröße spielen hingegen für das Vorhandensein von Angeboten nur eine untergeordnete, zumeist überhaupt gar keine Rolle, weil sich die Existenz der meisten Angebotsarten überhaupt nicht aus Einrichtungsmerkmalen heraus erklären lässt. Im Kontrast dazu steht der Aspekt der Trägerschaft bei Heimen, die selbst als Quartierszentrum fungieren. Diese befinden sich ausnahmslos in konfessionell-gemeinnütziger Trägerschaft.

Angebote von Akteuren des Quartiers, die die Heime in ihre Räumlichkeiten holen, um deren Nutzung den Heimbewohnerinnen zu ermöglichen, sind in fast allen Pflegeeinrichtungen breit vertreten. Sie erreichen zumeist auch die Mehrzahl der Bewohnerinnen. Den Heimbewohnerinnen die Teilnahme an Angeboten des Quartiers außerhalb des Heims zu ermöglichen, stellt naturgemäß eine größere Herausforderung dar, da hier Mobilitätsaspekte wie auch kognitive Einschränkungen höhere Barrieren darstellen. Ausflüge ins Quartier und die Teilnahme an Festen werden in fast allen Heimen ermöglicht, häufig auch die Nutzung kultureller Angebote sowie von alltagsverrichtungsbezogenen personennahen Dienstleistungen. Allerdings erreichen diese Angebote zumeist nur einen geringen Teil der Heimbewohnerinnen.

Die am häufigsten existierenden Angebote, die sich an Quartiersbewohnerinnen richten, sind soziale und kulturelle Angebote, die sich in den meisten Fällen nicht ausschließlich an die Quartiersbewohnerinnen richten dürften, sondern an denen diese neben den Heimbewohnerinnen auch teilhaben können. Daneben sind vor allem solche Angebote häufig zu finden, mit denen sich potenziell Erlöse erwirtschaften lassen (Verpflegungsangebote, Vermietung/Überlassung von Räumen). Nur ein geringer Teil der Heime erbringt Angebote für die Quartiersbewohnerinnen im Quartier selbst. Einrichtungen, die sich in dieser Hinsicht engagieren, erreichen mit ambulanten Pflegeleistungen, sozialer Betreuung und Beratungsangeboten auch mehrheitlich einen hohen Partizipationsgrad. Auch

diese Angebote stehen in Zusammenhang mit Erlösquellen. Die den Quartiersbewohnerinnen offenstehenden Angebote innerhalb der Einrichtungen werden durch
das Quartier jedoch überwiegend schlecht angenommen.

Eine Öffnung zum Quartier verengt sich offenbar erkennbar auf Angebote,
die einen unmittelbaren bzw. zukünftigen wirtschaftlichen Anreiz für die Einrichtungen bieten. Neben unmittelbar erlösrelevanten Angeboten (Verkauf von
Waren und Dienstleistungen wie Tagespflege, Mittagstisch, ambulante Pflege- und
Betreuungsangebote) zählen hierzu auch die Akquise künftiger Bewohnerinnen,
Mitarbeiterinnen und bürgerschaftlich Engagierter sowie Aspekte des Marketings
und der Imageverbesserung. Dazu passt, dass die befragten Einrichtungsleitungen als Vorteile der Quartiersöffnung ebenfalls vor allem ökonomische Aspekte
benennen und solche auch am häufigsten bei den Zielen in den Konzeptionen
zur Quartiersöffnung genannt werden. Einem Ausbau der Aktivitäten stehen in
den Augen vieler Einrichtungen die begrenzten finanziellen und vor allem personellen Ressourcen entgegen. Auch wird von einem Teil der Befragten eine zu
hohe Belastung der Mitarbeiterinnen wie auch der Heimbewohnerinnen befürchtet. Nur 30 % der Einrichtungen sehen sich durch ihre Kommune ausreichend
in Bemühungen zur Quartiersöffnung unterstützt. Ohne finanzielle und auch ideelle Förderung der Heime ist es wenig verwunderlich, wenn die Quartiersöffnung
häufig stark aus ökonomischen oder Imagegründen heraus betrieben wird. Kommunen sind hier gefordert, Gestaltungsspielräume zu nutzen und im Sinne der
Daseinsvorsorge aktiv zu werden.

Literatur

Hummel, K. (1988). *Öffnet die Altersheime! Gemeinwesenorientierte, ganzheitliche Sozial-
arbeit mit alten Menschen*. Weinheim: Beltz Juventa.
Statistisches Landesamt Rheinland-Pfalz. (2017). *Statistische Berichte. Pflegeeinrichtun-
gen und Pflegegeldempfänger/-innen am 15. bzw. 31. Dezember 2015. Ergebnisse der
Pflegestatistik*. Mainz: Statistisches Landesamt Rheinland-Pfalz.
Statistisches Landesamt Rheinland-Pfalz. (2019). *Statistische Berichte. Pflegeeinrichtun-
gen und Pflegegeldempfänger/-innen am 15. bzw. 31. Dezember 2017. Ergebnisse der
Pflegestatistik*. Mainz: Statistisches Landesamt Rheinland-Pfalz.

Zusammenfassung der zentralen Befunde der GALINDA-Studie

11

Judith Bauer, Christian Grebe und Hermann Brandenburg

In diesem Text haben wir die wichtigsten Befunde der GALINDA-Studie systematisch zusammengestellt. Wir beginnen mit der kurzen Erläuterung der von uns untersuchten Fragestellungen, der Standorte und Hinweisen zum Design (11.1). Im zweiten Schritt präsentieren wir die qualitativen Befunde zu den zentralen Fragestellungen (11.2). Datengrundlage sind 67 Interviews mit verantwortlichen Akteuren vor Ort und ihren Netzwerkpartnern, gezielte Beobachtungen in den Einrichtungen sowie Quartiersbegehungen. Der dritte Teil beschäftigt sich mit den standardisierten Befunden, die im Rahmen einer Online-Befragung von 149 Einrichtungen in Rheinland-Pfalz gewonnen wurden (11.3). Den vierten Teil bilden wiederum qualitative Daten, die unsere Einschätzungen zur Organisationskultur und Quartiersöffnung in den drei Standorten auf den Punkt bringen (11.4).

J. Bauer (✉) · H. Brandenburg
Pflegewissenschaft, Philosophisch-Theologische Hochschule Vallendar, Fulda, Deutschland
E-Mail: jbauer@pthv.de

H. Brandenburg
E-Mail: hbrandenburg@pthv.de

C. Grebe
Wirtschaft und Gesundheit, Fachhochschule Bielefeld, Bielefeld, Deutschland
E-Mail: christian.grebe@fh-bielefeld.de

© Springer Fachmedien Wiesbaden GmbH, ein Teil von Springer Nature 2021   407
H. Brandenburg et al. (Hrsg.), *Organisationskultur und Quartiersöffnung in der stationären Altenhilfe,* Vallendarer Schriften der Pflegewissenschaft 8,
https://doi.org/10.1007/978-3-658-32338-7_11

11.1 Fragestellungen, Projektstandorte und Hinweise zum Design

Die oben erwähnte Forschungslücke war Gegenstand des hier vorgestellten wissenschaftlichen Projekts – Gut alt werden in Rheinland-Pfalz (GALINDA) – welches untersucht, ob und in welcher Art die Organisationskultur der Pflegeeinrichtungen mit der Quartiersentwicklung in Zusammenhang gebracht werden kann. Dabei standen die folgenden Fragestellungen im Vordergrund:

Qualitativer Teil

- Bestehen bereits *konzeptionelle Grundlagen* für eine Öffnung von vollstationären Pflegeeinrichtungen ins Quartier?
- Was verstehen die Akteure (Führungskräfte, Mitarbeiterinnen, Bewohnerinnen und Angehörige) an den verschiedenen Standorten unter **Öffnung**?
- Welche **fördernden und hemmenden Bedingungen** im Hinblick auf eine Öffnung lassen sich identifizieren?
- Welche **Unterstützung** bieten die Kommunen?
- Welche **Netzwerke** in den Bereichen Kultur, Bildung, Versorgung und Dienstleistung zu privaten und öffentlichen Trägern bestehen bereits?
- Welche Bedeutung kommt einer **sozialraumorientierten Pastoral** (unter Beteiligung weiterer Akteure) zu?
- Wie sieht die **Organisationskultur** in den Einrichtungen aus?

Quantitativer Teil

- Welche **Angebote, die Funktionen einer Quartiersöffnung erfüllen,** machen die Pflegeeinrichtungen ihren Heim- und den Quartiersbewohner?
- Wie stark und mit welchen anderen **Akteuren im Quartier** sind die Pflegeheime vernetzt?
- Wie stehen die Einrichtungsleitungen grundsätzlich der Quartiersöffnung gegenüber, welche **förderlichen Faktoren und welche Barrieren** erleben sie?
- Lässt sich das **Vorhandensein einzelner Angebote,** die Funktionen einer Quartiersöffnung erfüllen, aus **Strukturmerkmalen der Einrichtung** heraus erklären?
- Lässt sich ein **hoher Partizipationsgrad** der Heim- bzw. Quartiersbewohnern an einzelnen Angeboten, die Funktionen einer Quartiersöffnung erfüllen, aus **Strukturmerkmalen der Einrichtung** heraus erklären?

Für die Auswahl der Projektstandorte wurden folgende Aspekte berücksichtigt:

- Pluralität der Trägerstrukturen (konfessioneller, kommunaler und privaterwerbswirtschaftlichen Träger);
- Berücksichtigung von ländlichen wie auch von städtischen Regionen;
- Einbindung/ Öffnung ins Quartier bzw. die Bereitschaft zur Entwicklung eines entsprechenden Ansatzes (auch im Hinblick auf die Sozialpastoral);
- Vorhandensein ausreichend qualifizierter Mitarbeiterinnen, die das Forschungsvorhaben in der Einrichtung mit kommunizieren und unterstützen können.

Im Zentrum unserer Studie standen drei innovative Projekte:

- **Standort 1 (mittelgroßes Zentrum):** Im Zentrum steht ein Einrichtungsverbund, der sowohl pflegedürftige ältere Menschen wie auch behinderte Menschen verschiedener Altersgruppen versorgt. Es handelt sich u. a. um eine Institution der Eingliederungshilfe und der Pflege mit Öffnung ins Quartier, in der 175 pflegebedürftige Menschen betreut werden. Es werden 24 seniorengerechte Wohnungen im Rahmen des betreuten Wohnens und 10 Plätze in der Tagespflege angeboten. Die Personalmeldung zum 15.12.2016 gibt eine hohe Fachkraftquote an, sie liegt bei über 60 %. Darüber hinaus werden Menschen mit Behinderungen stationär (170 Plätze) und in verschiedenen Wohngruppen ambulant (100 Personen) betreut. Es existiert eine Tagesförderstätte, ein Therapiezentrum mit Schwimmbad, eine Altenpflegeschule, Cafeteria sowie ein Kiosk. Ziel ist es, im Quartier, in dem etwa ein Viertel der Menschen über 65 Jahre alt sind, Unterstützung anzubieten sowie ein aktives Leben im Gemeinwesen mit den Bewohnerinnen der Einrichtungen zu gestalten. Für die Organisation ist das Quartiersmanagement zuständig.
- **Standort 2 (großstädtischer Bereich):** Hier geht es um eine kommunale Einrichtung, die auf eine lange Tradition zurückblicken kann. Das Haus wird von einer städtischen gGmbH getragen und verfügt heute über 230 Plätze, ebenfalls fünf eingestreute Plätze für die Kurzzeitpflege. Die Fachkraftquote liegt bei über 50 %. Die Einrichtung liegt zentral in der Innenstadt und ist gut an das Quartier angebunden. Die Cafeteria spielt in diesem Zusammenhang eine wichtige Rolle, ein multiprofessionelles Team (ergänzt durch Alltagsbetreuer) ist für Kontinuität verantwortlich, die Demenzbetreuung ist integrativ ausgerichtet. Verantwortet wird die Quartiersentwicklung durch die Geschäftsführung bzw. Einrichtungsleitung.
- **Standort 3 (kleinstädtischer Bereich):** An diesem Standort ist ein Quartiersentwicklungsprozess auf der Basis einer Sozialraumanalyse in Gang gesetzt

worden. Es existiert ein tragfähiges Netzwerk im Bereich der Altenhilfe, ein großer konfessioneller Träger hat sich engagiert. Beteiligt sind die ökumenische Sozialstation, die katholische Kirchengemeinde, der Diözesanverband, die katholischen Frauengemeinschaft Deutschlands (kfd) und weitere Akteure. Die konzeptionelle Grundlage fokussiert auf den Aufbau und dauerhafte Etablierung von sozialen Netzwerken im Quartier, den Ausbau barrierefreier Räume in der „community", die Schaffung von neuem Wohnraum (auch vor Ort ist der Neubau von Wohnungen für alte und behinderte Menschen vorgesehen)[1], Ausbau und Weiterentwicklung strukturierter Nachbarschaftshilfe, Schaffung neuer Versorgungsmöglichkeiten sowie den Aufbau einer Beratungsstelle zum Thema „Wohnen und Pflegen". Zuständig für die Quartiersentwicklung sind zwei Quartiersmanager.

Im Einzelnen wurden in der GALINDA-Studie folgende Teilbereiche umgesetzt (für die Details vgl. 1.4 dieses Endberichts):

- Systematische Literaturrecherche
- Qualitativer Teilbereich (Einzel- und Gruppeninterviews, verbunden mit teilnehmender Beobachtung):
- Quantitativer Teilbereich (Standardisierter Fragebogen)
- Pflegemarktexpertise
- Expertengremien zur Unterstützung der Studie
- Beteiligungsverfahren für die Praxis
- Projekthandbuch für die Praxis.

---

[1]In der Planung befinden sich neben den sektorenübergreifenden Angeboten der Altenhilfe der Bau von Wohnungen für betreutes Wohnen in einem Umfang von ca. 20 Wohnungen, eine ambulant betreute Wohngruppe mit 12 Plätzen, eine Tagespflege mit 20 Plätzen, ein Wohnbereich mit ca. 12 Wohnungen für ein gemeinschaftliches generationsübergreifendes Wohnen sowie Bewegungsräume für das Quartier.

Tab. 11.1 Interviews und Beobachtungen an den Standorten

Standort 1	Standort 2	Standort 3
• Leitungsebene • Bereichsleitungen • Mitarbeiterinnen • Bewohnerinnen • Angehörige • Externe Kooperationspartner • Bewohnerschaft des Quartiers	• Leitungsebene • Bereichsleitungen • Mitarbeiterinnen • Bewohnerinnen • Angehörige • Kooperationspartner • Bewohnerschaft des Quartiers	• Leitungsebene • Bereichsleitungen • Mitarbeiterinnen • Kooperationspartner
5 Beobachtungstage (Offener Mittagstisch, Wanderung mit Wanderverein, Therapiezentrum)	4 Beobachtungstage (Veranstaltung mit den Stadtwerken, Offener Chor, Kräuterfest, Museumsbesuch zusammen mit Schulklasse)	4 Beobachtungstage (Kunstausstellung im Altenheim, Auf „Rädern zum Essen", Stadtratssitzung zur Entscheidung über Neubau)

11.2 Qualitative Befunde zu den Fragestellungen von GALINDA

11.2.1 Methodik

Insgesamt wurden in den drei untersuchten Standorten 67 Interviews und mehrere Beobachtungen durchgeführt, ebenso mehrere Beobachtungstage und Quartiersbegehungen. Ausgewertet wurden die Interviews hauptsächlich mit der qualitativen Inhaltsanalyse nach Mayring (2015; Tab. 11.1).

11.2.2 Ergebnisse

• **Bestehen bereits konzeptionelle Grundlagen für eine Öffnung von vollstationären Pflegeeinrichtungen ins Quartier?**
Befragt wurden vor allem die Führungskräfte und die Mitarbeiterinnen an den Standorten. Insgesamt konnte festgestellt werden, dass sich die untersuchten Standorte stark unterschieden. Standort 1 verfügte über einen konzeptstiftenden Leitgedanken, der die Perspektive der Heimbewohnerinnen und externen Gäste berücksichtigte, das Quartiersmanagement wurde hier außerdem als Personalstelle etabliert. An Standort 2 wurden konzeptionelle Grundlagen einer

Öffnung zunächst als nachrangig betrachtet, die Quartiersarbeit oblag der Geschäftsführung, jedoch zeigten sich verschiedene Hinweise auf implizite Konzepte. An Standort 3 bestand eine konkrete, konzeptionelle Ausgestaltung des Quartiersprojektes, welche schon früh angegangen wurde. Allerdings fehlt es hier an einer Vernetzung der verschiedenen Akteure – vor allem in- und außerhalb der Einrichtung.

- **Was verstehen die Akteure (Führungskräfte, Mitarbeiterinnen, Bewohnerinnen und Angehörige) an den verschiedenen Standorten unter *Öffnung*?**
Befragt wurden Führungskräfte, Mitarbeiterinnen, Bewohnerinnen und Angehörige an den jeweiligen Standorten. Es wurden verschiedene Aspekte genannt. Am häufigsten aufgeführt wurden die Kooperationen der Einrichtung ins Quartier, beispielsweise mit Schulen oder Kindergärten. Ebenfalls wurde die Nutzung von Räumlichkeiten der Einrichtung durch externe Gruppen, die ins Haus kamen, thematisiert. Des Weiteren wurden von allen Standorten offene Veranstaltungen und Ausflüge mit den Bewohnerinnen ins Quartier in Verbindung mit einer Öffnung gebracht. An Standort 1 wurde die Weiterentwicklung der Einrichtung für das Quartier in Zusammenhang mit einer Öffnung thematisiert. An Standort 2 wurde die Bedeutung einer Sensibilisierung der externen Gäste für die Pflegeeinrichtung hervorgehoben. An Standort 3 wurde vor allem die Vereinstradition akzentuiert. Auf der personellen Ebene sahen alle Befragten die ehrenamtlichen Mitarbeiterinnen als wichtigen Bestandteil einer Öffnung. An Standort 2 war die Sensibilisierung der Mitarbeiterinnen für das Thema Öffnung wichtig, vor allem bei den Pflegenden herrschte noch Nachholbedarf. Auch wurde an diesem Standort zusätzlich die Toleranz gegenüber dem Quartier in Verbindung mit einer Öffnung betont. Auch die Einbeziehung von Angehörigen in Entscheidungen wurde als wichtig für die Öffnung beschrieben.

- **Welche *fördernden Bedingungen* im Hinblick auf eine Öffnung lassen sich identifizieren?**
Befragt wurden Führungskräfte, Mitarbeiterinnen, Bewohnerinnen und Angehörige an den jeweiligen Standorten. An allen drei Standorten wurden die vielfältigen Kooperationen mit Akteuren im Quartier als fördernde Bedingungen genannt. An Standort 1 und 2 wurde die zentrale Lage der Einrichtung hervorgehoben, welche den Heimbewohnerinnen ermöglichte, auf kurzen Wegen ins Quartier zu gehen oder den Externen den Besuch in der Einrichtung vereinfachte. Zusätzlich genannt, speziell an Standort 2 und 3, wurden die Netzwerke, vor allem die langjährige Verankerung in örtlichen Vereinsstrukturen. Vor diesem Hintergrund wurde an Standort 3 ein Förderverein für das Pflegeheim eingerichtet, der vielfältige Aktivitäten finanziell unterstützte.

Auf einer rechtlich/ finanziellen Ebene sprach man bei Standort 1 und 2 an, dass die Gelder, die über Spenden an offenen Veranstaltungen eingenommen wurden, den Bewohnerinnen zugutekamen. In diesem Zusammenhang wurde die Notwendigkeit einer finanziellen Förderung der Personalstelle im Quartiersmanagement betont. Dies vereinfachte an Standort 1 und 3 die Quartiersentwicklung, denn ehrenamtliche Arbeit gerät hier an Grenzen. Auch günstige Angebote, beispielsweise in einer Cafeteria an Standort 1 und 2, wurden als fördernd für eine Öffnung benannt. Auf einer organisatorischen Ebene erlebte man an Standort 1 und 3 die Unterstützung des Trägers als fördernd für vielfältige Aktivitäten im Rahmen einer Öffnung. An allen Standorten wurde eine positive Einstellung der Leitung zur Öffnung als förderlicher Faktor benannt. Insbesondere die Mitarbeiterinnen an Standort 3 verwiesen auf das Erfordernis einer transparenten Informationsweitergabe durch die Leitungskräfte. Immer wieder wurde die unverzichtbare Unterstützung durch die ehrenamtlichen Mitarbeiterinnen und den Sozialdienst hervorgehoben, welche offene Aktivitäten unterstützen oder, im Falle des Sozialdienstes, organisierten. Die Abstimmung des Angebotes auf die Bedürfnisse von Bewohnerinnen wurde wiederholt hervorgehoben, vor allem an Standort 1. An Standort 3 wurde der Bezug der Bewohnerinnen zur Einrichtung als förderlich beschrieben, denn viele Heimbewohnerinnen, aber auch Personen aus dem Quartier, kamen aus dem Umkreis und kannten die Einrichtung sehr gut. Auch die Einbeziehung von Angehörigen in Entscheidungen wurde an Standort 1 und 3 als Chance benannt.

- **Welche *hemmenden Bedingungen* im Hinblick auf eine Öffnung lassen sich identifizieren?**
Befragt wurden Führungskräfte, Mitarbeiterinnen, Bewohnerinnen und Angehörige an den jeweiligen Standorten. An den Standorten 1 und 3 wurde eine Art Schwellenangst der Bevölkerung thematisiert, die als hemmend im Sinne einer Öffnung wirkte. An Standort 2 wurde außerdem davon gesprochen, dass die Einrichtung gerade bei der jüngeren Quartiersbewohnerschaft wenig bekannt war. Des Weiteren nannten die Befragten an allen Standorten auf einer rechtlich/ finanziellen Ebene externe Vorgaben bei offenen Veranstaltungen, die als Hindernis bei Aktivitäten von Öffnung wahrgenommen wurden. Beispielsweise ging es hier um Aspekte wie z. B. die Anmeldung der Veranstaltungen, Bezahlung von Künstlern, Datenschutz, aber auch Hygienerichtlinien. Auch die Frage der Finanzierung der offenen Veranstaltungen wurde als Hindernis beschrieben. Auf einer personalen Ebene nannte man bei allen Standorten, dass die verschiedenen Arbeitsfelder der Pflege und der Betreuung nicht immer im Sinne eine Öffnung aufeinander abgestimmt waren. Vor allem seitens der

Pflegekräfte wurde – nicht zuletzt aus Zeitdruck und/ oder Arbeitsbelastung – den Öffnungsaktivitäten nicht immer jene Priorität eingeräumt, die als notwendig angesehen wurde. Auch bei Standort 3 wurde die Öffnung nicht als vordringliche Aufgabe der Pflege wahrgenommen, das Bewusstsein für die Notwendigkeit einer Quartiersentwicklung war sehr verhalten ausgeprägt. Als hemmender Faktor in Bezug auf eine Öffnung wurde auch – vor allem an Standort 2 – eine Veränderung der ehrenamtlichen Strukturen angesprochen. Während in früheren Zeiten eine hohe Verbindlichkeit der ehrenamtlichen Klientel vorhanden gewesen sei, so habe heutzutage die Bindung der entsprechenden Personen an die Einrichtung abgenommen, überwiegend seien Studentinnen involviert. Ebenfalls wurde bei allen Standorten der schlechte physische und psychische Zustand der Bewohnerinnen der Einrichtung als Hemmnis einer Öffnung beschrieben. Der Allgemeinzustand ließe es – so die Aussagen – bei einem Großteil der Bewohnerinnen nicht zu, dass diese bei Ausflügen ins Quartier oder ähnlichen Aktivitäten beteiligt würden. An Standort 2 und 3 wurden auch Sicherheitsaspekte betont, die nachteilig bei einer Öffnung erschienen. Beispielsweise kamen Fremde in die Einrichtung, oder Bewohnerinnen wurden in einem öffentlichen Park belästigt. Auch ein mögliches Überangebot sowie die Überforderung der Bewohnerinnen aufgrund einer Vielzahl von Angeboten, wurden ebenfalls als hemmender Faktor beschrieben.

- **Welche *Unterstützung* bieten die Kommunen?**
Befragt wurden Führungskräfte und Kooperationspartner. An allen drei Standorten wurden Quartiersprojekte umgesetzt, in welche die stationären Einrichtungen der Altenhilfe in unterschiedlichen Ausmaßen involviert waren. Zudem gab es an den Standorten 1 und 3 ein etabliertes Quartiersmanagement. An Standort 2 hingegen wurde dies von der Führungskraft „on top" zu ihren originären Aufgaben wahrgenommen. Eine zentrale Aussage der Kooperationspartner aus dem Bereich der Politik, der Kommune und der Verwaltung war, dass Bund und Land die Quartiersentwicklung zwar als sehr bedeutungsvoll ansahen, die Kommunen jedoch bei der Umsetzung letztlich allein ließen und keine finanzielle Unterstützung leisteten. Als Austauschforum für den Bereich der Pflege fungierte an allen drei Standorten die Pflegekonferenz. Ebenfalls wurde an allen Standorten ein professionelles Quartiersmanagement als unverzichtbar für die Nachhaltigkeit von Quartiersprojekten benannt. Zu dessen Finanzierung wurde an Standort 1 eine potentielle Refinanzierung über den Pflegesatz diskutiert, während an Standort 2 eine Lösung mit Drittelbeteiligungen von Trägern, Kommune und Wohnungsbauträgern favorisiert wurde. An Standort 3 wurde erwähnt, dass eine finanzielle Beteiligung der Kommune am Quartiersmanagement längerfristig notwendig sei. Zusätzlich wurde die

Gründung eines Bürgervereins zur Koordination des ehrenamtlichen Engagements in Erwägung gezogen. An diesem Standort wurde auch akzentuiert, dass ein Hemmnis für die Umsetzung von Quartiersprojekten sowie neuer Wohn- und Pflegekonzepte in der Polarisierung von „ambulant" und „stationär" und der hieraus folgenden unklaren Finanzierung von Projekten, die dazwischen angesiedelt sind, zu sehen ist. An allen Standorten wurde den Kommunen ein sehr großer Teil der Verantwortung für die Etablierung von Quartiersprojekten zugesprochen. An Standort 2 wurde betont, dass finanzielle Anreize die Öffnungsbestrebungen der Einrichtungen verstärken könnten.

- **Welche Bedeutung kommt einer *sozialraumorientierten Pastoral* (unter Beteiligung weiterer Akteure) zu?**
  Befragt wurden vor allem die Führungskräfte in den Einrichtungen und Verantwortliche in Gemeinde und Kommune. Im Hinblick auf die christlichen Kirchen ist – bezogen auf Seelsorge und Diakonie – die Frage zu stellen: „Wozu und für wen sind wir heute Kirche?". Praktisch-theologisch wird diese im Rahmen der Gemeinde- und Sozialpastoral diskutiert und unter anderem unter den Begriffen „Lokale Kirchenentwicklung im Quartier" sowie „sozialraumorientierte Pastoral" bearbeitet. Vor allem an einem Standort kam der sozialraumorientierten Pastoral eine zentrale Bedeutung zu. Denn die Kirchgemeinde ist aktiver Partner in der Quartiersgestaltung. Trotz deutlich erkennbarer Engagements wurde aus der Perspektive der Verantwortlichen die Notwendigkeit einer noch stärker akzentuierten Prioritätensetzung hervorgehoben. Entscheidend sei auch – so die entsprechenden Ausführungen – eine bessere Vernetzung und Abstimmung mit anderen Akteuren im Quartier. Mehrfach wurde seitens der Befragten die Heim- und Quartiersentwicklung als Chance für die Fortschreibung der Sozialpastoral (inkl. Gemeinde- und Altenpastoral) sowie für die Initiierung der sozialraumorientierten Gemeinde- und Kirchenentwicklung beschrieben.
- **Welche *Netzwerke* in den Bereichen Kultur, Bildung, Versorgung und Dienstleistung zu privaten und öffentlichen Trägern bestehen bereits?**
  Hier wurden die Kooperationspartner aus den unterschiedlichen gesellschaftlichen Feldern der Bildung, der Kultur, der Religion, aber auch der Politik (vor allem die Kommune und der öffentlichen Verwaltung) befragt. Gemeinsamkeiten lagen darin, dass die meisten Kooperationen von Kontinuität geprägt waren und meist schon über einen sehr langen Zeitraum bestanden. Zudem wurde an allen Standorten betont, dass „Win-Win-Situationen" zu positiven Effekten auf Seiten der Einrichtungen und der Kooperationspartner führten und der intergenerative Dialog gefördert wurde. Ebenso war allen drei Standorten

gemein, dass das Engagement der Kooperationspartner aus dem konfessionellen Bereich sehr stark ausgeprägt war und Ehrenamtlichen eine wichtige Rolle zufiel. Ebenso wurde an jedem der drei Standorte betont, dass als Ziel nicht nur die Angebote für die älteren Menschen, sondern für alle Generationen im Quartier entwickelt, vernetzt und koordiniert werden sollten.

11.3 Ausgewählte standardisierte Befunde der GALINDA-Studie: Onlinebefragung

11.3.1 Methodik

Die Befragung wurde als Onlinebefragung unter Verwendung der Befragungssoftware LimeSurvey realisiert. Adressiert wurde die vollständige Grundgesamtheit der Einrichtungsleitungen aller stationären Pflegeeinrichtungen in Rheinland-Pfalz. Das Ministerium für Soziales, Arbeit, Gesundheit und Demografie (MSAGD) des Landes Rheinland-Pfalz stellte auf Basis der Daten der Beratungs- und Prüfbehörde eine Liste mit 469 vollstationären Pflegeheimen in Rheinland-Pfalz zur Verfügung, welche die Namen und Adressen der Pflegeheime enthielt. Im Zuge der Recherchen stellte sich heraus, dass eine der in der Liste aufgeführten Einrichtungen noch nicht eröffnet hatte, die Grundgesamtheit beträgt somit N = 468 Pflegeheime in Rheinland-Pfalz.

Für die Teilnahme an der Befragung war ein individueller Zugangscode erforderlich. Diese wurden mit Bitte um Teilnahme an der Studie initial per E-Mail an alle Einrichtungsleitungen versandt. Wurde ein Zugangscode binnen zwei Wochen noch nicht verwendet, so erfolgte eine neue Einladung postalisch. Im Erhebungszeitraum wurden maximal sechs Reminder per E-Mail versandt. Neben den Remindern wurden zudem die Dachverbände der Einrichtungsträger gebeten, die ihnen zugehörigen Einrichtungen auf die Befragung aufmerksam zu machen und um eine Beteiligung zu werben. Zur Steigerung des Rücklaufs wurden zudem mehrere Incentives (u. a. eine Verlosung von Fachbüchern) eingesetzt.

Zur Differenzierung der Angebotsarten, die Funktionen einer Quartiersöffnung erfüllen, wurde eine 4-Felder-Systematik entwickelt, die zum einen danach unterscheidet, ob sich ein Angebot an die Heim- oder an die Externen richtet und zum anderen danach, ob das Angebot außerhalb der Einrichtung erbracht wird oder außerhalb im Quartier. Dadurch ergeben sich vier Kombinationen, welche die folgende Tab. 11.2 aufzeigt.

Zur Exploration von Einflussgrößen auf die Struktur von Angeboten, die mit einer Quartiersöffnung in Verbindung stehen, wurden Klassifikationsmodelle des

Tab. 11.2 Vier Varianten der Quartiersöffnung

Dimension 1: Öffnung *für das* Quartier I Angebote des Quartiers, die für die Heimbewohnerinnen in die Einrichtung geholt werden *Beispiele:* Kiosk, Friseur, Fußpflege, Gottesdienste etc.	Dimension 2: Öffnung *für das* Quartier II Angebote, die das Heim in seinen Räumlichkeiten anbietet, und die sich (auch) an Quartiersbewohner richten *Beispiele:* Tagespflege, soziale/kulturelle Angebote, Beratungen von Ärzte/ Therapeuten etc.
Dimension 3: Öffnung *zum* Quartier II Angebote im Quartier, deren Nutzung die Einrichtung den Heimbewohnerinnen ermöglicht *Beispiele:* Feste, kulturelle Veranstaltung im Quartier, Vereinsaktivitäten etc.	Dimension 4: Öffnung *zum Quartier* IV Angebote, die das Heim im Quartier für die Quartiersbewohnererbringt *Beispiele:* Ambulante Pflegeleistung, Betreuung, Beratung im Quartier, etc.

rekursiven Partitionierens eingesetzt (CART). Der erste Teil der Analyse bezog sich dabei auf das Vorhandensein der Angebotsarten. Dazu wurde für jede der Angebotsarten ein Modell berechnet mit dem Vorhandensein des Angebotstyps als dichotomer abhängiger Variable (vorhanden ja/nein). Als Prädiktorvariablen wurde ein Set aus 73 Einrichtungsmerkmalen eingesetzt:

- 9 Strukturdaten der Einrichtung: Trägerschaft, Anzahl der Einrichtungen des Trägers, Bewohnerinnenplätze der Einrichtung, Organisationstyp, Belegungsprobleme, Einwohnerzahl sowie Einwohnerdichte der Kommune
- 3 Merkmale zu versorgten Case- Mix (Anteil der Bewohnerinnen mit Pflegegrad 0–2 sowie 4–5, Anteil der Bewohnerinnen mit mehr als geringfügigen kognitiven Einbußen)
- 29 Merkmale zum Personalmix (qualifikationsadäquate Beschäftigung von 28 einzeln erfragten Berufsgruppen)
- 5 Merkmale zum bürgerschaftlichen Engagement
- 15 Merkmale zur Leitungsebene, v. a. zur Einrichtungsleitung
- 2 Merkmale zu Quartierszentren und -management
- 8 Merkmale zur Innovativität
- 2 Merkmale zur Vernetzung

Für jede der 36 Angebotsarten wurden Modelle berechnet, für jedes der Modelle wurde abschließend geprüft, ob dessen prognostische Güte hinreichend hoch ist, dass sich die Vorsagewerte des Modells statistisch nicht von den empirischen

Werten der abhängigen Variable unterscheiden. Dazu wurde jeweils ein Friedman-Test auf einem Signifikanzniveau von 5 % berechnet. Bei einem p-Wert > 0,05 wurde die Nullhypothese, die besagt, dass sich die Prognosewerte des Modells und die empirischen Werte nicht unterscheiden, beibehalten.

Als zweiter explorativer Schritt wurde untersucht, welche der 73 Einrichtungs-merkmale mit dem Grad der Partizipation der Heimbewohnerinnen (Dimension 1 und 3) bzw. mit dem Grad der Annahme der Angebotsarten durch Personen aus dem Quartier (Dimension 2 und 4) assoziiert sind. Die Analyse erfolgte analog des oben beschriebenen Vorgehens. Als abhängige Variable wurde in den Model-len das jeweils 4-stufig ordinal skaliert erfragte Merkmal zur Partizipation bzw. Annahme des jeweiligen Angebotstyps (unter 25 %; 25–49 %; 50–74 %, 75–100 % der Heimbewohnerinnen in den Dimensionen 1 und 3 bzw. sehr schlecht; eher schlecht; eher gut; sehr gut durch die Quartiersbewohnerschaft angenom-men in den Dimensionen 2–4) am 75 % Perzentil dichotomisiert. Die abhängige Variable bildete also jeweils ab, ob eine Einrichtung hinsichtlich der Partizipation bzw. Annahme des betreffenden Angebotstyps dem oberen Quartil der Stichprobe angehörte.

11.3.2 Ergebnisse

a) Stichprobe

In die Onlinebefragung loggten sich insgesamt 165 Pflegeheime ein, N = 151 davon machten auch Angaben, was einem Rücklauf von 32,3 % bezogen auf die Grundge-samtheit der 468 vollstationären Pflegeheime in Rheinland-Pfalz aus der Datenbank der Beratungs- und Prüfbehörde entspricht.

44,4 % der Einrichtungen hat einen konfessionellen, 23,8 % einen nichtkonfes-sionellen gemeinnützigen Träger. Insgesamt haben Einrichtungen mit gemeinnützi-gem Träger also einen Anteil von etwas mehr als zwei Dritteln an der Stichprobe. Mit Ausnahme einer Einrichtung (0,7 %) in kommunaler Trägerschaft haben die übri-gen Heime (31,1 %) private Träger. 51,0 % der Einrichtungen gehören zu Trägern, die mehr als zehn Einrichtungen der stationären Dauerpflege betreiben. In diese Gruppe fallen 58,2 % der konfessionell-gemeinnützigen und 50,0 % der nichtkon-fessionellen gemeinnützigen Heime sowie 42,6 % der Einrichtungen in privater Trägerschaft. Einrichtungen, bei denen es sich um das einzige stationäre Pflege-heim handelt (insgesamt 17,9 %), stellen die zweitgrößte Gruppe unter den Heimen in privater und nichtkonfessionell gemeinnütziger Trägerschaft. Auch die einzige öffentlich-rechtliche Einrichtung gehört zu dieser Gruppe.

Die Einrichtungsgröße (inklusive etwaiger Kurzzeitpflegeplätze) liegt im Durchschnitt mit 97,5 belegbaren Plätzen bei einer Standardabweichung von 61,8 Plätzen. Im Durchschnitt leben 67,5 ± 21,9 % der Bewohnerinnen in Einzelzimmern. Hinsichtlich des versorgten Case-Mix liegt der Anteil der versorgten Bewohnerinnen mit Pflegegraden 0–2 bei 24,8 ± 9,2 % (Spannweite: 0–59 %), der Anteil an Bewohnerinnen mit Pflegegrad 4 oder 5 bei 41,0 ± 10,9 % (Spannweite: 12–100 %). Fast jede zehnte Einrichtung (9,3 %) gab an, dass ihre Fachkraftquote gemäß ihrer letzten Meldung an die Beratungs- und Prüfbehörde nach dem LWTG (BP-LWTG) unter 50 % lag. Knapp die Hälfte der Einrichtungen (46,4 %) gab eine Fachkraftquote zwischen 50 % und 54 % an.

Die Einrichtungsleitungen wurden zudem danach gefragt, welche Berufsgruppen nichtpflegerischer Fachkräfte in der Einrichtung beschäftigt sind und auch qualifikationsadäquat eingesetzt werden. N = 132 Einrichtungen machten Angaben zu diesem Aspekt. Die am häufigsten präsenten nichtpflegerischen Fachpersonengruppen sind Sozialarbeiter (in 21 % der Heime), Ergotherapeuten (19 %) und Sozialpädagogen (17 %). Beschäftigungs- und Arbeitstherapeuten sind in 11 % der Einrichtungen beschäftigt, Theologen in 8 % und Diätassistenten in 7 % der Heime. In 5 % der Heime werden Musiktherapeuten, Pädagogen, Sport- und Bewegungstherapeuten sowie Erzieherinnen (bzw. Jugend- und Heimerzieher oder Arbeitserzieherinnen) beschäftigt, qualifikationsadäquat eingesetzte Heilerziehungspfleger finden sich in 4 % der Heime, Physiotherapeuten in 3 %.

Acht der Einrichtungsleitungen (5,3 %) gaben an, dass ihr Haus als Quartierszentrum fungiere, bei allen handelt es sich um Einrichtungen in konfessioneller gemeinnütziger Trägerschaft. Ein knappes Drittel der Befragten (32 %) gab an, dass die eigene Einrichtung Kooperationspartner in einem lokalen Netzwerk zur Quartiersentwicklung sei. 15 Einrichtungen gaben an, dass für das Quartier, zu dem die Einrichtung gehört, ein Quartiersmanager existiert. In 43 % der Fälle ist dieser in der stationären Pflegeeinrichtung angesiedelt, in 57 % außerhalb. Die Finanzierung erfolgt in 47 % der Fälle aus kommunalen Mitteln, in 40 % der Fälle aus befristeten Projektmitteln eines Förderers, in je 13 % der Fälle aus Mitteln der Einrichtung bzw. ihres Trägers (Mehrfachnennung möglich, z. B. bei Mischfinanzierung).

Etwas mehr als ein Drittel der befragten Einrichtungsleitungen (34,6 %) gab an, dass in der Einrichtung eine Konzeption für die Quartiersöffnung bestehe. Diese Konzeptionen bestehen in ihrer ersten Version in den meisten Fällen (87 %) seit mehr als zwei Jahren. Von diesen Einrichtungen haben 44 % die Konzeption zuletzt vor über zwei Jahren oder noch gar nicht überarbeitet. In 11 % der Einrichtungen besteht eine Konzeption zur Quartiersöffnung seit 1–2 Jahren, eine Einrichtung hat vor weniger als einem Jahr ein entsprechendes Konzept erstellt.

b) Angebotsstruktur: Angebote des Quartiers, die durch Akteure aus dem Quartier für Heimbewohnerinnen innerhalb der Pflegeeinrichtung erbracht werden

Angebote dieser Dimension existieren in fast allen Einrichtungen. Den niedrigsten Anteil weisen konsumbezogene Dienstleistungen des Quartiers, die in die Einrichtung geholt werden (z. B. in Form von Ladenbestellungen oder Verkaufsveranstaltungen) auf, die in 88 % der Heime existieren.

Hausbesuche durch Hausärzte werden ausnahmslos in allen Einrichtungen prinzipiell ermöglicht, Hausbesuche durch Zahnärzte, andere Fachärzte (jeweils 6 % der Einrichtungen) sowie durch nichtärztliche Heilberufe (3 %) finden in einem kleinen Teil der Einrichtungen aber gar nicht statt, zumindest nicht durch Anbieter des Quartiers. Spirituelle, soziale sowie kulturelle Angebote des Quartiers werden in fast allen Heimen in der Einrichtung angeboten, in jeweils 1–2 % der Einrichtungen existieren solche Angebote nicht.

Hausbesuche durch Allgemeinmediziner erreichen in 89 % der Einrichtung mindestens drei Viertel der Bewohnerinnen. Andererseits wird in 5 % der Heime weniger als die Hälfte der Bewohnerinnen durch Hausbesuche der Hausärzte erreicht. Hausbesuche durch Zahnärzte (in 70 % der Einrichtungen), andere Fachärzte (52 %) und nichtärztliche Heilberufe (75 %) erreichen in der Mehrzahl der Heime mindestens die Hälfte der Bewohnerschaft. An alltagsverrichtungsbezogenen personennahen Dienstleitungen, die durch Akteure des Quartiers (wie Friseure oder Fußpfleger) im Heim erbracht werden, partizipiert in 95 % der Heime die Mehrzahl der Bewohnerinnen, in zwei Dritteln der Heime werden durch solche Angebote mindestens drei Viertel der Bewohnerinnen erreicht. Kulturelle Angebote durch Vereine oder sonstige Gruppierungen des Quartiers erreichen in zwei Dritteln der Heime die Mehrzahl der Bewohnerinnen, bei Angeboten der sozialen Betreuung durch Einzelne oder Gruppen des Quartiers trifft dies auf gut die Hälfte, bei spirituellen Angeboten auf über drei Viertel der Einrichtungen zu. Letztere erreichen in 40 % der Einrichtungen mindestens 75 % der Bewohnerinnen. Konsumbezogene Dienstleistungen erreichen hingegen in den meisten Einrichtungen nur eine Minderheit der Bewohnerinnen.

Besuche durch ambulante Hospizdienste oder Hospizvereine richten sich von Ihrer Natur her zumeist nicht an die Gesamtheit der Heimbewohnerinnen, 39 % der Befragten geben dennoch an, dass mehr als 50 % der Bewohnerinnen an solchen Angeboten partizipieren.

c) Angebotsstruktur: Angebote, die innerhalb der Pflegeeinrichtung für Quartiersbewohner erbracht werden

Sprechstunden von Ärzten und anderen Heilberufen für Personen aus dem Quartier werden nur in einer Minderheit der Heime angeboten. Allerdings existieren solche Angebote in 19 % (Ärzten), respektive 28 % (nichtärztliche Heilberufe) in so vielen Einrichtungen, dass man hier kaum von einem Nischenphänomen sprechen kann. Verpflegungsangebote (Café, Mittagstisch etc.) werden in 83 % der Heime angeboten. Ebenfalls in einer deutlichen Mehrheit der Heime existieren soziale und kulturelle Angebote (89 %) und Beratungsangebote (73 %) sowie die Nutzung von Räumlichkeiten (83 %) bzw. des Außenbereichs (78 %). Konsumbezogene Angebote (ohne Verpflegungscharakter) existieren in 44 % der Einrichtungen, Bildungsangebote für Externe in 66 % der Heime. Die Nutzung besonderer Infrastruktur (z. B. Kegelbahn, Schwimmbecken, Streichelzoo) ist in 30 % der Heime möglich. Im Heim angebotene alltagsverrichtungsbezogene personennahe Dienstleistungen (z. B. Friseur, Fußpflege) kann in 47 % der Heime von der Bewohnerschaft des Quartiers genutzt werden.

Dort wo Sprechstunden durch Ärzte existieren, werden sie zumeist (in 62 % der Heime) aber tendenziell (eher oder sehr) schlecht durch die Bürger angenommen. Bei Sprechstunden durch andere Heilberufe halten sich Heime, in denen das Angebot tendenziell schlecht angenommen (47 %) wird mit jenen, in denen es tendenziell (eher oder sehr) gut angenommen wird (53 %), ungefähr die Waage. In der Mehrheit der Heime mehrheitlich tendenziell schlecht werden externe Gäste Verpflegungsangebote, soziale und kulturelle Angebote, konsumbezogene Angebote (ohne Verpflegungscharakter), Bildungsangebote, die Nutzung des Außenbereichs sowie besonderer Infrastruktur und alltagsverrichtungsbezogene personennahe Dienstleistungen angenommen.

d) Angebotsstruktur: Ermöglichung der Nutzung von Angeboten im Quartier

Von fast allen Einrichtungen prinzipiell ermöglicht werden den Heimbewohnerinnen Ausflüge ins Quartier sowie die Teilnahme an Festen des Quartiers (jeweils 98 % der Einrichtungen). Ein hoher Anteil der Heime ermöglicht seinen Heimbewohnerinnen auch die Teilnahme an kulturellen Angeboten des Quartiers (85 %) sowie die Nutzung von alltagsverrichtungsbezogenen personennahen Dienstleistungen (z. B. Friseurbesuche; 84 %). Knapp zwei Drittel der Heime (64 %) ermöglichen die Nutzung von Freizeitangeboten des Quartiers, die Nutzung von Bildungsangeboten im Quartier wird hingegen nur durch eine Minderheit der Heime ermöglicht (44 %). Zum Teil dürften nichtexistierende Angebote aber auch damit zusammenhängen, dass entsprechende Akteure (z. B. Anbieter im Bereich der Erwachsenenbildung oder Freizeiteinrichtungen) im Quartier nicht vertreten sind.

Hinsichtlich des Partizipationsgrades gibt jeweils nur ein geringer Teil der Heime an, dass ihre entsprechenden Angebote mindestens die Hälfte der Heimbewohnerinnen erreichen. Am häufigsten ist dies bei der Nutzung alltagsverrichtungsbezogener personennaher Dienstleitungen im Quartiers der Fall (in 19 % der Einrichtungen), sowie bei Ausflügen ins Quartier (18 %), der Teilnahme an spirituellen Angeboten (16 %) sowie bei der Teilnahme an Festen im Quartier (14 %). Einigen wenigen Einrichtungen gelingt es, diese Angebotsarten (sowie die Nutzung konsumbezogener Angebote des Quartiers) 75–100 % der Heimbewohnerinnen zu ermöglichen. Insgesamt ist bei allen Angebotsarten aber eine Partizipation von weniger als 25 % der Heimbewohnerinnen die deutlich vorherrschende Kategorie in dieser Dimension.

e) Angebotsstruktur: Angebote der Pflegeeinrichtung für Quartiersbewohner, die außerhalb der Einrichtung im Quartier erbracht werden
Angebote dieser Dimension, die im Quartier für die Einwohner angeboten werden, existieren in der Mehrzahl der Einrichtungen nicht. Lediglich Beratungsangebote gehören in einer knappen Mehrzahl der Einrichtungen (52 %) zum Angebotsrepertoire. Ambulante Pflegeleistungen werden von 30 % der Einrichtungen angeboten, soziale Betreuung von 33 %, Bildungsangebote von 32 % und kulturelle Angebote von 40 %.

Dort wo entsprechende Angebote existieren, werden ambulante Pflegeleistungen, Beratungsangebote und Angebote der sozialen Betreuung mehrheitlich „eher gut" oder „sehr gut" durch die Bürger angenommen, kulturelle sowie Bildungsangebote werden hingegen mehrheitlich „eher schlecht" oder „sehr schlecht" angenommen.

f) Vernetzung mit anderen Akteuren im Quartier
Mit Kirchengemeinden, Seelsorge/Pastoral, Vereinen des Quartiers sowie Kindergärten/Schulen/Jugendzentren sind jeweils über 95 % der Einrichtungen vernetzt. Am seltensten existieren Vernetzungen mit Freizeiteinrichtungen des Quartiers (51 %), Anbietern der Erwachsenenbildung (66 %) und lokalen Unternehmen (80 %). Zum Teil dürfte dies allerdings darauf zurückzuführen sein, dass entsprechende Akteure im betreffenden Quartier gar nicht existieren. Der Grad der Vernetzung ist am höchsten bei Seelsorge/Pastoral (Mittelwert 3,01 auf einer Skala von 0–4) und bei den Kirchengemeinden (2,91).

Von den 11 abgefragten Akteuren im Quartier sind die Einrichtungen im arithmetischen Mittel mit 9,07 ± 1,98 Akteuren vernetzt (Median: 10). Ein Viertel der Heime (27 %) gibt an, mit allen 11 Arten von Akteuren vernetzt zu sein. Vernetzungen mit weniger als sieben Arten von Akteuren weisen nur 7 % der Einrichtungen auf, wobei einzelne Heime auch angaben, mit nur einem bzw. gar keinem der genannten Akteure überhaupt vernetzt zu sein. Ein hoher Vernetzungsgrad (Kategorien 3 und 4) besteht durchschnittlich mit 7,40 ± 2,62 Akteuren (Median: 8), 12 % der

Heime geben an, mit allen 11 genannten Akteursgruppen hochgradig vernetzt zu sein, 15 % sind mit weniger als fünf Akteursgruppen hochgradig vernetzt.

g) Aussagen der Einrichtungsleitungen zur Quartiersöffnung
Bis auf eine Ausnahme sehen alle Befragten ihre Einrichtung als eine offene Einrichtung an, 62 % der Befragten stimmen dieser Aussage voll zu. 86 % der Einrichtungsleitungen würden eine stärkere Quartiersöffnung ihrer Einrichtung begrüßen, allerdings befürchtet bei einer solchen Öffnung auch jeder fünfte Befragte eine zu starke Belastung eines Teils der Bewohnerinnen. 69 % der Heime sehen sich durch ihre Kommune nicht ausreichend bei ihren Aktivitäten zur Quartiersöffnung unterstützt, 18 % sehen ohnehin allein die kommunale Verwaltung als Alleinverantwortliche für die Quartiersentwicklung. Drei Viertel der Befragten geben an, dass eine stärkere Öffnung an den Ressourcen scheitere, etwa die Hälfte befürchtet eine zu starke Belastung der eigenen Mitarbeiterinnen. 80 % der Einrichtungsleitungen bejahen die Aussage, dass der Fokus ihrer Arbeit auf den eigenen Heimbewohnerinnen liege und nicht auf externen Personen. Mittels einer offenen Frage wurden Bedenken der Einrichtungen gegen eine weitere Öffnung zum Quartier erhoben. Deutlich dominierend waren Antworten, die zu geringe personelle Ressourcen (fester Mitarbeiterinnen wie auch ehrenamtlicher). Zudem wurden Sorgen hinsichtlich Sicherheit und auch Datenschutz geäußert. Einige Befragte lehnen eine Quartiersöffnung auch grundsätzlich ab. Gefragt nach den Vorteilen einer weiteren Quartiersöffnung werden zum einen heimbewohnerbezogene Aspekte (Gemeinschaft, Lebensqualität, Selbstbestimmung) genannt. Es dominieren unter den Antworten aber Vorteile, die sich auf die Heime selbst beziehen, etwa die Erschließung potenzieller Kunden und ehrenamtlicher Mitarbeiterinnen und die Öffentlichkeitsarbeit bzw. Imageverbesserung.

h) Einfluss von Einrichtungsmerkmalen auf die Angebotsstruktur
Das Vorhandensein einzelner Angebote ließ sich über alle vier Dimensionen für nur 6 der 36 in der Studie abgebildeten Angebotstypen durch ein stabiles Modell aus Strukturmerkmalen der Einrichtungen heraus erklären. Alle sechs Modelle beziehen sich auf Angebote der Dimensionen 2 und 4, also auf Angebote, die sich an die Bürgerschaft richten und die entweder im Pflegeheim oder außerhalb im Quartier erbracht werden. Die erklärenden Variablen sind in der folgenden Tabelle dargestellt.

In 5 der 6 Modelle spielt die Anzahl der Akteure des Quartiers, mit denen das Heim vernetzt ist, eine Rolle, für die beiden im Quartier erbrachten Angebotsarten lässt sich deren Vorhandensein allein aus der Anzahl der Vernetzungen heraus stabil erklären. Die Art sowie die Anzahl der Einrichtungen des Trägers haben einen Einfluss auf das Vorhandensein einer (ggf. eingestreuten) Tagespflege, hierbei spielen auch die Ressourcen, die durch bürgerschaftlich Engagierte zur Verfügung stehen, eine Rolle. In größeren Einrichtungen (Heimplätze) sind eher alltagsverrichtungsbezogene personennahe Dienstleistungen, die durch externe Personen genutzt werden können, vorhanden, und es besteht auch eher die Möglichkeit der Nutzung besonderer Infrastruktur (Schwimmbad, Streichelzoo, Kegelbahn etc.; Tab. 11.3).

Im zweiten Schritt wurde exploriert, ob sich durch Modelle erklären lässt, dass eine Einrichtung hinsichtlich des Partizipationsgrads der Adressaten (Heimbewohnerinnen bzw. Externe) zum besten Quartil bezogen auf das jeweilige Angebot gehört. Hier ließen sich lediglich für 4 der 36 Angebotstypen stabile Modelle anpassen. Wiederum handelt es sich ausschließlich um Angebote, die sich an Externe richten. Das Vorhandensein von Tagespflege lässt sich allein aus der Anzahl der starken Vernetzungen mit Akteuren des Quartiers heraus erklären. Beratungsangebote für die Bürgerschaft, die innerhalb des Heims angeboten werden, erreichen vor allem in den kleineren Heimen die Adressaten besser. Zudem hat hier auch die verfügbare Unterstützung durch bürgerschaftlich Engagierte einen Einfluss. Ein hoher Partizipationsgrad an der Nutzung besonderer Infrastruktur steht mit einer mindestens 9-jährigen Berufserfahrung der Einrichtungsleitung sowie mit hohem Anteil an

Tab. 11.3 Übersicht über Klassifikationsmodelle zur Erklärung des Vorhandenseins von Angeboten

Angebotsart	Variablen im Modell
Tagespflege	Art des Trägers, Anzahl der Einrichtungen des Trägers, Wochenstunden bürgerschaftlich Engagierter
Bildungsangebote im Pflegeheim	Anzahl Vernetzungen mit Akteuren des Quartiers, Anteil Bewohnerinnen in Einzelzimmern, keine Beschäftigung einer Sozialarbeiterin
Alltagsverrichtungsbezogene personennahe Dienstleistungen im Pflegeheim	Anzahl Vernetzungen mit Akteuren des Quartiers, Heimplätze, Anteil Bewohnerinnen in Einzelzimmern
Nutzung besonderer Infrastruktur	Anzahl Vernetzungen mit Akteuren des Quartiers, Heimplätze, Organisationsebene für konzeptionelle Änderungen, Einwohnerzahl Kommune
Beratungsangebote im Quartier	Anzahl Vernetzungen mit Akteuren des Quartiers
Bildungsangebote im Quartier	Anzahl Vernetzungen mit Akteuren des Quartiers

Tab. 11.4 Übersicht über Klassifikationsmodelle zur Erklärung der Zugehörigkeit zum besten Quartil hinsichtlich der Nutzung der Angebote durch Heim- bzw. Quartiersbewohner

Angebotsart	Variablen im Modell
Tagespflege	Anzahl starker Vernetzungen mit Akteuren des Quartiers
Beratungsangebote im Pflegeheim über das Angebot stationärer Pflege hinaus	Wochenstunden bürgerschaftlich Engagierter, Heimplätze
Nutzung besonderer Infrastruktur des Pflegeheims	Berufserfahrung der Einrichtungsleitung, Anteil der Bewohnerinnen mit Pflegegrad 0–2
Angebote der sozialen Betreuung im Quartier	Organisationsebene für konzeptionelle Änderungen, Anteil der Bewohnerinnen in Einzelzimmern

Bewohnerinnen mit eher geringem Pflegebedarf (Pflegegrade 0 bis 2) in Verbindung. Angebote der sozialen Betreuung, die außerhalb im Quartier erbracht werden, weisen dann einen hohen Partizipationsgrad auf, wenn konzeptionelle Entscheidungen vorrangig durch die Leitungsebene (und nicht durch den Träger) getroffen werden. Zudem hat ein höherer Einzelzimmer-Anteil einen Einfluss (Tab. 11.4).

11.4 Organisationskultur und Quartiersöffnung – Einblicke in die Standorte

11.4.1 Unser Verständnis der beiden zentralen Begriffe

Zunächst – was ist Organisationskultur? Wir verstehen darunter kein statisches Gebilde, im Zentrum des Interesses stehen Sinnstrukturen und Bedeutungshorizonte, welche für ein vertieftes Verständnis des Eigenlebens einer Organisation wichtig ist. Was bedeutet dies konkret? Erstens geht es in jeder Organisation um bestimmte Formen, erkennbar etwa in Ritualen, Geschichten und einem bestimmten Sprachstil und kondensiert in bestimmten architektonischen Arrangements und dinglichen Umwelten. Zweitens beobachten wir in jeder Organisation Praktiken (formell und informell). Anweisungen, Richtlinien und Verfahrensordnungen sind nur eine Seite der Medaille. Wichtiger sind manchmal die informellen Praktiken, Absprachen und Vereinbarungen. Und drittens schließlich lassen sich in jeder Organisationskultur bestimmte Themen und Inhalte identifizieren, die etwas über das

Selbstverständnis aussagen. Gefragt, wie es denn hier so ist, wird in Pflegeheimen nicht selten geantwortet: „Wir sind hier wie eine große Familie!" Dabei ist jedem klar, dass eine Organisation keine Familie ist, aber das Idyll bzw. das Ideal prägen Einstellung und Verhalten von nicht wenigen Mitarbeiterinnen.

Wichtig ist festzustellen: Die Organisationskultur ist weder gut noch schlecht! Aber sie erfüllt eine Funktion, vor allem im Hinblick auf Selektion, Interpretation und Motivation. Wir stellen dabei in Rechnung, dass sie im Kern aus drei Perspektiven betrachtet werden kann, dabei orientieren wir an der Studie von Joanne Martin. Zunächst einmal kann man eine *integrative Perspektive* stark machen und damit Konsens, Homogenität und Einheitlichkeit in den Blick nehmen. Man kann aber auch *Differenzen* betonen, hier vor allem auf die Hierarchie und die mit ihr verbundenen „Subkulturen" schauen. Und schließlich lässt sich eine Organisationskultur unter dem Aspekt der *Fragmentarität* in ihrer Widersprüchlichkeit, Vielfältigkeit und Inkonsistenz beobachten. Dies ist alles ist möglich, wenn es gelingt, bestimmte Manifestationen der Organisationskultur herauszuarbeiten, die wir in unserer Studie auf den Punkt gebracht haben.

Kommen wir zu unserem zweiten Begriff, dem der Quartiersöffnung. Worum geht es da? Drei Ziele stehen im Vordergrund: Erstens sollen mögliche negative Langzeitfolgen in (Pflege)-Institutionen reduziert werden, zweitens sollen durch eine stärkere Vernetzung von Heim und Quartier sowohl die Heimbewohnerinnen wie auch die Nachbarschaft von entsprechenden Austauschbeziehungen profitieren, und drittens geht es insgesamt um mehr Teilhabe, Mitwirkung und Partizipation aller. Entscheidend ist aus unserer Sicht, dass der Verantwortungsaspekt einer „sorgenden Gemeinschaft" hier noch einmal neu akzentuiert und dies vor dem Hintergrund veränderter demografischer und kultureller Imperative. Konkret orientieren wir uns an dem Vorschlag von Bleck et al. (2018), die zwischen einer Öffnung *für* und einer Öffnung *zum Quartier*[2] differenzieren. Unserer Einschätzung nach geht es dabei um vier Aspekte:

- *Öffnung für das Quartier I* (dies betrifft ausschließlich Angebote, die innerhalb der Einrichtung stattfinden und die sich primär an die in ihrer Einrichtung lebenden Bewohnerinnen richten). Beispiele: Gottesdienste im Haus, Vereinsaktivitäten, Kiosk, Friseur, Fußpflege.
- *Öffnung für das Quartier II* (dies betrifft ausschließlich Angebote, die innerhalb ihrer Einrichtung stattfinden, die sich primär an Menschen außerhalb ihrer Einrichtung richten) Beispiele: Tagespflege, soziale Aktivitäten (Stammtisch, Café),

---

[2]Der Begriff „Sozialraum" wird an dieser Stelle synonym mit dem Begriff „Quartier" genutzt.

Bildung (Filmabend der VHS), gesundheitsbezogene Fortbildungen von Ärzte und Therapeuten

- **Öffnung zum Quartier III** (dies betrifft ausschließlich Angebote, die außerhalb der Einrichtung ermöglicht werden und die sich vorwiegend an die Heimbewohnerinnen richten). Beispiele: Teilnahme an Festen bzw. kulturellen Veranstaltungen im Quartier, Besuch von Gottesdiensten in der örtlichen Kirche, Mitarbeit in Vereinen.
- **Öffnung zum Quartier IV** (dies betrifft ausschließlich Angebote, welche das Heim bzw. Dienstleister des Trägers außerhalb der Einrichtung realisiert und die sich vorwiegend an Menschen des Quartiers richten). Beispiele: Ambulante Pflegeleistungen, soziale Betreuung, Beratung.

Im Grunde kann also unterschieden werden zwischen den Orten (Heim und/oder Quartier) und den Personen (Heimbewohnerinnen und/ oder Externe). Der Vorteil einer solchen Differenzierung liegt darin, dass nicht einfach binär zwischen „offen" und „nicht offen" unterschieden werden muss, sondern verschiedene Formen und Entwicklungsstufen von Quartiersöffnung nachvollzogen werden können. Am Ende – so die Hoffnung – lösen sich die mit diesen Begriffen angesprochenen unterschiedlichen Logiken ansatzweise auf und es kommt zu einer Netzwerkbildung, die auch eine habituelle Veränderung nach sich zieht.

11.4.2 Ausgewählte Ergebnisse zur Organisationskultur in drei Standorten

Es ist notwendig, dass man einen Einblick in die einzelnen Standorte erhält, daher unsere Beschreibungen. Wir waren mehrfach vor Ort, unsere Interpretationen können aber nur als eine *erste Annäherung* an das Phänomen der „dichten Beschreibung" einer Organisationskultur verstanden werden – im Hinblick auf eine tiefergehende Analyse waren unsere Ressourcen limitiert.

a) Leitthemen und Hinweise zum Kulturwandel in Standort 1

Beim ersten Thema Selbstbestimmung und Mitbestimmung kann im Kern von einer Differenzierungsperspektive ausgegangen werden. Die Bereiche Altenhilfe und Behindertenhilfe unterschieden sich in der Klientel und in den Bedürfnissen der Bewohnerinnen, so dass die Anforderungen an Selbstbestimmung und Mitbestimmung nicht die gleichen sein konnten. Als zweites Leitthema wurde unter anderem das Ziel eines Zusammenwachsens der Bereiche Altenhilfe und Behindertenhilfe angegeben. Hier war ersichtlich, dass die Bereiche aufgrund unterschiedlicher Logik schwer zusammenwachsen konnten; daher wurde auch hier – mit Abstrichen – die Differenzierungsperspektive favorisiert. Und auch beim dritten Thema – der offenen Einrichtung als ein zentrales Anliegen – variierten die Aussagen in der Behindertenhilfe und in der Altenhilfe substantiell. Während die Vertreter der Behindertenhilfe (und auch die Betroffenen) in hohem Ausmaß an einer Teilhabe dieser Personengruppe am Leben im Quartier interessiert war, ging es bei der Altenhilfe eher um die Tagesgestaltung und Beschäftigung der Bewohnerinnen im Zusammenhang mit Angeboten, die ins Quartier geöffnet waren. Alles in allem zeigen sich deutliche Hinweise auf eine Differenzierungsperspektive.

Kulturwandel aus der Perspektive der Differenzierung kann nur mit der Beteiligung der verschiedenen Subkulturen der Organisation erreicht werden, außerdem müssen Einflüsse aus der Umwelt den Kulturwandel mit unterstützen, so betont es auch Joanne Martin. Ein Kulturwandel im Sinne einer Überwindung der Differenzierungsperspektive mit dem Ziel Selbstbestimmung und Mitbestimmung der Bewohnerinnen in beiden Bereichen in gleicher Form zu ermöglichen, ist nur schwer möglich. Und er ist auch nicht immer sinnvoll! Die Rahmenbedingungen und die Bedürfnisse der Klientel beider Bereiche unterscheiden sich stark. Die Bedürfnisse, Anliegen und Interessen der Betroffenen sind nur bedingt kompatibel. Dennoch ist eine Problematisierung der Differenzierungsperspektive an verschiedenen Stellen notwendig. Beispielsweise kann und sollte der Kontakt zwischen den Bewohnerinnen und den Mitarbeiterinnen der Bereiche weiter intensiviert und ein gemeinsames Projekt – vergleichbar mit dem Aktionsplan – auf den Weg gebracht werden. Diese Entwicklung muss als Herausforderung gesehen werden, sowohl innerhalb wie außerhalb der Einrichtung. Innerhalb der Einrichtung können professionelles Engagement und Weitsicht die notwendigen Voraussetzungen schaffen. Außerhalb der Einrichtung ist durchaus Potenzial in der Zivilgesellschaft erkennbar. Allerdings dürfen die gesellschaftlichen Barrieren, die vor allen von den Beteiligten aus der Altenhilfe akzentuiert wurde, nicht ignoriert werden. Denn letztlich führt diese Situation dazu, dass „ein Bogen um Altenpflegeheime" gemacht wird und etliche Menschen wenig oder gar nichts mit dem Thema zu tun haben möchten. Im Bereich Behindertenhilfe hat sich diese Ausgrenzung in den letzten Jahren sukzessive verbessert. Es darf aber nicht verkannt werden, dass auch in diesem Bereich nach wie vor Aufgaben gelöst werden müssen. Insofern ist der Kulturwandel in Standort 1 nicht zuletzt eine gesellschaftliche Herausforderung.

b) Leitthemen und Hinweise zum Kulturwandel in Standort 2
Das erste Leitthema geht davon aus, dass die Quartiersöffnung vor allem etwas ist, mit dem sich die Einrichtungsleitung und der Sozialdienst auseinandersetzen müssen. Die Pflege – so das Argument – sei ohnehin in hohem Maße belastet und

müsse hier nicht unbedingt einbezogen werden. Darüber hinaus wird die Quartiersöffnung als Marketinginstrument für die Einrichtung verstanden. Mit Blick auf die drei von Joanne Martin skizzierten Perspektiven kann an diesem Standort am ehesten von Integrationsperspektive ausgegangen werden, da die Sichtweisen auf diese Thematik über alle Bereiche der Einrichtung hinweg überwiegend geteilt wurden. Das zweite Leitthema, d. h. die Förderung der Öffnung durch die Lage der Einrichtung in der Stadt sowie durch die Angebote, die sich an die Personen aus dem Quartier richten, wurde hingegen heterogen in den einzelnen Bereichen der Organisation und über die Organisation hinaus diskutiert. Bezogen auf diesen Aspekt war die Fragmentierungsperspektive gerechtfertigt. Das dritte Leitthema „Öffnung und Teilhabe" gliederte sich in die Aspekte „Öffnung durch Veranstaltungen und Feste", die „Auswirkung der Öffnung auf die Bewohnerinnen", die „Rolle des Ehrenamts" sowie die Diskussion darüber, ob die Einrichtung eher eine offene oder eine geschlossene Kommunikationskultur aufweist. Zu diesen einzelnen Aspekten hatten die befragten Interviewpartner unterschiedliche Meinungen, die am besten durch die Fragmentierungsperspektive repräsentiert werden. Eine Ausnahme bildete lediglich der Aspekt, welche Rolle dem Ehrenamt bei der Öffnung zukomme. Hierzu konnte ein einheitliches Meinungsbild über alle Bereiche der Einrichtung hinweg festgestellt werden, so dass in diesem Fall die Integrationsperspektive angenommen werden konnte. Es wurde sehr deutlich, dass in Standort 2 das Thema Quartiersöffnung bisher kein Thema war, mit dem sich die gesamte Organisation auseinandergesetzt hat. Vielmehr wurde es ganz überwiegend top down seitens der Einrichtungsleitung an den Sozialdienst delegiert. Die Einrichtungsleitung fungierte hierbei als Ideengeber, und die Mitarbeiterinnen des Sozialdienstes wurden mit der Umsetzung betraut. Diese wiederum involvierten die ihnen nachgeordneten Personengruppen der Alltagsbegleiter und der Ehrenamtlichen, deren Mithilfe vor allem für die operative Umsetzung benötigt wurde.

Im Hinblick auf den *Kulturwandel* – vor allem mit dem Ziel einer stärkeren Einbeziehung aller Berufsgruppen – sollte reflektiert werden, welcher spezifische Beitrag hierzu von den verschiedenen Akteuren geleistet werden kann (und muss). Als erster Schritt sind zunächst konzeptionelle Grundlagen zu schaffen. Dadurch kann es auch gelingen, Widerstände einzelner Professionen oder deren Mitglieder zu thematisieren und ggf. auch zu überwinden. Zudem sollten die Bewohnerinnen aktiv einbezogen und mit Entscheidungskompetenz ausgestattet werden. Darüber hinaus sollten die Veranstaltungen auch für stärker eingeschränkte Bewohnerinnen geöffnet werden – sofern dies möglich ist. Um stark mobilitätseingeschränkten, z. B. bettlägerigen Bewohnerinnen, die Teilnahme zu ermöglichen, können gegebenenfalls auch Veranstaltungen auf den Wohnbereichen durchgeführt werden; ein „closed shop" sollte jedoch vermieden werden. Vonseiten der Einrichtung hatte es bisher keine

Quartiersbefragung gegeben, hier besteht Nachholbedarf. Und abschließend ist darüber nachzudenken, ob nicht angesichts der umfassenden und qualitativ zunehmend anfordernden Tätigkeit nicht eine weitere Professionalisierung des Quartiersmanagements erfolgen sollte, in dem ein hauptamtliches Quartiersmanagement etabliert wird. Dies dient vor allem der Vernetzung der Einrichtung mit dem Quartier und der nachhaltigen Kontaktgestaltung mit den verschiedenen Netzwerkpartnern.

c) Leitthemen und Hinweise zum Kulturwandel in Standort 3

Das alles beherrschende Thema im Standort 3 ist die Neukonzeptionierung und der damit verbundene Neubau. Dieser wird einheitlich als Garant für ein zukunftsfähiges Unternehmen verstanden und bildet die Grundlage für die weitere Analyse. Hausgemeinschaftskonzept und Neubau können als eine Orientierung angesehen werden, welche für Führungskräfte und Mitarbeiterinnen gleichermaßen die Richtung vorgibt. Diese Gemeinsamkeiten können im Rahmen einer Integrationsperspektive verdichtet werden. Wenn es jedoch konkreter wird und detaillierte einzelne Standpunkte, Haltungen und Perspektiven nachgefragt werden, dann werden durchaus unterschiedliche Logiken der Befragten erkennbar. So haben Leitung und Mitarbeiterinnen ein unterschiedliches Verständnis vom Begriff des Quartiers und der Bedeutung und den Aufgaben des Quartiersmanagements. Deutlich wird auch, dass vor allem seitens der Mitarbeiterinnen das Quartier vorwiegend aus der Perspektive der Organisation verstanden wird. Ebenfalls wird erkennbar, dass wir eine Momentaufnahme einer Einrichtung gemacht haben, die sich in einer Phase des Wandels und des Umbruchs befindet, wobei die Neuausrichtung als Fixpunkt zur Orientierung dient. Das Ziel ist klar formuliert und ausgegeben und wird als sinnvoll und erstrebenswert verstanden. Unklar bleiben die genaue Ausgestaltung und ein definierter Weg zum Ziel.

An der Haltung der Mitarbeiterinnen ist damit für den angestrebten *Kulturwandel* anzusetzen. An diesem Potential gilt es anzuknüpfen, das Konzept weiter zu vertiefen und schließlich auf die Alltagspraxis herunter zu brechen. Intensive Schulungen für die Mitarbeiterinnenebene sind zwingend. Und am Ende wird sich der Erfolg des Projekts daran messen lassen, ob es gelungen ist, die Ansprüche, Interessen und Anliegen der Beteiligten – von den Bewohnerinnen über die Mitarbeiterinnen bis zu den Angehörigen und externen Personen – angemessen auszuhandeln. Sehr wichtig ist daher, an diesem Standort das „innen" und „außen" der Quartiersentwicklung offen zu thematisieren. Denn die Logik der Einrichtung ist eine andere als die verschiedenen Interessen und Ansprüche der externen Kooperationspartner. Die Chancen für eine gute Entwicklung sind aber sehr hoch. Denn die örtliche Kommune ist in hohem Maße engagiert und könnte die verschiedenen Akteure in der Quartiersentwicklung konzeptionell zusammenführen. Ebenfalls besteht die Möglichkeit, dass das Quartiersmanagement, welches bislang sehr stark auf das Pflegeheim fokussiert war, durch die Verankerung in einem kommunalen Gesundheitszentrum noch breiter aufgestellt werden kann.

Literatur

Mayring, P. (2015). *Qualitative Inhaltsanalyse. Grundlagen und Techniken.* Weinheim: Beltz.
Bleck, C.; van Rießen, A. & Schlee, T. (2018). Sozialraumorientierung in der stationären Altenhilfe. In: Bleck, C.; van Rießen, A. & Knopp, R. (Hrsg.). Alter und Pflege im Sozialraum. Theoretische Erwartungen und empirische Bewertungen. Wiesbaden: Springer, 225–247.

Diskussion, Gesamteinschätzungen und Empfehlungen aus der GALINDA-Studie 12

Hermann Brandenburg, Frank Schulz-Nieswandt,
Martin Lörsch, Ruth Ketzer, Judith Bauer,
Bernadette Ohnesorge, Christian Grebe, Thomas Rittershaus,
Heike Lohmann, Manuela v. Lonski und Kerstin Brill

> Der Kampf gegen Gipfel vermag ein Menschenherz
> auszufüllen. Wir müssen uns Sisyphos als einen
> glücklichen Menschen vorstellen.
>
> Albert Camus

Abschließend diskutieren wir kurz unsere wichtigsten Befunde (Abschn. 12.1) und schließen mit unseren zentralen Konsequenzen, die sich aus der Perspektive

H. Brandenburg (✉) · J. Bauer · H. Lohmann · M. Lonski · K. Brill
Pflegewissenschaft, Philosophisch-Theologische Hochschule Vallendar, Vallendar,
Deutschland
E-Mail: hbrandenburg@pthv.de

J. Bauer
E-Mail: jbauer@pthv.de

H. Lohmann
E-Mail: heike.lohmann@studenten.pthv.de

M. Lonski
E-Mail: mvlonksi@web.de

K. Brill
E-Mail: kerstin.brill@studenten.pthv.de

F. Schulz-Nieswandt
Universität Köln, Köln, Deutschland
E-Mail: schulz-nieswandt@wiso.uni-koeln.de

© Springer Fachmedien Wiesbaden GmbH, ein Teil von Springer Nature 2021   433
H. Brandenburg et al. (Hrsg.), *Organisationskultur und Quartiersöffnung in der
stationären Altenhilfe,* Vallendarer Schriften der Pflegewissenschaft 8,
https://doi.org/10.1007/978-3-658-32338-7_12

der in die GALINDA-Studie involvierten Wissenschaftlerinnen und Wissenschaftler ergeben. Wir haben dabei die verschiedenen Akteure vor Ort im Blick, d. h. vor allem die beteiligten Professionen und Einrichtungen. Ebenfalls lenken wir unsere Aufmerksamkeit auf die Verantwortung von Politik und Zivilgesellschaft (Abschn. 12.2). Ganz bewusst haben wird darauf verzichtet nur eine Position hervorzuheben. Unsere Absicht war es, das gesamte Spektrum der Einschätzungen deutlich zu machen.

12.1 Diskussion der wichtigsten Befunde

12.1.1 Quantitativer Teil

Angebote von Akteuren des Quartiers, welche die Heime in ihre Räumlichkeiten holen, um deren Nutzung den Heimbewohnerinnen zu ermöglichen, sind in fast allen Pflegeeinrichtungen breit vertreten. Sie erreichen zumeist auch die Mehrzahl der Bewohnerschaft. Dieser Klientel die Teilnahme an Angeboten des Quartiers außerhalb des Heims zu ermöglichen, stellt naturgemäß eine größere Herausforderung dar, da hier Mobilitätsaspekte wie auch kognitive Einschränkungen höhere Barrieren darstellen. Ausflüge in die nähere Umgebung und die Teilnahme an Festen werden in fast allen Heimen ermöglicht, häufig auch die Nutzung kultureller

M. Lörsch
Universität Trier, Trier, Deutschland
E-Mail: loersch@uni-trier.de

R. Ketzer
Mananagement im Gesundheitswesen, Fliedner Fachhochschule Düsseldorf, Düsseldorf, Deutschland
E-Mail: ketzer@fliedner-fachhochschule.de

B. Ohnesorge · T. Rittershaus
Pflegewissenschaft, Philosophisch-Theologische Hochschule Vallendar, Vallendar, Deutschland
E-Mail: b.ohnesorge@oline.de

T. Rittershaus
E-Mail: thomas-rittershaus@web.de

C. Grebe
Wirtschaft und Gesundheit, Fachhochschule Bielefeld, Bielefeld, Deutschland

Angebote sowie von alltagsverrichtungsbezogenen personennahen Dienstleistungen. Allerdings erreichen diese Angebote zumeist nur einen geringen Teil der Bewohnerschaft.

Die am häufigsten existierenden Angebote, die sich an Quartiersbewohnerinnen richten, sind soziale und kulturelle Angebote, die sich in den meisten Fällen nicht ausschließlich an die Quartiersbewohnerinnen richten dürften, sondern an denen diese neben den Heimbewohnerinnen auch teilhaben können. Daneben sind vor allem solche Angebote häufig zu finden, solche, mit denen sich potenziell Erlöse erwirtschaften lassen (Verpflegungsangebote, Vermietung/Überlassung von Räumen). Nur ein geringer Teil der Heime erbringt Angebote für die Quartiersbewohnerinnen im Quartier selbst. Einrichtungen, die sich in dieser Hinsicht engagieren, erreichen mit ambulanten Pflegeleistungen, sozialer Betreuung und Beratungsangeboten auch mehrheitlich einen hohen Partizipationsgrad. Auch diese Angebote stehen im Übrigen in Zusammenhang mit Erlösquellen. Die den Quartiersbewohnerinnen offenstehenden Angebote innerhalb der Einrichtungen werden durch das Quartier jedoch überwiegend schlecht angenommen.

Eine Öffnung zum Quartier verengt sich offenbar erkennbar auf Angebote, die einen unmittelbaren bzw. zukünftigen (Akquise, Marketing, Image) wirtschaftlichen Anreiz für die Einrichtungen bieten. Dazu passt, dass die befragten Einrichtungsleitungen als Vorteile der Quartiersöffnung ebenfalls vor allem wirtschaftliche Aspekte benennen. Einem Ausbau der Aktivitäten stehen in den Augen vieler Einrichtungen aber die begrenzten finanziellen und vor allem personellen Ressourcen entgegen. Auch wird von einem Teil der Befragten eine zu hohe Belastung der Mitarbeiterinnen wie auch der Heimbewohnerinnen befürchtet. Fast alle Einrichtungen sind mit mehreren Akteuren im Quartier vernetzt, dabei dominiert die Vernetzung mit Kirchengemeinden und der Seelsorge. Die Existenz bestimmter Angebote, die sich an die Quartiersbewohnerinnen richten, steht im Zusammenhang mit einer Vielzahl möglichst stärker und intensiver Vernetzungen. Einrichtungen, die diese aufweisen, setzen eher auf diese Angebote als schwächer vernetzte Heime. Merkmale wie die Trägerschaft oder die Einrichtungsgröße spielen hingegen für das Vorhandensein von Angeboten nur eine untergeordnete, zumeist überhaupt gar keine Rolle, weil sich die Existenz der meisten Angebotsarten überhaupt nicht aus Einrichtungsmerkmalen heraus erklären lässt. Konfessionelle Träger sind eine erklärende Variable für die Existenz einer (ggf. eingestreuten Tagespflege), auch handelt es sich bei allen Quartierszentren in der Stichprobe um Einrichtungen in konfessioneller gemeinnütziger Trägerschaft. Das Vorhandensein von anderen Angeboten oder für ein hoher Nutzungs- bzw. Partizipationsgrad steht aber nicht mit der Art der Trägerschaft in Verbindung.

12.1.2 Qualitativer Teil

Das Vorliegen von konzeptionellen Grundlagen im Bereich der Quartiersöffnung zeigte sich an den unterschiedlichen Standorten auf verschiedene Weise. Insgesamt kann davon ausgegangen werden, dass eine grundlegende konzeptionelle Ausgestaltung einer Öffnung nur in wenigen Einrichtungen zu finden ist, die Behindertenhilfe ist hier der Altenpflege voraus. Auch war das Verständnis von Öffnung und Quartiersentwicklung sehr heterogen und differiert nicht nur zwischen den Einrichtungen, sondern auch innerhalb verschiedener Professionen in den Einrichtungen. Als bedeutsam für eine Öffnung sind die Kooperationen mit verschiedenen Akteuren im Quartier einzuschätzen. Ausflüge, offene Veranstaltungen und die Nutzung von einrichtungsinternen Räumlichkeiten, z. B. durch Vereine, – all dies sind wichtige Bausteine für die De-Institutionalisierung der Einrichtungen.

Die Kooperationen ins Quartier waren in allen Standorten von Kontinuität geprägt und bestanden meist schon über einen sehr langen Zeitraum. Zudem wurde überall betont, dass „Win-Win-Situationen" zu positiven Effekten aufseiten der Einrichtungen und der Kooperationspartner führten und der intergenerative Dialog gefördert wurde. Diese genannten Aspekte gelten auch gleichzeitig als Chance einer weiteren Öffnung. Hier spielt ebenfalls die Lage der Einrichtung im Quartier eine große Rolle. Die ehrenamtlichen Mitarbeiterinnen wurden ebenfalls als zentraler Bestandteil einer Öffnung erlebt, denn vor allem diese Gruppe ermöglichte durch ihr Engagement die Durchführung von offenen Angeboten. Eine fehlende Bindung dieser Personengruppe an die Einrichtung wurde aber auch gleichzeitig als Barriere angesehen. Die Notwendigkeit einer dauerhaften und nachhaltigen Unterstützung durch Träger und die Leitungsebene wurden immer betont. Vorurteile der Bevölkerung in Verbindung mit Pflegeheimen wurden an allen Standorten als problematisch erlebt. Außerdem erschwerten rechtliche Rahmenbedingungen die Ausgestaltung von verschiedensten Veranstaltungen.

Zu beachten ist auch die Vulnerabilität der Bewohnerschaft. Mehrfach wurde darauf hingewiesen, dass die Zunahme von hochgradig multimorbiden Bewohnerinnen die Partizipation an Aktivitäten im Sinne einer Öffnung erheblich erschwert. Viele Bewohnerinnen, z. T. bettlägerig, sind nicht mehr in der Lage an allen Veranstaltungen teilzunehmen. Aber auch die Finanzierung der Veranstaltungen, und natürlich des Quartiersmanagements, wurden als hemmende Bedingung im Sinne einer Öffnung beschrieben. Denn in der Regel – so die Kritik – wird die Arbeit der Quartiersmanagerinnen und Quartiersmanager nur für einen begrenzten Projekteitraum refinanziert und ist eine Dauerlösung häufig ungewiss. Im Bereich einer möglichen Unterstützung der Kommune zeigte sich an allen Standorten noch

Entwicklungsbedarf, die Bedeutsamkeit einer nachhaltigen Etablierung des Quartiersmanagements wurde allerdings von dem meisten Akteuren – in und außerhalb
der Einrichtungen – erkannt.

12.2   Gesamteinschätzungen und Empfehlungen

Im GALINDA-Team wurden – je nach theoretisch-wissenschaftlicher Ausrichtung – verschiedene Perspektiven diskutiert. Daraus ergeben sich auch die entsprechenden Einschätzungen und Empfehlungen. In einem kurzen abschließenden
Statement reflektieren die Beteiligten auch die Problematik, ob es einen blinden
Fleck in der GALINDA-Studie gegeben hat. Wir haben ganz bewusst den Duktus
der jeweiligen Kommentare und Stellungnahme belassen, die Konsequenzen sind
am Ende sehr gut miteinander vergleichbar und kompatibel.

12.2.1 Systemisch – organisationstheoretische Perspektive

Thomas Rittershaus

Vorangestellt muss der GALINDA-Studie ihre genuine Hyperkomplexität attes-
tiert werden. Es wurde nicht nur ein solitärer Gegenstand untersucht, sondern eine
tatsächliche „Tiefenbohrung" vorgenommen. Einrichtungen der stationären Langzeitpflege wurden mit mehreren Methoden untersucht, auch in der Auswertung
kamen verschiedene Perspektiven zur Geltung. Insgesamt konnte ein umfangreicher Forschungsfragenkatalog mit echtem Erkenntnisgewinn beantwortet werden.
   Es konnte gezeigt werden, in welchem Dilemmata beladenem Spannungsfeld
sich die Heime zurzeit und im Besonderen in der Debatte der Quartiersentwicklung bewegen. Zum einen sollen und müssen die grundlegenden Operationen
einer Organisation die Entscheidungen sein, welche die Reproduktion der System-
grenzen sichern. Nur wenn die System-Umwelt-Grenze erhalten bleibt und nicht
verwischt wird, kann die Organisation Pflegeheim in Zukunft bestehen. Genau
hier liegt der nicht auflösbare Widerspruch, denn Quartiersentwicklung fordert
ihrer Maxime genau das: das Verwischen der Grenzen von der Pflegeeinrichtung
(Organisation) zum Quartier (Umwelt). Welche Möglichkeiten gibt es nun für die
Organisation, sich aus diesem Dilemma zu befreien?

Zwei Optionen konnten aus dem empirischen Material herausgearbeitet werden, nämlich Quartiersentwicklung als Betriebsaccessoire oder als Steuerungsinstrument. Wird der zuerst erwähnte Zugang favorisiert, so ändert sich die Organisation nur vordergründig, der Ansatz der Quartiersöffnung oder -entwicklung verpufft bzw. verläuft sich in der Organisation. Die Kernprozesse der Organisation werden von der Veränderung nicht tangiert, sondern bleiben gleich. Wird der zuletzt genannte Weg organisational prozessiert, so wird das Quartier zur relevanten Umwelt der Organisation, und es findet eine wechselseitige Koevolution von Einrichtung und Quartier statt – eine Bilderbuchentwicklung! Es sei an dieser Stelle noch einmal betont, dass beide Positionen möglich sind und ein vorschnelles kritisch-abwertendes Urteil über die Engführung des Quartiersansatzes im Hinblick auf das Betriebsaccessoire aus systemtheoretischer Sicht unangemessen ist. Warum? Weil diese Position mit einer Erkenntnis verbunden ist, die es in sich hat. Das Betriebsaccessoire leistet nämlich einen grundlegenden Beitrag zur Existenzsicherung der Organisation. Inwiefern? Dadurch, dass Quartiersentwicklung nur vordergründig (quasi wie ein Theaterstück) prozessiert wird und die Kernprozesse unangetastet bleiben, bietet diese Logik der Organisation Pflegeheim eine Möglichkeit, etwas (nämlich Quartiersentwicklung) zu tun und gleichzeitig nicht zu tun. Und das ist viel mehr als ein Nichtstun, nämlich der geniale Clou die Organisation nicht mit der komplexen Anforderung der Quartieröffnung zu überfordern und so die Einrichtung zu erhalten. Insofern dienen die Entscheidungen, die in einer Organisation getroffen werden, der Selbsterhaltung oder auch Autopoiesis.

Empfehlungen

- Weil Organisationskulturen gewachsene und einzigartige Strukturen sind, kann es keine Blaupause für Quartiersentwicklung für alle Pflegeheime in Deutschland geben. Jede Einrichtung muss ihren eigenen Weg finden und gehen.
- Bevor sich für oder gegen Quartiersentwicklung entschieden wird, sollte in einem organisationalen Reflexionsprozess darüber nachgedacht werden, welche Möglichkeiten und Grenzen mit den oben dargestellten zwei grundlegenden Optionen für die Organisation verbunden sind.
- Damit ein solcher Reflexionsprozess überhaupt stattfinden kann, bedarf es externer Beratung und akademisch-wissenschaftlich gut ausgebildeter Fach- und Führungskräfte vor Ort. Dieses Personal muss in der Lage sein, einen solchen Prozess zu initiieren, zu steuern, zu analysieren und zu beurteilen.

Gab es einen blinden Fleck bei GALINDA? Den werden andere herausstellen. Für mich bleibt die Erkenntnis, dass die Arbeit in Organisationen ein beständiges Aushandeln von unauflösbaren Dilemmata darstellt, das geschieht jeden Tag. Diese Anstrengung gleicht einer Sisyphusarbeit. Das mag im ersten Moment frustrierend erscheinen. Doch wenn man versteht, dass die Unauflösbarkeit dieser Widersprüche, Inkonsistenzen und Unklarheiten gegeben ist, dann wird sie erträglich. Das Motto dieses Gesamtkapitel bringt diesen Aspekt sehr klar zum Ausdruck.

12.2.2 Systemisch – managerielle Perspektive

Ruth Ketzer

Insgesamt überzeugt die GALINDA Studie durch ihre in der Breite aufgestellten Befunde, die sich neben einer quantitativen und qualitativen Methodik zusätzlich auf Untersuchungen zur Organisationskultur und des Habitus der einzelnen Akteure stützen. Näher eingehen möchte ich im Folgenden auf zwei zentrale Ergebnisse: Der geforderten Beteiligung der Pflegenden und der geforderten konzeptionellen Grundlegung.

Die komplexen Anforderungen des Quartiersmanagements an die Einrichtungen der stationären Altenhilfe werden insbesondere am Phänomen der Organisationskultur deutlich. Im Quartiersmanagement sollen deren unterschiedliche Subsysteme (Tagespflege, Stationen auf denen schwerstkranke Menschen versorgt werden und Hausgemeinschaften) jeweils eine sinnvolle Angebotserweiterung erkennen. Ungeachtet dessen, dass sie nach differenten Logiken funktionieren. Menschen, und systemtheoretisch gilt dies auch für Organisationen, operieren im Medium Sinn (vgl. Luhmann 1987). Ist dieser für sie in einem Vorhaben nicht gegeben, dann führt das maximal zu der Ausführung von sogenannten ,als ob' Handlungen (vgl. Ortmann 2004). Diese gaukeln der Umwelt nur vor, es würde sich mit den geforderten Maßnahmen im geplanten Sinne beschäftigt. Auch Einrichtungen der stationären und teilstationären Altenhilfe können sicherlich von genügend Projekten berichten, deren Schicksal genau hierin bestand – in einem ,als ob' Spiel. Vor diesem Hintergrund ist es nicht erstaunlich, wenn manch einer Pflegekraft, die auf einer Station mit schwerstpflegebedürftigen und schwerstkranken Menschen tätig ist, sinnvolle Phantasien hinsichtlich der diskutierten Quartiersmanagementaktivitäten fehlen. Die einzige Möglichkeit, in diesem Vorhaben dennoch Sinn zu finden, kann dann beispielsweise darin bestehen das Quartiersmanagement in lediglich bestimmte Subsysteme der Einrichtung auszulagern. In der GALINDA Studie könnte dies bei der Einrichtung drei der Fall sein, welche sich diesbezüglich auf die entstehende Hausgemeinschaft konzentriert. Aus managerieller Sicht ist die Umsetzung eines lebendigen Quartiersmanagement, das sich auf ein einheitliches Konzept der jeweiligen Einrichtung stützt, welches keine Differenzierung und Berücksichtigung der einzelnen Subsysteme und ihrer differenten Funktionslogiken kennt, nicht erreichbar. An das System herangetragene äußere Innovationsanforderungen müssen in die Organisation und deren unterschiedliche Bereiche übersetzt, im konstruktivistischen Sinne ‚passend' gemacht werden (vgl. Höhmann et al. 2018). Das ist Aufgabe der Führungskräfte, die selbst einen maßgeblichen Teil der Organisationskultur darstellen (Ketzer et al. 2020). Es gilt also an GALINDA anschließend konzeptionelle Grundlagen in der Einrichtung zu schaffen, die ein lebendiges Quartiersmanagement ermöglichen. Wie könnte das nun aussehen?

Für eine Station im Altenheim, auf der nur schwerstpflegebedürftige und multikomplex erkrankte Menschen betreut werden, greift eine Funktionslogik und auch Kultur, die sehr stark an medizinischen und palliativen Logiken ausgerichtet ist.[1] Hier muss ein erheblicher Aufwand betrieben werden um die sichere Versorgung der Betreffenden zu gewährleisten (Sicherstellung von Nahrungs- und Flüssigkeitszufuhr, Inkontinenzversorgung, mögliche Mobilisierung, medizinische Versorgung bezüglich Sonden, Katheter u. v. m.). Für diese Bereiche sind also gemeinsam mit den in erster Linie Pflegenden sinnvolle Angebote im Rahmen des Quartiersmanagements zu entwickeln, die im Besonderen auf den Schutz dieser vulnerablen Gruppe und auf deren Bedürfnisse ausgerichtet sind. Denkbar wäre beispielsweise ein regelmäßiges Vorlesen, das Vorspielen auf Musikinstrumenten, gemeinsames Beten, ein aktives Da- und Mit-Sein, u. v. m. Die Pflegenden können hier die Zumutungs- und Belastungsgrenzen der zu pflegenden Menschen am besten einschätzen. Gemäß den Ergebnissen von GALINDA sind diese Angebote entweder bereits derart selbstverständlich für die Einrichtungen der stationären Altenhilfe, dass sie im Rahmen des Quartiersmanagements keine Erwähnung mehr finden oder sie liegen in deren blindem Fleck. Völlig andere Angebote, wie in GALINDA erfasst, können für Menschen, die in einer Hausgemeinschaft oder Tagespflege betreut werden, gelten. Denn diese sind in der Regel mobil, aktiv und können an den Angeboten teilnehmen. Auch hier ist wieder die Erarbeitung von ‚passenden' Angeboten des Quartiersmanagements, in diesem Fall in einer intensiveren Zusammenarbeit zwischen den pflegebedürftigen Menschen, der Pflege

---

[1]Unabhängig von der Frage zu etablierender Pflegesysteme.

und der Sozialarbeit, gefordert. Zusammenfassend geht es also um eine adressatengerechte Differenzierung der Angebote des Quartiersmanagements. Diese Angebote sind von den einzelnen Abteilungen/Stationen/Einrichtungen mit viel Kreativität und einem hohen Maß an Flexibilität jeweils selbst zu entwickeln. Die Zusammenfassung dieses Prozesses kann abschließend in den konzeptionellen Grundlagen der wiederum jeweiligen Einrichtung zum Quartiersmanagement erfolgen.

Empfehlungen

- **Hinsichtlich der Pflege und der Sozialen Arbeit:** Für ein differenziertes Konzept zum Quartiersmanagement und dessen Umsetzung ist die Beteiligung der Pflegenden unerlässlich. Ohne den Einbezug ihrer Expertise im Hinblick auf die zu pflegenden Menschen kann ein lebendiges Quartiersmanagement in der Einrichtung nicht gelingen. Je nach Mobilitätsgrad der zu versorgenden Menschen muss dies in der Zusammenarbeit mit den Mitarbeitenden der Sozialen Arbeit erfolgen. Beide Berufsgruppen sind gefordert, ihre Kompetenz aus ihrem je spezifischen Blickwinkel im Hinblick auf das Quartiersmanagement einzubringen.
- **Für die Organisation:** Es muss zur Kenntnis genommen werden, dass die Führungskräfte ein Teil und zwar ein maßgeblicher Teil der Organisationskultur sind. Sie steuern oder wandeln diese nicht von außen, sondern müssen sich mit ihr wandeln. Auf der einen Seite sind sie Initiatoren von Veränderungen im System, und auf der anderen Seite können sie nur in dem System gestalten, in dem sie tätig sind (Baecker 2015). Das setzt ein hohes Maß an Reflexivität voraus. Innovationsanforderungen an die Einrichtungen von außen aufzugreifen, in der Organisation zu initiieren und zu begleiten, und zwar als Teil dieser Organisation, bedingen ein erhebliches Maß an „reflexiver Professionalität" und „reflective practice" (vgl. Höhmann & Schwarz 2018). Dies verweist darauf, nicht nur die Mitarbeitenden entsprechend zu qualifizieren, sondern auch die Führungskräfte selbst dahin gehend nicht aus dem Blick zu verlieren. Um die Angebote ausführen zu können, braucht es auch eine entsprechende Diversifizierung beim Personal, das die Leistungen erbringen soll. Diese könnte von der Alltagsbegleitung, der Betreuung bis hin zu besonders qualifizierten Mitarbeitenden im Bereich bspw. Palliativpflege reichen, wahlweise auch im Status von Ehrenamt oder als Mitarbeitende.
- **Für die Politik:** Ein derart hochkomplexes Unterfangen wie das Quartiersmanagement kann nicht von den Einrichtungen neben ihren Kernaufgaben kostenneutral mitgemacht werden. Hier braucht es feste Finanzierungsquellen.

Die Refinanzierung der Leistungen sollte sich an einem Quartiersmanagement-verständnis orientieren, welches nicht nur auf maximale physische Aktivitäten ausgelegt ist. Der überwiegende Teil der Bewohnerschaft benötigt andere Formen der Begleitung, die jedoch in gleicher Weise notwendig sind. Anderenfalls würden die Einsamsten unter den Einsamen von diesem Projekt (wieder) nicht profitieren können.

Gibt es einen blinden Fleck bei GALINDA?

In systemtheoretischer Lesart muss der Beobachter, um überhaupt beobachten zu können, die Welt mit einer ersten Unterscheidung verletzen (beobachtet wird *dies* und nicht *das*). Aufgrund der Gleichzeitigkeit der Welt, in der alles in der Gegenwart geschieht, ist eine gleichzeitige Beobachtung von allem Gegebenen nicht möglich.[2] Um überhaupt erkennen zu können, ist eine Wahl zu treffen. Seitens der Beobachtung muss festgelegt werden, *was* und von *wo* aus beobachtet wird. Mit dieser Wahl entsteht (immer!) ein blinder Fleck, nämlich all das, was nicht gewählt wurde (die Fragen, die nicht gestellt oder der theoretische Zugang, der nicht gewählt wurde etc.). Jede Beobachtung produziert also gleichzeitig ihren blinden Fleck, er ist sozusagen ihr Schatten (vgl. Luhmann 2006, S. 186). In der GALINDA Studie sehe ich hinsichtlich des Umgangs mit dem blinden Fleck insbesondere zwei Stärken: Das ‚*Was*' der Beobachtung ist im vorliegenden Fall klar, das Quartiersmanagement, in der stationären Altenhilfe. Es wird jedoch erstens auch jederzeit das ‚*Von wo*', das heißt der Beobachterstandpunkt benannt. Es ist immer klar, aus welcher Perspektive die Beobachtung des Quartiersmanagements erfolgt, sodass ein hohes Maß an Transparenz und Nachvollziehbarkeit gegeben ist. Zweitens werden mannigfaltige Beobachterstandpunkte einbezogen. Dies wird nicht zuletzt im vorliegenden Kapitel sichtbar. Damit wird ein hoher Grad an Bewusstheit und ein intensives Bemühen zur möglichen Reduktion des blinden Flecks deutlich.

Insgesamt hat die Studie umfassende Grundlagen zum Quartiersmanagement erforscht, aus deren Erkenntnissen im Hinblick auf die unterschiedlichen Projekte und Einrichtungen sich gezielt weitere Forschungen und Maßnahmen für ein gelingendes Quartiersmanagements aufbauen lassen.

---

[2] Die Zukunft ist noch nicht, die Vergangenheit ist nicht mehr.

12.2.3 Kulturwissenschaftlich-sozialpolitische Perspektive

Frank Schulz-Nieswandt

Vor dem Hintergrund der evidenzgestützten These, dass die Quartiersentwicklung der Heime mit einem fundamentalen Kulturwandel der sozialen Praktiken, ihrer Orientierung an Normen und Werten, aber eben auch ihrer tieferen Verankerung im Weltbild der Akteure und Institutionen betreffend verbunden ist, geht es aus einer kulturwissenschaftlich fundierten sozialpolitischen Perspektive um Grundsatzfragen der Struktur der Versorgungslandschaften und ihrer kulturellen Grammatik (des Drehbuches des Films, der hier im Feld des sozialen Geschehens abläuft), die das Erleben des Leistungsgeschehens regelt. Sozialraumorientierung ist hierbei kein Makulaturspiel. Es muss radikal gedacht werden, auch wenn und gerade weil der soziale Wandel nicht wie ein Lichtschalter (switch on, switch off) als Social Engineering funktioniert. Wandel muss Werte-orientiert choreographiert werden, kann aber nicht als gesellschaftliches Verordnungsgeschehen autoritär geplant und wie im Modus trivialer Maschinen „betrieben" werden. Die Gesinnungsethik der Ziele bedarf der Verantwortungsethik der Pfade dorthin.

Empfehlungen
Hier sind analytisch verschiedene Ebenen und Dimensionen zu unterscheiden, wobei immer bedacht werden muss, dass in der Wirklichkeit diese Bausteine komplex verschachtelt sind. Eine kulturelle Transformation hat die Gesamtgestalt dieses Struktur- und Funktionsgefüges im Blick zu haben. Wenn Pflege eine gesamtgesellschaftliche Aufgabe ist, und wenn § 8 SGB XI soziale Wirklichkeit werden soll (Schulz-Nieswandt 2019a), wenn also die Idee (der Traum) der inklusiven Caring Communities „Gestaltwahrheit" annehmen soll, dann bedarf es einer Metamorphose der Kultur des Systems der Sorge (von Care und Cure).

- **Professionen in den institutionellen Settings:** GALINDA hat zu Recht den Habitus der verschiedenen Professionen in den Blick genommen (Sander 2014; Henning & Kohl 2011). Es geht um eine Mutation der DNA der Professionen in ihrem beruflichen Selbstverständnis, das aber auch im Lichte des Wandels der gesellschaftlichen Leitbilder der Kultur der Art und Weise des Umgangs mit dem Alter eingebettet ist. Die wichtigste Kompetenz, die hier die Professionalität des Habitus ausmacht, ist die Weltoffenheit und somit die Selbstveränderungsbereitschaft als Grundlage der Bewältigung von Veränderungsängsten und Selbstbildkränkungen. Dieser Habituswandel betrifft a) die Kompetenz der Achtsamkeit im verstehenden Umgang mit den vulnerablen Menschen, aber auch b) die Kompetenz der Achtsamkeit zur multi-professionellen Teamarbeit, da sich dies einbettet in den sich abzeichnenden Trend zur notwendigen personenzentrierten Arbeit auf der ganzheitlichen, also lebenslagen- und lebensweltlichen diagnostischen Grundlage eines bedarfsorientierten Assessment als Grundlage einer wortortunabhängigen Bemessung der Personal situation. Dieser Habituswandel wird unterschätzt, wenn die achtsame Kompetenzfrage verengt wird auf ein wissenszentriertes Qualifikationsproblem. Wenn die Logik der sozialen Praktiken der Sorgearbeit (Befähigungsförderung als Fluchtpunkt aller Tätigkeiten statt einspringender Hilfe) verändert werden soll, geht es um die notwendige edukative Einschreibung einer Werte-Orientierung in die Grammatik der Grundgestimmtheit der Haltung. Das ist Arbeit an der Identität des eigenen Selbst der Profession und erfordert Hilfe zum Selbstmanagement in Bezug auf Kränkungen und Ängste. Hierzu ist der institutionelle Habitus und somit die Werte-orientierte systemische Führung als Organisationskultur der Einrichtung gefordert.

- **Organisationen der Leistungserstellung:** Wenn aus betriebswirtschaftlicher Sicht von Changemanagement die Rede ist, muss hier Klarheit bestehen, dass es sich um ein kulturelles Changemanagement handelt. Die Gestaltidentität – die Unternehmensphilosophie – steht zur Debatte. Insofern geht es auf der betrieblichen Ebene einer Einrichtung um die Haltung der Geschäftsführung, auf der – soweit gegeben – einrichtungsübergreifenden trägerschaftlichen Ebene um die Haltung der Verbände (Dritte Sektorverbände), wobei sich das Problem nochmals anders stellt im Fall von Kapital-Anleger-Modellen. Es ist notwendig, dass die „Branche" (Schulz-Nieswandt 2020b) die „Zeichen der Zeit" versteht und nicht nur extrinsisch als kluge Neuorientierung des strategischen Managements, sondern – eine Frage der Wirtschafts- und Unternehmensethik – aus Gründen der Nachhaltigkeit intrinsisch als Neuorientierung in der Werte-Fundierung und als Erfordernis der Authentizität den Wandel will. Wo ein Wille ist, wird das Müssen zum Können.

- **Organisationen der leistungsrechtlich tätigen Kostenträgerschaft:** Sofern im Lichte der Gewährleistungsstaatlichkeit die (örtlichen/überörtlichen) Sozialhilfeträger zum Spiel gehören, muss deren Haltung von dem ernsthaften Aufgreifen ihrer Rolle als Akteure sozialer Daseinsvorsorge der kommunalen Ebene (zwischen Lokalität und Regionalität) geprägt sein. Mit Blick auf den Rahmen der Föderalität ist hier die eigengesetzliche Rolle der Länder mit Blick auf die Gestaltung der Versorgungslandschaften mit verfassungsrechtlicher Evidenz zwingend gefragt. Aber auch die Sozialversicherungen (und ihrer Verbände bis hin zur Gemeinsamen Selbstverwaltung auf Bundesebene) im vertrags- und leistungsrechtlichen Wirkkreis von SGB V und SGB XI, aber auch im Lichte der Neuordnung von SGB IX und SGB XII im Rahmen des BTHG, müssen sich als institutionelle Akteure öffentlich-rechtlicher Körperschaften der staatsmittelbaren Selbstverwaltung mit verfassungsrechtlicher Evidenz den Aufgaben der kommunalen Daseinsvorsorge als Player (nicht nur Payer) in Kooperationen mit den Kommunen und dem Land im Sinne der Sozialraumorientierung stellen. Ohne Zweifel ist dies auch hier eine Frage des Kulturwandels des Gewährleistungsstaates auf der Landesebene wie auf den Ebenen der kommunalen Politik und Verwaltung (Schulz-Nieswandt 2020d).

- **Politik im Föderalismus:** Es bedarf einer Pflegereform, die mehr ist als – die dringend notwendige – Systemfinanzierungsreform: keine Finanzierungsreform ohne Strukturreform (Schulz-Nieswandt 2020a). Damit ist eine Fülle von Fragen im Bereich des Leistungs-, Vertrags- und Ordnungsrecht angesprochen. Effektive Landespolitik im Kontext der WTG und ihres implementativen Verordnungswesens: Sozialraumorientierte Pflegepolitik im Rahmen einer Politik der quartiersbezogenen Differenzierung der Wohnformen im Alter und damit mit Blick auf Formen der De-Institutionalisierung der Pflege (GALINDA spricht die Spuren „totaler Anstalten" Schulz-Nieswandt 2020c) kritisch (an), ist nur durch eine Reform des obligatorischen Kontrahierungszwanges im Rahmen von Pflegestrukturplanungen möglich. Regulierter Marktliberalismus reicht nicht hin. Wir benötigen eine Kultur der kommunalen Steuerung als Choreographie im Verbund von Kommunen und Sozialversicherungen unter der Bedingung der partizipativ-dialogischen (effektiven konferenzkulturellen) Einbindung der Leistungserbringer und der Wohnungswirtschaft, der Zivilgesellschaft und weiterer Stakeholder.

- **Zivilgesellschaft:** Diese Idee einer Welt der Caring Communities und der dazu notwendigen Kultur a) als Raum des Ineinandergreifens von Bund, Länder und Kommunen in vertikaler Sicht sowie b) der Kooperationskultur von Kommune, Sozialversicherungen sowie von Zivilgesellschaft, Leistungserbringer und weiteren Gemeinwohl-orientierten relevanten Stakeholder in horizontaler Sicht, fokussiert einerseits auf die bleibende Bedeutung der Wohlfahrtsstaatlichkeit, andererseits auf die fundamentale Rolle der Wohlfahrtsgesellschaft. Deutlich wird auch, dass es bei grundsätzlicher Bejahung der Wohlfahrtsstaatlichkeit einen Kulturwandel des Gewährleistungsstaatlichkeit zu a) mehr PHANTASIE experimenteller Innovationsbereitschaft (z. B. die Öffnung zu mehr Finanzierungskooperationen von Land, Kommunen und Sozialversicherungen in der Sozialraumbildung durch lokale/regionale „Agenturen" wie z. B. die Gemeindeschwester[Plus] (Schulz-Nieswandt 2019c) oder auch (Schulz-Nieswandt 2019b) in der Förderung von digitalen Hilfestrukturen) und zu b) mehr *MUT* zur Risikofreudigkeit (z. B. die Beratungs- und Prüfbehörden des Landes Rheinland-Pfalz als dialogischen Innovationsinkubator (Schulz-Nieswandt,

Köstler & Mann. 2019) im Kontext der sozialen Praktiken des WTG des Landes) sowie c) zu mehr *AUTHENTIZITÄT* in der Auslegungsordnung des Rechts (z. B. den §71 SGB XII nicht als freiwillige soziale Leistung, sondern mit Soll-Charakter als Muss-Praxis) auch hier geben muss. Damit wird deutlich, dass die Zivilgesellschaft und ihre Sektoren der gemeinwirtschaftlichen Leistungserstellung im Sinne informeller Moralökonomik von fundamentaler Bedeutung sind. Auch wird verfassungskonform die Evidenz von Wirtschafts- und Unternehmensethik erkennbar: Eigentum – jedenfalls in der Sozialen Marktwirtschaft gemäß GG im Lichte von Art. 3 (3) EUV – verpflichtet.

- **Kritische Wissenschaft:** Wenn die Transformation der Kultur, von der das Projekt GALINDA handelt, gelingen soll, muss die Wissenschaft sich in die Rolle einüben, die Bewältigung der anstehenden Formen der Daseinsthemen einer alternden Gesellschaft dadurch zu begleiten, dass Pfade in die konkrete Utopie einer Kultur des gelingenden Miteinanders unter dem Regime der „Miteinanderverantwortung" geöffnet werden. Das personalistische Menschenbild muss die kritische Wissenschaft in ihrem „Engagement bei gleichzeitiger methodisch kontrollierter Distanz" leiten, und die Wissenschaft muss mit der Betonung der „Sakralität der Person" die Wirklichkeit an den Werten einer sozialraumorientierten Teilhabe des selbstbestimmten Menschen skalieren. Was, wenn auch das Alter zum Außenseiter wird? Unsere Kultur wird eine Kultur der Mindeststandards bleiben. Wir sind ja nicht herzlos. Aber reichen Mindeststandards der Sauberkeit, Trockenheit, Sattheit in der Pflege? Ist das Lebensqualität? Ist das die Form der Würde? Die Wissenschaft muss sich also mehr Werte-orientiert einbringen (Schulz-Nieswandt 2018). Eine solche Verankerung in kritischer Gesellschaftstheorie fehlt dem pflegepolitischen Diskurs weitgehend. Die Pflegedebatte im fachlich geführten Korsett einer zu engen Pflegewissenschaft hat keine wirkliche Theorietiefe. Sie ist im Status einer Konzeptwissenschaft verdienstvoll, aber reibt sich zwischen dem Bemühen um Evidenz zwischen Empirismus und Politikberatung auf der Basis von evaluativen Projektbegleitforschungen auf. Im GALINDA-Projekt werden die Bezugswerte deutlich. Daran erkennt man: Wir stehen in der mutativen Transformation der DNA der Branche erst am Anfang sozialer Lernprozesse, die *„an die Substanz"* gehen (müssen). Die Bemerkungen kommen zum Anfang zurück: *„Sozialraumorientierung ist hierbei kein Makulaturspiel, kein modisches Accessoire"*.

Gab es einen blinden Fleck bei GALINDA? Antwort: Lieber einen blinden Menschen, der ein Gefühl für den richtigen Weg hat als der Sehende, der aber keinen Durchblick hat und nicht ahnt, wo es hingehen muss.

12.2.4 Pflege- und sozialwissenschaftliche Perspektive

Hermann Brandenburg, Judith Bauer und Christian Grebe

Die wichtigen Hinweise bezüglich der Professionen, Organisationen und Verantwortungen (auch der Wissenschaft) sollen an dieser Stelle nicht wiederholt werden. Betont werden sollte allerdings, dass der Zusammenhang von Organisationskultur und Quartiersöffnung im Rahmen der GALINDA-Studie nicht als Selbstzweck untersucht wurde. Es geht am Ende immer um die Anliegen und Interessen der Betroffenen. Und das sind nur bedingt die Professionen und Organisationen, denn diesen kommt eine dienende Funktion zu. Im Kern geht es um die (alten) Menschen in und außerhalb der Einrichtungen. Herausgestellt werden muss also, dass (bei allem Engagement) deren Einbeziehung und Mitwirkung nicht vergessen werden sollte. Ohne sie geht es nicht. Und ohne sie soll es auch nicht gehen!

Empfehlungen

- **Professionen einbeziehen, die Rolle der Pflege neu aufstellen:** Hierzu ist bereits einiges angesprochen worden. Und uns ist sehr bewusst, dass die habituelle Logik nach wie vor sehr institutionell geprägt bzw. deformiert ist. Aus dieser Logik muss ausgestiegen werden. Die Ausbildung ist dabei ein wesentliches Feld, was im Rahmen unserer Studie nicht weiter ausbuchstabiert werden konnte. Aber hier liegen Potenziale. Das gilt auch für Qualifizierungsprozesse in den Einrichtungen. Quartiersöffnung ist also letztlich (auch) ein Bildungsthema. Und da muss die Pflege mitgenommen werden, sonst wird es nicht gehen. Die Erweiterung des pflegerischen Blickwinkels um die „Community Health" Perspektive muss als Chance begriffen werden.
- **Das Potenzial der sorgenden Gemeinschaft im Blick behalten:** Die Debatte ist in vollem Gange. Auf der einen Seite zeigt der Begriff *„die politische Resonanz- und Aktivierungsfähigkeit des Pflegethemas vor Ort"* (Klie 2020, S. 36). Und zwar genau an, wenn der engere Pflegeduktus überschritten und insgesamt Sorge und Mitmenschlichkeit in den Vordergrund gerückt werden. Aber es ist auch klar, dass der Begriff missbraucht wird, etwa im Sinne eines konservativ orientierten Familienmodells oder einer Entlastung der öffentlichen Haushalte. Hier geht es weniger um gesellschaftliche Solidarität, eher um die (verdeckte) Ausbeutung von Frauen und Kostenersparnis. Und genau dieser Aspekt wird seitens einer feministisch-marxistisch inspirierten Grundsatzkritik an den sorgenden Gemeinschaften hervorgehoben, dabei explizit auf die Grenzen dieses Modells verwiesen

– und am Ende ein universell gültiger Anspruch auf eine Sozialversicherungs-
leistung angemahnt (vgl. hierzu Haubner 2020). So notwendig diese Kritik auch
sein mag, der grundlegende Anspruch einer „Caring Community" darf dabei
nicht infrage gestellt werden. Denn letztlich braucht unsere Gesellschaft eine
Basis des solidarischen Miteinanders, die auch jenseits der Kritik am flexiblen
Kapitalismus unbestritten sein sollte.

- **Eine dauerhafte Finanzierung des Quartiersmanagements sicherstellen:**
  Klar – das ist eine Achillesferse. Damit Engagement nicht nur kurzfristig
  Wirkung entfaltet, muss eine dauerhafte und nachhaltige Unterstützung im Hinblick auf das Quartiersmanagement ermöglicht werden. Man kann hier über
  unterschiedliche Finanzierungsvarianten nachdenken, die Anbindung an die
  Kommune sollte jedoch in jedem Fall realisisert werden. Die Landespolitik ist
  hier vor allem gefragt. Denn letztlich soll ein substanzieller Beitrag zur Inklusion
  einer hoch vulnerablen Klientel geleistet werden. Das entsprechende Engagement ist auch unter demokratietheoretischen Gründen zu würdigen. Damit wird
  der Gefahr Einhalt geboten, dass die Quartiersöffnung der Einrichtung primär
  aus ökonomisch motivierten Gründen erfolgt.
- **Von den vorhandenen Erfahrungen anderer lernen:** Man fängt nicht bei null
  an! Gerade in Deutschland kann die Quartiersentwicklung auf eine Tradition
  zurückblicken. Und es liegen viele Erfahrungen aus großen Quartiersprojekten
  vor, die müssen genutzt und intensiv diskutiert werden. Der Abschlussbericht zum Quartiersmonitoring mit konkreten Hinweisen zu den Zielen, der
  methodischen Vorgehensweise und der abschließenden Evaluation wurde veröffentlicht (vgl. Kremer-Preiß und Mehnert 2019). Anschlussfähig an die
  theoretischen Überlegungen der GALINDA-Studie ist, dass es letztlich auf die
  Verbindung von drei Ebenen ankommt – der individuellen Ebene (Habitus), der
  organisatorischen Ebene (systemische Organisationslogik) und der Umwelten
  (Netzwerkstrukturen und Governance). All diese Ebenen müssen zusammenge-
  dacht werden, dann kann Öffnung gelingen und Quartiersentwicklung nachhaltig
  etabliert werden. Und dafür ist eine sowohl in den Einrichtungen wie auch
  außerhalb vorhandene Unterstützungskultur notwendig. Am Ende geht es um
  Innovationen in der Langzeitpflege. Das Potenzial dafür – und das hat GALINDA
  nachdrücklich gezeigt – ist in jedem Fall vorhanden.

Gab es einen blinden Fleck bei GALINDA? Den gab es sicher. Und der war auch
unvermeidbar. Zumindest haben wir durch die Arbeit des Reflecting-Teams den blinden Fleck etwas zu korrigieren versucht. Denn wir haben uns quasi selbst beobachtet.
Aber wenn wir jetzt – nach drei Jahren – noch einmal neu anfangen sollten, dann
würden wir dem Aspekt der sozialen Ungleichheit (Kümpers und Alisch 2020) und

den Genderaspekten einer sozialraumorientierten Pflege mehr Beachtung schenken
(vgl. z. B. Scheele 2020). Es wäre sicher auch gut, dass wir den Zusammenhang von
Organisationskultur und Quartiersöffnung nicht nur bei gemeinnützig orientierten
Pflegeeinrichtungen in den Blick nehmen, auch die privat-erwerbswirtschaftlchen
Heime sollten unter die Lupe genommen werden (vgl. hierzu die Pflegemarktexpertise von Schulz-Nieswandt 2020b). Lange Rede – kurzer Sinn: Natürlich müssen wir
selbstkritisch blinde Flecken einräumen. Aber wir müssen auch sagen: Wir haben
unser Bestes getan, unsere Ressourcen waren begrenzt, jede Studie muss einen
Fokus haben (und kann nicht alle Probleme der Welt bzw. der Altenhilfe gleichzeitig aufgreifen). Und es gilt – nach dem Spiel ist vor dem Spiel, denn das Thema
wird und muss uns erhalten bleiben.

12.2.5 Pastoraltheologische Perspektive

Martin Lörsch

Aus Sicht der Pastoraltheologie bzw. der Praktischen Theologie enthält die
GALINDA-Studie wichtige Hinweise zur Umsetzung einer sozialraumorientierten Pastoral in den Diözesen des deutschsprachigen Raumes. Konkret konnte ich
das anhand des Bistums Trier identifizieren, das in jüngster Zeit eine Diözesansynode (2013–2016) durchgeführt hat. Im Abschlussdokument sprechen sich
die Synodalen für eine verbindliche Ausrichtung am Sozialraum aus und definieren darin auch diesen Begriff bzw. grenzen ihn ein. Dem Votum der Synode
ist Bischof Dr. Ackermann gefolgt, indem er die Beschlüsse rechtsverbindlich in
Kraft gesetzt hat. Im Synodendokument heißt es:

> „Die Orientierung am Sozialraum der Menschen wird grundlegend sein für die zukünf-
> tige pastorale und caritative Arbeit des Bistums Trier. Die Sozialraumorientierung wird
> der Seelsorge, der Katechese sowie der sozial-caritativen Arbeit als Handlungsprinzip
> verbindlich zu Grunde gelegt. Es ist ein Konzept zu entwickeln, wie Pfarreien, Ver-
> bände, sozial-caritative Einrichtungen und weitere Partner in den Sozialräumen jeweils
> gemeinsam ihre verschiedenen Aufgaben wahrnehmen können" (Bistum Trier 2016,
> S. 27).

Empfehlungen

Die erste Empfehlung knüpft an die guten Erfahrungen der Bürgerversammlun-
gen zum Quartiersprojekt in einem der Standorte von GALINDA in den Jahren

2017 und 2019 an. Ich empfehle, wo immer möglich, die oben genannten Akteure mit ihren unterschiedlichen Interessen, Perspektiven und Aufgaben im Rahmen von passenden Veranstaltungen (z. B. im Format „Lernarena") zusammenzuführen. Dabei geht es darum, sie miteinander bekannt zu machen, die GALINDA-Forschungsergebnisse mit dem Anliegen der Quartiersöffnung als Ausdruck des Kulturwandels vorzustellen und gemeinsam in eine Diskussion zu treten.

Zu folgenden Ebenen möchte ich im Einzelnen Hinweise geben:

- **Professionen:** Kooperationen unterschiedlicher Professionen müssen ermöglicht und verstärkt werden: Pflege und Community Health Nursing, Soziale Arbeit/Gemeinwesenarbeit, Pastoral.
- **Organisationen:** Die genannten Organisationen mit ihren unterschiedlichen Logiken sollten verpflichtet werden, gemeinsam als Lobby für die alten Menschen in der ambulanten und stationären Pflege anwaltlich die Stimme zu erheben, d. h. sich (auch) als politische Akteure zu verstehen und nicht nur einen Versorgungsauftrag wahrzunehmen.
- **Politik:** Kommune und Land müssen sich ihrer Verantwortung neu bewusst werden, für die Daseinsvorsorge der Menschen in allen Lebensphasen Verantwortung zu übernehmen; im Zusammenspiel von Land und Kommune gilt das Subsidiaritätsprinzip.
- **Zivilgesellschaft:** Solidarität und Nächstenliebe (mit Rückgriff auf positive Erfahrungen während der Corona-Krise?) systematisch und systemisch in der Gesellschaft verankern und im Sozialraum verorten.
- **Kirche:** Die christlichen Kirchen, die eine „intermediäre" Position zwischen Politik und Zivilgesellschaft einnehmen, haben in dieser Positionierung spezifische Aufgaben und eine unvertretbare Verantwortung wahrzunehmen.
- **Wissenschaft:** GALINDA belegt, dass das Forschungsprojekt aufgrund der Multiperspektivität gewonnen hat. Dieses Erfahrungswissen gilt es, im Blick auf künftige Vorhaben zu kommunizieren.

Gabe es einen blinden Fleck bei GALINDA? Zu beachten ist, dass GALINDA auf den möglichen Zusammenhang von Organisationskultur und Quartiersentwicklung der stationären Pflege fokussiert hat. Für die Untersuchung hätte ich mir eine vierte Kategorie von Altenhilfeeinrichtungen gewünscht, etwa einen privaten Träger oder einen kommerziellen Trägerverbund.

12.2.6 (Pflege)-pädagogische und pflegepraktische Perspektive

Heike Lohmann, Manuela von Lonski und Kerstin Brill

Die Einrichtungen haben sich alle dem Thema des „Guten Alterns in Rheinland-Pfalz" gestellt und mit ihrem Beitrag bzw. ihren Möglichkeiten der Entwicklung in diesem Kontext auseinandergesetzt. Die GALINDA-Ergebnisse zeigen, dass die Öffnung von Heimen längst begonnen hat und im Fluss ist. Sie ist auch der nächste und folgerichtige Schritt in eine Gesellschaft der Inklusion. Die Voraussetzungen für einen Kulturwandel, der möglicherweise in den 60er-Jahren grundlegend begonnen hat, münden zunehmend in Gesellschaftskulturen, die inklusiver sind als sie in den vergangenen Jahrzehnten (und Jahrhunderten) waren. Zwar sind Segregationstendenzen von allem „Abnormen", und dazu zählt auch heute noch Alter, Behinderung, Krankheit und Tod in Deutschland und in „westlichen" Kulturen, eher stark ausgeprägt gewesen (vgl. Imrak 2002), dennoch ist in den letzten Jahren eine zunehmende Orientierung zur Gemeinschaft zu beobachten. Die Öffnung der Heime muss auch als Teil einer in die Gesellschaft wirkenden Prävention verstanden werden, denn sie ist ein Beitrag dazu, einen Pflege- oder Unterstützungsbedarf früh- und rechtzeitig zu erkennen – und ihm zu begegnen. Dabei muss beachtet werden, dass Pflegebedürftigkeit oft nicht zu verhindern ist, aber die Kollateralschäden, die durch zu spätes Handeln entstehen können.

Bei den qualitativen Befunden wurde sehr deutlich, dass sich die konzeptionelle Grundlage für eine Öffnung ins Quartier stark unterscheidet. Darüber hinaus ist das Verständnis von dem, was unter Öffnung konkret verstanden wird, unterschiedlich. Dies sind aus unserer Sicht bedeutsame Ergebnisse, weitere Befunde lassen sich vor diesem Hintergrund besser verstehen. Denn in den Rückmeldungen unserer Untersuchungsergebnisse im Rahmen von abschließenden Workshops in den Einrichtungen wurden unterschiedliche Erwartungen und Herangehensweisen der Leitungen (z. B. im Hinblick auf die Auswahl der Interviewpartnerinnen – Sozialarbeiter oder/und Pflegefachkräfte) trotz gleichen methodischen Vorgehens der Projektgruppe deutlich.

Die quantitative Auswertung zeigt, dass sehr viele Vorteile in der Quartiersöffnung benannt werden. Die Anzahl der Nennungen ist zahlenmäßig höher als die Anzahl der Bedenken, die erfasst wurden. Hier ist unseres Erachtens eine Ansatzmöglichkeit im Kontext der weiteren Konzeptentwicklung zur Quartiersöffnung gegeben, wobei die Bedenken näher betrachtet und soweit möglich entkräftet werden müssen. Interessant ist an dieser Stelle, dass trotz Bedenken hinsichtlich personeller Ressourcen auch deren Gewinnung bei den Vorteilen genannt und erwartet wird. Dies bezieht sich primär auf ehrenamtlich tätige Personen.

Ein für uns überraschender Befund ist, dass die Angebotsstruktur unabhängig von der Trägerschaft und Einrichtungsgröße ist. Unserer Einschätzung nach ist dies im Kontext der finanziellen und personellen Ressourcen zu sehen, was im Rahmen der vorliegenden Studie nur zu vermuten, aber nicht definitiv nachzuweisen ist.

Empfehlungen

- **Professionelle Pflege und Sozialarbeit:** Im Prinzip geht es darum, Instrumente, die bekannt sind, wirklich anzuwenden und zu nutzen. Evtl. muss in der Ausbildung noch mehr Wert darauf gelegt werden, das Verständnis für das Große und Ganze erforschen zu lernen. Dazu gehört, dass die „Außenwelt" zunehmend stärker mitbedacht und einbezogen wird. Ziel ist es vorhandene Strukturen und Angebote besser kennen zu lernen, bei öffentlichen Veranstaltungen und Festen mitzuwirken, diese Perspektive in der Ausbildung mit einzu bringen und konkret zu lehren. Es geht auch um ein gemeinsames Lernen von Pflege und Sozialer Arbeit, auch gemeinsame Projekte, Einsatz bei Kommunen, Hospitation bei innovativen Studiengängen (z. B. Community Health Nursing). In diesem Zusammenhang können auch multi- und interdisziplinäre Besprechungen durchgeführt werden, etwa innerhalb von Organisationen. Dadurch kann es am ehesten gelingen fallbezogene und organisationsbezogene Sichtweisen transparent und zugänglich zu machen. Darüber hinaus können dadurch gegenseitige Stärken und die Notwendigkeit von Unterstützung im Bewusstsein der Akteure verankert werden. Grundsätzlich muss dabei in Rechnung gestellt werden, dass die einzelnen Professionen nach wie vor wenig voneinander wissen. Das „Wir" bildet sich (noch) nicht über die eigene Profession hinaus ab, was als Ressource speziell in der weiteren Entwicklung genutzt werden könnte.
- **Organisationen:** Hinsichtlich der Heime, ihrer Träger und der sie stützenden Verbände ist der weitere Ausbau einer Unterstützungskultur förderlich. Dabei ist eine offene Kommunikation über die Berufsgruppen hinweg anzustreben. Ebenfalls muss eine klare, verbindliche und nachhaltige Festlegung der Verantwortlichkeiten im Zusammenhang mit der Quartiersentwicklung auf den Weg gebracht werden. Eine ganz zentrale Rolle nimmt hier die Kommune ein. Eine Unterstützungskultur bedarf darüber hinaus der Sicherheit, dass es keine Nachteile gibt, wenn nach jetzigem Stand auch unkonventionelle Unterstützung erfolgt (z. B. interprofessionell oder über die eigene Einrichtung hinaus). Dazu sind

klare Regelungen und Zugeständnisse wichtig, z. B. auch von Seite der Kostenträger. Um all diese Prozesse zu initialisieren, ist zu Beginn der Entwicklung eine Ist-Analyse der eigenen Einrichtung (im Hinblick auf Qualifikationen, Motivationen, Ressourcen, etc.) unabdingbar. Es geht darum Potenziale in der Einrichtung zu entdecken und Prioritäten gemeinsam festzulegen. Der Blick darf aber nicht nur auf die eigene Organisation begrenzt werden. Vielmehr ist eine Außenorientierung erforderlich. Das meint u. a. die aktive Teilnahme an runden Tischen oder regionalen Netzwerken. Letztlich sind diese Maßnahmen auch ein Beitrag zur Erhöhung der Attraktivität als Arbeitgeber, und zwar vor allem für gut qualifizierte, motivierte und z. T. akademisch ausgebildete Angehörige aus den Pflege- und Sozialberufen. Insofern ist die Quartiersöffnung auch ein Beitrag zur Personalentwicklung.

- **Politik:** Hier geht es nicht nur um die langfristige Bereitstellung der Finanzen. Es geht um eine Unterstützung der Ermöglichungskulturen. Durch GALINDA ist eine Bestandaufnahme vorgelegt worden. Die muss jetzt genutzt werden, um in die Breite zu gehen und mehr Heime einzubinden. Der Aufbau eines Netzwerks ist dringend notwendig. Sonst besteht die Gefahr, dass Erkenntnisse und Engagements verpuffen. Die Idee von „Best Practice-Modellen" ist zwar häufig naiv, weil jede Einrichtung selbst ihren Weg finden muss. Allerdings ist ein landesweites Netzwerk zur Förderung und Begleitung von Einrichtungen sinnvoll und sollte durch die Landespolitik ermöglicht werden. Dafür ist allerdings eine politische Strategie nötig, ansonsten werden ressourcenstarke Kommunen die Öffnung umsetzen können und schwächere eher nicht, obwohl dort u. U. der Bedarf höher liegt. Auch das Thema der sozialen Ungleichheit und einer damit verbundenen Ausweitung prekärer Lebensverhältnisse (z. B. Altersarmut, schlechte gesundheitliche Versorgung, etc.) darf in diesem Zusammenhang keinesfalls unbeachtet bleiben, denn die Teilung der Gesellschaft ist längst Realität.
- **Zivilgesellschaft:** Unterschiedliche Aspekte sind in der GALINDA-Studie immer wieder in den Blick genommen worden. Entscheidend ist, dass die Schwellenangst überwunden wird, dass ein Miteinander im Quartier ermöglicht wird, auch unter Einbeziehung des ehrenamtlichen Engagements. Dabei ist hier immer auf Grenzen zu verwiesen, denn ohne eine professionell ausgebaute Grundlage wird eine Quartiersöffnung nicht dauerhaft etabliert werden können.
- **Wissenschaft:** Ihre Aufgabe ist es zunächst die Situation zu analysieren und Hintergründe aufzuzeigen. In einem weiteren Schritt geht es darum die Einrichtungen bei den ersten Schritten, z. B. der Erarbeitung individuell angepasster Umsetzungsstrategien, zu begleiten. Konkret sind hier die Supervision und die Reflexion der Umsetzungsschritte gemeint. Und schlussendlich muss es um eine

kritische Evaluation des gesamten Prozesses und seiner Ergebnisse gehen. Die Wissenschaft hat Katalysatorfunktion, nicht mehr und nicht weniger. Aber sie muss sich davor hüten den Einrichtungen ein Konzept überzustülpen. Ein wichtiger Aspekt ist die Verbindung von stationärem, teilstationärem und ambulantem Bereich. Es geht insgesamt um das Feld der Langzeitpflege.

Gab es einen blinden Fleck bei GALINDA? Der blinde Fleck ist vielleicht die Natur des Menschen, der sich der Veränderung am ehesten dann beugt, wenn es nicht mehr anders geht.

12.2.7 Abschluss

Deutlich geworden ist die Komplexität. Aber ebenfalls wurde erkennbar, dass – so unterschiedlich auch die theoretischen Zugänge und Akzente sein mögen – im Kern immer wieder die gleichen Themenfelder adressiert werden: Es geht zunächst um die Entwicklung der Professionen (vor allem im Hinblick auf eine inter- und transdisziplinäre Weiterentwicklung). Dann stehen die Organisationen im Fokus, d. h. vor allem die Heime. Die müssen durch Organisations- und Kulturentwicklung (auch von außen) im besten Sinne irritiert und unterstützt werden. Kommune und Zivilgesellschaft sind ebenfalls in die Verantwortung mit einzubeziehen und dürfen die Entwicklung nicht allein den zentralen Akteuren überlassen. Das alles muss finanziert werden – aber Geld allein ist es nicht! Die vielleicht wichtigste Botschaft lautet, dass an der Haltung der Verantwortlichen vor Ort, in den Gemeinden/Städten, auf politischer Ebene gearbeitet werden muss. Altern (und Gebrechlichkeit) ist letztlich keine „inferiore" Lebensphase; sie bietet Chancen und Gestaltungsmöglichkeiten. Die Pflege alter Menschen in den Heimen, die Entwicklung einer Organisationskultur, die nachhaltige Etablierung einer Quartiersentwicklung – das ist letztlich der Lackmustest, an dem sich die Frage entscheiden wird, ob es der Gesellschaft gelingt, ihr solidarisches Potenzial deutlich zu machen oder nicht.

Literatur

Baecker, D. (2015). *Postheroische Führung. Vom Rechnen mit Komplexität*. Wiesbaden: Springer Gabler.
Bistum Trier. (2016). Synode im Bistum Trier. https://www.bistum-trier.de/fileadmin/user_u pload/docs/abschlussdokument_final.pdf. Zugegriffen: 15. Jan. 2020.

Haubner, T. (2020). Grenzen der Gemeinschaft. „Caring Communities" im Kontext der Pflegekrise. In Bundeszentrale für politische Bildung (Hrsg.), *Aus Politik und Zeitgeschichte. Sonderedition Pflege: Praxis – Geschichte – Politik* (S. 42–53). Bonn: Eigendruck.

Henning, M. (2011). *Rahmen und Spielräume sozialer Beziehungen. Zum Einfluss des Habitus auf die Herausbildung von Netzwerkstrukturen.* Wiesbaden: Springer VS.

Höhmann, U., et al. (2018). *Gestaltungskompetenzen im Pflegealltag stärken. Arbeitsprozessintegrierte Kompetenzentwicklung in der Pflege.* Frankfurt a. M.: Mabuse.

Höhmann, U., Schwarz, L. (2018). Innovationen für die Praxis. Kompetenzaktivierung von Führungskräften durch gelebte reflective practice. In: Klie, T., Arend, S. (Hrsg.). *Arbeitsplatz Langzeitpflege.* Heidelberg: medhochzwei, S. 79-96.

Imrak, K. (2002). *Der Sieche. Alte Menschen und die stationäre Altenhilfe in Deutschland 1924–1961.* Essen: Klartext.

Ketzer, R. et al. (Hrsg.). (2020). *Ambulante Pflege in der modernen Gesellschaft. Aktuelle Bestandsaufnahme und Zukunftsperspektiven.* Stuttgart: Kohlhammer.

Klie, T. (2020). Caring Community oder tragfähiges Leitbild in der Langzeitpflege. In Bundeszentrale für politische Bildung (Hrsg.), *Aus Politik und Zeitgeschichte. Sonderedition Pflege: Praxis – Geschichte – Politik* (S. 26–41). Bonn: Eigendruck.

Kremer-Preiß, U., & Mehnert, T. (2019). *Quartiersmonitoring. Abschlussbericht einer Langzeit-Studie von 2012–2017.* Heidelberg: Medhochzwei.

Kümpers, S., & Alisch, M. (2020). Alter, Pflege und soziale Ungleichheit. In Bundeszentrale für politische Bildung (Hrsg.), *Aus Politik und Zeitgeschichte. Sonderedition Pflege: Praxis – Geschichte – Politik* (S. 82–93). Bonn: Eigendruck.

Luhmann, N. (1987). *Soziale Systeme. Grundriss einer allgemeinen Theorie.* Frankfurt a. M.: Suhrkamp.

Luhmann, N. (2006). *Organisation und Entscheidung* (2. Aufl.). Wiesbaden: Springer.

Ortmann, G. (2004). *Als Ob. Fiktionen und Organisationen.* Wiesbaden: Springer VS.

Sander, T. (2014). *Habitussensibilität. Eine neue Anforderung an professionelles Handeln.* Wiesbaden: Springer VS.

Scheele, S. (2020). Zur Geschlechtsdimension sozialräumlicher Reformvorschläge in der Pflegepolitik. *Sozialer Fortschritt, 69*(4), 225–242.

Schulz-Nieswandt, F. (2018). *Zur Metaphysikbedürftigkeit empirischer Alter(n)ssozialforschung.* Baden-Baden: Nomos.

Schulz-Nieswandt, F. (2019a). Daseinsvorsorge. In F. Ross, M. Rund, & J. Steinhaußen (Hrsg.), *Alternde Gesellschaften gerecht gestalten. Stichwörter für die partizipative Praxis* (S. 219–227). Opladen: Barbara.

Schulz-Nieswandt, F. (2019b). *Gestalt-Fiktionalitäten dionysischer Sozialpolitik. Eine Metaphysik der Unterstützungstechnologien im Kontext von Krankenhausentlassung und Idee eines präventiven Hausbesuchs als Implementationssetting.* Baden-Baden: Nomos.

Schulz-Nieswandt, F. (2019c). *Das Gemeindeschwester^{plus}-Experiment in Modellkommunen des Landes Rheinland-Pfalz. Der Evaluationsbericht im Diskussionskontext.* Baden-Baden: Nomos.

Schulz-Nieswandt, F. (2020a). *Pflegepolitik gesellschaftspolitisch radikal neu denken. Gestaltfragen einer Reform des SGB XI. Grundlagen, Kontexte, Eckpunkte, Dimensionen und Aspekte.* Berlin: KDA. https://kda.de/wp-content/uploads/2020/01/Grundlagentext_Schulz-Nieswandt.pdf. Zugegriffen: 10. Mai 2020.

Schulz-Nieswandt, F. (2020b). *Der Sektor der stationären Langzeitpflege im sozialen Wandel. Eine querdenkende sozialökonomische und ethnomethodologische Expertise.* Wiesbaden: Springer VS.

Schulz-Nieswandt, F. (2020c). *Der Mensch als Keimträger. Hygieneangst und Hospitalisierung des normalen Wohnens im Pflegeheim.* Bielefeld: transcript.

Schulz-Nieswandt, F. (2020d). Sozialrechtliche Möglichkeiten der Sozialraumorientierung. In G. Wegner & G. Lämmlin (Hrsg.), *Kirche im Quartier: Die Praxis.* Leipzig: Evangelische Verlagsanstalt.

Schulz-Nieswandt. F., Köstler, U., & Mann, K. (2019). Evaluation des Beratungsansatzes der Beratungs-und Prüfbehörden nach dem Landesgesetz über Wohnformen und Teilhabe des Landes Rheinland-Pfalz (LWTG) Abschlussbericht. https://msagd.rlp.de/fileadmin/msagd/19.03.31_Abschlussbericht_Beratungsansatz_BP-LWTG.pdf. Zugegriffen: 15. Mai 2020.

Quartiersorientierungen und stationäre Altenpflegeeinrichtungen. Zum Stand der wissenschaftlichen Diskussion und Erfahrung

13

Christian Bleck

Wenn in den letzten Jahren von einer Weiterentwicklung der Altenhilfe- und Pflegeinfrastruktur die Rede ist, wird zumeist auch auf die zunehmende Bedeutung des Quartiers hingewiesen (z. B. Deutscher Verein für öffentliche und private Fürsorge e. V. 2010; Bundesministerium des Inneren 2012; Bundesarbeitsgemeinschaft der Senioren-Organisationen e. V. 2014; Deutscher Paritätischer Wohlfahrtsverband 2014; Deutscher Bundestag 2016). Zur spezifischen Bedeutung von stationären Altenpflegeeinrichtungen im Rahmen von alter(n)sgerechten Quartieren werden allerdings abweichende Bezüge hergestellt und Positionen eingenommen, die stationäre Pflege durch adäquate Quartiersstrukturen und -angebote entweder vermeiden möchten oder eine besondere Rolle für diese in der Hilfe- und Pflegeinfrastruktur im Quartier betonen. Doch nicht nur ausgehend von der Diskussion um Quartiers(entwicklungs)konzepte für das Leben im Alter ist die Bedeutung und Funktion der stationären Altenhilfe unterschiedlich zu bestimmen, sondern auch ausgehend von Diskussionen zur Weiterentwicklung der Pflegeheimlandschaft sind verschiedene Orientierungen zum Quartier erkennbar. Beide Blickrichtungen in Bezug auf die Rolle von Altenpflegeeinrichtungen im Quartier sollen in dem vorliegenden Beitrag näher beleuchtet werden. Mit diesen beiden Blickwinkeln wird in diesem Beitrag der Stand der (wissenschaftlichen)[1]

---

[1]Dabei wird mehrheitlich auf wissenschaftliche, ergänzend aber auch auf fachpolitische und -praktische Beiträge in der Diskussion zurückgegriffen.

C. Bleck (✉)
Sozial- und Kulturwissenschaften, Hochschule Düsseldorf, Düsseldorf, Deutschland
E-Mail: christian.bleck@hs-duesseldorf.de

© Springer Fachmedien Wiesbaden GmbH, ein Teil von Springer Nature 2021
H. Brandenburg et al. (Hrsg.), *Organisationskultur und Quartiersöffnung in der stationären Altenhilfe,* Vallendarer Schriften der Pflegewissenschaft 8,
https://doi.org/10.1007/978-3-658-32338-7_13

Diskussion und Erfahrung zur Quartiersorientierung von stationären Altenpflegeeinrichtungen im deutschsprachigen Raum vorgestellt und abschließend im Lichte
der GALINDA-Studie gespiegelt.

13.1 Stränge in der Diskussion um alter(n)sgerechte Quartiere

Seit rund 15 Jahren werden in Deutschland die Rahmenbedingungen für das
Leben im Alter zunehmend auf die lokale, kleinräumige Ebene bezogen und
notwendige Vorrausetzungen für alter(n)sgerechte[2] Quartiere diskutiert (z. B.
Kreuzer 2006; Evangelisches Johanneswerk 2011; van Rießen et al. 2015;
Bleck et al. 2018a). Von den verschiedenen Themen innerhalb dieser Diskussion
sollen hier mit Bezug auf alter(n)sgerechte Quartiere a) deren Bedeutungszuwachs, b) deren Deutung, c) die Verantwortung der Kommune, d) die Rolle
des Pflege-/Hilfe-Mixes und von Caring Communities sowie e) die Bedingungen
von Exklusion und Inklusion skizziert und jeweils davon ausgehend die Rolle
stationärer Altenpflegeeinrichtungen reflektiert werden.

a) Bedeutungszuwachs alter(n)sgerechter Quartiere
Die Berücksichtigung der Quartiersebene verspricht, gesellschaftlichen, sozial- und
altenpolitischen Herausforderungen bedarfsgerechter vor Ort begegnen zu können,
die angesichts der demografisch bedingten Alterung der Gesellschaft an Relevanz
und Dynamik gewonnen haben. Denn wenn auch im hohen Alter Selbstständigkeit, Selbstbestimmung und Teilhabe in der gewohnten Umgebung gefördert, der
Verbleib in der eigenen Häuslichkeit ermöglicht, regionale Disparitäten und die
zunehmende Pluralität des Alters berücksichtigt sowie der Abnahme des familiären Unterstützungs- und Pflegepotentials begegnet werden soll, dann scheinen vor
allem Konzepte und Strategien notwendig, welche an den Bedingungen, Bedarfen
und Ressourcen im lokalen Raum ansetzen: Ein „präventiver, maßgeschneiderter

---

[2]In diesem Beitrag wird der Begriff alter(n)sgerecht gewählt, um damit prinzipiell zum Ausdruck zu bringen, dass die Perspektiven in der Quartiersentwicklung und -gestaltung nicht
nur auf das Alter als Lebensabschnitt, sondern auch auf das Altern als Prozess gerichtet sein
sollten und dabei die Bedarfe alter Menschen mit denen anderer Altersgruppen zu verbinden
sind. Denn bestenfalls sind förderliche Lebensbedingungen für alte Menschen im Quartier
generationenübergreifend und -verbindend relevant. Gleichwohl konzentriert sich dieser Beitrag an dieser Stelle auf die Diskussion um die Entwicklung und Gestaltung von Quartieren,
welche die Bedingungen für das Leben im Alter fördern.

und partizipativer Ansatz – vor Ort, im Quartier" wird dann auch politisch seit einiger Zeit gefordert (Ministerium für Gesundheit, Emanzipation, Pflege und Alter des Landes Nordrhein-Westfalen NRW 2013). So steht der Blick auf das Quartier hier dafür, wohnortnah und ortsspezifisch Strukturen und Angebote für das Leben im Alter vorzuhalten, wozu etwa barrierefreie bzw. -arme Wohngebäude und Wohnumgebungen, gesundheitliche und pflegerische Versorgungs- und Unterstützungsangebote ebenso wie niedrigschwellige soziale Infrastrukturen wie soziale Dienste, Nachbarschaftshilfen, Beratungs- und Anlaufstellen vor Ort gehören. Als Teil dieser Infrastruktur sollten daher auch Pflegeangebote einen Quartiersbezug aufweisen. So fordert der Deutsche Verein für öffentliche und private Fürsorge (2010, S. 32) in seinen Empfehlungen zu einer wohnortnahen Pflegeinfrastruktur ausdrücklich: „Alle pflegerelevanten Angebote und Maßnahmen, insbesondere der Pflegekassen, Pflegeeinrichtungen und Pflegedienste, sollten quartiersbezogen sein."

Vor diesen Hintergründen arbeiten Bundes- wie Landespolitiken in den letzten Jahren verstärkt an der Initiierung von Altenhilfeplanungen und Pflegearrangements, bei denen nun wesentlich die Ebene des Quartiers an Bedeutung gewinnt. So hielt etwa die erste Demografiestrategie der Bundesregierung im Jahr 2012 in dem Kapitel „Selbstbestimmtes Leben im Alter" fest, dass vor allem „neue Formen ambulanter Pflege oder Betreuung einschließlich sozialer Netzwerke und nachbarschaftlicher Hilfen" (Bundesministerium des Inneren 2012, S. 23) an Bedeutung gewinnen, die in den Kommunen nicht nur differenziert vorhanden, sondern auch mit anderen Angeboten vor Ort vernetzt sein sollten (ebd.). Es werde eine „bedarfs- und sachgerechte Sozialraumgestaltung" (ebd., S. 24) benötigt. In der weiterentwickelten Demografiestrategie des Jahres 2015 wird das Quartier bzw. der Sozialraum noch zentraler und häufiger benannt und auf bereits eingeleitete Maßnahmen bezogen: „Vielfältige Maßnahmen der Bundesregierung unterstützen daher das Zusammenleben im Quartier, die Vernetzung vor Ort für die Entwicklung sorgender Gemeinschaften, aber auch die Verbesserung der Wohnsituation älterer Menschen" (Bundesministerium des Inneren 2015, S. 10).

Dementsprechend werden auch auf der Landesebene quartiersbezogene Versorgungsangebote und -konzepte politisch gefordert und mit eigenen Konzepten sowie Programmen unterstützt. Exemplarisch wird dies in Nordrhein-Westfalen an dem von der damaligen Landesregierung initiierten „Masterplan altengerechte Quartiere.NRW" (Ministerium für Gesundheit, Emanzipation, Pflege und Alter des Landes Nordrhein-Westfalen 2013), der bereits in seinem Titel den Quartiersbezug markiert. Ebenfalls deutlich wird dies in Rheinland-Pfalz an den Inhalten des Aktionsplans „Gut leben im Alter" erkennbar (Ministerium für Soziales, Arbeit, Gesundheit und Demografie Rheinland-Pfalz 2012), indem dort etwa festgehalten wird, dass Dörfer und städtische Quartiere „altersgerecht gestaltet und die vorhandenen Pflegestrukturen (unter Berücksichtigung neuer Wohn- und Pflegeformen) bedarfsgerecht weiterentwickelt werden" (ebd., S. 26).

So ist deutschlandweit eine unüberschaubare Vielzahl an Projekten zur Gestaltung alter(n)sgerechter Quartiere – temporär – entstanden und wurden bereits Bestandsaufnahmen erarbeitet, die vorhandene Quartiersprojekte inhaltlich vergleichen (z. B. Hämel et al. 2012; Kremer-Preiß und Stolarz 2005). Hierbei sind ebenfalls Quartiersprojekte zu finden, die von Institutionen der stationären Altenhilfe ausgehen, allerdings sind diese noch deutlich in der Minderheit.

b) Deutung alter(n)sgerechter Quartiere

Während die zunehmende Bedeutung alter(n)sgerechter Quartiere also vielfach konstatiert wird, finden sich konkrete Deutungen dessen, was damit gemeint ist, seltener. So stellt sich die Frage, wie der Quartiersbegriff bestimmt und mit welchen Kriterien ein Quartier als alter(n)sgerecht beurteilt werden kann.

Grundsätzlich ist festzuhalten, dass der Begriff des Quartiers in den hier mit dem Leben im Alter verbundenen Diskussionszusammenhängen mehrheitlich auf einen Nahraum, im Sinne des Wohnumfelds der Menschen bezogen wird. Damit ist eine überschaubare Wohnumgebung und je nach Wohnort etwa das Stadt- bzw. Wohnviertel, die kleinere Gemeinde oder das Dorf verbunden (Kuratorium Deutsche Altershilfe 2011, o. S.). Prinzipiell kann zwischen einem lokalen Nahraum auf der physikalisch-baulichen Ebene und einem sozialen Nahraum auf der Beziehungsebene unterschieden werden (Lingg und Stiehler 2010, S. 170). So wird auch der Quartiersbegriff, wenn hier Differenzierungen erfolgen, sowohl mit der physikalisch-baulichen als auch mit der sozialen Perspektive verbunden. Wie bereits angeklungen, wird teilweise analog zum Terminus des Quartiers auch der des Sozialraums im Diskurs verwendet, der sich relational auf das soziale Handeln im Raum bezieht (z. B. Kessl und Reutlinger 2007, S. 23; Riege 2007, S. 377). Der Quartiersbegriff wird allerdings auch kritisch betrachtet, wenn er mit dem ‚Managementgedanken' und einer ‚Top-Down-Strategie' im Kontext des Quartiersmanagements verbunden wird (z. B. Bleck et al. 2018b, S. 14). Gleichwohl werden analoge Begriffsverwendungen von Quartier und Sozialraum vorgeschlagen (z. B. ebd., S. 15). So betrachten etwa Rüßler et al. (2015, S. 30) – beide Begriffe verbindend – „das Wohnquartier als einen spezifischen Sozialraum". Die Differenzierung und Berücksichtigung beider Perspektiven ist hierbei nicht trivial, denn die Betrachtung alter(n)sgerechter Quartiere sollte sich sowohl auf die vorhandene bauliche und infrastrukturelle Umwelt als auch die lebensweltlichen Nutzungsweisen und -beziehungen ältere und alte Menschen beziehen. Damit integriert ein solcher Quartiersbegriff ausdrücklich – gesellschaftlich und politisch

gerahmte – Umweltstrukturen und -bedingungen ebenso wie individuell unterschiedlich wahrgenommene Lebensweltperspektiven vor Ort (Bleck et al. 2018b,
S. 15).

Diskutiert wird seit rund 15 Jahren auch, welche Elemente ein Quartier benötigt,
damit es alter(n)sgerecht ist. So wurden verschiedene konzeptionelle Überlegungen
eingebracht, die Dimensionen altersgerechter Quartiere definieren (z. B. Grimm
et al. 2006; Kuratorium Deutsche Altershilfe 2011). Exemplarisch lassen sich hier
zur Analyse der Bedarfe älterer und alter Menschen auf Quartiersebene etwa folgende Dimensionen skizzieren (ausführlich Bleck et al. 2013, S. 8 f.; van Rießen
und Bleck 2020):

1. Wohnen und Wohnumfeld: Ältere Menschen sollten adäquat wohnen sowie sich
   in ihrer Wohnung und im Wohnumfeld gut bewegen können (z. B. durch die
   barrierearme Beschaffenheit des häuslichen Wohnens und Wohnumfelds).
2. Infrastruktur und Versorgung: Ältere Menschen sollten ihre Bedarfe der alltäglichen Versorgung organisieren und sicherstellen können (z. B. durch die Erreichbarkeit infrastruktureller Versorgungsangebote des täglichen und mittelfristigen
   Bedarfs).
3. Gesundheit, Pflege und Soziales: Ältere Menschen sollten Möglichkeiten
   gesundheitlicher, pflegerischer und sozialer Unterstützung besitzen (z. B. durch
   eine bedarfsgerechte Vernetzungsstruktur im Hinblick auf Angebote, Dienste
   und Einrichtungen der hauswirtschaftlichen, gesundheitlichen, pflegerischen und
   sozialen Hilfen sowie Versorgung).
4. Freizeit und Kultur: Ältere Menschen sollten Möglichkeiten haben, ihre Freizeit
   zu gestalten und sich am gesellschaftlichen Leben zu beteiligen (z. B. durch Orte
   und Angebote der Freizeitgestaltung und Kultur im Wohnumfeld).
5. Information und Beratung: Ältere Menschen sollten über die Möglichkeiten und
   Angebote ihres Nahraums informiert und bei Bedarf näher dazu beraten werden
   (z. B. durch niedrigschwellige und ansprechende Formen der Information und
   Beratung).

Diesen fünf Dimensionen wird in diesem Vorschlag eine weitere Querschnittsdi-
mension zugeordnet, die sich auf ‚Partizipation und Kommunikation' bezieht. Denn
es bedarf in allen genannten Dimensionen auch Möglichkeiten der Mitbestimmung,
damit gesellschaftliche Teilhabe im Alter auch nach dem Prinzip der Selbstbestimmung gewährleistet werden kann. Ferner ist bei der Betrachtung alter(n)sgerechter
Quartiere zu (hinter)fragen, welche Ressourcen und Barrieren im Wohnumfeld in
den entsprechenden Dimensionen vorhanden sind. So gilt es etwa zu beleuchten,

welche politischen Rahmensetzungen und strukturellen Bedingungen das jeweilige Quartier prägen ebenso wie die Möglichkeiten des Zugangs zu Angeboten im Quartier – verschiedener Gruppen älterer und alter Menschen milieu- und klassenübergreifend – immer wieder zu beleuchten sind (van Rießen und Bleck 2020).

Stationäre Altenpflegeeinrichtungen wären in dieser exemplarisch vorgestellten Dimensionierung alter(n)sgerechter Quartiere im Kern zunächst der Dimension ‚Gesundheit, Pflege und Soziales' zuzuordnen. Im Sinne der in diesem Band fokussierten Öffnungsperspektiven von Altenpflegeeinrichtungen für und zum Quartier sollte aber auch festgehalten werden, dass sie je nach Selbstverständnis, Einrichtungskonzept und Leistungsangebot auch wertvoll zu den anderen Dimensionen beitragen können, etwa wenn sie (auch) für Quartiersbewohnerinnen Angebote in den Bereichen ‚Freizeit und Kultur' oder ‚Information und Beratung' offerieren.

In der Diskussion um Elemente alter(n)sgerechte Quartiere wird die Relevanz und Rolle stationärer Altenpflegeeinrichtungen jedoch durchaus abweichend betrachtet. Einerseits wird hervorgehoben, dass durch Quartierskonzepte mit vernetzten und niedrigeschwelligen Angeboten der Beratung, Wohnraumanpassung und Unterstützung der „Neubau weiterer kosten- und personalintensiver stationärer Einrichtungen" entbehrlich werden soll (Ministerium für Gesundheit, Emanzipation, Pflege und Alter des Landes Nordrhein-Westfalen 2013, S. 13).

Andererseits wird argumentiert, dass stationäre Altenpflegeeinrichtungen mit ihrem Angebot weiterhin innerhalb des Spektrums verschiedener Hilfe- und Versorgungsformen im Quartier notwendig sind und sie mit ihrer Kompetenz zur Gestaltung alter(n)sgerechter Quartiere beitragen können, indem eben eine „Öffnung der Alten- und Pflegeeinrichtungen hin zum Wohnumfeld" und die „Beteiligung der Alten- und Pflegeeinrichtungen an der Dorf- und Stadtentwicklung" erfolgt (Ministerium für Soziales, Arbeit, Gesundheit und Demografie Rheinland-Pfalz 2012, S. 28).

Mit welcher Ausrichtung stationäre Altenpflegeeinrichtungen vor Ort in die jeweilige Altenhilfe- und Pflegestruktur eingeordnet werden, hängt dann jedoch auch von der Steuerung auf der kommunalen Ebene ab, deren Gewicht in der Diskussion nahezu einmütig gestärkt wird.

c) Rolle und Verantwortung der Kommune

Dass den Kommunen in Bezug auf die lokalen Rahmenbedingungen für das Leben im Alter eine besondere Rolle und Verantwortung zukommt, wird allein daran deutlich, dass dies explizit zum Thema des Siebten Altenberichts der Bundesregierung gemacht wurde (Deutscher Bundestag 2016). Dort werden die Konsequenzen der älter werdenden Gesellschaft für die Kommunen und damit auch die Herausforderungen für die kommunale Daseinsvorsore in den Blick genommen (ebd., S. IV). Und es wird eben auch konstatiert, dass lokale Politik für eine älter werdende Gesellschaft ausdrücklich eine gezielte Entwicklung und Gestaltung von alternsgerechten Sozialräumen bzw. Quartieren innerhalb der größeren und kleineren Kommunen beinhaltet (ebd., S. XXVII). Die geforderte Orientierung der Kommunen in ihrer Altenhilfe- und Pflegeplanung an Quartiersansätzen kann dabei durchaus als Perspektivwechsel betrachtet werden, da es nun nicht mehr nur um das Angebot und die Verbesserung von einzelnen Leistungen geht, sondern darum, die Quartiere auf die jeweils vorhandenen Bedarfe anzupassen und dabei die Bewohnerinnen und Akteure vor Ort einzubeziehen (Rohleder und Diekmann 2019, S. 14).

Den Kommunen wird eine maßgebliche Rolle zur Gestaltung alter(n)sgerechter Quartiere und speziell zur Planung und Steuerung adäquater Altenhilfe- und Pflegestrukturen zugeschrieben, weil sie über die erforderlichen Kenntnisse der vor Ort vorhandenen örtlichen Strukturen, Angebote und Bedarfe verfügen (Brettschneider 2020, S. 221). Die breit diskutierte und auch in der Bund-Länder-Arbeitsgruppe zur „Stärkung der Rolle der Kommunen in der Pflege" im Jahr 2015 empfohlene Erweiterung der kommunalen Steuerungs- und Planungskompetenz für die regionale Pflegestruktur wird auch vom Deutschen Städtetag (2015) ausdrücklich befürwortet, aber auch kritisch eingeordnet: Den Kommunen soll eine verantwortliche Rolle bei der Schaffung von pflegefreundlichen Sozialräumen zukommen, die aber über die derzeitig überwiegende Rolle als „Restkostenfinanzierer" weit hinausgehen soll. So erscheinen aus Sicht des Städtetags „insbesondere zwei Ansätze erfolgversprechend, nämlich eine starke kommunale Pflegeplanung und eine stärkere Einbindung der Kommune in die Beratungsstrukturen" (ebd., S. 5). Das dritte Pflegestärkungsgesetz der Bundesregierung (PSG III) greift dann 2017 auch Teile dieser Empfehlungen auf.

In Bezug auf stationäre Altenpflegeeinrichtungen ist dann aber auf kommunaler Ebene wiederum die Tendenz zu beobachten, den „quantitativen Anstieg des stationären Angebots nach dem Motto ‚so wenig wie möglich – so viel wie nötig' zu begrenzen und insbesondere ein über dem lokalen Bedarf liegendes Angebot an stationären Plätzen nach Möglichkeit zu verhindern" (Brettschneider 2020, S. 225). Der Vorrang häuslicher Pflege ist unumstritten, gleichwohl wird demgegenüber auch darauf hingewiesen, dass vor Ort ein möglichst ausgewogenes Angebot beibehalten werden sollte, „das alle Versorgungsformen (d. h. auch vollstationäre Pflege) in ausreichendem Umfang umfasst" (Fachgruppe „Alter und Pflege" des Vereines für Sozialplanung 2015, S. 10). Dabei wird dann aber eben auch als Erfordernis gesehen, dass stationäre Einrichtungen aktiv eine veränderte Rolle innerhalb des Versorgungsangebotes auf kommunaler Ebene einnehmen und sich dem Quartier gegenüber konkret öffnen: „Die sozialräumliche Entwicklung stellt für die stationären Einrichtungen eine neue Aufgabe der Öffnung in das Quartier und vor allem in kleinräumigen Versorgungslandschaften als Zentrum der vernetzten Versorgung vor Ort" (Engelmann et al. 2013, S. 16).

Ein wesentliches, auch kontrovers diskutiertes Element alter(n)sgerechter Quartiere sowie eine Herausforderung in der kommunalen Altenhilfe- und Pflegeplanung ist die Förderung eines Pflege-/Hilfe-Mixes, in dem relevante professionelle mit informellen Ressourcen verbunden werden.

d) Pflege-/Hilfe-Mix und Caring Communities

Dieser Diskursstrang wird hier mit den beiden Begriffskomplexen des Pflege-/Hilfe-Mixes und der Caring Communities zusammen thematisiert, wenngleich damit unterschiedliche Diskussionszusammenhänge verbunden werden könnten. Zentral soll an dieser Stelle sein, dass in Bezug auf eine alter(n)sgerechte Quartiersentwicklung die Notwendigkeit eines Pflege-/Hilfe-Mixes betont wird, der die Verknüpfung von professionellen Strukturen und Angeboten mit subsidiär gestalteter Unterstützung und bürgerschaftlichem Engagement vorsieht. So kann die Argumentation in Bezug auf den Pflege-/Hilfe-Mix mit dem international verwendeten Begriff des Welfare-Mixes und der „bereits älteren Formel des Wohlfahrtspluralismus" (Schulz-Nieswandt 2020, S. 28) begründet werden. Demnach ginge es auch auf der Quartiersebene um Konzepte und Komponenten einer gemischten, einer pluralen Wohlfahrtsproduktion, „die auf eine Pluralisierung von Institutionen und Akteuren der Wohlfahrtsproduktion jenseits von Markt und Staat sowie auf eine Stärkung von Gemeinsinn, bürgerschaftlicher Mitwirkung und Selbsthilfe hinauslaufen" (Evers und Olk 1996, S. 10). Dieser Ansatz, neben Staat und Markt, auch Akteure der Gemeinschaft (z. B. Familie, Nachbarschaft) und Zivilgesellschaft (z. B. Non-Profit-Organisationen) für die Wohlfahrtsproduktion zu berücksichtigen bzw. zu aktivieren, wird in den Quartiersdiskursen wiederum ambivalent diskutiert. So ist hier eindeutig eine Kritik an diesem Element des Quartiersgedankens, dass die Mobilisierung von informellen und zivilgesellschaftlichen Ressourcen als Konsequenz einer aktivierenden Sozialpolitik betrachtet werden kann (Leitner und Vukoman 2019, S. 601), bei der es dann vor allem auch um die Aktivierung von (kostengünstigen) personalen Ressourcen im Quartier geht (ebd., S. 605).

Die Berücksichtigung informeller und zivilgesellschaftlicher Ressourcen und ihre Verbindung mit professionellen Leistungen kann aber auch im Sinne einer möglichst bedarfsgerechten, partizipativen, solidarischen und demokratischen Quartiersentwicklung und -gestaltung interpretiert und normativ begründet werden. Hiermit kann die Idee der Caring Community bzw. der Sorgenden Gemeinschaft verbunden werden, die für eine „neue Pflegekultur und für eine neue Kultur des Älterwerdens" steht (Kricheldorff et al. 2015, S. 409). Klie (2016, S. 274) macht darauf aufmerksam, dass Caring Communities oder Sorgende Gemeinschaften bisweilen mit einem modernen Hilfe-Mix gleichgestellt werden, gleichwohl sie noch deutlicher den Gemeinschaftsgedanken betonen: „Gemeinschaft bedeutet mehr als wohlfahrtspluralistische Arrangements. Gemeinschaften sind geprägt durch Zugehörigkeit, durch Zugehörigkeit, durch gemeinsame Werte, durch Reziprozität" (ebd., S. 275). Zentral ist also, dass in einer Caring Community die Sicherung von Sorge und Pflege zur Gemeinschaftsaufgabe im Quartier werden soll. Die Bewohnerinnen eines Quartiers sollen in dieser Vision sorgender Gemeinschaften füreinander Verantwortung übernehmen und generationenübergreifende Netzwerke sowie eröffnete Zugänge zu Unterstützungssystemen die soziale Teilhabe alter Menschen vor Ort fördern (Kricheldorff et al. 2015, S. 409). Gleichwohl und gerade weil sorgende Gemeinschaften zusätzliche Ressourcen aus gemeinschaftlichem und zivilgesellschaftlichem Engagement beziehen, wird auch kritisch eingebracht, dass sie gleichermaßen von einer verlässlichen Finanzierung der Kommunen begleitet werden sollten, damit die freiwillige kommunale Aufgabe der Altenhilfe gem. § 71 SGB XII und dabei insbesondere die quartiersbezogene Altenarbeit nicht sukzessive in den informellen Sektor verlagert wird (Bundesarbeitsgemeinschaft der Senioren-Organisationen e. V. 2014, S. 2).

In Bezug auf stationäre Einrichtungen der Altenhilfe kann einerseits festgehalten werden, dass zumindest in einzelnen Beiträgen die Frage nach den spezifischen Ressourcen und Aufgaben der stationären Altenhilfe im Hilfe-/Pflege-Mix einer Kommune gestellt wird. Hier wird sie wiederum als ein notwendiger Bestandteil in der Pflegeinfrastruktur einer Kommune angesehen, die in dem vernetzten Angebotsspektrum eines alter(n)sgerechten Quartiers dann auch verstärkt in Verbindung mit und Ergänzung zu ambulanten Pflegeangeboten gedacht werden sollte. Dies sei umso mehr der Fall, wenn man von der zukünftigen Entwicklung ausgeht, bei der die „starre Trennung zwischen ambulanten, stationären und teilstationären Angeboten" zunehmend aufgehoben wird (Deutscher Paritätischer Wohlfahrtsverband – Gesamtverband e. V. 2014, S. 65) und gleichermaßen Optionen zur Ambulantisierung der stationären Altenhilfe geschaffen werden (Weidner et al. 2010, S. 54 f.). Damit kann im Grunde genommen ein weiterer Strang in der Diskussion angedeutet werden, der sich auf Bemühungen in Richtung einer integrierten Versorgung und sektorenübergreifende Versorgungsmodelle bezieht (vgl. z. B. Schaeffer und Hämel 2018), bei denen etwa die Funktion lokaler, sektorenübergreifender Pflege- und Gesundheitszentren mit verschiedenen ambulanten und stationären Dienstleistungen auch durch stationäre Altenpflegeeinrichtungen wahrgenommen werden kann.

Andererseits kann mit Blick auf den bürgerschaftlichen und zivilgesellschaftlichen Anteilen im Hilfe-Pflege-Mix eines Quartiers in Hinsicht auf stationäre Pflegeeinrichtungen durchaus von einer eigenen Engagementstruktur und -kultur gesprochen werden (Klie 2018, S. 66), die auch bereits vor der Idee der Caring Communties existierte. Allerdings wird als Gefahr gesehen, „wenn Engagement, insbesondere in Form formalisierten Ehrenamtes, in der Pflege überschätzt und zugleich funktionalisiert wird" (Klie 2018, S. 68). Von den wenigen Forschungsarbeiten, die sich mit Perspektiven und Prozessen der Öffnung von Altenpflegeheimen für das und zum Quartier beschäftigt haben, hat Hämel (2012) beleuchtet, in welchen Bereichen sich das Engagement zivilgesellschaftlicher und gemeinschaftlicher Akteure für die Öffnung der Einrichtung zum Quartier einsetzen lässt. Auf Grundlage von Interviews mit Heimleitungen identifiziert sie Engagement als wichtigen Faktor der Öffnung, der sowohl wirtschaftlichen als auch sozialen Interessen entspricht, die von den Leitungskräften nicht als gegensätzliche Orientierungen verstanden, sondern miteinander verbunden werden (Hämel 2012, S. 254).

Mit dem hier benannten sozialen Faktor von Öffnungsperspektiven in der Altenhilfe sind dann auch Fragen der Exklusion und Inklusion verbunden, die im Rahmen des letzten hier vorgestellten Strangs in der Diskussion um alter(n)sgerechte Quartiere angeschnitten werden.

e) Exklusion und Inklusion

In Bezug auf alter(n)sgerechte Quartiere werden ferner Bedingungen diskutiert, die mit Ungleichheiten des Alter(n)s – beispielsweise im Hinblick auf ökonomische, soziale und gesundheitliche Dimensionen und deren Verschränkung – einhergehen und damit auch inkludierend oder exkludierend wirken. Eine bedeutsame Rolle kommt hier der körperlichen und funktionalen Gesundheit von alten Menschen zu. Einschränkungen in der Mobilität, Unterstützungs- und Pflegebedarfe können und müssen gerade auf Quartiersebene in den Blick genommen werden, da hier Teilhabe- oder Ausgrenzungsbedingungen, Voraussetzungen für Inklusion oder Exklusion, ganz konkret erfahren werden. Angesichts des Inklusionsgedankens, der wiederum heterogen in verschiedenen Disziplinen begründet und diskutiert wird (z. B. Spatscheck und Thiessen 2017), aber politisch und rechtlich für Menschen mit Pflegebedarf auf Grundlage der UN-Behindertenrechtskonvention an Relevanz gewonnen hat, wird hier die Frage gestellt, welche lokalen Unterstützungsstrukturen und -angebote ältere und alte pflegebedürftige Menschen benötigen, damit sie weiterhin selbstbestimmt in Versorgungssicherheit ihren Alltag gestalten und bewältigen können und welche sozialräumlichen Bedingungen soziale, politische und kulturelle Teilhabe im Alter fördern bzw. erhalten (van Rießen, Bleck und

Knopp 2018, S. 2).[3] Davon unabhängig ist aber der Diskussionsstrang bedeutsam, der Inklusion ausdrücklich in Verbindung mit Exklusion sowie vor dem Hintergrund von sozialer Ungleichheit, also einer ungleichen Verteilung von Ressourcen und Lebenschancen betrachtet. Eine kritische Betrachtung der Exklusionsbedingungen steht hier also im Vordergrund, ohne die Inklusion im Quartier nicht reflektiert werden sollte. So wird auch für Quartiere bzw. Sozialräume festgehalten, dass diese stets machtpolitisch strukturiert und von sozialen Ungleichheiten geprägt sind (Leitner und Vukoman 2019, S. 606). Neben Merkmalen der Gesellschaftsstruktur werden dabei auch solche Ungleichheiten angesprochen, die „sich nicht allein aus der sozialen Position erklären ließen, sondern als Geschlechterungleichheit, Ungleichheit nach der ethnischen Zugehörigkeit oder körperliche Ungleichheiten manifest wurden. Auch Behinderungen im Alter stellen horizontale Merkmale sozialer Ungleichheiten dar" (Kümpers und Alisch 2018, S. 53). So ist dann auch der Raum als potenzielle Ungleichheitskategorie zu betrachten, indem dieser aus Perspektive seiner Strukturen analysiert wird (ebd., S. 55) und damit auch für ein alter(n)sgerechtes Quartier die Ressourcen fokussiert werden müssen, die den Bewohnerinnen strukturell zur Verfügung stehen. Bedingungen der Exklusion können dabei dann mit Theobald (2006 zit. nach Kümpers und Wolter 2015, S. 139) in Bezug auf die Dimensionen der ökonomischen, institutionellen, kulturellen, sozialen und räumlichen Ausgrenzung näher beleuchtet werden.

Um Voraussetzungen für Inklusion im Alter auf Quartiersebene zu fördern und schaffen, müssen die spezifisch ausgrenzenden Bedingungen vor Ort eruiert und bearbeitet werden. Betont wird in der Diskussion aber auch, dass hierfür die Bearbeitung struktureller Problemlagen und Bereitstellung von Ressourcen zu berücksichtigen ist, damit die Beteiligten in der jeweiligen Kommune entsprechend Analyse- und Entwicklungsprozesse umsetzen können. So sind von Bundes-, Landes- und Kommunalpolitik gemeinsam die Rahmenbedingungen zu schaffen, wenn Teilhabe bzw. Inklusion nicht bloß politische Rhetorik bleiben sollen (Strube 2018, S. 173). Benannt wird zudem, dass sich die kommunale Steuerung und Quartiersarbeit vor Ort dann aber nicht allein auf einer Verbesserung der Infrastrukturen konzentrieren, sondern vor allem auch Prozesse initiieren sollte, die einen Übergang von der Teilnahme zur Teilhabe am Gemeinwesen eröffnen und eine Artikulierung von Interessen und Bedürfnissen der Quartiersbewohnerinnen und dabei eben auch von alten Menschen mit Pflegebedarf fördert und berücksichtigt (Kümpers und

---

[3]Die Verwirklichung von Teilhabe in Kombination mit sozialer Verbundenheit wird im Übrigen, im Sinne von gelebter Inklusion, auch für die Caring Communities als zentral erachtet (Kricheldorff et al. 2015, S. 409), so dass die Frage nach Inklusion im Quartier auch im Diskursstrang zu Sorgenden Gemeinschaften impliziert ist bzw. je nach Begründung sein kann.

Alisch 2018, S. 64). Hinweise auf eine Umsetzung lassen sich etwa in den Diskussionsbeiträgen finden, die explizit eine inklusive Sozialplanung für ältere und alten
Menschen beleuchten und fordern (z. B. Schäper et al. 2019).

In Hinsicht auf stationäre Einrichtungen der Altenhilfe werden insbesondere
exkludierende Merkmale kritisch diskutiert – bei den Möglichkeiten, ausgrenzenden Bedingungen zu begegnen, aber auch inkludierende Faktoren erkennbar.
Zunächst kann angeführt werden, dass für stationäre Einrichtungen grundsätzlich, also auch in anderen Handlungsfeldern, potenziell exkludierende Wirkungen
beschrieben werden, weil sie Formen „totaler Institutionen" (Goffman 1973) oder
von „stationären Sonderwelten" (Theunissen 2011, S. 29) darstellen. Um exkludierenden Institutionalisierungsbedingungen in der Altenhilfe entgegenzuwirken,
wird beispielsweise explizit gefordert, dass eine radikale Öffnung der Institutionen gegenüber der Umwelt stattfinden solle, nur ein absolutes Minimum an
einschränkenden Regelungen gelten solle, die individuellen Wünsche der Bewohnerinnen berücksichtigt werden sollten und der Betreuungs- und Wohncharakter
gegen medizinisch-pflegerischen Elementen zu stärken sei (Gebert und Kneubühler
2003 zit. nach Klott 2014, S. 174). Pflegeheime stehen also einerseits bis heute
„für die Marginalisierung des Alters, speziell des hohen, kranken und pflegebedürftigen Alters" (Wahl und Schneekloth 2007, S. 23). Andererseits gelten sie aber
auch „als jene Versorgungsform, die auch dann ‚noch' trägt, wenn alle anderen
Versorgungsoptionen versagen" (ebd.) und die alten Menschen mit (hohem) Hilfe-
und Pflegebedarf überhaupt, weiterhin oder spezifisch Zugänge zur Teilhabe ermöglicht. Dementsprechend wird auch gefragt, inwiefern oder wodurch sie exkludierend
oder inkludierend für alte Menschen mit Hilfe- und Pflegebedarf wirken (können).
In Anlehnung an Kümpers und Wolter (2015, S. 140 f.) kann festgehalten werden,
dass die Art einer Einrichtung, ihre Konzeption, Kultur und interne Struktur, ihre
Organisation des Alltags der Bewohnerschaft, die Beziehung zwischen der Einrichtung und dem Quartier, ihre räumliche Gestaltung und städtebauliche Lage auf
unterschiedliche Dimensionen der Ausgrenzung wirken. So sind etwa mögliche
Faktoren der ökonomischen Ausgrenzung, wenn Zugänge, Angebote oder Aktivitäten einer Altenhilfeeinrichtung von den finanziellen Mitteln der Bewohnerinnen
abhängig sind. Auch können institutionelle Ausgrenzungen entstehen, wenn die
Einrichtung – z. B. durch ihre geografische Lage und ihren Anschlussmöglichkeiten im Quartier – keine oder zu wenig Zugänge zu öffentlichen Institutionen
und Infrastrukturen im Wohnumfeld und darüber hinaus ermöglicht. Gleicherma
ßen können in Pflegeeinrichtungen Prozesse der kulturellen Ausgrenzung bestehen,
wenn etwa stereotype Einstellungen gegenüber den Bewohnerinnen oder Teilgruppen unter den Bewohnerinnen bestehen und den Umgang mit ihnen nach innen und
außen prägen. Ferner können stationäre Einrichtungen der Altenhilfe zur sozialen

Ausgrenzung beitragen, wenn sie unzureichend die soziale Teilhabe ihrer Bewohnerinnen innerhalb und außerhalb der Einrichtung fördern und verwirklichen. Und schließlich sind Faktoren der räumlichen Ausgrenzung zu berücksichtigen, die vor allem durch physisch-bauliche Barrieren innerhalb und im Umfeld der Einrichtung gegeben sind (ebd., S. 140).

In diesem Abschnitt wurden ausgewählte Diskussionszusammenhänge skizziert, die sich in den letzten Jahren auf den Themenkomplex ‚alter(n)sgerechte Quartiere' bezogen haben. Es sollte deutlich geworden sein, dass die Quartiersebene und damit der Blick auf die Voraussetzungen und Bedingungen im Wohnumfeld für die Unterstützung und Verwirklichung von Selbstbestimmung und Teilhabe im Alter seit rund 15 Jahren in der fachwissenschaftlichen und -politischen Diskussion wesentlich an Bedeutung gewonnen haben. Die Kommune hat hierbei eine besondere Verantwortung und gestärkte Rolle einzunehmen, um die Voraussetzungen vor Ort entsprechend bedarfs- und beteiligungsorientiert zu analysieren, planen und gestalten. Die Angebots- und Hilfegestaltung soll für alter(n)sgerechter Quartiere im Rahmen eines Hilfe-/Pflegemixes vernetzt mit den Institutionen und Akteuren vor Ort und in einem Zusammenspiel zwischen formellen und informellen Hilfen erfolgen. Dazu werden Caring Communities als Vision eingebracht, in der die Bewohnerinnen eines Quartiers als sorgende Gemeinschaft füreinander Verantwortung übernehmen. Allerdings wird mit dieser Betonung der bürgerlichen Verantwortung und des zivilgesellschaftlichen Engagements auch eine wesentliche Kritik an Quartiersansätzen verbunden. Aktivitäten der Bürgerinnen und Bürger auf Quartiersebene sollten unterstützt, aber eben nicht ‚aktivierungspolitisch' missbraucht werden, indem die Lösung struktureller sozialer Probleme in den lokalen Raum verschoben wird (van Dyk 2015, S. 46).

Festzuhalten ist, dass in den Diskussionsbeiträgen zu alter(n)sgerechten Quartierskonzepten stationären Pflegeeinrichtungen eine ausdrückliche Rolle zugesprochen wird. Entsprechend der altenpolitischen Leitlinie ‚ambulant vor stationär' geht es primär darum, mit einer alter(n)sgerechten Quartiersgestaltung häusliche Pflege- und Hilfearrangements zu stärken und Einzüge in stationäre Einrichtungen möglichst zu vermeiden. Da dies auch vielfach dem Wunsch der alten Menschen entspricht ist dies prinzipiell zu unterstützen, es darf aber gleichzeitig nicht dazu führen, dass stationäre Altenpflegeeinrichtungen in den Überlegungen zu alter(n)gerechten Quartieren ausgeklammert werden. Denn wenn Berechnungen zu dem zukünftigen Bedarf und Angebot an pflegerischer Versorgung in Deutschland – auch mit verschiedenen Szenarien – nicht ohne Heimplätze auskommen (z. B. Bertelsmann Stiftung 2012, S. 24 ff.), sollte neben dem Ausbau der ambulanten Versorgung auch die dringend erforderliche Weiterentwicklung der stationären Altenhilfe – im Quartier – differenzierter beleuchtet und intensiver verfolgt werden.

13.2 Orientierungen zum Quartier von stationären Altenpflegeeinrichtungen

Während im vorangegangenen Abschnitt ausgewählte Stränge in der Diskussion um alter(n)sgerechte Quartiere skizziert und davon jeweils ausgehend Hinweise zur Rolle der stationären Altenhilfe eingebracht wurden, soll im Folgenden – in umgekehrter Richtung – auf Beiträge zur Konzeption und (Weiter)-Entwicklung von Altenpflegeeinrichtungen fokussiert werden, die dem Quartier und dahin gehenden Öffnungsprozessen eine besondere Rolle zuweisen. In einer verdichteten historischen und analytisch auf den hier interessierenden Gegenstand verkürzten Betrachtung, können hier grob drei Phasen beschrieben werden, in denen Orientierungen zum Quartier für stationäre Altenhilfeeinrichtungen – mehr oder minder – diskutiert und unterschiedlich begründet wurden.

a) 1970/1980er Jahre: Einzug mit gesellschaftskritischem und politischem Anspruch
Konzeptionell sind Orientierungen zum Quartier, Sozialraum oder Gemeinwesen vonseiten stationärer Altenpflegeeinrichtungen erstmals ausdrücklich in den 1970/1980er Jahren wahrzunehmen. Damals wurden Öffnungen von Altenpflegeeinrichtungen explizit mit Bezug auf die Begriffe des Gemeinwesens und der Gemeinwesenarbeit mit einem politischen, gesellschaftsveränderneren Anspruch begründet. Programmatisch sowie theoretisch und methodisch grundlegend für eine Öffnung von stationären Altenpflegeeinrichtungen für das und zum Gemeinwesen war zweifelsohne die Publikation „Öffnet die Altersheime. Gemeinwesenorientierte, ganzheitliche Sozialarbeit mit alten Menschen" von Konrad Hummel (1982). Dort werden der Status quo und notwendige Veränderungen der stationären Altenhilfe gesellschafts- und institutionenkritisch gerahmt und mit spezifischen theoretischen Zugängen begründet. Beispielsweise wird 1) mit Kritik an einer rational-medizinischen Ausrichtung eine ganzheitliche Altenpflege gefordert (ebd., S. 34 ff.), 2) mit Bezügen zu antiinstitutionellen und institutionenverändernden Bewegungen, wie der italienischen Psychiatriebewegung, der organisatorisch starre und sozial ausgrenzende Institutionencharakter von Altenheimen angegriffen (ebd., S. 43 ff.), 3) mit dem Verständnis von Gemeinwesenarbeit als politisches Programm angestrebt, die Bedingungen innerhalb der Institution sowie im umgebenden Gemeinwesen und der Gesellschaft für die und mit den Betroffenen zu verbessern (ebd., S. 53 ff.) und 4) mit Rückgriff auf Methodologie und Methoden der Handlungsforschung eine in diesem Sinne empirisch fundierte und die Betroffenen offensiv einbeziehende Institutionenanalyse und -veränderung angeregt (ebd., S. 59 ff.).

Die Öffnung der Heime sollte damals gesellschaftliche Normen und institutionelle Restriktionen aufbrechen, denn wer „Heime öffnen und differenzieren will, muss also die Ausgrenzungsnormen in Frage stellen" (ebd., S. 13). Damit war die Öffnung nicht nur eine Perspektive neben anderen, sondern eine Leitidee: „Öffnung eines Heimes bedeutet deshalb nicht Einzelmaßnahmen zum besseren Kontakt nach draußen, sondern die Orientierung aller Maßnahmen in problem- und generationenübergreifendem Sinn auf einen lebendigen Austausch möglichst vieler gesellschaftlicher Gruppen" (ebd., S. 11). Bei der so begründeten Arbeit im und am Gemeinwesen, wurden nicht nur das Wohnumfeld, sondern auch das Heim selbst als Gemeinwesen betrachtet.

Zur praktischen Umsetzung, bei welcher ‚der Sozialarbeit' bzw. dem Sozialdienst eine koordinierende Rolle in Zusammenarbeit mit den anderen Einrichtungsbereichen zukommt, werden dann neben Ansätzen und Projekten der Gemeinwesenentwicklung und -arbeit innerhalb und außerhalb des Heimes (z. B. Stärkung und Ausbau des Heimbeirats, Veröffentlichung einer Stadtteilzeitung, Durchführung politischer Stadtteiltreffen, Anbieten eines geöffneten Mittagstischs) auch welche der Kultur- und Bildungsarbeit (z. B. Konzertreihen und Kurse zu Stadtplanung, Gesundheit, Europa, Gewerkschaften) sowie der Milieupflege (z. B. Angebote auf den Stockwerken, stimulierende Raumgestaltung), Fortbildung (z. B. zu themenzentrierter Interaktion, Gestalttherapie) und Organisationsentwicklung (z. B. ganzheitlicher Führungsstil) genannt (ebd., S. 69 ff.).

Zum Ende der 1980er-Jahre kann dann mit Hummel (1990a, S. VII) einerseits festgehalten werden, dass sich einige Altenhilfeinstitutionen angeregt von der oben beschriebenen Programmatik verändert und geöffnet haben. Andererseits machte sich damals Verbitterung und Skepsis bei den Verantwortlichen in diesen Heimen breit, weil sie von widersprüchlichen Anforderungen und Bedarfen „von Öffentlichkeit, Mitarbeitern, Bewohnern und öffentlicher Hand" (Hummel 1990b, S. 19) zerrieben wurden. Dabei werden mit Bezug auf die Anforderungen der „öffentlichen Hand" bereits drohende Normierungen der damals schon diskutierten Pflegeversicherung kritisch erwähnt (ebd., S. 21). Angedeutet wird damit, dass dieses reformerischen Konzeptes einer gemeinwesenorientierten Altenarbeit in Heimen damals politisch nicht hinreichend gefördert wurde; vielmehr scheinen die relevanten Akteursgruppen aus Sicht von Hummel eher abgewartet zu haben, „wann die Revolte (...), der Aufbruch und die Veränderungen der Heimstrukturen, zusammenbrechen" (ebd., S. 18).

b) 1990er Jahre: Verdrängung durch dominantere Themen
In den 1990er Jahren wurden die konzeptionell zwar ausdifferenzierten, aber strukturell noch nicht in der Breite verankerten Ansätze der Gemeinwesenorientierung

oder auch gemeinwesenorientierten Soziarbeit in der stationären Altenhilfe zunehmend durch andere Themen verdrängt. Hier sind einerseits vor allem die Einführung
der Pflegeversicherung (SGB XI) und die damit forcierten Ökonomisierungstendenzen von Relevanz, die insbesondere mit der Pauschalierung und Standardisierung
von Leistungen sowie der damals neuen Wettbewerbssituation unter den Anbietern
der Dienste und Einrichtungen verbunden waren (Auth 2013, S. 421). So wurden
die Aufgaben und Ressourcen der Einrichtungen zunehmend durch die Anforderungen der neu geschaffenen Institutionen der Pflegekasse und des Medizinischen
Dienstes der Krankenversicherung dominiert, was auch eine neue Orientierung an
Pflegestufen mit pauschalisierten Entgelten für Leistungsberechtigten beinhaltete
(Müller 2015, S. 58). Damit einher gingen offenbar auch andere inhaltliche Schwer-
punktsetzungen im Arbeitsalltag: „Die Orientierung an abrechenbaren Leistungen
führt zu einer Überbetonung der medizinisch-krankenpflegerischen Arbeitsanteile
und zu einer Reduktion sozial-pflegerischer Aufgaben" (Kondratowitz und Schmidt
1986 zit. nach Hämel 2012, S. 117). Andererseits wurden in den 1990er-Jahren verstärkt Veränderungen in der Struktur der Bewohnerschaft der stationären Altenhilfe
spürbar, die in den 1980er Jahren bereits begonnen und dann zudem durch die Pflegeversicherung und eine Orientierung an höheren Pflegestufen an Dynamik gewonnen
haben. So ist eine starke Verschiebung der Altersstruktur in Richtung Hochaltrigkeit und die Zunahme von Personen mit mit schwerer Pflegebedürftigkeit sowie
mit kognitiven Einschränkungen und psychischen Veränderungen feststellbar (z. B.
Bloech 2012, S. 47 f.).

Diese politisch und gesellschaftlich bedingten Entwicklungen haben offenbar
dazu geführt, dass die in den 1970er- und 1980er-Jahren initiierte und geforderte gemeinwesenorientierte Arbeit in stationären Altenpflegeeinrichtungen in den
1990er-Jahren verdrängt wurde. Während sich eine partizipative gemeinwesenorientierte Arbeit seit Ende der 1980er Jahren in der offenen Altenhilfe etabliert
(Leitner und Vukoman 2019, S. 602), scheint diese Perspektive für die stationäre
Altenhilfe – im Sinne eines Leitkonzeptes – in den Hintergrund geraten zu sein.
Selbst wenn dann in vereinzelten Beiträgen noch „Strategien zur Öffnung des Heimes" (Rumpel 1996) thematisiert werden, erfolgt dies in einer anderen Rahmung
im Kontext spürbarer Ökonomisierungstendenzen, indem Strategien zur Heimöffnung gefunden werden sollen, deren Ziel und Grundgedanke ist, „unter dem schon
bestehenden Kostendruck [...] die Lebens- und Arbeitsqualität in einem Altenpflegeheim zu erhalten bzw. zu fördern" (ebd., S. 85). Deutlich werden also veränderte
Zweckbestimmungen stationärer Altenhilfeeinrichtungen, die sich zunehmend auf
Aspekte einer vermeintlichen Kundenorientierung und Qualitätssicherung sowie
Anforderungen der Kapazitätsauslastung und des Wettbewerbs konzentrieren.

c) Seit ca. 2010er: ‚Renaissance' unter anderen Vorzeichen und Bedingungen

Seit gut zehn Jahren ist nun allerdings eine Renaissance der Diskussion zur Gemein-wesenorientierung in der stationären Altenhilfe zu beobachten, auch wenn diese unter anderen Vorzeichen und Bedingungen als in den 1970/1980er Jahren stattfin-det. Heute ist mehrheitlich vom Quartier die Rede, und wird – wie oben skizziert – die Funktion von Altenpflegeheimen im Kontext alter(n)sgerechter Quartiere betrachtet. Die Relevanz stationärer Pflegeeinrichtungen wird dabei unterschiedlich gedeutet, aber wenn, dann in dem Dienstleistungsspektrum verschiedener Hilfe- und Versor-gungsformen im Quartier sowie erst nach Betonung des Leitprinzips ‚ambulant vor stationär' eingeordnet. Konkrete Bezugnahmen auf Konzepte des Gemeinwesens und der Gemeinwesenarbeit im gesellschaftskritischen und politischen Verständ-nis der 1970er sind dabei nicht mehr zu finden – auch der explizite Verweis auf die Profession Soziale Arbeit bleibt aus. Im Vergleich zu der damaligen Öffnungs-programmatik, die von progressiven Heimkonzepten ausgehend, gesellschaftliche Normen infrage und mit einem institutionenkritischen Ansatz die Bewohnerschaft auch als politisches Subjekt in den Mittelpunkt stellte und damit gesellschafts- bzw. gemeinwesenverändernd wirken wollte, scheint die heutige Rolle der Altenpflege-einrichtungen eher ‚von außen' durch sozial- und finanzpolitische Anforderungen (zweck-)bestimmt. So lässt sich mitunter der Eindruck gewinnen, dass die stationäre Altenhilfe im Kontext alter(n)sgerechter Quartiere entweder als vermeidbare Notlö-sung strukturell und konzeptionell eher ignoriert wird oder sich als dienstleistender Bestandteil im Pflege- und Hilfemix einer Kommune einzureihen und vermeintlich innovativ zu präsentieren hat.

Allerdings ist auch festzuhalten, dass in den letzten Jahren ebenfalls neue Ansätze und Empfehlungen aus Wissenschaft und Praxis zur Quartiersorientierung von Altenpflegeheimen dokumentiert wurden, die den Blick ‚von innen' – konzeptionell – auf die Weiterentwicklung der stationären Altenhilfe richten (Deutscher Evange-lischer Verband für Altenarbeit und Pflege e. V. 2008; de Vries 2009; Weidner et al. 2010; Bogert 2013; Drees und Pappel 2018; Pauls 2017; Spicher 2018; Röhnsch und Hämel 2019). Hervorzuheben ist dabei der Ansatz des KDA-Quartierhauses, mit dem das Kuratorium Deutscher Altershilfe explizit einen „sozialraumorientierten Versorgungsansatz" (Michell-Auli 2011, S. 13) nicht nur umfassend konzeptionell beschreibt, sondern auch als relevante Neuausrichtung für die Altenpflegeheime positioniert. So skizzieren Michell-Auli und Sowinski (2012, S. 10 ff.) die his-torische Abfolge des stationären Altenwohnbaus, der sich demnach von einer Verwahranstalt über ein am Krankenhaus und Erfordernissen medizinischer Versor-gung orientiertem Modell hin zu Wohnheimen und schließlich Hausgemeinschaften entwickelte. Die fünfte Generation der KDA-Quartiershäuser ergänzt nun das Kon-zept der Hausgemeinschaften um eine Öffnung zum und für das Quartier. Die

Bewohnerinnen sollen stärker an Aktivitäten außerhalb der Einrichtung teilhaben und Akteuren des Quartiers in die Häuser geholt werden (Michell-Auli und Sowinski 2012, S. 23). Unter Bezugnahme auf Konzepte des Normalitäts- bzw. hier expliziter des Normalisierungsprinzips sowie von Lebensqualität sollen im Rahmen der Quartiershäuser die gesellschaftliche Teilhabe und das Wohlbefinden der Bewohnerinnen gefördert werden (Michell-Auli und Sowinski 2012, S. 13 ff.). Hier kommen also explizit Öffnungsperspektiven und dabei insbesondere mit einer inklusionsbezogenen Ausrichtung an einem „Leben in der Öffentlichkeit" zum Ausdruck, der neben den weiteren Grundprinzipien „Leben in Privatheit" und „Leben in Gemeinschaft" (ebd., S. 11) als drittes Prinzip zentrale Bedeutung zugeschrieben wird.

Wenn die Öffnung der Heime heute diskutiert wird, kann prinzipiell in zwei Öffnungsperspektiven unterschieden werden (vgl. dazu Bleck et al. 2018c, S. 226 f.), die auch in dem Projekt GALINDA aufgegriffen, aber ausdifferenziert wurden. Zum einen ist damit eine Öffnung für das Quartier gemeint, die im engeren Sinne eine Nutzung von Angeboten und Räumen einer Pflegeeinrichtung durch einzelne Bürgerinnen oder Vereine, Gremien etc. aus dem Sozialraum impliziert. Damit wird die Pflegeeinrichtung als Institution im Quartier wahrgenommen und oft auch erst kennengelernt und werden zudem potenziell Kommunikations- und Begegnungsmöglichkeiten geschaffen, welche der Exklusion der Einrichtung und ihrer Bewohnerinnen gegenüber dem Wohnumfeld entgegenwirken können (Deutsches Institut für angewandte Pflegeforschung 2010, S. 54). Im weiteren Sinne kann eine Öffnung für das Quartier auf eine Ausdifferenzierung der bisherigen Angebotsstruktur bezogen werden. In diesen Zusammenhängen wird auf eine stärkere Vernetzung mit anderen Leistungserbringern vor Ort sowie ein erweitertes Angebotsspektrum stationärer Pflegeeinrichtungen innerhalb des Hilfe- und Pflegemixes einer Kommune Bezug genommen, indem etwa Modelle der integrierten Versorgung zentral in Pflegeheimen angestrebt werden (z. B. Hämel et al. 2017; Röhnsch und Hämel 2019).[4] Damit wird schon lange aufgestellten Forderungen einer entsprechenden Weiterentwicklung stationärer Pflegeeinrichtungen entsprochen: „Heimen können Pflegezentren werden" (Hummel 1990a, S. IX).

Zum anderen ist die Öffnung zum oder in den Sozialraum zu nennen, die sich auf die Nutzung des Quartiers durch Bewohnerinnen der Pflegeeinrichtungen bezieht. Hier geht es um die Verbesserung der sozialen Teilhabe im Quartier von Menschen mit Hilfe- und Pflegebedarf, die in stationären Pflegeeinrichtungen leben. Etwa

---

[4]Hier unterscheidet GALINDA allerdings zwischen Angeboten der Einrichtung, die innerhalb der Einrichtung (Öffnung für das Quartier II, z. B. Tagespflege, soziale und kulturelle Angebote) und jenen, die von der Einrichtung im Quartier erbracht werden (Öffnung zum Quartier II, z. B. ambulante Pflege).

eine bewusste und informierte Orientierung zum Quartier seitens der Einrichtungsleitung und Mitarbeitenden kann den in der Einrichtung lebenden Bewohnerinnen
dann ermöglichen, an Angeboten des Sozialraums teilzuhaben (Deutscher Evangelischer Verband für Altenarbeit und Pflege e. V. 2008, S. 4). Hilfreich hierfür ist
wiederum eine Vernetzung mit den Institutionen und Anbietern, die in der Wohnumgebung vorhanden sind, genauso wie ein altersgerechtes Wohnumfeld erforderlich
ist, das barrierearm gestaltet ist und zugängliche Infrastrukturen der Freizeitgestaltung, Begegnung und Nahversorgung bereithält (Deutsches Institut für angewandte
Pflegeforschung 2010, S. 57).

Welche Relevanz Quartiers- bzw. Sozialraumorientierungen im Selbstverständnis und praktischen Handeln stationärer Altenpflegeeinrichtungen zukommt und
inwieweit Öffnungen für das oder zum Quartier erfolgen, wurde im deutschsprachigen Raum bislang – vor GALINDA – erst vereinzelt empirisch untersucht (z. B.
Hämel 2012; Hämel et al. 2017; Bleck et al. 2018b; Röhnsch und Hämel 2019),
worauf nun noch auszugsweise und exemplarisch eingegangen werden soll.

So kann zunächst mit Bleck et al. (2018b) auf Basis einer Studie in Düsseldorf
festgehalten werden, dass die Bedeutung von Quartiersorientierung in der stationären Altenhilfe auf der Leitungsebene zwar ausdrücklich bestätigt wird (ebd.,
S. 74), auf der Seite der Mitarbeiterinnen bislang aber noch eher ein diffuses
Verständnis dazu besteht (ebd., S. 40 ff.). Grundsätzlich ist mit Hämel (2012)
festzustellen, dass die Leitungsebene „ein zentraler Transporteur von Öffnungskon-
zepten" (ebd., S. 254) ist, wozu in den Interviews mit Einrichtungsleitungen auch
die Bedeutung einer gemeinsamen „Philosophie" oder „Vision" für die Einrichtung
hervorgehoben wird. Außerdem konnte aufgezeigt werden, dass Einrichtungsleitungen mit Heimöffnungen nicht nur soziale, sondern auch ökonomische Interessen
verbinden: „Eine Öffnung zum Sozialraum soll andere Lebensformen in den Heimen
und neue Qualitäten ermöglichen *und* zugleich der Akquise zusätzlicher Ressourcen und einer positiven Selbstdarstellung der Einrichtung nach außen dienen" (ebd.,
S. 254).

Zu Öffnungen für das Quartier konnte in Düsseldorf einerseits beobachtet werden, dass in der überwiegenden Mehrzahl der Einrichtungen Angebotsformen für
die Öffentlichkeit zugänglich sind und auch von Quartierbewohnern genutzt werden, auch wenn keine Angaben über Umfang und Häufigkeit dieser Nutzung erfasst
wurden. In Bezug auf die Art der Angebote zeigte sich, dass vor allem Festlich-
keiten, Angebote wie die Cafeteria und der Mittagstisch, Mehrzweckräume und
religiöse Angebote bei einer Mehrheit der Einrichtungen gegenüber dem Quartier
geöffnet sind (ebd., S. 70). Andererseits kann mit Hämel et al. (2017, S. 94) auch
die Wahrnehmung festgehalten werden, dass Berührungsängste in der Bevölkerung

gegenüber Angeboten in Altenpflegeheimen bestehen – hier in einer potenziellen Nutzung von Heimen als Pflege- und Gesundheitszentren.

In Bezug auf Öffnungen zum Quartier wurde in Düsseldorf im Rahmen von Gruppendiskussionen mit Bewohnerinnen u. a. deutlich, dass sich die Beteiligten einerseits gerne an grünen und/oder ruhigen Orten aufhalten, die sich auf Parks und ruhige Nebenstraßen zum Spazieren beziehen. Andererseits suchen sie Orte auf, wo es etwas zu sehen gibt, z. B. in Einkaufsstraßen. Gleichermaßen wurde hier betont, dass nur selten etwas gekauft wird, weil dies durch die tägliche Versorgung im Heim nicht erforderlich sei. Teilweise kamen auch eigene biografische Bezüge zum Vorschein, die sich auf Orte beziehen, die von früher bekannt sind (ebd., S. 30 f.).

Zusammenfassend lässt sich für dieses Kapitel konstatieren, dass eine differenziertere konzeptionelle Fundierung einer Quartiersorientierung und entsprechender Öffnungsperspektiven von stationären Altenpflegeeinrichtungen erst in den 1970/1980er erfolgte, die dann in den 1990er Jahren durch andere Anforderungen überlagert wurde und seit den 2010er Jahren wieder (neu) von der Relevanz des Quartiers für Heime die Rede ist. Die heutigen Inhalte und Bezugnahmen von Quartiersorientierungen stationärer Pflegeeinrichtungen stehen nicht im Widerspruch zu denjenigen der 1980er Jahren, sie scheinen aber doch durch andere Ausgangspunkte, Bedingungen und auch Zweckbestimmungen gerahmt zu sein. Während in den 1980er Jahren ein politischer, gesellschaftsverändernder Anspruch von den Heimen und ihren Bewohnerinnen ausgehend Veränderungen im Quartier erzielt werden sollten, so scheint die gegenwärtige Quartiersorientierung in der bzw. zur stationären Altenhilfe eher von Bedarfen eines alter(n)sgerechten Quartiers und Einordnungen in den dortigen Pflege-/Hilfemix auszugehen. Gleichwohl ist zu konstatieren, dass auch heute Begründungen mit Bezug auf den Inklusionsgedanken und die UN-Behindertenrechtskonvention sowie Konzepten von Lebensqualität, Normalität und Selbstbestimmung herangeführt werden, die als wesentliches Ziel für Quartiersorientierungen in stationären Altenpflegeeinrichtungen angeben, die gesellschaftliche Teilhabe der Bewohnerinnen zu fördern und gewährleisten. Allerdings dürften diese Begründungen zentraler benannt und theoretisch-konzeptionell – auch unabhängig von einem Dienstleistungsgedanken – näher ausgeführt werden. GALINDA hat dies getan und konkret drei Ziele für Öffnungsperspektiven benannt, welche die Bewohnerinnen in den Mittelpunkt stellen, indem diese von negativen Folgen institutioneller Logiken geschützt werden, sie von Austauschbeziehungen zwischen Heim und Quartier profitieren sollen sowie schließlich ihr Recht auf Teilhabe gefördert und gewährleistet wird. Daran anknüpfend soll nun ein Fazit mit einem Ausblick zur Quartiersorientierung in stationären Altenhilfeeinrichtungen im Lichte der GALINDA-Studie gegeben werden.

13.3   Fazit und Ausblick im Lichte von GALINDA

Festzuhalten ist, dass bislang kaum theoretische und empirische Grundlagen existieren, die sich konkret auf den Gegenstand der Quartiers- bzw. Sozialraumorientierung in der stationären Altenhilfe beziehen. GALINDA hat sich demnach nicht nur im Allgemeinen, sondern mit dessen Zugängen auch im Speziellen Forschungsdesideraten gewidmet. Zur Einordnung ausgewählter Erkenntnisse aus GALINDA wird nun auf eine Differenzierung von zentralen Handlungsbausteinen für die Quartiers- bzw. Sozialraumorientierung in der stationären Altenhilfe zurückgegriffen (Bleck et al. 2018b, S. 79 ff.), die sich auf a) das Haus, b) das Quartier, c) die Bewohner sowie d) das Personal bezieht.

a) Das Haus
Das Haus als bauliche Struktur einer Einrichtung beeinflusst die Aufenthalts- und Nutzungsmöglichkeiten durch Bewohnerinnen, Angehörige und Gäste ebenso wie die Arbeit der Mitarbeitenden. Die jeweiligen Voraussetzungen der Häuser und deren aktive (Um-)Gestaltung bieten daher Möglichkeiten und Grenzen für verschiedene Optionen der Öffnung für das Quartier (in GALINDA die Öffnungen für das Quartier I und II). GALINDA hat sowohl im Rahmen der quantitativen als auch qualitativen Befunde bestätigt, dass bereits in einer überwiegenden Mehrzahl Angebote existieren, die auch von Quartiersbewohnerinnen genutzt werden (können). Als Faktoren, die eine Öffnung der Einrichtungen für das Quartier hemmen, konnten neben fehlenden räumlichen Kapazitäten in den Häusern aber auch Schwellenängste der Bevölkerung, rechtlich-finanzielle Vorgaben (z. B. Hygienevorschriften, Finanzierung von Künstlerinnen), personelle Grenzen sowie physische und psychische Einschränkungen aufseiten der Bewohnerinnen identifiziert werden.

b) Das Quartier
Einfluss auf Möglichkeiten und Grenzen einer quartiersorientierten Arbeit in der Altenhilfe nehmen ebenso das Quartier und die dort vorhandenen Gegebenheiten, die sich insbesondere auf räumlich-bauliche Rahmenbedingungen, Infrastrukturen und Institutionen sowie die Bevölkerung im Wohnumfeld der Einrichtung beziehen.
    In GALINDA wurde bestätigt, dass die Lage der jeweiligen Einrichtung durchaus eine Rolle spielt. Die Lage bezieht sich sowohl auf eine ‚zentrale‘ Lage mit Nähe zu Infrastrukturen, aber auch auf eine barrierearme Lage, welche die Zugänge zu den Infrastrukturen ermöglicht. Hier gilt es die Gegebenheiten des Quartiers zu analysieren und Defizite auf kommunaler Ebene zu benennen und auszugleichen, wofür wiederum finanzielle Unterstützung von Bund und Land hilfreich wäre. Relevant sind auch das Image und die ‚historisch‘ gewachsene Verbindung einer Einrichtung

zum Quartier, wie etwa in der Quartiersbefragung am Standort 3 zum Ausdruck kam und was davon abhängt, inwieweit insbesondere die Einrichtungsleitung Kontakte zum Quartier pflegt. Kooperationen mit Institutionen und Akteuren im Quartier können dabei als erster und durchgängig relevanter Faktor der Quartiersorientierung angesehen werden. Mit Blick auf Öffnungen zum Quartier, ist zudem ein relevantes Ergebnis, was im Quartier von den Heimbewohnerinnen – unterstützt durch die Einrichtung – genutzt wird. Neben Ausflügen zu Festen, Veranstaltungen und Angeboten im Quartier soll hier die Bedeutung der ebenfalls benannten Nutzung von alltagsverrichtungsbezogenen Dienstleitungen hervorgehoben werden. Denn auch ein Besuch zu dem altbekannten Friseur im Quartier ist Teilhabe für die Bewohnerinnen.

c) Die Bewohnerinnen

Um bei Öffnungen in das Quartier die Interessen der Bewohnerinnen zu berücksichtigen, bedarf es Wissen über ihre individuellen Bezüge zum Quartier. So sind Informationen aus der jeweiligen Biografie relevant, die über ihre Herkunft, ihrem vorherigen Wohnort und über relevante Freizeitgestaltungen informieren. Mit diesem Hintergrund können dann spezifische Nutzungen entsprechender Angebote im Quartier unterstützt werden. Die Berücksichtigung individueller biografischer Bezüge ebenso wie aktueller Voraussetzungen der Bewohnerinnen scheint angesichts einer veränderten Bewohnerschaft in Bezug auf physische und psychische Einschränkungen umso wichtiger. Hier bleibt allerdings auch nach GALINDA eine Forschungslücke, die Stimme der Bewohnerinnen noch umfassender zu berücksichtigen oder ihr Verhalten bei Öffnungsaktivitäten zu beobachten.

d) Das Personal

Orientierungen von Altenpflegeeinrichtungen für und zum Quartier müssen gelebt und damit gesehen, organisiert, begleitet und umgesetzt werden, womit dem Personal eine wesentliche Bedeutung zukommt. Hier ist mit GALINDA sowohl der Blick auf das Individuum als auch auf die Organisation wesentlich geschärft worden. Denn das individuelle Wissen über Inhalte und Ansätze von quartiersorientiertem Arbeiten ebenso wie die individuelle Haltung dazu sind wesentlich durch die Organisationskultur einer Einrichtung geprägt. So hat sich in GALINDA bestätigt, dass sowohl das Verständnis als auch die konzeptionelle Verankerung von Quartiersorientierung noch heterogen in den Einrichtungen ausgeprägt ist. Auch strukturell waren Unterschiede darin erkennbar, inwieweit eine Stelle oder Stellenanteile für Quartiersarbeit vorhanden waren. Ferner wurde in den Interviews an allen Standorten festgehalten, dass die Zusammenarbeit der Einrichtungsbereiche der Pflege und Sozialen Betreuung bzw. des Sozialen Dienstes von Bedeutung für gemeinsam unterstützte Öffnungsaktivitäten sind. Inwieweit all diese Aspekte verankert sind, ist auch wesentlich abhängig von Impulsen aus dem Leitungsteam und damit von der von ihm geförderten Organisationskultur.

Abschließend bleibt festzuhalten, dass GALINDA theoretisch und empirisch wesentlich zur Fundierung und Ausdifferenzierung einer Konzeptionierung von Quartiersorientierung in der stationären Altenhilfe beigetragen hat. Insbesondere der intensiv beleuchtete Zusammenhang von Organisationskultur und Öffnungs-prozessen in Altenpflegeeinrichtungen wird hier wohl zentral für entsprechende Weiterentwicklungen und nachhaltige Verankerungen in der Praxis sein.

Wesentlich könnte der weitere Prozess nun auf drei Ebenen gefördert werden: Auf der Ebene der Wissenschaft wären – anknüpfend an die bisherige Analyse auf theoretischer und empirischer Basis – praxisnahe Rahmenkonzepte zu entwickeln, die für die Praxis konzeptionelle Empfehlungen mit Strategien, Methoden und Good-Practice-Beispielen enthalten. Nach der Analyse sollten somit auch eine Förderung und Begleitung von Maßnahmen der Implementation folgen. Auf der Ebene der Politik gilt es Optionen zu prüfen, die eine anteilige, aber dauerhafte Finanzierung von quartiersbezogener Arbeit in der stationären Altenhilfe ermöglichen. Und auf Ebene der Einrichtung sollte ein Selbstverständigungsprozess begonnen werden, mit welchen Zielen und welchen Zugängen in der eigenen Einrichtung Quartiers-bzw. Sozialraumorientierung konzeptionell und strukturell verankert wird. Dass dabei die Frage nach verfügbaren Ressourcen gestellt wird, ist nachvollziehbar. Allerdings verweisen Erfahrungen zu der in GALINDA fokussierten Organisationskultur auch darauf, dass bereits ein anderes Selbstverständnis zur Rolle von stationären Altenpflegeeinrichtungen im Quartier viel bewirken kann. Unter sensibler Berücksichtigung der jeweiligen Voraussetzungen, Interessen und Wünsche der Bewohnerinnen in Bezug auf Öffnungen für und in das Quartier sollten sie hierbei im Mittelpunkt stehen: Als Bürgerinnen des Quartiers, die ein Recht auf Teilhabe am gesellschaftlichen Leben haben.

Literatur

Auth, D. (2013). Ökonomisierung der Pflege – Formalisierung und Prekarisierung von Pflegearbeit. *WSI-Mitteilungen, 66*(6), 412–422.

Bertelsmann Stiftung. (2012). *Themenreport Pflege 2030. Was ist zu erwarten – Was ist zu tun?* https://www.bertelsmann-stiftung.de/fileadmin/files/BSt/Publikationen/GrauePublikationen/GP_Themenreport_Pflege_2030.pdf. Zugegriffen: 5. Apr. 2020.

Bleck, C., van Rießen, A., & Knopp, R. (2013). Der Blick Älterer auf ‚ihr Quartier' Methoden und Instrumente für die sozialräumliche Arbeit mit älteren Menschen. *Sozialmagazin, 38*(5–6), 6–17.

Bleck, C., van Rießen, A., & Knopp, R. (Hrsg.). (2018a). *Alter und Pflege im Sozialraum. Theoretische Erwartungen und empirische Bewertungen.* Wiesbaden: Springer VS.

Bleck, C., van Rießen, A., Knopp, R., & Schlee, T. (2018b). *Sozialräumliche Perspektiven in der stationären Altenhilfe. Eine empirische Studie im städtischen Raum.* Wiesbaden: Springer VS.

Bleck, C., van Rießen, A., & Schlee, T. (2018c). Sozialraumorientierung in der stationären Altenhilfe. Aktuelle Bezüge und zukünftige Potentiale. In C. Bleck, A. van Rießen, & R. Knopp (Hrsg.), *Alter und Pflege im Sozialraum. Theoretische Erwartungen und empirische Bewertungen* (S. 225–247). Wiesbaden: Springer VS.

Bloech, J. (2012). *Soziale Arbeit in der stationären Altenhilfe – Implementierung, Degeneration und Perspektive.* Dissertation, Uni- Bielefeld, Bielefeld.

Bogert, B. (2013). Vernetzt im Quartier: Projekt. *Altenheim, 52*(12), 40–43.

Brettschneider, A. (2020). Die Rolle der Kommunen: Ziele, Handlungsfelder und Gestaltungsmöglichkeiten kommunaler Pflegepolitik. In K. Jacobs, A. Kuhlmey, S. Greß, J. Klauber, & A. Schwinger (Hrsg.), *Pflege-Report 2019. Mehr Personal in der Langzeitpflege – Aber woher?* (S. 219–238). Berlin: Springer.

Bundesarbeitsgemeinschaft der Senioren-Organisationen e. V. (2014). *BAGSO-Positionspapier zur Weiterentwicklung der Pflege.* https://www.bagso.de/fileadmin/ user_upload/bagso/06_Veroeffentlichungen/2014_und_aelter/BAGSO_Positionspapier_ Weiterentwicklung_Pflege.pdf. Zugegriffen: 30. Mai 2020.

Bundesministerium des Innern. (2012). *Jedes Alter zählt. Die Demografiestrategie der Bundesregierung.* https://www.demografie-portal.de/SharedDocs/Informieren/DE/BerichteK onzepte/Bund/Demografiestrategie.html. Zugegriffen: 7. Mai 2020.

Bundesministerium des Innern. (2015). *Jedes Alter zählt. „Für mehr Wohlstand und Lebensqualität aller Generationen". Weiterentwicklung der Demografiestrategie der Bundesregierung.* https://www.demografie-portal.de/SharedDocs/Informieren/DE/BerichteK onzepte/Bund/Demografiestrategie.html. Zugegriffen: 7. Mai 2020.

Deutscher Bundestag. (2016). *Siebter Bericht zur Lage der älteren Generation in der Bundesrepublik Deutschland. Sorge und Mitverantwortung in der Kommune – Aufbau und Sicherung zukunftsfähiger Gemeinschaften.* https://www.siebter-altenbericht.de/der-siebte-altenbericht/. Zugegriffen: 2. Apr. 2020.

Deutscher Evangelischer Verband für Altenarbeit und Pflege e. V. (2008). *Den Sozialraum mitgestalten.* Berlin: DEVAP.

Deutscher Paritätischer Wohlfahrtsverband – Gesamtverband e. V. (2014). *Strategiepapier Altenhilfe und Pflege 2025.* https://www.der-paritaetische.de/fileadmin/user_upload/ Publikationen/doc/broschuere_altenhilfe-pflege-2025_web_01.pdf. Zugegriffen: 5. Apr. 2020.

Deutscher Städtetag. (2015). *Für eine echte Stärkung der Kommunen in der Pflege. Positionspapier des Deutschen Städtetages.* https://www.staedtetag.de/imperia/md/content/dst/ siteuebergreifend/2015/positionspapier_pflege_staerkung_kommunen_juni_2015.pdf. Zugegriffen: 30. Mai 2020.

Deutscher Verein für öffentliche und private Fürsorge e. V. (2010). *Selbstbestimmung und soziale Teilhabe vor Ort sichern! Empfehlungen des Deutschen Vereins zur Gestaltung einer wohnortnahen Pflegeinfrastruktur.* https://www.deutscher-verein.de/de/upl oads/empfehlungen-stellungnahmen/2010/dv-05-10.pdf. Zugegriffen: 30. Mai 2020.

Deutsches Institut für angewandte Pflegeforschung. (2010). *Pflege und Unterstützung im Wohnumfeld. Innovationen für Menschen mit Pflegebedürftigkeit und Behinderung.* Hannover: Schlüter.

de Vries, B. (2009). Aufbruch ins Quartier: Versorgungssicherheit außerhalb des Heims. *Altenheim, 48*(4), 22–25.

Drees, S., & Pappel, F. (2018). Heime reagieren auf ihre Umgebung. *Altenheim, 6,* 40–43.

Engelmann, D., Gohde, J., Künzel, G., & Schmidt, S. (2013). *Gute Pflege vor Ort: Das Recht auf ein eigenständiges Leben im Alter. Positionspapier im Auftrag der Abteilung Wirtschafts-und Sozialpolitik der Friedrich-Ebert-Stiftung.* Berlin: Friedrich-Ebert-Stiftung.

Evangelisches Johanneswerk (Hrsg.). (2011). *Quartiersnah. Die Zukunft der Altenhilfe.* Hannover: Vincentz.

Evers, A., & Olk, T. (1996). Wohlfahrtspluralismus – Analytische und normativ-politische Dimensionen eines Leitbegriffs. In A. Evers & T. Olk (Hrsg.), *Wohlfahrtspluralismus. Vom Wohlfahrtsstaat zur Wohlfahrtsgesellschaft* (S. 9–60). Opladen: Westdeutscher Verlag.

Fachgruppe „Alter und Pflege" des Vereines für Sozialplanung (VSOP). (2015). *Ein Konzept für Kommunale Pflege- und Altenhilfeplanung. Diskussionspapier.* https://www.vsop. de/download/dokumente_allgemeine_hinweise/alter_und_pflege/Konzept_zur_kommun alen_Altenhilfeplanung_2015.pdf. Zugegriffen: 30. Mai 2020.

Goffman, E. (1973). *Asyle. Über die soziale Situation psychiatrischer Patienten und anderer Insassen.* Frankfurt am Main: Suhrkamp.

Grimm, G., Knopp, R., Nell, K., Stelling, C., & Winter, G. (2006). *WohnQuartier⁴= Die Zukunft altersgerechter Quartiere gestalten = Die Zukunft altersgerechter Quartiere gestalten.* Düsseldorf: Eigendruck.

Hämel, K. (2012). *Öffnung und Engagement. Altenpflegeheime zwischen staatlicher Regulierung, Wettbewerb und zivilgesellschaftlicher Einbettung.* Wiesbaden: Springer VS.

Hämel, K., Olbermann, E., Barth, C., Düllmann, D., & Vogt, D. (2012). *Altersgerechte Quartiersentwicklung und quartiersnahe Versorgung Hilfe- und Pflegebedürftiger: Eine Bestandsaufnahme von Quartiersprojekten und Unterstützungsangeboten zur Quartiersentwicklung in NRW. Synopse.* Universität Bielefeld: Institut für Pflegewissenschaft (IPW). https://www.uni-bielefeld.de/(de)/gesundhw/ag6/downloads/quartier.pdf. Zugegriffen: 30. Mai 2020.

Hämel, K., Kafczyk, T., Vorderwülbecke, J., & Schaeffer, D. (2017). *Vom Pflegeheim zum Zentrum für Pflege und Gesundheit im Quartier? Eine Bedarfs- und Angebotsanalyse in vier städtischen Quartieren.* Bielefeld: Institut für Pflegewissenschaft. https://www.uni-bielefeld.de/gesundhw/ag6/downloads/ipw_155.pdf. Zugegriffen: 30. Juni 2020.

Hummel, K. (1982). *Öffnet die Altersheime! Gemeinwesenorientierte, ganzheitliche Sozialarbeit mit alten Menschen.* Weinheim: Beltz Juventa.

Hummel, K. (1990a). Neu zur zweiten Auflage: Aus Heimen Wohnzentren machen! In K. Hummel & I. Steiner-Hummel (Hrsg.), *Gemeinwesenorientierte Konzepte in der Altenpflege: Wege aus der Zitadelle* (2. Aufl., S. VII–XI). Hannover: Vincentz.

Hummel, K. (1990b). Das gemeinwesenorientierte Konzept der Altenarbeit. In K. Hummel & I. Steiner-Hummel (Hrsg.), *Gemeinwesenorientierte Konzepte in der Altenpflege: Wege aus der Zitadelle* (2. Aufl., S. 3–72). Hannover: Vincentz.

Kessl, F., & Reutlinger, C. (2007). *Sozialraum. Eine Einführung.* Wiesbaden: Springer VS.

Klie, T. (2016). Caring Communities. Auf dem Weg in eine sorgende Gemeinschaft? In H. P. Zimmermann, A. Kruse, & T. Rentsch (Hrsg.), *Kulturen des Alterns Plädoyers für ein gutes Leben bis ins hohe Alter* (S. 269–286). Frankfurt a. M.: Campus.

Klie, T. (2018). Zivilgesellschaftliches Engagement in der Pflege. Wie viel ist es uns wert und was bedeutet es? In F. Wagner & N.- M. Szepan (Hrsg.), *Agenda Pflege 2021. Grundlagen für den fachpolitischen Diskurs* (S. 53–72). Berlin: KomPart Verlagsgesellschaft.

Klott, S. (2014). Einblicke in die Empirie: Marschrouten zum guten Heim. In H.Brandenburg, I. Bode, & B. Werner (Hrsg.), *Soziales Management in der stationären Altenpflege. Kontexte und Gestaltungsspielräume* (S. 173–183). Bern: Hans-Huber.

Kremer-Preiß, U., & Stolarz, H. (2004). Wohnen im Quartier – Auch im hohen Alter und bei Hilfe- und Pflegebedarf. *Forum Seniorenarbeit, Themenschwerpunkt 08/2004, Leben und Wohnen im Quartier* (S. 1–3). https://www.aq-nrw.de/media/forum_seniorenarbeit_ nrw_-_leben_im_quartier.pdf. Zugegriffen: 20. Mai 2020.

Kreuzer, V. (2006). *Altengerechte Quartiere. Stadtplanerische Empfehlungen für den Umgang mit der demografischen Alterung auf kommunaler Ebene.* Dortmund: Rohn.

Kricheldorff, C., Klott, S., & Tonello, L. (2015). Sorgende Kommunen und Lokale Verantwortungsgemeinschaften Modellhafte Ansätze zur Sicherung von gelingendem Altern und Pflege im Quartier. *Zeitschrift für Gerontologie und Geriatrie, 48*(5), 408–414.

Kümpers, S., & Alisch, M. (2018). Ungleichheiten des Alter(n)s in sozialräumlicher Perspektive. In C. Bleck, A. van Rießen, & R. Knopp (Hrsg.), *Alter und Pflege im Sozialraum. Theoretische Erwartungen und empirische Bewertungen* (S. 53–68). Wiesbaden: Springer VS.

Kümpers, S., & Wolter B. (2015). Soziale Teilhabe pflegebedürftiger älterer Menschen in innovativen stationären Wohnformen. In K. Jacobs, A. Kuhlmey, S. Greß, & A. Schwinger (Hrsg), *Pflege-Report 2015. Pflege zwischen Heim und Häuslichkeit* (S. 135–145). Stuttgart: Schattauer.

Kuratorium Deutsche Altershilfe (KDA). (2011). *Was sind altersgerechte Quartiersprojekte? Bausteine und Umsetzungsverfahren.* https://www.landratsamt-unterallgaeu.de/ fileadmin/eigene_dateien/landratsamt/buergerservice/senioren/seniorenkonzept/dokume nte/Broschuere_Quartiersprojekte.pdf. Zugegriffen: 30. Mai 2020.

Leitner, S., & Vukoman, M. (2019). Altenarbeit als sozialraumbezogenes Handlungsfeld. In F. Kessl & C. Reutlinger (Hrsg.), *Handbuch Sozialraum* (S. 599–615). Wiesbaden: Springer VS.

Lingg, E., & Stiehler, S. (2010). Nahraum. In C. Reutlinger, C. Fritzsche, & E. Lingg (Hrsg.), *Raumwissenschaftliche Basics. Eine Einführung für die Soziale Arbeit* (S. 169–179). Wiesbaden: Springer VS.

Michell-Auli, P. (2011). Ein Kernbaustein der KDA-Quartiershäuser: Der sozialraumorientierte Versorgungsansatz. *ProAlter, 43*(5), 13–19.

Michell-Auli, P., & Sowinski, C. (2012). *Die fünfte Generation: KDA-Quartiershäuser – Ansätze zur Neuausrichtung von Alten- und Pflegeheimen.* Köln: Kuratorium Deutsche Altershilfe.

Ministerium für Gesundheit, Emanzipation, Pflege und Alter des Landes Nordrhein-Westfalen. (2013). *Masterplan altersgerechte Quartiere. NRW. Strategie- und Handlungskonzept zum selbstbestimmten Leben im Alter.* https://www.aq-nrw.de/media/mas terplan_altengrechte_quartier_nrw_2016_1.pdf. Zugegriffen: 30. Mai 2020.

Ministerium für Soziales, Arbeit, Gesundheit und Demografie Rheinland-Pfalz. (2012). *Gut Leben im Alter. Aktionsplan der Landesregierung zur Politik für Seniorinnen und Senioren in Rheinland-Pfalz.* https://msagd.rlp.de/fileadmin/msagd/Publikationen/Demografie/Lan desaktionsplan_Gut_Leben_im_Alter_2012.pdf. Zugegriffen: 30. Mai 2020.

Müller, T. (2015). *Einrichtungen der stationären Altenpflege im Wandel. Veränderungs- und betriebswirtschaftliche Anpassungsprozesse und ihre Auswirkungen auf die Personalbeschaffung von Leitungskräften.* Berlin: Duncker & Humboldt.

Pauls, W. (2017). Wie aus einem Altenheim das Quartierszentrum wurde. *neue caritas.* https://www.caritas.de/neue-caritas/heftarchiv/jahrgang2017/artikel/wie-aus-einem-altenheim-das-quartierszentrum-wurde. Zugegriffen: 30. Juni 2020.

Riege, M. (2007). Soziale Arbeit und Sozialraumanalyse. In D. Baum (Hrsg.), *Die Stadt in der Sozialen Arbeit. Ein Handbuch für soziale und planende Berufe* (S. 276–388). Wiesbaden: Springer VS.

Rohleder, C., & Diekmann, F. (2019). Inklusive Sozialplanung als Kommunale Gestaltungsaufgabe. In S. Schäper, F. Dieckmann, C. Rohleder, B. Rodekohr, F. Katzer, & S. Frewer-Graumann (Hrsg.), *Inklusive Sozialplanung für Menschen im Alter. Ein Manual für die Planungspraxis* (S. 11–55). Stuttgart: Kohlhammer.

Röhnsch, G., & Hämel, K. (2019). Öffnung von Pflegeeinrichtungen für den Sozialraum. Ergebnisse einer Studie zu Zielgruppen und Barrieren der Erreichbarkeit. *Pflege & Gesellschaft, 24*(4), 350–365.

Rumpel, W. A. (1996). Strategien zur Öffnung des Heimes. In Akademie der Diözese Rottenburg-Stuttgart (Hrsg.), *Das Altenheim vor neuen Anforderungen. Leistungsspektrum, Versorgungsstrategien, Architektur* (S. 85–99). Stuttgart: Akademie der Diözese Rottenburg-Stuttgart.

Rüßler, H., Köster, D., Stiel, J., & Heite, E. (2015). *Lebensqualität im Wohnquartier: Ein Beitrag zur Gestaltung alternder Stadtgesellschaften.* Stuttgart: Kohlhammer.

Schaeffer, D., & Hämel, K. (2018). Integrierte Versorgung und Pflege. Plädoyer für ein Umdenken. In N.-M. Szepan & F. Wagner (Hrsg.), *Agenda Pflege 2021. Grundlagen für den fachpolitischen Diskurs* (S. 91–108). Berlin: KomPart.

Schäper, S., Dieckmann, F., Rohleder, C., Rodekohr, B., Katzer, F., & Frewer-Graumann, S. (Hrsg.). (2019). *Inklusive Sozialplanung für Menschen im Alter. Ein Manual für die Planungspraxis.* Stuttgart: Kohlhammer.

Schulz-Nieswandt, F. (2020). *Der Sektor der stationären Langzeitpflege im sozialen Wandel. Eine querdenkende sozialökonomische und ethnomethodologische Expertise.* Wiesbaden: Springer VS.

Spatscheck, C., & Thiessen, B. (Hrsg.). (2017). *Inklusion und Soziale Arbeit. Teilhabe und Vielfalt als gesellschaftliche Gestaltungsfelder.* Opladen: Budrich.

Spicher, J. (2018). Das Fachkonzept Sozialraumorientierung aus der sozialen Arbeit. Hindernisse und Chancen für Pflegeheime. *Die Hospiz-Zeitschrift, 79*(4), 41–44.

Strube, A. (2018). Teilhabe benachteiligter pflegebedürftiger älterer Menschen durch Welfaremix und Sozialraumorientierung? In C. Bleck, A. van Rießen, & R. Knopp (Hrsg.),

Alter und Pflege im Sozialraum. Theoretische Erwartungen und empirische Bewertungen (S. 161–175). Wiesbaden: Springer VS.

van Dyk, S. (2015). Die neuen Aktivbürger von Nebenan? Die wohlfahrtsstaatliche Vergesellschaftung des höheren Lebensalters und die Entdeckung des Sozialraums. In A. van Rießen, C. Bleck, & R. Knopp (Hrsg.), *Sozialer Raum und Alter(n). Zugänge Verläufe und Übergänge sozialräumlicher Handlungsforschung* (S. 31–51). Wiesbaden: Springer VS.

van Rießen, A., Bleck, C., & Knopp, R. (Hrsg.). (2015). *Sozialer Raum und Alter(n). Zugänge, Verläufe und Übergänge sozialräumlicher Handlungsforschung.* Wiesbaden: Springer VS.

van Rießen, A., & Bleck, C. (2020) Nahraum. In F. Kessl & C. Reutlinger (Hrsg.), *Sozialraum. Eine elementare Einführung.* Wiesbaden: Springer VS.

Weidner, F., Isfort, M., Laag, U., Gebert, A., & Schmidt, C. (2010). *Pflege und Unterstützung im Wohnumfeld – Innovationen für Menschen mit Pflegebedürftigkeit und Behinderung.* Hannover: Schlütersche.

van Rießen, A., Bleck, C. & Knopp, R. (2018). Sozialräumliche Perspektiven in pflegerischen Kontexten des Alterns. Eine Hinführung. In C. Bleck, A. van Rießen & R. Knopp (Hrsg.), Alter und Pflege im Sozialraum. Theoretische Erwartungen und empirische Bewertungen (S. 1-15). Wiesbaden: Springer VS.

Theunissen, G. (2011). Brauchen wir stationäre Sonder-Welten? In F. Fink & T. Hinz (Hrsg.), Inklusion in Behindertenhilfe und Psychiatrie. Vom Traum zur Wirklichkeit (S. 29-46). Freiburg im Breisgau: Lambertus.

Wahl, H. W. & Schneekloth, U. (2007). Der Hintergrund: Forschungen zur Lebensführung in stationären Einrichtungen. In U. Schneekloth & H. W. Wahl (Hrsg.), Möglichkeiten und Grenzen selbständiger Lebensführung in stationären Einrichtungen (MuG IV). Forschungsprojekt im Auftrag des Bundesministeriums für Familie, Senioren, Frauen und Jugend (S. 23-53). München.

Sozialpastoral und sozialraumorientierte Kirchenentwicklung als Beitrag zum Kulturwandel in der stationären Altenhilfe

14

Eine praktisch-theologische Reflexion zum Forschungsprojekt GALINDA

Martin Lörsch

Die Frage um ein zukunftsfähiges Profil von Einrichtungen der Stationären Altenhilfe und ihre Öffnung ins Quartier gewinnt angesichts der aktuellen Diskussion um eine angemessene Sorgekultur für alte und hochbetagte Menschen an Aktualität. Mit Ausbruch der Corona-Pandemie ist das Leben der Bewohner in diesen Einrichtungen und ihre relevanten sozialen Bezüge ins Zentrum des öffentlichen Interesses gerückt. Nachrichten, Bilder und Reportagen über Altenheime, die von Covid-19-Infektionen mit oft tödlichen Folgen für Bewohner und Pflegende heimgesucht worden sind, sowie die rigiden Kontaktbeschränkungen, haben sich in das kollektive Gedächtnis eingebrannt. Nicht wenige können persönlich von leidvollen Erfahrungen mit Einrichtungen der stationären Altenhilfe berichten. Die in dieser Publikation diskutierte Quartiersöffnung erweist sich daher als ein in mehrfacher Hinsicht relevantes Thema. Das gilt nicht zuletzt für die Seelsorge und das pastorale Handeln der christlichen Kirchen, das im folgenden Beitrag reflektiert wird. Einerseits, weil diese traditionell den Wohlfahrtsbereich stark geprägt haben und mit der großen Anzahl der Trägerschaft von Einrichtungen bis heute

M. Lörsch (✉)
Theologische Fakultät, Trier, Deutschland
E-Mail: loersch@uni-trier.de

beeinflussen, andererseits, weil die Quartiersöffnung die Kooperation und mögliche Synergieeffekte der Zusammenarbeit unterschiedlicher Akteure zum Wohl der Menschen ins Blickfeld rückt. Im Fachdiskurs wird dieses Thema unter den Leitbegriffen „Sozialpastoral" und sozialraumorientierte Pastoral reflektiert (Lörsch 2015; Lämmlin und Wegner 2000). In meinem Beitrag will ich diese aus praktisch-theologischer Sicht reflektieren und dabei die Bezüge zu den im GALINDA-Forschungsprojekt gewonnenen Problemanzeigen und Erkenntnissen herstellen.

Der Sammelbegriff „Sozialpastoral" umfasst eine Vielzahl von Konzepten, „in denen in Ausweitung des traditionell individuell ausgerichteten Verständnisses von Seelsorge die strukturellen Dimensionen der vorfindlichen Nöte und Bedrängnisse der Menschen – im Kontext der katholischen Soziallehre – in den Blick genommen und anzugehen versucht werden" (Kasper et al. 1993–2001, Bd. 9, S. 786). Die sozialraumorientierte Pastoral versteht sich als eine methodengeleitete Operationalisierung der Sozialpastoral wie auch als ein reformorientierter Handlungsansatz zur Kirchen- und Gemeindeentwicklung. Auf die Schlüsselfrage „Wozu sind wir Kirche?" antwortet sie mit dem Leitbild einer diakonisch profilierten Kirche. Dieses soll sich ihr gleichsam als Wasserzeichen einprägen und die unterschiedlichen pastoralen Vollzüge (Caritas und Diakonie, Verkündigung und Seelsorge, Liturgie und Spiritualität, Gemeindeaufbau und Kirchenentwicklung…) durchdringen. Im Raum der katholischen Kirche hat der Deutsche Caritasverband einen wesentlichen Beitrag dazu geleistet, die Sozialpastoral und die sozialraumorientierte Pastoral zu implementieren und mit dieser Option eigene Akzente gegenüber den zu beobachtenden Erosionsprozessen in den Pfarreien und (Erz-)Diözesen zu setzen. An dieser Stelle möchte ich im Zusammenhang mit dem hier behandelten Themenfeld an das Pilotprojekt „Sozialraumorientierte Netzwerke in der Altenhilfe" (SoNAh)[1] erinnern.

Die Prägung der Sozialpastoral und der Sozialraumorientierung durch die soziale Arbeit mit den zugrunde gelegten Theorien ist nicht zu übersehen. Diese versteht sich als ein ganzheitliches Handlungskonzept mit dem Ziel, nachhaltige Beiträge zur strukturellen Verbesserung der Lebensperspektiven und Lebensbedingungen im sozialen Nahraum, z. B. Stadtteil, Quartier, Dorf oder Wohlanlage zum Wohl der betroffenen Menschen zu liefern. Menschen in ungünstigen Lebenssituationen sollen ermutigt und unterstützt werden, notwendige, im Sinne von „die Not wendende", Veränderungen vor Ort in die Hand zu nehmen und dabei

---

[1] Sozialraumorientierte Netzwerke in der Altenhilfe (SoNAh); https://www.caritas.de/magazin/kampagne/stadt-land-zukunft/plattform/sona--sozialraumorientierte-netzwerke-fu (abgerufen am 25.07.2020).

ihre Kompetenzen einzubringen. Zudem konzentriert man sich auf die im Sozialraum bereits vorhandenen Ressourcen von Akteuren, die untereinander vernetzt und für die Betroffenen zugänglich gemacht werden. „Basis des sozialräumlichen Arbeitens sind Kooperationen und Vernetzungen zwischen lokalen Akteuren, Einrichtungen und Diensten der freien Wohlfahrtspflege, der kommunalen Verwaltung, der lokalen Wirtschaft, der Wohnungswirtschaft, Bildungseinrichtungen, Pfarrgemeinden und den zivilgesellschaftlichen Initiativen" (Bistum Trier 2016, S. 27, Anm. 16). Fünf Prinzipien werden diesem Ansatz zugrunde gelegt: 1) Orientierung an Interessen und am Willen der Betroffenen; 2) Unterstützung von Eigeninitiative und Selbsthilfe; 3) Konzentration auf die Ressourcen a) der Menschen und b) des Sozialraums 4) Zielgruppen- und bereichsübergreifende Sichtweise; 5) Kooperation und Koordination (Budde et. al. 2006, S. 9).

14.1 Heimentwicklung als Herausforderung für die Sozialpastoral

Der demographische Wandel mit dem weiterwachsenden Anteil der alten, hochbetagten und dementiell veränderten Menschen fordert in mehrfacher Weise die christlichen Kirchen heraus. Der Territorial- bzw. Pfarrseelsorge ist die Verantwortung der Seelsorge in dreifacher Weise aufgetragen: Als Seelsorge mit den Menschen, als Seelsorge für diese und als Seelsorge, die durch diese Menschen selbst aufgrund ihrer (begrenzten) Kompetenzen wahrgenommen wird. Diese Ausdifferenzierung stellt sicher, dass auch alte und hochbetagte Menschen mit und trotz ihrer Vulnerabilität und Einschränkungen in ihrer Würde, mit ihren Rechten und den vorhandenen Ressourcen wahr- und ernstgenommen werden. Für die christlichen Kirchen als bedeutender gesellschaftlicher Akteur auf dem Sozialsektor und als Träger einer überaus großen Anzahl von Einrichtungen der ambulanten und stationären Altenhilfe erweisen sich die gegenwärtigen Prozesse der Heimentwicklung und der Quartiersöffnung unter mehreren Aspekten als eminente Herausforderung. An dieser Stelle können nur einige Herausforderungen stichwortartig benannt werden:

- Die Kirchengemeinden haben dafür Sorge zu tragen, dass gerade den Mitgliedern im fortgeschrittenen Alter mit ihren körperlichen, sozialen und mentalen Einschränkungen das Recht auf menschliche Zuwendung und emotionale Wärme, Seelsorge und spirituelle Begleitung, soziale Teilhabe und Bildung nicht abgesprochen wird.

- In der Regel befinden sich innerhalb eines pastoralen Raumes und in seinem Einzugsgebiet mehrere stationäre, teilstationäre und ambulante Dienste der Altenpflege in freigemeinnütziger, kommunaler, privater Trägerschaft. Mit diesen und den örtlichen Standortleitungen gilt es, regelmäßige Kontakte zu pflegen und die Wahrnehmung der Seelsorge sowie der gottesdienstlichen, spirituellen oder kulturellen Angebote zu vereinbaren.
- Individualisierung und Pluralisierung von Lebensentwürfen und -verläufen hinterfragen immer mehr volkskirchlich geprägte Vorstellungen in Bezug auf die Adressaten und Zielgruppen in der Altenpastoral. Standardisierte Seelsorge-Formate sprechen immer weniger die Kirchenmitglieder in den verschiedenen Milieusegmenten an. Daher besteht die Gefahr, dass auch ältere Gemeindemitglieder aufgrund der traditionellen kirchlichen Angebote vor Ort und ihrer ästhetischen Präsentation exkludiert werden. Diese Entwicklungen fordern heraus, bisher praktizierte Konzeptionen und Leistungsportfolios der Kirche am Ort zu hinterfragen und neu auszurichten.
- Mehrheitlich ist die Vorstellung von einem Leben im Alter geprägt vom Wunsch nach einem selbstbestimmten Leben und Wohnen. Man möchte solange wie möglich im eigenen Haus oder in der Wohnung bleiben und die familiären, nachbarschaftlich-sozialen und gemeindlichen Beziehungen im vertrauten Umfeld pflegen. Die Option, in eine kleinere altersgerechte Wohnung zu ziehen, und die Möglichkeit des „Wohnungstauschs" innerhalb des Quartiers (etwa nachdem die erwachsenen Kinder das Haus verlassen haben oder der Ehepartner verstorben ist) mit ansprechenden und flexiblen Unterstützungsangeboten, etwa im Sinne des „Service-Wohnens" werden von der Bevölkerung erst langsam in Betracht gezogen.
- Digitale Kommunikations- und Assistenzsysteme tragen dazu bei, die Grenzen zwischen stationärer und ambulanter Pflege zu verflüssigen und neue Wohn- und Lebensformen für Menschen in der dritten und vierten Lebensphase zu ermöglichen. Diese Trends fordern die Territorial- und Kategorialseelsorge sowie Caritas und Diakonie mit ihren Diensten und Angeboten zur Anpassung ihres Leistungsportfolios und zur strategischen Neupositionierung heraus.
- Die fortschreitende Durchdringung des Wohnungsmarktes, speziell auf dem Gebiet der stationären Altenhilfe durch die Kapitalisierungs- und Ökonomisierungslogik, sind auch eine Anfrage an die christlichen Kirchen. Wie nehmen diese ihren diakonisch-prophetischen Auftrag zur Lobbyarbeit wahr, um anwaltschaftlich die Stimme zu erheben, wenn Hedgefonds und Kapitalgesellschaften auf den Pflegemarkt drängen und damit die Gefahr wächst, dass alte und hochbetagte Menschen als Ressource für Kapitalanlagen und -geschäfte (aus-)genutzt werden?

- Nicht zuletzt haben sich die Kirchen auf den verschiedenen Ebenen selbst kritischen Anfragen zu stellen: Wie gehen wir mit dem Immobilienbestand unserer Kirchengemeinden, Klöster und anderer kirchlichen Einrichtungen um? Welche Leitbilder steuern den Umgang mit Immobilien im Eigentum von Kirchengemeinden und kirchlich-caritativen Organisationen? Welche Entscheidungen werden getroffen, wenn es bei kircheneigenen Immobilien zu Leerständen kommt oder eine Kirche profaniert wird? Wie steht man zur vielbeschworenen „Option für die Armen" angesichts einer wachsenden Frauen-Altersarmut, die bereits in der Mitte der Gesellschaft angekommen ist und die eigenen Kirchenmitglieder einschließlich Mitarbeiterinnen im Ruhestand (Gemeindereferentinnen, Pfarrsekretärinnen, Haushälterinnen, Zugehfrauen...) treffen kann?

Diese Trends belegen: Der gesellschaftliche Wandel, neue Herausforderungen an die ambulante und stationäre Altenpflege, ihre Öffnung ins Quartier und für das Quartier, der Wunsch nach generationsverbindenden und passenden Wohnformen für Menschen im Alter... markieren die Relevanz des Forschungsprojekts „Gutes Altern in Rheinland-Pfalz" (GALINDA) auch für die Einrichtungen der Stationären Altenhilfe in kirchlicher Trägerschaft, die kirchlichen Wohlfahrtsverbände und nicht zuletzt christlichen Kirchen selbst. Hinzu kommt, dass diese schlaglichtartig beschriebenen Entwicklungen mit tiefgreifenden Transformationsprozessen der christlichen Kirchen selbst in eine neue, den Akteuren weitgehend unbekannte Sozialgestalt einhergehen. Diese Trends fordern sie heraus, sich des eigenen Grundauftrags wieder neu zu vergewissern: Was ist heute unser primärer Auftrag? Wer sind unsere erstrangigen Akteure, Adressaten und Partner? Dabei könnte sich die sozialraumorientierte Pastoral als eine schlüssige und zukunftsweisende Antwort auf diese Leitfragen erweisen. Mit diesem Pastoralansatz ist jedoch untrennbar ein Perspektivwechsel zugunsten einer diakonischen Kirchenentwicklung verbunden: Das Leitbild einer präsenten, unaufdringlichen und „geistesgegenwärtigen" Kirche im Nahraum, die sich mit einem überzeugenden Angebot für gutes Leben in Quartier, Dorf oder Stadtteil in ihren Dienst stellt.

14.2   Sozialpastoral und sozialraumorientierte Gemeinde- und Kirchenentwicklung

Der pastorale Auftrag zur Humanisierung von Individuum, Familie, Staat und Zivilgesellschaft gehört seit Beginn des Christentums und ihrer Präsenz im hellenistischen Kulturkreis zum Sendungsauftrag der Kirche. Er ist ihr gleichsam genetisch codiert. Diese diakonische Ausrichtung realisiert sich als Grundvollzug und entfaltet sich in einer profilierten Sozialpastoral in vielfältigen Organisationsformen und Einrichtungen der praktizierten Caritas. Aufgrund der Komplexität des Problemfeldes ist Sozialpastoral heute nicht mehr allein in personalen Kategorien zu denken. Wenn sie sich in beobachtbaren Wirkungen entfalten soll, dann sind alltagstaugliche und organisationstheoretisch begründete Konzepte gefragt. Aber sie entsprechen den Anforderungen nur dann, wenn sie auch die jeweiligen kulturellen und politischen Kontexte beachten. Aus diesem Grund will ich die Anforderungen an eine organisationstheoretisch orientierte Sozialpastoral und an die sozialraumorientierte Kirchenentwicklung im nächsten Schritt auf der Mikro-, Meso und Makroebene betrachten.

- **MIKROEBENE:** „Die Würde des Menschen ist unverletzlich…", heißt es in Artikel 1 des Grundgesetzes. Sie leitet sich von der jüdisch-christlichen Vorstellung der Gottesebenbildlichkeit (1 Mose/Gen 1,26–27) ab und entfaltet sich in unterschiedlichen theologisch-ethischen Begründungslinien. Das Forschungsprojekt GALINDA („Gutes Altern in Rheinland-Pfalz") macht die Sozialpastoral darauf aufmerksam, den konkreten Menschen mit seinen individuellen Bedürfnissen und sozialen Bezügen in den Mittelpunkt zu rücken, wenn es um die Frage nach einem guten Leben und Wohnen im Alter geht. Das gilt sowohl für diejenigen, die in der eigenen Wohnung, einer Wohngemeinschaft oder in einer stationären Einrichtung der Altenhilfe leben. In die Überlegungen sind auch ihre Angehörigen und der Freundes- und Bekanntenkreis einzubinden. Das schließt nicht zuletzt auch die Mitarbeiterinnen und Mitarbeiter sowie die Leitungskräfte in den Einrichtungen und in der Territorialseelsorge ein. Aus dem Impuls „Vom Einzelnen her denken", wie es die Synode im Bistum Trier als ersten von vier Perspektivwechseln formuliert hat, leitet sich ein Seelsorgeverständnis ab, das den konkreten Menschen mit seinem Willen und seinen Bedürfnissen im eigenen Lebensraum wahr- und ernst nimmt. Seelsorge wird so verstanden als eine Begleitung, Beratung und Sinndeutung (Klessmann 2015), die vor allem bei Grenzerfahrungen und an den Grenzen des Lebens bereitgestellt und abgerufen werden kann. In solchen Situationen trägt die Sozialpastoral dazu bei, die Seelsorge nicht als individualistische „Einzelfall-Sorge" engzuführen, sondern zu einer raumorientierten Sorgekultur beizutragen, die auch die kritische Anwaltschaft im Sinne des diakonisch-prophetischen Dienstes der Kirche einschließt. Das gilt vor allem dort, wo man auf Menschen trifft, die von Vereinsamung, Altersarmut, Marginalisierung und Ausgrenzung bedroht sind.

- *MESOEBENE:* Die Sozialpastoral versteht sich als ein partizipatives pastorales Handlungskonzept für Seelsorge, Caritas und Diakonie. Den Sozialraum nimmt sie daher in mehrfacher Weise als Entdeckungsraum wahr, wenn sie sich als hörende Kirche im Raum bewegt: Das gilt zunächst in Bezug auf ihre Adressaten: Was sind die Themen, die Menschen hier bewegen? Welche Narrative kann sie entziffern, wenn diese von ihrem Glück und ihrer Hoffnung, von den Verletzungen und ihren Enttäuschungen berichten? Welche Namen tragen die Schätze, die man in diesem Raum antreffen kann: Generationsverbindende Kontakte, verlässliche Nachbarschaftshilfe, ein Aufmerksamkeits-Netz für dementiell veränderte Mitmenschen usw.? Das betrifft zudem die Kooperationsebene, denn die sozialraumorientierte Pastoral wird Maßnahmen, Programme und Projekte soweit wie möglich in Kooperation mit erfahrenen Akteuren im Sozialraum realisieren. Daher steht am Anfang des Erkundungsprozesses die Frage: Welche Organisationen und Initiativen sind bereits im Sozialraum tätig, welche kennen sich dort besonders gut aus und verfügen über internes Wissen, das in der Sozialpastoral beachtet werden sollte?

- *MAKROEBENE:* Auf der dritten Ebene werden die organisationalen und institutionellen Aspekte des Sozialraums in den Blick genommen und auf ihre Relevanz für den Dienst der christlichen Kirche, von Caritas und Diakonie hin befragt. Folgende Aspekte können dabei zur Beratung und Entscheidung anstehen: Wie kann der Auftrag zur kulturellen und politischen Diakonie in diesem Raum realisiert werden, z. B. im Sinne einer Lobbyarbeit für benachteiligte Personen und Gruppen? Welche Themen und Problemanzeigen werden hier ansichtig, die sich als Herausforderungen für die Gesellschaft erweisen und über die Vertretungsorgane der Kirchen oder der kooperierenden Akteure z. B. auf Landes-, Bundes- bzw. Europaebene zu kommunizieren sind? Auf dieser Ebene stellt sich Kirche mit der Sozialpastoral in den Dienst der Humanisierung der Gesellschaft und löst ihr Leitbild als „Kirche in der Welt" ein.

14.3   Sozialpastoral und sozialraumorientierte diakonische Kirchenentwicklung als strategische Herausforderung

Die Sozialpastoral in der katholischen Kirche verdankt sich den Erneuerungs-impulsen des Zweiten Vatikanischen Konzils (1962–1965), dem bedeutendsten Ereignis der katholischen Kirche im 20. Jahrhundert. In der Pastoralkonstitution „Gaudium et spes" (GS), die aus den intensiven Beratungsprozessen des Konzils erwachsen ist, heißt es: „Freude und Hoffnung, Trauer und Angst der Menschen von heute, besonders der Armen und Bedrängten aller Art, sind auch Freude und Hoffnung, Trauer und Angst der Jünger Christi. Und es gibt nichts wahr-haft Menschliches, das nicht in ihren Herzen seinen Widerhall fände" (Rahner und Vorgrimmler 2008, S. 449). Die Sozialpastoral ist diesem Ansatz verpflich-tet, und die sozialraumorientierte Pastoral setzt diese in Handlungskonzepte einer Pastoral-Ethnologie (Lörsch 2015, S. 324) um. Mit diesem Ansatz einer „Geh-hin-Kirche" tritt sie in Erkundungsprozesse ein. Dabei wird sie darin erstaunlich viel an Menschlichkeit und Nächstenliebe antreffen, in allen Milieusegmenten und meistens als „Zeugnis ohne Worte" – z. B. in der Nachbarschaftshilfe als generati-onsverbindende Solidarität. Gerade zu Beginn der Corona-Pandemie im Frühjahr 2020 konnte man dieses Engagement an vielen Orten und in berührender Weise erleben. Man wird aber auch mit destruktiven Kräften konfrontiert, mit Gewalt, Mobbing sowie der Verletzung der Menschenwürde und -rechte. Die Sozialpas-toral setzt sich den positiven wie auch den negativen Einflüssen aus und tritt mit ihnen in einen unmittelbaren Kontakt. Eine Kirche, die sich so auf die Lebens-und Sozialräume der Menschen einlässt, geht nicht unverändert aus den Begeg-nungen mit ihnen hervor. Weil und insofern Kirche sich im Modus des Erkundens verwirklicht, kann sie sich in eine sensible, hörende und dienende Kirche verwan-deln. Pastoral ist unter diesen Prämissen „folgenhaft", denn sie wird auch mit den zugrunde liegenden und nicht selten tabuisierten Konflikten und Aggressionspo-tentialen im Quartier, in der besuchten Einrichtung und nicht zuletzt der eigenen Kirchengemeinde konfrontiert. Eine Entscheidung für die Sozialpastoral bringt damit zum Ausdruck: Um der Menschen und um Gottes willen beschreiten wir diesen Weg, auch wenn er als Ausdruck von Nachfolge beschwerlich ist, auch wenn uns Widerstand entgegenschlägt oder wir in Konflikte verwickelt werden.

14.4 Sozialraumorientierte Pastoral zwischen Organisation und Netzwerk

Die sozialraumorientierte Pastoral korrespondiert mit der Sehnsucht und dem Willen nach einem guten Leben und einem möglichst harmonischen Zusammenleben im sozialen Nahraum. Zugleich realisiert dieser Ansatz in spezifischer Weise Kirche „in der Welt von heute"[2]. Dieser Konzeption hat eine Entscheidung mit weitreichenden Folgen vorauszugehen: Kirche hat sich im spannungsreichen Zwischenraum zwischen dem vertrauten Typus „Mitgliedschafts-Organisation" und dem eher unbekannten Typus „interaktives Netzwerk" (Lehmann 2018, S. 9–21) zu positionieren. Kirche als Organisation geht von einer verbindlichen Mitgliedschaft aus, die in Taufe, Glaubensbekenntnis und Anerkennung der Kirchenordnung (incl. kirchliches Amt und hierarchisches Leitungsverständnis) begründet ist. Dem gegenüber operiert die Vorstellung vom Netzwerk mit losen, temporären und fluiden Formen der Selbstbindungen in konkreten Projekten an frei gewählten Orten (z. B. in einem Quartiersprojekt) auf der Grundlage von Selbstverwirklichung und -ermächtigung. Gegenüber einer Mitgliedschafts-Organisation haben Netzwerke den Vorteil, dass sie relativ schnell und unbürokratisch auf Problemanzeigen reagieren können und ein projektförmiges Engagement sowie vielfältige Kooperationen unterschiedlicher Verbindlichkeit, Dichte und Dauer in großer Variations- und Kombinationsvielfalt ermöglichen. Dabei muss man idealtypisch zwei Grundformen von Netzwerk unterscheiden, nicht selten mit fließenden Übergängen und in wechselseitigen Verflechtungen: a) organisationale Netzwerke und b) personal-interaktionale Netzwerke (Lames et al. 2019, S. 265–289).

a) *Organisationale Netzwerke* werden aufgrund von Entscheidungen und Verfahren errichtet, um unterschiedliche Organisationen wie Zivil- und Kirchengemeinden, soziale Einrichtungen, Selbsthilfegruppen, Dienstleister im Gesundheitssystem usw. mit Vereinen und Verbänden, bürgerschaftlichen Initiativen und Clubs... in einem Sozialraum inter- und intraorganisational miteinander zu verknüpfen. Derartige Netzwerke sind zweckrational, d. h. auf das Verfolgen konkreter Ziele ausgerichtet. Sie beinhalten Regeln und basieren auf Kooperations- Vereinbarungen. Organisationale Netzwerke sind

---

[2] Vgl. Pastoralkonstitution „Gaudium et spes" (GS) des Zweiten Vatikanischen Konzils: „Mit großer Achtung blickt das Konzil auf alles Wahre, Gute und Gerechte, das sich die Menschheit in den verschiedenen Institutionen geschaffen hat und immer neu schafft. Es erklärt auch, daß die Kirche alle diese Einrichtungen unterstützen und fördern will, soweit es von ihr abhängt und sich mit ihrer Sendung vereinbaren läßt." (GS 42).

gleichsam Verfahren, um Zwecke und Ziele zu erreichen, die ohne die wechselseitig beteiligten Organisationen schwerer oder überhaupt nicht erreichbar sind. Das gilt insbesondere für den Typus eines Netzwerks, der bewusst vorhandene Einrichtungen kirchlicher Art mit relevanten Kooperationspartnern im Rahmen einer Sozialraum-Initiative vernetzen will: evangelische Kirchengemeinde, Kommune, zivilgesellschaftliche Gruppen, Verbände, Initiativen… Der Schlüssel des Erfolgs, d. h. ein wesentlicher Faktor zum Gelingen der Zusammenarbeit in organisationalen Netzwerken, liegt in der „Kooperationskompetenz" (Lörsch 2005, S. 106–162) der beteiligten Akteure, sowohl auf organisationaler Ebene als auch auf personaler Ebene, d. h. bei den Rollenträgern der netzwerkförmig kooperierenden Organisationen. Denn hier geht es neben dem informellen Austausch auch um die Fragen, welche gemeinsamen Projekte möglich sind, wer den Erfolg und wer den Misserfolg zugerechnet bekommt, wer die Kosten trägt, wer für wen zuständig ist, wie man es vermeiden kann, um Zielgruppen zu streiten, wie man wechselseitig die Ansprechbarkeit sichert… Die Stärke organisationaler Netzwerke liegt in einer Kooperation aus strukturierten Erwartungen, um gemeinsame Ziele zu verwirklichen. Eine Steuerungs-, Beobachtungs- und Kontrollebene sind explizit eingetragen und konstitutiv für das erfolgreiche Funktionieren dieses Netzwerk-Typus.

b) **Personal-interaktionale Netzwerke** sind im Gegensatz zu den organisationalen Netzwerken labile Gebilde. Sie kommen zustande durch wechselseitige Erwartungen von Personen und Kleingruppen, die in ihrem Sozialraum (Quartier/Dorf/Wohnanlage…) in eigener Initiative Beziehungsnetze knüpfen, um sich wechselseitig zu unterstützen, ihren Nahraum lebenswert zu erhalten oder das Zusammenleben zu verbessern. Beispielhaft sind zu nennen: Maßnahmen von älter werdenden Menschen angesichts der Gefahr einer Vereinsamung (z. B. eine Telefonkette, um sich wechselseitig am Morgen zu einer bestimmten Stunde anzurufen), als WhatsApp-Gruppe von älteren Frauen und jungen Müttern im Dorf, um in Problem- und Notlagen unbürokratisch und auf direktem Wege Kinderbetreuung oder eine Haushaltshilfe zu organisieren, sich digital zu Kaffee und Kuchen einzuladen, für gehbehinderte Personen im Quartier Lebensmittel einzukaufen oder Medikamente zu besorgen… Personale Netzwerke kennen keine sichtbare Steuerung oder einklagbare Ordnung, die bei Verfehlungen von oben oder von außen greifen würde. Die Personen selbst sind die „Knoten". Die Dichte solcher Netzwerke zeigt sich an der Anzahl der „Kanten" (Gamper und Reschke 2010), d. h. Verbindungen zwischen den Knoten, die an die jeweilige Person gebunden sind. Die Weite des

Netzwerkes zeigt sich an der Anzahl der Knoten. Aus pastoraler Sicht bietet auch der personal-interaktionale Netzwerk-Typ vielfältige und innovative Möglichkeiten zur Realisierung einer diakonischen Kirchenentwicklung und als Beitrag zur Lokalen Kirchenentwicklung im jeweiligen Sozialraum, z. B. als Selbsthilfe-Gruppe, Basisgemeinde, geistliche Gemeinschaft.

Als Beitrag zur Quartiersöffnung von Einrichtungen der stationären Altenhilfe können sich somit auch Personen-Netze als interessante Partner erweisen, denn sie verfügen nicht selten über ein hohes Potenzial an Kreativität und Altruismus. Aufgrund ihrer Fluidität lassen sie sich jedoch nur bedingt in längerfristig angelegte Dienstpläne einordnen. Damit unterlaufen sie in der Regel und von ihrem Selbstverständnis her die institutionalisierte Steuerungs-, Beobachtungs- und Kontrollebene. Wenn sich jedoch die Einrichtung aufgrund ihrer Organisationskultur gegenüber dem im Netz vorhandenen Potenzial (im Sinne des Sozialkapitals) als anschlussfähig erweist, d. h. Offenheit und Wertschätzung entgegenbringt, kann es für die Beteiligten zu spontanen Begegnungen und längerfristig zu einer wechselseitigen Bereicherung kommen. Somit können auch personal-interaktionale Netzwerke einen spezifischen Beitrag zur Quartiersöffnung von Einrichtungen der Stationären Altenhilfe leisten.

14.5 Sozialraumorientierte Altenpflegepastoral – ein Ausblick

Das Projekt „Gutes Altern in Rheinland-Pfalz" hat sein Forschungsinteresse vor allem auf den Kulturwandel und die Quartiersöffnung von Einrichtungen der stationären Altenhilfe gelegt. Die Ergebnisse der qualitativen und quantitativen Untersuchungen von GALINDA mit der vorangegangenen Literaturrecherche konnten nachweisen, dass ein Gelingen oder Scheitern des Kulturwandels mit einer Reihe von unterschiedlichen Einflussfaktoren personaler, interaktionaler und organisationaler Art korrelieren. In den weiteren Ausführungen habe ich darauf aufmerksam gemacht, dass diese Erkenntnisse beim Transfer für die sozialraumorientierte Pastoral mit den zwei Grundvorstellungen kirchlicher Vergemeinschaftung, dem Organisations- und dem Netzwerk-Typus, zu verknüpfen sind. Die aus einem solchen Verständigungsprozess gewonnenen Erkenntnisse geben wichtige Hinweise für eine handlungsorientierte Sozialpastoral, die sich dafür entscheidet, die Altenpastoral in Einrichtungen der stationären Altenhilfe neu auszurichten. Angezielt ist eine sozialraumorientierte Kirchenentwicklung, die sich netzwerkförmig mit den ambulanten Diensten, der Kommune und den Parteien, den unterschiedlichen Akteuren der Zivilgesellschaft und nicht zuletzt den örtlichen Kirchengemeinden verknüpft. Als Beispiel möchte ich auf die bereits praktizierte Öffnung für alleinstehende ältere Menschen hinweisen. Darüber hinaus sei an das Quartiersmanagement erinnert, das mit Fördermitteln eingerichtet und personalisiert wird. Dieses lädt die Menschen im Quartier ein, kulturelle, seelsorgliche, medizinische und andere zielgruppenspezifische Angebote in der Einrichtung wahrzunehmen oder sich dort zum gemeinsamen Mittagstisch, zu einem generationsverbindenden Gottesdienst und zur persönlichen Begegnung zu treffen. Die Öffnung kann aber auch in umgekehrter Richtung als sozialpastorales Angebot der Einrichtung für die Menschen im Quartier erfolgen, als Dienst der Altenheimseelsorge für die Menschen am Ort, z. B. als Einladung zu generationsverbindenden Begegnungen von Bewohnerinnen in der Altenhilfe-Einrichtung und der Stadt bzw. dem Ort.

GALINDA enthält nicht zuletzt zukunftsweisende Impulse für die christlichen Kirchen und die kirchlichen Träger, innovative Wege für den Umgang mit ihren zahlreichen Immobilien, bei der Realisierung neuer Einrichtungen der stationären Altenpflege zu beschreiten oder einer Umnutzung, z. B. von profanierten Kirchengebäuden, neue Wege zu beschreiten. Bei solchen Vorhaben besteht die Chance, die Immobilienkonzepte und pastorale Pläne mit konzeptionellen Überlegungen zum Kulturwandel und zur Quartiersöffnung aufeinander abzustimmen und zu einer integrierten Organisations- und Personalentwicklung zu verknüpfen. Das Gelingen derartiger Vorhabens setzt eine konsequente Beteiligung der zukünftigen Bewohnerinnen und Mitarbeiterinnen der Einrichtung sowie der örtlichen Bevölkerung und der christlichen Gemeinde vor Ort voraus. Auch für diese um die Dimension Immobilienplanung erweiterte Perspektive kann GALINDA mit inspirierenden und zukunftsweisenden Erkenntnissen aufwarten.

Als Impuls für eine programmatische Neuausrichtung der Altenseelsorge in der Gemeinde ist in jüngster Zeit der Begriff „Altenpflegepastoral" (Bromkamp und Schrage 2020, S. 18) eingeführt und zur Diskussion gestellt worden. Dieser Begriff will Tendenzen einer individualistischen und paternalistischen Engführung der Altenseelsorge überwinden. Ihn möchte ich mir zu eigen machen, ihn jedoch um das Adjektiv „sozialraumorientiert" erweitern. Eine so verstandene sozialraumorientierte Altenpflegepastoral christlicher Kirchen könnte dazu beitragen, den Wissenstransfer der Erträge des Forschungsprojektes GALINDA handlungsorientiert in den relevanten organisationalen Kategorien zu implementieren und auf die einzelnen Realisierungsorte hin zu operationalisieren. Das diesem Begriff zugrunde gelegte Konzept thematisiert den Habitus der Akteure, zudem berücksichtigt es den sozialen Raum wie auch die Potentiale aus Vernetzung und Kooperation.

Eine so verstandene sozialraumorientierte Altenpflegepastoral bleibt der Diakonie in ihrer konkreten, kulturellen und politischen Dimension verpflichtet.
Zugleich ist ihr ein integrales Seelsorgeverständnis zugrunde gelegt, das dem
guten Leben der im Sozialraum lebenden Personen in ihrer jeweiligen Lebenssituation verpflichtet ist. So könnte Kirche in Zukunft als präsent und im Dienst an
den Menschen erfahren werden: Vielfältige gastfreundliche und einladenden "Orte
von Kirche" in Einrichtungen, in denen sich die Kirche als ein kooperationsfähi-
ger Sozialpartner und als ein verlässlicher Knoten im Netzwerk der sorgenden
Gemeinschaft bewährt.

Literatur

Bistum Trier (Hrsg.). (2016). *Herausgerufen. Schritte in die Zukunft wagen (Abschlussdoku-*
   ment der Synode im Bistum Trier). Trier: Bischöfliches Generalvikariat. https://www.bis
   tum-trier.de/fileadmin/user_upload/docs/abschlussdokument_final.pdf. Zugegriffen: 8.
   Aug. 2020.
Bromkamp, P., & Schrage, B. (2020). Von der Altenheimseelsorge zur Altenpflegepastoral
   – Oder: Warum sich nicht nur die Begriffe ändern müssen. In B. Schrage & P. Bromkamp
   (Hrsg.), *Altenheimseelsorge à la carte! Die Bewohner*innen haben die Wahl* (S. 17–19).
   St. Ottilien: eos-Verlag.
Budde, W., Früchtel, F., & Hinte, W. (Hrsg.). (2006). *Sozialraumorientierung. Wege zu einer*
   veränderten Praxis. Wiesbaden: VS-Verlag.
Gamper, M., & Reschke, L. (Hrsg.). (2010). *Knoten und Kanten. Soziale Netzwerkanalyse in*
   Wirtschafts- und Migrationsforschung. Bielefeld: transcript.
Kasper, W. et al. (1993–2001). (Hrsg.). *Lexikon für Theologie und Kirche (LThK³)* (Bd. 11).
   Freiburg i. Br.: Herder.
Klessmann, M. (2015). *Seelsorge. Begleitung, Beratung, Lebensdeutung im Horizont des*
   christlichen Glaubens. Neukirchen-Vluyn: Neukirchener Theologie.
Lämmlin, G., & Wegner, G. (Hrsg.). (2000). *Kirche im Quartier.* Leipzig: Evangelische
   Verlagsanstalt.
Lames, G., Lörsch, M., & Schubert, H. (2019). Kirche gestalten mit Hilfe von Netzwerken?
   Netzwerktheorie und pastoraltheologische Einsichten? *Trierer Theologische Zeitschrift,*
   128(4), 265–307.
Lehmann, M. (2018). *Zwei oder drei. Kirche zwischen Organisation und Netzwerk.* Leipzig:
   Evangelische Verlagsanstalt.
Lörsch, M. (2005). *Kirchen-Bildung. Eine praktisch-theologische Studie zur kirchlichen*
   Organisationsentwicklung. Würzburg: Echter.
Lörsch, M. (2015). Prinzipien sozialräumlicher Pastoral. In V. Dessoy, G. Lames, M. Lätzel,
   & C. Hennecke (Hrsg.), *Kirchenentwicklung. Ansätze – Konzepte – Praxis – Perspektiven*
   (S. 321–331). Trier: Paulinus.
Rahner, K., & Vorgrimmler, H. (Hrsg.). (2008). *Kleines Konzilskompendium. Sämtliche Texte*
   des Zweiten Vatikanischen Konzils. Freiburg i. Br.: Herder.

Teilprozessgruppe Diakonische Kirchenentwicklung. (2019). Konzept zur diakonischen Kirchenentwicklung im Bistum Trier. https://www.bistum-trier.de/fileadmin/user_upload/TPG_DKE-Abschlussbericht__Konzept__Anlagen_2018-01-09_red.pdf. Zugegriffen: 8. Aug. 2020.

Quartiersöffnung aus Sicht der Praxis – Einordnung der Ergebnisse des GALINDA-Forschungsprojektes in bundesweite Praxiserfahrungen von Quartiersansätzen

Ursula Kremer-Preiß

15.1 Quartiersansätze – Eine konzeptionelle Neuausrichtung der Altenhilfe

Die demografische Entwicklung, soziale Veränderungen und ökonomische Herausforderungen stellen in Zukunft erhebliche Anforderungen an die Gestaltung der Wohn- und Versorgungsstrukturen älterer und pflegebedürftiger Menschen. Die größte Herausforderung ist, die Rahmenbedingungen für das Leben der immer größer werdenden Zahl von Menschen mit Unterstützungsbedarf so zu gestalten, dass trotz Einschränkungen ein selbstständiges und selbstbestimmtes Leben möglich, sowie Teilhabe am sozialen Leben gewährleistet ist. Dies gilt es vor dem Hintergrund des Rückgangs an familialen Unterstützungsnetzwerken und dem wachsenden Pflegenotstand, zunehmender Belastung der sozialen Sicherungssysteme sowie der wachsenden sozialen Differenzierung und Individualisierung der Gesellschaft zu sichern.

U. Kremer-Preiß (✉)
Kuratorium Deutsche Altershilfe, Köln, Deutschland
E-Mail: ursula.kremer-preiss@kda.de

© Springer Fachmedien Wiesbaden GmbH, ein Teil von Springer Nature 2021   499
H. Brandenburg et al. (Hrsg.), *Organisationskultur und Quartiersöffnung in der stationären Altenhilfe,* Vallendarer Schriften der Pflegewissenschaft 8,
https://doi.org/10.1007/978-3-658-32338-7_15

15.1.1 Quartiersansätze – eine Antwort auf gesellschaftliche Herausforderungen

In diesem Zusammenhang bedarf es zukunftssicherer Lösungen, die die Wohn- und Versorgungsinfrastruktur an den individuellen Bedarfen der Einzelnen ausrichten und gleichzeitig Antworten auf die gesellschaftlichen Herausforderungen finden. Seit vielen Jahren werden in unterschiedlichen Kontexten – in der Stadtentwicklung, der Jugendhilfe, der Behindertenhilfe – sozialraumorientiere Konzepte als Lösungsansatz diskutiert, um die Balance von individuellen Ansprüchen und gesellschaftlichen Erfordernissen zu gewährleisten.

Auch in der Altenhilfe werden in Form von sog. „Quartiersansätzen" **sozialraumorientierte Konzepte** seit einigen Jahren als vielversprechende Form der Weiterentwicklung der Altenhilfestrukturen favorisiert. Zwar sind in der Gerontologie sowie in der Fachpraxis der Altenarbeit raumbezogene Theorie- und Forschungsansätze (vgl. z. B. Saup 1993) sowie Praxiskonzepte und -ansätze (vgl. z. B. Hummel 1988) nicht neu. Seit Ende der 2000er-Jahre hat sozialraumorientiertes Handeln jedoch spürbar an Bedeutung in den fachlichen Diskussionen der Altenpolitik und -arbeit gewonnen und es ist eine breitere Bewegung entstanden, diese konzeptionelle Neuausrichtung in der Altenhilfe zu etablieren.

15.1.2 Vielfältige Initiativen zur Verbreitung von Quartiersansätzen in der Praxis

Entsprechend wurden in den vergangenen 20 Jahren vielfältige Initiativen gestartet, um Quartiersansätze zu verbreiten:

- **Ratgeber und Infobroschüren** wurden erstellt (z. B. DHW-Handreichung „Altersgerechte Quartiersentwicklung" (KDA 2018)), Erklärvideos wurden verfasst (https://www.quartier2020-bw.de/quartier_2020/materialien_downloads/__Materialien-Downloads.html), Projektdatenbanken und Methodenkoffer sind entstanden (z. B. Mehnert und Kremer-Preiß 2017),
- **Qualifizierungsangebote** wurden entwickelt (z. B. die LoVe-Qualifizierung des Netzwerks SONG (https://karriere.johanneswerk.de/qualifiziert-fuers-quartier.html), Quartiersakademie in Baden-Württemberg (https://www.quartier2020-bw.de/angebote/schulung_qualifizierung/__Schulung-Qualifizierung.html), verschiedene Qualifizierungsmaßnahmen von Wohlfahrtsverbänden u. a. (https://www.vhw.de/fileadmin/user_upload/08_publikationen/verbandszeitschrift/2000_2014/PDF_Dokumente/2011/FWS_3_2011/FWS_3_11_Grimm_Kalter_Sauter_01.pdf)),

- spezielle **Landeskoordinierungsstellen** zur Verbreitung der Quartiersansätze wurden eingerichtet (z. B. in NRW, Brandenburg, Baden-Württemberg),
- **Fördermöglichkeiten** wurden eröffnet (z. B. die Erweiterung bestehender Förderkulissen in Bayern, Anschubförderung in Rheinland- Pfalz (https:// msagd.rlp.de/de/unsere-themen/wohnen/foerdermoeglichkeiten/anschub-foe rderung/) oder die Einrichtung spezieller Förderprogramme wie z. B. die DHW-Förderung „3.1.1. Quartiersentwicklung" (www.fernsehlotterie.de), die Förderung ausgewählter Projekte im Rahmen der Initiative „Quartier 2020" in Baden-Württemberg (https://www.quartier2020-bw.de/)),
- erste **Wirkungsstudien** (SROI-Studie des Netzwerkes SONG (SONG Netzwerk 2011), Wirkungsstudie der Nachbarschaftsinitiative nebenan.de https:// impact.nebenan.de/pdf/nebenan_de_Wirkungsbericht_2019.pdf) sowie Instrumente zur Wirkungsmessung (z. B. WIN-Projekt NRW (https://winquarti er.de/)) wurden entwickelt,
- **Evaluationsberichte** zur Umsetzung von Quartiersprojekten wurden erstellt (z. B. „DHW-Quartiersmonitoring" zur Evaluation der geförderten DHW-Projekte (KDA 2018), Evaluierung der geförderten kommunalen Quartiersansätze des „Masterplan altengerechte Quartiere NRW").

Auch von der **Politik** wurde das Konzept zunehmend anerkannt. Der 7. *Altenbericht* der Bundesregierung empfiehlt den zukünftigen Herausforderungen mit einer sozialraumorientierten Steuerung zu begegnen (BMFSFJ 2016). Von Leistungsträgern wird die Öffnung ins Quartier als wichtige Qualitätsanforderung für neue Wohnformen benannt (u. a. GKV-Modellprogram § 45 f. SGB XI (https://www.gkv-spitzenverband.de/pflegeversicherung/forschung/mod ellprojekte_45f/pflege_modellprojekte_45f.jsp)). Einige Bundesländer haben sich zumindest phasenweise die flächendeckende Verbreitung dieses Ansatzes als besonderes landespolitisches Ziel gesetzt (wie z. B. NRW, Bandenburg, Baden-Württemberg, auch Rheinland-Pfalz, Bayern). Und auch die Bundeskommission zur Schaffung „Gleichwertiger Lebensverhältnisse" empfiehlt Kommunen, „entsprechend(e) Strukturen des „sich umeinander Kümmerns" und „der integrierten intelligenten Vernetzung von Dienstleistungen im Sozialraum" zu schaffen (BMFSFJ 2019).

Vor allem wurde aber eine **Vielzahl von Projekten** durch Kommunen, Sozialunternehmen, Wohnungsunternehmen oder Bürgerinitiativen gestartet, die Quartiere bedarfsgerecht weiterentwickeln. Zwar lässt sich die genaue Anzahl der entstandenen Initiativen nicht quantifizieren, aber wenn man allein die Projekte betrachtet, die in den vergangenen Jahren aufgrund von Fördermaßnahmen entstanden sind[1], ist es sicher nicht zu hoch gegriffen, wenn man von weit über 1000 Quartiersprojekten ausgeht, die in den vergangenen Jahren auf den Weg gebracht wurden. Zumal auch Ergebnisse vorliegen, dass Kommunen hier in den vergangenen Jahren sehr aktiv waren. Nach einer repräsentativen KDA-Befragung in NRW 2016 ist mindestens jeder fünfte Kreis/jede fünfte kreisfreie Stadt in dieser Richtung aktiv geworden (KDA 2016).[2] Nach einer Kommunal-Befragung in Baden-Württemberg 2019 haben 41 % der befragten Kommunen bereits Quartiersprojekte umgesetzt, und 20 % der Landkreise haben Erfahrungen mit der Quartiersentwicklung gemacht (Reiff und Gründer 2019).

In den vergangenen Jahren sind Quartiersansätze damit zu einer Querschnittsaufgabe der Neuausrichtung von Altenhilfe und -pflege forciert, die sich in zahlreichen konkreten Projekten der Quartiersentwicklung in der Sozialen Gerontologie und Altenarbeit spiegelt.

15.1.3 Ringen um ein gemeinsames Verständnis

Mit zunehmender Verbreitung zeigt sich aber auch, dass in der Praxis sehr unterschiedliche Vorstellungen davon bestehen, was unter Quartiersansätzen zu verstehen ist und wie Quartierentwicklung in der Praxis auszugestalten ist. Nicht selten „steht Quartier drauf", aber es ist „kein Quartier mehr drin" (MIS BaWü 2019) – wie praktische Erfahrungen zeigen. Von vielen Seiten hat es unterschiedliche Definitionsvorschläge für Quartiersansätze gegeben.[3] Bei all

---

[1] So wurden bundesweit allein über das Deutsche Hilfswerk/die Deutsche Fernsehlotterie seit 2013 über 300 Quartiersinitiativen gefördert. Im Rahmen des Landesförderplans „Alter und Pflege NRW" wurden in Nordrhein-Westfalen ab 2015 ca. 80 kommunale Projekte gefördert. Die Stiftung Wohlfahrtspflege in NRW hat 17 Quartiersprojekte unterstützt, auf den Wettbewerb „Quartier 2020" in Baden-Württemberg haben sich ca. 200 Quartiersinitiativen beworben. Im Rahmen des Städtebauförderungsprogramms „Soziale Stadt" wurden bis 2016 bundesweit fast 800 sozialraumorientierte Gesamtmaßnahmen in Stadtgebiet/Quartier realisiert, die vielfach auch die sozialräumliche Verbesserung der Wohn- und Versorgungssituation von Älteren oder Pflegebedürftigen im Blick hatten.

[2] Ergebnisse aus dem Projekt KoQuMa NRW, Vollerhebung bei allen Kreisen und kreisfreien Städten n = 53, Rücklauf 70 %, n = 37 (KDA 2016).

[3] u. a. *Definition der Wohlfahrtspflege wie vom Diakonische Werk Rheinland mit „Quartier4"* (https://www.bagfw.de/fileadmin/user_upload/Aktivitaeten/FT_Betreuungsrecht/Betreuungsverein_im_Sozialraum_Grabe.pdf), *Definition Quartier8* (https://www.q-acht.net/),

den unterschiedlichen Definitionsbemühungen besteht mittlerweile weitgehende Einigkeit, dass Quartiersansätze mehr sind als eine „bedarfsgerechte Gestaltung des Wohnumfeldes" oder eine „kleinräumige Organisation von Assistenz und Pflege". Bei der Umsetzung von Quartiersansätzen sind bestimmte Grundprinzipien zu wahren.

Jedoch lassen sich diese Grundprinzipien nicht aus einem eigenen theoretischen Konzept ableiten. Das theoretische Fundament von Quartiersansätzen besteht aus der Integration und Verknüpfung verschiedener theoretischer und methodischer Blickrichtungen anderer Handlungskonzepte. Dabei bilden vor allem folgende Handlungskonzepte die theoretische Grundlage von Quartiersansätzen: Lebensweltorientierte Ansätze, sozialraumorientierte Ansätze, gemeinwesenorientierte Ansätze und damit eng verbunden Empowerment-Ansätze, Teilhabestärkungs-Ansätze, Netzwerk-Ansätze, integrative Entwicklungs- und Steuerungsansätze. Bei Sichtung der vielfältigen Definitionsvorschläge in der Praxis lassen sich – in Anlehnung an die Definitionsvorschläge des *Netzwerkes SONG* (Netzwerk: SONG 2019) – folgende Elemente dieser Handlungsansätze als spezifische **Grundprinzipien** von Quartiersansätzen ausmachen:

- **Zielausrichtung von Quartiersansätzen:** Im Mittelpunkt von Quartiersansätzen stehen die Menschen mit ihren unterschiedlichen Lebenslagen und

---

Caritasverband (https://www.caritas.de/cms/contents/caritas.de/medien/dokumente/fachth emen/caritas/sozialraumorientieru/caritas_sozialraumorientierung_v2.pdf), *AWO* (https:// www.awo.org/themen/quartiersentwicklung*), Netzwerk SONG* (https://www.netzwerk-song. de/fileadmin/user_upload/Memorandum-des-netzwerks.pdf)*;* Definition von Seniorenorganisationen wie des *Kuratoriums Deutsche Altershilfe (*Michell-Auli und Kremer-Preiß 2013*) oder Bundesarbeitsgemeinschaft der Seniorenorganisationen (BAGSO) (*https://www. bagso.de/fileadmin/user_upload/bagso/06_Veroeffentlichungen/2014_und_aelter/BAGSO_ Positionspapier_Lokale_Seniorenpolitik.pdf*), Definition aus der Politik wie der Baden-Württemberg-Landesinitiative „Quartier 2020" (*https://www.quartier2020-bw.de/newsle tter_portal/_Erkl%C3%A4r-Video-Das-Quartier_651.html*) oder in Brandenburg (*https:// www.fapiq-brandenburg.de/alternsgerechte-quartiertsentwicklung/)*, Definition von Fördern wie des Deutschen Hilfswerks (*https://www.fernsehlotterie.de/content/uploads/2016/ 06/Foerderkriterien_3_1_1_Quartiersentwicklung.pdf*), Definition aus der Behindertenhilfe (*Schärper et al. 15.2019*) Definition der Wohnungswirtschaft wie Deutscher Verband für Wohnungswesen* https://www.deutscher-verband.org/fileadmin/user_upload/documents/Bro sch%C3%BCren/HELPS_Handlungsempfehlungen_Internet.pdf*oder VdW (*https://www. vdw-online.de/pdf/Buecher/2017-10-vdw-Buch_Wie-geht-Quartier-klein.pdf?m=150824 3829&)*, der Wissenschaft wie (Schnur 2008), Definitionen aus der Stadtentwicklung wie Bund-Länder-Förderprogramm soziale Stadt (https://www.bmi.bund.de/SharedDocs/downlo ads/DE/publikationen/themen/bauen/wohnen/20-jahre-soziale-stadt.pdf?__blob=publicati onFile&v=3) oder Drilling und Schnur 15.2012).

subjektiven Bedürfnissen. Ziel ist, entsprechend der subjektiven Lebensvorstellungen und unterschiedlichen Lebenslagen der Menschen (**Personenbezug**), ihre Quartiere so weiterzuentwickeln, dass alters- bzw. generationengerechte Lebenswelten entstehen (**Sozialraumbezug**).

Quartiersansätze basieren damit auf subjektivorientierten Lebensweltansätzen (*u. a.* Thiersch 2005). Sie berücksichtigen, dass jeder Mensch anders lebt, eigene Lebenslagen, Gewohnheiten und Bedürfnisse hat und subjektiv eigene Lebenswelten konstituiert. Lebenswelt bedeutet „die subjektive Wirklichkeitskonstruktion" eines Menschen, welche dieser unter den Bedingungen seiner Lebenslage bildet (Kraus 2013, S. 153). Es geht also bei Quartiersansätzen darum, den individuellen Lebenslagen und Lebenswelten gerecht zu werden, bei den Erfahrungen der Menschen anzuknüpfen und sie zu unterstützen, ihr Leben so zu gestalten, wie sie es sich selbst vorstellen – ihr **Personsein** zu realisieren. Die Menschen sollen in größtmöglicher Selbst- und Mitbestimmung ihre individuellen Wünsche, Bedürfnisse und Ressourcen entfalten können. Ein zentraler Impuls für Quartiersansätze ist damit auch der Perspektivwechsel weg von der Defizitorientierung hin zu einer Bedarfs- und Ressourcenorientierung. Dabei müssen alle die Chance haben, ein Leben nach den jeweiligen Vorstellungen zu gestalten. Daher werden nicht einzelne Zielgruppen bevorzugt. Im Sinne der Inklusion (*u. a.* Franken 2014; Schärper 2019) sollen die Strukturen so weiterentwickelt werden, dass für *alle* Generationen und Menschen mit unterschiedlichen Lebenslagen und Bedarfen eine für sie passgenaue Lebenswelt entsteht, die ihrer subjektiven Wirklichkeitskonstruktion gerecht wird. Auch wenn man strategisch zunächst einzelne Zielgruppen – z. B. ältere Menschen oder Menschen mit Behinderungen – in den Fokus rückt, verfolgen Quartiersansätze einen zielgruppenübergreifenden Ansatz (Netzwerk: SONG 2019).

Lebenswelten konstituieren sich wesentlich in Sozialräumen. Sozialräume sind „eine räumliche Struktur, welcher soziale Beziehungen zugrunde liegen" (Schröder 2003, S. 100). Bei Menschen mit Behinderung und älteren Menschen, kleinen Kindern oder der ärmeren Bevölkerungsgruppe konzentrieren sich die **Sozialräume** – abhängig von Mobilität und Wohndauer – in der Regel stark auf das unmittelbare räumliche Wohnumfeld – also auf die Quartiere. Quartiersansätze konzentrieren sich damit auf die Entwicklung dieser sozialen Nahräume. Sie haben immer einen räumlichen Bezug. Territorial können dies sehr unterschiedliche Räume sein – ein Dorf, eine Gemeinde, ein Stadtteil, ein Wohnquartier (u. a. Schnur 2016), und auch von der Größe gibt es hier keine Vorgaben. Wesentlich bei der Raumabgrenzung sind jedoch nicht verwaltungsmäßige Planungsräume, sondern es geht um lebensweltliche Raumbezüge, um

Lebensräume, mit denen sich die Menschen identifizieren. Ziel ist es, diese lebensweltlichen Raumbezüge in den Blick zu nehmen. Der Raumbezug geht jedoch über die Perspektive einer einfachen Person-Umwelt-Passung hinaus (Oswald et al. 2003). Quartiersansätze verstehen sich in der Tradition sozialraumorientierter Handlungsansätze (*u. a.* Budde et al. 2006) und versuchen gezielt, die Möglichkeiten, Sichtweisen und Ressourcen eines Quartiers sowie der dort lebenden Menschen zu berücksichtigen und zu aktivieren.

- **Arbeitsausrichtung von Quartiersansätzen:** Damit dies gelingt, werden die Betroffenen bewusst in ihrer Mit- und Selbstverantwortung gestärkt, sich an der Entwicklung ihrer Sozialräume zu beteiligen und ihre Ressourcen einzubringen **(Beteiligungsorientiert)**. Das Zusammenwirken der örtlichen Akteure wird gefördert, um die Ressourcen synergetisch zusammenzuführen **(Vernetzungsorientiert)**.

Strategisch beziehen die Quartiersansätze bewusst die Betroffenen in die Entwicklung ihrer Lebensräume mit ein. Sie regen **Partizipation** bei der Quartiersentwicklung an und versuchen, die Betroffenen durch Mitsprache, Mitwirkung und Mitbestimmung an der Entwicklung von quartiersbezogenen Leistungen oder an der Entwicklung der Lebensräume insgesamt zu beteiligen. Entsprechend unterstützen Quartiersansätze im Sinne traditioneller Gemeinwesenarbeit aktivierende statt betreuende Ansätze (Hinte et al. 2011). Sie binden die Betroffenen in die Gestaltung der Leistungen ein, aktivieren bürgerschaftliches Engagement und unterstützen die Betroffenen dabei, sich selbst einzubringen, z. B. im Sinne „Sorgender Gemeinschaften" (Bundesministerium für Familie, Senioren, Frauen und Jugend (BMFSFJ) 2016). Sie versuchen, Menschen im Sinne des Empowerments zu befähigen, die eigenen Lebenswege und Lebensräume mit- und selbstbestimmt zu gestalten und so umfassende Teilhabe – auch im Sinne von Teilgabe[4] – zu sichern.

Quartiersansätze rücken ebenso die **Kooperation** und Vernetzung (u. a. Schubert 2018a, b) der verschiedenen örtlichen Akteure in den Mittelpunkt, um das Know-how, die Zeitressourcen, das Erfahrungswissen sowie finanzielle Ressourcen in einem Quartier zu bündeln und synergetisch zusammenzuführen. Dies bildet die Grundlage, um die Unterstützungsnetzwerke der Menschen zu aktivieren, sowie Quartiere zu handelnden Gemeinwesen im Sinne „lokaler Verantwortungsgemeinschaften" zu befähigen (Netzwerk: Soziales neu

---

[4]Mit dem Begriff Teilgabe wird das Bedürfnis betont, aktiv etwas zu tun, beispielsweise zum gesellschaftlichen Leben etwas beizutragen und nicht nur (passiv) teilzunehmen. Alle Menschen sollen Entscheidungsmöglichkeiten haben, ob, wie und welche ihrer Fähigkeiten und Fertigkeiten sie einbringen möchten oder an was sie teilhaben wollen (Gronemeyer 2009, *S. 79*).

gestalten 2019). Dabei räumen sie den Akteuren im Quartier eine eigen-
verantwortliche Rolle ein und zielen auf ein kooperatives Zusammenwirken
unterschiedlicher Sektoren – von Staat-Markt-Zivilgesellschaft-Bürgerschaft
– in „geteilter Verantwortung" (*u. a.* Klie und Schuhmacher 2008). Quartiersbezogenes Arbeiten erfordert auch eine ressortübergreifende Kooperation.
Ressortübergreifende Stellen, gemeinsame Planungs- und Arbeitskonferen-
zen verschiedener Fachbereiche für die Arbeit im Quartier und regelmäßige
Absprachen zwischen den Ressorts sind wichtige organisatorische Voraussetzungen, um einen solchen Ansatz tragfähig zu machen.

- **Steuerungsausrichtung von Quartiersansätzen:** Quartiersbezogenes Arbeiten erfordert eine systematische Steuerung im Sinne integrativer Ansätze. Eine
systematische Konzeption, Stärken- und Schwächen-Analysen für das Quartier
sind zu erstellen und auf dieser Grundlage Maßnahmen zu planen und mittels
eines systematischen Projektmanagements umzusetzen. Dabei sind vielfältige
Handlungsfelder in den Blick zu nehmen und ganzheitliche Strategien für die
Betroffenen und das Quartier zu entwickeln (**Integrative Gesamtstrategie**).
Quartiersbezogenes Arbeiten erschöpft sich nicht darin, einzelne Maßnah-
men oder Projekte, z. B. zur Verbesserung der Versorgungslage im Quartier,
unverbunden umzusetzen. Vielmehr geht es darum, konzeptgeleitet einen
Gesamtprozess zur Weiterentwicklung der Sozialräume oder Lebenswelten der
Menschen anzuregen. Dabei orientieren sich Quartiersansätze an integrativen
Planungs- und Entwicklungsansätzen (u. a. Schubert 2018a, b). Diese Ansätze
versuchen, auf der Basis einer **systematischen** Bestands- und Bedarfsanalyse
Zielsetzungen zur bedarfsgerechten Weiterentwicklung der Quartiere bzw. der
Leistungsangebote zu konkretisieren. Die Lebenswelten der Menschen werden **ganzheitlich** in den Blick genommen. Ressort- und bereichsübergreifend
wird für vielfältige Handlungsfelder eine integrierte Planung entwickelt, die
nach und nach umgesetzt wird. Mit einzelnen Maßnahmen kann **prozess-
haft** begonnen werden, ohne jedoch das Ganze aus dem Blick zu verlieren.
Es gilt, die verschiedenen Einzelmaßnahmen der Quartiersarbeit so zu organisieren, dass sie sich sinnvoll und zweckgerichtet ineinanderfügen und zur
bedarfsgerechten Weiterentwicklung der Lebenswelten der Menschen beitragen. Für die Steuerung des Gesamtprozesses ist professionelle Begleitung
(**Quartiersmanagement,** Care-Management, Gemeinwesenarbeit) erforderlich
(Netzwerk: Soziale neu gestalten 2019).

15.1.4 Aufgaben, Rollen und Verantwortlichkeiten bei Quartiersprojekten

In der Praxis der Altenhilfe gibt es einen breiten Diskurs, wer im Rahmen solcher Quartiersansätze welche Aufgaben und welche Rolle übernimmt und wie die Verantwortlichkeiten zu teilen sind. Soziale Dienstleister konstatieren zurecht, dass ihnen die Zuständigkeit und demokratische Legitimierung – und auch häufig die Ressourcen und Kompetenzen – fehlen, verantwortlich die gesamte Entwicklung eines Quartiers zu steuern. Viele sehen hier die Kommunen im Rahmen der kommunalen Daseinsvorsorge in der Pflicht (Michel-Auli und Kremer-Preiss 2013).

In der Praxis gibt es jedoch eine Reihe von Beispielen, in welchen Kommunen sozialen Dienstleistern bewusst die Verantwortung für die Entwicklung eines konkreten Quartiers übertragen (z. B. indem sie soziale Dienstleister der Wohlfahrtspflege als Quartiersmanager für ein oder mehrere Quartiere im kommunalen Einzugsgebiet einsetzten). Soziale Dienstleister werden so zu Verantwortlichen für die **Gesamtsteuerung der Quartiersentwicklung.** Zu ihren Aufgaben gehört es dann, die Bedarfe für (möglichst alle) Zielgruppen im Quartier in unterschiedlichen Handlungsfeldern (Wohnen, Soziales, Hilfe und Pflege) zu erfassen, die örtlichen Akteure zu vernetzen, die Bürgerschaft bei der Quartiersentwicklung zu beteiligen, die Umsetzung von unterschiedlichen Maßnahmen zur Quartiersentwicklung zu sichern und Transparenz für alle nach innen im Quartier und nach außen in der Kommune schaffen.

Meist haben soziale Dienstleister jedoch keine gesamtsteuernde Funktion, sondern sie wirken an der Quartiersentwicklung in **anwaltschaftlicher Funktion für ihr Klientel** mit (Netzwerk SONG 2019). Dabei können sie unterschiedliche Rollen und Aufgaben einnehmen. Sie

- werden z. B. Teil eines Quartiersnetzwerks, erfassen die Bedarfe ihres Kundenkreises im Quartier, bringen diese in einen (auch politischen) Umsetzungsdiskurs ein und arbeiten gezielt mit anderen Leistungsträgern zusammen, bedarfsgerechte Lebensräume zu schaffen und die Versorgung ihres Kundenkreises zu sichern.
- entwickeln z. B. sozialraumorientierte Versorgungskonzepte (Michel-Auli und Kremer-Preiß 2013). Um die Versorgung ihres Kundenkreises zu verbessern, entwickeln sie neue oder bestehende Leistungsangebote für das Quartier passgenau weiter.

- aktivieren z. B. Ressourcen aus dem Quartier für ihre aktuellen Kunden. Sie machen Leistungen aus dem Quartier für ihre Kunden zugänglich, unterstützen die Nutzung von Angeboten im Quartier und fördern ehrenamtliches Engagement, um die Versorgung ihrer Kunden bedarfsgerechter zu gestalten.

15.1.5 Erfahrungen bei der Umsetzung von Quartiersprojekten

Bisher liegen wenige systematische Erfahrungen bei der Umsetzung von Quartiersprojekten im Altenhilfebereich oder der quartiersbezogenen Ausrichtung von Leistungserbringern vor. Meist werden nur die Umsetzungserfahrungen von Einzelprojekten dokumentiert (*u. a.* Netzwerk SONG 2008, *Haus Upladien Leverkusen* (https://www.caritas.de/neue-caritas/heftarchiv/jahrga ng2017/artikel/wie-aus-einem-altenheim-das-quartierszentrum-wurde), Praxisbeispiele aus der Stadtentwicklung https://www.inwis.de/fileadmin/user_upload/ team/PDFs/MBWSV_NRW_InWIS_Zuhause-im-Quartier.pdf), umfassende Studien zu projektübergreifenden Umsetzungserfahrungen von Quartiersansätzen liegen jedoch im Altenhilfebereich bisher wenige vor. Auf der Grundlage einer Langzeitstudie, in der mehr als 100 vom Deutschen Hilfswerk (DHW) geförderte und von sozialen Dienstleistern umgesetzte Quartiersprojekte über fünf Jahre begleitet wurden (KDA 2019), lassen sich jedoch einige Aspekte über die Strukturen und Umsetzungserfahrungen von Quartiersprojekten benennen.

Strukturen
Die durchschnittliche Quartiersgröße, auf die sich die Projektaktivitäten der untersuchten Projekte (n = 109) beziehen, liegt bei durchschnittlich 10.000 Einwohnern pro Quartier (Median rund 8000 Einwohnerinnen und Einwohner). Fast zwei Drittel der untersuchten Projekte konzentrierten ihre Aktivitäten darauf, die sozialräumlichen Versorgungsstrukturen vor Ort in anwaltschaftlicher Funktion für ihr Klientel weiterzuentwickeln. Nur bei rund einem Drittel aller Projekte erfolgte eine gesamte Weiterentwicklung des Quartiers und die sozialen Dienstleister haben die Gesamtverantwortung für die Quartiersentwicklung in enger Kooperation mit den Kommunen übernommen. Mehrheitlich war eine Mitarbeiterin mit durchschnittlich 26,4 h in der Woche (also knapp einer Drei-Viertel-Stelle) für die Quartiersarbeit in den Projekten tätig. Drei Viertel aller untersuchten Projekte (70,6 %) haben bis zu 10 Einzelmaßnahmen zur Quartiersentwicklung im Förderzeitraum von meist drei Jahren umgesetzt.

Umsetzung

Die untersuchten Projekte mussten sich im Projektverlauf vielfältigen Herausforderungen stellen. Von den Projekten wurde bei der Umsetzung eine große Flexibilität und kontinuierliche Anpassung an die sich verändernden Gegebenheiten verlangt. Entsprechend hat ein großer Teil der untersuchten Projekte im Projektverlauf Veränderungen zur ursprünglichen Projektplanung vorgenommen (65 %). Personalfluktuation, mangelnde Realisierbarkeit von vorgesehenen Entwicklungsschritten oder zu geringe zeitliche Ressourcen, sich verändernde Bedürfnislagen der Bewohnerschaft oder Veränderungen bei den Kooperationspartnern haben solche Anpassungen im Projektverlauf erforderlich gemacht. Besonders auffällig ist die hohe Personalfluktuation. Mehr als jedes vierte Projekt (27 %) hat im Projektverlauf Veränderungen bei den verantwortlichen Mitarbeiterinnen erfahren. Dies hat die Kontinuität des Umsetzungsprozesses teilweise erheblich beeinträchtigt, wie aus der Praxis berichtet wurde (KDA 2019).

Neben den Anpassungserfordernissen war die Vernetzung mit den örtlichen Akteuren im Prozessverlauf mit einigen Hürden verbunden. Dabei konnten verschiedene Formen der Zusammenarbeit von der losen Kooperation über projektbezogene Zusammenarbeit bis hin zur Koproduktion und zu Entwicklungspartnerschaften an den Standorten ausgemacht werden. Vielfach wurden die Kooperationsbeziehungen zur Kommune nicht ganz so positiv beurteilt, wie zu anderen Kooperationspartnern. Eine besondere Herausforderung für die untersuchten Projekte war es, Beteiligungsporzesse umzusetzen. Bürgerbeteiligungsprozesse bewegten sich bei den Projekten von der Intensität häufiger auf einem eher unteren und mittleren Niveau der Partizipationsstufen. Die Mehrheit der Projekte informierten die Betroffenen lediglich über die Quartiersentwicklung oder konnten eine Mitwirkung bei einzelnen Maßnahmen aktivieren. Mitentscheidung oder die Selbstorganisation der Betroffenen sind als Partizipationsformen eher selten in den Projekten umgesetzt worden. Fast die Hälfte der befragten Projekte schätzt die Zusammenarbeit mit den BürgerInnen insgesamt als verbesserungswürdig ein. Die Ergebnisse deuten aber auch darauf hin, dass Partizipationsprozesse im zeitlichen Verlauf deutlich besser gelingen und gegenseitige Lernprozesse erfordern.

Verstetigung

Eine weitere besondere Herausforderung für die untersuchten Projekte war es, die Verstetigung der Quartiersansätze zu sichern. Nur knapp jedes dritte geförderte Projekt hatte im Projektverlauf ein Konzept zur Fortführung entwickelt und ein nachhaltiges Finanzierungskonzept erstellt. Ein solches Konzept ist jedoch eine wesentliche Grundlage, um eine Verstetigung systematisch anzugehen. Auch ist es nicht einmal einem Viertel aller Projekte (22 %) nach Förderabschluss gelungen, eine vollständige oder teilweise Anschlussfinanzierung für eine Fortführung der Quartiersarbeit zu sichern.

Dadurch bedingt sind eine Reihe von Einzelinitiativen der Quartiersentwicklung schon kurz nach der Förderung nicht mehr fortgeführt worden. Die Evaluations-ergebnisse zeigten jedoch, dass die Fortführung solcher Einzelinitiativen durchaus gelingen kann. Sie gelang am ehesten, wenn Quartierstreffs erhalten werden konn-ten. Insbesondere dort konnte auch der angeregte und im Projektverlauf häufig besonders intensivierte soziale Austausch sowie das ehrenamtliche Engagement in Selbstorganisation fortgeführt werden (KDA 2019).

Trotz dieser Einbrüche ist es in fast allen untersuchten Fällen auch über die För-derzeit hinaus gelungen, den Austausch zwischen den Kooperationspartnern und die Zusammenarbeit in Netzwerken fortzuführen, wenn auch mit geringerer Intensität. In den meisten Projekten ist auch das gemeinsame Verbundenheits- und Verant-wortungsgefühl der Bewohnerschaft für das Quartier noch lange nach Projektende wirksam (KDA 2019).

15.2   Stationäre Einrichtungen und Quartiersansätze

Frühzeitig wurde bei der Etablierung von Quartieransätzen in der Altenhilfe auch die Frage gestellt, wie die Versorgung Pflegebedürftiger in solchen Konzepten zu sichern ist und vor allem, wie die stationäre Pflege sich in solche Quartiersansätze integrieren lässt. Die Rolle stationärer Einrichtungsträger bei Quartiersansätzen und die Integration der stationären Versorgung in Quartiersansätze wurden dabei unter dem Aspekt der „Quartiersöffnung" diskutiert. Auseinandersetzungen zur Bedeutung der „Quartiersöffnung" für stationäre Einrichtungen, Aufarbeitungen von möglichen Formen sowie fördernden und hemmenden Faktoren bei der „Quartiersöffnung" haben den Diskurs in den vergangenen Jahren bestimmt. Das Forschungsprojekt GALINDA hat diesen meist auf theoretischen Konzepten oder einzelnen Praxisprojekten basierenden Diskurs wissenschaftlich fundiert.

15.2.1 Bedeutung der „Quartiersöffnung" für stationäre Einrichtungen

Die pflegerische Vollversorgung und Langzeitpflege ist eine notwendige Säule in der bedarfsgerechten Versorgung schwer- und schwerstpflegebedürftiger älterer Menschen. Jedoch gibt es seit vielen Jahren eine breite Diskussion darüber, wie diese Säule auszugestalten ist und wie sich die stationären Einrichtungen weiter entwickeln sollen, damit sie auf der einen Seite den individuellen Bedarfen der Menschen und auf der anderen Seite den gesellschaftlichen Herausforderungen gerecht werden kann. Bereits in den 1980er-Jahren wurde im Rahmen dieser Diskussion die „Öffnung von Heimen" Leitbild für die Weiterentwicklung stationärer Altenhilfeeinrichtungen (Hummel 1988).

Mit der Quartiersöffnung wird in mehrfacher Hinsicht eine bedarfsgerechte Weiterentwicklung der stationären Versorgung intendiert:

- **Quartiersöffnung als Chance, bedarfsorientierte Lebenswelten zu schaffen:** Immer wieder gibt es Kritik darüber, dass die bestehenden institutionellen Langzeitpflegeangebote nicht dem Bedarf der älteren und pflegebedürftigen Menschen entsprechen. Zahlreiche Befragungen von jüngeren, älteren, höchstaltrigen aber auch pflegebedürftigen Menschen dokumentieren fortlaufend, die doch eher geringe Akzeptanz für institutionelle Langzeitpflegesettings (*u. a.* Gangel 2011, https://www.dgap.de/dgap/News/corporate/tns-emnidumfrage-wie-wollen-wir-alter-wohnen-verbaende-legen-repraesentative-befragung-wohnwuenschen-von-senioren-vor/?newsID=656166; Rot et al. 2001; Generalie Deutschland AG 2017). Diese mangelnde Akzeptanz gegenüber der Heimversorgung basiert nicht nur auf Fehlentwicklungen und deren medialen Aufbereitung (wie z. B. isolierte Standorte, schlechte Speisenversorgung, technisierte Bäder, krankenhausähnliche Bewohnerinnenzimmer, keine fachgerechte Pflege, zu wenig Personal, Höhe der Kosten), sondern vielmehr auf grundsätzlichen Vorbehalten gegenüber institutionellen Wohnformen. Die mangelnde Privatsphäre, die einheitliche Alltagsgestaltung, die Gesamtverantwortlichkeit eines Trägers und damit verbunden das eingeschränkte Wahl- und Hausrecht der Bewohnerschaft, die begrenzte soziale Integration, die pauschale Leistungsvergütung, die vielfältigen ordnungsrechtlichen, leistungs- und leistungserbringungsrechtlichen Vorschriften, Hierarchieebenen und Kontrollinstanzen – all dies lässt nur wenig Raum für die Sicherung einer individuellen selbstbestimmten Lebensgestaltung. Trotz vielfältiger Reformbemühungen in den vergangenen Jahren bleiben Heime auch heute noch vielfach eine Welt für sich. Und auch wenn sich Heime zunehmend von der „totalen Institution" (Goffmann 1973) zu „humaneren Institutionen" (Schönwiese 2013) wandeln, ist es kaum gelungen, die Akzeptanz für solche Wohnformen zu steigern. Der Perspektivwechsel weg von der Defizitorientierung zu einer Bedarfs- und Ressourcenorientierung als zentraler Impuls von Quartiersansätze und die Beteiligung der Betroffenen, wird als Chance begriffen, durch eine Quartiersöffnung bedarfsorientierte Lebenswelten auch in der institutionellen Langzeitpflege zu schaffen.

- **Quartiersöffnung als Chance, Pflegekräftemangel zu begegnen:** Die demografische Entwicklung wird durch die wachsende Zahl von höchstaltrigen Menschen einen enormen personellen Mehraufwand an Pflege- und Betreuungskräften erfordern. Gleichzeitig stehen immer weniger jüngere Menschen zur Verfügung, um die wachsende Zahl von Älteren zu versorgen. Sowohl das familiale als auch das professionelle Helferpotenzial sinkt. So wird sich das familiale Helferpotenzial nach einer Prognoseberechnung halbieren, wenn nicht gegengesteuert wird (Blinckert 2009). Auch stehen nicht genügend professionelle Pflegekräfte zur Verfügung, um die Sorgeleistungen zu erbringen. Schon heute gibt es einen erheblichen Pflegekräftemangel. Die personellen Engpässe treffen stationäre Einrichtungen in besonderer Weise. Heimeinrichtungen können aufgrund des Pflegenotsandes die derzeit noch geforderte weitgehend einheitliche landesheimrechtliche Auflage – 50 % des Personals mit Fachkräften zu besetzen – vielfach nicht mehr einhalten. Einige haben daher bereits temporäre Belegungsstopps verfügen müssen, weil sie die geforderte Versorgung nicht mehr sichern können.[5] Außerdem steigt bei nicht ausreichender Personaldecke die Belastung für die anderen Fachkräfte und dies hat wiederum weitere negative Effekte auf die Personalsituation. Dies trifft *alle* in der Pflege Tätige, jedoch in besonderem Maße die Pflegekräfte in Heimen, da die Anforderungen an die Pflegekräfte in Heimen besonders hoch sind. Hier konzentrieren sich Pflegebedürftige, die durchschnittlich einen hohen Pflege- und Betreuungsbedarf haben und für eine immer kürzere Zeit in der Einrichtung verweilen. Zudem werden, anders als im häuslichen Bereich, Pflegekräfte durch informelle Helferpotenziale nur bedingt entlastet. Die Ressourcen informeller Netzwerke, pflegender Angehöriger oder eigene Ressourcen der Bewohnerschaft werden in der klassischen institutionellen Langpflege vielfach nicht intensiv genutzt. Mit der Quartiersöffnung verbindet sich die Chance, örtliche Ressourcen verstärkt für die Arbeit in der Einrichtung zu erschließen und damit zumindest teilweise dem Pflegenotstand zu begegnen und zugleich die Versorgung und die Teilhabechancen der Bewohnerschaft zu verbessern.

---

[5]Eine Studie der Evangelischen Bank vom Febr. 2019 zeigt: 60 % der befragten Pflegeheime in Deutschland haben offene Fachkräftestellen. Im Durchschnitt sind dort pro Heim sechs Stellen unbesetzt. Es wurden rund 300 Geschäftsführer und Verwaltungsleiter befragt, die zusammen mindestens 1250 der bundesweit rund 15.000 stationären Heime vertreten. (https://www.zeit.de/wirtschaft/2019-02/personalmangel-pflege-pflegeheim-gehaltserhoehung-umfrage).

- **Quartiersöffnung als Chance für einen ökonomischeren Ressourceneinsatz:** In diesem Kontext werden vielfach auch Kostenreduzierungen als weitere Chance für Kostenträger benannt. Die Mitwirkung Vieler eröffnet Einsparpotenziale bei Sozialversicherungsleistungen, aber auch bei den Eigenanteilen der Bewohnerschaft. Zusätzlich sichert die Quartiersöffnung über die Vernetzung der vielfältigen Akteure ein synergetisches Zusammenwirken, was auch den ökonomischeren Einsatz von Ressourcen mit sich bringt.

- **Quartiersöffnung als Chance auf einen Imagegewinn durch sektorenübergreifende Versorgungsansätze:** Durch eine Quartiersöffnung werden stationäre Pflegeanbieter zudem nicht mehr nur als Pflegeleistungsanbieter, sondern als mitverantwortliche Gestalter für eine gelingende sozialraumorientierte Versorgung und Teilhabe alter und pflegebedürftiger Menschen im Quartier erlebt. Dadurch eröffnen sich Möglichkeiten, das Angebotsspektrum des stationären Pflegeanbieters auch für Menschen, die in eigener Häuslichkeit leben, durch sektorenübergreifende Versorgungsansätze zugänglich zu machen und damit neue Kunden zu gewinnen. Ebenso kann es gelingen, die häufig geschlossene Welt der Heimversorgung besser ins Quartier einzubinden. Die Quartiersöffnung kann so auch einen Beitrag dazu leisten, die scharfe Trennung zwischen dem ambulanten und stationären Sektor aufzubrechen und evtl. auch Versorgungsbrüche abmildern (https://dggg-ft2019.aey-congresse.de/programm/sitzung/versorgung-und-teilhabe-im-quartier-beitraege-stationaerer-pflegeeinrichtungen.html)

15.2.2 Formen der Quartiersöffnung von stationären Einrichtungen

Wie die Quartiersöffnung von stationären Einrichtungen gestaltet werden kann, darüber wurden in den vergangenen Jahren verschiedene Konzepte und praktische Ideen entwickelt (u. a. Netzwerk-SONG 2019 oder AWO (https://www.awo.org/broschuere-erschienen-awo-aktiv-im-quartier-ehrenamt-und-hauptamt-hand-hand-quartiere-gemeinsam), Caritas (https://www.caritas.de/magazin/zeitschriften/sozialcourage/muenster/quartierskonzepte-als-antwort)). Insbesondere das vom *Kuratorium Deutsche Altershilfe* um 2010 eingebrachte stationäre Konzept der **„Quartiershäuser"** als sog. 5. Generation des Pflegeheimbaus (Michell-Auli und Sowinski 2012) hat die Diskussion um die Rolle stationärer Einrichtungen bei Quartiersansätzen in der Praxis belebt. Mit seinen drei Grundprinzipien „Leben in Privatheit", „Leben in Gemeinschaft" und „Leben in der Öffentlichkeit", will es zum einen für die Bewohnerschaft mehr individuelle Lebensgestaltung und soziale Einbindung in Einrichtungen sichern. Zum anderen begreift dieses Konzept Einrichtungen nicht als geschlossene Systeme, sondern sieht sie immer kontextuell eingebunden als mitverantwortlicher Gestalter im Sozialraum und proklamiert daher die Heimöffnung.

Öffnung der Leistungsangebote

Die Auseinandersetzungen um die Einrichtungsöffnung fokussierten vor allem auf eine Öffnung von Leistungsangeboten. Unterschieden wird bei den Leistungsangeboten zwischen einer „Öffnung *für* und einer Öffnung *zum* Quartier" (u. a. Michell-Auli und Sowinski 2012; Bleck et al. 2018a, b). Diese Unterscheidung wurde auch im GALINDA-Forschungsprojekt aufgegriffen und auf dieser Grundlage wurden die Formen der „Quartiersöffnung" in einer Vierermatrix weiter ausdifferenziert. Quartiersöffnung für stationäre Einrichtungen vollzieht sich hiernach in folgenden unterschiedlichen Formen, die auch mit unterschiedlichen Rollen der Einrichtungsträger im Quartier verbunden sind (Abb. 15.1):

Diese differenzierte Sichtweise öffnet den Blick auf die breite Facette, wie Einrichtungen ihre Leistungsangebote ins Quartier hin öffnen können und entbindet von der einseitigen Bewertung, Einrichtungen seien entweder „offen" oder eben „nicht offen".

Wenig ist bisher darüber bekannt, in welcher Art und Weise und in welchem Umfang diese Formen der „Quartiersöffnung" im praktischen Alltag von den stationären Einrichtungen angewandt werden. Auch hier fehlten bisher umfassende Studien zum Verbreitungsgrad der Leistungsöffnungen. Mit einer umfassenden und detaillierten Einrichtungsbefragung in Rheinland-Pfalz (n = 151 von 468) gibt das GALINDA-Projekt erstmals einen tieferen Einblick in die **Praxis der**

In anwaltschaftlicher Funktion für die Heimbewohnerschaft	Als mitverantwortlicher Gestalter im Quartier
Quartiersangebote für Heimbewohnerinnen im Heim	Einrichtungsangebote für Quartiersbewohnerinnen im Heim
Quartiersangebote für Heimbewohnerinnen im Quartier	Einrichtungsangebote für Quartiersbewohnerinnen im Quartier

Abb. 15.1 Formen der Quartiersöffnung

Leistungsöffnung stationärer Einrichtungen eines Landes (Brandenburg et al. 2020):

- **Quartiersangebote für Heimbewohnerinnen im Heim** (z. B. Ärztinnen, Vereinsaktivitäten oder Fußpflege): Die Befragungsergebnisse zeigen, dass diese Form der Quartiersöffnung fast durch alle stationären Einrichtungen ermöglicht wird. Insbesondere spirituelle, soziale und kulturelle Angebote aus dem Quartier werden von ca. 98 % der Einrichtungen für die Heimbewohnerschaft in der Einrichtung nutzbar gemacht. Etwas seltener, jedoch auch von rd. 88 % der Einrichtungen, werden konsumbezogene Dienstleistungen aus dem Quartier (wie Ladenbestellungen) für die Bewohnerschaft ins Heim geholt. In zwei Drittel der Einrichtungen werden durch solche Angebote mindestens drei Viertel der Bewohnerschaft erreicht.
- **Quartiersangebote für Heimbewohnerinnen im Quartier** (z. B. Besuch von Veranstaltungen oder Gottesdiensten): Ebenso ermöglichen fast alle Einrichtungen Heimbewohnerinnen, Angebote im Quartier wahrzunehmen (98 %) der befragten Einrichtungen ermöglichen die Teilnahme an Festen oder Ausflügen ins Quartier, 85 % die Teilnahme an kulturellen Angeboten im Quartier, 84 % die Nutzung alltagsverrichtungsbezogener personennaher Dienstleistungen (z. B. Friseurbesuche). Diese Form der Quartiersöffnung wird jedoch nur von 25 % der Heimbewohnerinnen genutzt.
- **Einrichtungsangebote für Quartiersbewohnerinnen im Heim** (z. B. Tagespflege, Begegnungsräume, Verpflegungsangebote, Therapeutinnen, Ärztinnen): Solche Angebote werden in unterschiedlicher Form von den Einrichtungen für Quartiersbewohnerinnen vorgehalten (üblich sind vor allem Verpflegungsangebote (z. B. Mittagstisch, Café), die von 83 % der Heime bereitgestellt werden. Ebenso soziale und kulturelle Angebote, die von 89 % der Heime für Quartiersbewohnerinnen geöffnet werden. 73 % der Einrichtungen öffnen Beratungsangebote und 47 % öffnen alltagsverrichtungsbezogene personennahe Dienstleistungen des Heimes für Quartiersbewohnerinnen, jedoch nur 19 % bieten Quartiersbewohnerinnen Sprechstunden von Ärzten an). Diese Angebote werden nach Aussage der Mehrheit der Heime von den Quartiersbewohnerinnen jedoch eher schlecht angenommen.
- **Einrichtungsangebote für Quartiersbewohnerinnen im Quartier** (z. B. ambulante Pflegeleistungen): Solche Angebote existieren in der Mehrheit der Einrichtungen nicht (nur die Hälfte (52 %) bieten Beratung und ein Drittel (30 %) ambulante Pflegeleistungen, (33 %) soziale Betreuungsleistungen, (32 %) Bildungsangebote und (40 %) kulturelle Angebote für Quartiersbewohnerinnen an. Die angebotenen Beratungs-, Pflege- und Betreuungsangebote werden von den

Quartiersbewohnerinnen jedoch sehr häufig gut angenommen, die kulturellen Angebote jedoch eher schlecht (Brandenburg et al. 2020).

Vernetzung mit den Akteuren
Nicht nur die Angebotsstruktur, sondern auch der Vernetzungsgrad sind Anzeichen für die Quartiersöffnung einer Einrichtung. Die Befragungsergebnisse des GALINDA-Projektes zeigen, dass die Einrichtungen mit vielfältigen Akteuren im Quartier vernetzt zusammenarbeiten und dies vielfach schon seit Jahren. Von 11 abgefragten Akteuren im Quartier sind die Einrichtungen durchschnittlich mit 9 Akteuren (Median 10) vernetzt. Über 95 % der Einrichtungen arbeiten mit Kirchengemeinden, Seelsorge, Kindergärten, Schulen, Jugendzentren und 80 % mit lokalen Unternehmen zusammen (Brandenburg et al 2020).

Konzept für Quartiersöffnung
GALINDA macht auch deutlich, wie viele Einrichtungen eine systematische Quartiersöffnung betreiben. Nach den Befragungsergebnissen verfügt nur ein Drittel (32,3 %) der befragten Einrichtungen über ein spezielles Konzept für die Quartiersöffnung. Die Quartiersöffnung wird also mehrheitlich spontan und weniger systematisch von den Einrichtungen umgesetzt. Durch das GALINDA-Projekt konnte aber auch deutlich gemacht werden, welche unterschiedlichen Vorstellungen von der Quartiersöffnung bei den Einrichtungen und den verschiedenen Berufsgruppen innerhalb der Einrichtungen bestehen. Das Ringen um ein gemeinsames Verständnis ist Grundlage für eine systematische Quartiersarbeit (Brandenburg et al. 2020).

Die Ergebnisse zur Quartiersöffnung von Einrichtungen machen Tendenzen deutlich, die auch andere Erfahrungen bestätigen. Wie in anderen Quartiersansätze werden auch bei den stationären Einrichtungen zwei unterschiedliche Rollen der Quartiersarbeit sichtbar. Mehrheitlich öffnen sich stationäre Einrichtungen vor allem in **anwaltschaftlicher Funktion für ihre Bewohnerschaft** ins Quartier. Sie versuchen Ressourcen aus dem Quartier für ihre Bewohnerschaft in der Einrichtung oder im Quartier nutzbar zu machen. Im diesem Sinne betreiben fast alle Einrichtungen eine Quartiersöffnung, und dies erklärt auch die hohen Zustimmungswerte, nach welchen 62 % der Einrichtungen „voll zustimmen" eine „offene Einrichtung" zu sein (Brandenburg et al. 2020). Auch wenn sich dies vielfach ungeplant und eher spontan vollzieht, wie die Ergebnisse von GALINDA und auch anderer Studien bestätigen (KDA 2019). Seltener nehmen die Einrichtungen die **Rolle des mitverantwortlichen Gestalters im Quartier** ein. Vor allem, wenn es nicht nur um die Sicherung von Teilhabe der Quartiersbewohnerinnen – z. B. über kulturelle Angebote in der Einrichtung – geht, sondern um die Sicherung der Versorgung im Quartier im Sinne sektorenübergreifender Versorgungsmodelle. Nur rund ein Drittel aller Einrichtungen betreibt in dieser Hinsicht eine Quartiersöffnung. Dazu passt auch, dass nur 5,3 % aller befragen Einrichtungen ihr Haus als „Quartierszentrum" verstehen; dass 18 % der Einrichtungen die umfassende Quartiersöffnung gar nicht als ihre Aufgabe sieht, sondern die Kommunen hier alleinverantwortlich in die Pflicht nehmen; dass einige Einrichtungen die Quartiersöffnung grundsätzlich ablehnen und dass 80 % der Einrichtungsleitungen der Auffassung voll zustimmen, der Fokus ihrer Arbeit liege auf den eigenen Heimbewohnerinnen und nicht auf den Quartiersbewohnerinnen. Dabei haben Einrichtungen, die eine umfassende Quartiersöffnung praktizieren, vielfältige positive Erfahrungen gemacht. Einrichtungen, die Pflege-, Betreuungs- oder Beratungsleistungen im Quartier erbringen, erreichen mehrheitlich gute Vermarktungschancen und generieren zusätzliche Erlöse – auch dies konnte die GALINDA Studie bestätigen (Brandenburg et al. 2020).

Zunehmend scheinen sich die Einrichtungen jedoch dessen bewusst zu werden, dass in der Quartiersöffnung vielfältige Chancen liegen, denn 86 % der Einrichtungsleitungen würden eine stärke Quartiersöffnung begrüßen (Brandenburg et al. 2020). Evtl. deutet sich hier neben der Öffnung der Leistungen auch eine Öffnung der Sichtweisen über die notwendige Veränderung der stationären Langzeitpflege an. Einrichtungsleitungen werden sich zunehmend bewusst, dass die Herausforderungen der Zukunft nicht mit klassischen Langzeitpflegekonzepten zu stemmen sind.

15.2.3 Fördernde und hemmende Faktoren bei der Quartiersöffnung

Viel ist in den vergangenen Jahren auch darüber diskutiert worden, was die Verbreitung von Quartieransätzen fördert. Mittlerweile liegt eine Reihe von praktischen Erfahrungen zu den fördernden und hemmenden Faktoren bei der Umsetzung von Quartiersansätzen vor. Durch das GALINDA-Projekt konnte dieses Erfahrungswissen um die besonderen Herausforderungen für stationäre Einrichtungen bei der Quartiersöffnung erweitert werden:

- Quartiersöffnung erfordert eine andere **Haltung.** Die Einrichtung wird Teil einer lokalen Verantwortungsgemeinschaft, sie ist nicht mehr nur Leistungserbringer für Hilfe und Pflege ihrer Bewohnerschaft, sondern wirkt mit, **kooperative und partizipative Prozesse** orientiert am Willen der Menschen zu initiieren. Diese andere Haltung erfordert u. U. eine Zusammenarbeit mit ungewohnten Kooperationspartnern oder auch mit Konkurrenten. Es bedeutet, die Bedürfnisse der Menschen konsequent in den Fokus zur rücken, aktiv auf Betroffene, Akteure und Bürgerschaft im Quartier zuzugehen, andere Zugänge und Verfahren zu wählen, um z. B. auch „stille Gruppen" in Beteiligungsprozesse einzubinden und auch die Bewohnerinnen aktiv einzubeziehen und mit Entscheidungskompetenzen auszustatten. Dies stellt besonders stationäre Einrichtungen vor Herausforderungen, da aufgrund der Vulnerabilität der Bewohnerschaft Beteiligungsprozesse schwer umzusetzen sind. Dass nur weniger als 25 % der Heimbewohnerinnen nach den Ergebnissen der GALINDA-Studie aufgrund von Mobilitätsproblemen und kognitiven Einschränkungen, die im Quartier erschlossenen Angebote auch tatsächlich nutzten können, ist ein Beispiel für diese besondere Problematik.

- Quartiersöffnung erfordert auch eine Anpassung der Organisationsstrukturen in der Einrichtung und eine gemeinsame **Organisationsentwicklung.** Die Arbeitsorganisation ist weniger bereichsbezogen, sondern sozialräumlich und sektorenübergreifend auszurichten. Hier sind im Organisationsablauf trägerintern Umstrukturierungen erforderlich, die eine bereichsübergreifende Zusammenarbeit zwischen Pflege, Betreuung und Hauswirtschaft, zwischen ambulanten und stationären Sektoren, zwischen Altenhilfe oder Behindertenhilfe ermöglichen und Arbeitsabläufe und Zuständigkeiten sozialräumlich organisieren. Die Standortanalysen des GALINDA-Projektes machen deutlich, wie schwer das Zusammenwachsen z. B. der Bereiche Altenhilfe und Behindertenhilfe ist, weil diesen beiden Bereichen unterschiedliche Logiken zugrunde liegen und die Bedürfnisse der Bewohnerschaft unterschiedlich sind. Gemeinsame Projekte können die bereichsübergreifende Zusammenarbeit fördern. Dabei kann die Haltung zum sozialräumlichen Arbeiten nicht „top down" verordnet werden, sondern muss auf allen Ebenen und gemeinsam in der Unternehmenskultur erarbeitet und gelebt werden. Die Standortanalysen des GALINDA-Projektes zeigen, wie schwer es ist, diese Haltung gemeinsam in der Einrichtung zu verantworten. Der Aufgabe der Quartiersöffnung stehen einzelne Berufsgruppen und Hierarchieebenen unterschiedlich und zum Teil mit Widerständen gegenüber. Vor allem wird die vielfach belastete Pflege nicht immer in diesen Prozess verantwortlich einbezogen, sondern die Aufgabe der Quartiersöffnung an den Sozialdienst delegiert. Quartiersöffnung erfordert jedoch eine Einbeziehung aller Berufsgruppen, es bedarf Überlegungen und Konzepte, wie die verschiedenen Berufsgruppen ihren jeweiligen Beitrag zur Quartiersöffnung leisten können.

- Quartiersöffnung erfordert ebenso Veränderungen in der **Personalentwicklung.** Die Beschäftigten benötigen besondere Fähigkeiten und Kompetenzen. Im Vordergrund stehen die Fähigkeit zur Teamarbeit, Netzwerkarbeit mit entsprechenden Moderationsfähigkeiten, Fähigkeiten zur Erschließung von zielgruppenspezifischen Bedarfen und lokalem Fachwissen (z. B. Sozialraumanalysen erstellen), zur Aktivierung lokaler Ressourcen und zum lokalen Projekt- und Quartiersmanagement. Auch sind Kompetenzen gefordert, sich kreativ auf neue wechselnde Situationen einzustellen. Nicht überall sind diese Qualifikationen und Anforderungen in den Einrichtungen vorhanden. In der bereits erwähnten KDA-Langzeitstudie haben von 100 evaluierten Quartiersprojekten ein Drittel der Befragten die notwendigen Veränderungen bei der Personalentwicklung als besondere Herausforderung bewertet (KDA 2019). Spezielle Qualifizierungen zur Professionalisierung der Mitarbeiten für die Quartiersöffnung sind gefordert. Der Einsatz eines professionellen Quartiersmanagements mit entsprechenden zeitlichen Ressourcen hat sich in der Praxis bewährt.

- Eine weitere Herausforderung bleibt für Einrichtungsträger die **Finanzierung** der Arbeit für die Quartiersöffnung. Quartiersarbeit kann vom Personal nicht einfach „nebenbei miterledigt" werden. Gleich ob die Mitarbeiterinnen sich in anwaltschaftlicher Funkton, z. B. in Quartiersnetzwerken, einbringen oder ob sie als „Kümmerer" die gesamte Quartiersentwicklung steuern – dafür braucht es Zeit. Es braucht Zeit für die Abstimmung mit örtlichen Akteuren, für die Sichtung der Bedürfnisse vor Ort, für die Entwicklung von Maßnahmeplänen, für die Umsetzung von Quartiersentwicklungsmaßnahmen mit Bürgerbeteiligung und für die Wahrung der Transparenz für alle Beteiligten. Daher ist mit zusätzlichen Arbeitsbelastungen zu rechnen. Auch die Hälfte der befragten Einrichtungsleitungen im GALINDA-Projekt befürchtet eine zu starke Belastung der eigenen Mitarbeiterinnen durch die Quartiersöffnung. Die Refinanzierung dieser personellen Ressourcen ist jedoch eine Herausforderung. Zwar gibt es Fördermöglichkeiten (z. B. *Deutsches Hilfswerk* oder einzelne Landesförderprogramme), die von Einrichtungsträgern akquiriert werden können. Eine Regelfinanzierungsmöglichkeit für die Quartiersarbeit nach der Förderphase gibt es aber aktuell nicht. Dies bedingt u. a. hohe Personalfluktuationen in diesem Tätigkeitsfeld (KDA 2019) und gefährdet auch die nachhaltige Verstetigung solcher Ansätze. In der Praxis ist es zwar einigen Projekten auch nach Förderphasen gelungen, Finanzierungswege für das Quartiersmanagement zu sichern (u. a. konnten Kommunen oder Wohnungsunternehmen dazu gewonnen werden, sich nachhaltig an der Finanzierung zu beteiligen, andere versuchen über Bürgerstiftungen, Quartiersstiftungen oder Sozialfonds Refinanzierungsmöglichkeiten zu entwickeln (Mehnert und Kremer-Preiß 2017)). Jedoch bleibt die Finanzierung dieser Ressourcen eine Herausforderung. Drei

Viertel der befragten Einrichtungen im GALINDA-Projekt haben in der Befragung bestätigt, dass eine stärkere Öffnung ins Qaurtier an den Ressourcen
scheitere – hier sind sicher nicht nur zu geringe (professionelle und ehrenamtliche) personelle Ressouen, sondern auch die fehlenden fianziellen Ressourcen
gemeint.

- Es können sich auch **rechtliche Herausforderungen** bei der Quartiersöffnung ergeben. Die immer noch starke Tennung zwischen dem ambulanten und
  stationären Versorgungssetting erfordert vielfältige Sonder- und Ausnahmere-
  gelungen im Ordnungs- und Leistungsrecht, wenn stationäre Einrichtungen
  nicht nur die Versorgung in der Einrichtung, sondern auch im Quartier
  sicherstellen wollen. Praxiserfahrungen zeigen z. B., dass der Abschluss von
  „Gesamtversorgungsverträgen" – wo also der stationäre Träger auch ambulante Leistungen im Quartier erbringt – nicht nur aufwendige Verhandlungen
  mit den Leistungsträgern mit sich bringt, sondern auch nur umgesetzt werden
  kann, wenn gleichzeitig eine klare Personaleinsatzplanung und Leistungsdo-
  kumentation sichergestellt wird (https://seniorenheime-krefeld.de/wp-content/
  uploads/2017/09/Artikel-GVK-AH-Mai-16.pdf). Ähnliches gilt für die Einführung „integrierter Versorungsverträge", wo also in der stationären Einrichtung
  auch Leistungen von anderen – z. B. Ehrenamtlichen oder anderen ambulanten
  Diensten aus dem Quartier – regelhaft erbracht werden können. Diese Sekto-
  rentrennung mag auch eine Ursache dafür sein, dass stationäre Einrichtungen
  eher seltener die Quartiersöffnung umfassend als mitverantwortlicher Gestalter des Sozialraums vollziehen – wie die GALINDA-Forschungsergebnisse
  belegen.

15.3 Wirkungen durch Quartiersöffnungen und Quartiersansätze

Trotz dieser Herausforderungen lohnt es sich für Einrichtungen, die Quartiersöffnung systematisch voran zu bringen. Einzelne Wirkungsstudien zeigen die
Potenziale von Quartiersansätzen in der Praxis auf:

15.3.1 Wirkungen aus Sicht der Betroffenen (Bewohnerinnen-Ebene)

Einrichtungsträger können durch Quartiersarbeit insbesondere die Lebenslagen
von Menschen mit Unterstützungsbedarf weiter verbessern. Schon 2009 hat

das SONG-Netzwerk eine Studie in Auftrag gegeben, um den Mehrwert von Quartiersprojekten zu ermitteln. Im Rahmen dieser Social Return on Investment (SROI)-Studie (Netzwerk SONG 2011) wurden über 200 Personen in Quartiersprojekten mit Personen in anderen Wohn- und Versorgungssettings verglichen, die ansonsten ähnliche soziale und gesundheitliche Strukturen aufwiesen. Bewohnerinnen in Quartiersprojekten (n = 222),

- hatten im Vergleich zur Kontrollgruppe eine bessere Gesundheitsentwicklung und einen geringeren Hilfebedarf,
- engagierten sich mehr für Nachbarn vor allem in Bezug auf Alltagshilfen,
- waren aktiver und mehr sozial integriert und
- beurteilten ihre Wohn- und Lebenssituation insgesamt besser.

Auch andere Studien konnten in der Vergangenheit positive Wirkungen von Quartiersprojekten für die Betroffenen nachweisen. Nach Ergebnissen des KDA-Quartiers-Monitorings (KDA 2019), in dem über 100 vom Deutschen Hilfswerk geförderte Projekte über 5 Jahre untersucht wurden, haben sich durch die Quartiersprojekte für die Betroffenen,

- die Teilhabechancen verbessert, weil vor Ort der soziale Austausch angeregt wurde,
- die Informationsangebote verbessert. Es wurden Informationsbroschüren erstellt und es war meist ein Ansprechpartner vor Ort stetig erreichbar,
- positive Veränderungen im Wohnumfeld (z. B. barriereärmere/barrierefreie Gestaltung öffentlicher Räume) ergeben, ebenso hat es Verbesserungen bei der Infra- und Versorgungsstruktur im Quartier gegeben (z. B. mehr Nachbarschaftshilfe)
- mehr ehrenamtliche Unterstützungspotenziale aufgebaut, wodurch mehr kostengünstige Hilfen zur Verfügung gestellt werden konnten und pflegende Angehörige entlastet wurden. Insgesamt bemerkten die Befragten, dass das Engagement im Quartier gestiegen ist und dass die Selbstorganisation und Verantwortung für das, was im Quartier passiert, zugenommen hat.

15.3.2 Wirkungen aus Sicht der Umsetzer (Organisations-Ebene)

Die Träger, die Quartiersprojekte umgesetzt haben, bestätigten neue oder verbesserte Marktchancen durch die Quartiersarbeit. In der KDA-Langzeitstudie gab von ca. 100 Quartiersprojekten rund drei Viertel der Träger an, dass sie im Quartier ein besseres Ansehen haben und sich ihre Marktposition durch die Quartiersarbeit verbessert habe. Weil ihnen die Bedürfnisse der Menschen vor Ort bekannt sind, konnten sie ihr Portfolio noch passgenauer auf ihre Klientel ausrichten. Die Hälfte der Befragten konnte ihren Kundenstamm erweitern und bestehende Leistungsangebote besser vermarkten (KDA 2019).

Auch verbesserten sich die Kooperationsbeziehungen für die Umsetzer. In der erwähnten Langzeitstudie bestätigten fast 90 % der befragen Quartiersprojekte, dass die Kooperationsbeziehungen auf örtlicher Ebene intensiver geworden sind (KDA 2019). Ebenso haben über 50 % ihre Kooperationsbeziehungen zur Kommune verbessert. Teilweise haben sich neue Kooperationsbeziehungen mit Akteuren ergeben, zu denen vorher keine Kontakte bestanden (z. B. Wohnungswirtschaft, Einzelhandel). Dadurch konnten Leistungsangebote gut ergänzt, Doppelstrukturen vermieden und die Leistungsstärken der jeweiligen Partner synergetisch genutzt werden (z. B. durch gemeinsame Personalakquise, gemeinsame Personalentwicklung).

Weiterhin berichten die Umsetzer davon, dass sie die Ressourcen der Ehrenamtlichen über die Quartiersarbeit erst richtig entdeckt haben. Einige waren vom Beteiligungsgrad der Ehrenamtlichen, den Entlastungseffekten, ihrem Expertentum und ihrer Lotsenfunktion für Bedürfnisse der Bewohnerschaft überrascht. In der Langzeitstudie konnte nachgewiesen werden, dass rund zwei Drittel der Befragten sozialen Dienstleister mehr Ehrenamtliche für ihre Kunden aktivieren konnten, was auch zur Entlastung der eigenen personellen Ressourcen beigetragen hat (KDA 2019).

15.3.3 Wirkungen aus Sicht der Gesellschaft (Governance-Ebene)

Auch von lokalen Akteuren und sozialrechtlichen Leistungsträgern gibt es Rückmeldungen zu positiven Wirkungen durch Quartiersansätze. In ausgewählten Fallstudien (KDA 2019) berichteten kommunale Akteure von

- positiven Effekten für eine bedarfsgerechtere kommunale Planung, weil man die Bedürfnisse vor Ort besser kennt.
- einer stärkeren fachbereichsübergreifenden Zusammenarbeit in der Kommunalverwaltung.

- einer stärkeren Sensibilisierung der Kommunalverwaltungen für die Situation verschiedener Bedarfsgruppen (z. B. ältere Menschen) und Themen (z. B. Barrierefreiheit).
- positiven Erfahrungen mit partizipativen Beteiligungsprozessen und stärkerer Förderung des ehrenamtlichen Engagements.
- präventiven Wirkungen, da die Wohn- und Versorgungsstrukturen passgenauer auf die Bedarfe der Menschen vor Ort ausgerichtet werden konnten.

Auch halten einige Kosteneinsparungen bei Sozialleistungen für möglich, auch wenn sie schwer zu quantifizieren sind. Einspareffekte bei den Sozialleistungen können durch präventive Wirkungen und durch die Steigerung des Einsatzes von Ehrenamtlichen generiert werden. Nach der bereits erwähnten SROI-Studie des *Netzwerks SONG* haben sich Kosteneinsparungen bei den Sozialleistungen (Netzwerk: SONG 2011) von 65 % bis 70 % ergeben. Selbst wenn die von den Trägern übernommenen Kosten für die Quartiersarbeit mit einbezogen werden, beträgt der Kostenvorteil bei den Sozialleistungen hiernach noch mindestens 50 %. Ebenso hat die sozialraumorientierte Nachbarschaftsplattform *„nebenan.de"* anhand verschiedener Inputs den monetären Wert ihrer sozialraumorientierten Wirkungsbereiche ermittelt und geht von einer monetären Wertschöpfung bis 2019 von 5,7 Mio. EUR aus (https://impact.nebenan.de/pdf/nebenan_de_Wirkungsbericht_2019.pdf)

Der Mehrwert von Quartiersansätzen und die Quartiersöffnung für die Gesellschaft sollte jedoch nicht nur in ökonomischen Aspekten gesehen werden. Quartiersansätze und damit auch die Quartiersöffnung von stationären Einrichtungen leisten für die Gesellschaft einen wesentlichen Beitrag zur Inklusion eines hoch vulnerablen Klientels und sind durch die Motivierung von Engagement demokratietheoretisch besonders relevant. Die Quartiersöffnung bietet zudem die Chance zur Innovation der Langzeitpflege, die angesichts der zukünftigen Herausforderung gefordert ist. Dass solche Innovationen auch möglich sind und bereits von vielen Einrichtungen praktiziert werden – konnte mit der GALINDA-Studie deutlich aufgezeigt werden.

Literatur

Bertelsmann Stiftung. (2018). *Aufgaben und Rollen in der Quartiersentwicklung, Praxishilfe.* Gütersloh.

Bleck, C., van Rießen, A., Knopp, R., & Schlee, T. (2018a). *Sozialräumliche Perspektiven in der stationären Altenhilfe. Eine empirische Studie im städtischen Raum.* Wiesbaden: Springer VS.

Bleck, C., van Rießen, A., & Knopp, R. (Hrsg.). (2018b). *Alter und Pflege im Sozialraum. Theoretische Erwartungen und empirische Bewertungen.* Wiesbaden: Springer VS.

Blinkert, B. (2009). *Bedarf und Chancen. Die Versorgungssituation pflegebedürftiger Menschen.* Prozess des demografischen und sozialen Wandels. *Pflege und Gesellschaft, 12* (3), 227–239.

Brandenburg, H. M., Bauer, J., Ohnesorge, B., Grebe, C., & Rittershaus, T. (2020). *Zusammenfassung der zentralen Befunde der GALINDA-Studie.* Vallendar.

Budde, W., Früchtel, F., & Hinte, W. (2006). *Sozialraumorientierung. Wege zu einer veränderten Praxis.* Wiesbaden: VS Verlag.

Bundesministerium für Familie, Senioren, Frauen und Jugend (BMFSFJ) (Hrsg.). (2016). *Siebter Altenbericht der Bundesregierung. Sorge und Mitverantwortung in der Kommune – Aufbau und Sicherung zukunftsfähiger Gemeinschaften.* Berlin: BMFSFJ.

Bundesministerium für Familie, Senioren, Frauen und Jugend (BMFSFJ) (Hrsg.). (2019). *Maßnahmen der Bundesregierung zur Umsetzung der Ergebnisse der Kommission „Gleichwertige Lebensverhältnisse".* Berlin: BMFSFJ.

Deutscher Städte- und Gemeindebund (DSTBG), Netzwerk: Sozialen neu gestalten (SONG), & Kuratorium Deutsche Altershilfe (KDA). 2018. Vielfalt leben – Anregungen und Praxisbeispiele für das Älterwerden und Teilhaben im Quartier, DStGB Dokumentation N 150. Berlin

Drilling, M., & Schnur, O. (Hrsg.). (2012). *Nachhaltige Quartiersentwicklung – Positionen, Praxisbeispiele und Perspektiven – Quartiersforschung.* Wiesbaden: VS Verlag.

Franken, G. (2014). *Inklusion und Teilhabe – Eine Begriffsklärung.* Witten.

Gangl, K (Hrsg.). (2011). *Themenkompass Älterwerden in Deutschland. Aktuelle Bevölkerungsbefragung; Markttrends, mit Technik länger selbständig; Wohnen im Alter, Sicherheit hat Priorität; Assistenzsysteme, im Alltag unterstützen.* Frankfurt a. M.

Generali Deutschland AG. (2017). *Generalie Altersstudie – Wie ältere Menschen in Deutschland leben und denken.* Berlin: Springer.

Goffman, E. (1973). *Asyle – Über die soziale Situation psychiatrischer Patienten und anderer Insassen.* Frankfurt a. M.: VS Verlag.

Gronemeyer, M. (2009). *Die Macht der Bedürfnisse. Überfluss und Knappheit* (2. Aufl.). Darmstadt: WBG.

Hinte, W., Lüttinghaus, M., & Oelschlägel, D. (2011). *Grundlagen und Standards der Gemeinwesenarbeit.* Weinheim: Juventa.

Hummel, K. (1988). *Öffnet die Altersheime.* Stuttgart: Basel.

Klie, T. (2014). Welfare-Mix – Elf Thesen. *BBE-Newsletter, 4,* 1–5.

Klie, T., & Schuhmacher, B. (2008). Teilhabe sichern – Verantwortung teilen. *Altenheim, 47*(5), 18–22.

Kuratorium Deutsche Altershilfe (KDA). (2016). *Kommunalbefragung der kreisfreien Städte und Kreise in NRW – Im Rahmen des Projekt KoQuMa NRW, unveröffentlichter Bericht.* Köln: KDA.

Kuratorium Deutsche Altershilfe (KDA). (2019). *Quartiers-Monitoring – Langzeitstudie von 2012 bis 2017 der vom Deutschen Hilfswerk geförderten Quartiersprojekte nach Förderbaustein 3.1.1.* Heidelberg: KDA.

Kraus, B. (2013). *Erkennen und Entscheiden. Grundlagen und Konsequenzen eines erkennt-nistheoretischen Konstruktivismus für die Soziale Arbeit.* Weinheim.

Mehnert, T., & Kremer-Preiß, U. (2017). *Handreichung Quartiersentwicklung – Praktische Umsetzung sozialraumorientierter Ansätze in der Altenhilfe.* Heidelberg: medhochzwei.

Michell-Auli, P., & Kremer-Preiß, U. (2013). *Quartiersentwicklung – KDA-Ansatz und kommunale Praxis.* Köln: medhochzwei.

Michell-Auli, P., & Sowinski, C. (2012). *Die 5. Generation: KDA-Quartiershäuser – Ansätze zur Neuausrichtung von Alten- und Pflegeheimen.* Köln: medhochzwei.

Ministerium für Soziales und Integration des Landes Baden-Württemberg (MIS BaWü) (Hrsg.). (2019). *Quartier 2020, Gemeinsam.Gestalten – Quartiersarbeit erfolgreich gestalten. Gemeinsam | qualifiziert | wirksam sein, Ergebnisse und Dokumentation der Tagung „Quartiersarbeit erfolgreich gestalten" am 8. Mai 2019 in Bad Boll, Bad Boll Skripte 2019-1.* Bad Boll: MIS BaWü.

Netzwerk: Soziales neu gestalten (Hrsg.). (2008). *Zukunft Quartier – Lebensräume zum Älter-werden. Eine Potenzialanalyse ausgewählter Wohnprojekte,* Bd. 1. Gütersloh: Bertelsmann-Stiftung.

Netzwerk: Soziales neu gestalten (SONG). (2011). *Zukunft Quartier -Lebensräume zum Älter-werden. Soziale Wirkung und „Social Return",* Bd. 3. Gütersloh: Bertelsmann-Stiftung.

Netzwerk: Soziales neu gestalten (SONG). (2018). *Neu denken – Mutig handeln – Wie das Sozialmodell der Zukunft wirklich funktioniert.* Meckenbeuren: SONG.

Netzwerk: Soziales neu gestalten (SONG). (2019). *Song-Quartiersprojekte – Gemein-same Grundlagen – Vielfalt in der Umsetzung, SONG-Praxis: Aus der NetzWerkstatt.* Meckenbeuren.

Oswald, F., Mollenkopf, H., & Wahl, H.-W. (2003). *Wohnwünsche und Wohnwirklichkeit – Belastungen, Chancen und Perspektiven selbstständigen Lebens im Alter.* Heidelberg.

Reiff, G.,& Gründer, R. (2019). *Ergebnisse der Online-Befragung zur Begleitforschung der Landesstrategie „Quartier2020 – Gemeinsam.Gestalten." Themenfeld: Fort- und Weiterbildungsbedarfe der Städte, Gemeinden und Landkreise in Baden-Württemberg.* Heidenheim.

Rott, C., d'Heureuse, V., Schönemann, P., Kliegel, M., & Martin, P. (2001). Heidelberger Hundertjährigen-Studie (Forschungsbericht Nr. 9), Heidelberg: Deutsches Zentrum für Alternsforschung.

Saup, W. (1993). *Alter und Umwelt.* Stuttgart: Kohlhammer.

Schärper, S., et al. (2019). *Inklusive Sozialplanung für Menschen im Alter – Ein Manuel für die Planungspraxis.* Stuttgart: Kohlhammer.

Schnur, O. (2008). *Quartiersforschung – Zwischen Theorie und Praxis.* Wiesbaden: VS Verlag.

Schönwiese, V. (2013). Thesen zur UN-Konvention über die Rechte von Menschen mit Behinderungen und die Perspektive der De-Institutionalisierung, o. O.

Schörder, J. W. (2003). Sozialraumbudgetierung – Fragen an ein fachlich motiviertes Konzept. *Mitteilung LJA Wl, 153,* 99–101.

Schubert, H. (2018a). *Netzwerkorientierung in Kommune und Sozialwirtschaft. Eine Einfüh-rung.* Wiesbaden: Springer Fachmedien.

Schubert, H. (Hrsg.). (2018b). *Integrierte Sozialplanung für die Versorgung im Alter.* Wiesbaden: Springer Fachmedien.

Schnur, O. (2016). *Quartier/Quartiersentwicklung*. In ARL (Hrsg.), *Handwörterbuch der Stadt- und Raumentwicklung*. Hannover: Akademie für Raumforschung.

Thiersch, H. (2005). *Lebensweltorientierte Soziale Arbeit Aufgaben der Praxis im sozialen Wandel*. Weinheim: VS Verlag.

GALINDA im Lichte des Wandels des Sektors stationärer Langzeitpflege

16

Frank Schulz-Nieswandt

Empirische Befunde sprechen nicht (zu uns). Man muss sie sprechen lassen, zum Sprechen bringen. Das geht nur, wenn ihre Bedeutung für uns im Spiegel des Noch-Nicht (im Sinne von Ernst Bloch) der Wahrheit des menschlichen Daseins vermessen wird (Schulz-Nieswandt 2018b). Wo stehen wir?

Zunächst soll in Kürze und Dichte (Verweise auf ausgewählte Studien des Verfassers ermöglichen ein tieferes Eintauchen in die Wissenschaftslogik Kritischer Theorie) das Referenzsystem einer solchen kritischen Skalierung sozialer Wirklichkeit skizziert werden. Sodann werden wichtige Ergebnisse der im GALINDA-Projekt angesiedelten Expertise zum Wandel der „Branche" des Heimsektors (Schulz-Nieswandt 2020a) theorieorientiert paraphrasiert.

16.1 Zur Innovationsbedürftigkeit der Versorgungslandschaft, ihrem Menschenbild und den normativ-rechtlichen Vorgaben

Die Sozialraumöffnung der Heime als Wohn-Settings stationärer Langzeitpflege gehört zu den zentralen Entwicklungsaufgaben des Sektors, wenn man mit Blick auf die Innovationsbedürftigkeit der Versorgungslandschaft die normativ-rechtlichen Vorgaben unserer Kultur (Schulz-Nieswandt 2017a, b) beachtet. Diese finden sich im durchaus kohärent verschachtelten Mehr-Ebenen-System, vom Völkerrecht (UN-Grundrechtskonventionen) ausgehend, über das Grundrechtsdenken

F. Schulz-Nieswandt (✉)
Universität Köln, Köln, Deutschland
E-Mail: schulz-nieswandt@wiso.uni-koeln.de

des Europarechts (EUV/AEUV), über die bundesdeutschen Verfassungsvorgaben des GG (insbesondere Art. 1 und 2 GG), über die Vorgaben im System der Sozialgesetzbücher (vgl. § 1 SGB I) bis runter zu den Landesgesetzgebungen und dem entsprechenden Landesverordnungswesen (vgl. die WTG), die bedeutsam sind, um ein Referenzsystem einer Skalierung der Normalisierung des Wohnens im Alter heranzuziehen.

Maßstab jeder evaluativen Skalierung der Innovativität des Wandels des Sektors ist das Menschenbild des sozialen Rechtsstaates auf der personalistischen Grundlage der in der Natur des Menschen eingeschriebenen Würde (Art. 1 GG) in der Daseinsführung des Menschen, die sich in ihrer Semantik konkretisiert als Axiom der teilhabenden Selbstbestimmung (Art. 2) im möglichst selbständigen Modus ihrer Praxis im Alltag der Daseinsführung des Mensch.

Es versteht sich, dass dieses moderne Naturrecht der unantastbaren Würde als „heilige Ordnung des säkularen Rechtsstaates" (Schulz-Nieswandt 2017a) angesichts der *conditio humana* immer bedingte Autonomie meint, da die menschliche Existenz nicht von absoluter Freiheit geprägt ist, sondern von relativer, von in soziale Relationen eingelassener Freiheit im Modus des gelingenden sozialen Miteinanders. Die Grenze der individuellen Selbstbestimmung und Selbstverwirklichung ist eben das Grundrecht auf genau diese Freiheit des Mitmenschen, sodass sich an diese Freiheit *a priori* die Rücksichtnahme knüpft (Sittengesetz im Art. 2 GG). Der Mensch in seiner Selbst-Konzeption ist immer nur der Knotenpunkt seiner sozialen Beziehungen. Deshalb knüpft sich die Selbstbestimmung an die Teilhabe im Miteinander als „Miteinanderverantwortung". Dies ist die Differenz zwischen der Ideologie des atomistischen Individualismus einerseits und andererseits der ontologisch fassbaren Gestaltwahrheit der Personalität, die, um in der physikalischen Metaphorik zu bleiben, nicht atomistischer, sondern molekularer Art ist: Der Mensch entfaltet sein Wesen immer nur als Netzwerkwesen in der Wechselwirkung bzw. Gegenseitigkeit der Rolle des Mit(einander)menschen: in sozialen Verkettungen, lebensgeschichtlichen Verstrickungen, kulturellen Einbettungen, geschichtlichen Bindungen, räumlichen Möglichkeiten, aber eben auch, in diesbezüglichen Überstiegen, Grenzüberschreitungen, individueller Plastizität (Selbsttranszendenz) und kollektiven Lernprozessen kreativer Überwindung von Pfadabhängigkeiten.

Der empirische Befund zum *status quo* der Versorgungslandschaft, der leitenden Wertewelt und Organisationskultur seiner Einrichtungen und Dienste sowie der Haltungskultur der Professionen ist daran zu messen (Schulz-Nieswandt 2018b), wie groß das Delta, die Kluft, zwischen Ist und Soll (was hier gar nicht so technisch gemeint ist, wie es klingen mag) ausfällt. Leitend ist hier der Blick Kritischer Theorie: Wie kann das Wesen des Menschen Wirklichkeit werden, also

Gestaltwahrheit annehmen, in einer unwahren (weil von Entfremdung geprägten) Welt (Schulz-Nieswandt 2017b, 2020b)?

Sozialraumöffnung ist ein Strukturelement im Wachstum unserer Kultur des Miteinanders in den sozialen Praktiken des Umgangs mit dem höheren und hohen Alter (Schulz-Nieswandt et al. 2021). Es knüpft sich am Quartierskonzept der Care-Landschaften und beruht auf der Differenzierung der Wohnformen im Alter. Ein Sozialraum ist die von sozialer Vernetzung und Einbettung geprägte Lebenswelt im Alltag des Daseins. Die dringend anstehende große, gesellschaftspolitisch gedachte SGB XI-Reform (Schulz-Nieswandt 2020c) ist wohnmorphologisch geprägt von der Idee der Normalisierung des Wohnens des Alters in differenzierten Formen, wobei der nach wie vor unter De-Institutionalisierungsdruck und Ent-Hospitalisierung (und Kasernierung unter Corona-bedingungen: Schulz-Nieswandt 2020d, 2021b) stehende Heimsektor sich einerseits nach Innen hin normalisieren muss, andererseits nach Außen sich öffnen muss, um nicht nur (im Sinne der Aktualgenese) im Binnenraum der Einrichtung ein Wachstum der Person durch aktivierende Teilhabechancen zu fördern, sondern auch im sozialen Austausch im Quartier die Partizipation im Quartier als Normalisierung des Wohnens zu ermöglichen.

Hieran knüpft sich die Idee der kommunalen Steuerung solcher Sozialraumbildungen bis hin zur Idee lokaler Caring Communities in transsektoral integrierten Infrastrukturen der Daseinsvorsorge (Schulz-Nieswandt 2019a), immer um die Ankerfunktion des Wohnens zentriert und das Daseinsthema der Mobilität mit Blick auf die Teilhabe am Gemeinwesen einbeziehend.

Um diese Öffnung von Innen nach Außen, um das Da-Draußen nach Innen zu holen, dreht sich die realexperimentelle Feldstudie GALINDA als Beobachtung, Evaluation und Begleitung kollektiven Lernens als kulturelles Change Managements von Einrichtungen, die den Willen zur Selbstveränderung aufbringen, aber auch sich zur Fähigkeit der transgressiven Selbsttranszendenz lernend entwickeln müssen.

16.2 GALINDA als Feld von Veränderungslernprozessen auf der Meso-und Mikro-Ebene

GALINDA ist ein Veränderungsprozess auf der institutionellen Meso-Ebene von Einrichtungen, die als solche das Setting von Care-Prozessen, in die die Mikro-Ebene der Professionen (mit ihren Habitusformen), in komplexen Interaktionsordnungen mit den Bewohnerinnen, Angehörigen, bürgerschaftlich Engagierten, Betreuerinnen und externen Regulationsakteuren der Sozialversicherungen und des Landes figurativ eingelassen, eingebunden ist. Von den Faktoren des Gelingens bzw. Scheiterns, von den Entwicklungspotenzialen und den Blockaden, den Pfadabhängigkeiten, von Unsicherheiten und Ängsten, von Offenheiten und Verschlossenheiten, von Mut, Phantasie, aber auch ökonomischen Interessen, Machtspielen, Blickverengungen etc. handelt die Analyse und Interpretation der Befunde.

16.3   Die Makroebene der Kultur der Branche und ihres Wandels

Ergänzt wurde die GALINDA-Studie durch eine interdisziplinäre Studie zum Wandel des Sektors der Einrichtungen der stationären Langzeitpflege (Schulz-Nieswandt 2020a). Diese Expertise ist auf der Makro-Ebene angesiedelt, in der die Meso- mit ihrer involvierten Mikro-Ebene der Einrichtungen eingebettet ist.

16.3.1   Eine kurze dichte Erzählung des großen Trends: Care unter der hegemonialen Macht der Magie des kapitalistischen Geistes

Die Marktöffnung und Wettbewerbsorientierung als ordnungspolitische Philosophie der SGB XI-Einführung war der Kardinalfehler. Diese konstitutive Ursünde treibt die freien Träger in der Konkurrenz mit den privaten Leistungsträgern in das „Spinnennetz des Kapitalismus", das nun zunehmend in der Logik der unternehmerische Formalzielorientierung von transnationalen Kapital-Anleger-Modellen kolonialisiert wird, die Bedarfsdeckungswirtschaft zum Nebenziel erklärt und das Rendite-Dispositiv als Logik des Wirtschaftens dominieren lässt. Die Sachzieldominanz freigemeinnützigen Denkens (öffentliches Wirtschaften ist in diesem Sektor nach der rechtshermeneutisch vorherrschenden, engen Auslegung der vertikalen Subsidiarität des europäisierten Marktwettbewerbsdenkens: „privat vor öffentlich" i. V. m. dem funktionellen Unternehmensbegriff marginalisiert) wird in der Blickverengung der horizontalen Subsidiaritätsauslegung (anti-diskriminatorische Gleichbehandlung gemeinwirtschaftlicher und privatwirtschaftlicher Unternehmen) zurückgedrängt. Und der Wettbewerbsdruck sowie die marktlogische akkulturative Sozialisation der freien Wohlfahrtspflege hat diese selbst in den Sog der unternehmensphilosophischen und unternehmenskulturellen Inskription des Geistes des mentalen, kognitiven, ästhetischen Kapitalismus getrieben. In neueren Debatten zur Gemeinwohlökonomie in verschiedenen Variationen wird die pathogene Fehlentwicklung hin zum malignen System der Renditeökonomik zunehmend erkannt. Der Gewährleistungsstaat des sozialen Rechtsstaates (Art. 20 GG) und die kommunalen Daseinsvorsorge (gemäß Art. 28) (hierbei nicht unbedingt trägerschaftlich, aber funktional gestärkt durch die europarechtliche Entwicklung im Bereich der Dienstleistungen von allgemeinem, d. h. öffentlichem Interesse) im Rahmen der eigengesetzlichen Ermächtigungskompetenz der Länder im bundesdeutschen föderalen Rechtsstaat (Art. 20) sind kastriert worden und haben sich an dieser Kastration beteiligt durch endogene Praktiken des Vorantreibens der formalen Privatisierung im Modus gemischtwirtschaftlicher Modelle (Public Private Partnership) und der Politik „neuer Steuerung" (im Geiste von New Public Management). Damit wurde der Gewährleistungsstaat in der Schismogenese von Gewährleistung und Sicherstellung zum wohlfahrtsstaatlichen Kontraktmanager, der nun durch das europäische Wettbewerbsrecht des Gemeinsamen Binnenmarktes (obligatorischer Ausschreibungswettbewerb, limitierte Möglichkeiten der Betrauungsaktes und der Marktorientierten Direktvergabe sowie das vom EuGH eng definierte Inhouse-Prinzip, Vergaberecht, Beilhilferegulierung und Dienstleistungskonzessionsrecht) reguliert wird, und der noch nicht einmal die Spielräume der Auslegung vergabefremder Kriterien ausnutzt und aus der Idee einer souveränen Regierolle eines integrierten Preis-Qualitätswettbewerbs regulierter Quasi-Märkte zum formalen Privatisierungsagent im Modus des Billigkeitswettbewerbs mit Qualitätsdumpingeffekte verkümmerte. Selbst die Differenz zwischen produktionstechnischer Effizienz (Minimax-Optimierung von Input zu Output) und Kosten-Effektivität (Outcome-Optimierung) wird hier nicht verstanden. Und wohlfahrtstheoretisch gesehen gehen in die Maximierung sozialer Wohlfahrt verkürzt nur die individuell-privaten Präferenzen (preferneces about privat issues) ein, aber nicht die individuell-öffentlichen Präferenzen (preferences about social issues), nicht die gesellschaftsgestaltungspolitischen Meta-Präferenzen, keine meritorischen Erwägungen. Die agonale Polis der „struggle ablout ideas"-Praxis des Politischen wird hier wohlfahrtspolitisch nicht vollumfänglich abgebildet. Politik als Ideenpolitik verkommt zur Interessenspolitik im Neo-Korporatismus und Neo-Pluralismus.

Die Vision einer dualen Wirtschaft (Gemeinwirtschaft versus Privatwirtschaft), die ganze Sektoren im Lichte des öffentlichen Interesses zum Ausnahmebereich (also Formen eines öffentlichen Gesundheitswesens oder eines ausschließlich freigemeinnützigen Pflegesektors) erklären, ist aus dem Diskurs ausgeschlossen worden.

16.3.2 Das Hauptproblem als Resultante

Die anzustrebende Vision (Schulz-Nieswandt et al. 2021) ist eine nachhaltige, bedarfsgerechte Versorgungslandschaft, transsektoral (Cure und Care umfassend) integriert, multiprofessionell funktionierend, vom Hilfe-Mix formeller und informeller Ressourcen geprägt, wohnort- und netzwerkbezogen, abgestufte, um eine differenzierte Wohnlandschaft, jenseits des binären Codes privater Häuslichkeit und Heim, auf die hybriden (stambulanten) Formen heterotoper Art zentriert, lokale sorgende Gemeinschaften nachhaltig entwickelt, eingebettet in eine Infrastrukturlandschaft, die den Kriterien der Verfügbarkeit, Zugänglichkeit, Erreichbarkeit und Akzeptanz entspricht. Diese Vision knüpft sich einerseits an die verfassungsrechtlich mögliche, ja, eigentliche zwingend erforderliche Ermächtigung kommunaler Daseinsvorsorge (Art. 28 GG) in Kooperation mit den Sozialversicherungen als parafiskalische Organisationen des staatsmittelbaren Sektor der Selbstverwaltung, um die Choreographie dieser Sozialraumbildung als öffentliche Aufgabe gewährleistungsstaatslogisch aufzugreifen und effektiv sicherzustellen (Schulz-Nieswandt 2019b). Etwas mehr „Munizipalsozialismus" ist dringlich. Andererseits benötigen wir im Rahmen dieser kommunalen Daseinsvorsorge lokale/regionale generative Agenturen (Schulz-Nieswandt 2020e), die die Sozialraumbildung der Caring Communities im Sinne der „Hilfe zur Selbsthilfe" als Philosophie genossenschaftsartiger „Miteinanderverantwortung" vorantreiben (Schulz-Nieswandt 2018a), quasi als Inkubatoren der Sozialraumbildung wirksam werden. Dahin sollten sich auch die Beratungs- und Prüfbehörden des Landes Rheinland-Pfalz im Sinne des dialogischen Verfahrens weiter entwickeln (Schulz-Nieswandt 2021a).

Diese Vision wird in der aktuellen Pflegereformdiskussion vom KDA (Schulz-Nieswandt 2020c) deutlich als radikale Vision einer Pflegereform als Teil der Gesellschaftsgestaltungspolitik mit Bezug auf interdependente Teilgebiete der Sozialpolitik angesichts der Interdependenz von Raumordnungspolitik, Verkehrspolitik, Arbeitsmarkt. Und Berufsbildungspolitik, Familien- und Genderpolitik, Bildungspolitik, Einkommens- und Vermögenspolitik positioniert. Im SGB V benötigen wir für quartierbezogene Sozialraumorientierungen in der Pflege auch eine radikal andere, innovative Stärkung der Primärversorgung durch integrierte, multiprofessionelle Cure- und Care-Zentren, jenseits der berufsständische Logik niedergelassener Ärzte als anachronistische Betriebsform einerseits und andererseits singulären Krankenhäusern, die ohnehin in Konzentrationsprozessen infolge der Spezialisierung und der Optimierung der Betriebsgrößen eingebunden sind und Anpassungen in der auf der Theorie der zentralen Orte aufbauenden räumlichen Standortverteilung ausgesetzt sind.

Zwischenfazit

So wie der Kapitalismus seine Ästhetik der Warenproduktion hervorgebracht hat, hat auch die Gemeinwirtschaft als Sorgeökonomik ihre eigene Poetik, jetzt aber als Narration des „guten Lebens".

16.3.3 Der Anachronismus des verborgenen ORDO-Liberalismus

Es wird nicht hinreichend sein, im Lichte des Nexus der Megatrends des demographischen Wandels und der epidemiologischen Transition, angesichts des Sozialstrukturwandels, der, wie e auch der Fall ist auch in der räumlichen Nutzungsstruktur, Zentrum-Peripherie-Muster der soziale Ungleichheit und sozialer Ausgrenzung ausbildet, einfach nur mehr Geld in das System zu pumpen (also das Leistungsrecht zu verbessern und mehr ökonomische Belohnungsansätze als angewandte Verhaltensökonomik zu implementieren), das regulative Ordnungsrecht (verpackt als Verbraucherschutzpolitik angesichts des epistemischen Dispositivs der pauschalen und generalisierten Vulnerabilität des Alters jenseits der Befunde differenzieller Gerontologie) weiter zu „kafkaistischen" Irrungen und Wirrungen zu treiben, aber das Vertragsrecht – letztendlich die Steuerung – dem Ordoliberalen Dispositiv der Marktkonformität zu überlassen. Zumal die Steuerung weit entfernt ist von einer Optimierung der Prozessqualität, um sich final auf die Ergebnisqualität (letztendlich auf die Lebensqualität) auszurichten. Etwas mehr „politics against markets" ist dringlich.

16.3.4 Choreographische Funktionserfordernisse kommunaler Daseinsvorsorge

Ordnungspolitische Voraussetzung ist ein Moratorium des stationären Sektors: keine neuen Investitionen in traditionelle Heimformen. Die Einführung eines obligatorischen Kontrahierungszwanges war eine fatale Fehlentscheidung. Im Rahmen kommunaler Pflegestrukturplanung sollte nur unter Vertrag genommen werden, was bedarfsgerecht in die erwünschte Pflegestrukturplanung passt und benötigt wird. Dazu gehört die Öffnung der Heime als Ziel im Rahmen einer Sozialraumbildung.

Einrichtungen müssen sich sodann einbinden lassen in die transsektorale Choreographie kommunaler Pflegestrukturplanungen. Dazu benötigen wir effektive konzertierende Konferenzstrukturen.

16.3.5 Weitere Schritte in Richtung auf eine Mutation der DNA des Feldes

Erforderlich ist die Modernisierung bestehender Einrichtungen, orientiert an Lebensqualitätsmodelle, die die Normalität des Wohnens (Heime sind keine Orte zur Hospitalisierung und akutklinischen Medikalisierung: Schulz-Nieswandt 2020f) unter dem Aspekt der Aktualgenese skalieren. Das bedarf auch einer anderen Logik und Politik der Qualitätskontrolle seitens des Staates als „Wächter" (Schulz-Nieswandt 2021a).

Ferner ist notwendig eine Fokussierung auf neue hybride Formen „weder ambulant noch stationär". Zweckdienlich dazu wäre eine radikal innovative Fortführung (andockend an die sich herausbildende KDA-Idee „Wohnen 6.0") der Vergabe von lokalen/regionalen Gesamtversorgungsverträgen in der verantwortlichen Trägerschaft der genossenschaftlich organisierten individuellen wie institutionellen Bürgerschaft des Quartiers.

16.4 Fazit und Ausblick

Sozialraumbildung ist ein sehr voraussetzungsvoller sozialer Lernprozess. Die Öffnung der Heime zum Sozialraum ebenso. Davon handeln der vorliegende Forschungsbericht und seine Reflexionen. Sozialraumbildung ist aber nur ein Strukturelement einer großen Erzählung eines neuen Drehbuches kommunaler Pflegepolitik (Schulz-Nieswandt et al. 2021) als Teil einer Gesellschaftspolitik der „Miteinanderverantwortung" im Generationengefüge, das jede Gesellschaft, morphologisch komplex verschachtelt mit anderen Ungleichheitsmechanismen und Differenzierungsdimensionen, darstellt. In dieser größeren Erzählung einer Vision kommunaler Pflegepolitik wird auch darüber fabuliert, wie eine neue gesellschaftliche Steuerung aussehen muss. Die Meso-Ebene der Einrichtungen ist ja in diesen Makro-Kontext eingebettet.

Die Care-Landschaften müssen vom Geist einer Gemeinwohlökonomik geleitet werden. Das Feld ist nicht geeignet für privatwirtschaftliche Kalküle, die die öffentliche Aufgabe, die sich hier unserer Kultur der Miteinanderverantwortung stellt, nicht bewältigen kann.

Der herrschende ökonomische Diskurs bahnt andere Pfade in eine problematische Perspektive: Pflegeepidemiologisch wird ein steigender Bedarf berechnet, dem sodann ein entsprechend steigender Bedarf an Heimplätzen als Antwort korreliert wird. Der darum wiederum notwendige Kapitalbedarf für die Investitionen soll in tiefer Dankbarkeit oder gar Fetisch-artiger Huldigung durch die Kapitalak-quise der Kapital-Anleger-Modelle gedeckt werden. Die Gegen-Gabe zu dieser Liebes-Gabe ist das Renditeversprechen. Das Problem hat viele Gesichter. Wir brauchen keinen Bettenkapazitätsboom sozial exkludierender Heimstrukturen. Das Kapital muss investiv in die Vision einer kommunal gesteuerten inklusiven Gemeindeordnung genossenschaftsartiger Sorgelandschaften fließen. Daher müs-sen wir andere Lösungen suchen und finden. Die Logik der Gemeinwirtschaft wird hier den Sektor frei halten müssen vom malignen Geist des Kapitalismus, der sein Spinnennetz ausbreitet, in dem dann, wie einst durch das Singen der Sirenen in der Odyssee, die Menschen eingefangen und ins Unglück gestürzt werden.

Literatur

Schulz-Nieswandt, F. (2017a). *Menschenwürde als heilige Ordnung. Eine dichte Re-Konstruktion der sozialen Exklusion im Lichte der Sakralität der personalen Würde.* Bielefeld: transcript.

Schulz-Nieswandt, F. (2017b). *Personalität, Wahrheit Daseinsvorsorge. Spuren eigentlicher Wirklichkeit des Seins.* Würzburg: Königshausen & Neumann.

Schulz-Nieswandt, F. (2018a). *Morphologie und Kulturgeschichte der genossenschaftlichen Form. Eine Metaphysik in praktischer Absicht unter besonderer Berücksichtigung der Idee des freiheitlichen Sozialismus.* Baden-Baden: Nomos.

Schulz-Nieswandt, F. (2018b). *Metaphysik der Sozialpolitik. Richard Seewald und der Renouveau catholique Spurensuche auf dem Weg zum religiösen Sozialismus.* Würzburg: Königshausen & Neumann.

Schulz-Nieswandt, F. (2019a). Daseinsvorsorge. In F. Ross, M. Rund, & J. Steinhaußen (Hrsg.), *Alternde Gesellschaften gerecht gestalten. Stichwörter für die partizipative Praxis* (S. 219–227). Opladen: Budrich.

Schulz-Nieswandt, F. (2019b). *Person – Selbsthilfe – Genossenschaft – Sozialversicherung – Neo-Korporatismus – Staat.* Baden-Baden: Nomos.

Schulz-Nieswandt, F. (2020a). *Der Sektor der stationären Langzeitpflege im sozialen Wandel. Eine querdenkende sozialökonomische und ethnomethodologische expertise.* Wiesbaden: Springer VS.

Schulz-Nieswandt, F. (2020b). *Siegfried Katterle (1933–2019). Sein Werk im Lichte der politischen Theologie von Paul Tillich.* Berlin: Duncker & Humblot.

Schulz-Nieswandt, F. (2020c). *Pflegepolitik gesellschaftspolitisch radikal neu denken. Gestaltsfragen einer Reform des SGB XI. Grundlagen, Kontexte, Eckpunkte, Dimensionen und Aspekte.* Berlin. https://kde.de.

Schulz-Nieswandt, F. (2020d). *Gefahren und Abwege der Sozialpolitik im Zeichen von Corona. Zur affirmativen Rezeption von Corona in Kultur, Geist und Seele der „Altenpolitik".* Berlin. https://kde.de.

Schulz-Nieswandt, F. (2020e). Sozialrechtliche Möglichkeiten der Sozialraumorientierung. In G. Wegner & G. Lämmlin (Hrsg.), *Kircher im Quartier: Die Praxis* (S. 273–282). Leipzig: Evangelische Verlagsanstalt.

Schulz-Nieswandt, F. (2020f). *Der Mensch als Keimträger. Hygieneangst und Hospitalisierung des normalen Wohnens im Pflegeheim.* Bielefeld: transcript.

Schulz-Nieswandt, F. (2021a). *Der Gewährleistungsstaat zwischen Wächterfunktion und Innovationsinkubator. Interdisziplinäre Reflexionen zum Kulturwandel des Beratungsansatzes der Beratungs-und Prüfbehörden nach dem Landesgesetz über Wohnformen und Teilhabe des Landes Rheinland-Pfalz (LWTG).* Wiesbaden: Springer.

Schulz-Nieswandt, F. (2021b). *Der alte Mensch als Verschlusssache.* Bielefeld: transcript.

Schulz-Nieswandt, F., Köstler, U., & Mann, K. (2021). *Kommunale Pflegepolitik. Eine Vision.* Stuttgart: Kohlhammer.

Öffnung und Quartiersentwicklung – ein Blick auf Leitung und Quartiersmanagement

17

Thomas Rittershaus und Marc Duttenhofer

In diesem Kapitel werden kurze Zusammenfassungen von Masterarbeiten des Studiengangs „Pflegewissenschaft" an der PTHV vorgestellt. Den Beginn macht Thomas Rittershaus, der sich vor allem mit den manageriellen Ansätzen in den Standorten befasst hat (Abschn. 17.1). Die Arbeit von Marc Duttenhofer konzentriert sich auf das Quartiersmanagement vor Ort (Abschn. 17.2). Mit diesen Arbeiten werden noch einmal vertiefte Perspektiven auf Möglichkeiten und Grenzen der Quartiersentwicklung ermöglicht.

17.1 Quartiersentwicklung – Altenheime zwischen Organisation und Wandel. *Eine kontexturanalytische Betrachtung*

Die hier vorgestellte Masterarbeit entstand im und um das Forschungsprojekt GALINDA. Um sich der Beantwortung der Forschungsfrage, „Was verstehen die geschäftsführenden Leitungspersonen der stationären Langzeitpflege unter Kulturwandel und Quartiersöffnung, und wie wird der Kulturwandel bzw. die Quartiersöffnung organisational prozessiert?" zu nähern, musste die Arbeit in mehreren Etappen erfolgen. Nach der Einleitung widme ich mich der historischen

T. Rittershaus (✉) · M. Duttenhofer
Pflegewissenschaft, ehemalig Philosophisch-Theologische Hochschule Vallendar, Vallendar, Deutschland
E-Mail: thomas-rittershaus@web.de

M. Duttenhofer
E-Mail: marc.duttenhofer@tele2.de; marc.dutenhofer@studenten.pthv.de

Entwicklung der Heime in Deutschland. Das dritte Kapitel führt in die Grundlagen der Luhmannschen Systemtheorie ein, während das vierte Kapitel sich
mit den theoretisch-methodologischen sowie methodischen Grundlagen der auf
der Dokumentarischen Methode beruhenden Kontexturanalyse beschäftigt. Nachfolgend wird das Vorgehen der Kontexturanalyse zweier Interviews und deren
Ergebnisse, die nochmals systemtheoretisch eingeordnet werden, vorgestellt. Die
leitenden Fragen und Annahmen sind zu besserer Orientierung und Lesbarkeit
kursiv.

Heime und vergleichbare Einrichtungen erfüllten in der deutschen Historie, das
Mittelalter ausgenommen, den Zweck diejenigen Menschen von der Gesellschaft
abzuschotten, die darin keinen Platz haben, stören oder keine Funktion erfüllen
(z. B. Arme, Kranke, Alte). Aus dieser Tradition stammend haben die Heime
heute die schwierige Aufgabe sich ihrer historischen Fesseln zu entledigen und
werden in der aktuellen Debatte der Quartiersöffnung nahezu überfordert. Eine
radikale kulturelle Kehrtwende, Neuausrichtung oder völlige Umprogrammierung
ist das Ziel der Quartiersöffnung, auf die es zwei systemtheoretisch abgeleitete
mögliche Reaktionen gibt. Ergänzend sei erwähnt, dass Kapitel 4.4 den (system-)
theoretische Hintergrund zu dem hier vorliegenden Text skizziert.

Die klassische Lücke zwischen Theorie und Ergebnis schließt die Kontexturanalyse. Auf deren Vorgehen wird nicht explizit eingegangen, sondern lediglich
die Ergebnisse präsentiert und – parallel zur Masterarbeit – unter theoretischem
Rückgriff nochmals orientierend verortet. Das Vorgehen der Kontexturanalyse
kann in der einschlägigen Literatur nachgelesen werden. Hier erste Antworten
auf die Forschungsfrage:

Geschäftsführung A versteht unter Quartiersöffnung den Aufbau und den
Erhalt von Kooperationen und Veranstaltungen, die nahezu in Eigenregie der
Geschäftsführung, meist vor dem Hintergrund der Ökonomie, verhandelt werden. Quartiersarbeit ist eng mit der Außendarstellung der Einrichtung und die
Außendarstellung mit dem Kulturwandel in der Einrichtung A verknüpft. Die Art
und Weise des organisationalen Prozessierens gibt Aufschluss über das dahinter
liegende Verständnis. Erkennbar wird es besonders an mehreren Befunden, wie
z. B. die nahezu alleinige Zuständigkeit, die Exklusion der Tätigkeit aus dem
professionellen Profil, die Unkenntnis der Mitarbeiter über Quartiersentwicklung,
die Fokussierung auf die Außendarstellung und die reduktionistische inhaltliche
Verhandlung auf meist ökonomischer Ebene. Der Anspruch der Quartiersarbeit
an die Einrichtung wird vordergründig bejaht, organisationsintern aber verneint.
Das Quartiersmanagement verharrt auf Ebene der Leitung und hat kaum Auswirkung auf die Alltagsroutinen der Kernprozesse, wie z. B. pflegerische Versorgung.

Quartiersöffnung wird hier zur Inszenierung, um dem Anspruch der Quartiersarbeit nach außen gerecht zu werden, ohne dabei die Organisation durch interne Veränderung zu überfordern. Die positive Außendarstellung, die die Leitung auf ihre Person zurückführt, wirkte sich, laut Geschäftsführung A, positiv auf die Organisationskultur aus. Damit vertritt Geschäftsführung A ein funktionalistisches Verständnis Organisationskultur als direkt beeinflussbare Variable zur Erreichung von definierten Zielen.

Auch in der anderen untersuchten Einrichtung ist das Verständnis des Themenkomplexes Quartier in der organisationalen Umsetzung erkennbar. Die **Geschäftsführung B** versteht die Öffnung und den Kulturwandel der Einrichtung als systeminternen, emergenten und damit logische Fortsetzung eines historischen, komplexen Prozesses. Hier sind Befunde wie die Quartiersorientierung, die Zentralität der Prüffrage der Eignung von organisationalen Maßnahmen für das Quartier, die Integration aller Beteiligten in ein Dezentralisierungsprojekt (besonders Mitarbeiter, Angehörige und Bewohner) und die Einführung einer abteilungsübergreifenden Personalstelle ‚Quartiersmanagement' richtungsweisend. Die Quartiersfrage ist sogar die zentrale Prüffrage für sämtliche (Veränderungs-) Prozesse der Einrichtung. Die Entwicklung der Einrichtung ist dadurch untrennbar mit der Entwicklung und den Bedarfen des Quartiers verbunden. Über die Stelle des Quartiersmanagers ist die Einrichtung intern mit der Umwelt Quartiergekoppelt. Der Quartiersgedanke wird in die Kernprozesse der Organisation integriert, und das Quartier ist eine relevante Umwelt der Einrichtung. Die Entscheidung, einen Quartiersmanager einzustellen, hat weitreichende Folgen, sodass sich die beiden vorher eher geschlossenen Fachabteilungen der Einrichtung nun gegenseitig irritieren. Außerdem wird der Quartiersansatz an das Leitbild der Einrichtung rückgebunden und erfährt darüber und über die Notwendigkeit zur Standortsicherung Legitimation und bietet den Mitarbeitern ein Identifikationsangebot. Hier berichtet die Geschäftsführung außerdem über eine spürbare dynamische Veränderung in der Entwicklung der Organisationskultur seit der Entscheidung, die Einrichtung weiter zu öffnen. Die Organisation orientiert sich am Quartier, und es kommt zu einer Koevolution, welche als zukunftssichernd angesehen wird. Organisationskultur wird als komplexes, dynamisches Geschehen betrachtet, das sich selbst entwickelt.

Wie sind die empirischen Befunde nun systemtheoretisch zu verorten?
Wie breits in Kapitel 4.4 dieses Bands beschrieben, können Organisationen auf den Anspruch des Quartiersansatzes unterschiedlich reagieren. Zum einen können sie die Alltagsroutinen der Organisation so verändern, dass am Ende ein wirklicher Unterschied in der organisationalen Praxis herbeigeführt wird

(Steuerungsinstrument). Zum anderen besteht die Option, dass Quartiersmanagement zum Betriebsaccessoire wird. An dieser Stelle ist es sehr wichtig, auf ein mögliches Missverständnis zu verweisen:

> „Das Accessoire ist kein Schimpfwort, sondern in vielen Fällen die kluge Variante, welche Organisationen vielfach unbewusst wählen, um nicht verrückt zu werden. Hier zeigt sich eine Gefahr zu der mir die Metapher ‚organisationale Psychose' einfiel (wie treffend sie auch sein mag), weil die erzwungene Anpassung nach außen eine ‚Qualitätsfassade' produzieren kann, die in unangemessener Art und Weise Energie verschlingt, um aufrecht erhalten zu werden, die Organisationen überfordert die Realitätsbeschreibungen produziert, die intern nur wenige teilen. Mitarbeiter diagnostizieren dann den Wahn" (Gärtner 2005, S. 152).

In diesem Fall wird das Konzept der Quartiersentwicklung zum selbstreferenziellen Selbstzweck, zu einem ästhetischen betrieblichen Ritual, das von der tatsächlichen organisationalen Praxis, von den Alltagsroutinen entkoppelt ist. Dadurch erfüllt die Organisation vordergründig die Erwartungen der Umwelt, ohne diese systemintern umzusetzen. Die Erwartungen werden in der Organisation nicht reproduziert, und es kommt nicht zur Umsetzung organisationalen Wissens, weil es keine (formulierten) Erwartungen gibt (hier spielt die Organisationkultur als Rahmen für erwartbares Verhalten eine grundlegende Rolle). Das Accessoire dient dazu, Erwartungen von außen nicht systemintern erfüllen zu müssen. Die jeweils dazugehörigen Verfahrensanweisungen sind ästhetischer Natur. Die Organisation erfüllt vordergründig die Erwartung, während der Anspruch der Veränderung das Innere des Systems nicht erreicht, weil die Organisation durch das Accessoire eine interne dauerhafte verneinende Antwort geben kann, ohne die äußeren Erwartungen der Umsetzung zu verletzen. Das Accessoire dient der organisationalen Entlastung und ist ein genialer Clou etwas zu tun und gleichzeitig etwas nicht zu tun.

Dem zuvor kurz beschriebenen Beitrag von Gärtner kommt zentrale Bedeutung zu, denn anhand der kontexturanalytischen Befunde können die vorliegenden Fälle klar zugeordnet und die Forschungsfrage beantwortet werden.

Was verstehen die geschäftsführenden Leitungspersonen der stationären Langzeitpflege unter Kulturwandel und Quartiersöffnung und wie wird der Kulturwandel bzw. die Quartiersöffnung organisational prozessiert?
Hier sind wir in der Lage die oben beschriebenen Befunde zu kategorisieren und einem der beiden Reaktionsoptionen zuzuordnen. Dem aufmerksamen Leser wird an dieser Stelle klar sein, dass in Einrichtung A Quartiersmanagement als Betriebsaccessoire prozessiert wird, während wir beim zweiten Befund einen anderen

Umgang mit dem Themenkomplex Quartiersmanagement im Organisationsprozess rekonstruieren konnten. In Einrichtung B wird Quartiersmanagement als Steuerungsinstrument verstanden.

Das Ergebnis der Analyse, das Prozessieren des Quartiersmanagements als Betriebsaccessoire bzw. als Steuerungsinstrument, *muss mit dem nötigen (system-) theoretischen Abstand betrachtet werden.* Hier geht es nicht um die Frage, welche Einrichtung Quartiersentwicklung besser macht als die andere bzw. ob ein Betriebsaccessoire schlechter ist als das Steuerungsinstrument. Sowohl das Betriebsaccessoire als auch das Steuerungsinstrument sind beide höchstfunktional. Dieses Faktum kann nicht genug betont werden. Es galt das Prozessieren der Quartiersöffnung darzustellen und nicht dieses kritisch zu betrachten oder zu bewerten. Bevor an einem System Kritik geübt werden kann, sollte die Funktionsweise desselben eruiert werden. Dazu ist die Systemtheorie bestens geeignet, was die vorliegende Arbeit auf spezifisch praktischer Ebene beweist. Vielmehr muss festgehalten werden, dass im Prozessieren der Quartiersöffnung als Steuerungsinstrument im hier geschilderten Fall theoretische Risiken liegen. Die Folgen und Auswirkungen von Veränderungen dieser Größenordnung können nicht vorhergesagt werden (Unsicherheit), da die Kommunikation sozialer Systeme kontingent ist und Organisationen außerdem partialrational handeln. Im Falle einer Irritation – und die Öffnung ins Quartier im Sinne eines Steuerungsinstrumentes ist eine massive Irritation – sind die Auswirkungen und Folgen auf die Organisation nicht abzuschätzen. Die Organisation muss sich jeden Tag neu selbst organisieren. Diesen Prozess auf den unterschiedlichen Ebenen und die Aushandlung unterschiedlicher Logiken innerhalb der Organisationen zu moderieren, ist Aufgabe der Führungskräfte. Gleichzeitig wird in der Quartiersarbeit im Standort B die einzige zukunftsfähige Strategie gesehen, die mit dem formulierten Ziel verfolgt wird, die Grenzen zwischen Quartier und Organisation bis zur Unkenntlichkeit verwischen zu lassen. Vor diesem Vorhaben kann aus systemtheoretischer Sicht nur mit aller Deutlichkeit gewarnt werden. Die zentrale Unterscheidung für die Organisation ist die Unterscheidung zwischen Organisation und Umwelt, die es täglich zu reproduzieren gilt. Gerät diese Grenze in Gefahr, so ist die Reproduktion der Organisation und damit die Organisation selbst in einer existenziellen Krise. Hört diese Grenze auf zu existieren, existiert die Organisation nicht mehr. *Der Anspruch der mit der Quartiersentwicklung einhergeht, kann eine existenzielle Gefahr für die Organisation Altenheim* (und auch alle anderen beteiligten Organisationen) *bergen.* Damit stehen die Organisationen vor einem Dilemma. Wenn die Annahme stimmt, und in der Quartiersentwicklung das zentrale Kriterium der Zukunftsfähigkeit der Heime liegt, dann muss die Organisation den widersprüchlichen Spagat zwischen Reproduktion der Grenze zur Umwelt und den Abbau eben dieser Grenzziehung Tag für Tag prozessieren bzw. organisieren – eine Sisyphosaufgabe, die nie gelöst werden kann. Dieser Aufgabe müssen sich, besonders die leitenden, Mitarbeiter stellen. Damit sie dieser Aufgabe gewachsen sind, müssen sie mit entsprechenden wissenschaftlichen, theoretischen und praktischen Instrumenten zur Entscheidungsfindung und Reflexion ausgestattet und geschult werden.

Dem Grenzdilemma entgeht die andere Einrichtung, indem hier auf Quartiersentwicklung als Betriebsaccessoire (ob bewusst oder unbewusst) *gesetzt wird.* Die alltäglichen Routinen bleiben unangetastet, und die Grenze zwischen Organisation und Umwelt muss immer wieder reproduziert werden. Aber die oben beschriebene Gefahr durch den Anspruch der Quartiersarbeit verpufft, und zumindest auf dieser Ebene ist die Existenz der Organisation durch Aufrechterhaltung der System-Umwelt-Grenze gesichert. *Daher ist das Prozessieren der Quartiersarbeit im Sinne eines Betriebsaccessoire möglicherweise ebenso existenzsichernd wie es die Quartiersarbeit als Steuerungsinstrument sein kann.* Zusammenfassend kann gesagt werden, dass in der Quartiersentwicklung im Sinne eines Steuerungsinstrumentes mit dem Ziel der Grenzverwehung zwischen Organisation und Quartier ein für die Organisation existenzielles Risiko liegen kann. In der Quartiersentwicklung im Sinne eines Betriebsaccessoires liegt das Risiko des Verpuffens des Quartiersansatzes. Diese Dilemmata muss die Organisation jeden Tag lösen, und hier liegt eine der großen Stärken systemtheoretischen Organisationsverständnisses: eine Organisation kann widersprüchlich handeln und muss es in der hier beschriebenen Gemengelage sogar. Bei der täglichen Reproduktion der Unterscheidung zwischen Organisation und Umwelt handelt es sich, wie bereits gesagt, um eine Sysiphosaufgabe, die anfangs erschreckend, ja sogar lähmend, erdrückend übermächtig, unmöglich scheint – doch, seit Albert Camus wissen wir, dass man sich Sisyphos als glücklichen Menschen vorstellen muss. Die Entscheidung, wie wir uns dieser Aufgabe stellen, liegt bei uns! Aber: stellen müssen wir uns ihr!

17.2 Chancen und Grenzen von Quartiersmanagement im Bereich der Langzeitpflege. *Eine Analyse von Dienstbesprechungen im Rahmen des Quartiersmanagements*

Die vorliegende Arbeit wurde im Kontext von GALINDA erstellt und beschäftigte sich mit der Auswertung von Dienstbesprechungen der Quartiersmanager eines Standortes der GALINDA-Studie. In diesem Zusammenhang wurden folgende Forschungsfragen bearbeitet:

Welche Faktoren beeinflussen die stationäre Langzeitpflege unter dem Gesichtspunkt einer nachhaltigen Quartiersöffnung? Was sind die Chancen und Grenzen dieser Einrichtungen? Welche Anforderungen sollten Quartiersmanager erfüllen?

Es wurden Einflussfaktoren der stationären Langzeitpflege unter dem Gesichtspunkt einer nachhaltigen Quartiersöffnung aufgezeigt. Grundlage hierzu waren Dienstbesprechungen des Quartiersmanagements eines Standortes der GALINDA-Studie in der Zeit von März 2018 bis Mai 2019. Zusätzlich wurde ein Interview mit den Quartiersmanagern im August 2018 durchgeführt. Es wurden wissenschaftliche Erkenntnisse aus unterschiedlichen Perspektiven dargelegt und mit den Aussagen der Quartiersmanager zusammengeführt.

Die im Rahmen der Quartiersöffnung notwendigen Begriffe wurden zunächst definiert und voneinander abgegrenzt, da diese im öffentlichen Diskurs teilweise synonym und unreflektiert verwendet werden. Das Quartier wird im wissenschaftlichen Diskurs nicht durch administrative Grenzziehungen definiert, da diese nicht zwingend etwas mit den Lebenswelten der Bewohner zu tun haben. Es handelt sich um einen Ort fokussierter Unschärfe, welcher im Kontext sozialer Beziehungen und sozialräumlicher Strukturen steht. Schnur (2014) spricht in diesem Zusammenhang von einem Quartier als „Fuzzy-Place", welcher durch externe und interne Handlungen beeinflusst wird und eine raum-zeitliche unscharfe, nicht abgrenzbare Sozialstruktur darstellt. Für die Praxis bedeutet dies, die Summe der subjektiven „Quartiers-Layer" mithilfe ausgewählter Methoden zusammenzuführen, um ein weitgehend getragenes Quartiersverständnis zu entwickeln. Hierzu gehört auch, dass das Lebensumfeld und die bestehenden Quartiere so zu gestalten sind, dass Menschen mit erhöhtem Pflegebedarf länger zu Hause wohnen können. Zum einen geht es um den Ausbau von Angeboten der Pflegeheime für die Quartiersbewohner, zum anderen um die Nutzung von Quartiersangeboten durch die Heimbewohner. Die Quartiersöffnung stellt hierbei eine stärkere Vernetzung von Pflegeeinrichtung und Quartier dar. Pflegebedürftige und Quartiersbewohner profitieren in Form von Austauschbeziehungen voneinander. Es geht um mehr soziale Teilhabe, Mitwirkung und Partizipation. Angehörigenpflege, bürgerliches Engagement und Nachbarschaftshilfe werden in diesem Kontext für die Zukunft immer wichtiger. Die Pflege und Teilhabe hochbetagter Menschen entwickelt sich zunehmend zu einer gesamtgesellschaftlichen Aufgabe, welche innerhalb des Quartiers angegangen werden muss. Die vorliegende Empirie zeigt, dass Quartiersentwicklung grundsätzlich möglich ist und positive Effekte im Hinblick auf einen sozialen Zusammenhalt in der Gesellschaft deutlich werden.

Gelingen kann diese gesellschaftliche und ökonomische Modifikation, welche vom demografischen Wandel und der Globalisierung beeinflusst wird, durch ein strukturiertes Quartiersmanagement, das integrative Maßnahmenkonzepte erarbeitet und lokale Selbstorganisationskräfte mobilisiert. Es sind soziokulturelle Strategien der Gemeinwesenarbeit zum Etablieren von Kommunikationsstrukturen, zur Aktivierung der Quartiersbewohner und zum Implementieren von Strukturen der Selbstorganisation zu entwickeln. Die differenzierten Aufgaben des Quartiersmanagements sind in der Masterthesis näher ausgeführt. Aufgrund der Komplexität des beschriebenen Öffnungsprozesses gibt es hohe Anforderungen an das Qualifikationsprofil der Personen, welche im strategischen und operativen Geschäft zum Erfolg des Quartiersmanagements beitragen wollen. Es sind kommunikative Arbeitsformen zwischen verschiedenen Professionen als auch unterschiedlichen Gruppen lokaler Akteure zu konstruieren, da es nicht als Aufgabe eines Einzelnen angesehen werden darf, sondern als ein sozialräumliches Handlungssystem mit mehreren Akteuren. Das Quartiersmanagement wird als „lernende Organisation" verstanden, welche nach Senge (2001) fünf Lerndisziplinen umfasst und grundsätzlich auf zwei Personengruppen ausgerichtet sein muss. Da sowohl professionelle als auch lokale Akteure vorhanden sind, muss nach Schubert und Spieckermann (2014) durch einen multidisziplinären Austausch ein interdisziplinäres Zusammenwirken entstehen, welches in der Transdisziplinarität der professionellen Akteure mündet. Den Quartiersmanagern sind die methodischen und die für das operative Geschäft notwendigen Grundlagen zu vermitteln und durch „helfende Lernbeziehungen", beispielsweise Coaching, zu verfestigen. Ein wichtiger Aspekt ist hier die Weiterentwicklung der Persönlichkeit, welche einen hohen Stellenwert für den Erfolg der Quartiersentwicklung mit sich bringt. Selbst- und Subjektkompetenzen, wie z. B. Reflexionskompetenz, Kommunikationskompetenz und persönliche Kompetenz, bauen auf den vorhandenen Charaktereigenschaften auf und sind für das Gelingen enorm wichtig. Für die Kategorienbildung der transkribierten Dienstbesprechungen im Bereich des Kompetenzprofils wurden die Kommunikationsfähigkeit, Konfliktfähigkeit sowie die Beziehungsarbeit näher betrachtet und analysiert.

Die Organisationskultur ist ein weiterer zu betrachtender Aspekt, da diese nach Nieschlag et al. (2002) das Führungsverhalten, die Strukturen, Geschäftspraktiken, Erarbeitung und Verfolgung von Zielen, die Alternativsuche und das Fällen von Entscheidungen beeinflusst. Hier wurden zwei theoretische Modelle näher aufgezeigt. Zum einen das Dreiebenenmodell nach Schein, welches die Organisationskultur als organisationsinterne Variable ansieht, die in drei Ebenen dargestellt werden kann: Artefakte, verinnerlichte Werte und Grundannahmen. Nach Schein (1992) stimmen die Organisationsmitglieder in Bezug auf die Grundannahmen überein. Im Mittelpunkt steht ein Sicherheit und Stabilität schenkender Charakter, welcher auch darauf zurückzuführen ist, dass kulturelle Ausprägungen über die

Zeit recht konstant sind. Veränderungen sind denkbar, jedoch würde dies ein langsamen Anpassungs- und Lernprozess bedeuten. Schein schließt in seinen Ansätzen die Organisationskultur aus Sicht der Organisationsmitglieder weitestgehend aus. Gerade auch die teilweise widersprüchlichen Bedeutungen, welche den einzelnen Grundannahmen, Ereignissen und Symbolen beigemessen werden. Eine kritische, weiterführende Auseinandersetzung findet sich in dem Modell nach Martin (1992) und Meyerson (1991). Hier ist die Rede von Subkulturen, welche entstehen, wenn beispielsweise Grundannahmen unterschiedlich interpretiert und ausgelegt werden. Es werden mithilfe der Integrations-, Differenzierungs- und Fragmentierungssicht auch subjektive Aspekte erfasst. Diese drei Perspektiven sollen eine Beschreibung und Analyse ermöglichen und verschiedene, in sich widersprüchliche, Aspekte näher beleuchten.

Vor dem Hintergrund dieser Perspektiven wurden von März 2018 bis Mai 2019 sechs Dienstbesprechungen des Quartiersmanagements eines Standortes der GALINDA- Studie begleitet sowie ein Interview mit den Quartiersmanagern im August 2018 durchgeführt. Der Bearbeitungsrahmen dieser Arbeit ließ es nicht zu, spätere Protokolle oder ergänzende Interviews mit den aktuellen Quartiersmanagern zu integrieren. Hier hätte man die Ergebnisse der qualitativen Inhaltsanalyse noch weiter vertiefen und differenzieren können.

Nachdem die Einverständniserklärungen eingeholt wurden, begleiteten zwei wissenschaftliche Mitarbeiterinnen der PTHV sechs Dienstbesprechungen der Quartiersmanager und zeichneten diese auf. Die Sprachdateien wurden transkribiert und sind im Anhang der Masterthesis abgedruckt. Die Ergebnisse wurden mithilfe der Software MAXQDA © codiert und in Form einer strukturierenden Inhaltsanalyse nach Mayring ausgewertet. Neben der Festlegung der deduktiven Kategorien wurden nach Durchsicht des Materials auch induktive Kategorien ergänzt (Abb. 17.1).

Zur Auswertung wurden vier aus der Theorie abgeleitete Hauptkategorien beschrieben:

- Quartiersentwicklung
- Konzeptentwicklung
- Kompetenzprofil
- Organisationskultur

Weitere Kategorien, wie beispielsweise das Quartiersmanagement, die Quartiersöffnung oder eine differenziertere Ausgestaltung des Kompetenzprofils hätte nur mit einem deutlich steigenden Umfang erarbeitet werden können, was in diesem Rahmen leider nicht möglich war.

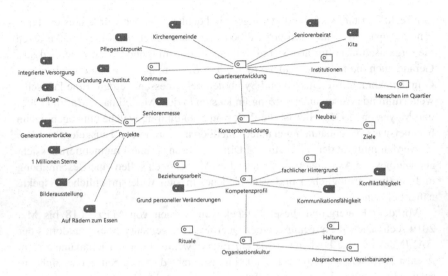

Abb. 17.1   Kodierbaum inklusive induktiver Codes. (Eigene Darstellung)

In Abschn. 5.1 der Masterthesis wurden die Aspekte zum Themengebiet der Quartiersentwicklung in Bezug auf eine nachhaltige Quartiersöffnung beschrieben:

Der Aufbau von Netzwerkstrukturen durch eine offene, zielgerichtete Kommunikation mit den Akteuren im Quartier. Diese sind in die Planung und Umsetzung unterschiedlicher Ansätze mit einzubeziehen um ein gemeinschaftliches Konzept von Quartier und Quartiersöffnung zu entwickeln und zu tragen.

Mehrfach wurde in den Dienstbesprechung deutlich, dass der Aufbau von Netzwerkstrukturen ein wichtiges Kriterium für eine langfristig orientierte Quartiersentwicklung ist. In der Praxis muss es einen kontinuierlichen Austausch zu (potenziellen) Netzwerkpartnern geben, damit das wichtige, gemeinsame Thema des Quartiersmanagements nicht im beruflichen Alltag untergeht bzw. an Bedeutung verliert.

Der Fokus liegt zunächst auf den bekannten, alltäglichen Strukturen und Zielgruppen. Von diesem Zentrum aus werden andere Gruppen stetig erschlossen und einbezogen.

Zu Beginn des Prozesses sollte der Fokus auf den Expertengebieten der beteiligten Akteure liegen. Am Beispiel der Quartiersmanager am Standort der GALINDA-Studie liegt der berufliche Hintergrund auf der Altenhilfe, weshalb zunächst

Aktionen und Veranstaltungen für diese Zielgruppe initiiert wurden. Dies ist wichtig, um zu Beginn Sicherheit im eigenen Handeln zu gewinnen.

Eine generationenübergreifende Arbeit ist im Rahmen eines ganzheitlichen Quartierskonzeptes zu implementieren. Quartiersbewohner eines jeden Alters sind im Öffnungsprozess zu beteiligen.
In den Öffnungsprozess sind alle Altersstrukturen mit einzubeziehen. Daher gilt es, durch Kooperationen eine generationenübergreifende Arbeit zu implementieren und durch gemeinsam gestaltete Aktionen ein Gefühl von sozialer Teilhabe zu entwickeln.

Der persönliche Kontakt zu Kooperationspartnern und Quartiersbewohnern sind essentiell für die Akzeptanz in der Gesellschaft.
Es hat sich gezeigt, dass die größte Akzeptanz in einem persönlichen, direkten Austausch gewährleistet werden kann. Hierzu sind bestimmte Foren zu initiieren, in welchem ein Austausch auf Augenhöhe im Hintergrund einer Partizipation aller Akteure gelingt.

Ein kontinuierlicher Austausch mit den Netzwerkpartnern ist wichtig, um eine nachhaltige Unterstützung bei Projekten zu gewinnen.
Hierzu ist ein kontinuierlicher Austausch von großer Bedeutung. Während des Prozesses wurde deutlich, dass eine nachhaltige Mitarbeit und Unterstützung von Kooperationspartnern ohne eine regelmäßige Ansprache schwierig war. Es blieben zugesagte Unterstützungen aus oder Veranstaltungen wurden nicht regelmäßig begleitet. Durch eine stetige aktive Ansprache und Kommunikation soll einer einmaligen Beteiligung entgegengewirkt werden, hin zu einer nachhaltigen Zusammenarbeit.

Die Kommune als verantwortliches Organ in die Konzeption einbeziehen und ein Grundverständnis vermitteln.
Gerade der Kommune, als verantwortliches Organ für eine nachhaltige Quartiersarbeit, muss ein gewisses Grundverständnis vermittelt werden. Das Quartiersprojekt ist als Startimpuls für darauf aufbauende Strukturen anzusehen. Diesen wichtigen strategischen Partner gilt es daher schon von Beginn an mit in die Konzeptentwicklung einzubeziehen. Oftmals haben Akteure innerhalb der Kommune die notwendigen Kontakte und das Know-How, um gerade auch Anwohner mit wenigen bis keinen sozialen Kontakten zu erreichen.

Es muss durch eine qualitativ gute Arbeit gelingen Multiplikatoren zu generieren, welche persönliche Empfehlungen an Dritte aussprechen. Gerade die Anwohner mit wenigen bis keinen sozialen Kontakten gilt es zu erreichen.
Durch eine qualitativ hochwertige Arbeit und Gestaltung von Aktionen und Veranstaltungen muss es gelingen Multiplikatoren zu generieren, welche eine persönliche Empfehlung an Dritte weitergeben. Dies ist der effektivste Weg, um Akzeptanz innerhalb des Quartiers zu entwickeln und auch zurückgezogene Anwohner erreichen zu können.

Aufgrund der begrenzten personellen und zeitlichen Ressourcen der Quartiersmanager ist das Ehrenamt als weitere wichtige Säule mit einzubeziehen und zu begleiten.
Solch qualitativ ansprechende Veranstaltungen sind nur unter dem Einbezug des Ehrenamts möglich, da die personellen und zeitlichen Ressourcen der Quartiersmanager begrenzt sind. Auch unter dem Aspekt der Endlichkeit eines Quartiersprojektes ist es wichtig, nachhaltige Strukturen und Mechanismen aufzubauen, damit die Öffnung nicht nach der Projektlaufzeit endet.

Die Kirchengemeinde ist in den Öffnungsprozess zu integrieren.
Für das nachhaltige Aufbauen eines sozialen Quartiers sollte natürlich auch die Kirchengemeinde in den Prozess integriert werden. Ein intensiver Austausch zur Verknüpfung gemeinsamer Interessen muss stattfinden, um Parallelstrukturen zu vermeiden. Am Beispiel des Standortes der GALINDA-Studie steht die Kirchengemeinde dem Projekt sehr offen und positiv gegenüber.

All diese Punkte haben ihre Bedeutung und finden sich auch in der vorliegenden Literatur wieder. Sie dienen dazu, das Lebensumfeld und das Quartier so zu gestalten, dass Menschen länger zu Hause wohnen können. Es findet ein Ausbau der notwendigen Infrastruktur zur Gestaltung von Angeboten der Pflegeheime für die Quartiersbewohner sowie die Nutzung von Quartiersangeboten durch die Heimbewohner statt.

In Abschn. 5.2 der Masterthesis wurden die Anforderungen der Konzeptentwicklung in Bezug auf eine nachhaltige Quartiersöffnung beschrieben:

Regelmäßige Besprechungen der Quartiersmanager zur Evaluation und Ergänzung der formulierten Ziele.
Da jedes Quartier individuell betrachtet werden muss, gilt es Ziele zu formulieren und im Laufe des Prozesses regelmäßig zu evaluieren und ggf. anzupassen oder zu ergänzen. Das reflexionslose Übernehmen von Konzepten widerspricht

dem Verständnis eines individuellen Quartiers mit spezifischen Ressourcen und Bedürfnissen.

Operationalisieren von Konzepten auf die Spezifika im Quartier.
Dies bedeutet, dass Konzepte operationalisiert werden müssen. Hierzu bedarf es einem diskursiven Prozess, in welchem alle Akteure ein passendes Modell erarbeiten. Es sind Foren zu schaffen, wo sich alle einbringen können um ein gemeinsames Verständnis von Quartiersentwicklung und einer offenen Einrichtung zu entwickeln.

Partizipation ermöglichen und Verantwortung abgeben, ohne dass dabei Parallelstrukturen entstehen. Das Konzept muss von allen Beteiligten getragen und kommuniziert werden.
Damit das nachhaltig gelingt, müssen im Laufe des Projektprozesses Verantwortungen und Handlungsspielraum abgegeben werden. Dabei muss darauf geachtet werden, dass Aufgaben nicht nur delegiert werden und so Parallelstrukturen entstehen.

Nachhaltigkeit muss durch das Einbeziehen externer Partner und der Kommune sichergestellt werden.
Dies war auch eines der offen kommunizierten Ziele der Quartiersmanager in dem untersuchten Standort. Die Kommune muss im Rahmen seiner politisch vorgegebenen Verantwortlichkeiten am Prozess beteiligt werden.

Entwicklung von weitreichenden Projekten um eine Vielzahl an Quartiersbewohnern zu erreichen.
Es sind Projekte und Aktionen zu entwickeln, welche eine Vielzahl an Quartiersbewohnern erreicht und anspricht. Dies ist ein wichtiger Grundstein im Öffnungsprozess. So können Menschen im Quartier mit vielfältigen Hintergründen gewonnen werden, sei es in Form von der Teilnahme an Aktionen oder auch ehrenamtlich übernommenen Tätigkeiten. Eine große Herausforderung ist in diesem Kontext die Frage, wer die eigentlichen Adressaten von Veranstaltungen und Aktionen sind. Es wurde deutlich, dass fast ausschließlich körperlich und kognitiv leistungsfähige Quartiersbewohner regelmäßig teilgenommen haben. Die große Gruppe der demenziell Erkrankten, der Menschen mit Migrationshintergrund, der Bettlägerigen oder der sozial Isolierten blieb oftmals der Zugang verwehrt. Daher müssen Strategien und Konzepte sozialer Teilhabe entwickelt werden bzw. eine gesellschaftliche Akzeptanz und Integration in der Öffentlichkeit stattfinden.

Präsenz im Quartier zeigen und als Ansprechpartner für die Quartiersbewohner-schaft als auch Kooperationspartner fungieren. Es sollte ein kooperativer Umgang mit allen Akteuren ermöglicht und gepflegt werden.
Durch ein präsentes Auftreten im Quartier wurde die Quartiersarbeit von den Anwohnern wahrgenommen. So kann man sich einen gewissen Stellenwert erarbeiten und eine gute Resonanz auf geplante Veranstaltungen und Aktionen erzielen.

Das Mittragen des Konzepts in Form der Kommunikation von Angeboten und Veranstaltungen an die Bewohnerschaft. Hierbei können und sollen die beteiligten Akteure Einfluss auf die Ausgestaltung der Prozesse nehmen können.
Die Partizipation der Akteure wurde schon öfters erwähnt. Hierzu gehören selbstverständlich auch die Ausgestaltung und das Mitwirken an Prozessen und Aktionen.

Quartiersansatz bei Neubauprojekten konzeptionell berücksichtigen.
Quartiersentwicklung wird die Gesellschaft künftig immer mehr beschäftigen. Daher gilt es, sich auch im Rahmen von Neubauprojekten konzeptionell mit diesem Thema auseinanderzusetzen. Am Standort der GALINDA-Studie ist beispielsweise geplant, dass ein Neubau das Zentrum des Quartiers werden soll, welches ein großes Spektrum an Dienstleistungen anbietet. Neben Pflegeplätzen in einem Hausgemeinschaftskonzept sind auch Räumlichkeiten des Pfarrzentrums, Begegnungsmöglichkeiten, eine Tagespflege sowie die Büros der Quartiersmanager vorgesehen. Kommunen sind mehr und mehr gefragt solche Quartierszentren mit Hilfe von Kooperationspartnern zu konzipieren.

In Abschn. 5.3 der Masterthesis wurden die Anforderungen an das Kompetenzprofil der Quartiersmanager beschrieben:

Projektverantwortliche mit unterschiedlichen beruflichen Erfahrungen und Handlungsfeldern integrieren. Individuelle Stärken und Know-How einbringen.
Am Quartiersmanagement des Standortes der GALINDA-Studie wurde deutlich, dass Menschen aus unterschiedlichen Bereichen und Branchen mitwirken. Jeder konnte seine persönlichen und beruflichen Erfahrungen individuell einbringen. Dadurch, dass es zweimal zu einem Wechsel eines Quartiersmanagers kam, waren verschiedenste Bereiche vertreten. Neben einem pflegerischen Background waren auch Personen aus dem Managementbereich und der Architektur involviert. Gemeinsam hatten alle die Fähigkeiten, Projekte mitzugestalten und Netzwerke aufzubauen und zu pflegen.

Koordination und Moderation des gesamten Prozesses unter Einbezug der betei-ligten Akteure, der Quartiersbewohner sowie ehrenamtlich Engagierten. In diesem Zusammenhang sollte man auch in der Lage sein mit Konflikten konstruktiv und zielorientiert umzugehen.

Den Quartiersmanagern kommt die Aufgabe der Koordination und Moderation zu. Damit ein Kulturwandel innerhalb der Einrichtung und des gesamten Quartiers stattfinden kann, müssen alle Akteure, das Quartier und ehrenamtlich Engagierte miteinbezogen werden. Es müssen Möglichkeiten gestaltet werden, wo sich alle einbringen und mitgestalten können. Hierbei entstehen natürlich auch Situatio-nen des Konfliktes, weshalb es einen ausgewogenen Grad an Konfliktfähigkeit und Selbstreflexion bedarf, um lösungsorientiert argumentieren und arbeiten zu können. Die Qualifikation in den Bereichen der Gesprächsführung und Krisen-intervention waren in mehreren Situationen im Quartiersprojekt sicherlich von Vorteil.

Bereitschaft zum Kompetenzaufbau in unterschiedlichen Bereichen. Durch organi-sationale Lernprozesse sind den Quartiersmanagern die methodischen und für das operative Geschäft notwendigen Grundlagen zu vermitteln.

Um den komplexen Anforderungen von Quartiersöffnung gerecht werden zu können, wird ein Kompetenzaufbau empfohlen. Dieser findet im Rahmen von Qualifizierungsmaßnahmen oder auch regelmäßigen, extern begleiteten Bespre-chungen statt. Wie am Standort der GALINDA-Studie werden Ergebnisse, Verlauf und Entscheidungen gemeinsam reflektiert und es wird ein Rahmen zum aktiven Gedankenaustausch geschaffen. Ziel ist es, dass der Quartiersmanager lernt Pro-bleme selbstständig zu lösen, Herangehensweisen zu definieren und eigenständig effektive Ergebnisse produziert. Senge (2001) spricht hier von fünf Lerndiszipli-nen. Zum einen geht es um das Systemdenken, also dem Erkennen von Mustern und Abhängigkeiten. Andererseits muss der Quartiersmanager eine Disziplin der Selbstführung mitbringen. Jeder muss, wie bereits erwähnt, seine Energien und Fähigkeiten bündeln und die Kompetenzen in einem individuellen Lernprozess ausbauen. Zudem gilt es, sich von tief verwurzelten Annahmen zu lösen und neue mentale Modelle zu prüfen und weiterzuentwickeln. Wichtig ist, dass innerhalb des Quartiers eine gemeinsame Vision entsteht, mit welcher sich jeder Akteur identifizieren kann und echtes Engagement fördert. Nur lernfähige Teams, welche bestehende Abwehrstrukturen überwinden, sind in der Lage gute Ergebnisse im Quartiersmanagement zu erzeugen.

Vorhandene Selbst- und Subjektkompetenzen (z. B. Kommunikationskompetenz, Reflexionskompetenz) nutzen um die eigene Persönlichkeit im Prozess weiterzuentwickeln.

Die Entwicklung der eigenen Persönlichkeit auf Grundlage bestimmter Charaktereigenschaften ist wichtig für den Erfolg der Quartiersentwicklung.

Gesprächsführung, Öffentlichkeitsarbeit und Konzeptentwicklung sind wichtige Grundlagen für das Gelingen einer offenen, aktiven und kommunikativen Quartiersarbeit.

Als Quartiersmanager befindet man sich im ständigen Austausch mit Menschen aus dem Quartier oder Kooperationspartnern. Man ist gefordert, seine Arbeit gut und verständlich für Dritte präsentieren zu können und Menschen von Visionen zu begeistern. Es gilt mit einem sympathischen und professionellen Auftreten Menschen im Quartier und Kooperationspartner für sich zu gewinnen und eine Netzwerkpflege mit einem vertrauensvollen Austausch zu betreiben. Die persönliche Ebene ist hier zwingend erforderlich, weshalb gerade die Aspekte der Gesprächsführung, Öffentlichkeitsarbeit und Konzeptentwicklung in Bezug auf eine offene, aktive und kommunikative Quartiersarbeit hervorzuheben sind.

In Abschn. 5.4 der Masterthesis wurden die Aspekte der Organisationskultur in Bezug auf eine nachhaltige Quartiersöffnung beschrieben:

Gemeinsames Verständnis von Werten, Prinzipien und Zielen im Rahmen eines Diskurses zwischen den Quartiersmanagern erarbeiten.

Grundlage für eine nachhaltige Organisationskultur ist das Erarbeiten eines gemeinsamen Verständnisses von Werten, Prinzipien und Zielen. Dafür muss auch im laufenden Prozess ein stets konstruktiver Austausch mit viel Transparenz herrschen. Eine Möglichkeit hierzu sind regelmäßige Besprechungen.

Andere, subjektive Meinungen zulassen. Unklarheiten und Mehrdeutigkeiten müssen betrachtet werden.

Nach Martin (1992) gibt es kulturelle Aspekte, welche weder auf der organisationsweiten Ebene, noch in den Subkulturen einen Konsens ergeben. Daraus entstehen Unklarheiten, welche durch die Beteiligten interpretiert werden müssen um einen gemeinsamen Konsens zu finden, der von allen getragen wird. Beispielsweise wurde von den Quartiersmanagern die Einstellung vertreten, dass das Pflegeheim und deren Bewohner nicht mit den geplanten Veranstaltungen in Verbindung gebracht werden können. Dies wurde von allen Beteiligten ohne weiteren Diskurs so akzeptiert und die Meinung wurde vertreten. Als es zum zweiten Wechsel innerhalb des Teams kam, fand ein Umdenken statt. Durch das zulassen

anderer subjektiver Meinungen im Kommunikationsprozess wurde zum Querden-
ken angeregt. Es wurde nun der Ansatz verfolgt, dass die Einrichtung Teil des
Quartiers ist und auch von Angeboten und Veranstaltungen profitieren sollte. Es
wird aufgezeigt, dass Haltungen nicht unreflektiert übernommen werden dürfen,
sondern durch einen Diskurs auch neue, gemeinsame Grundhaltungen erarbeitet
werden können.

*Artefakte in Formen von Verhaltensweisen, Symbolen oder Ritualen zulassen und
definieren.*
Allgemein geteilte Grundwerte und verinnerlichte Grundannahmen zeigen sich
nach Schein (1992) häufig in Symbolen, Ritualen oder Handlungsmustern. In dem
Untersuchungsort ist hierunter z. B. das wöchentliche gemeinsame Mittagessen
im Rahmen der Aktion „Auf Rädern zum Essen" zu verstehen. Es wurde bei der
Terminfindung darauf geachtet, dass die Quartiersbewohner im Vorfeld die Möglichkeit haben, an Gottesdiensten teilnehmen zu können. Dies zeigt die religiöse
und spirituelle Grundhaltung innerhalb der Quartiersarbeit, welche auch von den
ehrenamtlich Engagierten vertreten und durch die Mitarbeit unterstützt wurde. Es
herrschte eine Atmosphäre von einheitlichen Werten und Überzeugungen.

*Alle Subkulturen am Entscheidungsprozess beteiligen um einen nachhaltigen
Kulturwandel voranzubringen.*
Innerhalb einer Organisation kann es dazu kommen, dass sich Subkulturen bilden, welche die Grundannahmen anders interpretieren und auslegen. Es ist
möglich, dass dadurch unterschiedliche Verhaltensweisen gelebt werden, welche
widersprüchlich zur Organisationskultur anderer Beteiligter ist. Ein nachhaltiger
Kulturwandel kann nur gelingen, wenn alle Subkulturen, in diesem Fall Akteure
im Quartier, am Entscheidungsprozess beteiligt werden. Vor Ort wurde stets auf
einen persönlichen Austausch innerhalb und außerhalb des Quartiersmanagements
Wert gelegt.

Die erhobenen Ergebnisse sind anschlussfähig an den theoretischen Hintergrund. Es gelingt, verschiedene Perspektiven auf das Thema Quartiersentwicklung
zu richten und zentrale Erkenntnisse zusammenzuführen. Die vorliegende Arbeit
hat Erkenntnisse der Quartiersentwicklung, auch in Bezug auf die stationäre
Langzeitpflege, beschrieben. Die Begleitung weiterer Dienstbesprechungen oder
die Durchführung von Experteninterviews mit den aktuellen Quartiersmanagern
kann die Forschung ergänzen. Weiterführende Forschung sollte die beschriebenen Perspektiven berücksichtigen und eine differenzierte Sicht auf die Kategorien
ermöglichen.

Die Literaturrecherche und die Analyse der Dienstbesprechungen haben die Dichotomie von Heimbewohnern und Quartiersbewohnern aufgezeigt. Angebote waren größtenteils an körperlich und kognitiv leistungsfähige Anwohner gerichtet. Es muss gelingen, die gesellschaftliche Akzeptanz und Integration voranzubringen und eine integrative Quartiersarbeit umzusetzen, in welcher die Heimbewohner Teil der Quartiersbewohnerschaft darstellen. Es gilt Konzepte sozialer Teilhabe zu entwickeln in welchen alle Lebenswelten berücksichtigt werden. Der Quartierbegriff sollte die Gesamtheit der Sorgenden Gemeinschaft aller Quartiersbewohner berücksichtigen, unabhängig von den individuellen Lebenswelten.

Die vorliegende Arbeit zeigt vor dem Hintergrund unterschiedlicher theoretischer Perspektiven die Faktoren einer nachhaltigen Quartiersöffnung auf. Durch die strukturierende Inhaltsanalyse nach Mayring wurden transkribierte Dienstbesprechungen und ein Interview ausgewertet und die essenziellen Aussagen zusammengefasst. Darauf aufbauend wären weitere Forschungen möglich, welche den Umfang dieser Arbeit leider überstiegen hätten. Hier könnte man den Fokus auf die Dichotomie der Heimbewohnerschaft und der Quartiersbewohnerschaft legen.

Die Beantwortung der Forschungsfragen sind in den einzelnen Kapiteln der Ergebnispräsentation sowie der Diskussion der Ergebnisse in der Masterthesis ausführlich beschrieben. Es konnten die Chancen und Grenzen von Quartiersmanagement aufgezeigt und die Anforderungen an Quartiersmanager im Hintergrund der Literatur beschrieben werden. Auf den vorliegenden Ergebnissen kann aufgebaut werden. Sie können den Ausgangspunkt eines Forschungsvorhabens im Rahmen der Quartiersöffnung bilden.

Die Quartiersöffnung wird vor dem Hintergrund des Anstieges an Pflegebedürftigen innerhalb der Gesellschaft, dem Rückgang familiärer Unterstützungsstrukturen sowie dem vorliegenden Fachkräftemangel in der Pflege in Zukunft immer wichtiger. Um der sozialen Individualisierung der Gesellschaft mit dem verbundenen Wunsch nach Selbstständigkeit, Selbstbestimmung und sozialer Integration nachkommen zu können, muss ein Kulturwandel im sozialen Miteinander stattfinden. In diesem Zusammenhang wurden die Möglichkeiten von bürgerschaftlichem und ehrenamtlichem Engagement diskutiert. Das Konzept der Sorgenden Gemeinschaft versucht genau diese wesentlichen Anforderungen an die zukünftigen Strukturen der Altenhilfe zu fördern. Dabei kann die stationäre Langzeitpflege als ein Akteur innerhalb des Quartiers verstanden werden. Denkbar sind auch, wie in einigen Modellprojekten zu sehen, dass diese Einrichtungen Träger von Quartiersmanagement sind. Im Mittelpunkt steht die Kombination aus sozialstaatlicher Verantwortung und regionalem Engagement. Es muss zunehmend gelingen Pflegeheime für das Quartier zu öffnen, um eine soziale Teilhabe pflegebedürftiger Menschen in jeder Lebenslage sowohl innerhalb, als auch außerhalb der Einrichtung gewährleisten zu können. Auch wenn die Hauptverantwortung bei der Kommune liegt, ist es denkbar, dass bestimmte Aufgabenfelder an die Einrichtungen der Langzeitpflege angegliedert werden. So könnte gegebenenfalls die vorhandene Dichotomie von Heimbewohnerschaft und Quartiersbewohnerschaft unterbunden werden und eine integrative Quartiersarbeit entstehen. Damit dies gelingen kann, müssen Hemmschwellen und Vorurteile gegenüber der Altenhilfe abgebaut werden und ein Umdenken in der Gesellschaft stattfinden. Ebenso müssen vonseiten der Einrichtungen innovative Öffnungskonzepte entwickelt werden, welche weg von einer totalen Institution, hin zu einer quartiersorientierten Öffnung der Heime gehen. Die Herausforderung besteht darin, Aktionen, Veranstaltungen und Teilhabe für alle im Quartier lebenden Menschen zu gestalten. Hier liegt eine große Chance der Quartiersöffnung.

Literatur

Alisch, M. (2001). *Stadtteilmanagement. Voraussetzungen und Chancen für die soziale Stadt* (2. Aufl.). Wiesbaden: Springer Fachmedien Wiesbaden.

Austermann, K., & Zimmer-Hegmann, R. (2001). *Analyse des integrierten Handlungsprogramms für Stadtteile mit besonderem erneuerungsbedarf* (Bd. 166). Dortmund: Institut für Landes- und Stadtentwicklungsforschung NRW.

Bleck, C., van Rießen, A., & Schlee, T. (2018a). Sozialraumorientierung in der stationären Altenhilfe. Aktuelle Bezüge und zukünftige Potenziale. In C. Bleck, A. van Rießen, & R. Knopp (Hrsg.), *Alter und Pflege im Sozialraum. Theoretische Erwartungen und empirische Bewertungen* (S. 225–247). Wiesbaden: Springer Fachmedien Wiesbaden.

Bleck, C., van Rießen, A., Knopp, R., & Schlee, T. (2018b). *Sozialräumliche Perspektiven in der stationären Altenhilfe. Eine empirische Studie im städtischen Raum*. Wiesbaden: Springer Fachmedien Wiesbaden.

Bleck, C., van Rießen, A., Knopp, R., & Schlee, T. (2018c). Resümee: Sozialraumorientierung in der stationären Altenhilfe. In C. Bleck, A. van Rießen, R. Knopp, & T. Schlee (Hrsg.), *Sozialräumliche Perspektiven in der stationären Altenhilfe. Eine empirische Studie im städtischen Raum* (S. 79–86). Wiesbaden: Springer Fachmedien Wiesbaden.

Blinkert, B., & Gräf, B. (2009). *Deutsche Pflegeversicherung vor massiven Herausforderungen*. Frankfurt a. M.: Deutsche Bank Research.

Blinkert, B., & Klie, T. (2004). *Solidarität in Gefahr? Pflegebereitschaft und Pflegebedarfsentwicklung im demografischen und sozialen Wandel. Die „Kassler" Studie*. Hannover: Vincentz Network.

Bolz, H. (2015). *Pflegeeinrichtungen erfolgreich führen. Organisationskultur zwischen Marktorientierung und Berufsethik*. Wiesbaden: Springer Fachmedien Wiesbaden.

Brandenburg, H., Bauer, J., Ohnesorge, B., Grebe, C., & Rittershaus, T. (2020a). GUTES ALTERN IN RHEINLAND-PFALZ (GALINDA). Kulturwandel und Quartiersöffnung in der stationären Langzeitpflege – Ein Beitrag zu sorgenden Gemeinschaften. Hg. v. Ministerium für Soziales, Arbeit, Gesundheit und Demografie. PTHV.

Brandenburg, H, Schulz-Nieswandt, F., Lörsch, M., Ketzer, R., Bauer, J., & Ohnesorge, B. et al. (2020b). GALINDA – GUTES ALTERN IN RHEINLAND-PFALZ – Kulturwandel und Quartiersöffnung in der stationären Langzeitpflege. Projekthandbuch für die Praxis. Hg. v. Ministerium für Soziales, Arbeit, Gesundheit und Demografie Rheinland-Pfalz. PTHV.

Bundesministerium für Familie, Senioren, Frauen und Jugend (BMFSFJ) (Hrsg.). (2016). Siebter Altenbericht. Sorge und Mitverantwortung in der Kommune – Aufbau und Sicherung zukunftsfähiger Gemeinschaften (und Stellungnahme der Bundesregierung). Berlin. https://www.bmfsfj.de/blob/112208/336c9740645535b5bab3108c49c71b11/7--altenbericht---sorge-und-mitverantwortung-in-der-kommune-data.pdf. Zugegriffen: 8. Aug. 2020.

Carlo, F., Matthias, D., Oliver, N., & Olaf, S. (Hrsg.) (2017). *Quartier und Gesundheit. Impulse zu einem Querschnittsthema in Wissenschaft, Politik und Praxis*. Wiesbaden: Springer Fachmedien Wiesbaden

Flick, U. (2002). *Qualitative Sozialforschung. Eine Einführung*. Reinbek bei Hamburg: Rowohlt Taschenbuch Verlag.

Gärtner, H. W. (2005). Qualitätsmanagement zwischen Steuerungsinstrument und Betriebsaccessoire. Schutzreaktion der Einrichtung vor „organisationaler Psychose". In Katholische Fachhochschule Nordrhein-Westfalen (Hrsg.), *Jahrbuch der Katholischen Fachhochschule Nordrhein-Westfalen. Jahrbuch für Sozialwesen, Gesundheitswesen und Theologie* (S. 146–158). Münster: LIT.

Grimm, J., & Grimm, W. (1971). *Deutsches Wörterbuch 1854–1960 (in 32 Teilbänden)*. Leipzig. https://www.woerterbuchnetz.de/DWB?bookref=13,2321,54. Zugegriffen: 30. März 2020.

Hummel, K. (1988). *Öffnet die Altersheime! Gemeinwesenorientierte, ganzheitliche Sozialarbeit mit alten Menschen* (Zugl.: Tübingen, Univ., Diss., 1984, 3., Erweiterte Aufl.). Weinheim: Beltz.

Klie, T. (2020). Caring Community. Beliebiger Dachbegriff oder tragfähiges Leitbild in der Langzeitpflege? In Bundeszentrale für politische Bildung (Hrsg.), *Pflege. Praxis, Geschichte, Politik: Bd. 10497. ApuZ* (S. 26–41). Bonn: Bundeszentrale für politische Bildung.

Kremer-Preiß, U., & Mehnert, T. (2018). *Quartiers-Monitoring. Evaluation zur Umsetzung von Quartiersprojekten des Förderbausteins 3.1.1 „Projekte mit Ansatz zur Quartiersentwicklung" des Deutschen Hilfswerks/der Deutschen Fernsehlotterie. Abschlussbericht der Langzeitstudie von 2012 bis 2017* (1. Aufl.). Heidelberg: medhochzwei Verlag.

Kricheldorff, C. (2015). Altern im Gemeinwesen aus sozialgerontologischer Perspektive. In A. van Rießen, C. Bleck, & R. Knopp (Hrsg.), *Sozialer Raum und Alter(n)* (S. 15–30). Wiesbaden: Springer VS.

Krummacher, M., Roderich, K., Viktoria, W., & Norbert, W. (2003). *Soziale Stadt – Sozialraumentwicklung – Quartiersmanagement. Herausforderungen für Politik, Raumplanung und soziale Arbeit*. Opladen: Leske + Budrich.

Kuckartz, U. (2016). *Qualitative Inhaltsanalyse. Methoden, Praxis, Computerunterstützung* (3., überarbeitete Aufl.). Weinheim: Beltz Juventa (Grundlagentexte Methoden). https://

www.content-select.com/index.php?id=bib_view&ean=9783779943860. Zugegriffen: 25. Juli 2020.

Martin, J. (1992). *Cultures in organizations. Three perspectives.* New York: Oxford University Press.

Martin, J. (2002). *Organisational culture: Mapping the terrain.* Thousand Oaks: Sage.

Matthias, D., & Olaf, S. (Hrsg.). (2012). *Nachhaltige Quartiersentwicklung. Positionen, Praxisbeispiele und Perspektiven* (1. Aufl.). Wiesbaden: Springer Fachmedien Wiesbaden.

Mayring, P. (2002). *Einführung in die qualititative Sozialforschung. Eine Anleitung zu qualitativem Denken* (5. Aufl.). Weinheim: Beltz.

Mayring, P. (2010). *Qualitative Inhaltsanalyse. Grundlagen und Techniken* (1., aktualisierte und überarbeitete). Weinheim: Beltz.

Mehnert, T., & Kremer-Preiß, U. (2016). *Handreichung Quartiersentwicklung. Praktische Umsetzung sozialraumorientierter Ansätze in der Altenhilfe.* Köln: Druckhaus Süd.

Meyerson, D. (1991). Acknowledging and uncovering ambiguities in cultures. In P. J. Frost, L. F. Moore, M. R. Louis, C. C. Lundberg, & J. Martin (Hrsg.), *Reframing organizational culture* (S. 254–270). Newbury Park: Sage.

Michell-Auli, P., & Kremer-Preiß, U. (2013). *Quartiersentwicklung – KDA-Ansatz und kommunale Praxis: Bd. 2. Zukunft gestalten – Ansätze für die Praxis.* Köln: Kuratorium Deutsche Altershilfe.

Michell-Auli, P., & Sowinski, C. (2012). *Die 5. Generation: KDA-Quartiershäuser. Ansätze zur Neuausrichtung von Alten- und Pflegeheimen.* Köln: medhochzwei Verlag.

Netzwerk: Soziales neu gestalten (2009). *Zukunft Quartier – Lebensräume zum Älterwerden: Bd. 3. Soziale Wirkung und Social Return – Eine sozioökonomische Mehrwertanalyse gemeinschaftlicher Wohnprojekte.* Guetersloh: Verlag Bertelsmann Stiftung.

Netzwerk: Soziales neu gestalten (2010): *Zukunft Quartier – Lebensräume zum Älterwerden: Bd. 1. Eine Potentialanalyse ausgewählter Wohnprojekte.* Guetersloh: Verlag Bertelsmann Stiftung.

Neubauer, W. (2003). Organisationskultur. In D. von der Oelsnitz & J. Weibler (Hrsg.), *Organisation & Führung.* Stuttgart: Kohlhammer.

Nieschlag, R., Dichtl, E., & Hans, H. (2002). *Marketing.* Berlin: Duncker & Humblot.

Reisner, A. (2009). *Organisationskultur und Produktive Organisationale Energie – Energiequellen in Nonprofit Organisationen. Zugl: St. Gallen, Univ., Diss., 2009.* Bamberg: Difo-Druck.

Sackmann, S. (1992). Cultures and subcultures – An analysis of organizational knowledge. *Administrative Science Quarterly, 37*(1), 140–161. https://doi.org/10.2307/2393536.

Schein, E. H. (1992). *Organizational culture and leadership* (2. Aufl.). San Francisco: Jossey-Bass Publisher.

Schein, E. H. (1995). *Unternehmenskultur – Ein Handbuch für Führungskräfte.* Frankfurt a. M.: Campus-Verlag.

Schnur, O. (Hrsg.). (2014). *Quartiersforschung* (2., aktualisierte und erweiterte). Wiesbaden: Springer Fachmedien Wiesbaden.

Schnur, O., & Matthias, D. (Hrsg.). (2011). *Quartiere im demografischen Umbruch. Beiträge aus der Forschungspraxis* (1. Aufl.). Wiesbaden: Springer Fachmedien Wiesbaden.

Scholl, A., & Konzet, S. (2010). Nachbarschaftsarbeit in der gemeinwesenorientierten Seniorenarbeit, herausgegeben vom Forum Seniorenarbeit NRW. https://forum-senior

enarbeit.de/wp-content/uploads/2014/07/2010-04-Nachbarschaftsprojekte-initiieren.pdf.
Zugegriffen: 7. Aug. 2020.

Schubert, H., & Spieckermann, H. (2014). *Standards des Quartiermanagements. Handlungs-grundlagen für die Steuerung einer integrierten Stadtteilentwicklung.* Köln: Verlag Sozial – Raum – Management.

Senge, P. (2001). *Die fünfte Disziplin Kunst und Praxis der lernenden Organisation.* Stuttgart: Klett-Cotta.

Spatscheck, C. (2015). Sozialräumlich forschen – Eine vergleichende Analyse aktueller Forschungsprojekte aus dem Themenfeld Sozialer Raum und Alter(n). In A. van Rießen, C. Bleck, & R. Knopp (Hrsg.), *Sozialer Raum und Alter(n)* (S. 307–334). Wiesbaden: Springer VS.

Spatscheck, C., & Karin, W.-O. (2016). *Sozialraumanalysen.* Opladen: Verlag Barbara.

Van Dyk, C. (2015). Die neuen Aktivbürger von nebenan? Die wohlfahrtsstaatliche Vergesellschaftung des höheren Lebensalters und die Entdeckung des Sozialraums. In A. van Rießen, C. Bleck, & R. Knopp (Hrsg.), *Sozialer Raum und Alter(n)* (S. 31–52). Wiesbaden: Springer VS.

van Rießen, A. (2018). Interview: Lebenswerte Quartiere verändern Lebensverhältnisse. *„Ansicht" (Magazin des AWO Bundesverbandes), 18*(3), 14.

van Rießen, A., Christian, B., & Reinhold, K. (Hrsg.). (2015). *Sozialer Raum und Alter(n). Zugänge, Verläufe und Übergänge sozialräumlicher Handlungsforschung.* Wiesbaden: Springer Fachmedien Wiesbaden.

Weidemamp-Maicher, M. (2015). Alter(n) und Lebensqualität. In A. van Rießen, C. Bleck, & R. Knopp (Hrsg.), *Sozialer Raum und Alter(n)* (S. 31–52). Wiesbaden: Springer VS.

Verzeichnis der Autorinnen und Autoren

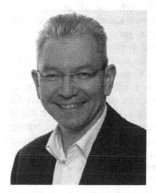

Univ.-Prof. Dr. **Hermann Brandenburg** ist Professor Gerontologische Pflege an der Philosophisch-Theologischen Hochschule Vallendar (PTHV); er ist zurzeit Prodekan der Pflegewissenschaftlichen Fakultät an der PTHV.

Kontakt: hbrandenburg@pthv.de

Zuletzt ist er mit folgenden Publikationen hervorgetreten:

- Brandenburg, H.; Baranzke, H.; & Kautz, H. (2019). Stationäre Altenpflege und hospizlich-palliative Sterbebegleitung in Deutschland. Einander kennenlernen – voneinander lernen – miteinander gestalten. In: Mitscherlich-Schönherr, O. (Hrsg.). Zeitgenössische Theorien über das Sterben in der Diskussion. Berlin: de Gruyter, 275–297.
- Brandenburg, H. (2019). Personenzentrierung: Bausteine für einen heilsamen Umgang bei Menschen mit Demenz zwischen Anspruch und Wirklichkeit. In: Proft, I. & Zaborowski, H. (Hrsg.). Heil und Heilung. Ringvorlesung an der Philosophisch-Theologischen Hochschule Vallendar. Freiburg: Herder, 65–81.
- Baranzke, H.; Güther, H.; Luft, L. & Brandenburg, H. (2019). Ethik des Alterns. In: Hank, v. K.; Schulz-Nieswandt, F.; Wagner, W. & Zank, S. (Hrsg.). Alternsforschung. Handbuch für Wissenschaft und Studium. Baden-Baden: Nomos 2018, 635–661.

© Springer Fachmedien Wiesbaden GmbH, ein Teil von Springer Nature 2021
H. Brandenburg et al. (Hrsg.), *Organisationskultur und Quartiersöffnung in der stationären Altenhilfe*, Vallendarer Schriften der Pflegewissenschaft 8,
https://doi.org/10.1007/978-3-658-32338-7

- Brandenburg, H. & Fenchel, V. (2021). Altern und Pflege. In: Schroeter, K.R.; Vogel, C & Künemund, H. (Hrsg.). Handbuch Alter(n)ssoziologie. Wiesbaden: Springer VS (im Druck).
- Brandenburg, H. (2021) (Hrsg.). Gute Pflege für Menschen mit Demenz. Zur Rekonstruktion der professionellen Pflegehabitus in der stationären Langzeitpflege. Kohlhammer-Verlag (in Vorbereitung).

Zum Engagement im GALINDA-Projekt schreibt er:
„Das Thema der stationären Langzeitpflege liegt mir seit vielen Jahren am Herzen.

Ich habe den Eindruck, dass der Fokus der Öffentlichkeit – und der damit verbundenen Ressourcen – sehr stark auf den klinischen Bereich, vor allem die Krankenhäuser, gerichtet ist. Meiner Einschätzung nach wird aber in vielen Heimen sehr gute Arbeit geleistet, die fachlich-konzeptionellen und personellen Möglichkeiten sind aber sehr begrenzt. So lange Altern, Gebrechlichkeit und Demenz letztlich als inferiore Lebensphasen in dieser Gesellschaft wahrgenommen werden, wird sich an dieser Situation wenig ändern. Ich setzte mich dafür ein, dass die Lebensqualität alter Menschen in den Heimen substantiell verbessert und die Bedingungen für die Heimversorgung optimiert werden. Diesbezüglich sehe ich in der Öffnung eine echte Chance. Mir sind die Restriktionen und Begrenzungen sehr bewusst, auch GALINDA weist darauf hin. Aber es gibt sehr gute und Mut machende Beispiele für De-Institutionalisierungsprozesse, bei denen die Kommune und die Zivilgesellschaft ihrer Verantwortung gerecht werden, auch das ist in GALINDA deutlich geworden

Ich freue mich, wenn es möglich sein wird, Erving Goffman und seine These der „totalen Institution" zumindest teilweise zu widerlegen."

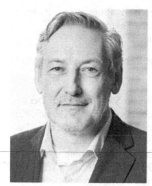

Foto/Quelle: Lisa Beller

Univ.-Prof. Dr. Frank Schulz-Nieswandt ist Professor für Sozialpolitik, qualitative Sozialforschung und Genossenschaftswesen im Institut für Soziologie und Sozialpsychologie der Wirtschafts- und Sozialwissenschaftlichen Fakultät der Universität zu Köln; er lehrt an der PTH Vallendar als Honorarprofessor für Sozialökonomie der Pflege. Herr Schulz-Nieswandt war Vorstandsvorsitzender des Kuratoriums Deutsche Altershilfe in Köln.
Kontakt: schulz-nieswandt@wiso.uni-koeln.de

Zuletzt ist er mit folgenden Publikationen hervorgetreten:

- Schulz-Nieswandt, F. (2020). Der Mensch als Keimträger. Hygieneangst und Hospitalisierung des normalen Wohnens im Pflegeheim. Bielfeld: transcript.
- Schulz-Nieswandt (2020). Gemeinwirtschaft und Gemeinwohl. Baden-Baden: Nomos: Baden-Baden.

Zum Engagement im GALINDA-Projekt schreibt er:
„Integriert war ich neben der Teilnahme an verschiedenen Arbeitstreffen und im Rahmen der Betreuung von projektangebundenen Dissertationen vor allem mit der sozialökonomischen Expertise: Schulz-Nieswandt, F. (2020). Der Sektor der stationären Langzeitpflege im sozialen Wandel. Eine querdenkende sozialökonomische und ethnomethodologische Expertise. Wiesbaden: Springer VS. Das Feld der Veränderungen kenne ich aus mehreren Forschungsprojekten für das Land Rheinland-Pfalz, die ich als Kooperationspartner des Deutschen Instituts für angewandte Pflegeforschung (DIP) durchgeführt habe oder in Zusammenarbeit mit Hermann Brandenburg. Quartiersbezug und Sozialraumorientierung waren mir als Vorsitzender des Kuratoriums Deutsche Altershilfe (KDA) tief eingeschrieben. Eine Werte-orientierte Sozialforschung sowie Gesellschaftspolitik- und Sozialpolitik sind mir ebenso als Ehrenvorsitzender der Gesellschaft für Sozialen Fortschritt eine Haltungsfrage."

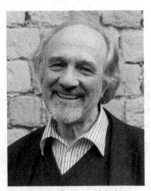

Foto/Quelle: Paulinus/Jakobovac

Univ.-Prof. Dr. Martin Lörsch ist Professor für Pastoraltheologie an der Theologischen Fakultät Trier.
Kontakt: loersch@uni-trier.de

Zuletzt ist er mit folgenden Publikationen hervorgetreten:

- Lörsch, M. (2014). Kirche im Sozialraum. In: Dessoy, V.; Lames, G.; Lätzel, M. & Hennecke, Ch. (Hrsg.). Kirchenentwicklung. Ansätze – Konzepte – Praxis – Perspektiven. Trier: Paulinus, 328–339.
- Lörsch, M. (2016). Sozialraumorientierung in der Pastoral (Zwischenruf 4). In: Erzbischöfliches Seelsorgeamt Freiburg (Hrsg.) Zwischenrufe. Freiburg.
- Lörsch, M. (2018). Die Synode im Bistum Trier als Strategieentwicklungsprozess – Herausforderung für die praktische Theologie. Online verfügbar unterhttps://www.futur2.org/article/die-synode-im-bistum-trier-2013-2016-als-strategieentwicklungsprozess/ letzter Zugriff am 15.05.2020.
- Lörsch, M. (2019). Diözesane Zukunftsprozesse. Was sie gelingen – was sie scheitern lässt. In: Müller, P. (Hrsg.). Bistümer im epochalen Umbruch. Johannes-Gutenberg Universität Mainz, 4, 31–68.
- Lames, G.; Lörsch, M. & Schubert, H. (2019). Kirche gestalten mit Hilfe von Netzwerken? Netzwerktheorie und pastoraltheologische Einsichten. TThZ 128 (4), 265–307.
- Lörsch, M. (2020). Die Entdeckung am Sonnentor von Tiahuanaco. In: Reuter, J.; Gamper, M.; Möller, C. & Blome, F. (Hrsg.). Vom Arbeiterkind zur Professur, Sozialer Aufstieg in der Wissenschaft. Autobiographische Notizen und soziobiographische Analysen. Bielefeld: Transkript Verlag, 261–273.

Zum Engagement im GALINDA-Projekt schreibt er:
Der Reiz des GALINDA-Forschungsprojektes liegt für mich darin, dass ich es aus unterschiedlichen Perspektiven und Rollen wahrnehmen und begleiten konnte. Das Forscherteam habe ich als Leiter der Projektgruppe zur Quartiersentwicklung beim Neubau der Altenhilfeeinrichtung an Standort 3 kennengelernt. Gerne bin ich der Einladung gefolgt, bei GALINDA die praktisch-theologische Perspektive einzutragen und mit dem Forscherteam in einen

interdisziplinären Diskussions- und Lernprozess einzutreten. Seit Dezember 2019 bin ich Stellvertretender Vorsitzender der Hildegard-Stiftung Trier e.V. und trage damit Verantwortung für die Einrichtung am Standort 3.

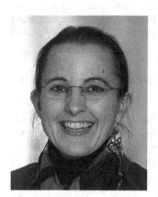

Prof. Dr. Ruth Ketzer ist Professorin für Management im Gesundheitswesen an der Fliedner-Fachhochschule Düsseldorf.

Kontakt: ketzer@fliedner-fachhochschule.de

Zuletzt ist sie mit folgenden Publikationen hervorgetreten:

- Ketzer, R. (2015). Vom Krankendienst zur gesellschaftlichen Funktion? – Ambulante Pflege der Gegenwarten. In: Borutta, M.; Grasekamp, G. & Ketzer, R. (Hrsg.). Theorie als Mission. Fest- und Streitschrift zum 60. Geburtstag von Heribert W. Gärtner. Marburg: Tectum, 13–30.
- Ketzer, R. (2016). Das MDK-Prüfverfahren in der ambulanten Pflege: Externe Qualitätssicherung versus Verfahrensroutine. Eine systemtheoretische Analyse. Heidelberg: Carl Auer.
- Brandenburg, H.; Heil, H. & Ketzer, R. (2017). Perspektiven eines guten Alterns. In: Sailer-Pfister, S.; Proft, I. & Brandenburg, H. (Hrsg.). Was heißt schon alt? Theologische, ethische und pflegewissenschaftliche Perspektiven. Ostfildern: Grünewald, 21–33.
- Ketzer, R.; Adam Paffrath, R. & Borutta, M. (2020) (Hrsg.). Ambulante Pflege in der modernen Gesellschaft. Aktuelle Bestandsaufnahme und Zukunftsperspektiven. Stuttgart: Kohlhammer.

Zum Engagement im GALINDA-Projekt schreibt sie:
„In die GALINDA Studie involviert war ich zunächst in der Rolle als Lehrkraft für besondere Aufgaben am Lehrstuhl Gemeindenahe Pflege an der Philosophisch-Theologischen Hochschule Vallendar. In dieser Rolle nahm ich als Mitglied der Projektgruppe „Quartiersentwicklung für den Neubau der Altenhilfeeinrichtung an Standort 3" im Rahmen der wissenschaftlichen Begleitung teil. Neben dem Erkenntnisinteresse der GALINDA-Studie war es mir so auch möglich das hohe Engagement und die unterschiedlichen Wahrnehmungs- und Interessenslagen der Akteure vor Ort zu erfahren. Nach meinem Wechsel an die Fliedner-Fachhochschule Düsseldorf kam ich gerne der Anfrage

nach, mich als Mitglied des Reflecting-Teams weiter an der GALINDA-Studie zu beteiligen."

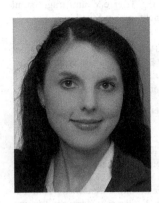

Judith Bauer (MScN) ist Altenpflegerin, hat bereits vielfältig Lehraufträge an Hochschulen wahrgenommen und war als wissenschaftliche Mitarbeiterin im Forschungsteam des Projekts GALINDA an der PTHV in leitender Position beschäftigt.

Kontakt: jbauer@pthv.de

Zuletzt ist sie mit folgenden Publikationen hervorgetreten:

- Bauer, J.; Grebe, C. & Brandenburg, H. (2018). Evaluation poststationärer Betreuung „Unsere Brücke e.V." (EPOS-B). Ausgewählte Befunde und Konsequenzen für die Versorgungsplanung. Pflege & Gesellschaft, 24 (4), 308–324.
- Bauer, J. & Ohnesorge, B. (2018). Gutes Altern in Rheinland-Pfalz (GALINDA). Pflegewissenschaft, 20 (7–8), 321–324.
- Bauer, J.; Heil, H.; Proft, I. & Brandenburg, H. (2019). Altern in religiösen Gemeinschaften. Ostfildern: Grünewald.
- Brandenburg, H.; Lörsch, M.; Bauer, J.; Ohnesorge, B. & Grebe, C. (2021) (Hrsg.). Organisationskultur und Quartiersöffnung in der stationären Altenhilfe. Wiesbaden: Springer (im Druck).
- Bauer, J.; Ohnesorge, B. & Brandenburg, H. (2021). Gut alt werden in Rheinland-Pfalz (GALINDA) – Zusammenhänge zwischen Organisationskultur und Quartiersöffnung. Zeitschrift für Gerontologie und Geriatrie, 54 (4) (eingereicht).

Ihre vielfältigen, langjährigen Erfahrungen in verschiedenen pflegerischen Kontexten flossen in die differenzierte Wahrnehmung der unterschiedlichen Settings im Forschungsprozess an den verschiedenen Standorten des Projekts ein. Sie arbeitete als Altenpflegerin, als Dozentin an Berufsschulen im Altenpflege-, Gesundheits- und Krankenpflegebereich sowie als wissenschaftliche Hilfskraft und Mitarbeiterin.

Zum Engagement im GALINDA-Projekt schreibt sie:
„Meine Aufgabe beim Forschungsprojekt war die Projektkoordination und die qualitative Datenerhebung sowie die

Datenanalyse. Nach der literatur- und forschungsstandbezogenen Konstruktion der Leitfäden für die verschiedenen Interviewpartnerinnen (Bewohnerinnen, Leitungen, Mitarbeiterinnen, Stakeholder und Kooperationspartner) führte ich Interviews mit den verschiedenen Gruppen. Ebenso war ich an der Erstellung von Beobachtungsprotokollen beteiligt. Meine weiteren Aufgaben waren die Transkription und Auswertung der Interviewprotokolle sowie die Verschriftlichung der Auswertung. Neben diesen Tätigkeiten habe ich mein eigenes Dissertationsvorhaben zum Thema Sekundäranalyse der erhoben Interviewdaten vorangetrieben. Es geht darum, den Habitus der Beteiligten in den Pflegeheimen in Bezug auf die Öffnung ins Quartier zu analysieren."

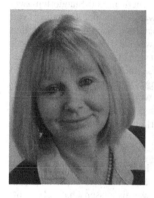

Bernadette Ohnesorge (MScN) ist Gesundheits- und Krankenpflegerin, Diplom-Pflegewirtin (FH) und Pflegesachverständige mit vielfältigen Praxiserfahrungen. Zudem nimmt sie verschiedene Lehraufträge im Hochschulbereich wahr.

Frau Ohnesorge war als wissenschaftliche Mitarbeiterin im Forschungsteam des Projekts GALINDA an der PTHV beteiligt.

Kontakt: b.ohnesorge@online.de

Zuletzt ist sie mit folgenden Publikationen hervorgetreten:

- Bauer, J. & Ohnesorge, B. (2018). Gutes Altern in Rheinland-Pfalz (GALINDA). Pflegewissenschaft, 20 (7–8), 321–324.
- Brandenburg, H.; Lörsch, M.; Bauer, J.; Ohnesorge, B. & Grebe, C. (2021) (Hrsg.). Organisationskultur und Quartiersöffnung in der stationären Altenhilfe. Wiesbaden: Springer (im Druck).
- Bauer, J.; Ohnesorge, B. & Brandenburg, H. (2021). Gut alt werden in Rheinland-Pfalz (GALINDA) – Zusammenhänge zwischen Organisationskultur und Quartiersöffnung. Zeitschrift für Gerontologie und Geriatrie, 54 (4) (eingereicht).

Ihre vielfältigen, langjährigen Erfahrungen in verschiedenen pflegerischen Kontexten flossen in die differenzierte Wahrnehmung der unterschiedlichen Settings im Forschungsprozess an den verschiedenen Standorten des Projekts ein. Sie arbeitete innerhalb der pflegerischen Leitung am Universitätsklinikum Heidelberg und in der Leitungsebene sowie im Qualitätsmanagement des ambulanten

Pflegebereichs. Sie ist freiberuflich in der Beratung von
Pflegediensten tätig. Zusätzlich arbeitet sie als Dozentin an
Berufsschulen im Altenpflege- sowie im Gesundheits- und
Krankenpflegebereich. Sie hat verschiedene Lehraufträge
an Hochschulen inne.

Zum Engagement im GALINDA-Projekt schreibt sie:

„Meine Aufgabe innerhalb des Forschungsprojekts lag in
der qualitativen Datenerhebung und Datenanalyse: Nach
der literatur- und forschungsstandbezogenen Konstruktion
der Leitfäden für die verschiedenen Interviewpartnerinnen (Bewohnerinnen, Leitungen, Mitarbeiterinnen, Stakeholder und Kooperationspartnern) führte ich Interviews mit
der Leitungsebene der jeweiligen Standorte, insbesondere
jedoch mit den Netzwerkpartnern in den Standorten zwei
und drei, durch. Ebenso war ich an der Erstellung von
Beobachtungsprotokollen beteiligt. Nach der Transkription
der Interviews lag der Schwerpunkt meiner Arbeit in der
Analyse der Interviews mit den Angehörigen verschiedener Netzwerke. Ich bediente mich dabei der Qualitativen
Inhaltsanalyse nach Mayring. Die Analyse der Organisationskultur an Standort zwei wurde ebenfalls von mir durchgeführt. Im Theorieteil des Forschungsprojekts setzte ich
mich v.a. mit den Netzwerken im Sozialraum und Netzwerktheorien auseinander."

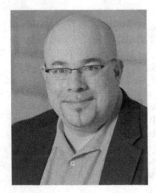

Christian Grebe (MScN) ist Altenpfleger, als Pflegewis-
senschaftler bereits seit Jahren an diversen Forschungsprojekten beteiligt. Herr Grebe war als wissenschaftlicher Mitarbeiter beim GALINDA-Projekt beteiligt, arbeitet jetzt in
dieser Funktion an der Universität zu Köln sowie an der
Fachhochschule Bielefeld.
Kontakt: christian.grebe@fh-bielefeld.de

**Zuletzt ist er mit folgenden Publikationen hervorgetre-
ten:**

- Bauer, J.; Grebe, C. & Brandenburg, H. (2018). Eva-
  luation poststationärer Betreuung „Unsere Brücke e.V."
  (EPOS-B). Ausgewählte Befunde und Konsequenzen
  für die Versorgungsplanung. Pflege & Gesellschaft, 24
  (4), 308–324.
- Grebe, C.; Vetter, N.; Schürmann, M. & Latteck,
  Ä.D. (2019). Perspektive der Absolvent*innen. In:
  Dietrich, S. et. al. Verbleibstudie der Absolventin-
  nen und Absolventen der Modellstudiengänge in
  Nordrhein-Westfalen (VAMOS). Abschlussbericht.

Online verfügbar unter https://url.nrw/vamos2019. letzter Zugriff am 15.05.2020.

- Grebe, C. & Brijoux, T. (2019). Quantitative Ergebnisse (Teil 2): Mehrebenen- Modellierung der Zusammenhänge zwischen Lebensqualität, Mitarbeiterbeanspruchung und Charakteristika der Pflegeheime. In: Brandenburg, H & Kricheldorff, C (Hrsg.). Multiprofessioneller Personalmix in der Langzeitpflege. Entstehung, Umsetzung, Auswirkung. Stuttgart: Kohlhammer, 83–101.
- Brijoux, T. & Grebe, C. (2019). Quantitative Ergebnisse (Teil 1): Deskriptive Ergebnisse auf Einrichtungs- und Individualebene. In: Brandenburg, H & Kricheldorff, C. (Hrsg.). Multiprofessioneller Personalmix in der Langzeitpflege. Entstehung, Umsetzung, Auswirkung. Stuttgart: Kohlhammer, 52–82.
- Dichter, M.N. & Grebe, C. (2019). Stand der Wissenschaft - Literaturübersicht zum Zusammenhang zwischen mitarbeiterbezogenen Organisationscharakteristika und Bewohner- sowie Mitarbeiterendpunkten. In: Brandenburg, H. & Kricheldorff, C. (Hrsg.). Multiprofessioneller Personalmix in der Langzeitpflege. Entstehung, Umsetzung, Auswirkung. Stuttgart: Kohlhammer, 32–51.

Zum Engagement im GALINDA-Projekt schreibt er:
„Im Projekt war ich für die Konzeption, Planung, Durchführung und Analyse des quantitativen Studienteils verantwortlich. Da die Thematik der Quartiersöffnung von Pflegeheimen bisher kaum mittels quantitativer Methodik beforscht wurde, konnte für die Onlinebefragung nicht auf etablierte Instrumente zurückgegriffen werden. Der Fragebogen musste von Grund auf neu konzipiert werden, um die spezifische Fragestellung zu operationalisieren. Hier war es besonders hilfreich, dass der quantitative Studienteil in ein in Teilen sequenziell angelegtes Mixed-Methods-Design eingebunden war. Dadurch lagen zum einen bereits Befunde auf dem qualitativen Studienteil vor, auf denen aufgebaut werden konnte. Zum anderen waren begleitende Projektstrukturen wie der Projektbeirat und das Reflecting-Team bereits etabliert und konnten intensiv für inhaltlichen Input und für Feedbackschleifen genutzt werden.

Die Erfahrungen aus dem GALINDA-Projekt nutzen mir derzeit auch in einem laufenden Forschungsprojekt an der Universität zu Köln, das sich der sektorenübergreifenden Versorgung widmet.

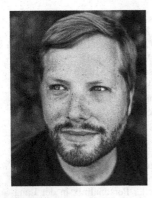

Thomas Rittershaus ist Gesundheits- und Krankenpfleger, hat den Masterstudiengang „Pflegewissenschaft" an der PTHV absolviert und war als wissenschaftliche Hilfskraft im Projekt GALINDA beteiligt. Er hat seine Masterarbeit zu „Organisation und Führung" in Heimen geschrieben.

Seit Juni 2019 ist er als stellvertretende Pflegedienstleitung an der Krankenhaus Wermelskirchen GmbH tätig.

Kontakt: thomas-rittershaus@web.de

Seine letzte Publikation und Masterarbeit, die im Projektkontext erarbeitet wurde, trägt den Titel: Quartiersentwicklung – Altenheime zwischen Struktur und Wandel, eine kontexturanalytische Betrachtung.

Zum Engagement im GALINDA-Projekt schreibt er:
„Die wissenschaftliche Arbeit im Forschungsprojekt war ebenso facettenreich und bunt wie das Leben. Neben der Möglichkeit erste forschungspraktische Erfahrungen zu sammeln, bot das Projekt mir die Chance, die enge Verzahnung zwischen universitärer Lehre und Forschung live mitzuerleben. Aufgrund des umfassenden Forschungsfragenkatalogs, der eine breite Herangehensweise verlangt und sich im Mixed Methods Design widerspiegelt, konnte ich mich auf erste breite wissenschaftliche Füße stellen. Dies traf sowohl auf Methodologie, Methode, Theorie, Erhebung, Auswertung und Praxis zu. Des Weiteren befruchteten sich meine forscherische Tätigkeit und das Studium gegenseitig. So war ich in der Lage, eine fundierte wissenschaftliche Haltung auszubilden. Nicht zuletzt wurde mir durch die hier genommene Entwicklung eine Förderung durch das Cusanuswerk ermöglicht.

Was mich äußerst beeindruckte, war die Präzision, mit welcher die herangezogenen Theorien und Ansätze in der Lage waren die erhobenen Befunde zum Klingen zu bringen. Dem Satz „Nichts ist so praktisch wie eine gute Theorie" ist nichts hinzuzufügen.

In meiner neuen Tätigkeit als stellvertretende Pflegedienstleitung ist es nun meine Aufgabe, die Verzahnung zwischen den wissenschaftlichen Anforderungen und der praktischen Umsetzung jeden Tag neu zu prozessieren und zu organisieren.

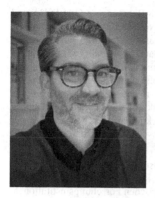

Prof. Dr. Christian Bleck ist Professor für die Wissenschaft Soziale Arbeit am Fachbereich Sozial- und Kulturwissenschaften der Hochschule Düsseldorf.

Er ist Mitgründer und Sprecher der Fachgruppe „Soziale Arbeit in Kontexten des Alter(n)s" in der Deutschen Gesellschaft für Soziale Arbeit sowie Chefredakteur des Portals „altenarbeit.info".

Kontakt: christian.bleck@hs-duesseldorf.de

Zuletzt ist er mit folgenden Publikationen hervorgetreten:

- Bleck, C.; van Rießen, A.; Knopp, R. & Schlee, T. (2018). Sozialräumliche Perspektiven in der stationären Altenhilfe. Eine empirische Studie im städtischen Raum. Wiesbaden: VS.
- Bleck, C.; van Rießen, A. & Knopp, R. (2018) (Hrsg.). Alter und Pflege im Sozialraum. Theoretische Erwartungen und empirische Bewertungen. Wiesbaden: VS.
- Bleck, C.; Schultz, L.; Conen, I.; Frerk, T.; Henke, S.; Leiber, S. & Fuchs; H. (2020). Selbstbestimmt teilhaben in Altenpflegeeinrichtungen. Empirische Analysen zu fördernden und hemmenden Faktoren. Baden-Baden: Nomos.
- Bleck, C. (2020). Altenhilfe. In: Wendt, P.-U. (Hrsg.). Soziale Arbeit in Schlüsselbegriffen. Weinheim und Basel: Beltz Juventa, 192–197.
- Meier, R. A. & Bleck, C. (2020). Demenz und Lebensweltorientierung. Deutungen eines gelingende(re)n Alltags von Menschen mit Demenz. Soziale Arbeit, 69 (8), 290–296.

Zum Engagement im GALINDA-Projekt schreibt er:
Meine Rolle im GALINDA-Projekt würde ich als diejenige eines „zwischenzeitig teilnehmenden Betrachters" umschreiben – eine Rolle, die ich sehr gerne wahrgenommen habe und die mich inspiriert hat. So kam ich zu GALINDA über die gemeinsame Beteiligung an dem Symposium „Versorgung und Teilhabe im Quartier - Beiträge stationärer Pflegeeinrichtungen" auf der Fachtagung der Sektionen III und IV der Deutschen Gesellschaft für Gerontologie und Geriatrie im Jahr 2019, in dem ich die Aufgabe hatte, die vorgestellten Projekte – darunter auch GALINDA – aus disziplinärer Sicht der Sozialen Arbeit zu kommentieren. In diesem Zusammenhang hat mich Herrmann Brandenburg – zusammen mit Judith Bauer – zu

einem Experteninterview im Rahmen von GALINDA und später zu dem Beitrag im vorliegenden Band eingeladen. Inhaltlich kennzeichnend für die Zusammenarbeit in diesen Kontexten war der Austausch von pflegewissenschaftlichen und sozialarbeitswissenschaftlichen Perspektiven: Ein Austausch, den ich wechselseitig als sehr anregend wahrgenommen habe und der meines Erachtens bislang zu wenig stattfindet und in Zukunft stärker – auch auf Ebene von Fachgesellschaften, Sektionen oder Fachgruppen der Pflege und Sozialen Arbeit – gepflegt werden sollte.

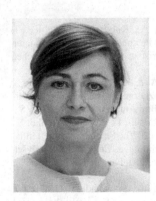

Ursula Kremer-Preiß ist Sozialwissenschaftlerin und nach Forschungstätigkeiten in verschiedenen sozialwissenschaftlichen und gerontologischen Forschungsinstitutionen, seit 1998 Referentin im Kuratorium Deutsche Altershilfe (KDA).

Seit 2011 leitet sie den Fachbereich „Wohnen und Quartiersgestaltung" im KDA.

Kontakt: ursula.kremer-preiss@kda.de

Zuletzt ist Sie mit folgenden Publikationen hervorgetreten:

- Hackmann, T. & Kremer-Preiß, U. (2019). Evaluation des GKV- Modellprogramm zur Weiterentwicklung neuer Wohnformen für Pflegebedürftige gemäß § 45 f SGB XI i.A. GKV-Spitzenverband der Krankenkassen, Berlin.
- Kremer-Preiß, U. & Mehner, T. (2020). Arbeitshilfe zur Umsetzung neuer Wohnformen für Pflegebedürftige Praxistransfer der Ergebnisse des Modellprogramms „Weiterentwicklung neuer Wohnformen nach § 45f SGB XI": Köln.
- Kremer-Preiß, U. (2019). Fortbildungskonzept zur kommunalen Quartierskoordination im Rahmen der Landesstrategie „Quartier 2020. Gemeinsam. Gestalten", i.A. des Sozialministeriums Baden-Württemberg.
- Kremer-Preiß, U. & Mehnert, T. (2019) (Hrsg.). Quartiers-Monitoring. Evaluation zur Umsetzung von Quartiersprojekten des Förderangebotes „Soziale Maßnahmen zur Quartiersentwicklung" des Deutschen Hilfswerks der Deutschen Fernsehlotterie. Heidelberg: Kuratorium Deutsche Altershilfe.
- Wolf-Ostermann, K.; Kremer-Preiß, U. & Hackmann, T. (2019). Entwicklung und Erprobung eines Konzeptes und von Instrumenten zur internen und externen Qualitätssicherung und Qualitätsberichterstattung in neuen

Wohnformen nach Abs. 4 SGB XI, Abschlussbericht, i.A. der Vertragsparteien nach § 113 SGB XI koordiniert durch den Verein Geschäftsstelle Qualitätsausschuss Pflege e.V.: Berlin.

Zum Engagement im GALINDA-Projekt schreibt sie:
„Die Öffnung der stationären Langzeitpflege ins Quartier ist ein wichtiger Baustein in einer quartiersnahen Versorgung in geteilter Verantwortung, für dessen Umsetzung ich mit seit langem engagiere. Ich habe daher das Projekt GALINDA mit großem Interesse im Projektbeirat begleitet und versucht, dort meine langjährige Expertise zum Thema Sozialraumorientierung und Quartiersentwicklung in der Altenhilfe einzubringen. Das GALINDA-Projekt hat mir einen empirisch fundierten Überblick über die unterschiedlichen Vorgehensweisen stationärer Einrichtungen bei der Quartiersöffnung gegeben. Dies ist eine wichtige Grundlage für die Praxis, mögliche unterschiedliche Rollen und Erfahrungen in solchen quartiersnahen Versorgungssettings in der Langzeitpflege zu konkretisieren. Es war aber auch ernüchtern zu sehen, mit welchen Herausforderungen die stationäre Pflege in diesem Kontext konfrontiert ist. Das GALINDA-Projekt ist für mich Anregung mich für die Weiterentwicklung notwendiger Rahmenbedingungen einzusetzen, um die Langzeitpflege noch besser in ein sektorenbergreifendes Versorgungssetting im Quartier einzubinden."

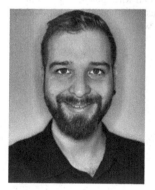

Frank Strassel ist Gesundheits- und Krankenpfleger, hat den Masterstudiengang „Pflegewissenschaft" an der PTHV absolviert und im Projekt GALINDA sein Praktikum durchgeführt.

Seine Masterarbeit war ebenfalls anschlussfähig an das Projekt und befasste sich mit der Auswertung von Experteninterviews zur Quartiersöffnung. Gegenwärtig ist Herr Strassel als Quartiersmanager beschäftigt.

Kontakt: frank.strassel@studenten.pthv.de

Zum Engagement im GALINDA-Projekt schreibt er:
„Im Rahmen meines Studiums konnte ich mein Forschungspraktikum im Kontext des GALINDA-Projekts ableisten. Dabei arbeitete ich schwerpunktmäßig an den Quartiersbegehungen und -befragungen sowie der Strukturanalyse der Quartiere. Im weiteren Verlauf und in Verknüpfung mit meiner Masterthesis konnte ich verschiedene Experteninterviews durchführen und auswerten.

Die Mitarbeit an dem Projekt hat mich nicht nur persönlich bereichert, sondern mir außerdem ermöglicht mich beruflich mit dem Themenkomplex praxisnah als Quartiersmanager auseinanderzusetzen."

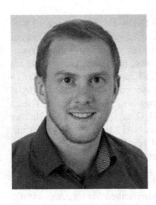

Marc Duttenhofer ist Gesundheits- und Krankenpfleger, hat den Masterstudiengang „Pflegewissenschaft" an der PTHV absolviert, im Projekt GALINDA sein Praktikum durchgeführt und seine Masterarbeit geschrieben. Inhaltlich ging es um die Analyse von Protokollen im Rahmen der Quartiersentwicklung in den Heimen.

Herr Duttenhofer ist schon mehrere Jahre als Pflegedienstleitung im evangelischen Altenzentrum Bruchsal beschäftigt.

Kontakt: marc.dutenhofer@studenten.pthv.de

Zu seinem Engagement im GALINDA-Projekt schreibt er:

„Über das Forschungspraktikum im Rahmen des Studiums hatte ich die Möglichkeit, im GALINDA-Forschungsprojekt mitzuwirken. Hierbei habe ich wie folgt unterstützt: Interviewführung im Quartier von zwei teilnehmenden Einrichtungen, Erstellung einer Markt- und Strukturanalyse sowie Masterarbeit im Projekt. Das Praktikum hat mich sowohl inhaltlich und strukturell, als auch persönlich im Studienprozess weitergebracht. Die Mitarbeit in einem so weitreichenden Forschungsprojekt mit einer Thematik, die in naher Zukunft immer wichtiger für unsere Gesellschaft werden wird, gibt sehr gute Einblicke in die Welt der Wissenschaft, was eines meiner Ziele vor Antritt des Praktikums war."

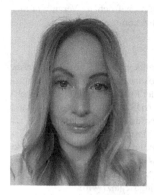

Kerstin Brill ist gelernte Gesundheits- und Krankenpflegerin, hat den Masterstudiengang „Pflegewissenschaft" an der PTHV absolviert und im GALINDA-Projekt ihr Praktikum abgeleistet.

In Ihrer Masterarbeit befasste sie sich mit den Auswirkungen der Corona-Krise auf die Heimsituation. Frau Brill leitete bereits seit mehreren Jahren eine Einrichtung der stationären Langzeitpflege. Momentan arbeitet sie als Pflegelehrerin.

Kontakt: kerstin.brill@studenten.pthv.de

Zu ihrem Engagement im GALINDA-Projekt schreibt sie:

„Die Durchführung eines klinischen Forschungspraktikums ist Bestandteil des Masterstudiums „Pflegewissenschaft". Hierbei sollen projektbezogene Erfahrungen in Forschung, Entwicklung und Beratung gesammelt werden. Ich selbst bin Leiterin einer Altenpflegeeinrichtung und beschäftige mich daher seit Längerem mit der Thematik der Quartiersöffnung. In das Projekt GALINDA einzusteigen und hier meine projektbezogenen Erfahrungen zu sammeln, lies mich den Zusammenhang zwischen Praxis und Wissenschaft sowie deren Grenzen und Herausforderungen tiefer verstehen. GALINDA hat mich meine eigene Rolle als Leitung, sowie die verschiedenen Ebenen der Quartiersentwicklung in Bezug auf Praxiswiderstände reflektieren und teilweise überdenken lassen.

Meine Rolle in dem Projekt:

- Als Studentin des Masterstudiengangs „Pflegewissenschaft" bin ich über das Forschungsprojekt mit Prof. Brandenburg in Kontakt gekommen und konnte in das Projekt GALINDA miteinsteigen.
- Im Rahmen des Forscherteams von GALINDA hatte ich eine Praktikantenrolle inne und konnte pflegewissenschaftliche und gerontologische Kenntnisse und Kompetenzen in einem größeren Zusammenhang praxisnah erproben und anwenden.
- Bereits seit Längerem beschäftigen mich als Leitung die Sozialraumorientierung und die damit verbundene Öffnung meiner Einrichtung zum Quartier hin. Öffentlichkeits- und Gremienarbeit ist Teil meiner leitenden Aufgabe - einerseits um die Einrichtung attraktiver zu machen und andererseits um Netzwerke aufzubauen und zu erweitern. Ich sehe es als eine zentrale Aufgabe der Pflege und den einzelnen Einrichtungen an, sozialraumorientiert zu denken und der

moralischen sowie gesellschaftlichen Verantwortung der Daseinsfürsorge nachzukommen.

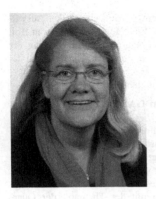

Heike Lohmann ist Gesundheits- und Krankenpflegerin, war als Pflegedirektorin, Prokuristin und Oberin am Kreiskrankenhaus Rotenburg an der Fulda engagiert. Sie ist stellvertretende Vorsitzende der ADS und für diese im Vorstand des Deutschen Bildungsrates für Pflegeberufe tätig.

Frau Lohmann hat den Masterstudiengang „Pflegewissenschaft" an der PTHV absolviert, im GALINDA-Projekt ihr Praktikum abgeleistet. In ihrer Masterarbeit befasste sie sich mit der Frage, wie die Mobilitätsförderung im Pflegeheim aus Sicht der Praxis eingeschätzt wird.

Kontakt: heike.lohmann@studenten.pthv.de

Zuletzt ist sie mit folgenden Publikationen hervorgetreten:

- Lohmann, H. (2018). Was möglich ist, ist nicht immer das Beste – und nun? JuKiP 07 (05), 206–211.
- Lohmann, H. (2020). Ethisch reflektiert handeln. In: Vogler, C. (Hrsg.). Pflegias - Generalistische Pflegeausbildung. Grundlagen der beruflichen Pflege für Pflegefachfrauen/-männer. Berlin: Cornelsen, 73–83 und 87–92.
- Lohmann, H. (2020). Quartiersöffnung und gutes Altern; Das Projekt „Gutes Altern in Rheinland-Pfalz". ProAlter (4) 2021, 54–56.
- Lohmann, H. (2020). Hautzustand (I.2); Kleidung (I.3). In: Vogler, C. (Hrsg.). Pflegias 2 - Pflegerisches Handeln. Berlin: Cornelsen, 45–85.

Zu ihrem Engagement im GALINDA-Projekt schreibt sie:

„Ausgehend davon, dass ein klinisches Forschungspraktikum Teil des Masterstudiums „Pflegewissenschaft" ist, hatte ich mit Teilnahme am GALINDA-Projekt die Möglichkeit, das Praktikum in einem Bereich zu machen, welcher es mir ermöglicht, Erfahrungen in Forschung und Entwicklung zu gewinnen und mich gleichzeitig mit einer Thematik zu befassen, welche aus meiner Sicht hoch aktuell und relevant für die Gesellschaft ist.

Meine Rolle im GALINDA-Projekt:

- Als Studentin des Masterstudiengangs "Pflegewissenschaft" bin ich über das von Herrn Prof. Dr. Brandenburg verantwortete Modul Gerontologische Pflege mit dem GALINDA-Projekt in Kontakt gekommen. Ich erhielt die Möglichkeit, das Forschungspraktikum im Rahmen des Projektes zu absolvieren.

- Im Rahmen des Forschungsteams hatte ich die Rolle der Praktikantin. In diesem Kontext hatte ich die Möglichkeit, den Forschungsprozess nicht nur zu beobachten, sondern durch Teilnahme, Beobachtungsaufgaben und Reflexionsgespräche über den Praktikumszeitraum intensiver in die Thematik und die Vorgehensweise einzutauchen. In einem begrenzten Rahmen war es mir möglich, mich mit der Auswertung quantitativer Daten zu befassen.

- Im Rahmen meiner Lehrtätigkeit an der Ev. Hochschule Berlin habe ich mich in den vergangenen Monaten intensiv mit der „Generalistik" in Ausbildung und Studium zur Pflegefachkraft auseinandergesetzt. Veränderungen in der Versorgungsstruktur, welche unter anderem Auswirkungen auf die Pflegenden und die Pflegeorganisation haben, liegen mir besonders am Herzen. „Gutes Altern in Rheinland-Pfalz" ist ein Projekt, welches für mich hoch interessant und lehrreich war und mich weiter bewegt. Als Studentin war besonders der Forschungsprozess lehrreich. Als Lehrende haben mich inhaltlich die Perspektive der Pflegefachpersonen sowie die Entwicklung ihres Tätigkeitsbereiches besonders interessiert. Als ehemalige Pflegemanagerin liegt und lag mein Fokus neben den Pflegefachpersonen auf den Strukturen, Ressourcen sowie Chancen und Risiken, die im Zusammenhang mit den Rahmenbedingungen im Gesundheitswesen zu sehen sind."